Psychotherapie: Praxis

D1723553

Die Reihe Psychotherapie: Praxis unterstützt Sie in Ihrer täglichen Arbeit – praxisorientiert, gut lesbar, mit klarem Konzept und auf dem neuesten wissenschaftlichen Stand.

Weitere Bände in der Reihe https://link.springer.com/bookseries/13540

Renate Frank · Christoph Flückiger
(Hrsg.)

Therapieziel Wohlbefinden

Ressourcen aktivieren in der
Psychotherapie

4., vollständig überarbeitete und erweiterte
Auflage

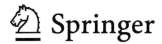 Springer

Hrsg.
Renate Frank
Universität Gießen, Verhaltens-
therapeutische Ambulanz
Gießen, Deutschland

Christoph Flückiger
Psychologisches Institut
Universität Zürich
Zürich, Schweiz

ISSN 2570-3285   ISSN 2570-3293   (electronic)
Psychotherapie: Praxis
ISBN 978-3-662-63820-0   ISBN 978-3-662-63821-7   (eBook)
https://doi.org/10.1007/978-3-662-63821-7

Die Deutsche Nationalbibliothek verzeichnet diese Publikation in der Deutschen Nationalbiblio-
grafie; detaillierte bibliografische Daten sind im Internet über http://dnb.d-nb.de abrufbar.

Planung: Monika Radecki
Springer ist ein Imprint der eingetragenen Gesellschaft Springer-Verlag GmbH, DE und ist ein
Teil von Springer Nature.
Die Anschrift der Gesellschaft ist: Heidelberger Platz 3, 14197 Berlin, Germany

Vorwort

Als die Planung für diese vierte Neuauflage erfolgte, war noch nicht abzusehen, dass COVID-19 eine solch lang andauernde Pandemie nach sich ziehen würde, von der alle Menschen betroffen sind – je nach Alter, Gesundheitszustand und sozialem Status in mehr oder weniger starker Weise. Die Pandemie lehrte uns, dass nicht alles als Selbstverständlichkeit seinen Lauf nimmt. Sie leitete uns möglicherweise dazu, uns vermehrt mit den stillen, zentralen Fragen nach dem Sinn des Lebens und des Wohlbefindens auseinanderzusetzen. Corona machte uns vielleicht erst bewusst, dass wir alle mit Lebenseinschränkungen und -beeinträchtigungen konfrontiert sind, die Sorgen, Ängste und Verstimmungen unterschiedlicher Art wecken und die dazu Anlass geben, viel grundsätzlicher über das eigene Leben und das der andern nachzudenken.

Was das eigene Wohlbefinden ausmacht, was uns Freude bereitet, was wir im Leben besonders schätzen, was uns körperlich und seelisch gut tut, was wir keinesfalls missen möchten, was uns sehnsüchtig macht, was wir so sehr lieben, all diese feinen und sensiblen Momente gelangen in den Fokus unserer Betrachtung. Es wäre jedoch ein Trugschluss zu denken, dass solche Fragen nur in Ausnahmezuständen zentral wären. Es liegt in der Natur des Menschen sich über die Lebensspanne zu entwickeln und die Wahrnehmung der eigenen Lebenswelt mit den eigenen Wünschen, Hoffnungen und Werten abzugleichen und sich zu fragen, wo wir hingehen möchten, was wir beibehalten möchten und welche Dinge wir unbedingt vermeiden wollen. Wir sind darum bemühen, unser Leben so zu strukturieren und zu gestalten, dass wir uns trotz aller Einschränkungen hinreichend zufrieden fühlen können. Wo dies gar nicht gelingt, versuchen wir möglicherweise, mit Geduld, Rücksichtnahme und notfalls auch Verzicht neue Wege zu finden. Unsere Kräfte sind endlich und wir stoßen an eigene Belastungsgrenzen. Aspekte der Selbstoptimierung entpuppen sich dabei vielleicht als goldene Kälber und vermeintlich kleine „Selbstverständlichkeiten" leiten uns zu Staunen und Dankbarkeit.

Die Covid-Krise hat jedoch auch fachliche Kräfte mobilisiert und uns als Fachpersonen im positiven Sinn herausgefordert. Als exemplarisches Beispiel haben Tayyab Rashid und Robert McGrath ein Vorgehen zur besseren Bewältigung der physischen Distanzierung während der COVID-19-Zeit angeregt, das die eigene Resilienz fördern und das Wohlbefinden stärken kann (International Journal of Wellbeing, 2020, 10(4), 113-132. https://doi.org./10.5502/ijw.v10i4.1441). Für die konkrete Umsetzung, die vor allem für die Zeiten der physischer Distanz gedacht war, werden insgesamt 101 kleine Aktionen vorgeschlagen, bei denen die eigenen Stärken täglich im sozialen Umfeld verwirklicht und dabei immer auch noch näher erkundet werden können. Durch solche Verhaltensanregungen können die jeweils verfügbaren sozialen Bezüge aufmerksamer wahrgenommen und bewusster gepflegt werden. Vermittelt wird dabei auch, dass eigene Ressourcen, die helfen, schwierige Lebensanforderungen und -einschränkungen abzupuffern, durch geeignete Umweltbedingungen, insbesondere durch ein stabiles soziales Netz gestärkt und erweitert werden können.

Wenn aber solche günstigen Bedingungen nicht gegeben sind, erschöpfen sich die eigenen Ressourcen mit der Zeit und durch die Gesellschaft institutionalisierte, professionelle Hilfe, beispielsweise durch Psychotherapeutinnen und Psychotherapeuten ist gefordert. Die Psychotherapie hat nicht nur die Aufgabe, die Rat- und Hilfesuchenden bei der Behebung ihrer psychischen Störungen kompetent zu unterstützen; sie sollte sich vor allem auch dazu aufgefordert sehen, die Rat- und Hilfesuchenden in der Entwicklung und Verbesserung der eigenen Kompetenzen zu fördern, eine psychisch gesunde Lebensführung ermöglichen und stabilisieren sowie die psychosoziale Einbettung verbessern. Aus dieser Perspektive: Das Therapieziel „Wohlbefinden" ist nicht nur patientenzentrierter Selbstzweck, sondern bezieht sich ebenso auf psychosoziales Funktionieren und damit verbundene psychosoziale Verantwortung.

Es gehört erfreulicherweise inzwischen zum allgemeinen psychotherapeutischen Grundverständnis, dass es beim Wohlbefinden nicht „nur" darum geht, positive Gefühle und eine gute Stimmung anzuregen. Vielmehr ist eine Ausrichtung auf all jene Fähigkeiten und Kompetenzen zentral, die nachhaltig ein psychisch gesundes Leben mit Glück, Zufriedenheit, Vitalität, sozialer Einbettung und Lebenssinn ermöglichen, wie dies in den verschiedenen Kapiteln dieses Buches näher ausgeführt wird. Wie zu lesen ist, gibt es dafür eine fundierte psychologische Basis mit gut erforschten Konzepten des Wohlbefindens, der Lebensqualität, der seelischen Gesundheit und einer gedeihlichen Lebensgestaltung (*flourishing*) sowie empirisch gut untersuchte Interventionen, die Wohlbefinden fördern können.

Diese vierte Auflage wurde um einige neue Kapitel erweitert. Passend zu den Problemen dieser Zeit befasst sich ein neues Kapitel damit, wie Resilienz aktiviert und gefördert werden kann und umreißt die dafür geeigneten Interventionsmethoden. Ein weiteres neues Kapitel befasst sich mit dem Thema der Verhaltensaktivierung, einem Ansatz, der schon in den frühen Zeiten der Verhaltenstherapie als eine geeignete Behandlungsmethode bei depressiven Störungen angesehen wurde und in den letzten Jahren kontinuierlich weiter entwickelt wurde. Inzwischen liegt der Schwerpunkt dabei vor allem auf befriedigendem Handeln, das im Einklang mit individuellen Werten und Bedürfnissen steht. Es wird vermittelt, dass die eigenen Handlungsentscheidungen und -strategien das persönliche Wohlbefinden bestimmen. Auch die Stolpersteine bei der Umsetzung der Verhaltensaktivierung und die Grenzen werden aufgezeigt. Dazu gehört u.a. die reduzierte Responsivität der neuralen Belohnungsverarbeitung bei depressiv Erkrankten, die eine gezieltere Ansprache des Belohnungssystems erfordert. Ein drittes, neu aufgenommenes Kapitel befasst sich damit, wie Dankbarkeit gefördert werden kann. Dankbarkeit ist ein Thema, das lange Zeit keine besondere Rolle in der Psychotherapie gespielt hat. Forschungsstudien zeigen aber, dass zwischen Dankbarkeit und Wohlbefinden ein stabiler Zusammenhang besteht. Mit welchen Interventionen Dankbarkeit wirkungsvoll gefördert werden kann, wird aufgezeigt und anhand von Übungen verdeutlicht. Ein viertes neu aufgenommenes Kapitel befasst sich naheliegender Weise ganz gezielt mit Wohlbefinden als Therapieziel und damit, wie Ziele formuliert und evaluiert werden.

Wieder aufgenommen wurde das Kapitel zum Wohlbefinden im Jugendalter, das in der vorangegangen Auflage fehlte. Neben einer kurzen Stellungnahme zum Wohlbefinden von Jugendlichen in der COVID-19-Krise, geht es hier um das Konstrukt Jugend und die Entwicklungschancen, die sich im Jugendalter bieten. Besonders berücksichtigt wird dabei das aktuelle Thema der Digitalisierung und die Chancen und Risiken, die sich dabei in Bezug auf das Wohlbefinden ergeben.

Annette Kämmerer, die bisher das Thema „Vergeben: Eine Quelle von Wohlbefinden" bearbeitet hat, hat den Themenkreis an eine Autorengruppe abgegeben, die ihn unter dem Titel „Verzeihen und Wohlbefinden" in neuer Weise aufbereitet hat. An dieser Stelle sei Annette Kämmerer noch einmal ganz herzlich für ihre gute Zusammenarbeit gedankt. Veränderungen in der Autorenschaft hat es auch bei zwei weiteren Kapiteln gegeben: zu Peter Fiedler ist Ulrike Willutzki als Koautorin hinzugekommen; gemeinsam haben sie das Kapitel „Ressourcenorientierte Psychotherapie" aktualisiert und erweitert. Das Kapitel „Neuromodulatorische Einflüsse auf das Wohlbefinden: Dopamin und Oxytocin" hat Peter Kirsch in dieser Auflage zusammen mit Beate Ditzen überarbeitet und erweitert. Dem ausgeschiedenen bisherigen Mitautor Harald Gruppe sei an dieser Stelle noch einmal herzlich für seine bisherige Mitarbeit gedankt.

Geändert hat sich in dieser vierten Auflage im Übrigen die Kapitelabfolge. Orientiert daran, dass Psychotherapie als biopsychosoziale Intervention zu verstehen ist, stehen nun die beiden Kapitel, die sich mit neurobiologischen Aspekten des Wohlbefindens befassen am Anfang. Es folgen die Kapitel, die menschliche Stärken fokussieren und sich damit befassen, wie die verschiedenen Facetten des Wohlbefindens gefördert werden können. Den Abschluss bilden zwei Kapitel, die Wohlbefinden in der Lebensspanne betrachten und dabei Jugendlichen und älteren Menschen besondere Aufmerksamkeit schenken. Alle bisherigen Kapitel sind überarbeitet worden und vermitteln den aktuellen Stand der Erkenntnisse zum Wohlbefinden.

Insbesondere wird bei dieser vierten Auflage auffallen, dass es nun zwei Herausgeber gibt: Christoph Flückiger hat sich bereit erklärt, als Herausgeber mitzuarbeiten. Mit ihm konnte ein erfahrener Kollege gewonnen werden, der geprägt durch die Zusammenarbeit mit Klaus Grawe, eine Garantie dafür bietet, dass der ressourcenorientierten Psychotherapie eine angemessene Bedeutung zukommt. Hinzu kommen seine Forschungs- und

Praxiserfahrungen bezüglich der therapeutischen Beziehungsgestaltung, die sich gerade auch bei der Betrachtung und Diskussion von Wohlbefinden als zentral erweist. Christoph Flückiger wirkt zur Zeit u.a. als Editor-In-Chief der renommierten Wissenschaftszeitschrift *Psychotherapy Research;* sein damit verbundener Überblick über aktuelle, psychotherapierelevante Entwicklungen bieten Gewähr dafür, dass das Thema Wohlbefinden und psychische Gesundheit sachkundig im Blick behalten wird und sowohl die Chancen als auch die möglichen Risiken und Stolpersteine für die Praxis ausgewogen dargestellt werden.

Das vorliegende Buch regt dazu an, bei der psychotherapeutischen Arbeit immer auch eine *salutogenetische* Sichtweise einzunehmen. Es richtet sich an Psychotherapeutinnen und -therapeuten *aller* psychotherapeutischen Richtungen, wird aber vor allem bei verhaltenstherapeutischen Kolleginnen und Kollegen Anklang finden. Darüber hinaus wird die Thematik auch Fachkollegen aus der Medizin, Pädagogik und Sozialpädagogik ansprechen. Die Geschlechtergerechtigkeit ist in den Texten berücksichtigt, wir haben es aber von den Autorinnen und Autoren überlassen, wie sie damit umgehen möchten.

Ein Vorwort bietet immer auch eine gute Gelegenheit, Dank auszusprechen. Unser Dank richtet sich an alle Autorinnen und Autoren, die neue Beiträge für diese vierte Auflage verfasst haben, insbesondere danken wir aber auch allen Autorinnen und Autoren, die ihre Kapitel ein weiteres Mal überarbeitet und aktualisiert haben. Ihre Expertise, ihre Zuverlässigkeit und die gute, kollegiale Zusammenarbeit haben uns die Herausgeberarbeit stets erleichtert.

Beim Team des Springer Verlags möchten wir vor allem der Senior-Lektorin Monika Radecki für ihre kompetente und stets angenehm-freundliche Unterstützung danken. Zudem richtet sich unser Dank an Hiltrud Wilbertz für ihr vorbildliches Projektmanagement.

Wir Psychotherapeutinnen und Psychotherapeuten können dafür sorgen, dass die Fähigkeiten zu seelischer Gesundheit mit Wohlbefinden, Lebenszufriedenheit und Lebenserfüllung in hinreichendem Maße erworben und gelebt werden können. Möge dieses Buch dazu beitragen, dass dies geschieht und dass Sie liebe Leserin, lieber Leser auch einige neue Aspekte des Wohlbefindens entdecken können, die Ihre Arbeit bereichern und für Ihre eigene Psychohygiene nützlich sind.

Wettenberg und Zürich   Renate Frank
im Mai 2021   Christoph Flückiger

Inhaltsverzeichnis

Herausgeber- und Autorenverzeichnis

Über die Herausgeber

Renate Frank Freiberufliche Psychotherapie/Supervision (Verhaltens-therapeutische Ambulanz Universität Gießen), Wettenberg, Deutschland

Christoph Flückiger Psychologisches Institut, Universität Zürich, Zürich, Schweiz

Autorenverzeichnis

Mathias Allemand Universität Zürich, Psychologisches Institut & Universitärer Forschungsschwerpunkt „Dynamik Gesunden Alterns", Zürich, Schweiz

Guy Bodenmann Lehrstuhl für Klinische Psychologie mit Schwerpunkt Kinder/Jugendliche und Paare/Familien, Universität Zürich, Psychologisches Institut, Zürich, Schweiz

Andreas Dick Eidg. anerkannter Psychotherapeut, Zürich, Schweiz

Beate Ditzen Institut für Medizinische Psychologie, Universitätsklinikum Heidelberg, Heidelberg, Deutschland

Peter Fiedler Heidelberg, Deutschland

Christoph Flückiger Psychologisches Institut, Universität Zürich, Zürich, Schweiz

Renate Frank Freiberufliche Psychotherapie/Supervision (Verhaltens-therapeutische Ambulanz Universität Gießen), Wettenberg, Deutschland

Henning Freund Marburger Institut für Religion und Psychotherapie, Evangelische Hochschule TABOR, Marburg, Deutschland

Hans-Peter Hartmann Langgöns, Deutschland

Thomas Heidenreich Fakultät Soziale Arbeit, Gesundheit und Pflege, Hochschule Esslingen, Esslingen am Neckar, Deutschland

Patrick L. Hill Department of Psychological and Brain Sciences, Washington University in St. Louis, St. Louis, USA

Martin grosse Holtforth Institut für Psychologie, Universität Bern, Bern, Schweiz

Jürgen Hoyer Institut für Klinische Psychologie und Psychotherapie, Technische Universität Dresden, Dresden, Deutschland

Sabine Kagerer Psychotherapeutische Praxis, Gießen, Deutschland

Peter Kaimer Knetzgau/Westheim, Deutschland

Verena Kast St. Gallen, Schweiz

Peter Kirsch Zentralinstitut für Seelische Gesundheit, Mannheim, Deutschland

Eva Koppenhöfer Psychotherapeutische Lehrpraxis, Wiesloch, Deutschland

Hans-Christian Kossak Bochum, Deutschland

Dirk Lehr Abteilung für Gesundheitspsychologie und Angewandte Biologische Psychologie, Leuphana Universität, Lüneburg, Deutschland

Rainer Lutz Ebsdorfergrund-Dreihausen, Deutschland

Johannes Michalak Lehrstuhl für Klinische Psychologie und Psychotherapie II, Universität Witten/Herdecke, Witten, Deutschland

Emily Nething Fakultät Soziale Arbeit, Gesundheit und Pflege, Hochschule Esslingen, Esslingen am Neckar, Deutschland

Patrizia Odyniec Department Psychologie und Psychotherapie, Universität Witten/Herdecke, Witten, Deutschland

Günther Opp München, Deutschland

Friederike Potreck Psychotherapeutische Praxis, Freiburg, Deutschland

René T. Proyer Institut für Psychologie, Abteilung Psychologische Diagnostik und Differentielle Psychologie, Martin-Luther-Universität Halle-Wittenberg, Halle, Deutschland

Elke Rathsfeld Selbständige Psychologin, Frankfurt, Deutschland

Julian Rubel Fachbereich 06 Psychologie und Sportwissenschaft, Justus-Liebig-Universität Gießen, Gießen, Deutschland

Willibald Ruch Psychologisches Institut, Universität Zürich, Zürich, Schweiz

Bernd Röhrle Ursprünglich Universität Marburg (berentet), Reutlingen, Deutschland

Sibill A. Schilter Universität Zürich, Psychologisches Institut & Universitärer Forschungsschwerpunkt „Dynamik Gesunden Alterns", Zürich, Schweiz

Rudolf Stark Justus-Liebig-Universität Gießen, Psychotherapie und Systemwissenschaften, Gießen, Deutschland

Tobias Teismann Fakultät für Psychologie, Forschungs- und Behandlungszentrum für Psychische Gesundheit, Ruhr-Universität Bochum, Bochum, Deutschland

Ulrike Willutzki Department Psychologie und Psychotherapie, Universität Witten/Herdecke, Witten, Deutschland

Den störungsorientierten Blick erweitern

Renate Frank

Inhaltsverzeichnis

▶ Die Störungs- und Defizitperspektive wird um jene Faktoren erweitert, die in direkter Weise Wohlbefinden und eine psychisch gesunde, gut gelingende Lebensgestaltung (Flourishing) ermöglichen. Ausgehend von einem multidimensionalen Konzept des Wohlbefindens, wie es sich auch in der Positiven Psychologie etabliert hat, werden zunächst Theorien zum Wohlbefinden sowie Auslöser für aktuelles Wohlbefinden angesprochen. Zudem geht es um die Indikation von wohlbefindensförderlichen Interventionen, aber auch die Frage, ob eine Steigerung von Wohlbefinden nachhaltig erfolgen kann und welche unterschiedlichen Ziele dabei angestrebt

R. Frank (✉)
Freiberufliche Psychotherapie/Supervision (Verhaltenstherapeutische Ambulanz Universität Gießen), Wettenberg, Deutschland
E-Mail: rkfrank@web.de

© Der/die Autor(en), exklusiv lizenziert durch Springer-Verlag GmbH, DE, ein Teil von Springer Nature 2022
R. Frank und C. Flückiger (Hrsg.), *Therapieziel Wohlbefinden*, Psychotherapie: Praxis,
https://doi.org/10.1007/978-3-662-63821-7_1

werden (u. a. eine positive Stimmung, Zufriedenheit, Sinn, das Wecken von Interesse, das Erleben von Zugehörigkeit, Akzeptiertsein, Geborgenheit). Das Kapitel schließt mit einem Überblick über Konzepte und Therapieansätze, die in dem Buch näher ausgeführt werden.

1.1 Blickrichtung Wohlbefinden

Menschen, die um eine Psychotherapie nachsuchen, klagen über psychische Störungen unterschiedlicher Art. Sie beschreiben mehr oder weniger nachdrücklich Symptome, die sie belasten, und äußern die Erwartung, dass eine Psychotherapie ihnen dabei helfen möge, sich wieder besser zu fühlen. Sie möchten ihr Leben wieder symptomfrei erleben und unbelastet gestalten können.

Im praktischen Ablauf einer Therapie ist es in unserem Gesundheitssystem zunächst erforderlich, dass Therapeut*innen eine Störungsdiagnose gemäß ICD (Internationale Klassifikation psychischer Störungen) stellen. Dabei wird ausschließlich die Symptomatologie, d. h. das Störende und das im negativen Sinne Auffällige betrachtet. In frühen Zeiten der Verhaltenstherapie war dies schon einmal anders: Bereits vor mehr als 50 Jahren publizierten Kanfer und Saslow (1965) einen Aufsatz mit dem Titel *Behavioural analysis: an alternative to diagnostic classification,* in dem sie darauf hinwiesen, dass neben störenden Verhaltensaspekten („excesses and deficits") immer auch die Aktivposten und Vorzüge („assets") der Patienten zu diagnostizieren seien.

Im Folgenden soll jenen Faktoren besondere Aufmerksamkeit geschenkt werden, die in direkter Weise ein (Wieder-)Erlangen von Wohlbefinden und „gedeihlicher" Lebensgestaltung („flourishing") ermöglichen (dazu Keyes & Haidt, 2003; Keyes, 2009; Seligman, 2011; Diener et al., 2018; VanderWeele, 2017; VanderWeele et al., 2019), wobei auch das Konzept der Euthymie berücksichtigt wird (Fava & Guidi, 2020).

Was bedeutet die Einbeziehung von Wohlbefinden für die Diagnostik, Therapieplanung und -durchführung? Der Titel dieses Kapitels weist schon darauf hin, dass die Störungs- und Defizitperspektive zu eng ist und der Blickwinkel erweitert werden muss. Genau genommen genügt jedoch eine Blickfelderweiterung nicht. Vielmehr müssen wir ganz bewusst die Blickrichtung wechseln. Die Aufmerksamkeit muss auf Merkmale und Bedingungen gelenkt werden, die es Menschen ermöglichen, einen psychisch gesunden Lebensstil mit einer ausgeglichenen Stimmungslage zu entwickeln, sich wohlzufühlen, glücklich und zufrieden zu sein (Maddux, 2008; Rashid & Ostermann, 2009; Wright & Lopez, 2009; Wong, 2011; Maddux & Lopez, 2015; Fava & Bech, 2016; Johnson & Wood, 2017; Van Cappellen et al., 2018; Jankowski et al., 2020; Sirgy, 2020; Snyder et al., 2021).

Was heißt nun aber *wohlfühlen* genau? Und wie lässt sich Wohlbefinden im Rahmen einer Psychotherapie gezielt fördern? Diesen Fragen wollen wir im vorliegenden Buch nachgehen. Wir gehen dabei von einem multidimensionalen Konzept des Wohlbefindens aus, wie es aus der psychologischen Wohlbefindens-Forschung hervorgegangen ist (Diener, 1984; Ryff, 1989, Abele & Becker, 1991; Kahneman et al., 1999; Diener et al., 1999, 2009a; Eid & Larsen, 2008). Dieser Forschungs- und Arbeitsbereich hat sich inzwischen mit integrierender Wirkung als **Positive Psychologie** etabliert (z. B. Seligman & Csikszentmihalyi, 2000; Seligman, 2003a, b; 2005; Diener, 2009; Lopez & Snyder, 2009; Linley, 2009; Rashid, 2015; Blickhan, 2015).

Auch in der psychiatrischen Behandlung werden psychische Gesundheit und Wohlbefinden als Therapieziele zunehmend mitberücksichtigt und damit Genesungsprozesse (recovery) gezielt unterstützt (z. B. Jeste et al., 2015; Sawicka & Żochowska, 2018; Painter et al., 2019; Slade et al., 2019; Messias, 2020; Valiente et al., 2020).

Wesentliche Impulse erhielt die „Positive-Psychologie-Bewegung" ab dem Jahr

1998 durch Martin Seligman, den damaligen Präsidenten der American Psychological Association (APA).

▶ Die Botschaft der Positiven-Psychologie-Bewegung lautet: „Psychology is not just the study of disease, weakness, and damage. It also is the study of happiness, strength, and virtue" (Seligman, 2002, S. xiv).

Erklärtes Ziel dieser Richtung ist es, Wohlbefinden, Glück und Zufriedenheit, konstruktive Gedanken (Optimismus, Hoffnung, Vertrauen), sowie Stärken und Tugenden zu erforschen und bezüglich ihrer positiven Auswirkungen auf das eigene Leben und das der anderen Menschen zu beleuchten. Zudem geht es auch um den Zusammenhang zwischen Dankbarkeit, Achtsamkeit, Mitgefühl und Religiosität/Spiritualität und Wohlbefinden (Donaldson et al., 2015; Kraft & Walker, 2018; Snyder et al., 2021). Darüber hinaus interessieren gesellschaftlich relevante Werte wie z. B. Verantwortlichkeit, Zivilcourage, Altruismus, Toleranz (Snyder et al., 2021) und kulturspezifische Besonderheiten in Verbindung mit Wohlbefinden (Pedrotti, 2011; Knoop & Delle Fave, 2013; Lomas et al., 2020).

Gezeigt wird, welche *persönlichen Fähigkeiten, Stärken und Tugenden* im Laufe des Lebens von der Kindheit bis ins hohe Alter ein vitales Lebensengagement ermöglichen (Nakamura & Csikszentmihalyi, 2003; Rheinberg et al., 2007) und das Wohlbefinden stabilisieren, sodass auch angesichts von Stress und Lebensbeeinträchtigungen ein erfüllendes und gesundes Leben gewährleistet ist (z. B. Bornstein et al., 2003; Fusar-Poli et al., 2020; Schmidt & Schulz-Lutter, 2020). Es geht um **Resilienz** (Ryff & Singer, 2003; Tugade et al., 2004; Ong et al., 2006; Ryff et al., 2012; Bengel & Lyssenko, 2012; Friedman & Kern, 2014, vertiefend Kap. 14) und auch darum, wie *körperliche* Gesundheit gefördert und erhalten werden kann (Seligman, 2008; Veenhoven, 2008; Boehm & Kubzansky, 2012; Ryff, 2013; Ryff et al., 2015; Scioli et al., 2016; Gilan et al., 2018; Feig et al., 2019; Gan, 2020).

Gerade in Krisenzeiten, wie z. B. der Covid-19 Pandemie, sind persönliche Stärken von zentraler Bedeutung, wenn es darum geht, flexible Bewältigungsformen einzusetzen, um neue Perspektiven zu entwickeln und das psychische und körperliche Wohlbefinden zu stabilisieren (Martinez-Marti et al., 2020, Rashid & McGrath, 2020; Zager Kocjan et al., 2021).

Als eine Quelle für positive Lebenserfahrungen werden adäquate persönliche *Zielsetzungen* betrachtet und gefördert (Emmons, 2003; Wiese, 2007; siehe auch Kap. 19). Beleuchtet werden auch besondere Lebensereignisse (Kettlewell et al., 2020) sowie identitätsverändernde und sinngebende *Wendepunkte im Leben* (Wethington, 2003).

Im deutschsprachigen Raum hat vor allem Auhagen die Ausrichtung der Psychologie auf das Positive beleuchtet und mit ihrer Anleitung zum „besseren" Leben auch bezüglich der Alltagbedeutung bekannt gemacht (Auhagen, 2008). Eine aktuelle Gesamtdarstellung zu Glück findet sich bei Bucher (2018). Die Positive Therapie sensu Seligman beschreibt Frank (2010); es lässt sich unschwer erkennen, dass es nach unserem europäischen Verständnis in der Positiven Therapie wesentlich um Aspekte der Ressourcenorientierung geht, wie wir sie aus den Arbeiten von Grawe und Mitarbeitern (Grawe & Grawe-Gerbert, 1999; Grawe, 2000; siehe auch Kap. 9) bereits gut kennen.

Zu erwähnen ist eine Forschungslinie, die sich mit Konzepten der **Lebensqualität** befasst. Ursprünglich handelte es sich dabei um sozialwissenschaftliche Wohlfahrtsforschung, die *objektive* Lebensbedingungen und deren *subjektive* Bewertung in Form von Zufriedenheit oder Wohlbefinden untersuchte (Glatzer & Zapf, 1984; Glatzer, 1992). Die *subjektive* Lebensqualität kann abhängig von den jeweiligen Lebensbereichen, die für das persönliche Wohlbefinden besonders relevant sind, unterschiedlich ausfallen und in einem **Lebenszufriedenheits-Profil** abgebildet werden (Quality of Life Inventory, QOLI); dementsprechend ergeben sich individuelle Ansatzpunkte, wenn es in der Psychotherapie um eine Verbesserung der subjektiven Lebensqualität geht (Frisch, 2006, 2013, 2016). *Die gesundheitsbezogene* Lebensqualität ist als Evaluationskriterium in der Medizin zunehmend wichtiger geworden (Bullinger & Brütt, 2009; Mattejat & Remschmidt, 1998; Bullinger, 2014; Obbarius et al., 2018; Buchholz et al., 2019). Eine klare Abgrenzung von Lebensqualität und Wohlbefinden ist dabei kaum möglich, da Wohlbefinden als ein Indikator und Parameter von Lebensqualität verstanden wird (Diener & Suh, 1997; Veenhoven, 2001).

Warum sind die Wohlbefindens-Forschung, die Ressourcenorientierung und die Positive Psychologie für die Psychotherapie wichtig? Konzepten, die aus dieser Denk- und Forschungstradition hervorgegangen sind, kommt eine zentrale Wirkfunktion zu. Der nachgewiesene robuste Therapieeffekt wird vor allem auch durch eine therapeutische Haltung erzeugt, wie sie jede gute Therapie kennzeichnet. Hierzu zählt u. a. wohlwollende Aufmerksamkeit, Rapport, entgegengebrachtes Vertrauen und alles, was Hoffnung vermittelt und persönliche Stärken als Puffer in widrigen Zeiten aktiviert (zur therapeutischen Beziehungsgestaltung siehe Norcross & Wampold, 2019; Norcross & Lambert, 2018; Flückiger et al., 2018 und Kap. 9).

1.2 Konzeptualisierung von Wohlbefinden und psychosozialen Ressourcen

1.2.1 Wohlbefinden und Ressourcen

Eine Begriffsvielfalt kennzeichnet den Themenkreis Wohlbefinden: Glück, Freude, Zufriedenheit, Flow, Flourishing, Euthymie, Lebensqualität und seelische Gesundheit finden Verwendung. Diese Begriffe überlappen sich und werden teils synonym benutzt. Was genau unter Wohlbefinden zu verstehen ist, wird durch die umfangreiche empirische Erforschung des Themas zunehmend mehr geklärt (zusfd. Diener et al., 2017a, b; Tov, 2018). Dabei wird stets die Multidimensionalität von Wohlbefinden

herausgestellt und verdeutlicht, dass unterschiedliche Lebenslagen, kulturspezifische Besonderheiten und auch sozioökonomische Verhältnisse zu berücksichtigen sind. Die nachgewiesenen positiven Wirkungen auf die psychische und körperliche Gesundheit und die sozialen Beziehungen regen dazu an, psychotherapeutische Interventionen einzusetzen, die auf eine gezielte Förderung von Wohlbefinden abzielen (siehe dazu Abschnitte III–V).

Zwei Konzepte von Wohlbefinden werden voneinander unterschieden:

- **Subjektives Wohlbefinden (SWB),** wie es Ed Diener entwickelte, und
- **psychologisches Wohlbefinden (PWB),** ein mehrdimensionales Konzept, das auf Caroll Ryff zurückgeht.

Diese Formen des Wohlbefindens werden auch als **hedonisches** und **eudaimonisches Wohlbefinden** bezeichnet (Waterman, 1993, 2008; Ryan & Deci, 2001, 2008; Ryff & Singer, 2008). Hedonisches Wohlbefinden ist ein *Zustand,* der sich durch positive Gefühle und Zufriedenheit (kognitive Komponente) definieren lässt. Für eudaimonisches Wohlbefinden sind Temperamentsfaktoren, menschliche Stärken, Tugenden und Fähigkeiten relevant, die eine erfolgreiche Bewältigung von Lebensanforderungen ermöglichen und zu Erfahrungen führen, die als erfüllend und sinngebend erlebt werden. Ergänzend ist auch das transdiagnostische Konzept der Euthymie zu berücksichtigen, bei dem es um die Regulation von Stimmungsbeeinträchtigungen in Richtung einer ausgewogenen Stimmungslage geht (vertiefend: Kap. 8 und 13).

Wenn es um menschliche Stärken geht, dann muss auch der Begriff der **Ressource** erwähnt werden. Hier handelt es sich um all das, was in einer bestimmten Situation an persönlichen Eigenschaften und situativen Gegebenheiten von einer Person wertgeschätzt und als hilfreich erlebt wird; d. h. Ressourcen schließen neben intrapersonellen Faktoren auch externe unterstützende Aspekte mit ein (vertiefend Kap. 5 und 9). Durch diese Berücksichtigung externer Faktoren lassen sich Ressourcen von subjektivem Wohlbefinden abgrenzen (Willutzki, 2013).

▶ Zwei Formen des Wohlbefindens werden unterschieden: Subjektives Wohlbefinden (SWB) und psychologisches Wohlbefinden (PWB). Sie werden auch als hedonisches und eudaimonisches Wohlbefinden bezeichnet. In der klinisch-therapeutischen Arbeit spielt zudem Euthymie eine Rolle.

Im deutschsprachigen Raum wurde Wohlbefinden bereits vor dreißig Jahren durch das **Strukturmodell** von Becker (1991) konzeptualisiert. Es umfasst aktuelles und habituelles Wohlbefinden, was jeweils in psychisches und physisches Wohlbefinden weiter untergliedert wird. **Aktuelles Wohlbefinden** bezieht sich auf das momentane positive Erleben von Menschen, während **habituelles Wohlbefinden** Urteile über aggregierte emotionale und körperliche Erfahrungen der letzten Wochen oder Monate beinhaltet (z. B. Aussagen zur allgemeinen Lebenszufriedenheit); es wird als stabile Eigenschaft verstanden. Ein Mensch mit ausgeprägtem habituellen Wohlbefinden befindet sich zumeist in einem Zustand des Wohlbefindens und der Lebenszufriedenheit. Aktuell und habituell umfasst **psychisches Wohlbefinden** positive Gefühle wie Freude, Glück, positive Stimmungen und auch psychische Beschwerdefreiheit. **Physisches Wohlbefinden** beinhaltet positive körperliche Empfindungen sowie Freisein von körperlichen Beschwerden.

Aber dürfen tatsächlich keine negativen Gefühle und keinerlei psychische und körperliche Beschwerden vorliegen, damit Menschen sich wohlfühlen können? Ist Wohlbefinden ein Zustand ohne jegliches Klagen? Was die Gefühle anbelangt, ging Bradburn (1969), einer der Wegbereiter der Wohlbefindens-Forschung, davon aus, dass eine *Balance* zwischen positiven und negativen Gefühlen ausreichend ist, damit Menschen sich wohlfühlen können. Bezüglich der Emotionen ist inzwischen allerdings empirisch belegt, dass es optimaler ist, wenn *mehr* positive

als negative Emotionen erlebt werden (Fredrickson, 2013), wobei moderierende Einflüsse wie z. B. das Alter eine Rolle spielen (Shrira et al., 2016). Anzumerken ist allerdings, dass die von Fredrickson und Losada (2005) angegebene *exakte* Schwelle im Positivitäts-Verhältnis (**positivity ratio** von 1:2,9)*, ab der sich Wohlbefinden einstellt, nicht mehr haltbar ist, da sie mathematisch und logisch fehlerhaft ist (Brown et al., 2013, 2014). Auch das Konzept der Euthymie geht davon aus, dass positive Affekte das Wohlbefinden wesentlich mitbestimmen, dass aber auch eine gut ausbalancierte (normale) Stimmungslage maßgeblich ist (Fava & Guidi, 2020; Linden, 2020; MacLeod, 2020).

Sowohl die zweite Welle der Positiven Psychologie (Wong, 2015, 2017; Lomas & Ivtzan, 2016) als auch die dritte Welle (Lomas et al., 2020) gehen von einem *dialektischem* Verhältnis von positiven und negativen Gefühlen aus. Negative Gefühle, erlittenes Leid und Beschwerden aufgrund von psychischen und körperliche Erkrankungen können nicht unberücksichtigt bleiben. Sie verlangen eine vorrangige klärende, akzeptierende und sinnvermittelnde therapeutische Bearbeitung, die entlastet und stabilisiert.

1.2.2 Seelische Gesundheit und gutes Gedeihen (Flourishing)

Seelische Gesundheit wird als die Fähigkeit zur Bewältigung externer und interner Anforderungen definiert. In dem hierarchisch konzipierten Modell von Becker und Minsel (1986) wird seelische Gesundheit neben Verhaltenskontrolle als einer der beiden Hauptfaktoren der Persönlichkeit angesehen.

Seelische Gesundheit wird in **sieben Indikatorenbereiche** weiter untergliedert:

- Seelisch-körperliches Wohlbefinden:
  1. Sinnerfülltheit vs. Depressivität,
  2. Selbstvergessenheit vs. Selbstzentrierung,
  3. Beschwerdefreiheit vs. Nervosität;
- Selbstaktualisierung:
  4. Expansivität,
  5. Autonomie;

- Selbst- und fremdbezogene Wertschätzung:
  6. Selbstwertgefühl,
  7. Liebesfähigkeit.

Diagnostisch kann seelische Gesundheit mithilfe des Trierer Persönlichkeitsfragebogens (TPF) erfasst werden, der zwar bipolare Skalen enthält, aber „primär auf die Plusvariante der seelischen Gesundheit" abzielt (Becker, 1998, S. 14).

In den USA entwickelte Ryff (1989) theoriegeleitet ein multidimensionales Modell des Wohlbefindens mit Faktoren, die eine positive Einstellung zum Leben kennzeichnen und eine gut funktionierende Lebensgestaltung ermöglich, womit ebenfalls zentrale Merkmale der *psychischen Gesundheit* angesprochen sind. Dieses Wohlbefindens-Modell wurde weltweit vielfach empirisch bestätigt. Wie schon im vorangegangenen Abschnitt erwähnt, ist es als **positive psychological well-being (PWB)** bekannt geworden (Ryff & Keyes, 1995; Ryff & Singer, 2006; Ryff, 2014).

Das PWB-Modell von Ryff. umfasst **sechs Dimensionen:**

1. Selbstakzeptanz,
2. positive Beziehungen zu anderen,
3. Autonomie,
4. Umweltbewältigung,
5. Lebenssinn,
6. persönliches Wachstum.

Menschen fühlen sich dann wohl, wenn sie alle Teile ihrer selbst akzeptieren, warmherzige und vertrauensvolle Beziehungen zu anderen Menschen pflegen können, in hohem Maße selbstbestimmt leben, in der Lage sind, ihr Leben so auszurichten, dass sich ihre Bedürfnisse erfüllen, ein zielgerichtetes Leben führen und dabei sich selbst in ständiger Weiterentwicklung erleben. Dies sind Dimensionen, die mit den Merkmalen seelischer Gesundheit von Becker weitgehend übereinstimmen.

Wodurch zeichnet sich das Konzept des **Flourishing** aus, das inzwischen anstelle von seelischer Gesundheit vielfach verwendet wird?

Es integriert hedonisches und eudaimonisches Wohlbefinden, indem es neben den drei Komponenten des **subjektiven Wohlbefindens** (positive und negative Gefühle, kognitive Komponente Zufriedenheit) auch das **psychologische Wohlbefinden** mit seinen sechs Dimensionen berücksichtigt (Michalec et al., 2009). Zusätzlich wird auch **soziales Wohlbefinden** mit den folgenden fünf Aspekten einbezogen (Keyes, 2003):

1. Akzeptanz anderer Menschen,
2. Überzeugung, dass die Gesellschaft das Potenzial hat, sich positiv zu entwickeln,
3. Eindruck, dass das eigene Leben für die Gesellschaft nützlich ist und der eigene Beitrag von andern Menschen wertgeschätzt wird,
4. Interesse an der Gesellschaft und Überzeugung, dass gesellschaftliche Abläufe logisch, vorhersagbar und bedeutsam sind,
5. Soziale Integration.

In Verbindung mit Wohlbefinden werden **Tugenden** und **Stärken** thematisiert. Seligman definiert sie folgendermaßen:

> Ein tugendhafter Mensch zu sein, bedeutet, durch einen Akt des Willens alle oder wenigstens die meisten der sechs ubiquitären Tugenden auszuüben: Weisheit, Mut, Menschlichkeit, Gerechtigkeit, Mäßigung und Transzendenz. Zu diesen sechs Tugenden gibt es mehrere voneinander unterscheidbare Zugänge. Zum Beispiel kann jemand die Tugend der Gerechtigkeit durch Verhalten als guter Bürger, durch Fairness, durch Loyalität und Teamwork oder durch humane Menschenführung unter Beweis stellen. Diese Zugänge nenne ich *Stärken*. (Seligman, 2003b, S. 226)

Stärken und Tugenden besitzen eine gewisse Stabilität über die Zeit und Situationen hinweg und sind in allen größeren Kulturen als positive Eigenschaften anerkannt (Aspinwall & Staudinger, 2004).

Als Diagnostikum zur Ermittlung von Stärken wird der VIA-IS (Values in Action, Inventory of Strengths) verwendet (Peterson & Seligman, 2004; Peterson & Park, 2009; deutsche Version siehe Jungo et al., 2008), der insgesamt 24 verschiedene Stärken erfasst (vertiefend Kap. 13).

Seligman (2011, 2018) umschreibt mit dem Akronym **PERMA,** was aus seiner Sicht *Flourishing* im Wesentlichen kennzeichnet:

- Positive Gefühle (**P**),
- Engagement, Interesse (**E:** engagement),
- positive Beziehungen (**R:** relationship),
- Sinn und Bedeutung im Leben (**M:** meaning)
- erfolgreich gelingende Aufgabenbewältigung (**A:** accomplishment).

Jede dieser fünf Komponenten ist für sich genommen intrinsisch belohnend und regt zu Aktivitäten an, die persönliche Erfahrungen vermitteln können, dass das eigene Leben mit positiven Gefühlen verbunden ist und gut gelingt (siehe auch die deutsche Version des **PERMA-Profiler,** Wammerl et al., 2019).

VanderWeele (2017) verweisen daraufhin, dass das Konzept des Flourishing neben der psychischen Gesundheit auch die *körperliche Gesundheit* einbeziehen sollte (siehe **Flourishing-Index,** VanderWeele et al., 2019). Als Determinanten für Flourishing werden insbesondere die Bereiche Familie, Beruf/Arbeit, Bildung und eine religiöse Gemeinschaft für wichtig angesehen. Langzeit-Studien sind erforderlich, die hierzu präzisere Erkenntnisse bieten können. Ryff und Singer (2003) gehen von einem *dynamisch multidimensionalen Prozess* des Flourishing aus (vgl. auch Mechanismen der Selbstregulation bei Staudinger, 2000).

▶ Flourishing beschreibt psychische Gesundheit als eine positiv ausbalancierte, gut gelingende Lebensführung, die auch positive Auswirkungen auf die körperliche Gesundheit und das soziale Leben hat. Persönlichen Fähigkeiten und Stärken kommt dabei eine wichtige Rolle zu.

Zu erwähnen bleibt, dass die einzelnen Facetten von Flourishing in den USA und Europa unterschiedlich gefasst werden (Huppert et al., 2009, siehe auch Frank, 2010). Im **European Social Survey (ESS)** werden insgesamt zehn Aspekte erfragt, wobei aus dem Ryff'schen PWB-Konzept nur die Aspekte Sinnhaltigkeit/Lebenssinn, Kompetenz/Umweltbewältigung, positive Beziehung zu andern und Selbstachtung/Selbstakzeptanz einbezogen werden, aber *nicht* persönliches Wachstum und Autonomie. Stattdessen werden Optimismus, Resilienz, Engagement und Vitalität berücksichtigt. Mit dem ESS wurde Flourishing in 23 europäischen Ländern untersucht (Huppert & So, 2013). Die Profile geben einen guten Einblick in die kulturellen Unterschiede und liefern Detaileinsichten, die förderungswürdige Ansatzpunkte aufzeigen, was allein durch eine Erfassung von *Lebenszufriedenheit* nicht möglich wäre (zu kultureller Diversität siehe auch Kim et al. 2018). Je nach Fragestellung wird es unterschiedlich gehandhabt, wie viele und welche Facetten bei Untersuchungen zum Wohlbefinden einbezogen werden. Longo et al. (2017) berücksichtigen z. B. in ihrer Skala zur **Erfassung des generellen Wohlbefindens (SGWB)** insgesamt 14 spezifischen Indikatoren des Wohlbefindens.

Für die psychotherapeutische Arbeit können insbesondere Ergebnisse, die spezifische Wohlbefindens-Facetten abbilden, brauchbare Hinweise geben, wo geeigneten Ansatzpunkte zur Förderung des Wohlbefindens liegen. Relevante neurobiologische Mediatoren werden bei Heller et al. (2013); Davidson und Schuyler (2015) und vertiefend in Kap. 3 und 4 beschrieben.

1.3 Theorien zum Wohlbefinden

Wann fühlen Menschen sich wohl und wann sind sie zufrieden? Es gibt eine Reihe von Theorien mit unterschiedlichem Abstraktionsgrad, die Wohlbefinden als Eigenschaft, Zustand oder Prozess beschreiben. In ihnen wird teilweise ein personzentrierter, teilweise ein umweltzentrierter Schwerpunkt gesetzt oder aber die Wechselwirkung oder Passung zwischen Person- und Umweltmerkmalen beschrieben (Becker, 1991;

Diener et al., 1999). Bottom-up-Theorien erklären, wie externe Ereignisse z. B. tägliche kleine Freuden oder auch demografische Faktoren wie Alter, Geschlecht, Einkommen das Wohlbefinden beeinflussen. Argyle (1999) zeigte bereits, dass nur 15 % der Varianz des subjektiven Wohlbefindens durch äußere Umstände oder demografische Faktoren bestimmt werden. Folglich müssen personbezogene Faktoren eine maßgebliche Rolle spielen: motivationale Komponenten, Temperamentsfaktoren oder individuelle Lebensbewältigungskompetenzen (s. auch Lyubomirsky et al., 2005a).

1.3.1 Wohlbefinden als Resultat eines wiederhergestellten Spannungsgleichgewichts

Im Umgang mit Spannungen spielen drei Mechanismen für das Erlangen von Wohlbefinden eine Rolle, die in den verschiedenen Theorien zum Wohlbefinden unterschiedlich akzentuiert werden:

1. Abbau bestehender Spannungszustände und Wiederherstellung eines Spannungsgleichgewichts
2. Suche von Anreizen und Bewältigung von Herausforderungen, was mit Selbstverwirklichung verbunden ist (siehe Abschn. 1.3.2 und 1.3.3)
3. Streben nach einem optimalen Erregungs- und Spannungsniveau, womit eine gut ausbalancierte Lebensführung erreicht wird (siehe Abschn. 1.3.7).

Dem *homöostatischen* Modell zufolge wird durch *physiologisch-triebhafte Bedürfnisbefriedigung* eine Spannungsreduktion erreicht, die als wohltuend erlebt wird. Spannungsreduktion und Wiederherstellung von Homöostase kann aber auch auf *kognitive* Weise erfolgen. Dann geht es darum, ob die Erwartungen, die ein Mensch aufgrund seiner Bedürfnisse, Gewohnheiten und seines Wissens um Kontextbedingungen aufbaut, mit seiner Wahrnehmung der Realität übereinstimmen (konsonant und

wohltuend erlebt werden) oder dissonant dazu sind und durch geeignete kognitive Maßnahmen korrigiert werden können (vgl. z. B. Festingers Dissonanztheorie).

Welche Maßstäbe gewählt werden, um eine erfolgreiche Bewältigung von Anforderungen zu erreichen, beantworten **Vergleichsniveautheorien.** Danach können sich Menschen an verschiedenen Standards orientieren. Wohlbefinden resultiert nicht nur aus dem Vergleich mit eigenen Erwartungen, Zielen und Bedürfnissen, sondern z. B. auch aus dem Vergleich mit dem Wohlbefinden in der eigenen Vergangenheit oder Vergleichen mit anderen Menschen. Ist das Ergebnis durch geeignete Auf- oder Abwärts-Vergleiche günstig oder werden moderate Erwartungen und erreichbare Ziele gewählt (vgl. dazu **Anspruchsniveautheorien,** z. B. Hofstätter), ist dies wohlbefindensförderlich. Empirisch gut bestätigt, soweit es nicht um die Befriedigung biologischer Bedürfnisse geht, ist **die Theorie des abwärtsgerichteten Vergleichs** (Wills 1981), nach der Menschen mit geringem Selbstwert ihr Wohlbefinden verbessern können, wenn sie sich mit denjenigen vergleichen, denen es noch schlechter geht (Argyle, 1999).

Erwähnt werden sollen auch **Adaptationsniveautheorien,** die erklären können, warum drastische Veränderungen der Lebenssituation (z. B. Lottogewinn, Querschnittslähmung) zwar zunächst Kontrasteffekte derart hervorrufen, dass man sich nach dem positiven Ereignis besser und dem negativen schlechter fühlt, sehr bald aber ein Gewöhnungseffekt im Sinne einer Veränderung der Bezugsnorm eintritt, der zu einer Effektabschwächung führt. Solomon (1980) nimmt für den zeitlichen Verlauf von Wohlbefinden einen unvermeidlichen Kontrast von Lust und Unlust an und diskutiert ebenfalls das Prinzip der hedonischen Habituation.

1.3.2 Wohlbefinden als Bedürfnisbefriedigung

Motivationstheoretisch betrachtet resultiert Wohlbefinden aus der **Befriedigung von Bedürfnissen** oder Motiven. Uneinheitlich beantwortet wird jedoch, welche und wie viele Bedürfnisse bzw. Motive von Relevanz sind. Grawe (2000, 2004) geht davon aus, dass im Zusammenhang mit Wohlbefinden die folgenden empirisch gut begründeten **vier Grundbedürfnisse** relevant sind:

- Lustgewinn und Unlustvermeidung
- Bindung
- Orientierung und Kontrolle
- Selbstwerterhöhung und Selbstwertschutz

Diese vier Grundbedürfnisse stehen gleichwertig nebeneinander. Im Umgang mit Umweltanforderungen bilden sich *motivationale Schemata* aus, die auf eine Befriedigung der genannten Grundbedürfnisse abzielen *(Annäherungsschemata)* bzw. die verhindern, dass Menschen bezüglich ihrer Grundbedürfnissen enttäuscht werden, sich bedroht oder verletzt fühlen *(Vermeidungsschemata)*. Wohlbefinden ist das Ergebnis eines harmonischen Ausgleichs zwischen den vier Grundbedürfnissen, d. h. psychisch gesunden Menschen gelingt es, durch eine aktive, zielführende Lebensweise, ihre unterschiedlichen Bedürfnisse in gute Übereinstimmung zu bringen. Psychisch beeinträchtigte Menschen brauchen dabei eine motivierende Unterstützung und therapeutische Hilfe (vertiefend dazu Kap. 9).

1.3.3 Wohlbefinden als Resultat von Anreizen

Mit den bisher genannten Theorien kann nicht erklärt werden, wie das Neugier-Motiv, das Verlangen nach Zuwendung und Geltung oder das Bedürfnis nach Erleben der eigenen Wirksamkeit durch aktives Handeln (was auch mit Anstrengungen verbunden sein kann) befriedigt wird. Hier geht es nämlich nicht um biologische Bedürfnisse und Spannungsminderung, sondern vielmehr um das Erleben von Lust und von anreizgebendem Neuen.

Das **Anreizmodell** geht davon aus, dass Ziele mit positiver Valenz angestrebt werden und Anstrengungen unternommen werden, diese auch zu erreichen, was dann zu Wohlbefinden und Zufriedenheit führt. Es besagt jedoch nicht genauer, *wann* Menschen ihr Leben nach Anreizen und Zielen ausrichten und *welche* Ziele ihr Leben bestimmen. Zu klären bleibt die Frage der Prioritätensetzung. Ein interessantes Konstrukt im Zusammenhang mit Wohlbefinden ist hierbei das des „persönlichen Lebensinvestments" (Staudinger, 1996): Im jungen Erwachsenenalter ist das Investment in den Beruf der beste Prädiktor für subjektives Wohlbefinden, während dies im höheren Alter für das Investment in Gesundheit und Familie zutrifft. Die Verteilung des Lebensinvestments erlaubt es, sich an selbstgestellte oder externe Anforderungen zu adaptieren.

1.3.4 Wohlbefinden durch Selbstverwirklichung

Wohlbefinden kann auch durch *optimale Spannung* erreicht werden. Optimale Spannung kann heißen, dass zeitweilig Anreize und Spannung oder Reduktion von Spannung angestrebt werden. Maslow hat in seiner bekannten Motivationstheorie eine Bedürfnishierarchie mit verschiedenen Ebenen von Bedürfnissen beschrieben, die neben der Befriedigung physiologischer Mangel- und Sicherheitsbedürfnisse auch Selbstverwirklichung und Wachstum beinhaltet. Sie sind verbunden mit Freude am Gestalten, Verwirklichung von individuellen Fähigkeiten, Umsetzung von Interessen und Selbstverwirklichung und ermöglichen tiefes Glück, aber auch Gelassenheit und die positive Erfahrung von Lebensfülle, was Formen von Wohlbefinden und Zufriedenheit erklärt, die über einfache hedonische Erfahrungen hinausgehen. Nach Befriedigung elementarer Bedürfnisse wächst das Verlangen nach Befriedigung von Bedürfnissen der höheren Ebene. Mit der Befriedigung von Wachstumsbedürfnissen kann schließlich am ehesten dauerhaftes Wohlbefinden (Zufriedenheit) erlangt werden. Das **Selbstaktualisierungsmodell** von Rogers, nach dem der Mensch nach Entfaltung seiner Fähigkeiten und Neigungen und nach Reifung strebt, ist hier einzuordnen (vertiefend Kap. 8).

1.3.5 Wohlbefinden durch wertzentrierte und sinnstiftende Lebensgestaltung

Sinnfindungstheorien (z. B. Frankl, 2015) mit ihrem Prinzip der Selbsttranszendenz gehen davon aus, dass schöpferisch sein, Hinwendung zu Menschen und das Ertragen von Schicksalsschlägen Sinn gibt. Wohlbefinden stellt sich dabei als Ergebnis der Hingabe an bejahte Aufgaben ein und bedeutet Erleben von *gesunder* Spannung. Verantwortlichkeit spielt hier als Handlungsanlass eine große Rolle, daneben auch das Bestreben, das eigene Handeln als sinnvoll aufzufassen. Sinnorientierung ermöglicht eine positive, *werteorientierte* Hinwendung zu Aufgaben oder Mitmenschen, was Frankl als *Selbsttranszendenz* kennzeichnet. Unterschieden werden dabei drei Wertkategorien:

1. schöpferische Werte (verwirklicht durch Arbeitsfähigkeit),
2. Erlebniswerte (verwirklicht durch Genuss- und Liebesfähigkeit) und
3. Einstellungswerte (verwirklicht durch Leidensfähigkeit, wenn Arbeits- und Erlebensfähigkeit eingeschränkt sind).

1.3.6 Einfluss von Temperamentsfaktoren und Kompetenzen

Die sog. **Top-down-Theorien** betrachten Strukturen innerhalb der Person wie prädisponierende Eigenschaften, Temperamentsfaktoren und kognitive Stile in ihrem Einfluss auf Wohlbefinden. Trifft es zu, dass derartige Faktoren maßgeblich sind, dann müsste Wohlbefinden relativ *zeitsta-*

bil und weitgehend unabhängig von situativen Einflüssen sein. Tatsächlich konnte gezeigt werden, dass *Extraversion* (und Neurotizismus) eine bedeutsame Rolle spielen, aber auch Selbstwertschätzung und vor allem dispositioneller *Optimismus* entscheidend mitbestimmen, ob Wohlbefinden erlebt wird (Argyle, 1999; Carver et al., 2009; Costa & McCrae, 1980; Ferguson & Goodwin, 2010).

Nach kompetenztheoretischen Konzepten wird Wohlbefinden als Ergebnis einer erfolgreichen Bewältigung von externen Anforderungen erwartet, da dies Kontrolle vermittelt, der Angst und Hilflosigkeit entgegenwirkt und das Selbstwertgefühl stärkt. Ein enger Bezug zu *Kontrollüberzeugungen* ist gegeben, da das Vertrauen in die eigenen Möglichkeiten, Erwünschtes erreichen und Unerwünschtes vermeiden zu können (internale Kontrollüberzeugungen) positiv mit habituellem Wohlbefinden korreliert. Als Kompetenzen sind all jene Aspekte von Bedeutung, die Becker in seinem Modell der seelischen Gesundheit zusammengestellt und empirisch bestätigt hat (Becker & Minsel, 1986) bzw. die Ryff (1989) als wesentliche Dimensionen des Wohlbefindens benennt.

Bewältigungsformen angesichts von Anforderungen sind nicht generell funktional oder dysfunktional für Wohlbefinden, sondern es ist vielmehr zu berücksichtigen, dass je nach Lebens- und Entwicklungskontext auch *regressive* Bewältigungsformen dazu beitragen können, dass Wohlbefinden erhalten oder wiedererlangt werden kann. Zudem scheint es günstig, ein flexibel einsetzbares Set von Bewältigungsformen zur Verfügung zu haben, das eine adaptive Bewältigung je nach Anforderungskontext und Zeitpunkt der Bewältigung erlaubt (Filipp & Klauer, 1991).

1.3.7 Wechselwirkung von Situations- und Dispositionsfaktoren

In der Regel lösen nicht allein Umweltbedingungen oder ausschließlich personbezogene Faktoren Wohlbefinden aus. Vielmehr müssen Wechselwirkungen zwischen Umweltfaktoren, dispositionellen Faktoren und Wohlbefinden angenommen werden. Wohlbefinden und Lebenszufriedenheit hängen davon ab, ob die Bereitschaft und Fähigkeiten vorhanden sind, auf Umweltfaktoren reagieren zu können, die Befriedigungs- oder Selbstverwirklichungschancen bieten. Zu wichtigen Umweltbedingungen werden Einkommen, Wohnverhältnisse, Bildung, Gemeinde/Regierung, Arbeit und Partnerschaft/Familie gerechnet (z. B. VanderWeele, 2017). Dabei ist zwischen *objektiven* und *subjektiv* wahrgenommenen Lebensbedingungen zu unterscheiden. Vor allem letztere sind maßgeblich für Wohlbefinden, wobei die subjektive *Wichtigkeit* eine Rolle spielt. Von besonderer Relevanz sind soziale Bedingungen, gefolgt vom allgemeinen Lebensstandard und von Arbeitsbedingungen (Abele & Becker, 1991).

Bei der Wechselwirkung geht es auch um die Frage der Passung von Person und Umwelt. **Optimale Passung** und damit günstige Voraussetzungen für Wohlbefinden sind dann gegeben, wenn die Lebensanforderungen oder -angebote gut mit den Fähigkeiten, Bedürfnissen und Zielen der jeweiligen Person übereinstimmen. Dynamische Interaktionsmodelle gehen davon aus, dass sich Faktoren der Umwelt, des eigenen Verhaltens und der eigenen Persönlichkeit gegenseitig in Bezug auf das entstehende Wohlbefinden beeinflussen.

1.3.8 Integrierende Modellvorstellungen

Die **Theorie der seelischen Gesundheit** (Becker & Minsel, 1986) kann als eine integrierende Modellvorstellung verstanden werden. Ihr Grundgedanke besagt, dass seelische Gesundheit auf der Fähigkeit zur Bewältigung von externen und internen Anforderungen beruht. Bezüglich der externen Anforderungen gibt es Übereinstimmungen mit den kompetenztheoretischen Ansätzen und durch Einbezug der inneren Anforderungen werden motivations- und temperamentstheoretische Ansätze berücksichtigt.

Auch Konzepte der individuellen Lebensqualität sowie des Flourishing haben insofern integrierende Funktion, als sie verschiedene Komponenten umfassen und deren empirische Zusammenhänge aufzeigen. Berücksichtigt werden subjektives und psychologisches Wohlbefinden und – bei Flourishing – auch Aspekte der sozialen Lebensbewältigung (zusammenfassend Frank, 2010).

Staudinger (2000) sieht im **Modell der selektiven Optimierung und Kompensation SOK)** ein integrierendes Konzept. Hier werden aus der Lebensspannen-Perspektive jene Prozesse konzeptualisiert, die eine gelungene Entwicklung ermöglichen. Als Indikator einer produktiv-adaptiven Entwicklung wird dabei das subjektive Wohlbefinden herangezogen. Als Kriterium für Wohlbefinden wird die Minimierung der Verluste bei gleichzeitiger Maximierung der Gewinne festgesetzt, wobei Gewinn und Verlust individuell, kulturell, subjektiv oder objektiv definiert werden. Um eine positive Gewinn-Verlust-Bilanz zu erreichen, bedarf es der Selektion, der Optimierung und der Kompensation. Will man Wohlbefinden erlangen, muss das Zielinvestment in geeigneter Weise gewählt werden, was **Selektion** bedeutet (z. B. Konzentration auf den Lebensbereich Familie). Mit Engagement für dieses Ziel und der dabei erfolgenden **Optimierung** der Mittel (z. B. vermehrter Kontakt mit den Kindern) wird der nächste Schritt auf dem Weg zu Wohlbefinden beschritten. Stellen sich Hindernisse in den Weg (z. B. dringende Dienstreisen mit größerer Entfernung von zuhause), bedarf es der **Kompensation** (z. B. Ausgleich durch verlängertes Wochenende mit der Familie). Persönlichkeitsmerkmale, selbstbezogene Mechanismen, verfügbare Mittel und deren wirkungsvolle Nutzung lassen sich in diesem Modell gut bezüglich ihrer Funktion als Regulatoren einordnen.

Das mehrere Ebenen umfassende **hierarchische Modell der positiven Balance** von Sirgy (2019, 2020) betont, dass neben einem angenehmen, einem engagierten und einem sinngebenden Leben auch ein *gut ausbalanciertes Leben* zu berücksichtigen ist, wenn es um Wohlbefinden und psychische Gesundheit geht. Fokussiert wird, wie Menschen durch gutes Ausbalancieren eine **positive Balance** erzielen (d. h. mehr

wünschenswerte Zustände im Vergleich zu unerwünschten), wenn sie Strategien einsetzen,
um sich Zufriedenheit in *verschiedenen* Lebensbereichen wie z. B. dem Familienleben, der Arbeit, im sozialen Leben und bezüglich ihrer Fi-
nanzen zu verschaffen. Eine Balance *innerhalb*
eines Lebensbereiches wird sowohl durch Erfahrungen mit positiven als auch negativen Ereignissen möglich. Positive Ereignisse haben Be-
lohnungswert, weil die angestrebten Ziele erreicht werden und neue Ressourcen ausgebildet
werden. Negativen Ereignissen wird eine motivierende Funktion zugesprochen, denn sie lassen
vorliegende Probleme deutlich werden und bieten die Chance zu Leistungsverbesserungen und
zur Weiterentwicklung. Balance *zwischen* verschiedenen Lebensbereichen wird durch Kompensation erlangt: Entweder werden Lebensbereiche als zunehmend wichtiger angesehen, die
viele positive Gefühle vermitteln oder die Salienz negativ erlebter Lebensbereiche wird erhöht,
indem durch eine Anregung von Verhaltenskor-
rekturen eine größere Aufmerksamkeit auf diese
Lebensbereiche gerichtet wird. Ein *gut ausbalanciertes Leben,* das mit Wohlbefinden verbunden ist, setzt voraus, dass Menschen in *verschiedenen* Lebensbereichen involviert sind. Nur damit kann das ganze Spektrum an menschlichen
Entwicklungs- und Überlebensbedürfnissen erfüllt werden.

1.3.9 Wie entsteht aktuelles Wohlbefinden?

Aktuelles Wohlbefinden kann auf direktem
Wege über angenehme sensorische Reize (dazu
Kap. 18), erfolgreiche Handlungen, soziale Zuwendung und Nähe, glückliche Umstände und
auch durch eigene, angenehme Fantasien entstehen. Indirekt kann es durch die Beseitigung oder
Reduktion aversiver Zustände zustande kommen. Das Spektrum des aktuellen Wohlbefindens untergliedert Becker (1991) in die folgenden vier Zustände:

1. Flow (Csikszentmihalyi 1999): hohe Aktiviertheit;
2. Gelassenheit: niedrige Aktiviertheit;
3. positive Stimmung (excitement): hohe Erregung;
4. positive Stimmung (Entspannung): niedrige
   Erregung.

Negative Affekte haben Überlebensfunktion.
Und welche Funktion kommt *positiven* Affekten
zu? **Freude** weckt z. B. Spiellust, verlockt zum
Austesten eigener Grenzen und regt die eigene
Kreativität an; **Interesse** dagegen weckt die Neugierde zu explorieren und nach neuen Informationen und Erfahrungen zu suchen; **Zufriedenheit**
führt eher zu gelassenem Zurücklehnen und Integration von Erfahrungen in eine neue Selbst-
und Weltsicht. Diese kurzzeitigen positiven Emotionen erweitern (broaden) die habituellen Denk-
und Handlungsweisen und tragen dazu bei, dass
sich dauerhafte persönliche Ressourcen entwickeln (build), die wiederum auch künftig das Erleben positiver Emotionen begünstigen (Fredrickson & Joiner, 2002). Fredrickson bezeichnet ihre Theorie deshalb als **Broaden and Build
Theory** positiver Emotionen (Fredrickson, 2001,
2011; Cohn & Fredrickson, 2009).

Ihre ergänzende **Undoing-Hypothese** besagt,
dass *positive* Emotionen dazu beitragen, die Verarbeitung der Auswirkungen negativer Emotionen zu beschleunigen. Dies wird mit dem Bro-
adening-Mechanismus begründet (auch Kap. 9).
Befunde zur rascheren Rückregulation kardio-
vaskulärer Reaktionen nach hoch erregender negativer Stimulation durch nachfolgende situa-
tive Bedingungen, die positive Emotionen anregen, stützen diese Hypothese (Fredrickson &
Branigan, 2005). Auch weitere Studien zeigen,
dass positive Emotionen wesentlich zur optimalen psychologischen Funktionsfähigkeit beitragen. Sie schaffen günstige Bedingungen für eine
Erweiterung der persönlichen Ressourcen, motivieren zur Annäherung an andere Menschen und
unterstützen vitales Lebensengagement (Lyubomirsky et al., 2005b; Fredrickson, 2008, 2011).

1.4 Indikation von wohlbefindensförderlichen Interventionen und Wohlbefindensdiagnostik

Grundsätzlich ist eine Förderung von Wohlbefinden bei allen psychischen Störungen indiziert und für eine gute Therapeut-Patient-Beziehung unentbehrlich (Kap. 9). Spezifische wohlbefindensförderliche Interventionen müssen aber zunächst transparent erläutert und begründet werden, damit sich Patienten nicht in ihrem primären Anliegen, eine Hilfe bei der Behebung ihrer psychischen Symptomatik zu erhalten, missverstanden fühlen. Ist die Therapiearbeit ressourcenorientiert, dann ist mit einer Verbesserung der Compliance und stabileren Ergebnissen zu rechnen.

Grundsätzliche **Kontraindikationen** für wohlbefindensförderliche Interventionen gibt es nicht. Auch bei psychiatrischen Problemen (z. B. Psychosen) und chronischen körperlichen Einschränkungen profitieren Menschen von Wohlbefindens-Interventionen (z. B. Feig et al., 2019; Painter et al., 2019; Messias, 2020). Allerdings muss zunächst der jeweiligen Störung Aufmerksamkeit zukommen. Wohlbefindensbezogene Interventionen können die Symptomreduktion ergänzend unterstützen, indem sie eine ausbalanciertere allgemeine Stimmungslage begünstigen und durch Aufgreifen verschütteter Ressourcen und Aufbau neuer Lebenskompetenzen zur Stabilisierung und Aufrechterhaltung der erzielten Fortschritte beitragen. Die Wirksamkeit von wohlbefindensförderlichen Interventionen ist hinreichend belegt (z. B. Sin & Lyubomirsky, 2009; Bolier et al., 2013; Koydemir et al., 2020; Jankowski et al., 2020; Heintzelmann et al., 2020; Moskowitz et al., 2020). Um riskantes Verhalten auszuschließen, ist bezüglich der angestrebten positiven Gefühle ein oberes Limit zu berücksichtigen.

Neben einer störungsbezogenen Diagnostik ist immer dann, wenn Wohlbefinden gezielt verbessert werden soll, auch eine *spezifische* Wohlbefindens-Diagnostik erforderlich. Im vorliegenden Buch werden diagnostische Fragen nur am Rande behandelt. Eine umfassende Sammlung geeigneter Verfahren zur Psychodiagnostik von Wohlbefinden und zur Messung von Lebensqualität findet sich bei Schumacher, Klaiberg und Brähler (2003). Eine autorisierte deutsche Fassung (FS-D) der Flourishing Scale (FS) von Diener et al. (2010) haben Esch et al. (2013) vorgestellt. Eine deutsche Version der Subjektiven Vitalitäts Skala (SVS-G, 5-Item-Version) von Goldbeck, Hautzinger und Wolkenstein (2019) kann als valides Diagnostikum zur Erfassung von Lebendigkeit und Energie eingesetzt werden (vgl. auch Bertrams et al. 2020 zur trait und state Version). Die deutsche Version des PERMA-Profilers (Wammerl et al., 2019) wurde bereits in Abschn. 1.2.2 erwähnt. Viele dieser Diagnostika eignen sich nicht nur zur Eingangsdiagnostik. Indem sie die Aufmerksamkeit auf die positive Seite des Befindens lenken, haben diese Verfahren vielfach auch bereits *therapeutische Funktion* und erleichtern eine Therapieplanung, bei der Wohlbefindens-Ziele einbezogen werden.

Dem vorliegenden Buch werden zwei diagnostische Instrumentarien beigefügt (Ressourcenliste, Kap. 7 und Fragebogen zum körperlichen Wohlbefinden (FAW), Kap. 17), die sich zur explorativen Eingangsdiagnostik von Wohlbefinden eignen, aber auch als ipsative Verfahren zur therapiebegleitenden Diagnostik anbieten.

1.5 Lohnt es sich, Wohlbefinden zu verbessern?

Lange Zeit galt in den USA unumstößlich die „Hedonic-Treadmill"-Theorie von Brickman und Campbell (1971). Nach ihr sind alle Anstrengungen, Glück und Wohlbefinden zu steigern, zum Scheitern verurteilt. Denn das Glücks- und Zufriedenheitserleben ist aufgrund von Gewöhnung nur von kurzer Dauer und bedarf immer wieder neuer positiver Anreiz- und Kontrasterlebnisse. Es kommt rasch zu einer Adaptation, die in die hedonische Neutralität, d. h. zum „Set-Point", zurückführt. Diener et al. (2006) belegen inzwischen jedoch überzeugend, dass der hedonische Set-Point durchaus verschiebbar ist und revidieren die „Hedonic-Treadmill"-Theorie in fünf Punkten (s. auch Fujita & Diener, 2005):

1. Es ist empirisch gut belegt, dass der Set-Point emotionalen Erlebens nicht im neutralen, sondern im *positiven* Bereich liegt.
2. Es gibt keinen *konstanten* Set-Point, der gleichermaßen für alle Menschen gilt: Menschen unterscheiden sich je nach Temperament.
3. Eine Person kann *verschiedene Set-Points* haben, da sich das Erleben von angenehmen, unangenehmen Emotionen und Lebenszufriedenheit unterschiedlich entwickelt.
4. Die Set-Points können sich durch Lebenseinflüsse durchaus *über die Zeit hinweg verändern*.
5. Menschen unterscheiden sich darin, wie sie sich an Ereignisse adaptieren. Einige verändern ihre Set-Points abhängig von äußeren Ereignissen, andere nicht. Aufmerksamkeitsprozesse spielen dabei eine wesentliche Rolle.

Zusammen mit Befunden im Rahmen der Broaden-and-Build-Theorie, ergibt sich daraus, dass es sich in jedem Fall lohnt, positive Emotionen zu kultivieren, denn sie stoßen eine Aufwärtsspirale in Richtung zunehmenden Wohlbefindens an und unterstützen Faktoren der Resilienz (Fredrickson & Joiner, 2002; Fredrickson & Branigan, 2005).

Dass positives Erleben und Verhalten bei einer entsprechenden Schwerpunktsetzung mittels therapeutischer Interventionen gefördert werden kann, zeigte Fordyce schon im Jahr 1977. Er hatte ein Programm entwickelt, das eine Steigerung des persönlichen Glücks und der Zufriedenheit von Studierenden anstrebte, indem es deren Verhalten und Einstellungen mithilfe von vierzehn Verhaltensregeln an die Charakteristika glücklicher Menschen anzupassen versuchte. Täglich sollten drei dieser Regeln beherzigt werden. In den unterschiedlich konzipierten Studien konnte jeweils ein signifikanter Zuwachs an Glückserleben im Vergleich zur Kontrollgruppe festgestellt werden. Diese Studien zeigen, dass das Glückspotenzial größer ist, als es üblicherweise ausgeschöpft wird. Sie zeigen

zudem auch, dass Wohlbefinden auf relativ einfache Weise nachhaltig gesteigert werden kann, wenn nur überhaupt durch eine direkte Beschäftigung mit Wohlbefinden die Wahrnehmung dafür geschärft wird und eine Anregung erfolgt, aktiv andere Lebensprioritäten zu setzen. „Those who understand happiness have the best chance to attain it", betont Fordyce (1983, S. 497). Inzwischen gibt es eine Vielzahl an geeigneten, empirisch geprüften Interventionen, die zur Verbesserung des Wohlbefindens eingesetzt werden können (siehe z. B. Behandlungsmanual zur Ressourcenaktivierung von Flückiger et al., 2010; Flückiger & Wüsten, 2015; Behandlungsmanual zu Interventionen der Positiven Psychotherapie von Rashid & Seligman, 2018; weitere Hinweise siehe Teil III und IV).

1.6 Therapieziel Wohlbefinden

Zur Verbesserung von Wohlbefinden bieten sich verschiedene Ziele an. Bezüglich des aktuellen Wohlbefindens kann das körperliche, das kognitive (Zufriedenheit, Sinn), das affektive (Glück, gehobene Stimmung, Interesse bzw. Neugierde) und das soziale Wohlbefinden (Erleben von Integriertsein, Akzeptiertsein, Geborgenheit, Gebrauchtwerden etc.) ins Auge gefasst und therapeutisch beeinflusst werden.

Zudem können auch Situations- und Dispositionsfaktoren, Fähigkeiten und persönliche Stärken beeinflusst werden, die mit Wohlbefinden zusammenhängen und es begünstigen. Abb. 1.1 zeigt, welche Aspekte hier eine Rolle spielen.

1.7 Überblick über das vorliegende Buch

Im vorliegenden Buch befassen wir uns mit Therapieansätzen, die sich ganz spezifisch auf Wohlbefinden und menschliche Stärken konzentrieren und regelmäßig im Rahmen von psychotherapeutischen Behandlungen berücksichtigt werden sollten. Dass eine Verbesserung des Wohlbefindens in effektiver Weise möglich ist, wird durch die Autoren dieses Buches vermit-

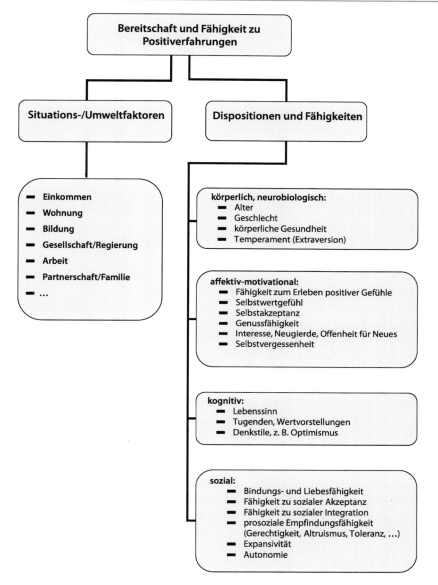

Abb. 1.1 Faktoren für Wohlbefinden

telt. Nahezu alle sind Psychotherapeut*innen, die praktische Erfahrungen zu dem von ihnen dargestellten Thema mitbringen. Die meisten von ihnen haben zudem die jeweilige Thematik auch empirisch erforscht.

Da wir Wohlbefinden als *Therapieziel* fokussieren, beschreiben Christoph Flückiger und Julian Rubel in Kap. 2 zunächst einmal, wie Wohlbefinden als Therapieziel formuliert und gemeinsam umgesetzt werden kann. Ausge-

hend von einem biopsychosozialen Wohlbefinden befassen sich in Teil II dann Rudolf Stark und Sabine Kagerer in Kap. 3 mit den neuronalen Grundlagen positiver Emotionen und Peter Kirsch und Beate Ditzen in Kap. 4 mit den neuromodulatorischen Einflüssen auf das Wohlbefindens, insbesondere geht es dabei um Dopamin und Oxytocin.

Teil III konzentriert sich auf Konzepte und Ansätze, die zur Förderung des Wohlbefindens beitragen. In Kap. 5 setzen sich Peter Fiedler und Ulrike Willutzki mit ressourcenorientierter Psychotherapie auseinander. Salutogenese und euthyme Therapie beschreibt Rainer Lutz in Kap. 6. Der Frage, wie sich Freude, Vergnügen und Glück durch Psychotherapie fördern lassen, geht Andreas Dick in Kap. 7 nach. Wie Erfüllung, vitale Lebendigkeit, Sinn und persönliche Entwicklung gefördert werden können, beschreibt Renate Frank in Kap. 8. Christoph Flückiger und Martin grosse Holtforth gehen in Kap. 9 auf Bedürfnisbefriedigung durch Ressourcenaktivierung und Beziehungsgestaltung ein. In Kap. 10 stellt Peter Kaimer narrative Ansätze vor, in deren Rahmen nützliche Geschichten als Quelle für Hoffnung und Kraft genutzt werden. Mit dem Erleben von Autonomie und Sinn und der Bewusstwerdung persönlicher Bedürfnisse und Werte durch Verhaltensaktivierung befassen sich in Kap. 11 Jürgen Hoyer und Tobias Teismann. In Kap. 12 fokussieren Thomas Heidenreich, Emily Nething und Johannes Michalak die Achtsamkeit, wie sie durch die Mindfulnessbased Therapy vermittelt wird. Auf stärkenorientierte Ansätze gehen Willibald Ruch und René Proyer in Kap. 13 ein. Wie Resilienz gefördert werden kann, beschreiben Ulrike Willutzki und Patrizia Odyniec in Kap. 14. Den Abschluss des dritten Teils bildet Kap. 15 mit einem lösungsorientierten Therapieansatz der systemischen Therapie, den Elke Rathsfeld verfasst hat; es geht um gemeinsames Suchen und Finden von Lösungen.

In Teil IV werden emotionale, körperliche, kognitive und soziale Komponenten als Zielpunkte einer Verbesserung des Wohlbefindens betrachtet. Von Verena Kast werden in Kap. 16 emotionale Aspekte angesprochen, wie sie z. B. durch die Erhebung einer Freudenbiografie geweckt werden können. Wie körperliches Wohlbefinden durch systematische Selbstregulation verbessert werden kann, beschreibt Renate Frank in Kap. 17. Um sinnliche Lebendigkeit geht es in Kap. 18; Eva Koppenhöfer zeigt, wie durch Sinnesgenüsse Wohlbefinden geweckt werden kann. Auf kognitive Aspekte des Wohlbefindens ist Kap. 19 ausgerichtet; hier legt Hans-Christian Kossak dar, wie sinnvolle Werte

und Lebensziele durch Methoden der Imagination und Hypnose entwickelt werden können. In Kap. 20 beschreibt Friederike Potreck Möglichkeiten zur Förderung von Selbstakzeptanz. In den folgenden drei Kapiteln liegt der Schwerpunkt auf sozialem Wohlbefinden: In Kap. 21 befasst sich Hans-Peter Hartmann mit der Frage, wie sich Bindungswünsche so realisieren lassen, dass Wohlbefinden resultiert. In Kap. 22 beschreibt Guy Bodenmann, wie die Partnerschaft gepflegt werden kann und in Kap. 23 gehen Mathias Allemand, Sibill Schilter und Patrik Hill auf Verzeihen als Quelle von Wohlbefinden ein. Zum Abschluss des vierten Teils befassen sich Dirk Lehr und Henning Freund in Kap. 24 mit der Förderung von Dankbarkeit. Teil V widmet sich dem Wohlbefinden in der Lebensspanne. Günther Opp beschreibt in Kap. 25 Wohlbefinden im Jugendalter und Bernd Röhrle widmet sich in Kap. 26 der Frage, wie viele und welche Arten des Wohlbefindens bis ins höhere Alter gelebt werden und welche Bedingungen Wohlbefinden im Alter unterstützen.

Möge dieses Buch dazu beitragen, dass die Aufmerksamkeit im Rahmen von Psychotherapien immer auch auf eine direkte Förderung und Stabilisierung von positivem Befinden gerichtet wird und dass bezüglich der Therapieziele stets auch all jene Faktoren mitbedacht werden, die ein aktives, gut gelingendes und sinngebendes Leben unterstützen. Wir hoffen, dass die Anregungen, die wir in diesem Buch dazu vermitteln, dazu beitragen, dass ganz bewusst auch Wohlbefinden als Therapieziel angestrebt wird.

Literatur

Abele, A., & Becker, P. (Hrsg.). (1991). *Wohlbefinden. Theorie – Empirie – Diagnostik*. Juventa.

Argyle, M. (1999). Causes and correlates of happiness. In D. Kahneman, E. Diener, & N. Schwarz (Hrsg.), *Well-being: The foundation of hedonic Psychology* (S. 353–373). Russell Sage Foundation.

Aspinwall, L., & Staudinger, U. (Hrsg.). (2004). *A psychology of human strength. Fundamental questions and future directions for a positive psychology* (3. Aufl.). APA.

Auhagen, A. E. (Hrsg.). (2008). *Positive Psychologie. Anleitung zum „besseren" Leben*. Beltz & PVU.

Becker, P. (1991). Theoretische Grundlagen. In A. Abele & P. Becker (Hrsg.), *Wohlbefinden. Theorie – Empirie – Diagnostik* (S. 13–49). Juventa.

Becker, P. (1998). *Der Trierer Persönlichkeitsfragebogen –TPF*. Hogrefe.

Becker, P., & Minsel, B. (1986). *Psychologie der seelischen Gesundheit. Bd. 2: Persönlichkeitspsychologische Grundlagen, Bedingungsanalysen und Förderungsmöglichkeiten*. Hogrefe.

Bengel, J., & Lyssenko, L. (2012). Resilienz und psychologische Schutzfaktoren im Erwachsenenalter. *BZgA, Forschung und Praxis der Gesundheitsförderung, 4.*

Bertrams, A., Dyllick, T. H., Englert, C., & Krispenz, A. (2020). German adaptation of the Subjectivev Vitality Scales (SVS-G). *Open Psychology, 2,* 57–75.

Blickhan, D. (2015). Wie lade ich das Glück ein? Formel für ein gelingendes Leben. *Praxis Kommunikation,* 05, 10–15.

Boehm, J. K., & Kubzansky, L. D. (2012). The heart's content: The association between positive psychological well-being and cardiovascular health. *Psychological Bulletin, 138,* 655–691.

Bolier, L., Haverman, M., Westerhof, G. J., Riper, H., Smit, F., & Bohlmeijer, E. (2013). Positive psychology interventions: A meta-analysis of randomized controlled studies. *BMC Public Health, 13,* 119. www.biomedcentral.com/1471-2458/13/119.

Bornstein, M. H., Davidson, L., Keyes, C. L. M., & Moore, K. A. (Hrsg.). (2003). *Well-being. Positive development across the life course*. Erlbaum.

Bradburn, N. M. (1969). *The structure of psychological well-being*. Aldine.

Brickman, P., & Campbell, D. T. (1971). Hedonic relativism and planning the good science. In M. H. Appley (Hrsg.), *Adaptation level theory: A symposium* (S. 287–302). Academic.

Brown, N. J. L., Sokal, A. D., & Friedman, H. L. (2013). The complex dynamics of wishful thinking: The critical positivity ratio. *American Psychologist, 68,* 801–813. https://doi.org/10.1037/a0032850.

Brown, N. J. L., Sokal, A. D., & Friedman, H. L. (2014). The persistence of wishful thinking. *American Psychologist, 69,* 629–632.

Bucher, A. A. (2018). *Psychologie des Glücks. Ein Handbuch* (2. Aufl.). Beltz PVU.

Buchholz, I., Biedenweg, B., & Kohlmann, T. (2019). Gesundheitsbezogene Lebensqualität: Konzepte, Messungen und Analyse. In R. Haring (Hrsg.), *Gesundheitswissenschaften*. Springer. https://doi.org/1007/978-3-662-54179-1_19-1.

Bullinger, M. (2014). Das Konzept der Lebensqualität in der Medizin – Entwicklung und heutiger Stellenwert. *Zeitschrift Evidenz, Fortbildung, Qualität und Gesundheitswesen, 108,* 97–103.

Bullinger, M., & Brütt, A. L. (2009). Lebensqualität und Förderung der Lebensqualität. In M. Linden & W. Weig (Hrsg.), *Salutotherapie in Prävention und Rehabilitation* (S. 17–29). Deutscher Ärzteverlag.

Carver, C. S., Scheier, M. F., Miller, C. J., & Fulford, D. (2009). Optimism. In C. R. Snyder & J. Lopez (Hrsg.), *Oxford handbook of positive psychology* (2. Aufl., S. 303–311). Oxford University Press.

Cohn, M. A., & Fredrickson, B. L. (2009). Positive emotions. In S. J. Lopez & C. R. Snyder (Hrsg.), *Oxford handbook of positive Psychology* (2. Aufl., S. 13–24). Oxford University Press.

Costa, P. T., & McCrae, R. R. (1980). Influence of extraversion and neuroticism on subjective wellbeing: Happy and unhappy people. *Journal of Personality and Social Psychology, 38,* 668–678.

Csikszentmihalyi, M. (1999). *Lebe gut! Wie Sie das Beste aus Ihrem Leben machen*. Klett-Cotta.

Davidson, R. J., & Schuyler, B. S. (2015). Neuroscience of happiness. In J. F. Helliwell, R. Layard, & J. Sachs (Hrsg.), *World HAPPINESS REPORT 2015* (S. 88–105). http://www.Worldhappiness.report/wp-content/uploads. Zugegriffen: 8. Juni 2015.

Diener, E. (1984). Subjective well-being. *Psychological Bulletin, 95,* 542–575.

Diener, E. (2009). Positive psychology: Past, present, and future. In S. J. Lopez & C. R. Snyder (Hrsg.), *Oxford handbook of positive psychology* (2. Aufl., S. 7–11). Oxford University Press.

Diener, E., & Suh, E. (1997). Measuring quality of life: Economic, social, and subjective indicators. *Social Indicators Research, 40,* 189–216.

Diener, E., Suh, E. K., Lucas, R. E., & Smith, H. L. (1999). Subjective well-being: Three decades of progress. *Psychological Bulletin, 125,* 276–302.

Diener, E., Lucas, R. E., & Scollon, C. N. (2006). Beyond the hedonic treadmill. Revising the adaptation theory of well-being. *American Psychologist, 61,* 305–414.

Diener, E., Oishi, S., & Lucas, R. E. (2009a). Subjective well-being: The science of happiness and life satisfaction. In S. J. Lopez & C. R. Snyder (Hrsg.), *Oxford handbook of positive psychology* (2. Aufl., S. 187–194). Oxford University Press.

Diener, E., Heintzelman, S. J., Kushlev, K., Tay, L., Wirtz, D., Lutes, L. D., & Oishi, S. (2017a). Findings all psychologists should know from the new science on subjective well-being. *Canadian Psychology/Psychologie canadienne, 56,* 87–104. https://doi.org/10.1037/cap0000063.

Diener, E., Pressman, S. D., Hunter, J., & Delgadillo-Chase, D. (2017b). If, why, and when subjective well-being influences health, and future needed research. *Applied Psychology: Health and Well-Being, 9*(2), 133–167.

Diener, E., Oishi, S., & Tay, I. (Hrsg.). (2018). *Handbook of well-being*. DEF Publishers.

Diener, E., Wirtz, D., Biswas-Diener, R., Tov, W., Kim-Prieto, C., Choi, D., Oishi, S. (2009b). The new measures of well-being. In E. Diener (Ed.). *Assessing Well-Being: The collected works of Ed Diener. Social Indicators Research Series 39*. https://doi.org/10.1007/978-90-481-2354-4-12.

Diener, E., Wirtz, D., Tov, W., Kim-Prieto, C., Choi, D., Oishi, S., Biswas-Diener, R. (2010). *New well-being measures: short scales to assess flourishing and po-*

sitive and negative feelings. Social Indicators Reseach, 97(2), 143–156. https://doi.org/10.1007/s11205-009-9493.

Donaldson, S. I., Dollwet, M., & Rao, M. A. (2015). Happiness, excellence, and optimal human functioning revisited: Examining the peer-reviewed literature linked to positive psychology. *The Journal of Positive Psychology, 10,* 185–195.

Eid, M., & Larsen, R. J. (Hrsg.). (2008). *The science of subjective well-being.* Guilford.

Emmons, R. E. (2003). Personal goals, life meaning, and virtue: Wellsprings of a positive life. In C. L. M. Keyes & J. Haidt (Hrsg.), *Flourishing. Positive psychology and the life well-lived* (2. Aufl., S. 105–128). APA.

Esch, T., Jose, G., Gimpel, C., von Scheidt, C., & Michalsen, A. (2013). Die Flourishing Scale (FS) von Diener et al. liegt jetzt in einer autorisierten deutschen Fassung (FS-D) vor: Einsatz bei einer Mind-Body-medizinischen Fragestellung. *Forschende Komplementärmedizin, 20,* 267–276.

Fava, G. A., & Bech, P. (2016). The concept of euthymia. *Psychotherapy and Psychosomatics, 85,* 1–5.

Fava, G. A., & Guidi, J. (2020). Das Streben nach Euthymie. *Ärztliche Psychotherapie, 15*(3), 149–165. Siehe auch: The pursuit of euthymia (2020). *World Psychiatry, 19*(1), 40–50. https://doi.org/10.1002/wps.20698.

Feig, E. H., Healy, B. C., Celano, C. M., Nikrahan, G., Moskowitz, J. T., & Huffman, J. C. (2019). Positive psychology interventions in patients with medical illness: What predicts improvement in psychological state? *International Journal of Wellbeing, 9*(2), 27–40. https://doi.org/10.5502/ijw.v9i2.795.

Ferguson, S. J., & Goodwin, A. D. (2010). Optimism and well-being in older adults: The mediating role of social support and perceived control. *International Journal of Aging and Human Development, 71,* 43–68.

Filipp, S. H., & Klauer, T. (1991). Subjective well-being in the face of critical life events: The case of successful coping. In F. Strack, M. Argyle, & N. Stark (Hrsg.), *The social psychology of subjective well-being* (Bd. 21, S. 213–234). Pergamon.

Flückiger, C., Wüsten, G., Zinbarg, R. E., & Wampold, B. E. (2010). *Resource activation: Using clients' own strengths in psychotherapy and counseling.* Hogrefe.

Flückiger, C., & Wüsten, G. (2015). *Ressourcenaktivierung. Ein Manual für Psychotherapie, Coaching und Beratung* (2. Aufl.). Huber.

Flückiger, C., Del Re, A. C., Wampold, B. E., & Horvath, A. O. (2018). The alliance in adult psychotherapy: A meta-analysis synthesis. *Psychotherapy, 55,* 316–340. https://doi.org/10.1037/pst0000172.

Fordyce, M. W. (1977). Development of a program to increase personal happiness. *Journal of Counseling Psychology, 24,* 511–521.

Fordyce, M. W. (1983). A program to increase happiness: Further Studies. *Journal of Counseling Psychology, 30,* 483–498.

Frank, R. (2010). *Wohlbefinden fördern. Positive Therapie in der Praxis.* Klett-Cotta.

Frankl, V. E. (2015). *Ärztliche Seelsorge. Grundlagen der Logotherapie und Existenzanalyse* (6. Aufl.). dtv.

Fredrickson, B. L. (2001). The role of positive emotions in positive psychology: The broaden-and-build theory of positive emotions. *American Psychologist, 56,* 218–226.

Fredrickson, B. L. (2008). Promoting positive affect. In M. Eid & R. J. Larsen (Hrsg.), *The science of subjective well-being* (S. 449–468). Guilford.

Fredrickson, B. L. (2011). *Die Macht der guten Gefühle.* Campus (engl. Originalausgabe 2009: *Positivity.* Crown Publishers).

Fredrickson, B. L. (2013). Updating thinking on positivity ratios. *American Psychologist, 68,* 814–822. https://doi.org/10.1037/a0033584.

Fredrickson, B. L., & Branigan, C. (2005). Positive emotions broaden the scope of attention and thought-action repertoires. *Cognition and Emotion, 19,* 313–332.

Fredrickson, B. L., & Joiner, T. (2002). Positive Emotions trigger upward spirals toward emotional well-being. *Psychological Science, 13,* 172–175.

Fredrickson, B. L., & Losada, M. E. (2005). Positive affect and the complex dynamics of human flourishing. *American Psychologist, 60,* 678–686.

Friedman, H. S., & Kern, M. L. (2014). Personality, well-being and health. *Annual Review of Psychology, 65,* 719–742. doi.https://doi.org/10.1146/annurev-psych-010213-115123.

Frisch, M. B. (2006). *Quality of life therapy: Applying a life satisfaction approach to positive psychology and cognitive therapy.* Wiley.

Frisch, M. B. (2013). Evidence-based well-being/positive psychology assessment and intervention with quality of life therapy and coaching and the Quality of Life Inventory (QOLI). *Social Indicators Research, 114*(2), 193–227.

Frisch, M. B. (2016). Quality of life therapy. In A. M. Wood & J. Johnson (Hrsg.), *The Wiley handbook of positive clinical psychology* (S. 409–425). Wiley. https://doi.org/10.1002/9781118468197.ch27.

Fujita, F., & Diener, E. (2005). Life satisfaction set point: Stability and change. *Journal of Personality and Social Psychology, 88,* 158–164.

Fusar-Poli, P., Salazar de Pablo, G., De Micheli, A., Nieman, D. H., Correll, C. U., Kessing, L. V., Pfennig, A., Bechdolf, A., Borgwardt, S., Arango, C., & van Amelsvoort, T. (2020). What is good mental health? *European Neuropsychopharmacology, 31,* 33–46.

Gan, Y. (2020). Happy people live longer and better: Advances in research on subjective well-being. *Applied Psychology: Health and Well-Being, 12*(1), 3–6. https://doi.org/10.1111/aphw.12192.

Gilan, D. A., Kunzler, A., & Lieb, K. (2018). Gesundheitsförderung und Resilienz. *PSYCH up2date, 12,* 155–169.

Glatzer, W. (1992). Lebensqualität und subjektives Wohl-befinden. Ergebnisse sozialwissenschaftlicher Unter-suchungen. In A. Bellebaum (Hrsg.), *Glück und Zu-friedenheit* (S. 49–85). Westdeutscher Verlag.

Glatzer, W., & Zapf, W. (Hrsg.). (1984). *Lebensqualität in der Bundesrepublik – Objektive Lebensbedingun-gen und subjektives Wohlbefinden*. Campus.

Goldbeck, F., Hautzinger, M., & Wolkenstein, L. (2019). Validation of the German version of the subjective vi-tality scale – A cross-sectional study and a randomi-zed controlled trial. *Journal of Well-Being Assess-ment, 3*, 17–37. https://doi.org/10.10007/s41543-019-00019-8.

Grawe, K. (2000). *Psychologische Therapie* (2. Aufl.). Hogrefe.

Grawe, K. (2004). *Neuropsychotherapie*. Hogrefe.

Grawe, K., & Grawe-Gerber, M. (1999). Ressourcenak-tivierung. Ein primäres Wirkprinzip der Psychothera-pie. *Psychotherapeut, 44*, 63–73.

Heller, A. S., van Reekum, C. M., Schaefer, S. M., La-pate, R. C., Radler, B. T., Ryff, C. D., & Davidson, R. J. (2013). Sustained striatal activity predicts eudai-monic well-being and cortisol output. *Psychological Science, 24*, 2191–3200.

Heintzelmann, S. J., Kushlev, K., Lutes, L. D., Wirtz, D., Kanippayoor, J. M., Leitner, D., Oishi, S., & Diener, E. (2020). ENHANCE: Evidence for the efficacy of a comprehensive intervention program to promote subjective wellbeing. *Journal of Experimental Psy-chology, 26*(2), 360–383. https://doi.org/10.1037/xap0000254.

Huppert, F. A., & So, T. T. (2013). Flourishing across Europe: Application of a new conceptual framework for defining well-being. *Social Indicators Research, 110*(3), 837–861.

Huppert, F. A., Marks, N., Clark, A., Siegrist, J., Stutzer, A., Vittersø, J., & Warendorf, M. (2009). Measuring well-being across Europe: Description of the ESS Well-Being Module and preliminary findings. *Social Indicators Research, 91*, 301–315.

Jankowski, P. J., Sandage, S. J., Bell, C. A., Davis, D. E., Porter, E., Jessen, M., Motzny, C. I., Ross, K. V., & Owen, J. (2020). Virtue, flourishing, and positive psy-chology in psychotherapy: An overview and research prospectus. *Psychotherapy, 57*(3), 291–309. https://doi.org/10.1037/pst0000285.

Jeste, D. V., Palmer, B. W., Rettew, D. C., & Boardman, S. (2015). Positive psychiatry: Its time has come. *Journal of Clinical Psychiatry, 76*(5), 675–683.

Johnson, J., & Wood, A. M. (2017). Integrating positive and clinical psychology: Viewing human functioning as continua from positive to negative can benefit cli-nical assessment, interventions and understandings of resilience. *Cognitive Therapy and Research, 41*, 335–349. https://doi.org/10.1007/s10608-015-9728-y.

Jungo, D., Ruch, W., & Zihlmann, R. (2008). *Das VIA-IS in der Laufbahnberatung*. SDBB Verlag.

Kahneman, D., Diener, E., & Schwarz, N. (Hrsg.). (1999). *Well-being. The foundations of hedonic psy-chology*. Russell Sage Foundation.

Kanfer, F. H., & Saslow, G. (1965). Behavioural analy-sis: An alternative to diagnostic classification. *Archi-ves of General Psychiatry, 12*, 529–538.

Keyes, C. L. M. (2003). Complete mental health: An agenda for the 21th century. In C. L. M. Keyes & J. Haidt, (Hrsg.), *Flourishing. Positive psychology and the life well-lived* (2. Aufl., S. 293–312). APA.

Keyes, C. L. M. (2009). Toward a science of mental he-alth. In C. R. Snyder & S. J. Lopez (Hrsg.), *Oxford handbook of positive psychology* (2. Aufl., S. 89–95). Oxford University Press.

Keyes, C. L. M., & Haidt, J. (Hrsg.). (2003). *Flourishing. Positive psychology and the life well-lived* (2. Aufl.). APA.

Kettlewell, N., Morris, R. W., Ho, N., Cobb-Clark, D. A., Cripps, S., & Glozier, N. (2020). The differential im-pact of major life events on cognitive and affective wellbeing. *SM- Population Health, 10*. https://doi.org/10.1016/j.ssmph.2019.1000533.

Kim, H., Doiron, K. M., Warren, M. A., & Donaldson, S. I. (2018). The international landscape of positive psychology research: A systematic review. *Interna-tional Journal of Wellbeing, 8*(1), 50–70. https://doi.org/10.5502/ijw.v8i1.651.

Knoop, H. H., & Delle Fave, A. (Hrsg.). (2013). *Coss-cultural advancements in positive psychology* (Bd. 3). Springer.

Koydemir, S., Bogay Sökez, A., & Schütz, A. (2020). A meta-analysis of the effectiveness of randomized con-trolled positive psychological interventions on sub-jective and psychological well-being. *Applied Re-search in Quality of Life*. https://doi.org/10.1007/s11482-019-09788-z.

Kraft, A. M., & Walker, A. M. (2018). *Positive Psycho-logie der Hoffnung*. Springer. https://dx.doi.org/10-1007/978-3-662-56201-7.

Linden, M. (2020). Euthymic suffering and wisdom psy-chology. *World Psychiatry, 19*(1), 55–56.

Linley, P. A. (2009). Positive psychology (history). In S. J. Lopez (Hrsg.), *The Encyclopedia of positive psy-chology* (Bd. I, S. 742–746). Wiley-Blackwell.

Lomas, T., & Ivtzan, I. (2016). Second wave positive psychology: Exploring the positive-negative dia-lectics of wellbeing. *Journal of Happiness Studies, 17*(4), 1753–1768. https://doi.org/10.1007/s10902-015-9668-y.

Lomas, T., Waters, L., Williams, P., Oades, L. G., & Kern, M. L. (2020). Third wave positive psychology: Broadening towards complexity. *The Journal of Posi-tive Psychology*. https://doi.org/10.1080/17439760.2020.1805501.

Longo, Y., Coyne, I., Joseph, S. (2017). The scales of ge-neral well-being (SGWB). *Personality and Individual Differences, 109*, 148–159.

Lopez, S. J., & Snyder, C. R. (Hrsg.). (2009). *Oxford handbook of positive psychology* (2. Aufl.). Oxford University Press.

Lyubomirsky, S., Sheldon, K. M., & Schkade, D. (2005a). Pursuing happiness: The architecture of sustainable change. *Review of General Psychology, 9,* 111–131.

Lyubomirsky, S., King, L. A., & Diener, E. (2005b). The benefits of frequent positive affect: Does happiness lead to success? *Psychological Bulletin, 131,* 803–855.

MacLeod, A. (2020). Euthymia: why it really does matter. *World Psychiatry, 19*(1), 1–2.

Maddux, J. E. (2008). Positive psychology and the illness ideology: Toward a positive clinical psychology. *Applied Psychology: An International Review, 57,* 54–70.

Maddux, J. E., & Lopez, S. J. (2015). Deconstructing the illness ideology and constructing an ideology of human strength and potential in clinical psychology. In S. Joseph (Hrsg.), *Positive psychology in practice. Promoting human flourishing in work, health, education and everyday life* (2. Aufl., S. 411–428). Wiley.

Martinez-Marti, M. L., Theirs, C. I., Pascual, D., & Corradi, G. (2020). Character strength predict an increase in mental health and subjective well-being over alone-month period during the COVID-19 pandemic lockdown. *Frontiers in Psychology, 11,* Article 584567.

Mattejat, F., & Remschmidt, H. (1998). Zur Erfassung der Lebensqualität bei psychisch gestörten Kindern und Jugendlichen – Eine Übersicht. *Zeitschrift für Kinder- und Jugendpsychiatrie und Psychotherapie, 26,* 183–196.

Messias, E. (2020). Positive psychiatry: An introduction. In E. Messias et al. (Hrsg.), *Positive psychiatry, psychotherapy and psychology. Clinical applications* (S. 3–9). Springer Nature.

Michalec, B., Keyes, C. L. M., & Nalkur, S. (2009). Flourishing. In S. J. Lopez (Hrsg.), *The Encyclopedia of Positive Psychology* (Bd. I, S. 391–394). Wiley-Blackwell.

Moskowitz, J. T., Cheung, E. O., Freedman, M., Fernando, C., Zhang, M. W., Huffman, J. C., & Addington, E. L. (2020). Measuring positive emotion outcomes in positive psychology intervention: A literature review. *Emotion Review, 1–14.* https://dx.doi.org/10-1177/1754073920950811.

Nakamura, J., & Csikszentmihalyi, M. (2003). The construction of meaning through vital engagement. In C. L. M. Keyes & J. Haidt (Hrsg.), *Flourishing. Positive psychology and the life well-lived* (2. Aufl., S. 83–104). APA.

Norcross, J. C., & Lambert, M. (2018). Psychotherapy relationship that work III. *Psychotherapy, 55,* 303–315. https://dx.doi.org/10.1037/pst0000193.

Norcross, J. C., & Wampold, B. E. (2019). *Relationship that work. Evidence based therapist responsiveness.* Oxford University Press.

Ong, A. D., Bergeman, C. S., Bisconti, T. L., & Wallace, K. A. (2006). Psychological resilience, positive emotions, and successful adaptation to stress in later life. *Journal of Personality and Social Psychology, 91,* 730–749.

Obbarius, A., Fischer, K. I., Fischer, F., Liegl, G., Obbarius, N., Nolte, S., & Rose, M. (2018). Empirische Erfassung subjektiver Gesundheitsmerkmale am Beispiel der gesundheitsbezogenen Lebensqualität. *Psychotherapie, Psychosomatik, Medizinische Psychologie, 68,* 534–547.

Painter, J. M., Mote, J., Peckham, A. D., Lee, E. H., Campellone, T. R., Pearlstein, J. G., Morgan, S., Kring, A. M., Johnson, S. L., & Moskowitz, J. T. (2019). A positive emotion regulation intervention for bipolar disorder: Treatment development and initial outcomes. *General Hospital Psychiatry, 61,* 96–103. https://doi.org/10.1016/j.genhosppsych.2019.07.013.

Pedrotti, J. T. (2011). Broadening perspectives: Strategies to infuse multiculturalism into a positive psychology course. *The Journal of Positive Psychology, 6,* 506–513.

Peterson, C., & Park, N. (2009). Classifying and measuring strength of character. In S. J. Lopez & C. R. Snyder (Hrsg.), *Oxford handbook of positive psychology* (2. Aufl., S. 25–34). Oxford University Press.

Peterson, C., & Seligman, M. E. P. (2004). *Character strength and virtues: A handbook and classification.* APA.

Rashid, T. (2015). Positive psychotherapy: A strength-based approach. *The Journal of Positive Psychology, 10,* 25–40.

Rashid, T., & Mc Grath, R. E. (2020). Strength-based actions to enhance wellbeing in the time of COVID-19. *International Journal of Wellbeing, 10*(4), 113–132. https://doi.org/105502/ijw.v1014.1441.

Rashid, T., & Ostermann, R. F. (2009). Strength-based assessment in clinical practice. *Journal of Clinical Psychology. In Session, 65,* 488–498.

Rashid, T., & Seligman, M. E. P. (2018). *Positive psychotherapy: Clinical manual.* Oxford University Press.

Rheinberg, F., Manig, Y., Kliegl, R., Engeser, S., & Vollmeyer, R. (2007). Flow bei der Arbeit, doch Glück in der Freizeit. Zielausrichtung, Flow und Glücksgefühle. *Zeitschrift für Arbeits- und Organisationspsychologie, 51,* 105–115. https://doi.org/10.1026/0932-4089.51.3.105.

Ryan, R. M., & Deci, E. L. (2001). On happiness and human potentials: A review of research on hedonic and eudaimonic well-being. *Annual Review of Psychology, 52,* 141–166.

Ryan, R. M., & Deci, E. L., (2008). A self-determination theory approach to psychotherapy: The motivational basis for effective change. *Canadian Psychology, 49*(3), 186–193. https://doi.org/10.1037/a0012753.

Ryff, C. D. (1989). Happiness is everything, or is it? Explorations on the meaning of psychological well-being. *Journal of Personality and Social Psychology, 57,* 1069–1081.

Ryff, C. D. (2013). Eudaimonic well-being and health: Mapping consequences of self-realization. In A. S. Waterman (Hrsg.), *The best within us: Positive psychology perspectives on eudaimonia* (S. 77–98). APA.

Ryff, C. D. (2014). Psychological well-being revisited: Advances in the science and practice of eudaimonia. *Psychotherapy and Psychosomatics, 83,* 10–28. https://doi.org/10.1159/000353263.

Ryff, C. D., & Keyes, C. L. M. (1995). The structure of psychological well-being revisited. *Journal of Personality and Social Psychology, 69,* 719–727.

Ryff, C. D., & Singer, B. (2003). Flourishing under fire: Resilience as a prototype of challenged thriving. In C. L. M. Keyes & J. Haidt (Hrsg.), *Flourishing. Positive psychology and the life well-lived* (2. Aufl., S. 15–36). APA.

Ryff, C. D., & Singer, B. H. (2008). Know thyself and become what you are: A eudaimonic approach to psychological well-being. *Journal of Happiness Studies, 9,* 13–39.

Ryff, C. D., Friedman, E., Fuller-Rowell, T., Love, G., Miyamoto, Y., Morozink, J., Radler, B., & Tsenkova, V. (2012). Varieties of resilience in MIDUS. *Social and Personal Psychological Compass, 6,* 792–806.

Ryff, C. D., Radler, B. T., & Friedman, E. M. (2015). Persistent psychological well-being predicts improved self-rated health over 9–10 years: Longitudinal evidence from MIDUS. *Health Psychology Open, 2,* 1–11. https://doi.org/10.1177/2055102915601582.

Sawicka, M., & Żochowska, A. (2018). Positive interventions in the therapy of schizophrenia patients. *Current problems of Psychiatry, 19*(4), 239–247. https://doi.org/10.2478/cpp-2018-0018.

Schumacher, J., Klaiberg, A., & Brähler, E. (Hrsg.). (2003). *Diagnostische Verfahren zu Lebensqualität und Wohlbefinden.* Hogrefe.

Schmidt, S. J., & Schulz-Lutter, F. (2020). Konzeptualisierung und Förderung von Resilienz, Wohlbefinden und psychischer Gesundheit im Kindes- und Jugendalter. *Therapeutische Umschau, 77*(3), 117–123. https://doi.org/10.1024/0040-5930/a001165.

Scioli, A., Scioli-Salter, E. R., Sykes, K., Anderson, C., & Fedele, M. (2016). The positive contributions of hope to maintaining and restoring health: An integrative mixed-method approach. *The Journal of Positive Psychology, 11,* 135–148.

Seligman, M. E. P. (2003a). Foreword: The past and the future of positive psychology. In C. L. M. Keyes & J. Haidt (Hrsg.), *Flourishing. Positive psychology and the life well-lived* (2. Aufl., S. xi–xx). APA.

Seligman, M. E. P. (2003b). *Der Glücksfaktor. Warum Optimisten länger leben.* Ehrenwirth.

Seligman, M. E. P. (2005). Positive psychology, positive prevention and positive therapy. In C. R. Snyder & S. J. Lopez (Hrsg.), *Handbook of positive psychology* (S. 3–9). Oxford University Press.

Seligman, M. E. P. (2008). Positive health. *Applied Psychology: An international Review, 57,* 3–18.

Seligman, M. E. P. (2011). *Flourish. Wie Menschen aufblühen.* München: Kösel (engl. Originalausgabe: *Flourish: a Visionary Understanding of Happiness and Well-being.* Free Press).

Seligman, M. E. P. (2018). PERMA and the building blocks of well-being. *The Journal of Positive Psychology, 3*(4), 333–335. https://doi.org/10.108017439760.2018.1437466.

Seligman, M. E. P., & Csikszentmihalyi, M. (2000). Positive psychology: An introduction. *American Psychologist, 55,* 5–14.

Shrira, A., Bodner, E., & Palgi, Y. (2016). Positivity ratio of flourishing individuals: Examining the moderation effects of methodological variations and chronological age. *The Journal of Positive Psychology, 11,* 109–123.

Sin, N. L., & Lyubomirsky, S. (2009). Enhancing well-being and alleviating depressive symptoms with positive psychology interventions: A practice-friendly meta-analysis. *Journal of Clinical Psychology, 65,* 467–487.

Sirgy, M. J. (2019). Positive balance: a hierarchical perspective of positive mental health. *Quality of Life Research, 28,* 1921–1930. https://doi.org/10.10007/s11136-019-02145-5.

Sirgy, M. J. (2020). *Positive balance. A theory of well-being and positive mental health.* Springer Nature.

Slade, M., Blacke, L., & Longdon, E. (2019). Personal growth in psychosis. *World Psychiatry, 18,* 29–30.

Snyder, C. R., Lopez, S., Edwards, L. M., & Marques, S. C. (Hrsg.). (2021). *The Oxford handbook of positive psychology* (3. Aufl.). Oxford University Press.

Solomon, R. L. (1980). The opponent-process theory of acquired motivation. *American Psychologist, 35,* 691–712.

Staudinger, U. M. (1996). Psychologische Produktivität und Selbstentfaltung im Alter. In M. M. Baltes & L. Montada (Hrsg.), *Produktivität und Alter* (S. 344–373). Campus.

Staudinger, U. M. (2000). Viele Gründe sprechen dagegen, und trotzdem geht es vielen Menschen gut: Das Paradox des subjektiven Wohlbefindens. *Psychologische Rundschau, 51,* 185–197.

Tov, W. (2018). Well-being concepts and components. In E. Diener, S. Oishi, & I. Tay (Hrsg.), *Handbook of well-being*: DEF Publishers.

Tugade, M. M., Fredrickson, B. L., & Feldman Barrett, L. (2004). Psychological resilience and positive emotional granularity: Examing the benefits of positive emotions on coping and health. *Journal of Personality, 72*(6), 1161–1190.

Valiente, C., Espinosa, R., Contreras, A., Trucharte, A., et al. (2020). Cultivating well-being beyond symptomatology in a clinical sample with paranoid tendencies; feasibility, acceptability and possible benefit of a group intervention. *The Journal of Positive Psychology, 15*(4), 455–466. https://doi.org/10.1080/17439760.2019.1627400.

Van Cappellen, P., Riceb, E. L., Catalino, L. I., & Fredrickson, B. L. (2018). Positive affective processes underlie positive health behaviour change. *Psychology & Health, 33,* 77–79. https://doi.org/10.1080/08870446.2017.1320798.

VanderWeele, T. J. (2017). On the promotion of human flourishing. *Proceedings of the National Academy of Sciences of USA, 114*(31), 8148–8156. https://www.pnas.org/cgi/doi/10.1073/pnas.1702996114.

VanderWeele, T. J., McNeely, E., & Koh, H. K. (2019). Reimaging health – Flourishing. *Journal of the American Medical association, 321*(17), 1667–1668. https://doi.org/10.1001/jama,2019.3035.

Veenhoven, R. (2001). The four qualities of life. *Journal of Happiness Studies, 1,* 1–39.

Veenhoven, R. (2008). Healthy happiness: Effects of happiness on physical health and the consequences for preventive health care. *Journal of Happiness Studies, 9,* 449–469.

Wammerl, M., Jaunig, J., Mairunteregger, T., & Streit, P. (2019). The german version oft he PERMA-Profiler: Evidence for construct and convergent validity oft he PERRMA theory of well-being in german speaking countries. *Journal of Well-Being Assessment, 3,* 75–96. https://doi.org/10.1007/s41543-019-00021-0.

Waterman, A. S. (1993). Two conceptions of happiness: Contrasts of personal expressiveness (eudaimonia) and hedonic enjoyment. *Journal of Personal and Social Psychology, 64,* 678–691.

Waterman, A. S. (2008). Reconsidering happiness: A eudaimonist's perspective. *The Journal of Positive Psychology, 3,* 234–252.

Wethington, E. (2003). Turning points as opportunities for psychological growth. In C. L. M. Keyes & J. Haidt (Hrsg.), *Flourishing. Positive psychology and the life well-lived* (2. Aufl., S. 37–53). APA.

Wiese, B. S. (2007). Successful pursuit of personal goals and subjective well-being. In B. R. Little, K. Salmela-Aro, & S. D. Phillips (Hrsg.), *Personal project pursuit: Goals, actions, and human flourishing* (S. 301–328). Erlbaum.

Wills, T. A. (1981). Downward comparison principles in social psychology. *Psychological Bulletin, 90,* 245–271.

Willutzki, U. (2013). Ressourcen: Einige Bemerkungen zur Begriffsklärung. In J. Schaller & H. Schemmel (Hrsg.), *Ressourcen. Ein Hand- und Lesebuch zur therapeutischen Arbeit* (2. überarb. u. erweit. Aufl., S. 61–82). dgvt-Verlag.

Wong, P. T. P. (2011). Positive psychology 2.0: Towards a balanced interactive model of the good life. *Canadian Psychology, 52,* 69–81.

Wong, P. T. P. (2015). What is second wave positive psychology and why is it necessary? http://www.drpailwong.com/what-is-second-wave-positive-psychology-and-why-is-it necessary.

Wong, P. T. P. (2017). Meaning centered approach to research and therapy, second wave positive psychology, and the future of humanistic psychology. *The Humanistic Psychologist, 45*(3), 207–216.

Wright, B. A., & Lopez, S. J. (2009). Widening the diagnostic focus. A case for including human strengths and environmental resources. In S. J. Lopez & C. R. Snyder (Hrsg.), *Oxford handbook of positive psychology* (2. Aufl., S. 71–87). Oxford University Press.

Zager Kocjana, G., Kavčič, T., & Avsec, A. (2021). Resilience matters: Explaining the association between personality and psychological functioning during the COVID-19 pattern. *International Journal of Clinical and Health Psychology, 21.* https://doi.org/10.1016/j.ijchp.2020.08.002.

Wohlbefinden als Therapieziel – Ziele gemeinsam formulieren und umsetzen

2

Christoph Flückiger und Julian Rubel

Inhaltsverzeichnis

▶ Während PatientInnen zu Beginn einer Therapie oftmals relativ klar ist, welchen Zustand sie „weggemacht" haben wollen, ist der angestrebte Zielzustand und das damit verbundene Engagement zur Veränderung während der Therapie zumeist noch etwas unklar. Wohlbefinden als Therapieziel umfasst sowohl die Ausformulierung der angestrebten Therapieziele als auch einen möglichst abgestimmten Therapieprozess, um diese Therapieziele zu erreichen. Das folgende Kapitel bietet einen Überblick, wie Therapieziele im Bereich des Wohlbefindens im Rahmen des Therapieauftrags konkretisiert werden können und wie kontinuierliches Prozessmonitoring helfen kann, den Therapieprozess in einem möglichst transparenten, koordinierten und kollaborativen Rahmen zu halten.

2.1 Wohlbefinden als zentrales Therapieziel im biopsychosozialen Rahmenmodell

Im Jahr 2020 deklarierte die World Health Organization (WHO, 2020) folgende etwas ernüchternde Selbsterkenntnis: „In der Satzung der WHO wird Gesundheit folgendermassen definiert: 'ein Zustand vollständigen körperlichen, seelischen und sozialen Wohlbefindens und nicht nur das Freisein von Krankheit oder Gebrechen'.

C. Flückiger (✉)
Psychologisches Institut, Universität Zürich, Zürich, Schweiz
E-Mail: christoph.flueckiger@psychologie.uzh.ch

J. Rubel
Fachbereich 06 Psychologie und Sportwissenschaft, Justus-Liebig-Universität Gießen, Gießen, Deutschland
E-Mail: Julian.Rubel@psychol.uni-giessen.de

© Der/die Autor(en), exklusiv lizenziert durch Springer-Verlag GmbH, DE, ein Teil von Springer Nature 2022   25
R. Frank und C. Flückiger (Hrsg.), *Therapieziel Wohlbefinden*, Psychotherapie: Praxis,
https://doi.org/10.1007/978-3-662-63821-7_2

Dennoch hat es die WHO über 60 Jahre lang versäumt, Wohlbefinden zu messen oder zu dokumentieren; stattdessen war ihr Blick stets auf Mortalität, Krankheit und Behinderung gerichtet.". Auf Frank (1973) Bezug nehmend, adaptieren Howard et. al. (1993) die drei WHO-Besserungsbereiche als zentrale, allgemeine Therapieziele für die Psychotherapie: *Remoralisierung* hebt die Verbesserung des (psychologischen) Wohlbefindens in den Vordergrund, die *Remediation* die Reduktion der psychopathologischen Symptome und die *Rehabilitation* die verbesserte Einbettung in das soziale Umfeld. Damit Therapieerfolg gelungen ist, sollen grundsätzlich alle drei übergeordneten Therapieziele erreicht werden und am Ende einer erfolgreichen Therapie sollten sich bestenfalls alle drei Bereiche positiv verändert haben. In der modernen biopsychosozialen Versorgung werden mögliche Mehrfachbestimmtheit und psychosoziale Komplexität psychischer Störungen und medizinischer Krankheiten betont. Biopsychosoziale Veränderung verneint die Stringenz störungsspezifischer Argumentationslinien nicht, sie hebt jedoch ein breites, multidimensionales Gesundheitsverständnis hervor, das sowohl biologische, psychologische und soziale Faktoren als mögliche Einflussfaktoren betont (Egle et al., 2020).

▶ Die Formulierung der Therapieziele schließt den gesamten Möglichkeitsraum des biopsychosozialen Erlebens und Verhaltens eines Patienten/einer Patientin mit ein.

Wohlbefinden im Sinne der Patientenzentrierung geht mit einer akzentuiert partizipativen PatientInnenrolle einher; die sowohl den gemeinsamen Aushandlungsprozess und Behandlungsverantwortung der Therapieziele sowie systematisches Prozessmonitoring bezüglich zentraler Therapiefaktoren miteinschließt. Die patientenzentrierte Versorgung (patient-cendered care) unterstreicht dabei die Bedeutsamkeit der PatientInnenpartizipation. Behandlungspläne sollen nicht über die Köpfe der PatientInnen hinweg entworfen werden, sondern PatientInnen sollen in die Verantwortung und Entscheidungsfindung der

klinischen Behandlungen vollumfänglich mit eingebunden werden. Es können dabei 8 Prinzipien der Patientenzentrierung definiert werden (Picker Institut, 1987):

- Achtung vor den Behandlungspräferenzen und -Zielen der PatientInnen,
- Koordinierte Behandlungen im Sinne des Patientenwohls,
- Kollaborative Entscheidungsfindung durch Information und Edukation,
- Berücksichtigung der Nutzen und Kosten der Behandlungen auf das Wohlbefinden der PatientInnen,
- Emotionale Unterstützung,
- Integration des nahen sozialen Umfelds für Behandlungsentscheide,
- Gewährleistung einer kontinuierlichen Behandlungskette,
- Recht auf medizinische Versorgung inklusive psychischer Gesundheit.

Zentral erscheint hier, dass die patientenzentrierte Versorgung die Ziele und Bedürfnisse der PatientInnen besonders stark betont; psychotherapeutische Interventionen verfügen über ein besonders breites Instrumentarium, solche Postulate in der Praxis umzusetzen (z. B., Egle et al., 2020).

2.2 Wie kann Veränderung im Wohlbefinden gemessen werden?

Vielleicht erinnern Sie sich an das Kreuzverhör zu Beginn der Trump-Präsidentschaft, wo die damalige Bildungsministerin DeVos von einem Ausschuss in die Zange genommen wurde, inwieweit sie zieldefinierte Kompetenz *(proficiency)* oder Veränderungsmessung *(growth)* in der Notengebung bevorzuge (siehe: https://www.youtube.com/watch?v=qaGy7hs05fM). Dieses Beispiel zeigt eindrücklich auf, dass die Messung der Veränderungen von den eingesetzten Messmethoden abhängen können. Mit der Wahl und Ausgestaltung der Messmethode ist immer auch die Entscheidung verbunden, welche Vorstellungen bevorzugt werden, was mit (schulischer oder therapeutischer) Veränderung denn überhaupt gemeint ist.

Grundsätzlich bestehen in die Psychotherapie drei gängige Messmethoden, wo sich jeweils unterschiedliche Teilaspekte des therapiebezogenen Wohlbefindens abbilden lassen:

1) Indirekte Veränderungsmessung Indirekte Veränderungsmessung ist in der Psychotherapie die geläufigste Methode zur Messung therapeutischer Veränderungen. Veränderungen werden statistisch indirekt geschätzt, indem an mehreren Zeitpunkten der jeweilige psychologische Status erhoben wird (beispielsweise zu Therapiebeginn und zu Therapieende). Diese zustandsspezifischen Erhebungen können mittels Selbstbeurteilungsfragebogen (beispielsweise *Beck-Depressions Inventar* oder *Symptom Check Liste*) oder Fremdbeurteilungsratings (beispielsweise *Hamilton Depression Skala*) erfasst werden. Die therapeutischen Veränderungen werden indirekt geschätzt, indem die Veränderungen von Therapiebeginn zu Therapieende statistisch verrechnet werden.

Die Messung der Veränderung des Wohlbefindens wird hier so ausgestaltet, dass Symptomfragebögen mit Fragebögen zum allgemeinen (psychologischen) Wohlbefinden (beispielsweise *WHO 5*) und der psychosozialen Integration (beispielsweise *Global Assessment of Functioning*) ergänzt werden können (siehe Kap. 1).

2) Direkte Veränderungsmessung Die direkte Veränderung bezieht sich auf die psychologische Einschätzung, wie PatientInnen (oftmals zu Therapieende) die Veränderungen im Verlauf der Therapie psychologisch, subjektiv wahrgenommen haben. Direkte Veränderungsmessung kann sich auf Veränderungen der primären Symptome beziehen oder auch auf Nebenwirkungen und negative Effekte während der Therapie (z. B., psychologisch wahrgenommene Veränderung der Symptome im Verlauf der Therapie). Eine bekannte Studie dieser Erfassungsmethode ist beispielsweise Seligman's Consumer Report, wo gegen 2900 ehemalige PatientInnen zu ihrer Zufriedenheit und Verbesserungen während der Therapie retrospektiv befragt wurden. Es zeigte sich,

dass um die 90 % der PatientInnen nach Therapieende mindestens mittel zufrieden waren und die mittlere eingeschätzte Veränderung bei einer Skala von 0–300 in allen psychotherapeutischen Berufsgruppen über 200 lag (Seligman, 1995).

Die Messung der Veränderung des Wohlbefindens wird hier so ausgestaltet, dass die subjektiv wahrgenommenen Veränderungen im Wohlbefinden direkt erfragt werden kann (z. B., Willutzki et al., 2013). Desweitern können Selbsteinschätzungsbögen zur allgemeinen Zufriedenheit mit der Therapie einbezogen werden. Interessanterweise scheinen PatientInnen für diese retrospektiven Einschätzungen nicht nur die Symptomreduktion als relevante Faktoren in diese Beurteilungen einfließen zu lassen, sondern ebenfalls die Zufriedenheit der behandelnden Person und dem Therapieprozess (Flückiger et al., 2020).

▶   PatientInnen-Zufriedenheit mit einer Therapie zu Therapieende hängt sowohl von der angestrebten Verringerung des subjektiven Leidensdrucks sowie der Qualität der Prozessausgestaltung während der Therapie ab.

3) Kriteriumsorientierte Zielerreichung Die Relevanz dieser Messmethode wird für die Psychotherapie zwar immer wieder hervorgehoben, sie findet jedoch erstaunlicherweise in aktuellen randomisiert kontrollierten Wirksamkeitsstudien kaum systematische Berücksichtigung. PsychotherapeutInnen und PatientInnen finden sich zu Beginn einer Psychotherapie oftmals in der misslichen Lage, dass ein zentrales Patientenanliegen im Wegmachen oder Reduzieren eines negativen aktuellen Zustandes besteht, der mit starkem Leidensdruck verbunden ist (z. B. Verringerung der Ängste, Verringerung der Beziehungsprobleme etc.). Der zentrale Inhalt dieser als Negation formulierten Ziele (teilweise auch Vermeidungsziele genannt) besteht darin, einen aktuellen oder befürchteten Zustand zu verringern. Der zentrale Punkt (parallel zu klinischen Fragebogen) liegt darin, dass zwar besser verstanden wird, von wo die Person „weggehen" will, jedoch unklar bleibt, „wohin" sie gehen möchte und wo sie ihre Verantwortung sieht

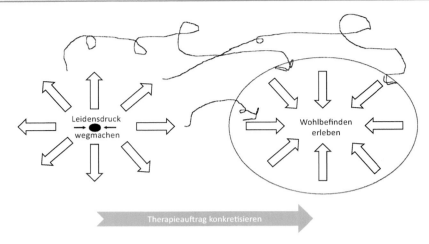

Abb. 2.1 Wohlbefinden als kriteriumsorientierte Zielerreichung: Aktueller Leidensdruck verstehen und zukünftiges Wohlbefinden konkretisieren

diese angestrebten Zustände zu erreichen (siehe Abb. 2.1). Perfiderweise bleibt der Aufmerksamkeitsfokus oftmals auf dem negativen Zustand gerichtet ohne sich auf den möglichen Zielzustand hinzuwenden. Im Gegensatz dazu besteht der Wert von positiv formulierten Zielen (teilweise auch Annäherungsziele genannt) darin, dass die Aufmerksamkeit vom negativen Zustand hin zu einem angestrebten Zustand gelenkt wird und dadurch dieser angestrebte Zustand konkretisiert werden kann. Eines der ersten therapeutischen Ziele ist deshalb, den therapeutischen Auftrag so zu konkretisieren, dass sowohl das „Was-Wegmachen" sowie das „Wohin-Gehen" explizit angesprochen und ausgehandelt wird. Die kriteriumsorientierte Zielerreichung betont dadurch die therapeutische Haltung, wohin die Patientin als proaktive Person hingehen möchte und was sie in der Therapie lernen möchte. Eine besonders gut elaborierte und breit einsetzbare Möglichkeit zur Ausarbeitung des Therapieauftrags besteht in der Goal Attainment Scaling, an welcher im Folgenden exemplarisch zentrale Prinzipien der gemeinsamen Auftragsklärung und Zieldefinition aufgezeigt werden (Kiresuk & Sherman, 1968).

▶ Im Gegensatz zu den meisten medizinischen Kontexten, wo die Konkretisierung der Zieldefinition im „Wegmachen" zumeist ausreicht (z. B. „Beinbruch verstehen um ihn wegmachen", „Virus verstehen um es zu bekämpfen"), besteht in verhaltensbezogenen (psychologischen) Interventionen eine der ersten therapeutischen Interventionen darin, zusätzlich die (proaktiven) Zielvorstellungen im Rahmen der therapeutischen Auftragsklärung auszuhandeln und zu konkretisieren. Diese Zielvorstellung schließen eine einigermaßen realistische Ausarbeitung des angestrebten individuellen Wohlbefindens mit ein und beziehen sich auf den damit verbundenen Kompetenzerwerb der PatientInnen.

2.3 Wie können Therapieziele ausgehandelt und formuliert werden?

Wie in den beiden vorangegangenen Abschnitten dargestellt, besteht eine zentrale therapeutische Leistung darin, die zu Therapiebeginn zumeist noch etwas vagen Zielvorstellungen im Sinne eines *shared decision making* auszugestalten und zu konkretisieren. Dabei stellt die Übersetzung von Vermeidungszielen (wegmachen) zu Annä-herungszielen (wohin aktiv gehen) eine beson-dere Herausforderung dar. Die Goal-Attainment Scaling (GAS) ist ein pragmatischer und flexi-bler Vorschlag, therapeutische Aufträge zu kon-kretisieren (Kiresuk & Sherman, 1968). GAS wurde im Kontext gemeindenaher, ambulan-ter Angebote für psychisch belastete Personen entwickelt und wird aktuell in verschiedensten Formen in angewandten Feldern in Psycholo-gie, Psychiatrie, Bildung, Rehabilitation, Medi-zin, Physiotherapie, Krankenpflege, Soziale Ar-beit angewandt. Zentrales Bestimmungsstück ist, dass zu Therapiebeginn einzelne individuali-sierte Therapieziele gemeinsam besprochen wer-den und mögliche Indikatoren für Verbesserung und Verschlechterung konkretisiert werden. Die sorgfältige Herausarbeitung eines Therapieauf-trags und den damit verbundenen Therapiezie-len, ist in vielen Therapien einer der zentrals-ten Punkte zu einer erfolgreichen Therapie und in vielen Fällen mindestens die halbe Miete. Be-sonders stark wird die Bedeutung der Thera-pieziele beispielsweise in der Selbstmanage-ment-Therapie (Kanfer et al., 2012) konkreti-siert.

Die GAS beinhaltet üblicherweise folgende zwei Schritte:

1) Zielskalierung Ausgestaltung einer indi-viduellen Zielskalierung, die mögliche Ver-schlechterungen und Verbesserungen konkreti-siert. Ein Patienten-Beispiel einer 30-minütigen Goal Attainment Scaling findet sich in Abb. 2.2. Für verschiedene psychotherapeutische Kon-texte hat sich eine Skalierung von −2 (deutli-che Verschlechterung) bis +4 (angestrebter Ziel-zustand) bewährt; die Wahl der Skalierung so-wie die Detailliertheit der Ausarbeitung ist dem therapeutischen Kontext anzupassen. Begin-nend mit einer kurzen Beschreibung des aktuel-len Zustands, werden in einem zweiten Schritt befürchtete Bereiche der Verschlechterung kon-kretisiert. Diese Befürchtungen zeigen oftmals zentrale motivationale Vermeidungsziele der Pa-tientInnen auf (z. B., „ich lande in der Gosse landen", „werde verbittern"). In einem weite-ren Schritt wird der angestrebte Zielzustand be-schrieben. Zentral erscheint hier, dass sowohl die PatientInnen als auch die behandelnde Per-son mit dem beschriebenen Zielzustand einver-standen ist. Diese Zustände sollen so formuliert

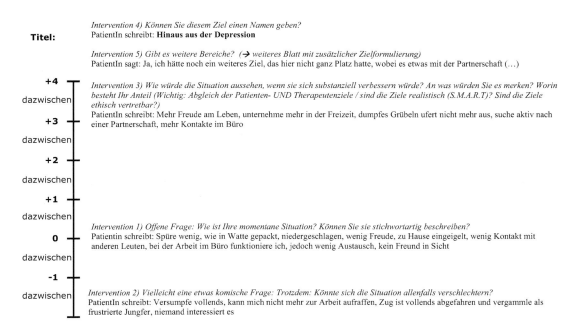

Abb. 2.2 Exemplarische Ausarbeitung von gemeinsamen Therapiezielen am Beispiel einer Goal Attainment Scaling

sein, dass der Veränderungszustand durch die Veränderungen der PatientInnen erreicht werden können und die Proaktivität der PatientInnen hervorgehoben wird. Mit der Zielformulierung „kaufen" die TherapeutInnen im Gegenzug ihren Therapieauftrag ein. Ziele können beispielsweise von den PatientInnen zu schwierig formuliert sein, sodass deren Umsetzung unrealistisch erscheint oder Zielzustände können Zustandsorientiert beschrieben werden, so dass der Veränderungsbereich (zu) stark von andern Personen abhängt (z. B., „ich lebe mit meinem Freund zusammen" vs. „ich suche aktiv nach einer ernsthaften Partnerschaft"). Desweitern können die Zielzustände aus ethischer Perspektive problematisch sein (z. B., „ich breche den Kontakt zu meinem fünfjährigen Sohn ab"). Zentral ist dabei, dass sowohl die PatientInnen als auch die behandelnde Person unabhängig voneinander hinter der Zielvorstellung stehen können und sich dafür einsetzen wollen. Zu guter Letzt gibt der/die PatientIn dem angestrebten Ziel einen zusammenfassenden Namen und es werden allenfalls weitere Ziele ausgearbeitet, die sich nicht in diesem Bereich abbilden lassen.

2) Bewertung und allfällige Anpassung der Zielformulierungen Die Therapie soll unmittelbar auf den Therapieauftrag aufgebaut sein und soll grundsätzlich den Rahmen der gemeinsam ausgehandelten Therapieziele nicht verlassen. Zentral erscheint dabei, dass die von den TherapeutInnen angebotenen oder durchgeführten Interventionen transparent auf den Therapieauftrag bezogen sind und den PatientInnen dieser Zusammenhang klar und einleuchtend erscheint. Bei Unklarheiten ist der Therapieauftrag zu klären und allenfalls neu auszuhandeln. Als heuristische Regeln gelten: PatientInnen verstehen die Interventionen ihrer TherapeutInnen. Zwischen Therapieauftrag und Intervention besteht größtmögliche Transparenz. Keine intransparenten „Wildwest-Interventionen" ohne Therapieauftrag.

▶ Die S.M.A.R.T.-Kriterien bieten ein mögliche Hilfe für die Ausformulierung individueller Therapieziele (Doran, 1981):

- Spezifisch: Formulierung an möglichst konkreten Beispielen; allenfalls damit verbundene emotionale Zustände spezifizieren.
- Messbar: Ziele sind beurteilbar und enthalten neben möglichen negativ formulierten ebenfalls positiv formulierte Indikatoren.
- Attraktiv: Ziele werden als herausfordernd und lohnenswert wahrgenommen und beziehen sich nicht nur auf die sowieso schon gegebenen Rahmenbedingungen wie beispielsweise an den Sitzungen teilzunehmen.
- Realistisch: Die Ziele sind im Gegenzug jedoch auch nicht zu schwierig formuliert, so dass die Ziele mit Engagement erreichbar sind.
- Terminiert: Der Rahmen für eine erste (Zwischen-) Evaluation wird festgelegt (z. B., Zwischenevaluation jede 10. Sitzung)

2.4 Warum ist ein kontinuierliches Prozessmonitoring wichtig?

Forschung zur Verhinderung von Misserfolgen in der Psychotherapie konnte zeigen, dass Prävention dann erfolgreich möglich ist, wenn TherapeutInnen darüber informiert werden, dass ihr Patient ein erhöhtes Risiko dafür zeigt, nicht von der Therapie zu profitieren. Jedoch sind wir als praktizierende Therapeuten nicht immer und zu jeder Zeit gut darin negative Entwicklungen bei unseren PatientInnen ohne zusätzliche Hilfsmittel zu entdecken und Misserfolge zu prognostizieren. Verschiedene Studien zeigen, dass TherapeutInnen alleine kaum in der Lage dazu sind, valide Vorhersagen über das Behandlungsergebnis ihrer PatientInnen zu treffen, insbesondere wenn dieses negativ ausfällt. So fragten beispielsweise Hannan et al. (2005) 40 TherapeutInnen (20 Ausbildungskandidaten und 20 erfahrene Therapeuten) nach jeder Sitzung, ob sie glauben, dass ihr(e) PatientIn (N = 550) am Ende der Therapie verschlechtert sein wird und ob sie/er sich im Vergleich zum Beginn der Therapie bis zum jetzigen Zeitpunkt verschlechtert hat. Obwohl Hannan et al. (2005) den TherapeutInnen in ihrer Studie mitgeteilt hatten, dass sich im Schnitt 8 % der PatientInnen verschlechtern, wurde nur für insgesamt 3 PatientInnen (0,5 %) eine negative Prognose abgegeben von denen zum Ende der Therapie letztlich nur ein(e) PatientIn wirklich verschlechtert war. 37 weitere PatientInnen, die zum Ende der Therapie nicht gebessert oder verschlechtert waren, wurden von den TherapeutInnen übersehen. Darüber hinaus missdeuteten TherapeutInnen bei ca. 40 % der PatientInnen eine Verschlechterung der Symptome fälschlicherweise als Symptomverbesserung.

Als mögliche Ursache für diesen „blinden Fleck" wird ein Selbstbeurteilungsfehler der TherapeuteInnn angenommen (Walfish et al., 2012). Bei einer Befragung zum Selbstkonzept der TherapeutInnen gaben 25 % der Befragten an, zu den besten 10 % TherapeutInnen zu gehören. Kein(e) einzige(r) schätzte sich als unterdurchschnittlich ein. Dieser Selbstbeurteilungsfehler könnte erklären, warum TherapeutInnen Misserfolge nicht bei ihren eigenen PatientInnen erwarten. Eventuell sind negative Entwicklungen schlecht vereinbar mit dieser Selbstwahrnehmung und werden auch deshalb ausgeblendet. Dabei müssen ungünstige Therapieverläufe nicht auf mangelnder Expertise oder Kompetenz der/des TherapeutIn beruhen, sondern können sich vor dem Hintergrund zahlreicher Faktoren, wie zum Beispiel einschneidenden Lebensereignissen, jederzeit ergeben.

▶ TherapeutInnen haben oftmals einen blinden Fleck für die Erkennung und Prognose therapeutischen Misserfolgs. Während es sicher hilfreich

ist, wenn TherapeutInnen von der eigenen Praxis überzeugt sind, ist das Übersehen von problematischen Verläufen ein ernstzunehmendes Risiko für den Therapieerfolg.

2.5 Wie kann eine prozessbegleitende Evaluation aussehen?

Die überraschend schwache Ausbeute der TherapeutInnen bei der Entdeckung und Prognose negativer Entwicklungen macht deutlich, dass TherapeutInnen Unterstützung bei der prozessbegleitenden Evaluation ihrer Therapien benötigen. An dieser Stelle kann ein engmaschiges Verlaufsmonitoring mittels psychometrischer Fragebögen die Entwicklung der PatientInnen Sitzung für Sitzung begleiten, um negative Entwicklungen frühzeitig abzubilden. Zu diesem Zweck wurden in den letzten Jahren zahlreiche Fragebogenbatterien und Rückmeldesysteme entwickelt (für einen Überblick siehe z. B., Lutz et al. 2021).

Als hilfreich zur Einschätzung der beobachteten PatientInnenverläufe haben sich überdies Entscheidungsregeln erwiesen, die TherapeutInnen dabei unterstützen sollen, den beobachteten Therapieverlauf besser einschätzen zu können. Die Arbeitsgruppe von Michael Lambert beispielsweise entwickelte auf der Grundlage solcher Entscheidungsregeln eine Art Alarmsystem, welches die Information über den Fortschritt der/des jeweilige(n) PatientIn an Therapeuten mittels eines Verlaufsdiagramms der beobachteten Werte über die Zeit sowie einer farblichen Markierung, die den aktuellen Status des Patienten symbolisiert, rückmeldet. Dabei werden die Ergebnisse der Verlaufsmessungen also grafisch in einem Ampel-System aufbereitet, das TherapeutInnen einfach und schnell stagnierende oder negative Verläufe (gelbes oder rotes Signal) grafisch vor Augen führt und vor einem erhöhten Risiko für ein negatives Therapieergebnis warnt. Auf diese Weise sollen TherapeutInnen bei der Identifikation solcher *„Signalfälle"* oder auch

„not-on-track"-Fälle, die sich bis zu einem gegebenen Zeitpunkt weniger gut als erwartet entwickeln, unterstützt werden.

Als besonders wirksam haben sich solche Feedbacksysteme überdies erwiesen, wenn Therapeuten für diese Signalfälle klinische Unterstützungshilfen *(clinical support tools)* erhielten. In ihrer Ursprungsform bestehen diese Werkzeuge aus einem zusätzlichen Fragebogen zur Einschätzung der Signalfälle in Bezug auf fünf Bereiche: Therapiebeziehung, soziale Unterstützung, Lebensereignisse, Motivation und Medikation. Je nachdem in welchem dieser Bereiche der Signalpatient eine besondere Belastung aufweist, erhalten Therapeuten Empfehlungen zum Umgang mit diesen Problemen.

Neuere Entwicklungen in diesem Feld setzen verstärkt auf die Erweiterung der ursprünglichen support tools und der Umsetzung solcher tools im Rahmen moderner Technologien, die es ermöglichen auch Videos und Übungen für Therapeuten zu implementieren (z. B. Lutz et al., 2019).

▶ Eine prozessbegleitende Evaluation kann TherapeutInnen helfen negative Entwicklungen zu erkennen und diesen frühzeitig entgegenzuwirken.

Neben dem Ansatz, Fälle als Risikofälle auf der Basis ihrer Therapieergebnisverläufe einzustufen, bietet das Synergetische Navigationssystem (SNS; Schiepeck et al., 2018) eine Alternative, die auf unterschiedliche Therapieprozesse fokussiert. Während das zuvor vorgestellte System maßgeblich auf wöchentlichen Erhebungen der Symptombelastung basiert, zielt das SNS auf eine noch feingliedrige, in der Regel tägliche Erhebung ab. Letzteres steht in der Tradition komplexer Systeme und versucht TherapeutInnen Informationen zu kritischen Phasen zur Verfügung zu stellen, in denen Veränderung möglich ist. Statt von einer graduellen Veränderung über die Zeit wird hier von sprunghaften Veränderungen (Wechsel von Systemzuständen) ausgegangen, die eine engmaschige Erhebung notwendig machen. Obwohl also beide Systeme mit ähnlichen

Mitteln arbeiten, verfolgen sie unterschiedliche Ziele. Während Entscheidungsregeln in der Regel in erster Linie dazu eingesetzt werden negative Verläufe frühzeitig zu erkennen und in der Folge zu verhindern, versucht das SNS kritische Phasen zu prognostizieren, in denen Veränderung möglich ist.

Bisher kaum im Rahmen von Qualitätssicherung und Feedback eingesetzt wurden idiographische Maße wie Therapieziele. Gerade in der Praxis könnten sich diese jedoch als besonders wichtiges Maß herausstellen. Es ist eine offensichtliche Erkenntnis, dass Verbesserung im Rahmen der Therapie für unterschiedliche PatientInnen sehr unterschiedliche Dinge bedeuten können. Daher mag es fast unrealistisch anmuten, diese Heterogenität mittels standardisierter Fragebögen abbilden zu wollen. So ist es nicht verwunderlich, dass man immer wieder mit PatientInnen konfrontiert wird, die trotz niedrigem Wohlbefinden keine entsprechenden Werte in einem standardisierten Fragebogenmaß aufweisen und sich Veränderungen folglich nicht gut mit diesen Instrumenten abbilden lassen. Therapieziele, die verhaltensnah den jeweiligen Zielzustand operationalisieren, bieten hier eine vielversprechende Option, dieser Individualität stärker gerecht zu werden und damit eine patientenzentrierte Verlaufskontrolle zu ermöglichen. Neben einer hohen Augenscheinvalidität für PatientInnen, geben viele PraktikerInnen an, eher bereit zu sein, Informationen aus individualisierten Feedbacksystemen zu nutzen, als auf der Basis standardisierter Fragebögen (Jensen-Doss et al., 2018). Auf Wohlbefinden und andere Therapieziele orientierte Feedbacksysteme könnten TherapeutInnen hilfreichere Informationen darüber geben, ob und wenn ja, welche Anpassungen der Therapie im Einzelfall notwendig sind. Darüber hinaus können diese die Grundlage eines lösungsorientierten Dialogs bilden, da auch ausbleibende Veränderung immer unmittelbar im Kontext positiver Zielzustände diskutiert wird. Belastungsfeedback im Vergleich kann diese implizit lösungsorientierte Komponente in dieser Form nicht aufweisen.

2.6 Mögliche Schwierigkeiten und Risiken

Es liegt *nicht* in der Natur des Menschen, sich auf Knopfdruck zu verändern. Menschen sind alles andere als eine handzahme Spezies. Es ist eine herausragende kulturelle Errungenschaft des 20. Jahrhunderts, dass dieses Charakteristikum im Rahmen der Grundfreiheiten und Menschenrechte allen Menschen ohne Wenn-Und-Aber zugestanden wird, unabhängig beispielsweise ihrer Geschlechteridentität, Hautfarbe, Sozialisation, Religiosität, Alter oder psychischen Verfassung. Menschen dürfen sich störrisch, misstrauisch, unbequem, kritisch, trotzig oder verrückt verhalten und das zu ihrem guten Glück! Psychotherapie beginnt oftmals dort, wo die Weisungskompetenzen anderer Professionen enden. Aus dieser Perspektive stellt Psychotherapie eine im besten Sinne „sokratische Überredungstherapie" dar, in der PatientInnen freiwillig dazu angeleitet und sozial unterstützt werden, erstaunlicherweise oftmals gerade die Dinge zu tun, die sie im Alltag dezidiert meiden wollen. Die Kunst einer jeden Psychotherapieform besteht unter anderem genau darin, die PatientInnen in ihrer Selbststeuerung und der darin enthaltenen Freiwilligkeit und Selbstverantwortung zu respektieren und in ihrer Selbststeuerung Hilfestellungen anzubieten. Dies bedingt einen transparenten, sorgfältigen und kollaborativen Umgang mit möglichen Meinungsverschiedenheiten zwischen BehandlerIn und PatientIn. Der intensive Austausch mit KollegInnen aus derselben Profession, sowie der interdisziplinäre Austausch zwischen den Mental-Health-Professionen kann helfen, in Intervision und Supervision die therapeutische Entscheidungsfindung zu reflektieren. Es handelt sich dabei zumeist nicht primär um rechtliche Fragen, sondern um therapeutische Dilemmata, wo unterschiedliche Aspekte im Gesamtbild gewichtet werden sollen.

Folgende Schwierigkeiten sind in der Praxis und Supervision zu erwarten:

- PatientInnen wollen selbst keine Ziele setzen, sondern wollen gesagt bekommen was richtig ist („Sie sind doch die ExpertIn"). Bieten Sie Hilfestellungen für die Ausarbeitung der Zielvorstellungen an (z. B., „Könnte es eher in die eine oder andere Richtung gehen?") und unterstützen Sie die PatientInnen bei ihrer Entscheidungsfindung. Die mögliche Annahme, dass die PatientInnen einen gut gemeinten Rat im Verlauf der Therapie nicht hinterfragten, wäre kurzgegriffen.
- PatientInnen schaffen es nicht, positive Zielzustände für sich als Option zu sehen. In diesen Situationen kann es hilfreich sein nachzufragen, was sich die PatientIn für ihre beste Freundin möglicherweise wünschen würde bzw. was eine beste Freundin ihr allenfalls raten würde.
- PatientInnen wechseln häufig die Ziele. In diesem Fall kann es hilfreich sein, den Nutzen und die Kosten der wechselnden Ziele zu explorieren, um zu einer Entscheidung zu gelangen, welche Ziele welche Priorität haben sollen.
- Miteinander im Konflikt stehende Ziele. In diesem Fall bieten sich Hilfestellungen zur Entscheidungsfindung an, inwieweit sich die beiden Zielvorstellungen allenfalls austarieren lassen (z. B., Wohlbefinden bei der Arbeit und in der Familie finden).
- Umgang mit Enttäuschung bei zu hoch gesteckten bzw. nicht erreichten Therapiezielen. Achten Sie darauf, inwieweit die PatientInnen dichotomisiert/katastrophisierend denken und durchaus Fortschritte vorhanden sind. Interpretieren Sie nicht allzu schnell eine (versteckte) Kritik/Enttäuschung an die TherapeutInnen/Therapie und nehmen Sie diese nicht persönlich. Es kann sein, dass die PatientInnen Hilfestellungen im Umgang mit eigener Enttäuschung erhoffen. Besprechen Sie gemeinsam, inwieweit die Therapieziele allenfalls angepasst werden sollen.
- Individuell formulierte Skalierung. Im Gegensatz zu Skalen, die sich an Normwerten

orientieren, liegt der Reiz der Zielformulierungen oftmals darin, dass sie individualisiert formuliert werden können. Dieser grundsätzliche Vorteil kann auch Nachteil sein. Achten Sie darauf, dass es Ihre Aufgabe ist, die möglichen Verarbeitungs-Tendenzen von PatientInnen zu erkennen und allenfalls auszugleichen (z. B. PatientIn ist zu kritisch mit sich selbst). Die Ausarbeitung der Zielerreichung bietet eine hervorragende Möglichkeit, therapeutisch zu arbeiten.

- Störungsimmanente Schwierigkeiten. Die hier eher allgemein gehaltene Einführung bezieht sich vorzugsweise auf ambulante Psychotherapie, wo sich die Mehrzahl der PatientInnen mit Angst- und Depressionsproblemen melden. Bei Personen mit spezifischeren Problematiken, wie beispielsweise PatientInnen mit Hirnläsionen und wenig Krankheitseinsicht, PatientInnen mit akuten Störungen in kurzfristiger therapeutischer Krisenintervention, delinquente PatientInnen mit wenig Veränderungsmotivation etc. liegt hier nicht der primäre Fokus. Nichtsdestotrotz erscheint eine patientenzentrierte, zielorientierte Herangehensweise eine basale therapeutische Grundvoraussetzung, von der abzuweichen es eine sorgfältige Kosten-Nutzen-Analyse verlangte.

▶ Auch wenn im Alltag oftmals als erstaunlich reibungslos erlebt, ist die therapeutische Aushandlung von Therapiezielen ein vielschichtiger Prozess: Aufgabe der TherapeutInnen ist, die inhaltlichen Ziele der PatientInnen mit Fachwissen aufzugreifen, im Sinne des individuellen Wohlbefindens zu konkretisieren und allenfalls (falls unrealistisch, unethisch oder wenig herausfordernd) anzupassen; und gleichzeitig die Verantwortung der Prozesssteuerung so zu übernehmen, dass der Entscheidungsprozess und die Entscheidungsfreiheit der PatientInnen voll und ganz gewährleistet ist.

2.7 Resümee

Wie die oben erwähnte aktuelle Deklaration der WHO veranschaulicht, ist Patientenzentrierung im Sinne des Patientenwohlbefindens in vielen klinischen Felder ein Postulat der Stunde. Die Arbeit an Therapiezielen und Therapieaufträgen ist eine der zentralsten störungsübergreifenden, psychotherapeutischen Kernkompetenzen und Rückgrat einer jeden psychotherapeutischen Intervention. Es ist jedoch nicht so, dass zielorientiertes Arbeiten in einer Psychotherapie sowieso gegeben wäre. Im Gegenteil, die primäre Motivation von vielen PatientInnen zu Beginn einer Therapie liegt begreiflicherweise oftmals im Wunsch, die aktuellen Probleme möglichst rasch und schmerzfrei „wegzumachen". Zielorientierung verlangt deshalb von vielen PatientInnen eine elementare motivationale Neuorientierung, die sowohl das „Was-Wegmachen" als auch das „Wohin-Gehen" bedacht miteinander verbindet. Die Aufgabe von PsychotherapeutInnen ist dabei, einerseits die Prozesssteuerung und Prozessverantwortung gegenüber den gemeinsam ausgehandelten Therapiezielen inhaltsneutral im Sinne des PatientInnen- und Allgemeinwohls wahr zu nehmen, und andererseits gleichzeitig diesen Prozess zu reflektieren und allenfalls vernachlässigte Aspekte aufzugreifen.

Literatur

Doran, G. T. (1981) There's a S.M.A.R.T. Way to write management's goals and objectives. *Management Review, 70*, 35–36.

Egle, U.T., Heim C., Strauß, B., & von Känel, R. (2020). Das bio-psycho-soziale Krankheitsmodell – Revisited. In U.T. Egle, C. Heim, B. Strauß, & von R. Känel (Hrsg.), *Psychosomatik – Neurobiologisch fundiert und evidenzbasiert*. Kohlhammer.

Flückiger, C., Hilpert, P., Goldberg, S. B., Caspar, F., Wolfer, C., Held, J., & Vîslă, A. (2019). Investigating the impact of early alliance on predicting subjective change at posttreatment: An evidence-based souvenir of overlooked clinical perspectives. *Journal of Counseling Psychology, 66*(5), 613–625. https://doi.org/10.1037/cou0000336.

Frank, J. D. (1973). *Persuasion and healing: A comparative study of psychotherapy*. Schocken.

Hannan, C., Lambert, M. J., Harmon, C., Nielsen, S. L., Smart, D. W., Shimokawa, K., & Sutton, S. W. (2005). A lab test and an algorithm for identifying patients at risk for treatment failure. *Journal of Clinical Psychology, 61*(2), 155–163.

Howard, K. I., Lueger, R. J., Maling, M. S., & Martinovich, Z. (1993) A phase model of psychotherapy outcome: Causal mediation of change. *Journal of Consulting and Clinical Psychology, 61*(4), 678–685. https://doi.org/10.1037/0022-006X.61.4.678.

Jensen-Doss, A., Smith, A. M., Becker-Haimes, E. M., Ringle, V. M., Walsh, L. M., Nanda, M., Walsh, S. L., Maxwell, C. A., & Lyon, A. R. (2018). Individualized progress measures are more acceptable to clinicians than standardized measures: Results of a national survey. *Administration and Policy in Mental Health and Mental Health Services Research, 45*(3), 392–403.

Kanfer F. H., Reinecker, H., & Schmelzer, D. (2012). *Selbstmanagement-Therapie. Ein Lehrbuch für die klinische Praxis*. Springer

Kiresuk, T. J., & Sherman, R. E. (1968). Goal attainment scaling: A general method for evaluating comprehensive community mental health programs. *Community Mental Health Journal, 4*(6), 443–453. https://doi.org/10.1007/BF01530764.

Lutz, W., Neu, R., & Rubel, J. A. (2019). *Evaluation und Effekterfassung in der Psychotherapie* (Bd. 5). Hogrefe.

Lutz, W., De Jong, K., Rubel, J. & Delgadillo, J. (2021). Measuring, Predicting, and tracking change. In M. Barkham, W. Lutz & L. G. Castonguay. *Handbook of Psychotherapy and Behavior Change* (p. 89–134). New York:Wiley.

Picker Institut. (1987). *Principles of patient-centered care*. http://pickerinstitute.org/about/picker-principles/.

Schiepek, G., Aichhorn, W., Schöller, H., & Kronberger, H. (2018). Prozessfeedback in der Psychotherapie. *Psychotherapeut, 63*(4), 306–314.

Seligman, M. E. P. (1995). The effectiveness of psychotherapy: The Consumer Reports study. *American Psychologist, 50*(12), 965–974. https://doi.org/10.1037/0003-066X.50.12.965.

Walfish, S., McAlister, B., O'Donnell, P., & Lambert, M. J. (2012). An investigation of self-assessment bias in mental health providers. *Psychological Reports, 110*(2), 639–644.

Willutzki, U., Ülsmann, D., Schulte, D., & Veith, A. (2013). Direkte Veränderungsmessung in der Psychotherapie. Der Bochumer Veränderungsbogen-2000 (BVB-2000). *Zeitschrift für Klinische Psychologie und Psychotherapie, 42*(4), 256–268. https://doi.org/10.1026/1616-3443/a000224.

World Health Organization – WHO. (2020). *Gesundheit 2020 und die Bedeutung der MEssung von Wohlbefinden: Faktenblatt*. https://www.euro.who.int/__data/assets/pdf_file/0018/185310/Health-2020-and-the-case-Fact-Sheet-Ger-final.pdf?ua=1.

Teil II
Neurobiologische Grundlagen des Wohlbefindens

Neuronale Grundlage positiver Emotionen

3

Rudolf Stark und Sabine Kagerer

Inhaltsverzeichnis

▶ Moderne neurowissenschaftliche Methoden wie die funktionelle Magnetresonanztomografie (fMRT) erlauben es heute, die Hirnprozesse zu studieren, die ablaufen, wenn Menschen positive Emotionen erleben. Zum Verständnis, wie positive Emotionen definiert werden können, werden die wichtigsten neurobiologischen Emotionsmodelle vorgestellt und Forschungsparadigmen erläutert, wie positive Emotionen experimentell untersucht werden können. Nach einer Beschreibung der Strukturen und Netzwerke, die beim Erleben von positiven Emotionen eine Rolle spielen, werden empirische Ergebnisse der modernen Hirnforschung vorgestellt. Dabei wird besonders auf Studien eingegangen, die mit erotischem Bildmaterial gearbeitet haben, um positive Emotionen zu erzeugen. Biologisch bedingt, scheint dieses Material bei vielen Menschen geeignet, positive Emotionen hervorzurufen („sex sells").

3.1 Einleitung und Überblick

In diesem Kapitel geht es um die Frage, was im Gehirn passiert, wenn positive Gefühle – eine zentrale Facette von Wohlbefinden – erlebt werden. Moderne bildgebende Verfahren wie die Positronenemissionstomografie und insbesondere die funktionelle Magnetresonanztomografie haben sich in den letzten Jahrzehnten zu sehr wichtigen Untersuchungsinstrumenten in

R. Stark (✉)
Justus-Liebig-Universität Gießen, Gießen, Deutschland
E-Mail: Rudolf.Stark@psychol.uni-giessen.de

S. Kagerer
Gießen, Deutschland
E-Mail: s.kagerer@psychotherapie-giessen.com

© Der/die Autor(en), exklusiv lizenziert durch Springer-Verlag GmbH, DE, ein Teil von Springer Nature 2022
R. Frank und C. Flückiger (Hrsg.), *Therapieziel Wohlbefinden*, Psychotherapie: Praxis,
https://doi.org/10.1007/978-3-662-63821-7_3

den Neurowissenschaften entwickelt, da sie die ortsbezogene Messung der neuronalen Aktivität im Gehirn ermöglichen. Die funktionelle Magnetresonanztomographie weist gegenüber der Positronenemissionstomografie den Vorteil auf, dass sie ein nichtinvasives Verfahren ohne bekannte Nebenwirkungen darstellt.

Die experimentelle Untersuchung positiver Gefühle im Humanbereich erfordert verschiedene konzeptuelle Klärungen. Deshalb werden im folgenden Abschnitt zunächst einmal verschiedene Aspekte positiven Erlebens thematisiert. Danach folgt ein Überblick über die wichtigsten Hirnstrukturen, die bei der emotionalen Verarbeitung generell und bei dem Erleben positiver Emotionen spezifisch, beteiligt sind. Schließlich werden exemplarische Studien vorgestellt, die im Humanbereich die Bedeutung des Belohnungssystems für das Erleben des positiven Affekts zeigen.

3.2 Positive Emotionen und ihre Auslöser

Emotionen werden oft umgangssprachlich mit Gefühlen gleichgesetzt. Dabei sind positive Emotionen mit einem angenehmen, negative Emotionen mit einem unangenehmen Affekt verbunden. Tatsächlich geht man aber in der Emotionsforschung heute davon aus, dass das Gefühl als subjektive Erlebensentität nur einen Teilaspekt von Emotionen darstellt. Daneben werden Emotionen in der Regel von charakteristischen Kognitionen begleitet und Emotionen lösen motorische Handlungen aus, die aus komplexen Handlungssequenzen bestehen können, aber auch mimisches Ausdrucksverhalten umfassen. Ergänzt wird das emotionale Geschehen durch körperliche Veränderungen, die sich z. B. in endokrinologischen oder immunologischen Parametern, aber auch in Veränderungen autonomer Reaktionen wie der Herzrate widerspiegeln können. Deshalb schlagen verschiedene Emotionsforscher, wie z. B. Lang (1993) vor, das emotionale Geschehen auf mindestens drei Ebenen zu beschreiben: einer subjektiv emotionalen Ebene, die nur durch Introspektion

und Befragung erfasst werden kann, einer motorischen Verhaltensebene, die z. B. durch Verhaltensbeobachtung gemessen werden kann, und einer autonom-physiologischen Ebene, die über geeignete Messaufnehmer registriert werden kann.

Biologisch orientierte Emotionsforscher wie Ekman (1992), Panksepp (1998) oder Öhman und Mineka (2001) gehen davon aus, dass die Evolution neuronale Netzwerke hervorgebracht hat, die den Organismus in die Lage versetzen, auf bestimmte Umweltsituationen optimal, das heißt z. B. möglichst schnell im Fall einer aktuellen Bedrohung, zu reagieren. In dieser Konzeption ergeben die Reaktionen auf den verschiedenen Ebenen Sinn: Das subjektive Gefühl motiviert zur Annäherung oder Abwendung, der mimische Ausdruck kann der schnellen Kommunikation mit den Artgenossen dienen und die physiologischen Veränderungen bereiten den Organismus z. B. auf muskuläre Reaktionen vor. In dieser Denktradition geht man davon aus, dass es eine bestimmte Anzahl von Basisemotionen gibt, die sich dadurch auszeichnen, dass sie:

1. ein spezifisches **physiologisches Grundmuster** besitzen,
2. **universal** sind, also in allen Kulturen vorkommen,
3. **ontogenetisch früh** auftreten und
4. einen **hohen evolutionären Anpassungswert** besitzen.

Je nach Autor werden aber verschiedene Anzahlen von Basisemotionen postuliert: Izard (1992) nimmt z. B. zehn, Plutchik (1989) acht und Panksepp (1998) sieben Basisemotionen an. Interessanterweise werden in allen Taxonomien mehr negative als positive Basisemotionen beschrieben, was darauf hindeuten könnte, dass den positiven Emotionen bisher zu wenig Aufmerksamkeit in der Forschung geschenkt wurde.

Dem Konzept von distinkten Basisemotionen steht ein dimensionaler Ansatz gegenüber, der annimmt, dass es ein Annäherungs- und Vermeidungssystem gibt, und dass sich die Emotionen darin unterscheiden, welches der beiden Systeme mit welcher Intensität aktiviert wird. Schon

Wundt (1903) nahm an, dass sich alle Emotionen auf zwei grundlegenden Dimensionen abbilden lassen, nämlich **Valenz** und **Erregung**. Valenz beschreibt hierbei, ob etwas als angenehm oder unangenehm erlebt wird, und Erregung gibt die Intensität eines Gefühls an.

Den biologisch orientierten Theorien stehen kognitionspsychologische Emotionsmodelle gegenüber: Modelle wie das von Schachter und Singer (1964) oder Scherer (1984) nehmen an, dass Emotionen das Ergebnis von Bewertungsprozessen sind.

Inzwischen werden verstärkt Versuche unternommen, diese verschiedenen Ansätze zu integrieren. Stemmler (2002) z. B. verbindet in seinem Modell der Basisemotionssysteme verschiedene biologisch orientierte Emotionstheorien und kombiniert sie mit kognitiven Ansätzen. Er nimmt an, dass die Aktivierung eines Basisemotionssystems von verschiedenen Gefühlen begleitet sein kann. Das aktuelle Gefühl richtet sich danach, in welchem Ausmaß das Ziel eines aktivierten Basisemotionssystems erreicht wurde.

Positive Emotionen werden in der Regel durch Reize in der Umwelt ausgelöst, können aber prinzipiell auch durch interne Stimuli wie Gedanken ausgelöst werden. Diese Reize können direkt belohnend (positive Verstärker) oder indirekt dadurch belohnend wirken, indem sie bestrafende Ereignisse vermeiden. Bei den positiven Verstärkern wird weiter zwischen primären und sekundären Verstärkern unterschieden. Primäre Verstärker lösen per se positive Emotionen aus, ohne dass hierzu Lernen nötig wäre. Für die Existenz von angeborenen primären Verstärkern spricht, dass schon Säuglinge für alle Sinneskanäle zwischen angenehm und unangenehm unterscheiden. Zum Beispiel wird ein süßer Geschmack einem bitteren Geschmack vorgezogen, oder ein unfreundliches Gesicht löst Flucht, ein freundliches Gesicht Zuwendung aus. Zu beachten ist, dass der Anreizwert von primären Verstärkern von der aktuellen Bedürfnislage abhängt. Ein opulentes Essen löst bei einem nahrungsdeprivierten Menschen sicherlich andere Reaktionen aus, als bei jemandem, der kurz vorher gerade eine Mahlzeit beendet hat. Sekundäre

Verstärker setzen Lernprozesse meist in Form klassischer oder operanter Konditionierung mit primären Verstärkern voraus. So ist z. B. der Anblick von Geld erst belohnend, wenn der symbolische Wert von Geld gelernt wurde.

Ein weiterer wichtiger Aspekt von Reizen ist nach Berridge (1996) die Frage, ob sie ein Wollen/Begehren („wanting") und ein Mögen/Genießen („liking") auslösen. Der Anblick eines wunderschön dekorierten Eisbechers erzeugt in der Regel ein positives Gefühl, das verbunden ist mit dem Wunsch des Einverleibens (Wollen/Begehren). Der Verzehr dieses Eisbechers erzeugt einen unmittelbaren Genuss und Befriedigung (Mögen/Genießen).

3.3   Emotionen im Gehirn

Is emotion a magic product, or is it a physiologic process which depends on an anatomic mechanism?
(Papez, 1937)

In diesem Kapitel werden die Strukturen im Gehirn beschrieben, die nach heutigem Kenntnisstand am emotionalen Geschehen beteiligt sind. Ein Pionier der biologischen Grundlagen von Emotionen war der Neuropathologe Papez (1937). Papez identifizierte die Mammilarkörperchen, den Hypothalamus, den Thalamus, den anterioren zingulären Kortex, den Hippocampus und die Fornix als Teile eines neuronalen Netzwerkes, das eine spezifische Rolle bei der emotionalen Verarbeitung spielen sollte und später nach ihm als Papez-Kreis bezeichnet wurde. Seine Arbeiten wurden von MacLean (1949) fortgeführt, der schließlich den Begriff des limbischen Systems etablierte, der ursprünglich auf Brocas Arbeit über den „grand lobe limbique" (1878) zurückgeht. Dieses im Gehirn weit verzweigte System fasst die Strukturen zusammen, die bei der emotionalen Verarbeitung von Bedeutung sind, wobei es zum Teil unterschiedliche Auffassungen darüber gibt, welche Strukturen im Einzelnen dem limbischen System zuzurechnen sind, und welche nicht. Im Folgenden werden die wichtigsten Strukturen und ihre Funktionen kurz beschrieben.

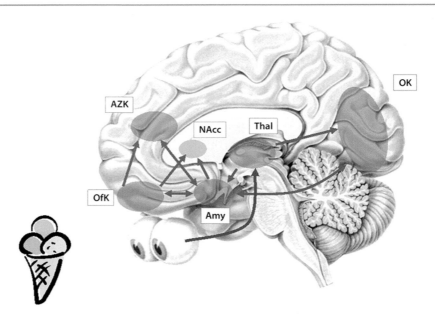

Abb. 3.1 Pfade der emotionalen Verarbeitung bei positiven visuellen Reizen; *Amy* Amygdala; *AZK* anteriorer zingulärer Kortex; *NAcc* Nucleus Accumbens; *OfK* orbitofrontaler Kortex; *OK* okzipitaler Kortex; *Thal* Thalamus

3.3.1 Limbisches System – neuronale Basis der Emotion

Das limbische System besteht aus Strukturen des Mittelhirns (ventrales tegmentales Areal, zentrales Höhlengrau), des Zwischenhirns (Thalamus, Hypothalamus) und des Endhirns (Amygdala, insulärer Kortex, orbitofronaler Kortex, anteriorer zingulärer Kortex, Hippocampus, Basalganglien). Die Bedeutung der einzelnen Strukturen soll an einem Beispiel erläutert werden. Das zugrunde gelegte neurobiologische Emotionsmodell integriert vor allem die Arbeiten von Rolls (1999), LeDoux (2000) und Damasio (1994).

> **Beispiel**
>
> Stellen Sie sich vor, es ist ein heißer Tag, sie haben Hunger, stehen vor einer Eisdiele und sehen ein Plakat mit dem oben schon erwähnten Eisbecher. Sie fühlen sich durch das Bild sehr angesprochen, betreten die Eisdiele und geben sich dem gustatorischen Genuss des Eisverzehrs hin. Was sind die zu dieser Verhaltenssequenz korrespondierenden Prozesse im Gehirn? ◄

In Abb. 3.1 ist die Topografie der wichtigsten Strukturen und deren funktionelles Zusammenspiel dargestellt. Zunächst wird die visuelle Information in der Retina des Auges in Nervenimpulse umgesetzt. Diese werden wie nahezu alle sensorischen Eingänge zunächst im **Thalamus** umgeschaltet, weshalb er auch als Tor zum Kortex bezeichnet wird. Nach den Arbeiten von LeDoux (2000) geht man heute davon aus, dass es vom Thalamus zwei parallele Wege der weiteren Verarbeitung gibt, nämlich einen schnellen, aber „ungenauen" Weg direkt zur **Amygdala** und ein hierzu im Vergleich langsameren, aber elaborierteren Verarbeitungsweg über den Kortex zur Amygdala. Der Amygdala kommt die zentrale Aufgabe zu, die emotionale Bedeutung einer Wahrnehmung zu bestimmen. Das Faszinierende an der Vorstellung einer direkten Verbindung vom Thalamus zur Amygdala liegt darin, dass diese emotionale Verarbeitung ohne Bewusstheit ablaufen kann. Zum Zeitpunkt des Eintreffens der Information im Thalamus wissen wir noch nicht, was wir gerade sehen. Trotzdem können physikalische Charakteristika der Reize dazu führen, dass wir uns unmittelbar angezogen oder abgestoßen fühlen, ohne dass wir wissen warum. Diese vorbewusste Verarbeitung funktioniert wahrscheinlich bei evolutionär bedeutsamen Reizen, wie z. B. Schlangen und Spinnen. Ob auch positive Reize so verarbeitet werden können, ist noch nicht bekannt. Der übliche Verarbeitungsweg geht im Falle eines visuellen Stimulus über den Okzipitallappen, in dem die primäre und sekundäre visuelle Verarbeitung erfolgt. Über den weiteren Verarbeitungsweg im Temporallappen erkennen wir schließlich die Bedeutung des Gesehenen, wobei hier Gedächtnisspuren, also Lernerfahrungen von großer Bedeutung sind. Für Gedächtnisleistungen ist ein intakter **Hippocampus,** der im Schläfenlappen liegt, Voraussetzung. Wie oben schon erwähnt wird nun das Gesehene einem Bewertungsprozess unterworfen, wobei hier der Amygdala im Zusammenspiel mit dem **orbitofrontalen Kortex,** dem Teil des Frontallappens, der über den Augenhöhlen liegt, eine bedeutende Rolle zukommt. Beide Strukturen sind sehr stark wechselseitig mit anderen Strukturen des Gehirns verbunden. Falls das Ergebnis dieses Bewertungsprozesses darin besteht, dem Reiz eine Bedeutung einzuräumen – egal ob positiv oder negativ – wird dem Objekt mehr Aufmerksamkeit geschenkt. Hierbei ist der **anteriore zinguläre Kortex** von besonderer Bedeutung, der in Verbindung mit Aufmerksamkeitsnetzwerken im Parietallappen und dem dorsolateralen präfrontalen Kortex steht. Ist die Bedeutung einer Situation erkannt, werden durch Rückprojektionen der Amygdala die vorverarbeitenden Strukturen im Hinterhauptlappen und im Schläfenlappen zusätzlich reaktiviert, um eine optimale Informationsverarbeitung zu gewährleisten. Die Amygdala ist efferent eng mit dem **Hypothalamus** und dem **zentralen Höhlengrau** im Mittelhirn verbunden. Diese Efferenzen steuern die physiologischen Begleiterscheinungen der Emotion, z. B. dass einem das Wasser im Munde zusammenläuft. Dem **präfrontalen Kortex** kommt die Rolle des Regisseurs zu. Hier laufen die kognitiven Prozesse ab, die zielgerichtete

Handlungen zur Folge haben, die über die **Basalganglien** in offenes Verhalten münden. Nach Damasio (1998) wird eine Handlungsentscheidung maßgeblich von früheren emotionalen Erfahrungen beeinflusst. Körperliche Erfahrungen in früheren Situationen dienen als sog. somatische Marker, die uns unbewusst zu Handlungen veranlassen, die mit (angenehmeren) Erinnerungen verbunden sind. Hierbei kommt dem **assoziativen somatosensorischen Kortex** und dem **insulären Kortex** offensichtlich eine wichtige Rolle zu. Die hier beschriebenen Prozesse dürften weitgehend sowohl bei negativen, als auch bei positiven Emotionen ablaufen. Ergänzend und damit spezifischer für positive Emotionen ist das sog. Belohnungssystem im **ventralen Striatum** bei angenehmen Reizen aktiviert.

3.3.2 Belohnungssystem

Einen Meilenstein in der Erforschung positiver Gefühle stellte die zufällige Entdeckung des Belohnungssystems durch Olds und Milner in den 50er Jahren des letzten Jahrhunderts dar (Olds & Milner, 1954). In ihren Experimenten mit Ratten beobachteten sie, dass elektrische Reizungen in bestimmten Hirnarealen offensichtlich extrem verstärkend erlebt wurden. Konnten Ratten sich selbst über Tastendrücke in diesen Regionen stimulieren, verloren sie jegliches Interesse an anderen Aktivitäten, sie gaben sogar das Fressen auf. Stattdessen drückten sie bis zu 5000 Mal in der Stunde die Taste, was ihnen offensichtlich höchste Glücksgefühle vermittelte. Die am Belohnungssystem beteiligten Strukturen umfassen Bereiche im Hirnstamm als auch das entwicklungsgeschichtlich früh entstandene Striatum im Großhirn mit dem Nucleus accumbens als der wichtigsten Struktur im Belohnungssystem. Neuere Arbeiten konnten die besondere Bedeutung des Nucleus accumbens bestätigen. In einem Überblicksartikel trägt Berridge (2003) tierexperimentelle Befunde und Läsionsstudien im Humanbereich zusammen, die nahelegen, dass dem Nucleus accumbens sowohl beim Wollen/Begehren als auch beim Mögen/Genießen eine zentrale Rolle zukommt, wobei bei letzterem besonders ein spezifischer Bereich des Nucleus accumbens beteiligt zu sein scheint, der sehr viele Opiatrezeptoren enthält. Auf die besondere Bedeutung des Neurotransmitters Dopamin im Belohnungssystem geht Kap. 4 ein. Neben dieser zentralen Struktur des Nucleus accumbens werden heute aber auch der anteriore zinguläre Kortex, der orbitofrontale Kortex und das im Mittelhirn gelegene ventrale tegmentale Areal zum Belohnungssystem gezählt (Haber & Knutson, 2010).

3.3.3 Weitere wichtige Netzwerke im Gehirn

Während zu Beginn der Forschung mit bildgebenden Verfahren der Fokus auf den Aktivierungsmustern in einzelnen Hirnregionen (z. B. Nucleus accumbens) lag, setzte sich in den letzten zwanzig Jahren die Erkenntnis durch, dass sich die Arbeitsweise des Gehirns besser als die eines Orchesters verstehen lässt: Wie in einem Orchester interagieren verschiedene Netzwerke (Instrumentengruppen wie Bläser oder Streicher) je nach Anforderung mal fein aufeinander abgestimmt, mal mehr oder weniger voneinander unabhängig. Um bedeutsame Netzwerke zu identifizieren, wurden sogenannte Resting State Untersuchungen durchgeführt, in denen Teilnehmer in einem Magnetresonanztomographen liegen, ohne dass sie eine besondere Aufgabe durchführen und dabei die Augen offen oder geschlossen haben. Unter diesen Umständen zeigen verschiedene Hirnstrukturen ein synchrones Verhalten, gehören also einem gemeinsamen Netzwerk an. Man spricht dann von einer hohen funktionellen Konnektivität in diesem Netzwerk. Zu den wichtigsten Netzwerken, die man immer wieder in Resting State Untersuchungen mittels der Unabhängigen Komponenten Analyse identifizieren konnte, gehört das Default Mode Network, das zentrale exekutive Netzwerk und das Salienz Netzwerk (Menon, 2011). Das Default Mode Network ist besonders während des „Nichtstuns", wenn wir unsere Gedanken wandern lassen, aktiv und umfasst insbesondere mediale frontale und mediale posteriore

Hirnregionen. Das zentrale exekutive Netzwerk ist ein frontoparietales Netzwerk, das den dorsolateralen präfrontalen Kortex mit dem posterioren parietalen Kortex verbindet. Das zentrale exekutive Netzwerk ist besonders gefordert bei Aufgaben, die Arbeitsgedächtnisleistungen und Entscheidungen erfordern. Das Salienz Netzwerk schließlich integriert sensorische, emotionale und kognitive Informationen und besteht aus der anterioren Insel, dem dorsalen anterioren zingulären Kortex, der Amygdala, der Substantia nigra/ ventrales tegmentales Areal und dem Nucleus accumbens (Menon, 2015). Dieses Netzwerk überlappt sich somit mit dem oben beschriebenen Belohnungssystem. Im folgenden Kapitel werden auch Ergebnisse vorgestellt, die zeigen wie sich positive Emotionalität in der Konnektivität dieser Netzwerke widerspiegelt.

3.4 Empirische Befunde

Die empirische Grundlage für die in Abschn. 3.3 dargestellte funktionelle Neuroanatomie der positiven Emotionen bilden vor allem Studien, bei denen in Experimenten Gefühle über Reize ausgelöst wurden, die bei den meisten Menschen positive Gefühle auslösen. Im Gegensatz zu diesen sogenannten phasischen, auf die Wirkung konkreter Reize zurückführbaren, positiven Affekten wurde im letzten Jahrzehnt vermehrt auch nach den neuronalen Korrelaten von länger andauernden, tonischen positiven affektiven Zuständen geforscht. Diese Zustände führen zu veränderten Konnektivitäten innerhalb und zwischen wichtigen Netzwerken im Gehirn. Zunächst werden jedoch Untersuchungen vorgestellt, die die Hirnantworten auf Reize untersucht haben, die gemeinhin positive Gefühle auslösen.

Mittlerweile wurden einige sehr unterschiedliche und z. T. sehr einfallsreiche Untersuchungen durchgeführt, bei denen Menschen in positive Stimmungen versetzt wurden, während ihre Hirnaktivität gemessen wurde. In nahezu allen diesen Experimenten zeigte sich, dass hedonistische Gefühle mit Reaktionen in verschiedenen Strukturen wie der Amygdala, des insulären

Kortex, des anterioren zingulären Kortex oder des orbitofrontalen Kortex einhergingen, alles Strukturen, die häufig aber auch bei negativen Emotionen aktiviert werden. In einer Metaanalyse von Kühn und Gallinat (2012) konnte gezeigt werden, dass insbesondere neuronale Aktivitäten im Nucleus accumbens und im medialen orbitofrontalen Kortex mit dem subjektiven Wohlbefinden („pleasantness") in vielen Studien korreliert sind.

Eine Aktivierung des Belohnungssystems fanden beispielsweise Blood und Zatorre (2001) und Zatorre und Salimpoor (2013) bei ihren Untersuchungsteilnehmern, die durch ihre Lieblingsmusikstücke in eine positive Stimmung versetzt wurden. In anderen Studien (Kirsch et al., 2003; Knutson et al., 2001) konnte gezeigt werden, dass selbst die Aussicht auf Belohnung schon zu einer Aktivierung des Belohnungssystems führen kann. In diesen Experimenten konnten Teilnehmer Geld verdienen, wenn sie bei einer Aufgabe schnell genug reagierten. Small et al. (2001) zeigten, dass Schokolade das Belohnungssystem von hungrigen Untersuchungsteilnehmern aktivierte, dass aber diese Wirkung mit zunehmender Sättigung der Teilnehmer verschwand. Auch menschliche Nähe, Vertrauen und Sicherheit lösen in der Regel positive Emotionen aus. Um die neuronalen Korrelate dieser Gefühle zu untersuchen, führten Bartels und Zeki (2000) eine Untersuchung durch, in der sie die neuronalen Reaktionen von Untersuchungsteilnehmern verglichen, wenn sie entweder die Bilder von ihren geliebten Partnern sahen oder Bilder von Freunden. In einer anderen Studie wurden Müttern entweder die Bilder ihrer eigenen Babys oder die von fremden Babys gezeigt (Nitschke et al., 2004). In beiden Untersuchungen fanden sich allerdings keine Aktivierungen im Nucleus accumbens, sondern vor allem Aktivierungen im anterioren zingulären Kortex und im orbitofrontalen Kortex, anderen wichtigen Strukturen im Belohnungssystem. In einer kürzlich erschienenen Studie von Lee und Reeve (2020) wurden Untersuchungsteilnehmer aufgefordert, sich an schöne autobiographische Ereignisse zu erinnern. Dies führte ebenfalls zu einer erhöhten Aktivität im orbitofrontalen Kortex, was die Bedeutung dieser Hirnregion für positive Emotionen unterstreicht.

Bei den meisten Menschen lösen auch sexuelle Reize ein positives Gefühl aus. Sexuelle Reize haben einen hohen Anreizwert und sexuelle Befriedigung wird häufig als der Inbegriff körperlichen Genusses gesehen. Da das Reagieren auf sexuelle Reize Voraussetzung für die Weitergabe von Genen an nachfolgende Generationen ist, kann man davon ausgehen, dass die durch Erotika ausgelöste Anreizmotivation auf phylogenetisch sehr alten Hirnmechanismen beruht. In entsprechenden Untersuchungen kamen entweder Imaginationen (Rauch et al., 1999), erotische Bilder (Hamann et al., 2004; Mouras et al., 2003) oder am häufigsten Filme (Arnow et al., 2002; Beauregard et al., 2001; Stoléru et al., 1999) zum Einsatz. Auch in diesen Studien wurden viele Hirnstrukturen aktiviert, die nicht spezifisch für den positiven Affekt sind. Dies waren u. a. die Amygdala, der Thalamus, der präfrontale Kortex, der anteriore zinguläre Kortex, der Hypothalamus, der insuläre Kortex, ausgedehnte Bereiche im visuellen Kortex und in einigen Studien auch der Nucleus accumbens.

Um den Effekt sexueller Reize von denen allgemeiner emotionaler Reize zu trennen, haben wir in einer unserer eigenen Untersuchungen die Reaktionen auf sexuelle Reize kontrastiert mit den Reaktionen auf negative Reize. Hierbei konnten wir beobachten, dass erhöhte Aktivierungen im orbitofrontalen Kortex und im Nucleus accumbens spezifisch für die sexuellen Reize waren (Wehrum et al., 2013). In diesen Strukturen zeigten sich keine Unterschiede zwischen Männer und Frauen, obwohl die Männer das Bildmaterial positiver einschätzten (Wehrum et al., 2013). Dies würde dafür sprechen, dass die hirnphysiologischen Reaktionen auf sexuelles Material nicht von den persönlichen Präferenzen beeinflusst sind. Dem widerspricht eine andere Studie aus unserer Arbeitsgruppe, in der gezeigt werden konnte, dass die Aktivierung im Belohnungssystem sehr wohl von persönlichen sexuellen Präferenzen abhängt, wenn es um die sexuelle Orientierung geht. In dieser Studie (Kagerer et al., 2011) wurden 11 homosexuelle und 10 heterosexuelle Männer beim Betrachten

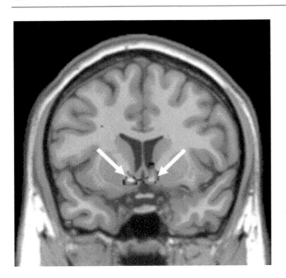

Abb. 3.2 Aktivierung des Nucleus accumbens bei sexueller Erregung

von individuell sexuell hoch erregendem Bildmaterial im Magnetresonanztomografen untersucht. Bei beiden Gruppen fanden wir bei individuell hoch sexuell erregendem Bildmaterial im Vergleich zu neutralen Bildern erhöhte Aktivierungen im Belohnungssystem. Das Interessante bei dieser Untersuchung war jedoch wieder der Vergleich der Aktivierungsmuster auf erotisches Bildmaterial mit dem auf aversives Bildmaterial. Hirnregionen, die spezifisch durch sexuelle Erregung statt generelle Erregung (ausgelöst durch negative Bilder) aktiviert wurden, waren die Folgenden: Nucleus accumbens, Hypothalamus, Thalamus und Teile des okzipitalen Kortex. Abb. 3.2 zeigt einen Koronarschnitt auf der Höhe des Nucleus accumbens. Die Helligkeit der Farbe kodiert die Stärke des Zusammenhangs zwischen der neuronalen Aktivierung und der angegebenen sexuellen Erregung. Die verschiedenen Ergebnisse lassen sich dahingehend interpretieren, dass die Reaktionen auf sexuelles Bildmaterial ziemlich einheitlich ausfallen und es erst bei sehr starken individuellen Präferenzunterschieden, z. B. bei Menschen unterschiedlicher sexueller Orientierung, zu unterschiedlichen Reaktionen im Belohnungssystem kommt.

Fragt man, wie sich die neuronale Aktivität im Gehirn von glücklichen Menschen mit hoher positiver Affektivität von der von Unglücklicheren unterscheidet, liefert die funktionelle Konnektivität innerhalb und zwischen wichtigen Netzwerken Antworten. Eine kürzlich erschiene Studie konnte zeigen, dass positive Affektivität mit einer geringeren funktionellen Konnektivität innerhalb des Salienz Netzwerkes und geringerer funktioneller Konnektivität des Salienz Netzwerkes mit anderen Hirnregionen korreliert war (Qi et al., 2020). Das ist in guter Übereinstimmung mit Befunden zu Depression, die in gewissem Sinne als Gegenpol des Glücklichseins angesehen werden kann. Hier findet sich im Vergleich zu Menschen ohne Depression teilweise auch eine erhöhte funktionelle Konnektivität zwischen Strukturen des Salienz Netzwerks und z. B. Strukturen des Default Mode Netzwerkes (Brakowski et al., 2017). Möglicherweise dient es dem Wohlbefinden, wenn die Strukturen, die emotionale Reize verarbeiten, nicht zu stark miteinander kommunizieren, da sonst schnell aus einer Mücke ein Elefant werden kann. Jedoch muss man fairerweise darauf hinweisen, dass die Befundlage hier noch sehr uneinheitlich ist. So fanden z. B. Goldbeck und Kollegen (2018), dass sich hoch erlebte Vitalität und Leistungsfähigkeit in erhöhter und nicht in reduzierter Konnektivität in den posterioren Bereichen des Default Mode Netzwerkes widerspiegelten.

3.5 Zusammenfassung und Ausblick

Dieser Beitrag beschäftigt sich mit der Frage, ob sich positive Gefühle im Gehirn lokalisieren lassen. Hierbei wurde gezeigt, dass eine Stimulation mit positiven Reizen auf der einen Seite zu ähnlichen Aktivierungsmustern in verschiedenen Strukturen führt wie durch eine Stimulation mit negativen Reizen, jedoch legen die referierten Befunde nahe, dass hedonistische Gefühle besonders von erhöhten neuronalen Aktivierungen im Belohnungssystems mit dem Nucleus accumbens als einer zentralen Struktur begleitet werden. Die besondere Rolle des Belohnungssystems wird zusätzlich dadurch unterstrichen, dass Sucht erzeugende, euphorisierende, psychotrope Substanzen entweder direkt oder indirekt das Belohnungssystem stimulieren. In der Aktivierung des Belohnungssystems durch primäre Verstärker liegt aber auch eine nicht zu unterschätzende Gefahr: Wie bei einer Substanzabhängigkeit kann es auch bei natürlichen Verstärkern zu einer Toleranzentwicklung kommen, die sich in einem gesteigerten, zum Teil suchtartigen Konsum niederschlägt. Beispielsweise scheint die leichte und anonyme Verfügbarkeit von pornografischen Reizen im Zeitalter des Internets kritische Entwicklungen (Stichwort Sexsucht) zu fördern. Somit können die belohnenden Effekte von Sexualität, aber auch die aller anderen positiv wirkenden Reize wie z. B. Nahrung durchaus zu einem Problem werden.

Der Beitrag macht deutlich, dass mit den modernen bildgebenden Verfahren, insbesondere der funktionellen Magnetresonanztomografie, Untersuchungsinstrumente zur Verfügung stehen, die es erlauben, Hirnprozesse zu lokalisieren und die funktionelle Konnektivität von Netzwerken zu erfassen. Worin könnte der Einsatz dieser Methodik in Zukunft im klinischen Bereich liegen? Prinzipiell denkbar sind Einsätze sowohl in der Diagnostik als auch in der Therapie. Insbesondere in der Veränderungsdiagnostik könnte der Einsatz dieser Verfahren helfen, den Nutzen verschiedener Interventionsverfahren zu beurteilen. Eine therapeutische Anwendung könnte im Neurofeedback liegen. Dabei erscheint ein Neurofeedback mittels Magnetresonanztomographie aufgrund der hohen Kosten unrealistisch. Jedoch gibt es heute bereits einfache und preisgünstige Applikationen, ein Elektroenzephalogramm (EEG) zu erfassen. Wenn es gelingt aus dem EEG Marker zu extrahieren, die mit der Aktivierung des Belohnungssystems korrespondieren, dann könnte Wohlbefinden durch gezieltes Feedback dies aus dem EEG gewonnenen Markerstrainiert werden. Ob dies gelingen wird – die Zukunft wird es zeigen.

Literatur

Arnow, B. A., Desmond, J. E., Banner, L. L., Glover, G. H., Solomon, A., Polan, M. L., Lue, T. F., & Atlas, S. W. (2002). Brain activation and sexual arousal in healthy, heterosexual males. *Brain, 125,* 1014–1023.

Bartels, A., & Zeki, S. (2000). The neural basis of romantic love. *NeuroReport, 11,* 3829–3834.

Beauregard, M., Levesque, J., & Bourgouin, P. (2001). Neural correlates of conscious self-regulation of emotion. *Journal of Neuroscience, 21,* 211–216.

Berridge, K. C. (1996). Food reward: Brain substrates of wanting and liking. *Neuroscience and Biobehavioral Review, 20,* 1–25.

Berridge, K. C. (2003). Pleasures of the brain. *Brain and Cognition, 52,* 106–128.

Blood, A. J., & Zatorre, R. J. (2001). Intensely pleasurable responses to music correlate with activity in brain regions implicated in reward and emotion. *Proceedings of the National Academy of Sciences, 98,* 11818–11823.

Brakowski, J., Spinelli, S., Dörig, N., Bosch, O. G., Manoliu, A., Holtforth, M. G., & Seifritz, E. (2017). Resting state brain network function in major depression – Depression symptomatology, antidepressant treatment effects, future research. *Journal of Psychiatric Research, 92,* 147–159.

Broca, P. (1878). Anatomie comparée des circonvolutions cérébrales: Le grand lobe limbique. *Review of Anthropology, 1,* 385–498.

Ekman, P. (1992). An Argument for Basic Emotions. *Cognition and Emotion, 6,* 169–200.

Damasio, A. R. (1994). *Descartes' error: Emotion, reason, and the human brain.* Avon Books.

Damasio, A. R. (1998). Emotion in the perspective of an integrated nervous system. *Brain Research Reviews, 26,* 83–86.

Goldbeck, F., Haipt, A., Rosenbaum, D., Rohe, T., Fallgatter, A. J., Hautzinger, M., & Ehlis, A.-C. (2018). The positive brain – Resting state functional connectivity in highly vital and flourishing individuals. *Frontiers in Human Neuroscience, 12,* 540.

Haber, S. N., & Knutson, B. (2010). The reward circuit: Linking primate anatomy and human imaging. *Neuropsychopharmacology, 35,* 4–26.

Hamann, S., Herman, R. A., Nolan, C. L., & Wallen, K. (2004). Men and women differ in amygdala response to visual sexual stimuli. *Nature Neuroscience, 7,* 411–416.

Izard, C. E. (1992). Basic Emotions, relations among emotions, and emotion-cognition relations. *Psychological Review, 99,* 561–565.

Kagerer, S., Klucken, T., Wehrum, S., Zimmermann, M., Schienle, A., Walter, B., & Stark, R. (2011). Neural activation toward erotic stimuli in homosexual and heterosexual males. *The Journal of Sexual Medicine, 8,* 3132–3143.

Kirsch, P., Schienle, A., Stark, R., Sammer, G., Blecker, C., Walter, B., Ott, U., Burkart, J., & Vaitl, D. (2003). Anticipation of reward in a nonaversive differential conditioning paradigm and the brain reward system: An event-related fMRI study. *NeuroImage, 20,* 1086–1095.

Knutson, B., Adams, C. M., Fong, G. W., & Hommer, D. (2001). Anticipation of increasing monetary reward selectively recruits nucleus accumbens. *Journal of Neuroscience, 21,* 1–5.

Kühn, S., & Gallinat, J. (2012). The neural correlates of subjective pleasantness. *NeuroImage, 61,* 289–294.

Lang, P. J. (1993). The Three-System-Approach to emotion. In N. Birbaumer & A. Öhman (Hrsg.), *The Structure of emotion.* Hogrefe & Huber.

LeDoux, J. E. (2000). Emotion circuits in the brain. *Annual Reviews, 23,* 155–184.

Lee, W., & Reeve, J. (2020). Remembering pleasure and personal meaning from episodes of intrinsic motivation: An fMRI study. *Motivation and Emotion, 44,* 810–818.

Nitschke, J. B., Nelson, E. E., Rusch, B. D., Fox, A. S., Oakes, T. R., & Davidson, R. J. (2004). Orbitofrontal cortex tracks positive mood in mothers viewing pictures of their newborn infants. *NeuroImage, 21,* 583–592.

MacLean, P. D. (1949). Psychosomatic disease and the 'visceral brain': Recent developments bearing on the Papez theory of emotion. *Psychosomatic Medicine, 11,* 338–353.

Menon, V. (2011). Large-scale brain networks and psychopathology: A unifying triple network model. *Trends in Cognitive Sciences, 15,* 483–506.

Menon, V. (2015). Salience network. In A. W. Toga (Hrsg.), *Brain mapping: An encyclopedic reference* (Bd. 2, S. 597–611). Elsevier.

Mouras, H., Stoléru, S., Bittoun, J., Glutron, D., Pelegrini-Isaac, M., Paradis, A. L., & Burnod, Y. (2003). Brain processing of visual sexual stimuli in healthy men: A functional magnetic resonance imaging study. *NeuroImage, 20,* 855–869.

Öhman, A., & Mineka, S. (2001). Fear, phobias and prepardness: Towards an evolved module of fear and fear learning. *Psychological Review, 108,* 483–522.

Olds, B., & Milner, P. (1954). Positive reinforcement produced by electrical stimulation of septal area and other regions of rat brain. *Journal of Comparative and Physiological Psychology, 47,* 419–427.

Panksepp, J. (1998). *Affective Neuroscience – The foundation of human and animal emotions.* Oxford University Press.

Papez, J. W. (1937). A proposed mechanism of emotion. *Archives of Neurology and Psychiatry, 38,* 725–748.

Plutchik, R. (1989). Measuring emotions and their derivatives. In R. Plutchik & H. Kellerman (Hrsg.), *The measurement of emotions* (Bd. 4, S. 1–35). Academic.

Qi, D., Lam, C. L. M., Wong, J. J., Chang, D. H. F., & Lee, T. M. C. (2020). *Positive affect is inversely related to the salience and emotion network's connectivity.* https://doi.org/10.1007/s11682-020-00397-1.

Rauch, S. L., Shin, L. M., Dougherty, D. D., Alpert, N. M., Orr, S. P., Lasko, M., Macklin, M. L., Fischman, A. J., & Pitman, R. K. (1999). Neural activation during sexual and competitive arousal in healthy men. *Psychiatry Research, 91,* 1–10.

Rolls, E. T. (1999). *The brain and emotion.* Oxford University Press.

Schachter, S., & Singer, J. E. (1964). Cognitive, social, and physiological determinants of emotional state. *Psychological Review, 69,* 379–399.

Scherer, K. R. (1984). On the nature and function of emotion: A component process approach. In K. R. Scherer & P. Ekman (Hrsg.), *Approaches to emotion* (S. 293–318). Erlbaum.

Small, D. M., Zatorre, R. J., Dagher, A., Evans, A. C., & Jones-Gotman, M. (2001). Changes in brain activity related to eating chocolate from pleasure to aversion. *Brain, 124,* 1720–1733.

Stemmler, G. (2002). Persönlichkeit und Emotion: Bausteine einer biobehavioralen Theorie. In M. Myrtek (Hrsg.), *Die Person im biologischen und sozialen Kontext* (S. 115–141). Hogrefe.

Stoléru, S., Grégoire, M.-C., Gérard, D., Decety, J., Lafarge, E., Cinotti, L., Lavenne, F., Le Bars, D., Vernet-Maury, E., Rada, H., Collet, C., Mazoyer, B., Forest, M. G., Magnin, F., Spira, A., & Comar, D. (1999). Neuroanatomical correlates of visually evoked sexual arousal in human males. *Archives of Sexual Behavior, 28,* 1–21.

Wehrum, S., Klucken, T., Kagerer, S., Walter, B., Hermann, A., Vaitl, D., & Stark, R. (2013). Gender commonalities and differences in the neural processing of visual sexual stimuli. *Journal of Sexual Medicine, 10,* 1328–1342.

Wundt, W. (1903). *Grundzüge der Physiologischen Psychologie.* Engelmann.

Zatorre, R. J., & Salimpoor, V. N. (2013). From perception to pleasure: Music and its neural substrates. *Proceedings of the National Academy of Sciences, 110*(Supplement 2), 10430–10437.

Neuromodulatorische Einflüsse auf das Wohlbefinden: Dopamin und Oxytocin

4

Peter Kirsch und Beate Ditzen

Inhaltsverzeichnis

▶ Dieses Kapitel behandelt neurochemische Einflüsse auf das Wohlbefinden mit dem Fokus auf die Substanzen Dopamin und Oxytocin. Dopamin als Neurotransmitter und Oxytocin als Neuropeptid werden wichtige modulatorische Einflüsse auf das Erleben positiver Emotionen zugeschrieben. Während Dopamin in erster Linie mit Motivation und Belohnung assoziiert wird, spielt Oxytocin insbesondere eine wichtige Rolle bei der Entstehung von prosozialen Emotionen wie Geborgenheit und interpersoneller Nähe. Schon auf neurophysiologischer Ebene zeigt die Verschränkung beider Systeme mit einer Lokalisation von Dopamin- und Oxytocinrezeptoren in wichtigen Regionen des Belohnungssystems, dass beide Aspekte positiver Emotionalität nicht unabhängig zu betrachten sind. Während Oxytocin über eine Dämpfung von Angst und Stress das Erleben sozialer Nähe und Bindung erlaubt, erhöht Dopamin die Motivation, sich positiven Reizen und Situationen anzunähern.

P. Kirsch (✉)
Zentralinstitut für Seelische Gesundheit, Mannheim, Deutschland
E-Mail: peter.kirsch@zi-mannheim.de

B. Ditzen
Institut für Medizinische Psychologie, Universitätsklinikum Heidelberg, Heidelberg, Deutschland
E-Mail: Beate.Ditzen@med.uni-heidelberg.de

4.1 Einleitung: Wohlbefinden als positiver Affekt

▶ Um das Phänomen Wohlbefinden einer neurobiologischen Untersuchung zugänglich zu machen liegt es nahe, es zunächst auf das allgemeine Prinzipien der Entstehung positiver Affekte zu reduzieren. Dabei sollen zwei grundlegende Aspekte des Wohlbefindens betrachtet werden, Motivation und Belohnung, verbunden mit dem dopaminergen System und Geborgenheit und interpersonelle Nähe, verbunden mit dem Oxytocin-System.

Nähert man sich dem Phänomen des Wohlbefindens aus neurobiologischer Sicht, so stellt sich das Problem, dass es sich bei Wohlbefinden um einen subjektiven Zustand handelt. Diese subjektive Qualität des Wohlbefindens macht die Erforschung und Beschreibung seiner neurobiologischen und neurochemischen Grundlagen schwierig. Darüber hinaus ist Wohlbefinden eine Form affektiven Erlebens, die vom Gesamtzustand des Individuums beeinflusst wird. Aufgrund der subjektiven Erlebnisqualität und globalen Determiniertheit des Phänomens kann davon ausgegangen werden, dass die körperlichen und psychologischen Einflussfaktoren auf das Wohlbefinden, respektive sein Fehlen, äußerst vielfältig sind. Eine Annäherung an die neurobiologischen Grundlagen des Wohlbefindens erfordert daher zunächst eine Reduzierung auf allgemeine Prinzipien, die dem Wohlbefinden als subjektiver Erlebensqualität zugrunde liegen. Relevante Aspekte des Wohlbefindens müssen dann gegenüber ähnlichen Konstrukten abgegrenzt und operationalisiert, d. h. experimentell manipulierbar und messbar gemacht werden. Auf einer noch sehr abstrakten Ebene kann Wohlbefinden als positiver Affekt konzeptionalisiert werden (vgl. hierzu auch Kap. 3). Eine solche Konzeptualisierung ist zwar unspezifisch, sie versucht jedoch, die vielfältigen Facetten von Wohlbefinden zu umfassen und Wohlbefinden einer Operationalisierung unter Einschluss von Tiermodellen zugänglich zu machen. Eine spezifische Abgrenzung des Wohlbefindens von anderen positiven Affekten kann allerdings auf neurobiologischer Ebene nicht erwartet werden, da selbst herkömmliche psychologische Taxonomien positiver Affekte Wohlbefinden nicht als eigenständige Emotion kennen (vgl. Ekman, 1994; Izard, 1991; Stemmler, 2002). Darüber hinaus ist generell im Bereich der Neurophysiologie wenig über die Grundlagen positiver Affekte bekannt, weit weniger als über die Grundlagen negativer Affekte wie z. B. Angst (Burgdorf & Panksepp, 2006). Der Research-Domain-Criteria (RDoC) Taxonomie des US National Institute of Mental Health (Cuthbert, 2014) zufolge wäre Wohlbefinden in der Domain „Positive Valence Systems" verortet, auch wenn positive Valenz hier sehr stark auf belohnungsassoziierte Prozesse reduziert ist. Wohlbefinden beschreibt einen deutlich positiv bewerteten Zustand, dies sagt allerdings, wenn man Wohlbefinden in einem Circumplex-Modell einordnen wollte, nichts über das aktuelle Arousal aus.

Die Frage, inwiefern sich ein spezifisches, anatomisch-funktionell definiertes und eingegrenztes „Wohlbefindenssystem" identifizieren ließe, bleibt angesichts der vielfältigen Aspekte von Wohlbefinden offen. Wohlbefinden beschreibt auch keine spezifische positive Emotion und lässt sich damit nicht präzisen neurobiologischen Mustern zuordnen (Shiota et al., 2017). Nimmt man an, dass positive Affekte durch die Befriedigung von Bedürfnissen entstehen, so müsste ein solches System, neben anderem, so unterschiedliche Ursachen positiver Affekte wie die Befriedigung körperlicher, homöostatischer Bedürfnisse durch konsumatorische Aktivitäten und Ruhe oder die Befriedigung von Bedürfnissen nach emotional positiv gefärbten Aktivitäten wie Neugierverhalten und Spiel umfassen, wie auch die Entstehung positiver Hintergrundempfindungen beim Wechsel von Be- und Entlastung (vgl. Burgdorf & Panksepp, 2006, S. 175). Als Teil des „Human Affectome Project" kategorisierten 77 Experten Emotionswörter und ordneten sie acht Primärkategorien zu, hierunter die Kategorie „generelles Wohlbefinden". Dieser Zuordnung zufolge ist Wohlbefinden von unmittelbaren Glücksgefühlen zu unterscheiden und hat auch langfristigere (gesundheitliche) Konsequenzen als die Vermeidung negativen Affekts allein (Alexander et al., 2021). Allerdings ist Wohlbefinden auch dieser aktuellen Kategorisierung zufolge nicht über spezifische neurobiologische Muster zu identifizieren, sondern ausschließlich über den Selbstbericht. In Ermangelung eines in sich geschlossenen neurobiologischen Systems des Wohlbefindens wollen wir hier exemplarisch zwei grundlegende Aspekte des Wohlbefindens behandeln, für die zunehmend die Identifikation der neurobiologischen Grundlagen gelingt. Dies sind zum einen die Phänomene von Motivation und Belohnung, die auch die RDoC – Taxonomie in den Fokus nimmt und denen zu allererst das dopaminerge System zugrunde liegt, und zum anderen die Phänomene von Geborgenheit und interpersoneller Nähe, die maßgeblich von dem Neuropeptid Oxytocin beeinflusst werden.

4.1.1 Positive Affekte aus biologischer Sicht

Affektive Empfindungen entstehen durch neuronale Aktivitäten im limbischen Systems (Panksepp, 2005; Heimer & van Hoesen, 2006). Neben den zentralnervösen Prozessen, die zu positivem affektivem Erleben führen, spielt aber beim Wohlbefinden als ganzheitlicher Erfahrung auch die Wahrnehmung von Vorgängen in der Körperperipherie eine entscheidende Rolle. Solche Wahrnehmungen haben zwar nicht die kausale Bedeutung für affektives Erleben, wie dies von der einflussreichen James-Lange-Theorie der Emotion am Ende des 19. Jahrhunderts postuliert wurde (James, 1884; Lange, 1887), es ist allerdings davon auszugehen, dass ein zentralnervöses Feedback peripher-physiologischer Korrelate von Emotionen oder andere Körperwahrnehmungen das affektive Empfinden modulieren (vgl. Davidson et al., 2000). Es konnte nämlich gezeigt werden, dass selbst subtile Veränderungen in der Körperperipherie der bewussten oder vorbewussten interozeptiven Wahrnehmung zugänglich sind (vgl. Vaitl, 1996). Speziell beim Wohlbefinden als positivem Affekt fällt der Wahrnehmung körperlicher Zustände eine wichtige Rolle zu, da das im engeren Sinne körperliche Wohlbefinden eine wichtige Determinante des allgemeinen Wohlbefindens ist. Dieses Wechselspiel zwischen zentralem Nervensystem

und Körperperipherie beim Entstehen oder Vergehen von Wohlbefinden findet eine Entsprechung bei den Trägersubstanzen der zugrunde liegenden biologischen Informationsverarbeitung. Die Entstehung positiver Affekte basiert im Gehirn auf der Informationsvermittlung durch zentralnervöse Neurotransmitter wie Dopamin oder Oxytocin. Über ihre zentralnervösen Neurotransmitterwirkungen hinaus haben diese Substanzen aber vielfach auch peripher-physiologische Wirkungen. Die Signale zur Steuerung der peripher-physiologischen Prozesse werden dabei entweder über das periphere Nervensystem in Form peripherer Transmitter auf die Erfolgsorgane übertragen oder sie nehmen als Hormone den humoralen Weg über die Blutbahn. Obwohl bei der Entstehung und Modulation von Wohlbefinden aus den oben genannten Gründen sowohl zentralnervöse als auch peripher-physiologische Wirkungen von Dopamin und Oxytocin eine Rolle spielen, werden periphere Mechanismen im Folgenden nur gestreift.

4.2 Dopamin und Wohlbefinden

▶   Dopamin spielt eine zentrale Rolle für die Entstehung von Anreizmotivation, da seine Ausschüttung dem Gehirn die Möglichkeit signalisiert, eine Belohnung zu erhalten, eine wichtige Quelle des Wohlbefindens.

Betrachtet man Wohlbefinden aus evolutionärer Sicht, so könnte man argumentieren, dass das Aufsuchen von Situationen, die mit Wohlbefinden assoziiert sind, eine fundamentale Bedeutung für das Überleben des Organismus und der Spezies hat und damit als Selektionsvorteil anzusehen ist (Nesse, 2004; Buss, 2000). Positive Emotionen im Allgemeinen aber auch Wohlbefinden und Glück im Speziellen sind in erster Linie mit Ereignissen, aber auch mit Ressourcen und Möglichkeiten, verbunden, Ziele zu erreichen (Nesse, 2004; Diener & Fujita, 1995), die der angestrebten Befriedigung physischer und sozialer Bedürfnisse dienen. Das Anstreben von Zielen und ihre Erreichung hängt von der Anreizmotivation ab (Berridge & Robinson, 2016), deren neurobiologische Grundlage auch als „Behavioral Approach System" beschrieben wurde (Grey, 1995). Diese Anreizmotivation ist weitgehend dopaminerg vermittelt, sodass Dopamin als zentraler Neurotransmitter des Wohlbefindens angesehen werden kann.

4.2.1 Neurophysiologische Grundlagen des dopaminergen Systems

Das Dopaminsystem gehört zusammen mit dem noradrenergen und dem serotonergen System zu den klassischen monoaminergen Neurotransmittersystemen im Gehirn. Während die im Folgenden beschriebenen grundlegenden Mechanismen im Wesentlichen auf tierexperimentellen Untersuchungen beruhen, wurden mit modernen bildgebenden Verfahren auch im Humanbereich Belege für die Bedeutung eines intakten Dopaminsystems für das Wohlbefinden gefunden (Verhoeff et al., 2003). Dopamin produzierende Neurone liegen im Mesenzephalon, im Hypothalamus und auch in Organen der Körperperipherie, wie der Niere, dem Herzen und den Gefäßen (Reymond & Porter, 1985; Bek et al., 2001). Letztere sind an der Regulierung des Kreislaufes beteiligt und können damit insofern einen indirekten Einfluss auf das Wohlbefinden ausüben, als Kreislauffunktionen bei konkretem Verhalten von Bedeutung sind und die Empfindung des eigenen Körpers während des Verhaltens beeinflussen. Dieser Aspekt soll aber im Folgenden nicht weiter erörtert werden. Auch der Einfluss von Dopamin auf die Prolaktinsekretion im Hypothalamus, bei der Dopamin in die Blutbahn hypothalamischer Gefäße ausgeschüttet wird und damit auf hormonelle Weise wirkt, soll hier nur erwähnt werden.

Zentralnervöse Einflüsse auf die Empfindung von Wohlbefinden üben die dopaminproduzierenden Neurone im Mesenzephalon aus, die zusammen mit ihren kortikalen und subkortikalen Projektionsarealen als mesotelenzephales Dopaminsystem bezeichnet werden (Roth & Elsworth, 1995). Dopaminerge Neurone haben in ihren Projektionsarealen im weitesten Sinne integrative Funktion und spielen eine entscheidende Rolle bei der Steuerung motorischer Aktivität, bei der sensumotorischen Integration und Reaktionsselektion, bei emotionalen, motivationalen und kognitiven Prozessen oder beim assoziativen Lernen (Le Moal & Simon, 1991; Berridge & Robinson, 2016). Die dopaminergen Zellgruppen im Mesenzephalon, deren Begrenzungen unscharf sind, werden als A8, A9 und A10 bezeichnet. Die A9-Gruppe liegt im dorsalen Bereich der Substantia nigra pars compacta und bildet zusammen mit Zellen aus der Gruppe A8, die laterokaudal und etwas dorsaler zur A9-Gruppe liegt, das sog. nigrostriatale Dopaminsystem mit Projektionen überwiegend zum Nucleus caudatus und Putamen sowie zur Amygdala. Beim Parkinson-Syndrom führt Dopaminverlust in diesem System aufgrund einer Degeneration der dopaminergen Neurone zu Fehlfunktionen bei der Steuerung motorischer Aktivität im dorsalen Striatum, die Ursache für die Symptome dieser Krankheit wie Akinesien, Hypokinesien, Rigor und Tremor sind. Die Neuronengruppe A10 liegt ventral zu A9 im Bereich des ventralen tegmentalen Areals (VTA) und bildet mit ihren Projektionsarealen das mesokortikolimbische Dopaminsystem. Die in diesem Zusammenhang wichtigsten Projektionsareale sind das ventrale Striatum mit dem Nucleus accumbens (NAcc, mesolimbisches Dopaminsystem) und der präfrontale Kortex (mesokortikales Dopaminsystem). Es wird angenommen, dass Projektionen zum dorsolateralen präfrontalen Kortex eher an kognitiven Prozessen und Projektionen zum orbitofrontalen Kortex eher an affektiven Prozessen beteiligt sind. Störungen dieser Systeme können u. a. zu psychotischen Symptomen führen, die auf ein Überangebot an Dopamin im Striatum zurückgehen. Daher werden die Ursachen von Krankheiten wie Schizophrenie und Manie oder das Entstehen psychotischer Symptome im Rahmen einer Dopaminsubstitutionstherapie bei Parkinson in einer Störung insbesondere des mesolimbischen Dopaminsystems gesehen (Carlsson, 1995; Moore et al., 1999).

Der NAcc hat als Teil des mesolimbischen Dopaminsystems neben diesen integrativen sensumotorischen Funktionen auch zentrale

Bedeutung für das Belohnungssystem des Gehirns. Während die sensumotorischen Dopaminfunktionen im Falle einer Störung (Parkinson, Schizophrenie) einen negativen Einfluss auf das Wohlbefinden ausüben, kann man das Belohnungssystem als Quelle positiver affektiver Erfahrung und damit als eine der neurophysiologischen Grundlagen des Wohlbefindens ansehen.

Erste Konzepte über die zentrale Rolle des Dopamins im Belohnungssystem (Wise, 1980) wurden aufgrund von Studien über die elektrische (Phillips & Fibiger, 1978) oder pharmakologische (vgl. Koob & Goeders, 1989) Selbststimulation des Gehirns entwickelt. Die Vorstellung einfacher „pleasure centers" erwies sich aber bald als zu einfach (vgl. Le Moal & Simon, 1991). Beim Ineinandergreifen unterschiedlicher monoaminerger und peptiderger Neurotransmittersysteme im Rahmen von Reward-Prozessen nimmt aber auch in heutigen Vorstellungen das mesokortikolimbische Dopaminsystem eine zentrale Rolle ein (vgl. McBride et al., 1999). Die Rolle des Dopamins als Übertragersubstanz für belohnungsbezogene Signale wird dabei heute aber sehr viel differenzierter gesehen.

Ausgehend von der Tatsache, dass das Dopaminsystem von Belohnungen wie Nahrungsmitteln, sexuellem Verhalten, Drogenkonsum, Selbststimulation bestimmter Hirnzentren, positiv bewerteten Spielen und auch bei an sich neutralen Reizen, die durch Konditionierungsprozesse an derartige Belohnungen gebunden sind, aktiviert wird, unterscheiden Berridge und Robinson (2016) beim Belohnungsprozess zwei Aspekte, die unabhängig voneinander reguliert werden und bewusst oder auch unbewusst ablaufen: Mögen („liking") und Wollen („wanting"). „Mögen" bezeichnet die hedonische Evaluation eines Reizes, der positive, genussorientierte Empfindungen auslöst. „Wollen" initiiert das auf ein gemochtes Ziel gerichtete Verhalten, die Zuwendung zu einem Anreiz oder die Konsumation des Zielobjektes. Dopamin scheint nach diesem Konzept die entscheidende Rolle dabei zu spielen, dass ein Reiz mit hedonischem Potenzial („Mögen"), der aber zunächst als neutral erlebt wird, tatsächlich für das Individuum attraktiv wird und appetitives Verhalten

(„Wollen") auslöst. Dieser auf dopaminergen Mechanismen beruhende Vorgang wird als „incentive salience" bezeichnet.

4.2.2 Beeinflussung des Wohlbefindens durch Dopamin

Die stärksten Hinweise auf die zentrale Bedeutung des Dopamins für das Wohlbefinden stammen aus pharmakologischen Untersuchungen und Selbststimulationsstudien. Bereits vor mehr als 50 Jahren berichtete der Psychiater Robert Heath, dass psychiatrische Patienten, denen eine Elektrode in das Tegmentum oder das Septum implantiert worden war, die Stimulation als Auslöser eines Glücksgefühl bezeichneten (Heath, 1963, 1972). Obwohl diese Untersuchungen zu Recht umstritten sind, zeigen sie doch, dass die Aktivierung dopaminerger Neurone nicht nur beim Tier, wie zuvor von Olds und Millner (1954) gezeigt, sondern auch beim Menschen zu ausgesprochen angenehmen Gefühlen führt. Interessanter Weise wurden in jüngster Zeit in Studien mit Tiefenstimulation bei Parkinson-Patienten ähnliche Einflüsse auf die positive Stimmung gefunden (Schneider et al., 2003), die denen der Gabe des Dopaminvorläufers L-DOPA vergleichbar waren. Auch die pharmakologischen Wirkungen von Kokain und Amphetaminen auf die Befindlichkeit können als Steigerung des Wohlbefindens interpretiert werden. Diese Substanzen erhöhen die Ausschüttung von Dopamin im VTA und im NAcc und führen so zu einer Stimulierung des mesolimbischen Dopaminsystems (Di Ciano et al., 1995; Drevets et al., 2001). So konnten Drevets et al. (2001) in einer Studie mithilfe der Positronenemissionstomografie (PET) zeigen, dass das Ausmaß an hedonischer Reaktion auf Amphetamine positiv korreliert war mit der Stärke der Dopaminausschüttung im ventralen Striatum. Allerdings zeigt die neurobiologische Forschung der letzten Jahre, dass nicht allein solche dem Wohlbefinden langfristig überaus abträglichen Substanzen zu einer Erhöhung des mesolimbischen Dopaminsignals führen. Vielmehr kristallisiert sich heraus, dass der dem Wohlbefinden förderliche Placeboeffekt offensichtlich auch auf dopaminergen Mechanismen beruht (de la Fuente-Fernández et al., 2002b). Die Erwartung einer Verbesserung des gesundheitlichen Zustandes führt zur Zunahme der Dopaminausschüttung im NAcc. Dieser Effekt erreichte bei Parkinson-Patienten sogar eine Stärke, wie sie bei Gesunden nach der Gabe von Amphetaminen beobachtet werden kann (de la Fuente-Fernández et al., 2002a). Hiermit korrespondierende Befunde haben sich auch in anderen Bereichen gezeigt. So zeigen Field et al. (2005) in einer Übersichtsarbeit, dass der dem Wohlbefinden zuträgliche und Stress reduzierende Effekt einer Massagebehandlung mit einer Stimulation des dopaminergen Systems einhergeht. Auch durch Meditation (Kjaer et al., 2002), den Genuss von Musik (Menon & Levitine, 2005) oder der Lieblingsmahlzeit (Small et al., 2003) scheint das mesolimbische Dopaminsystem aktiviert zu werden.

Einen indirekten Beleg für die Bedeutung des Dopamins für das Wohlbefinden kann auch in der dysphorischen Wirkung von Dopaminantagonisten gesehen werden. So konnten Voruganti et al. (2001) zeigen, dass unmedizierte Patienten mit Schizophrenie nach Gabe eines Dopaminantagonisten eine dysphorische Reaktion zeigen, deren Ausmaß mit der Bindung des Antagonisten an den striatalen Dopamin-D2-Rezeptoren korreliert war. Auch konnte gezeigt werden, dass Patienten, die mit sog. typischen Neuroleptika behandelt wurden, die eine stärke D2-antagonistische Wirkung aufweisen, eine reduzierte Aktivierung des Nucleus Accumbens in der Erwartung einer monetären Belohnung aufwiesen als Patienten, die mit atypischen Neuroleptika behandelt wurden (Kirsch et al., 2007).

Dass die Fähigkeit, antizipatorische Freude und damit positive Affekte zu erleben, individuell stark variiert, hat auch in der Persönlichkeitspsychologie dazu geführt, die Bedeutung von Neurotransmittern wie Dopamin für die Ausprägung von Persönlichkeitsmerkmalen zu berücksichtigen. So gehen Depue und Collins (1999) in ihrer psychobiologischen Theorie davon aus, dass das Ausmaß an dopaminerger Transmission individuelle Differenzen im Ausprägungsgrad von Extraversion und damit beim

Auftreten positiver Emotionen erklärt. Das Auftreten dieser dopaminerg vermittelten, positiven Emotionen erklären Depue und Collins (1999) mit einer durch das Dopamin vermittelten Anreizmotivation. Ihre Persönlichkeitstheorie ist daher eng an die Persönlichkeitstheorie von Grey (s. oben) angelehnt. In jüngerer Zeit (Reuter & Hennig, 2005; Reuter et al., 2006) konnte darüber hinaus gezeigt werden, dass der Genotyp hinsichtlich verschiedener Gene des dopaminergen Systems Persönlichkeitsmerkmale wie Extraversion und Verstärkersensitivität oder das Behavioral Approach System beeinflusst. Die genannten Befunde sprechen dafür, dass die Ansprechbarkeit des dopaminergen Systems und damit auch die Fähigkeit, positive Affekte und Wohlbefinden zu erleben, deutlich zwischen verschiedenen Personen variieren, eine Erkenntnis, die auch im psychotherapeutischen Kontext von großer Bedeutung ist. Diese Ansprechbarkeit des dopaminergen Systems scheint auch Einfluss auf die Fähigkeit zu nehmen, Liebe und Nähe zu empfinden und damit in der Lage zu sein, soziale Beziehungen aufzubauen. So zeigt sich, dass sowohl frisch Verliebte beim Betrachten von Bildern ihrer Partner (Aron et al., 2005) als auch Mütter beim Betrachten von Bildern der eigenen Kinder (Bartels & Zeki, 2004) eine Aktivierung der Strukturen des mesolimbischen Dopaminsystems zeigen. Bei der Aufrechterhaltung derartiger sozialer Bindungen scheint Oxytocin eine entscheidende Rolle zu spielen. Es konnte tierexperimentell gezeigt werden, dass solche Tiere dauerhaft monogam leben, die eine große Dichte an Oxytocinrezeptoren im NAcc besitzen (Insel & Shapiro, 1992). Vergleichbare Zusammenhänge finden sich auch beim Sorgeverhalten für den Nachwuchs (Olazabal & Young, 2006). Scheele et al. (2013) konnten zeigen, dass Männer bei der Betrachtung von Frauengesichtern eine stärkere Aktivierung dopaminerger Belohnungsstrukturen zeigten, wenn sie vorher intranasales Oxytocin verabreicht bekommen hatten. Außerdem lässt sich zeigen, dass die Infusion von Oxytocin in das ventrale tegmentale Areal zu einer Erhöhung des Dopaminsignals im NAcc führt (Shahrokh et al., 2010), was Zanos und Kollegen motiviert hat, Oxytocin als mögliche Behandlung einer Abhängigkeitserkrankung vorzuschlagen (Zanos et al., 2018). Das mesolimbische Dopaminsystem und das Oxytocinsystem scheinen also zu interagieren, wenn es um positive Affekte im Bereich sozialer Interaktionen geht. Im folgenden Abschnitt soll nun dieses Oxytocinsystem genauer betrachtet werden.

4.3 Oxytocin und Wohlbefinden

▶ Das Oxytocin-System spielt eine zentrale Rolle für das Wohlbefinden im sozialen Kontext. Seine Aktivität im Gehirn reduziert soziale Angst, erhöht das Vertrauen und fördert die Entstehung und Aufrechterhaltung sozialer Bindungen.

4.3.1 Physiologische Grundlagen

Während die Bedeutung des Dopaminsystems für positives affektives Empfinden schon seit längerer Zeit Gegenstand intensiver Forschung ist, sind positive affektive Wirkungen des Oxytocins erst in jüngerer Zeit zunehmend ein Fokus des Forschungsinteresses geworden (IsHak et al., 2011). Oxytocin ist ein Nonapeptid, das im Hypothalamus in den Neuronen des Nucleus paraventricularis und des Nucleus supraopticus gebildet wird. Es wird über die Axone der Zellen zum Hypophysenhinterlappen, der Neurohypophyse, transportiert und ist dabei an Neurophysin, ein größeres Peptid, gebunden. In den Nervenendigungen wird Oxytocin in Vesikeln zwischengespeichert. Die Ausschüttung in die Kapillaren der Hypophyse erfolgt, wenn die Oxytocinzellen durch Aktionspotenziale erregt werden. Neben dieser hormonellen Funktion wirkt Oxytocin auch als Neuromodulator im zentralen Nervensystem, ähnlich wie ein Neurotransmitter, allerdings etwas langsamer. In jüngerer Zeit wurden auch Projektionen von oxytonergen Neuronen in Hirnregionen berichtet, die mit Emotionen assoziiert sind, wie der Amygdala, dem Hippocampus und dem NAcc

(Knobloch et al., 2012). Letzteres verdeutlicht auch erneut die wichtige Beziehung zum Dopamin. Sowohl die hormonellen als auch die Neurotransmitterwirkungen des Oxytocins dienen zum großen Teil der Steuerung von Vorgängen, die mit der Fortpflanzung in Zusammenhang stehen (vgl. Jurek & Neumann, 2018).

Die Plasmaspiegel von Oxytocin sind während des Orgasmus bei Männern und Frauen erhöht (Murphy et al., 1990; Blaicher et al., 1999). Bei Frauen ändert sich der Oxytocinspiegel im Blut während des Menstruationszyklus (Engel et al., 2019). Oxytocin ist generell unter Östrogeneinfluss erhöht (Amico et al., 1981; McCarthy, 1995). Nach der Geburt reguliert Oxytocin die Laktation. Durch den Saugreiz werden Mechanorezeptoren in den Brustwarzen aktiviert, die entsprechende Signale an die Oxytocinproduzierenden Zellen im Hypothalamus senden. Dort kommt es zu rhythmischer Aktivität von Verbänden Oxytocin-produzierender Zellen, die schließlich zu pulsatiler, bolusartiger Ausschüttung von Oxytocin in die Blutbahn führt. Die Synchronisierung der Aktivität benachbarter Neurone im Nucleus paraventricularis und Nucleus supraopticus, die zu burstartigen Entladungen in den entsprechenden Neuronenverbänden führt, erfolgt autoregulativ durch die Wiederaufnahme des als Neurotransmitter wirkenden Oxytocins über Autorezeptoren auf den Zellkörpern der Oxytocin produzierenden Zellen (Freund-Mercier & Stoeckel, 1995). Diese pulsatile Oxytocinausschüttung muss bei der Erfassung der Oxytocinkonzentration im Blutplasma berücksichtigt werden. Das aus dem Blut über Rezeptoren an den Milchdrüsen aufgenommene Oxytocin bewirkt Kontraktionen der Brustdrüsen und damit einen Ausstoß der Milch.

Die zentralnervösen und psychologischen Effekte des Oxytocins werden über Oxytocinrezeptoren im Gehirn vermittelt (Buijs et al., 1985; Jurek & Neumann, 2018). Oxytocin findet sich u. a. in weiteren Kernen des Hypothalamus, im Thalamus, im Hippocampus, in der Amygdala, im Mesenzephalon und im Hirnstamm. Oxytocin beeinflusst komplexe soziale Verhaltensweisen, die im Zusammenhang mit der Fortpflanzung stehen. Pedersen und Prange (1979) induzierten mütterliches Verhalten bei Ratten durch Oxytocininjektion in die Hirnventrikel. Insel und Shapiro (1992) fanden unterschiedliche Verteilungen der Oxytocinrezeptoren im Gehirn bei monogam oder polygam lebenden Wühlmausarten. Eine Studie von Insel und Hulihan (1995) ergab, dass bei weiblichen, monogam lebenden Wühlmausarten Oxytocin eine entscheidende Rolle bei der Paarbildung spielt, während es bei männlichen Tieren einen ähnlichen Einfluss von Vasopressin gibt. Aufgrund dieser und weiterer Befunde entwickelte Insel ein Modell der biologischen Basis für soziale Bindungen, in dem Oxytocin und Vasopressin eine zentrale Rolle spielen (Insel, 1997). Oxytocin hat außerdem eine dämpfende Wirkung auf die Stressreaktion, insbesondere bei sozialem Stress (Cardoso et al., 2014; Neumann, 2002) und führt zu einer Reduktion von sozialer Angst bei Tieren (Zoicas et al., 2014) und Menschen (Eckstein et al., 2015). Uvnäs-Moberg et al. (2005) generalisierten diese psychologischen Wirkungen des Oxytocins zum Konzept des „calm and connection systems", das dem Wohlbefinden und der Sozialisation zugrunde liegt und einen Gegenpol zu dem bekannten „fight-flight system" der Stressreaktion darstellt.

4.3.2 Die Beeinflussung des Wohlbefindens durch Oxytocin

Will man die zentralnervösen Wirkungen des Oxytocins, die sich in Bezug auf das Wohlbefinden zeigen, zusammenfassen, so scheinen drei Funktionen zentral zu sein, die allerdings nicht unabhängig voneinander zu betrachten sind:

1. die Reduzierung von (sozialer) Furcht,
2. die Dämpfung von Stressreaktionen und
3. die Bildung von engen sozialen Beziehungen.

Daher wird heute häufig von Oxytocin als einem sozialen Neuropeptid gesprochen (Meyer-Lindenberg et al., 2011). Während die frühen, theorieleitenden Befunde zur Wirkung des Oxytocins aus Tierstudien stammten, gibt es inzwischen eine große Vielzahl von Untersuchungen aus dem Humanbereich, die darauf hinweisen, dass solche Ergebnisse auch auf den Menschen übertragen werden können. So wurden im Rahmen naturalistischer Settings stillende Frauen untersucht, bei denen ein erhöhter Oxytocinausstoß zu erwarten ist. Heinrichs et al. (2001) zeigten, dass Frauen nach dem Stillen bei der Bewältigung des „Trier Social Stress Test" eine reduzierte Aktivität der Hypothalamus-Hypophysen-Nebennieren-Achse im Sinne einer reduzierten Ausschüttung von ACTH (adrenokortikotropes Hormon) und Cortisol aufwiesen. Auch die intranasale Gabe von Oxytocin führt zu einer Reduzierung der stressbezogenen Cortisolausschüttung und berichteten Stresssymptomen (Heinrichs et al., 2003). Das interessanteste Ergebnis dieser Studie war aber, dass sich der Effekt durch zusätzliche soziale Unterstützung deutlich verstärken ließ. Während soziale Unterstützung während der Bewältigung des Stresstests und Oxytocingabe vergleichbare Ergebnisse erbrachten, führte die Kombination beider stressreduzierender Faktoren zu der signifikant stärksten Reduktion von physiologischen und subjektiven Stressfaktoren. Reduziertes Cortisol und mehr positive Kommunikation zwischen Partnern nach Oxytocingabe beschreiben Ditzen et al. (2009) bei Paaren, die in Konfliktgesprächen untersucht wurden. Diese Befunde sind auch aus psychotherapeutischer Sicht interessant, da sie darauf hinweisen, dass Oxytocin zu einer Verstärkung psychotherapeutischer Interventionen führen könnte, möglicherweise über die Verbesserung der Offenheit für soziale Interaktionen. Die Wirksamkeit von Oxytocin als Adjuvans bei einer Reizkonfrontationstherapie wurde bereits vor Längerem demonstriert (Pitman et al., 1993). Die Autoren verabreichten intranasales Oxytocin an Vietnam-Veteranen, die unter einer posttraumatischen Belastungsstörung litten. Während einer In-sensu-Konfrontation fanden sie reduzierte physiologische Stressreaktionen unter Oxytocin, verglichen mit Placebo und Vasopressin. In einer neueren Studie mit Sozialphobikern konnte zwar kein genereller Effekt der adjuvanten Gabe von Oxytocin gefunden werden, es fanden sich aber mehr positive Selbstbeschreibungen während einer Exposition unter Oxytocin (Guastella et al., 2009).

Die geschilderten Befunde sind wahrscheinlich auf eine angstdämpfende Wirkung von Oxytocin zurückzuführen, die insbesondere unter sozialen Interaktionsbedingungen zu beobachten ist. So zeigten Zak et al. (2004), dass Personen mit höherem Plasma-Oxytocinspiegel in einem Spiel, bei dem man einem Mitspieler Geld anvertrauen kann, ein höheres Vertrauen zu ihren Mitspielern hatten. Während diese Studie nur einen indirekten Hinweis auf die zentrale Wirkung des Oxytocins auf das Vertrauen zeigte, konnten Kosfeld et al. (2005) demonstrieren, dass auch die intranasale Gabe von Oxytocin zu einer Verstärkung des Vertrauens in einem Spiel führt, bei dem man einem Mitspieler Geld anvertrauen muss. Neuere Befunde weisen darauf hin, dass dieser Effekt v. a. durch die Disposition zu vertrauen reguliert wird, Personen mit einer niedrigen Disposition zu vertrauen, reagieren demzufolge stärker auf Oxytocingabe (Declerck et al., 2020). Anscheinend beruht die vertrauensbildende Funktion von Oxytocin auf einem Zusammenspiel seiner angstreduzierenden und bindungsverstärkenden Wirkungen.

Neurophysiologisch gesehen spielt bei diesen Funktionen die Amygdala eine zentrale Rolle, von der man weiß, dass sie sowohl an der Entstehung von komplexen sozialen Beziehungen (Adolphs, 2003) als auch an der von Angstreaktionen (LeDoux, 2000) maßgeblich beteiligt ist. In jüngster Zeit ist gezeigt worden, dass sich in der Amygdala Rezeptoren befinden, durch die Oxytocin und Vasopressin deren Aktivität modulieren können (Huber et al., 2005). Es ist daher anzunehmen, dass Oxytocin seine Wirkung u. a. durch eine Modulation der Amygdala erzielt. Wir haben dies erstmalig in einem Humanversuch zeigen können (Kirsch et al., 2005). Dabei haben wir männlichen Probanden per Nasenspray Oxytocin verabreicht und dann mithilfe der funktionellen Magnetresonanztomografie die Aktivierung der Amygdala während der Betrachtung angstauslösender Bilder untersucht. Wir fanden eine im Vergleich zu einer Placebogabe reduzierte Aktivierung der Amygdala unter Oxytocin, insbesondere auch bei der Betrachtung von Gesichtern mit hochängstlichem Gesichtsausdruck. Diese Befunde sind inzwischen in einer Vielzahl von Studien repliziert (eine Übersicht findet sich u. a. bei Wigton et al., 2015). Interessanter Weise konnten wir aber auch zeigen, dass Probanden, die eine Reduktion der Amygdala-Aktivierung auf angstauslösende Bilder unter Oxytocin aufwiesen, in der selben Studie auch eine Zunahme von Regionen des dopaminergen Belohnungssystems (VTA, ventrales Striatum) während der Betrachtung von erotischen Bildern, die interagierende Paare zeigen, aufwiesen (Sauer et al., 2019).

Die Bedeutung des Oxytocins für die soziale Bindung wird auch durch Befunde unterstrichen, die eine Störung des Oxytocinsystems bei bestimmten psychischen Störungen nahelegen. Besonders ausführlich wird dies bereits seit längerer Zeit im Zusammenhang mit Autismus diskutiert (z. B. Green et al., 2001). Dies erscheint naheliegend, weil soziale Interaktionsstörungen dem autistischen Krankheitsbild immanent sind. Inzwischen konnte gezeigt werden, dass die Gabe von Oxytocin die sozialen Kognitionen und Interaktionen von Patienten mit Autismus positiv beeinflussen kann (Andari et al., 2010; Hall et al., 2012), in einer kontrollierten Längsschnittstudie zeigten sich allerdings keine unmittelbaren therapeutischen Effekte von Oxytocin-Nasenspray (Guastella et al., 2015). Da aber fast alle psychischen Erkrankungen mit Einschränkungen in der sozialen Interaktion einhergehen, wird auch über die Bedeutung des Oxytocins für andere psychische Störungen mit devianter sozialer Interaktion spekuliert (für einen Überblick s. Kirsch, 2015). In diesem Zusammenhang wird die Möglichkeit diskutiert, dass eine Störung des Oxytocinsystems, die zu einer Vulnerabilität für die Entstehung von Beziehungsstörungen führen könnte, durch die frühkindliche Deprivation hinsichtlich enger sozialer Bindungen entsteht. So haben Fries et al. (2005) in einem naturalistischen Setting gezeigt, dass bei Kindern, die sozial und emotional depriviert in einem russischen oder rumänischen Waisenhaus aufgewachsen waren und die später adoptiert wurden, beim körperlichen

Kontakt mit der Adoptivmutter weniger Oxytocin im Urin nachweisbar war als bei leiblichen
Kindern, die die ersten Lebensjahre in behüteten
Verhältnissen verbracht hatten. Auch findet sich
bei Vätern unter intranasalem Oxytocin nicht
nur mehr positives Interaktionsverhalten mit ihren Kindern, sondern auch ein höheres Oxyto-
cinniveau bei diesen Kindern nach der Interaktion (Weisman et al., 2012). Obwohl der Zusammenhang zwischen peripherem und zentralen
Oxytocin noch nicht eindeutig ist, geben diese
Studien doch einen wichtigen Hinweis darauf,
wie frühkindliche Erfahrungen durch eine Veränderung biologischer Systeme die soziale Beziehungsfähigkeit und damit auch das Wohlbefinden im späteren Leben maßgeblich beeinflussen können.

4.4   Zusammenfassung: Interaktion von Dopamin und Oxytocin bei der Entstehung von Wohlbefinden

▶   Dopamin und Oxytocin spielen
     beide eine wichtige Rolle bei der
     Befriedigung von zentralen Bedürf-
     nissen des Menschen. Deswegen ist
     es nicht erstaunlich, dass beide Sys-
     teme auf neuronaler Ebene mitein-
     ander interagieren, wie es sich bei-
     spielsweise an der Aktivierung des
     mesolimbischen Dopaminsystems
     durch Oxytocinrezeptoren im vent-
     ralen Striatum zeigt.

Fasst man die oben referierten Befunde zusammen, dann leitet sich daraus ein stark verein-
fachtes neurobiologisches Modell von Wohlbefinden als positivem Affekt ab, der sich durch
die Befriedigung von Bedürfnissen einstellt.
Hinsichtlich sozialer Bedürfnisse wäre Wohlbefinden mit einem Zustand von sozialer Nähe,
Sicherheit und Geborgenheit assoziiert, in welchem Oxytocin und Dopamin eine zentrale
Rolle spielen (vgl. hierzu auch Esch & Stefano, 2004, 2005). Dabei würde das Erleben
sozialer Nähe und Bindung eine Reduzierung

von Stress und Angst über die Einwirkung von
Oxytocin auf die Amygdala bewirken. Darüber
hinaus führt die gleichzeitige Stimulation von
Oxytocinrezeptoren im NAcc zu einer Aktivierung des mesolimbischen Dopaminsignals, die
über die Zunahme antizipatorischer Freude und
die Steigerung von Aktivität zu einer Erhöhung
des Wohlbefindens führen (Liu & Wang, 2003;
Young et al., 2001). Das Dopaminsystem würde
dabei über die Erhöhung der Anreizmotivation
auch zu einer Steigerung konsumatorischer Aktivitäten oder allgemein emotional positiv gefärbter Aktivitäten beitragen.

Aus psychotherapeutischer Sicht ist wichtig,
dass die Ansprechbarkeit beider Systeme beim
Menschen sehr unterschiedlich ausgeprägt ist.
Für das Oxytocinsystem ist die Ansprechbarkeit
möglicherweise maßgeblich durch frühkindlicher Erfahrung determiniert, beim Dopaminsystem insbesondere durch genetische Prädispositionen, wobei zu erwarten ist, dass die Forschung
in der nahen Zukunft weitere genetische und
Umweltfaktoren als auch Gen-Umwelt-Inter-
aktionen (Caspi & Moffitt, 2006; Champagne,
2008) identifizieren wird, die die Ansprechbarkeit von Transmittersystemen maßgeblich beeinflussen. So hat sich z. B. in einer Studie von
Chen und Kollegen gezeigt, dass Personen mit
einer bestimmten Konstellation des Oytocinre-
zeptor-Gens (ein oder zwei Varianten des G-Al-
lels auf dem Gen OXTR rs53576) besser auf
soziale Unterstützung als Stresspuffer reagieren als Personen ohne G-Allel auf diesem spezifischen Gen (Chen et al., 2011). Auch berichteten in einer anderen Studie Personen mit einem GG Genotypen des OXTR rs53576 eine
höhere Partnerschaftsqualität, als diejenigen,
die AA oder AG Genotypen aufwiesen; dieser
Zusammenhang war vermittelt über den Bindungsstil (Monin et al., 2019). Es ist anzunehmen, dass solche Unterschiede auch die Zugänglichkeit für psychotherapeutische Interventionen
beeinflussen, egal ob sie direkt dem Wohlbefinden dienen oder allgemein psychotherapeutischer Natur sind. Allerdings sind diese Zusammenhänge beim Menschen nach wie vor schwer
zu messen. So zeigte sich kürzlich in einer Studie bei traumatisierten Bundeswehrsoldaten kein

prädiktiver Wert der Oxytocinwerte zu Beginn einer Psychotherapie auf die Symptomreduktion im Therapieverlauf (Engel et al., 2020). Dies kann auf die kurze Halbwertszeit von Oxytocin im Blut, auf Tagesschwankungen, auf eine generell fehlende Assoziation zentralnervöser Oxytocinmechanismen mit Oxytocinwerten in Speichel oder Blut – also letztendlich auf Messfehler – oder aber auf eine tatsächlich fehlende Beteiligung des Oxytocinsystems im Psychotherapieprozess zurückzuführen sein. Da Oxytocinapplikation in der Zusammenfassung der bisherigen Originalarbeiten nicht genuin belohnend und beruhigend wirkt, sondern stark durch den Kontext geprägt scheint, wird aktuell eine „Salienzhypothese" der Oxytocinwirkung untersucht (Kemp & Guastella, 2010). Dieser Annahme zufolge verstärkt Oxytocin die Bedeutung sozialer Stimuli – im Positiven wie auch im Negativen. Für das Wohlbefinden bedeutet dies, dass ein an sich positiv wahrgenommener Kontext in seiner Wirkung durch die Aktivierung oxytocinerger Mechanismen noch gesteigert werden kann. Hierfür spricht, dass erfolgreiche psychotherapeutische Interventionen zu einer Steigerung des Wohlbefindens führen, parallel könnten demnach Veränderungen im endogenen Oxytocin- und des Dopaminsystem stattfinden oder diesen Effekt sogar vermitteln. Tatsächlich zeigt sich, dass sowohl das Dopamin- als auch das Oxytocinsystem durch psychologische Faktoren modulierbar ist und somit eine Veränderung dieser Systeme durch psychotherapeutische Intervention zu einer Steigerung des Wohlbefindens führen kann. Auf dieser Logik aufbauend wird in neueren Ansätzen versucht, Dopamin- und Oxytocin-„reiche" Hirnareale durch unmittelbare Rückmeldung in bildgebenden Verfahren, dem sog. fMRT Neurofeedback, direkt zu beeinflussen. In diesen noch experimentellen Ansätzen lernen die StudienteilnehmerInnen, willentlich z. B. die Aktivierung ihrer Amygdala zu reduzieren oder die des ventralen Striatums zu verändern (Eckstein et al., 2019; Kirsch et al., 2016). Sie bekommen direkt im Scanner Rückmeldung, ob und wie gut diese Regulation der Aktivierung funktioniert und können sich sukzessive verbessern. Langfristig erhofft man sich von diesen

Ansätzen eine willentliche und spezifische Regulation der Neurotransmitter-Ausschüttung in den Zielarealen, ohne pharmakologisch eingreifen zu müssen. Als reguläres Therapieverfahren ist das fMRT-Neurofeedback allerdings sehr teuer und aufwendig. Ziel wäre es deshalb, auf diese zugrunde liegenden Mechanismen in der Psychotherapie Bezug zu nehmen, aber nicht alle PatientInnen mit einem Neurofeedback behandeln zu müssen.

Im Ausblick bedeutet dies, dass psychotherapeutische Interventionen, die das Wohlbefinden steigern wahrscheinlich über das Dopamin- und das Oxytocinsystem vermittelt wirken. Da eine rein pharmakologische Substitution sowohl durch Dopamin-Vorläufer, als auch durch Oxytocin, bisher keine langfristigen therapeutischen Effekte gezeigt hat, wird nun versucht, über erlebens- und verhaltensbasierte Interventionen gezielt die Aktivierung von Hirnarealen zu steuern, die die Ausschüttung von Dopamin und Oxytocin regulieren. Die Psychotherapie kann damit spezifisch die zentralnervösen Prozesse einbeziehen, die ihre Erfolge vermitteln.

Literatur

Adolphs, R. (2003). Cognitive neuroscience of human social behaviour. *Nature Reviews Neuroscience, 4,* 165–178.

Alexander, R., Aragon, O. R., Bookwala, J., Cherbuin, N., Gatt, J. M., Kahrilas, I. J., Kastner, N., Lawrence, A., Lowe, L., Morrison, R. G., Mueller, S. C., Nusslock, R., Papadelis, C., Polnaszek, K. L., Helene Richter, S., Silton, R. L., & Styliadis, C. (2021). The neuroscience of positive emotions and affect: Implications for cultivating happiness and wellbeing. *Neuroscience and Biobehavioral Reviews, 121,* 220–249.

Amico, J. A., Seif, S. M., & Robinson, A. G. (1981). Oxytocin in human plasma: Correlation with neurophysin and stimulation with estrogen. *The Journal of Clinical Endocrinology and Metabolism, 52,* 988–993.

Andari, E., Duhamel, J. R., Zalla, T., Herbrecht, E., Leboyer, M., & Sirigu, A. (2010). Promoting social behavior with oxytocin in high-functioning autism spectrum disorders. *Proceedings of the National Academy of Sciences, 107*(9), 4389–4394.

Aron, A., Fisher, H., Mashek, D. J., Strong, G., Li, H., & Brown, L. L. (2005). Reward, motivation, and emotion systems associated with early-stage intense romantic love. *Journal of Neurophysiology, 94,* 327–337.

Bartels, A., & Zeki, S. (2004). The neural correlates of maternal and romantic love. *NeuroImage, 21,* 1155–1166.

Bek, M. J., Eisner, G. M., Felder, R. A., & Jose, P. A. (2001). Dopamine receptors in hypertension. *Mount Sinai Journal of Medicine, 68,* 362–369.

Berridge, K. C., & Robinson, T. E. (2016). Liking, wanting, and the incentive-sensitization theory of addiction *American Psychologist, 71,* 670–679.

Blaicher, W., Gruber, D., Bieglmayer, C., Blaicher, A. M., Knogler, W., & Huber, J. C. (1999). The role of oxytocin in relation to female sexual arousal. *Gynecologic and Obstetric Investigation, 47,* 125–126.

Buijs, R. M., de Vries, G. J., & van Leeuwen, F. W. (1985). The distribution and synaptic release of oxytocin in the central nervous system. In J. A. Amico & A. G. Robinson (Hrsg.), *Oxytocin. Clinical and laboratory studies* (S. 77–86). Elsevier.

Burgdorf, J., & Panksepp, J. (2006). The neurobiology of positive emotions. *Neuroscience and Biobehavioral Reviews, 30,* 173–187.

Buss, D. M. (2000). The evolution of happiness. *American Psychologist, 55,* 15–23.

Cardoso, C., Kingdon, D., & Ellenbogen, M. A. (2014). A meta-analytic review of the impact of intranasal oxytocin administration on cortisol concentrations during laboratory tasks: Moderation by method and mental health. *Psychoneuroendocrinology, 49,* 161–170.

Carlsson, A. (1995). The dopamine theory revisited. In S. R. Hirsch & D. R. Weinberger (Hrsg.), *Schizophrenia* (S. 379–400). Blackwell Sciene.

Caspi, A., & Moffitt, T. E. (2006). Gene-environment interactions in psychiatry: Joining forces with neuroscience. *Nature Reviews Neuroscience, 7,* 583–590.

Champagne, F. A. (2008). Epigenetic mechanisms and the transgenerational effects of maternal care. *Frontiers in Neuroendocrinology, 29,* 386–397.

Chen, F. S., Kumsta, R., von Dawans, B., Monakhov, M., Ebstein, R. P., & Heinrichs, M. (2011). Common oxytocin receptor gene (OXTR) polymorphism and social support interact to reduce stress in humans. *Proceedings of the National Academy of Sciences of the United States of America, 108,* 19937–19942.

Cuthbert, B. N. (2014). The RDoC framework: Facilitating transition from ICD/DSM to dimensional approaches that integrate neuroscience and psychopathology. *World Psychiatry, 13,* 28–35.

Davidson, R. J., Jackson, D. C., & Kalin, N. H. (2000). Emotion, plasticity, context, and regulation: Perspectives from affective neuroscience. *Psychological Bulletin, 126,* 890–909.

de la Fuente-Fernandez, R., Phillips, A. G., Zamburlini, M., Sossi, V., Calne, D. B., Ruth, T. J., et al. (2002a). Dopamine release in human ventral striatum and expectation of reward. *Behavioral Brain Research, 136,* 359–363.

de la Fuente-Fernandez, R., Schulzer, M., & Stoessl, A. J. (2002b). The placebo effect in neurological disorders. *The Lancet Neurology, 1,* 85–91.

Declerck, C. H., Boone, C., Pauwels, L., Vogt, B., & Fehr, E. (2020). A registered replication study on oxytocin and trust. *Nature Human Behavior, 4,* 646–655.

Depue, R. A., & Collins, P. F. (1999). Neurobiology of the structure of personality: Dopamine, facilitation of incentive motivation, and extraversion. *Behavioral and Brain Sciences, 22,* 491–517.

Di Ciano, P., Coury, A., Depoortere, R. Y., Egilmez, Y., Lane, J. D., Emmett-Oglesby, M. W., et al. (1995). Comparison of changes in extracellular dopamine concentrations in the nucleus accumbens during intravenous self-administration of cocaine or d-amphetamine. *Behavioural Pharmacology, 6,* 311–322.

Diener, E., & Fujita, F. (1995). Resources, personal strivings, and subjective well-being: A nomothetic and idiographic approach. *Journal of Personality and Social Psychology, 68,* 926–935.

Ditzen, B., Schaer, M., Gabriel, B., Bodenmann, G., Ehlert, U., & Heinrichs, M. (2009). Intranasal oxytocin increases positive communication and reduces cortisol levels during couple conflict. *Biological Psychiatry, 65,* 728–731.

Drevets, W. C., Gautier, C., Price, J. C., Kupfer, D. J., Kinahan, P. E., Grace, A. A., et al. (2001). Amphetamine-induced dopamine release in human ventral striatum correlates with euphoria. *Biological Psychiatry, 49,* 81–96.

Eckstein, M., Becker, B., Scheele, D., Scholz, C., Preckel, K., Schlaepfer, T. E., Grinevich, V., Kendrick, K. M., Maier, W., & Hurlemann, R. (2015). Oxytocin facilitates the extinction of conditioned fear in humans. *Biological Psychiatry, 78,* 194–202.

Eckstein, M., Zietlow, A. L., Gerchen, M. F., Schmitgen, M. M., Ashcroft-Jones, S., Kirsch, P., & Ditzen, B. (2019). The NeMo real-time fMRI neurofeedback study: protocol of a randomised controlled clinical intervention trial in the neural foundations of mother-infant bonding. *BMJ Open, 9,* e027747.

Engel, S., Klusmann, H., Ditzen, B., Knaevelsrud, C., & Schumacher, S. (2019). Menstrual cycle-related fluctuations in oxytocin concentrations: A systematic review and meta-analysis. *Frontiers in Neuroendocrinology, 52,* 144–155.

Engel, S., van Zuiden, M., Frijling, J. L., Koch, S. B. J., Nawijn, L., Yildiz, R. L. W., Schumacher, S., Knaevelsrud, C., Bosch, J. A., Veltman, D. J., & Olff, M. (2020). Early posttraumatic autonomic and endocrine markers to predict posttraumatic stress symptoms after a preventive intervention with oxytocin. *European Journal of Psychotraumatology, 11,* 1761622.

Ekman, P. (1994). All emotions are basic. In P. Ekman & R. J. Davidson (Hrsg.), *The nature of emotion: Fundamental questions* (S. 15–19). Oxford University Press.

Esch, T., & Stefano, G. B. (2004). The neurobiology of pleasure, reward processes, addiction and their health implications. *Neuroendocrinology Letters, 25,* 235–251.

Esch, T., & Stefano, G. B. (2005). The neurobiology of love. *Neuroendocrinology Letters, 26,* 175–192.

Field, T., Hernandez-Reif, M., Diego, M., Schanberg, S., & Kuhn, C. (2005). Cortisol decreases and serotonin and dopamine increase following massage therapy. *International Journal of Neuroscience, 115,* 1397–1413.

Freund-Mercier, M. J., & Stoeckel, M. E. (1995). Somatodendritic autoreceptors on oxytocin neurones. In R. Ivell & J. A. Russell (Hrsg.), *Oxytocin. Cellular and molecular approaches in medicine and research* (S. 185–194). Plenum.

Fries, A. B., Ziegler, T. E., Kurian, J. R., Jacoris, S., & Pollak, S. D. (2005). Early experience in humans is associated with changes in neuropeptides critical for regulating social behavior. *Proceedings of the National Academy of Science of the United States of America, 102,* 17237–17240.

Green, L., Fein, D., Modahl, C., Feinstein, C., Waterhouse, L., & Morris, M. (2001). Oxytocin and autistic disorder: Alterations in peptide forms. *Biological Psychiatry, 50,* 609–613.

Grey, J. A. (1995). A model of the limbic system and the basal ganglia: Application to anxiety and schizophrenia. In M. S. Gazzaniga (Hrsg.), *The cognitive neurosciences* (S. 1165–1176). MIT Press.

Guastella, A. J., Gray, K. M., Rinehart, N. J., Alvares, G. A., Tonge, B. J., Hickie, I. B., Keating, C. M., Cacciotti-Saija, C., & Einfeld, S. L. (2015). The effects of a course of intranasal oxytocin on social behaviors in youth diagnosed with autism spectrum disorders: A randomized controlled trial. *Journal of Child Psychology and Psychiatry and Allied Disciplines, 56,* 444–452.

Guastella, A. J., Howard, A. L., Dadds, M. R., Mitchell, P., & Carson, D. S. (2009). A randomized controlled trial of intranasal oxytocin as an adjunct to exposure therapy for social anxiety disorder. *Psychoneuroendocrinology, 34,* 917–923.

Hall, S. S., Lightbody, A. A., McCarthy, B. E., Parker, K. J., & Reiss, A. L. (2012). Effects of intranasal oxytocin on social anxiety in males with fragile X syndrome. *Psychoneuroendocrinology, 37,* 509–518.

Heath, R. G. (1963). Electrical self-stimulation of the brain in man. *American Journal of Psychiatry, 120,* 571–577.

Heath, R. G. (1972). Pleasure and brain activity in man. Deep and surface electroencephalograms during orgasm. *Journal of Nervous and Mental Disease, 154,* 3–18.

Heimer, L., & Van Hoesen, G. W. (2006). The limbic lobe and its output channels: Implications for emotional functions and adaptive behavior. *Neuroscience and Biobehavioral Reviews, 30,* 126–147.

Heinrichs, M., Meinlschmidt, G., Neumann, I., Wagner, S., Kirschbaum, C., Ehlert, U., et al. (2001). Effects of suckling on hypothalamic-pituitary-adrenal axis responses to psychosocial stress in postpartum lactating women. *Journal of Clinical Endocrinology and Metabolism, 86,* 4798–4804.

Heinrichs, M., Baumgartner, T., Kirschbaum, C., & Ehlert, U. (2003). Social support and oxytocin interact to suppress cortisol and subjective responses to psychosocial stress. *Biological Psychiatry, 54,* 1389–1398.

Heinrichs, M., Soravia, L. M., Neumann, I. D., Stangier, U., de Quervain, D. J.-F., & Ehlert, U. (2006). *Effects of oxytocin on social phobia.* Paper presented at the Annual Meeting of the American College of Neuropsychopharmacology (ACNP), Hollywood, Florida, 3–7. Dezember.

Huber, D., Veinante, P., & Stoop, R. (2005). Vasopressin and oxytocin excite distinct neuronal populations in the central amygdala. *Science, 308,* 245–248.

Insel, T. R. (1997). A neurobiological basis of social attachment. *American Journal of Psychiatry, 154,* 726–735.

Insel, T. R., & Hulihan, T. J. (1995). A gender-specific mechanism for pair bonding: Oxytocin and partner preference formation in monogamous voles. *Behavioral Neuroscience, 109,* 782–789.

Insel, T. R., & Shapiro, L. E. (1992). Oxytocin receptor distribution reflects social organization in monogamous and polygamous voles. *Proceedings of the National Accademy of Science of the United States of America, 89,* 5981–5985.

IsHak, W. W., Kahloon, M., & Fakhry, H. (2011). Oxytocin role in enhancing well-being: A literature review. *Journal of Affective Disorders, 130,* 1–9.

Izard, C. E. (1991). *The psychology of emotions.* Plenum.

James, W. (1884). What is an emotion? *Mind, 9,* 188–205.

Jurek, B., & Neumann, I. D. (2018). The oxytocin receptor: From intracellular signaling to behavior. *Physiological Reviews, 98,* 1805–1908.

Kemp, A. H., & Guastella, A. J. (2010). Oxytocin: Prosocial behavior, social salience, or approach-related behavior? *Biological Psychiatry, 67,* e33–34.

Kirsch, M., Gruber, I., Ruf, M., Kiefer, F., & Kirsch, P. (2016). Real-time functional magnetic resonance imaging neurofeedback can reduce striatal cue-reactivity to alcohol stimuli. *Addiction Biology, 21,* 982–992.

Kirsch, P. (2015). Oxytocin in the socioemotional brain: Implications for psychiatric disorders. *Dialogues in Clinical Neuroscience, 17,* 463–476.

Kirsch, P., Esslinger, C., Chen, Q., Mier, D., Lis, S., Siddhanti, S., et al. (2005). Oxytocin modulates neural circuitry for social cognition and fear in humans. *Journal of Neuroscience, 25,* 11489–11493.

Kirsch, P., Ronshausen, S., Mier, D., & Gallhofer, B. (2007). The influence of antipsychotic treatment on brain reward system reactivity in schizophrenia patients. *Pharmacopsychiatry, 40,* 196–198.

Kjaer, T. W., Bertelsen, C., Piccini, P., Brooks, D., Alving, J., & Lou, H. C. (2002). Increased dopamine tone during meditation-induced change of consciousness. *Cognitive Brain Research, 13,* 255–259.

Knobloch, H. S., Charlet, A., Hoffmann, L. C., Eliava, M., Khrulev, S., Cetin, A. H., et al. (2012). Evoked axonal oxytocin release in the central amygdala attenuates fear response. *Neuron, 73,* 553–566.

Koob, G. F., & Goeders, N. E. (1989). Neuroanatomical substrates of drug self-administration. In J. M. Liebman & S. J. Cooper (Hrsg.), *The neuropharmacological basis of reward* (S. 214–263). Oxford University Press.

Kosfeld, M., Heinrichs, M., Zak, P. J., Fischbacher, U., & Fehr, E. (2005). Oxytocin increases trust in humans. *Nature, 435,* 673–676.

Kovacs, G. L., & De Wied, D. (1994). Peptidergic modulation of learning and memory processes. *Pharmacological Reviews, 46,* 269–291.

Lange, C. (1887). *Ueber Gemüthsbewegungen.* Thomas.

Le Moal, M., & Simon, H. (1991). Mesocorticolimbic dopaminergic network: Functional and regulatory roles. *Physiology Reviews, 71,* 155–234.

LeDoux, J. E. (2000). Emotion circuits in the brain. *Annual Reviews of Neuroscience, 23,* 155–184.

Liu, Y., & Wang, Z. X. (2003). Nucleus accumbens oxytocin and dopamine interact to regulate pair bond formation in female prairie voles. *Neuroscience, 121,* 537–544.

McBride, W. J., Murphy, J. M., & Ikemoto, S. (1999). Localization of brain reinforcement mechanisms: Intracranial self-administration and intracranial place-conditioning studies. *Behavioural Brain Research, 101,* 129–152.

McCarthy, M. M. (1995). Estrogen modulation of oxytocin and its relation to behavior. In R. Ivell & J. A. Russell (Hrsg.), *Oxytocin. Cellular and molecular approaches in medicine and research* (S. 235–245). Plenum.

Menon, V., & Levitin, D. J. (2005). The rewards of music listening: Response and physiological connectivity of the mesolimbic system. *NeuroImage, 28,* 175–184.

Meyer-Lindenberg, A., Domes, G., Kirsch, P., & Heinrichs, M. (2011). Oxytocin and vasopressin in the human brain: Social neuropeptides for translational medicine. *Nature Reviews Neuroscience, 12,* 524–538.

Monin, J. K., Goktas, S. O., Kershaw, T., & DeWan, A. (2019). Associations between spouses' oxytocin receptor gene polymorphism, attachment security, and marital satisfaction. *PloS One, 14,* e0213083.

Moore, H., West, A. R., & Grace, A. A. (1999). The regulation of forebrain dopamine transmission: Relevance to the pathophysiology and psychopathology of schizophrenia. *Biological Psychiatry, 46,* 40–55.

Murphy, M. R., Checkley, S. A., Seckl, J. R., & Lightman, S. L. (1990). Naloxone inhibits oxytocin release

at orgasm in man. *Journal of Clinical Endocrinology and Metabolism, 71,* 1056–1058.

Nesse, R. M. (2004). Natural selection and the elusiveness of happiness. *Philosophical Transactions of the Royal Society of London, Series B: Biological Sciences, 359,* 1333–1347.

Neumann, I. D. (2002). Involvement of the brain oxytocin system in stress coping: Interactions with the hypothalamo-pituitary-adrenal axis. In D. Poulain, S. Oliet, & D. Theodosis (Hrsg.), *Vasopressin and oxytocin. From genes to clinical applications* (S. 147–162). Elsevier.

Nishioka, T., Anselmo-Franci, J. A., Li, P., Callahan, M. F., & Morris, M. (1998). Stress increases oxytocin release within the hypothalamic paraventricular nucleus. *Brain Research, 781,* 56–60.

Olazabal, D. E., & Young, L. J. (2006). Oxytocin receptors in the nucleus accumbens facilitate „spontaneous" maternal behavior in adult female prairie voles. *Neuroscience, 141,* 559–568.

Olds, J., & Milner, P. (1954). Positive reinforcement produced by electrical stimulation of septal area and other regions of rat brain. *Journal of Comparative and Physiological Psychology, 47,* 419–427.

Panksepp, J. (2005). *Affective neuroscience: The foundations of human and animal emotions.* Oxford University Press.

Pedersen, C. A., & Prange, A. J. (1979). Induction of maternal behavior in virgin rats after intracerebroventricular administration of oxytocin. *Proceedings of the National Academy of Sciences of the United States of America, 76,* 6661–6665.

Phillips, A. G., & Fibiger, H. C. (1978). The role of dopamine in maintaining intracranial self-stimulation in the ventral tegmentum, nucleus accumbens, and medial prefrontal cortex. *Canadian Journal of Psychology, 32,* 58–66.

Pitman, R. K., Orr, S. P., & Lasko, N. B. (1993). Effects of intranasal vasopressin and oxytocin on physiologic responding during personal combat imagery in Vietnam veterans with posttraumatic stress disorder. *Psychiatry Research, 48,* 107–117.

Reuter, M., & Hennig, J. (2005). Association of the functional catechol-O-methyltransferase VAL158MET polymorphism with the personality trait of extraversion. *NeuroReport, 16,* 1135–1138.

Reuter, M., Schmitz, A., Corr, P., & Hennig, J. (2006). Molecular genetics support Gray's personality theory: The interaction of COMT and DRD2 polymorphisms predicts the behavioural approach system. *International Journal of Neuropsychopharmacology, 9,* 155–166.

Reymond, M. J., & Porter, J. C. (1985). Involvement of hypothalamic dopamine in the regulation of prolactin secretion. *Hormone Research, 22,* 142–152.

Roth, R. H., & Elsworth, J. D. (1995). Biochemical pharmacology of midbrain dopamine neurons. In F. E. Bloom & D. J. Kupfer (Hrsg.), *Psychopharmacology:*

The fourth generation of progress (S. 227–243). Raven Press.

Sauer, C., Montag, C., Reuter, M., & Kirsch, P. (2019). Oxytocinergic modulation of brain activation to cues related to reproduction and attachment: Differences and commonalities during the perception of erotic and fearful social scenes. *International Journal of Psychophysiology, 136,* 87–96.

Scheele, D., Wille, A., Kendrick, K. M., Stoffel-Wagner, B., Becker, B., Gunturkun, O., Maier, W., & Hurlemann, R. (2013). Oxytocin enhances brain reward system responses in men viewing the face of their female partner. *Proceedings of the National Academy of Science, 110,* 20308–20313.

Schneider, F., Habel, U., Volkmann, J., Regel, S., Kornischka, J., Sturm, V., et al. (2003). Deep brain stimulation of the subthalamic nucleus enhances emotional processing in Parkinson disease. *Archives of General Psychiatry, 60,* 296–302.

Shahrokh, D. K., Zhang, T. Y., Diorio, J., Gratton, A., & Meaney, M. J. (2010). Oxytocin-dopamine interactions mediate variations in maternal behavior in the rat. *Endocrinology, 151,* 2276–2286.

Shiota, M. N., Campos, B., Oveis, C., Hertenstein, M. J., Simon-Thomas, E., & Keltner, D. (2017). Beyond happiness: Building a science of discrete positive emotions. *Americal Psychologist, 72,* 617–643.

Small, D. M., Jones-Gotman, M., & Dagher, A. (2003). Feeding-induced dopamine release in dorsal striatum correlates with meal pleasantness ratings in healthy human volunteers. *NeuroImage, 19,* 1709–1715.

Stemmler, G. (2002). Persönlichkeit und Emotion: Bausteine einer biobehavioralen Theorie. In M. Myrtek (Hrsg.), *Die Person im biologischen und sozialen Kontext* (S. 115–141). Hogrefe.

Uvnäs-Moberg, K., Arn, I., & Magnusson, D. (2005). The psychobiology of emotion: The role of the oxytocinergic system. *International Journal of Behavioral Medicine, 12,* 59–65.

Vaitl, D. (1996). Interoception. *Biological Psychology, 42,* 1–27.

Verhoeff, N. P., Christensen, B. K., Hussey, D., Lee, M., Papatheodorou, G., Kopala, L., et al. (2003). Effects of catecholamine depletion on D2 receptor binding, mood, and attentiveness in humans: A replication study. *Pharmacology, Biochemistry and Behavior, 74,* 425–432.

Voruganti, L., Slomka, P., Zabel, P., Costa, G., So, A., Mattar, A., et al. (2001). Subjective effects of AMPT-induced dopamine depletion in schizophrenia: Correlation between dysphoric responses and striatal D(2) binding ratios on SPECT imaging. *Neuropsychopharmacology, 25,* 642–650.

Weisman, O., Zagoory-Sharon, O., & Feldman, R. (2012). Oxytocin administration to parent enhances infant physiological and behavioral readiness for social engagement. *Biological Psychiatry, 72,* 982–989.

Wigton, R., Radua, J., Allen, P., Averbeck, B., Meyer-Lindenberg, A., McGuire, P., Shergill, S. S., & Fusar-Poli, P. (2015). Neurophysiological effects of acute oxytocin administration: Systematic review and meta-analysis of placebo-controlled imaging studies. *Journal of Psychiatry and Neuroscience, 40,* E1-22.

Wise, R. A. (1980). The dopamine synapse and the notion of 'pleasure centers' in the brain. *Trends in Neurosciences, 3,* 91–95.

Young, L. J., Lim, M. M., Gingrich, B., & Insel, T. R. (2001). Cellular mechanisms of social attachment. *Hormones and Behavior, 40,* 133–138.

Zak, P. J., Kurzban, R., & Matzner, W. T. (2004). The Neurobiology of Trust. *Annals of the New York Academy of Sciences, 1032,* 224–227.

Zoicas, I., Slattery, D. A., & Neumann, I. D. (2014). Brain oxytocin in social fear conditioning and its extinction: Involvement of the lateral septum. *Neuropsychopharmacology, 39,* 3027–3035.

Zanos, P., Georgiou, P., Weber, C., Robinson, F., Kouimtsidis, C., Niforooshan, R., & Bailey, A. (2018). Oxytocin and opioid addiction revisited: Old drug, new applications. *British Journal of Pharmacology, 175,* 2809–2824.

Teil III
Therapieansätze, die Wohlbefinden und menschliche Stärken fokussieren

Ressourcenorientierung in der Psychotherapie

5

Peter Fiedler und Ulrike Willutzki

Inhaltsverzeichnis

▶ In den vergangenen Jahrzehnten wird ein einseitig defizitorientiertes Modell psychotherapeutischer Tätigkeit zunehmend kritisiert. Die pointiert vorgetragene Alternative lautet Ressourcenorientierung. Neben dem allgemeinen Ziel des *Ressourcenaufbaus* wird spätestens seit den 1980er Jahren der *Aktivierung der Ressourcen* von Patient*innen in den unterschiedlichen Anwendungsfeldern der Psychologie eine zentrale Bedeutung zugesprochen. Dies gilt nicht nur in der Psychotherapie, sondern ganz allgemein in unterschiedlichen psychologischen Beratungsfeldern sowie in der Prävention, der Bewältigungsforschung und in der Gesundheitspsychologie.

P. Fiedler (✉)
Heidelberg, Deutschland
E-Mail: peter.fiedler@psychologie.uni-heidelberg.de

U. Willutzki
Universität Witten/Herdecke, Department Psychologie und Psychotherapie, Witten, Deutschland
E-Mail: Ulrike.Willutzki@uni-wh.de

© Der/die Autor(en), exklusiv lizenziert durch Springer-Verlag GmbH, DE, ein Teil von Springer Nature 2022
R. Frank und C. Flückiger (Hrsg.), *Therapieziel Wohlbefinden,* Psychotherapie: Praxis,
https://doi.org/10.1007/978-3-662-63821-7_5

5.1   Einleitung

In den vergangenen Jahrzehnten wird ein einseitig defizitorientiertes Modell psychotherapeutischer Tätigkeit zunehmend kritisiert. Die pointiert vorgetragene Alternative lautet **Ressourcenorientierung**. Dies gilt übrigens nicht nur in der Psychotherapie, sondern ganz allgemein in den in unterschiedlichen psychologischen Beratungsfeldern (vgl. Nestmann, 1996) sowie in der Prävention, der Bewältigungsforschung und in der Gesundheitspsychologie (vgl. Becker, 1995).

Ressourcenorientierung in Psychotherapie und Beratung ist wichtig und selbstverständlich – darin sind sich Praktiker*innen im psychosozialen Bereich weitgehend einig. Darunter werden häufig zwei verschiedenen Arbeitsrichtungen verstanden: Einerseits zielen Psychotherapie und Beratung neben der Reduktion problemaufrechterhaltender Faktoren grundsätzlich darauf ab, zusätzlich Ressourcen aufzubauen, d. h. mehr und andere Möglichkeiten zum Umgang mit schwierigen Situationen zur Verfügung zu entwickeln und damit Defizite zu kompensieren. Von dieser kompensatorischen Funktion „Ressourcen*aufbau*" von Psychotherapie und Beratung lässt sich andererseits die Ressourcen*aktivierung* in der Psychotherapie unterscheiden: Wie kann ich dazu beitragen, dass Patient*innen einen besseren Zugang zu ihren Ressourcen bekommen und diese für sich nutzen? Hierbei geht es primär um „Kapitalisierung", d. h. wie wird das persönliche und soziale Kapital der Person aufgegriffen? Spätestens seit den 1980er Jahren wird gerade der Aktivierung von Ressourcen in unterschiedlichen Anwendungsfeldern der Psychologie eine zentrale Bedeutung zugesprochen.

In der Psychotherapie im engeren Sinne waren es nicht nur die Verhaltenstherapeut*innen, die mit ihren Selbstmanagement-Ansätzen ausdrücklich die Ressourcenorientierung im Auge hatten (vgl. z. B. Kanfer et al., 1996; programmatisch auch als „Psychotherapieziel Selbstbehandlung": Fiedler, 1981). Etwa zeitgleich erlebten die unterschiedlichen Ansätze der systemischen Familientherapie mit ihren deutlich positiv-stützenden Interventionen einen ersten Höhepunkt, sodass Karpel und Brauers die dabei sichtbar werdenden familiären Ressourcen bereits 1986 als „hidden partners", also als „Partner im Hintergrund" der Familientherapie bezeichneten.

Für den psychodynamischen Kontext diagnostizieren Munder et al. (2019) nach wie vor einen gewissen Entwicklungsbedarf ressourcenorientierter Interventionen. Gleichzeitig sehen sie vielfältige Anknüpfungspunkte in bereits entwickelten Praxismodellen und Konzepten (wie etwa supportiven Behandlungselementen, der therapeutischen Beziehung oder dem Reframing). Humanistische Ansätze wiederum sind geprägt durch ein positives, entwicklungsoptimistisches Menschenbild, in dem ontologisch eine Selbstaktualisierungstendenz unterstellt wird. Ressourcenbezogene Interventionsmethoden werden hier eher nicht expliziert.

Schließlich war es Grawe, der in seinen Arbeiten wiederholt auf die seither zunehmende Substanz in der Psychotherapieforschung zur Bedeutung der Ressourcenorientierung hingewiesen hat (Grawe, 1998, 2004; auch Grawe et al., 1994; Grawe & Grawe-Gerber, 1999).

5.2   Allgemeine Ziele einer ressourcenorientierten Psychotherapie

Zunächst aber einmal: Was „sind" denn eigentlich Ressourcen?

- *„Letztlich alles"* – d. h. nicht nur explizit positiv konnotierte Konzepte oder Verhaltensweisen –
- was *„hilfreich"* ist – somit: Ressourcen können direkt funktional und somit Instrumente zur Bewältigung von Schwierigkeiten sein –
- oder *„wertgeschätzt"* wird – d. h. im Sinne einer holistischen positiven Bewertung als angenehm und wertvoll erlebt wird –
- von *„einer bestimmten Person"* – somit hoch individuumsspezifisch
- *„in einer bestimmten Situation"* – also ziel- und aufgabenspezifisch,

kann Ressource sein (vgl. Nestmann, 1996, S. 362).

Diese funktional orientierte Definition impliziert, dass Personen- oder Umweltmerkmale nicht grundsätzlich Ressourcenqualitäten haben (Willutzki & Teismann, 2013): Während etwa Ausdauer in vielen Situationen eine Ressource darstellt, kann sie z. B. im Kontext dysfunktionaler Liebesbeziehungen zum Problem werden. Entscheidend ist letztlich, ob ein Merkmal den Motiven und Zielen der Person dienlich ist. Für die Nutzung von Ressourcen empfiehlt sich daher, die jeweiligen Ziele klar herauszuarbeiten; dabei können je nach kurz- bzw. längerfristigem Bezugspunkt die Perspektiven auf einen bestimmten Aspekt unterschiedlich sein (so kann z. B. die Unterstützung einer nahen Person in Hinblick darauf, dass die Person sich erst einmal in bestimmte Situationen begibt eine Ressource sein; längerfristig kann genau dieselbe Unterstützung zum Problem werden).

Gerade subjektiv wahrgenommene Ressourcen scheinen für die Bewältigung von Aufgaben und das Wohlbefinden entscheidend zu sein (Jerusalem, 1990). Eigene Ressourcen selbst wahrzunehmen, stellt eine Art Metawissen über die eigenen Möglichkeiten dar. Sofern sich die Person ihrer bewusst ist, kann sie ihren „Werkzeugkasten" systematisch für die Bewältigung von Aufgaben nutzen. Wegen der mangelnden Zugänglichkeit eigener Ressourcen bei psychischen Störungen ist für Psychotherapeut*nnen unter Interventionsgesichtspunkten gleichzeitig die „objektive", die Beobachterperspektive bedeutsam (z. B. über Angehörige oder den Therapeuten; s. Trösken & Grawe, 2003).

Welche Überlegungen sprechen dafür, Ressourcenorientierung, und gerade die Ressourcenaktivierung, so wichtig zu nehmen? Grawe (1998) sieht Ressourcen als nützliche „Handlungsbereitschaften" der Person. Sie sollten im Sinne des Prinzips der „minimalen Intervention" so gut wie möglich genutzt werden, da ein weitgehender Aufbau alternativer Handlungsoptionen 1. unökonomisch wäre, und 2. die Selbsthilfemöglichkeiten der Person und ihres Umfeldes abwerten und damit mittelfristig schwächen

würde. Auch wenn sich Therapeut*innen sehr viel Mühe geben, die Lebenswelt ihrer Patient*innen kennenzulernen und zu verstehen: Ihre Patient*innen bleiben Expert*innen für den eigenen Kontext, dessen Anforderungen und Aufgaben. Dementsprechend können sie in der Regel – trotz z. T. ungünstiger Strategien – besser abschätzen, was in einer konkreten Situation zu ihnen und ihren Möglichkeiten passt.

Von einigen Autor*innen wird etwas optimistisch die Ansicht vertreten, dass die Person bereits über alle Ressourcen verfügt, um ihre Probleme zu lösen, und dass es in der Psychotherapie gelte, diese „nur" zu entdecken, um sie zu aktivieren: Viele Autor*innen und Forscher*innen scheinen dieser optimistischen Position gegenüber etwas skeptisch zu sein, denn sie formulieren vorsichtiger. Nach ihrer Auffassung scheinen die Ressourcen, über die eine Person bereits verfügt, zwar einen wesentlichen Beitrag zur Bewältigung von Schwierigkeiten zu leisten; sie sollten jedoch durch externe Ressourcen ergänzt werden. Grawe (2004) betont in diesem Zusammenhang die therapeutische Beziehung, die als sehr wichtige externe Ressource in der Psychotherapie immer hinzukomme, und deren Ressourcenqualität besonders geschützt werden müsse.

Eine wiederum andere Gruppe von Forscher*innen ist sogar der Ansicht, dass der externe Beitrag und damit der gezielte *Aufbau* von Ressourcen gelegentlich erheblich sein sollte, damit er zu einer Umkehr der Entwicklung in positive Richtung beitragen kann (Fiedler, 2012; auch Hobfoll, 1989), nämlich:

Beratung und Training als ressourcenaufbauende Erweiterung vorhandener Möglichkeiten durch die gezielte Vermittlung neuer Informationen und durch die Einübung neuer und bis dahin ungewohnter Bewältigungskompetenzen.

▶ Das kurzgefasste Motto dieser Weiterung lautet: Manche Bäume wachsen nicht von selbst, sondern müssen erst sorgfältig gepflanzt werden – und dabei muss man natürlich immer auch auf den Ressourcen aufbauen, die bereits vorhanden sind.

Bevor diese wichtige Forderung nachfolgend näher begründet wird, sollen zunächst einige Hindernisse auf dem Weg zu stärkerer Ressourcenorientierung in der Psychotherapie beschrieben werden, die es insbesondere mit den Noviz*innen in unserer Profession kritisch zu hinterfragen und zu überwinden gilt. Wichtig ist es uns dabei, Kontexte in den Blick zu nehmen, in denen Ressourcenorientierung in der Psychotherapie schwierig ist und somit durchaus eine Herausforderung für Therapeut*innen darstellt.

5.3 Gesundheitspolitische Negativorganisation psychischen Leidens

Gerade zu Beginn einer Therapie ist nicht davon auszugehen, dass Patient*innen ihre Ressourcen wahrnehmen können. Psychisch belastete Personen teilen in vielen Fällen die Pathologieorientierung ihrer Umwelt – und damit zumeist die ihrer Psychotherapeut*innen, die zumindest zu Beginn einer Therapie etwa mit Blick auf eine Kostenübernahme gezwungen sind, ICD-taugliche Störungsdiagnosen zu finden. Schließlich ist nicht die Feststellung von Ressourcen, sondern die Diagnose von Fehlern, Mängeln und Störungen Voraussetzung dafür, dass Psychotherapeut*innen in unserem System überhaupt tätig werden können. Dementsprechend werden Psychotherapeut*innen beruflich sozialisiert: Sie lernen Störungsbilder zu definieren, konflikthafte Konstellationen zu identifizieren, dysfunktionale Bewältigungsstrategien und Annahmen herauszuarbeiten. Sie entwickeln also viel Expertise und Sensibilität in der Differenzierung von Problemen. Manches Mal entwickeln sie sogar ein deutliches Misstrauen gegenüber den Bewältigungsmöglichkeiten und Fähigkeiten ihrer Patient*innen.

Gleichzeitig haben auch Patient*innen selbst die entsprechende Erfahrung gemacht, dass sie Belastungen nicht mehr bewältigen, mit denen vermeintlich „normale" Personen – und auch sie selbst früher – keine Schwierigkeiten hatten. Diese Demoralisierung, das fehlende Zutrauen zu sich selbst sowie die damit verbundene

Hilf- und Hoffnungslosigkeit führen dazu, dass viele Patient*innen selbst Bereiche, in denen sie nach wie vor gut zurechtkommen, häufig nicht mehr erkennen oder als relevant ansehen, sodass oftmals eine global negative Sicht vorherrscht. Sowohl bei Psychotherapeut*innen wie auch Patient*innen und dem psychosozialen Umfeld, ist also eine problemfokussierende Grundorientierung zu erwarten – und diese steht einer ressourcenorientierten und -aktivierenden Haltung eher entgegen. Diese „natürlichen Hindernisse" für Ressourcenorientierung in der Psychotherapie machen Differenzierung, Raffinesse und Klugheit auf Seiten der Therapeut*innen besonders wichtig (Willutzki & Teismann, 2013).

Insbesondere die Diagnose von Persönlichkeitsstörungen ist in diesem Zusammenhang ein sehr ambivalentes Gebilde und kann sich im Verlauf der Behandlung als wahrer Bumerang erweisen. Denn nach Diagnosestellung sitzt vor uns ein Mensch, dessen ureigenste Ressource, nämlich seine Persönlichkeit, gerade qua Diagnose in ein Defizitmodell verwandelt wurde, und damit verbunden seine ihm eigenen Kompetenzen und Fähigkeiten. Nicht von ungefähr widerfährt vielen Patient*innen nach Vergabe der Persönlichkeitsstörungsdiagnose eine grundlegende Bedrohung ihrer bestehenden oder verbliebenen persönlichen Ressourcen. Auch Therapeut*innen sind von Persönlichkeitsstörungsdiagnosen manchmal geradezu „hypnotisiert". Das kann für die Betroffenen, solange keine Perspektiven vorliegen, gelegentlich existenzbedrohliche Ausmaße annehmen (vgl. Fiedler & Herpertz, 2016). Kein Wunder also, wenn sich viele Patient*innen gegen die Diagnose der gestörten Persönlichkeit unterschwellig oder vehement offen zur Wehr setzen oder diese als beleidigend oder kränkend erleben.

Natürlich sind Patient*innen mit markanten persönlichen Stilen gelegentlich schwer zu behandeln. Dennoch gibt es inzwischen einige beachtenswerte Untersuchungen dazu, warum es einigen Therapeut*innen besser als anderen gelingt, schwierige, wenig motivierte und widerständige Patient*innen erfolgreich zu behandeln (vgl. u. a. Dolan & Coid, 1993; Palmer, 1992; Garland & Dougher, 1991;

Kear-Colwell & Pollak, 1997; Marshall et al. 1999; Fiedler, 2004a). Einige Highlights aus dieser Forschung sollen jetzt am Anfang stehen, denn diese Studien wurden mit einem therapeutisch schwer zugänglichen Klientel, nämlich mit persönlichkeitsgestörten Straftäter*innen durchgeführt, wobei bei den meisten die Diagnose der dissozialen Persönlichkeitsstörung aktenkundig vermerkt war. Warum gibt es bei schwer persönlichkeitsgestörten delinquenten Patient*innen (Straftäter*innen) erfolgreiche und weniger erfolgreiche Psychotherapeut*innen? Was unterscheidet sie?

5.4 Positive Psychotherapie: Vom Optimismus der Psychotherapeut*innen

Ausgangspunkt sind die Ergebnisse zum globalen Behandlungserfolg bei Straftäter*innen. Finden im Gefängnis keine psychotherapeutischen Maßnahmen statt, liegt der 3-jährige Erfolg üblicher Inhaftierungsmaßnahmen bei Straftäter*innen mit dissozialer Persönlichkeitsstörung nur etwa bei 40 % (d. h. 60 % Rückfälle). Werden Therapeut*innen in den Gefängnissen mit ihren Behandlungskonzepten tätig, so findet sich bis heute recht konvergent, dass etwa bis zu 45 %, höchstens 50 % der psycho- bzw. sozialtherapeutisch behandelten Straftäter*innen *nicht* wieder rückfällig werden (50–55 % Rückfälle; vgl. Dolan & Coid, 1993). Der Mehrgewinn psychotherapeutischer Hilfe in diesem Feld liegt also bei etwa 5–10 % – was übrigens sehr viel ist! Denn um die Bedeutung dieser Unterschiede richtig einzuschätzen, muss man klar vor Augen haben, dass kriminelle Menschen mit dissozialer Persönlichkeitsstörung die Gesellschaft enorm viel Geld kosten.

Anfangs hatten die Forscher*innen immer wieder vermutet, dass geringe Behandlungserfolge vom Schweregrad der Persönlichkeitsstörungen abhängig seien, was sich nur sehr eingeschränkt bestätigen ließ. Auch spielt die Therapieschule der Psychotherapeut*innen eine eher untergeordnete Rolle. Eher zufällig entdeckte eine Forschergruppe um Palmer (1992), dass der Erfolg möglicherweise durch die jeweilige Zusammensetzung eines Therapeut*innenteams mitbestimmt wird. Gab es einen Wechsel im Behandlungsteam oder in der therapeutischen Leitung, veränderten sich die Erfolgszahlen einer sozialtherapeutischen Einrichtung nach oben oder nach unten – und zwar gelegentlich recht drastisch: im Bereich der mittelfristigen Rückfallquoten immerhin zwischen 30–40 % (vgl. Fiedler, 2004a). Daraufhin begann man, sich in der Forschung stärker auf die Therapeut*innen zu konzentrieren und neue Fragen zu stellen. Alsbald war ein hochinteressanter Erfolgsprädiktor gefunden.

Erfolgreiche Therapeut*innen
Dieser wichtige Erfolgsprädiktor besagt: Hohe Erfolgszahlen bei den ansonsten extrem schwierig zu behandelnden Patient*innen scheinen in erheblichem Ausmaß davon abhängig zu sein, wie sehr die Mitarbeiter*innen in den sozialtherapeutischen Einrichtungen **Therapieoptimismus** nach innen und außen vertreten, somit die Überzeugung, dass trotz Einschränkungen und Belastungen der Person positive Entwicklungen möglich und wahrscheinlich sind. Entscheidend ist hier also die Grundhaltung der Therapeut*innen, wobei es zum einen um ihr Menschenbild geht, und zum anderen darum, wie optimistisch sie bezüglich ihrer therapeutischen Möglichkeiten sind.

▶   Wenn Therapeut*innen an die Ressourcen ihrer Patient*innen und an den Erfolg ihrer Tätigkeit glauben, arbeiten sie deutlich effektiver.

War dieser Prädiktor gefunden, fand man noch einige weitere Merkmale, die offensichtlich eng mit dem Therapieerfolg zusammenhängen. Optimistische Therapeut*innen versuchen nämlich *nicht primär* die Betroffenen zu verändern. Sie versuchen vielmehr – trotz der zum Teil großen Brutalität der Betroffenen – so etwas wie eine **Haltefunktion** zu den Straftäter*innen aufzubauen. Dies versuchen sie dadurch zu erreichen, dass sie die Kriminellen motivieren, mit ihnen zusammen **auf einer Seite**

zusammenzuarbeiten. Und das heißt: gemeinsam und kooperativ *gegen* widrige Lebensumstände, gemeinsam *gegen* zwischenmenschliche Krisen. Oder, was inzwischen unter der Überschrift „Antiaggressivitätstraining" angestrebt wird: gemeinsam mit den Kriminellen *gegen* kriminelle Handlungen vorzugehen – was etwas Anderes ist, als gegen die Person der Straftäter*innen zu arbeiten.

Weniger erfolgreiche Therapeut*innen

Wenig erfolgreiche und pessimistische Therapeut*innen hingegen lehnen auffällig häufig „negative Personeigenarten" ab, schließen nicht gerade selten von Negativhandlungen auf den Charakter und die Person. Es ist gut nachvollziehbar, dass sie mit einer solchen Haltung den Eindruck bekommen, in subjektiver Sicht „gegen die Person" ihrer Patient*innen arbeiten zu müssen. Eine der wesentlichen Strategien dieser Therapeut*innen liegt in Interventionen, die als „konfrontierende Beziehungsarbeit" beschrieben werden können: Interaktionsfeedback und Konfrontation der Straftäter*innen mit unangemessenen Interaktionseigenarten. Mit „konfrontierender Beziehungsarbeit" soll offensichtlich die „Einsicht" der Patient*innen in „Übertragungsprozesse" und in problematische Interaktionsformen verbessert werden.

Es waren denn auch einige Prozessstudien, die auf einige Negativseiten konfrontierender Therapie aufmerksam machten (Garland & Dougher, 1991; Kear-Colwell & Pollack, 1997): Werden dissoziale Straftäter*innen nämlich auf negative Personeigenarten angesprochen, reagieren viele mit Reaktanz und nicht mit der gewünschten Einsicht. Entsprechend häufig zeigen sich in der Folge diese Therapeut*innen wegen der Uneinsichtigkeit vieler Patient*innen frustriert, weshalb sie gelegentlich von sich aus die Behandlung beenden. Es entwickelt sich ein Teufelskreis: Therapeut*innen sehen bei ihren Patient*innen keine Ressourcen, konfrontieren stattdessen mit den Problemen. Patient*innen erleben dies als Angriff und der therapeutische Kontakt verliert seine Ressourcenqualität. In der Folge kommt es häufiger zu Therapieabbrüchen,

die z. B. bei jugendlichen Straftäter*innen mit einer negativen Prognose einhergehen (Carl et al., 2020). Gleichzeitig entwickeln die Therapeut*innen ein immer negativeres Menschenbild.

Vorsicht mit Reaktanz provozierenden Interventionen

Inzwischen mehren sich Hinweise darauf, dass für eine Verweigerung von Veränderungsbereitschaft und damit für das Rückfallrisiko vielleicht die Reaktanz provozierenden Interventionen einiger Therapeut*innen mitverantwortlich zeichnen könnten. Insbesondere in Gruppen besteht diese Gefahr. Wird dort nämlich von den Betroffenen eine eventuelle Verweigerung von Einsicht und Änderungsbereitschaft öffentlich vor anderen vorgetragen, würden diese Personen späterhin eventuell ihr Gesicht verlieren, würden sie hinter eine einmal öffentlich, vielleicht sogar vehement vorgetragene Verweigerung wieder zurücktreten. Entsprechend gelten heute für viele Forscher*innen Reaktanz provozierende Interventionen in der Gruppentherapie als kontraproduktiv (Fiedler, 2005) – übrigens einschließlich des zeitweilig beliebten sog. „heißen Stuhls", auf dem Patient*innen in „heißen Diskussionen" offenkundig zu neuen Einsichtswelten geführt werden sollen.

Um auf das Thema des Beitrags zurückzukommen: Strategien, durch die Patient*innen unbedacht veranlasst werden, sich mit Negativseiten ihrer selbst auseinanderzusetzen, stellen sicher keine Ressourcen*aktivierung* dar. Mit Konfrontationsstrategien dürfte es weiter schwerlich gelingen, das bei vielen Patient*innen eindrücklich fehlende Selbstbewusstsein und die Selbstwertschätzung zu erhöhen (Fiedler, 2014). Werden Patient*innen drängend mit ihren widerständigen und damit vermeintlich regressiven Verhaltensweisen konfrontiert – etwa in der Hoffnung, dass sie von sich aus neue Wege suchen und einschlagen werden – trägt dies eher nicht zum *Aufbau* entsprechender Ressourcen bei.

Inzwischen ließen sich die vorgetragenen Beobachtungen durch systematische Studien zur

Untersuchung der Wirkung von Behandlungskonzepten persönlichkeitsgestörter Straftäter*innen weiter absichern, wobei sich mithilfe von Metaanalysen die Effektivität unterschiedlicher Programmaspekte inzwischen genauer bestimmen ließ. Dabei fand sich ein weiterer, ganz ähnlich bedeutsamer Aspekt: Der Erfolg der praktisch arbeitenden Therapeut*innen scheint auch noch davon abhängig zu sein, wie sehr die im Hintergrund arbeitenden Therapieforscher*innen von der Wirkung ihrer Therapieprogramme überzeugt sind und entsprechend optimistisch ans Werk gehen (vgl. die Übersichten bei Lipsey et al., 2000; Müller-Isberner, 2000; Lösel, 1995, 1998, 2001). Es kommt zu einem Kaskadeneffekt: Therapiestudien sind umso erfolgreicher, wenn sich die beteiligten Therapeut*innen vom Enthusiasmus, vom Engagement und von der Sorgfalt bei der Programmdurchführung durch die Therapieforscher*innen anstecken lassen (Fiedler, 2018).

Offenkundig gilt vieles, was bis hier vorgetragen wurde, nicht nur für die Behandlung von Straftäter*innen im Gefängnis. Diese Beobachtungen im Kontext der Behandlung von Straftäter*innen lassen sich durch systematische Analysen von Therapeut*inneneffekten insgesamt weiter absichern (Wolf et al., 2017). Deshalb nochmals kurz zurück zu den Qualitätsmerkmalen der optimistischen und häufiger erfolgreichen Therapeut*innen, deren Verhalten geradezu als prototypisch für eine ressourcenaktivierende Behandlung gelten kann: Auf Seiten von (Forscher*innen und) Therapeut*innen sind ein – nicht-naiver – Glaube an die Entwicklungsmöglichkeiten des Gegenübers und eine optimistische Einschätzung des eigenen Handwerkszeugs relevant; auf der Ebene der Therapieinhalte ist nicht Einsicht in die eigenen Unzulänglichkeiten das Ziel, sondern die Aktivierung positiver Persönlichkeitsmerkmale und die konstruktive Entwicklung neuer Lebensperspektiven und Handlungsmuster (Willutzki & Teismann, 2013).

5.5 Ressourcenorientierte Aufklärung und Beratung

Wir haben diesen Ausflug in die Straftäter*innenbehandlung deshalb unternommen, weil wir der festen Überzeugung sind, dass sich viele Aspekte des eben Vorgetragenen auf die Behandlung von psychischen Störungen im Allgemeinen übertragen lassen. Dabei dürfte insbesondere Therapieoptimismus als gute Voraussetzung für das Gelingen einer Therapie angesehen werden. Denn glauben Therapeut*innen nicht an ihre Patient*innen und an den Erfolg ihrer Behandlung, dann besteht über kurz oder lang die Gefahr, dass auch Patient*innen daran zu zweifeln beginnen, dass ihnen mittels Psychotherapie geholfen werden könnte.

An dieser Stelle möchten wir gern die Ergebnisse einer kleinen Studie vorstellen, die zu der Frage durchgeführt wurden, was Patient*innen eigentlich selbst in ihrer Psychotherapie als nützlich und damit als von ihren Therapeut*innen eingebrachte Ressource betrachten. Für die Relevanz dieser Perspektive spricht u. a., dass wir aus der Psychotherapieforschung wissen, dass insbesondere die Wahrnehmung von Patient*innen, etwa bzgl. der therapeutischen Beziehung, im Zusammenhang mit dem Therapieerfolg steht (Orlinsky et al., 2004).

5.6 Was Patient*innen in einer Psychotherapie als veränderungsrelevant betrachten

Seit Mitte der 80er Jahre fragen wir, Peter Fiedler und Klaus-Eckart Rogge, gelegentlich Therapeut*innen, ob sie zusammen mit ihren Patient*innen Interesse haben, an einer Untersuchung über sog. **veränderungsrelevante Episoden** teilzunehmen. Der Untersuchungsaufbau ist denkbar einfach (vgl. z. B.

Fiedler & Rogge, 1989). Die Therapiesitzungen werden auf Video aufgezeichnet. In der Zeit zwischen zwei Sitzungen setzen sich Therapeut*in und Patient*in getrennt mit einem/r Interviewer*in zusammen und sehen sich die Aufzeichnung nochmals an. Das Video wird jeweils gestoppt, wenn Therapeut*in bzw. Patient*in der Ansicht sind, dass gerade etwas Nützliches passiert (ist), sei es mit Blick auf die angestrebten Therapieziele bzw. erhofften Therapiewirkungen oder auch mit Blick auf wünschenswerte Veränderungen im Prozess. Dabei finden sich viele Episoden, die von Patient*in und Therapeut*in gemeinsam (also konvergent) als wichtig angesehen werden, aber auch viele Episoden insbesondere auf Seiten der Therapeut*innen, die diese als wichtig betrachten, ihre Patient*innen jedoch interessanterweise nicht.

So einfach der Aufbau, so gering ist leider die Bereitschaft von Therapeut*innen, sich mit ihren Patient*innen einer solchen Prozedur zu unterziehen. Dennoch haben sich glücklicherweise in den letzten 15 Jahren 10 Patient*innen und ihre Therapeut*innen in ambulanten und stationären Kontexten bereitgefunden, an dieser Untersuchung zu veränderungsrelevanten Episoden teilzunehmen. Bei den Therapien handelt es sich um 6 Verhaltenstherapien und um 4 psychodynamisch orientierte Kurzzeittherapien. Die Länge der Behandlungen variierte zwischen 12 und 25 Sitzungen. Folgende Ergebnisse sind in diesem Zusammenhang von Interesse (vgl. auch Fiedler, 2003).

5.6.1 Veränderungsrelevante Episoden

Psychotherapeut*innen und Patient*innen haben in den vorliegenden 10 Therapien mit insgesamt 180 Sitzungen 541 veränderungsrelevante Episoden gemeinsam oder getrennt benannt. Im Durchschnitt werden von Patient*innen 2–3 relevante Episoden pro Sitzung gekennzeichnet. Therapeut*innen kommen auf etwa die doppelte Anzahl von Episoden.

Ein interessantes erstes Ergebnis betrifft die Tatsache, dass die Therapeut*innen mehr als 90 % (!) jener 301 Episoden, die von Patient*innen angegeben werden, ebenfalls als relevant ansehen. Das sind 281 Episoden. Therapeut*innen bemerken also fast immer, wenn Patient*innen in der Therapie etwas als für sich bedeutsam und nützlich erfahren oder erleben. Von den Therapeut*innen werden zusätzlich 240 Episoden (44 %) als relevant angegeben, die von Patient*innen *nicht* als relevant gekennzeichnet werden. Die Therapeut*innen erachten also vieles in der Therapie als veränderungsrelevant, was die Patient*innen als solches nicht ausdrücklich so sehen. Wenngleich die von Therapeut*innen allein angegebenen Episoden auch wichtig sind, soll es im Folgenden primär um die Frage gehen: Was erachten Patient*innen an einer Therapie als nützlich?

5.6.2 Von Therapeut*innen und Patient*innen übereinstimmend als veränderungsrelevant gekennzeichnete Episoden

Platz 1: Konkrete Beratung (43 % der übereinstimmend gekennzeichneten Episoden)
Gemeint sind damit zumeist plausible Erklärungen und Vorschläge zur Behandlung und Selbstbehandlung der jeweiligen Symptome und Störungen sowie zu den damit zusammenhängenden weiteren Problemen; auch gemeint sind allgemeine Informationen über Erfolgsprognose und Rückfallrisiken sowie über die Möglichkeiten, Rückfälle zu vermeiden. Hier geht es also um Inhalte, die Hoffnung vermitteln und die Selbsteffizienzerwartung verbessern. Interessant ist der Befund, dass es kaum Unterschiede zwischen Verhaltenstherapien (41 % der Episoden) und psychodynamischen Therapien (45 %) gibt, obwohl wir eher Gegenteiliges erwartet hatten. Das betrifft übrigens auch die beiden folgenden Punkte.

Platz 2: Information und Aufklärung (29 % der übereinstimmend gekennzeichneten Episoden)
Gemeint sind damit klare Informationen über das Störungsbild und die psychologische

Störungsdynamik. Eine gute Begründung der Diagnose, plausible Erklärungen zur Ätiologie, auch als relevant erachtete Informationen zur Verbreitung der Störung in der Bevölkerung („Normalisierung") wurden hier eingeschlossen. Interessant wiederum: Hinsichtlich relevanter „Information und Aufklärung" unterscheiden sich die Verhaltenstherapien (mit 28 %) kaum von den psychodynamischen Behandlungen (30 %).

Platz 3: Lebenspraktische Beratung (13 % der übereinstimmend gekennzeichneten Episoden)

Dieser Bereich ist deshalb interessant, weil es hier um Beratungsaspekte geht, die nicht unmittelbar mit dem ursprünglichen Dienstauftrag der Therapie zusammenhängen (also mit den Symptomen bzw. Störungen im Sinne der ICD-Kategorisierung). Wir haben hier sehr heterogene Dinge zusammenfassen müssen, wie Fragen zu Alltagsbeziehungen innerhalb der Familie (z. B. Kindererziehung, Umgang mit einem alkoholabhängigen Großvater) sowie im Beruf (Umgang mit dem Chef oder mit Kollegen; Laufbahnberatung etc.). In diesen Episoden werden die Patient*innen somit nicht auf ihre Symptome reduziert (Verhaltenstherapie: 12 %; psychodynamische Therapie: 13 %).

Platz 4: Transparenz der Therapeut*innen (11 % der übereinstimmend gekennzeichneten Episoden)

In dieser Kategorie haben wir als relevant erachtete Mitteilungen des Therapeut*innen über sich selbst zusammengefasst. Die häufigsten betreffen klärende Ausführungen zum eigenen therapeutischen Handeln („Warum verhalte ich mich Ihnen gegenüber so oder so? Warum habe ich dies oder jenes so gemacht?"). Aber auch recht häufig werden Mitteilungen des Therapeut*innen über eigene Werthaltungen und Grundüberzeugungen als relevant angesehen, die wir hier ebenfalls zugeordnet haben. „Transparenz" ist getragen von einer kooperativen Grundhaltung, in deren Rahmen Metawissen über therapeutische Prinzipien geteilt wird. Solche Episoden werden von Patient*innen und Verhaltenstherapeut*innen gemeinsam in 13 % der Fälle als

nützlich eingestuft, von Patient*innen und ihren Psychoanalytiker*innen in 8 % der Fälle.

Entscheidend bei dieser Identifikation relevanter Episoden ist, dass die Patient*innen sie so, wie sie von den Therapeut*innen umgesetzt wurden als nützlich, und damit als in die Therapie eingebrachte Ressource erlebt haben. Inhaltlich geht es insbesondere um konkrete Beratung und Unterstützung, die eine partnerschaftliche Haltung der Therapeut*innen impliziert. Die restlichen Episoden verteilen sich auf jene Kategorien, die wir im nächsten Abschnitt besprechen werden, denn es handelt sich dabei um Aspekte, die vorrangig von den Therapeut*innen allein angegeben werden.

5.6.3 Von Therapeut*innen vorrangig allein als veränderungsrelevant gekennzeichnete Episoden

Von den Therapeut*innen allein (also nicht gleichzeitig von ihren Patient*innen) wurden 240 Episoden angegeben; davon beziehen sich die meisten auf zwei besondere Formen therapeutischer Intervention:

Platz 1: „Beziehungsarbeit" (49 % der von Therapeut*innen allein gekennzeichneten Episoden)

Unter dieser Bezeichnung haben wir vorrangig Feedback und Rückmeldungen der Therapeut*innen zum von ihnen erlebten Interaktionsverhalten der Patient*innen zusammengefasst, die als solche bei der Videoanalyse von Verhaltenstherapeut*innen häufig als „Konfrontation" bzw. „Spiegeln" bezeichnet oder von psychodynamisch arbeitenden Therapeut*innen als „Übertragungsdeutungen" gekennzeichnet wurden. Inhaltlich geht es dabei zumeist um negativ konnotierte Rückmeldungen und somit Hinweise auf Probleme von Patient*innen, die von diesen bis dahin nicht formuliert wurden. Diese Art Intervention kennzeichnen immerhin in 45 % der Fälle die Verhaltenstherapeut*innen und in 54 % der Fälle die psychodynamisch arbeitenden Therapeut*innen explizit als nützlich.

Beachtenswert ist jedoch: Die Patient*innen halten diese Episoden nicht oder nur sehr selten für veränderungsrelevant.

Platz 2: „Gefühlsarbeit" (23 % der von Therapeut*innen allein gekennzeichneten Episoden)

In dieser Kategorie finden sich recht unterschiedliche Formen therapeutischer Interaktion, denen thematisch gemeinsam ist, dass die Patient*innen häufig mithilfe therapeutischer Stützung in einen aktualisierten Prozess emotionalen Erlebens fast ausschließlich negativer Gefühle geraten (vorrangig Betroffenheit, gelegentlich Weinen der Patient*innen, oder auch z. B. mutistisch anmutendes Schweigen oder – eher selten – Ärgerreaktionen). Das Gemeinsame ist, dass die Therapeut*innen als Kategorie in diesen Fällen „Gefühle aktivierende Intervention" auf dem Interviewbogen als eigene Strategie angekreuzt haben, gelegentlich aber auch „Konfrontation" oder „Übertragungsdeutung". Diese Interventionsform kennzeichnen in 25 % der Fälle die Verhaltenstherapeut*innen und in 21 % der Fälle die psychodynamisch arbeitenden Therapeut*innen als relevant. Beachtenswert ist wiederum: Die Patient*innen jedoch halten diese Episoden nicht oder sehr selten für veränderungsrelevant, erleben sie nicht als von ihren Therapeut*innen eingebrachte Ressource.

▶ **Zusammengefasst** lässt sich zweifelsohne konstatieren, dass eine die Ressourcen anreichernde Aufklärung und Beratung im nachträglichen Betrachten ihrer Therapiesitzungen sowohl von Patient*innen wie von den Therapeut*innen als relevant angesehen werden. Für uns war etwas unerwartet und überraschend, dass sich diese relevanten Episoden nicht nur in der Verhaltenstherapie, sondern gleich häufig auch in den psychodynamischen Therapien finden lassen. Wir haben dieses Ergebnis nochmals überprüft: Psychoanalytiker*innen wie Verhaltenstherapeut*innen arbeiten entsprechend ihrer Konzepte natürlich

völlig unterschiedlich. Entsprechend beraten Verhaltenstherapeut*innen in ihren Therapien erheblich häufiger, nur wurden viele dieser Informationsanteile und Beratungen bei Weitem nicht immer von den Patient*innen als relevant und damit als Ressource gekennzeichnet. Was die *explizit als nützlich erlebten* Beratungen angeht, verteilen sich diese jedoch in beiden Behandlungsformen etwa gleich.

Als nächstes befassen wir uns mit der Frage, warum die Patient*innen (übrigens nur in 3 % der Fälle) *kaum* oder *nicht* die Episoden gekennzeichnet haben, die als „Gefühle aktivierende Intervention", „Beziehungsarbeit" oder „Übertragungsdeutung" aus Sicht der Therapeut*innen offensichtlich hohe Veränderungsrelevanz haben. Antworten dazu können wir mithilfe der vorliegenden Studie nicht geben. Aus unserer Sicht erschließen sich uns einige Antworten mittelbar, wenn wir uns den Ergebnissen von Studien zur Bedeutung von „Übertragungsdeutungen" in der psychodynamischen Behandlung zuwenden.

5.7 Vorsicht im Umgang mit Übertragungsdeutungen

Prototypisch für einen Wandel der psychodynamischen Psychotherapie in Richtung Ressourcenorientierung sind beispielsweise Forschungsarbeiten, in denen sich ein inzwischen 100 Jahre altes Kernelement der psychoanalytischen Psychotherapie, die sog. Übertragungsdeutung, gelegentlich als eher ungünstig für die Therapiewirksamkeit erwiesen hat. Besonders deutlich wird dies in einer Studie über die Wirksamkeit eines psychodynamischen Therapieansatzes bei Depression. Das Konzept der holländischen Forschergruppe um de Jonghe et al. (2001) enthält eine bemerkenswerte Änderung. In dieser psychoanalytisch begründeten Depressionsbehandlung wurden nämlich die für die psychodynamische Therapie zentralen Übertragungsdeutungen explizit ausgeschlossen.

Im Hintergrund dieser Entscheidung stand die Vermutung, dass sich eine Therapie, die auf „regressive Verhaltensweisen" und damit auf die Problematisierung von Beziehungsmustern der Patient*innen fokussieren könnte, als nicht förderlich für eine Überwindung depressiven Erlebens erweisen würde. Entsprechend wurden die Therapeut*innen angewiesen, real gegenwärtige Sorgen und Nöte der Patient*innen zum Thema zu machen mit dabei vorrangiger Beachtung des aktuellen Erlebens und Fühlens. Auf diese Weise sollten zunehmend Bedürfnisse und Interessen der Patient*innen aktiviert werden, die sich auf konkrete Lebensperspektiven in der Gegenwart und Zukunft beziehen. Diese Konzeptänderung erwies sich im Unterschied zu einer früher angewandten übertragungsfokussierenden Behandlung als hochgradig erfolgreich.

Mittels Metaanalyse von Behandlungsprojekten bei Patient*innen mit unterschiedlichen Störungen konnte gezeigt werden, dass die Wirksamkeit psychodynamischer Therapie erfolgreicher einzustufen war, wenn von Therapeut*innen *zurückhaltend* mit Übertragungsdeutungen gearbeitet worden war – zumeist übrigens zugunsten einer eher Gefühle aktivierenden und sinnstiftenden Besprechung realer Sorgen, Probleme und zwischenmenschlicher Konflikte außerhalb der Therapiebeziehung. Dies gilt insbesondere für die psychodynamische Kurzzeittherapie, und dort besonders deutlich – man höre und staune – in der Behandlung von Persönlichkeitsstörungen (Høglend, 2003).

In seiner Metaanalyse konnte Høglend diesen Effekt in elf unterschiedlichen Studien nachweisen, in denen eine Häufigkeitsbestimmung von Übertragungsdeutungen überhaupt möglich war; d. h. in allen (!) bis dahin zugänglichen Studien, die eine Reanalyse dieser Art ermöglichten. Psychodynamische Therapien scheinen also, und zwar nicht nur in der Behandlung persönlichkeitsgestörter Menschen, dann erfolgreicher zu sein, wenn zurückhaltender mit Übertragungsdeutungen gearbeitet wird. Das heißt nicht zwingend, dass einzelne Patient*innen, die einem Mehr an Übertragungsdeutungen ausgesetzt waren, nicht auch Fortschritte aufwiesen. Nur insgesamt waren genau jene Patient*innen beträchtlich

erfolgreicher, bei denen Therapeut*innen eher vorsichtig mit dieser Strategie waren.

Um entsprechende Prozesse besser verstehen zu können, führte Høglend mit seiner Arbeitsgruppe im Anschluß eine experimentelle Studie durch (Høglend et al., 2008): Im Rahmen eines psychodynamischen Behandlungsangebots wurden bei der Hälfte von 100 Patient*innen Übertragungsdeutungen genutzt, während bei der anderen Hälfte darauf verzichtet wurde. Beide Behandlungsansätze waren insgesamt vergleichbar erfolgreich, mit stabilen Effekten über einen 4-Jahres-Katamnese-Zeitraum. Patient*innen, die sich durch ein reiferes Objektbeziehungsmuster auszeichneten, profitierten in gleichem Maße von beiden Bedingungen; Patient*innen mit „primitiveren" Objektbeziehungen profitierten insgesamt weniger von der Therapie, wobei diese Subgruppe von Übertragungsdeutungen profitierte. Operationalisiert wurde die Qualität der Objektbeziehungen darüber, ob die Patient*innen in der Vergangenheit mindestens eine reife Beziehung zu einer anderen Person hatten, oder eben nicht. Gleichzeitig fanden sich bei den Patient*innen mit „primitiveren" Objektbeziehungsniveau häufiger andere Merkmale stärkerer psychosozialer Belastung (z. B. häufigere Inanspruchnahme von Psychotherapie- und Beratung sowie häufigere Krankschreibung im Katamnesezeitraum).

Wie lassen sich diese Ergebnisse unter einer Ressourcenperspektive interpretieren? Zurückhaltung in Hinblick auf Übertragungsdeutungen ist sinnvoll – in der Studie von Høglend et al. (2008) kam es auch in der Gruppe, in der mit Übertragungsinterpretationen gearbeitet wurde, nur zu einer moderaten Nutzung entsprechender Interventionen je Sitzung. Zudem: Patient*innen, die in ihrem Leben einigermaßen zurecht gekommen sind, benötigen keine gezielte Problematisierung ihrer Beziehungsmuster. Auch wenn es sich bei Høglend nur um eine kleine Substichprobe von 25 Personen mit schlechter Objektbeziehungsqualität in der Übertragungsbedingung handelte: Möglicherweise hilft es Menschen, die generell sehr unbefriedigende soziale Beziehungen haben – und darunter vermutlich immer wieder leiden -, wenn man ihnen vorsichtig hilft ein besseres Verständnis für die eigenen Anteile an diesen Erfahrungen zu entwickeln. Levy & Scala (2012) gehen zusätzlich davon aus, dass eine gute therapeutische Beziehung notwendig ist, damit Patient*innen von Übertragungsdeutungen profitieren können.

Welche ungünstigen Folgen können Übertragungsdeutungen haben? Wahrnehmungen vor allem im interpersonellen Kontext werden durch sie infrage gestellt und als dysfunktionale Muster der Person etikettiert. Das allein ist nicht besonders ressourcenorientiert. Gerade wenn dies häufiger geschieht, leidet auch die therapeutische Beziehung: Patient*innen müssen fortlaufend damit rechnen, dass ihre Therapeut*innen sie in Hinblick auf problematische Muster beobachten. Kein Wunder, dass sie sich weniger sicher und akzeptiert fühlen. Als Reaktionen auf ungünstige Übertragungsdeutungen bleibt ihnen, entweder die negativen Zuschreibungen zu akzeptieren oder sich gegen sie zu wehren, Widerstände und Reaktanz zu entwickeln.

Angesichts dieser Befunde nimmt es nicht weiter Wunder, dass in der aktuellen Fortentwicklung psychodynamischer Behandlungskonzepte vielfach vorgeschlagen wird, möglichst auf Widerstands- und Übertragungsdeutung zugunsten von lebenspraktischer Beratung und Hilfestellung zu verzichten (vgl. Munder et al., 2019). Dies wird beispielsweise sowohl in der „strukturbezogenen Psychotherapie" von Rudolf (2006, 2012) als auch in der „mentalisierungsgestützten Psychotherapie" von Allen, Fonagy & Bateman (2008) eindringlich empfohlen, also in zwei psychodynamisch orientierten Psychotherapieansätzen, die ausdrücklich für die Behandlung von Menschen mit Persönlichkeitsstörungen entwickelt wurden (in der Übersicht auch Fiedler, 2014).

Mit diesen Ausführungen möchten wir die psychodynamische Therapie nicht in ein ungünstiges Licht rücken. Unsere Episodenstudien zeigen, dass auch Verhaltenstherapeut*innen die inzwischen als nicht ganz unproblematisch gesehene Arbeit an vermeintlich negativen Handlungsmustern von Patient*innen genauso relevant finden wie ihre psychodynamischen Kolleg*innen.

Darüber hinaus gibt es eine ganze Reihe Prozessstudien mit Detailanalysen von Therapieverläufen unterschiedlicher Therapierichtungen, die nicht nur Grawe (1998) zur pointierten Aussage veranlasst haben, dass Therapeut*innen immer dann – was die positiven Wirkungen der Behandlung angeht – unzweifelhaft erfolgreicher sind, wenn sie sich auf die vorhandenen Stärken und Ressourcen ihrer Patient*innen konzentrieren (vgl. Orlinsky et al., 2004).

Es ist sicher sinnvoll, diese Stärken und Kompetenzen von Patient*innen auch in der Therapiebeziehung zu suchen und zu unterstützen. Vielleicht könnte man eine Behandlung, in der gerade nach hilfreichen und sinnvollen Übertragungsmustern gesucht wird und diese explizit als solche markiert, problemlos sogar ebenfalls als „übertragungsfokussierende Therapie" bezeichnen. Wir bevorzugen hier die Bezeichnung „ressourcenorientiert" ausdrücklich, weil sie eindeutiger auf die ihr inhärente Zielperspektive ausgerichtet ist, nämlich die Aktivierung und Nutzung sinnvoller, bereits bei den Patient*innen vorhandener Beziehungsmuster. Ressourcenorientiert ausgerichtete Psychotherapie geht gleichzeitig weit über ressourcenorientierte Beziehungsanalysen hinaus, indem sie ressourcenträchtige Handlungsmuster aktiviert bzw. aufgreift sowie gleichzeitig ressourcenanreichende Problemlösung und Beratung zur Verfügung stellt.

5.8 Ressourcenorientiertes Krisenmanagement

In den vergangenen Jahren hat sich zu den ressourcenaktivierenden Verfahren schließlich noch eine weitere Perspektive hinzugesellt. Diese betrifft die Behandlung einiger Störungsphänomene, die insbesondere für Misserfolge und Rückfallzahlen erhebliche Bedeutsamkeit haben. Gemeint ist die Neigung zahlreicher Patient*innen zur Selbstverletzung oder anderen selbstdestruktiven Handlungen bis hin zur Suizidalität. Wechselnde Stimmungslagen, Selbstverletzungen und Suizidneigungen erschweren in vielerlei Hinsicht die Möglichkeit, mit den Patient*innen ein stabiles Arbeitsverhältnis aufzubauen. Auch scheint eine ressourcenorientierte Therapiearbeit auf den ersten Blick kaum sinnvoll möglich (vgl. aber Teismann & Willutzki, 2020). Von Therapeut*innen wird entsprechend ein hohes Maß an Flexibilität im therapeutischen Vorgehen erwartet. Die Ermöglichung telefonischer Kontakte für Patient*innen, die zwischen den Sitzungen in emotionale Krisen kommen, und damit offensiv und strukturell dazu beizutragen, dass die Therapiebeziehung zur Ressource werden kann, ist zwar bereits integraler Anteil der „Dialektisch-behavioralen Therapie" (DBT) von Linehan bei Borderlinestörungen (vgl. Bohus, 2002); aber viele Therapeut*innen scheuen sich immer noch, für ihre Patient*innen außerhalb der vereinbarten Termine als Ansprechpartner*in zur Verfügung zu stehen.

5.8.1 Sich mehr um die Patient*innen kümmern als Perspektive

In diesem Zusammenhang sind wir Schmidtke (2005) zu außerordentlichem Dank verpflichtet, der sich die Mühe gemacht hat, in vorliegenden Publikationen einmal genauer herauszufiltern, was jene Therapeut*innen im Besonderen auszeichnet, die über deutliche Erfolge bei der Verminderung von Selbstverletzungen und über eine Verringerung der Suizidneigung ihrer Patient*innen berichten. Herausgekommen ist dabei etwas, das man auf folgende Formel bringen kann: Es handelt sich um Therapeut*innen, die sich um ihre Patient*innen kümmern. Sie tragen damit einerseits dazu bei, dass die Therapiebeziehung zur Ressource wird; andererseits schaffen sie aktiv einen gemeinsamen Ort, an dem die Ressourcen von Patient*innen aktiviert und ausgebaut werden können.

Für dieses Vorgehen hat sich – mit Blick auf Ergebnisse der Bindungsforschung – der Begriff „Nach-Beeltern" („reparenting") durchgesetzt, der als solcher nicht nur in den beiden oben erwähnten psychodynamischen Neuentwicklungen der strukturbezogenen und mentalisierungsgestützten Psychotherapie, sondern zunehmend auch in der Verhaltenstherapie Verwendung

findet, nachdem er dort im Kontext der Schematherapie von Young eingesetzt wurde (z. B. Young et al., 2003; Roediger, 2011).

Nicht nur, dass Therapeut*innen, die sich mehr um ihre Patient*innen kümmern, telefonisch erreichbar sind. Sie selbst sind es, die von sich aus aktiv zwischen den Therapiesitzungen nochmals Kontakt mit ihren Sorgenkindern suchen. Bei Patient*innen, bei denen die Therapeut*innen den Eindruck haben, dass es ihnen gerade nicht besonders gut geht, rufen sie beispielsweise zwischen den Sitzungen ihrerseits an und erkundigen sich nach dem Befinden. Oder sie schreiben ihren Patient*innen zwischen den Sitzungen eine E-Mail, um nochmals positive Aspekte der vorhergehenden Sitzung zu bekräftigen. Bei unzuverlässigen Patient*innen melden sich Therapeut*innen am Morgen des Therapietages von sich aus telefonisch, um nachzufragen, ob irgendetwas dazwischen gekommen sei oder ob es beim vereinbarten Termin bleibe. Arbeiten sie in Kliniken, schauen sie abends, bevor sie nach Hause fahren, kurz noch einmal bei ihren Patient*innen vorbei.

Um es noch deutlicher zu betonen: Kümmer-dich-um-die-Patient*innen-Therapeut*innen scheinen nicht nur dann hochgradig erfolgreich zu sein, wenn es um die Verminderung selbstdestruktiver oder suizidaler Neigungen geht, sondern zugleich auch noch dort, wo es auf die Stabilität der Therapiebeziehung, auf eine Steigerung der Therapiemotivation und auf eine Neuaktivierung verloren geglaubter Ressourcen ankommt (ähnlich Fonagy & Roth, 2004; Fiedler, 2006, 2010).

Es bleibt eine offene Frage, wie weit sich das Kümmer-dich-um-deine-Patient*innen-Prinzip in der Therapiepraxis und -forschung durchsetzen wird. Offensichtlich liegt die Erkenntnis, dass viele Patient*innen Therapeut*innen benötigen und erhalten sollten, die über die Sitzungen hinaus Sicherheit bietende Begleiter*innen darstellen, derzeit etwas außerhalb des allgemein üblichen psychotherapeutischen Ansatzes, dies insbesondere dort, wo Patient*innen im 45- bis 60-min-Rhythmus behandelt werden. Von manchen Praktiker*innen haben wir in diesem Zusammenhang die Frage gestellt bekommen, ob wir mit kontinuierlicher Erreichbarkeit nicht in die Gefahr kommen, ein Abhängigkeitsverhalten zu verstärken und der Selbstständigkeit des Patient*innen Wege zu verbauen.

Wir sind da inzwischen entschieden anderer Ansicht. Wir sollten in der Lage sein, Therapiedisziplin und Beständigkeit im Rahmen eines Behandlungsplanes zu realisieren, der Beständigkeit erst fürsorglich dadurch herstellt, dass auf die veränderlichen inneren Zustände unserer Patient*innen, die zu vielen psychischen Störungen als symptomatischer Ausdruck dazugehören, dass also auf ihre störungsbedingten Stimmungsschwankungen vermehrt Rücksicht genommen wird, und zwar wenigstens so lange, bis sich ihre emotionale Unausgeglichenheit zu stabilisieren beginnt (ähnlich Fonagy & Roth, 2004). Das gilt nicht nur bei Borderlinepersönlichkeitsstörungen, sondern auch bei Essstörungen, bei Abhängigkeitsproblemen, bei bipolaren Störungen oder auch sozialen Ängsten, posttraumatischen Belastungsstörungen usw.

5.8.2 Ressourcenorientierte Behandlung in Krisen

Gerade in Krisen lassen sich Therapeut*innen leicht von der Dramatik des Geschehens „hypnotisieren", explorieren z. B. *nur* Suizidgedanken und -pläne und schätzen darüber die Gefahren ab. Unter einer ressourcenorientierten Perspektive gehen wir erst einmal davon aus, dass es gleichzeitig auch Reaktionsbereitschaften der Person gibt, die positive Affekte ermöglichen. Diese gilt es auch in sehr schwierigen Situationen wahrzunehmen und zu aktivieren – natürlich nicht naiv, oder gar oberflächlich im Sinne eines emotional nicht getragenen „positiven Denkens". In Anerkennung einer zu erwartenden Unberechenbarkeit von Patient*innen sollte die Entwicklung eines individuell ausgerichteten und fürsorglich organisierten Krisen- und Managementplans ein unverzichtbares Element in gut strukturierten Therapieplänen werden. Gerade weil in solchen Situationen kein Raum dafür ist, „ganz neu zu lernen" bedarf es sensibler Aufmerksamkeit für ganz individuelle

Anknüpfungspunkte, die spürbar machen können, dass das Leben lebenswert ist. Hier sehen wir viele Möglichkeiten in lösungsorientierten therapeutischen Methoden (vgl. im Einzelnen Teismann & Willutzki, 2020).

5.9 Tatsächliche Rückfallursachen als Ausgangspunkt für die Weiterentwicklung psychotherapeutischer Konzepte

Bei der Entwicklung ressourcenorientierter Konzepte standen immer auch die Rückfallbedingungen psychischer Störungen mit im Vordergrund. Denn wenn es gegenwärtig Probleme zu vermelden gibt, so betreffen diese die nach wie vor beträchtlichen Rückfallzahlen. In den 1980er und 1990er Jahren hatte man gelegentlich den Eindruck, dass sich die Erfolgszahlen bei einigen psychischen Störungen deutlich steigern ließen. Gegenwärtig jedoch stagniert die Entwicklung in den meisten Bereichen, oder es gibt sogar Hinweise, dass die Erfolge überschätzt wurden (z. B. Cuijpers et al., 2010). Die Rückfallforschung ist in dieser Hinsicht gnadenlos, könnte man meinen (hierzu ausführlich Fonagy & Roth, 2004): In spätestens 5 Jahren werden 20–30 % der Phobie- und Zwangspatient*innen erneut mit Problemen bei einem/r Psychotherapeut*in vorstellig, auch wenn sie zuvor eine Expositionstherapie mit gutem Erfolg absolviert haben. Von den Depressionspatient*innen erleiden sogar insgesamt bis zu 75 % innerhalb von 3–4 Jahren einen Rückfall, und zwar unabhängig davon, mit welchem Psychotherapieverfahren einschließlich medikamentöser Behandlung sie zunächst eine zeitweilige Besserung erfahren haben. Der Zustand von deutlich über 20 % aller Patientinnen mit einer Borderlinediagnose verschlechtert sich bereits während der Zeit ihrer ambulanten und stationären Behandlung. Weiter bleibt zwingend zu beachten, dass sich bis zu 10 % derjenigen, die einmal die Diagnose Borderlinepersönlichkeitsstörung oder die Diagnose einer Depression erhalten haben, in den Folgejahren suizidieren, viele bereits nach (und trotz) ihrer ersten psychotherapeutischen Behandlung.

Bei der Beurteilung des Rückfallproblems ist es unabdingbar, die Epidemiologie, und damit wohl kontextuellen Ursachen psychischer Gestörtheit, aufmerksam zu beobachten. Ein allzu technologisches Verstehen von Psychotherapie könnte wie die unreflektierte Therapie mit Psychopharmaka bedeuten, dass wir unsere Augen vor den existenziellen Sorgen unserer Patient*innen verschließen.

Man braucht sich dazu nur die wirklichen Rückfallbedingungen psychischer Störungen anzusehen (vgl. Fiedler, 2010). Kritische Lebensereignisse, schwer lösbare existenzielle Konflikte, Sorgen und schwere soziale Benachteiligung erhöhen nicht nur das Risiko einer psychischen Erkrankung, sondern auch die Rückfallwahrscheinlichkeit um ein Vielfaches. Je weiter unten sich eine Person im Sozialgefüge befindet, umso größer ist ihr Elend. Es ist die im Zustand der Selbstentfremdung gefühlte Benachteiligung, die das eigentliche psychologische Gift ist. Da das so ist, gehört die konkrete Lebenswelt unserer Patient*innen – neben aller Hilfe beim unterstützenden Umgang mit psychischen Störungen – in den Mittelpunkt jeder Behandlung. Ansonsten sollte man sich nicht wundern, wenn die Rückfallzahlen trotz allen technischen Fortschritts stagnieren.

Ressourcenorientierung heißt, die aktivierten und angereicherten Ressourcen in der Bewältigung konkret gegebener Lebensprobleme auch in Anwendung zu bringen (Willutzki & Teismann, 2013). Warum gibt es so viele Widerstände auf *unserer* Seite, auf Seiten der Therapeut*innen, die konkreten Lebensumstände der Patient*innen und nicht nur den innerpsychischen Funktionsmodus der jeweiligen psychischen Gestörtheit (also Gefühl, Kognition, Konflikt) zum Gegenstand therapeutischer Interventionen zu machen? In vielen Fällen dürfte schon im Verlauf der Behandlung unzweifelhaft feststehen oder klarer werden, dass für die Wege heraus aus den existenziellen Dramen und den alltäglichen Sorgen die sicherlich unverzichtbaren Verfahren z. B. der Exposition, Gefühlsaktivierung oder Achtsamkeit nicht in jedem Fall hinreichend sind. Um in ihrem Leben erneut Fuß zu fassen und bei zukünftigen Krisen besser zu bestehen, benötigen die meisten unserer Patient*innen zusätzlich auch noch hochgradig kluge Berater*innen.

5.10 Ressourcenorientierung dient dem Abbau des Machtgefälles

Psychotherapeut*innen sollten die ressourcenaktivierende und -anreichernde Beratung von Patient*innen nicht anderen Professionen oder dem Internet überlassen! Professionelle Patient*innenberatung, das Coaching von Patient*innen oder vielleicht sogar die Patient*innensupervision bei der Nutzung ihrer Ressourcen sind für viele Probleme, die Menschen in der Gegenwartsgesellschaft haben, sehr interessante „Therapieansätze" (Fiedler, 2010). Dabei ergibt sich übrigens eine – zwar nur kleine, dennoch hochbedeutsame – Akzentverschiebung. Die Stärkung vorhandener Kompetenzen und Fähigkeiten im Rahmen der Ressourcenaktivierung sowie die Beratung zur Anreicherung vorhandener Kompetenzen, um neue Handlungsmöglichkeiten als gezielter Ressourcenaufbau eröffnen völlig neue Gestaltungsspielräume. Sie erfordern nämlich und ermöglichen zugleich die aktive Partizipation von Therapeut*innen an der Neugestaltung von Lebenslagen. In einer psychotherapeutisch klug durchdachten Beratung wird sich sogar, wie immer schon von uns Psychotherapeut*innen gewünscht, das Machtgefälle verschieben: Weg von kompetenten Behandler*innen persönlicher Probleme hin zu Solidarpartner*innen von Patient*innen, nämlich im **gemeinsamen Kampf gegen widrige Lebensumstände.**

Dies mag für viele Therapeut*innen bereits alltägliche Praxis bedeuten, für viele andere ist es das offenkundig noch nicht.

Es könnte sein, dass einige der zuvor gemachten Empfehlungen – (insbesondere jene, sich zukünftig mehr als bisher um instabile Patient*innen zu kümmern) – höchst befremdlich wirken. Uns geht es mit unserem Beitrag dabei um die Zukunft unserer Profession, die wir ausdrücklich mehr von der zukünftigen Lebenszufriedenheit unserer Patient*innen abhängig sehen möchten, als dies bisher der Fall ist.

Literatur

Allen, J. G., Fonagy, P., & Bateman, A. W. (2008). *Mentalisieren in der psychotherapeutischen Praxis*. Klett-Cotta.

Becker, P. (1995). *Seelische Gesundheit und Verhaltenskontrolle*. Hogrefe.

Bohus, M. (2002). *Borderline-Störung*. Hogrefe.

Carl, L. C., Schmucker, M., & Lösel, F. (2020). Predicting attrition and engagement in the treatment of young offenders. *International Journal of Offender Therapy and Comparative Criminology, 64*(4), 355–374. https://doi.org/10.1177/0306624X19877593

Cuijpers, P., van Straten, A., Bohlmeijer, E., Hollon, S. D., & Andersson, G. (2010). The effects of psychotherapy for adult depression are overestimated. *Psychological Medicine, 40*(2), 211–223.

De Jonghe, F., Kool, S., van Alst, G., Dekker, J., & Peen, J. (2001). Combining psychotherapy and antidepressants in the treatment of depression. *Journal of Affective Disorders, 64*, 217–229.

Dolan, B., & Coid, J. (1993). *Psychopathic and antisocial personality disorders. Treatment and research issues*. Gaskell – The Royal College of Psychiatrists.

Fiedler, P. (2003). Kritik (nicht nur) der Verhaltenstherapie aus der Sicht eines Verhaltenstherapeuten. *Psychotherapie in Psychiatrie, Psychotherapeutischer Medizin und Klinischer Psychologie, 7*, 258–271.

Fiedler, P. (2004). Ressourcenorientierte Psychotherapie bei Persönlichkeitsstörungen. *Psychotherapeutenjournal, 3*(1), 4–12.

Fiedler, P. (2005). *Verhaltenstherapie in Gruppen*. Beltz-PVU.

Fiedler, P. (2006). Psychotherapie in der Entwicklung. *Verhaltenstherapie und psychosoziale Praxis, 38*, 269–282.

Fiedler, P. (2014). Integrative Behandlung von Persönlichkeitsstörungen. Beispiele und Perspektiven. *Psychotherapie im Dialog, 15*(3), 90–93.

Fiedler, P. (2018). *Sexuelle Störungen*. Beltz-PVU.

Fiedler, P., & Herpertz, S. C. (2016). *Persönlichkeitsstörungen* (7. Aufl.). Beltz-PVU.

Fiedler, P., & Rogge, K. E. (1989). Zur Prozeßuntersuchung psychotherapeutischer Episoden. *Zeitschrift für Klinische Psychologie, 18*, 45–55.

Fiedler, P. (Hrsg). (1981). *Psychotherapieziel Selbstbehandlung. Grundlagen kooperativer Psychotherapie*. edition psychologie im VCH-Verlag.

Fiedler, P. (2010). *Verhaltenstherapie mon amour. Mythos – Fiktion – Wirklichkeit*. Schattauer.

Fiedler, P. (2012). Phänomenologisch orientierte Indikation: Gemeinsame Herausforderung für die Therapieschulen. In P. Fiedler (Hrsg.), *Die Zukunft der Psychotherapie. Wann ist endlich Schluss mit der Konkurrenz?* (S. 149–162). Springer.

Fonagy, P., & Roth, A. (2004). Ein Überblick über die Ergebnisforschung anhand nosologischer Indikationen. *Psychotherapeutenjournal, 3*(3), 205–219, (4), 301–315.

Garland, R. J., & Dougher, M. J. (1991). Motivational intervention in the treatment of sex offenders. In W. R. Miller & S. Rollnick (Hrsg.), *Motivational interviewing: Preparing people to change addictive behavior* (S. 303–313). Guilford.

Grawe, K. (1998). *Psychologische Therapie*. Hogrefe.

Grawe, K. (2004). *Neuropsychotherapie*. Hogrefe.

Grawe, K., & Grawe-Gerber, M. (1999). Ressourcenaktivierung – ein primäres Wirkprinzip der Psychotherapie. *Psychotherapeut, 44*, 63–73.

Grawe, K., Donati, R., & Bernauer, F. (1994). *Psychotherapie im Wandel. Von der Konfession zur Profession*. Hogrefe.

Hobfoll, S. E. (1989). Conservation of resources. *American Psychologist, 44*, 513–524.

Høglend, P. (2003). Long-term effects of brief dynamic psychotherapy. *Psychotherapy Research, 13*, 271–292.

Høglend, P., Bøgwald, K.-P., Amlo, S., Ulberg, R., Sjaastad, M. C., Sørbye, O., Heyerdahl, O., & Johansson, P. (2008). Transference interpretations in dynamic psychotherapy: Do they really yield sustained effects? *American Journal of Psychiatry, 165*, 763–771.

Jerusalem, M. (1990). *Persönliche Ressourcen, Vulnerabilität und Streßerleben*. Hogrefe.

Kanfer, F. H., Reinecker, H., & Schmelzer, D. (1996). *Selbstmanagement-Therapie*. Springer.

Karpel, M. A., & Brauers, W. R. (Hrsg.). (1986). *Family resources. The hidden partner in family therapy*. Guilford.

Kear-Colwell, J., & Pollack, P. (1997). Motivation and confrontation: Which approach to the child sex offender? *Criminal Justice and Behavior, 24*, 20–33.

Levy, K. N., & Scala, J. W. (2012). Transference, transference interpretations, and transference-focused psychotherapies. *Psychotherapy, 49*(3), 391–403.

Lipsey, M. W., Wilson, D. B., & Cothern, L. (2000). *Effective intervention for serious juvenile offenders*. U.S. Department of Justice, Office of Justice Programs, Office of Juvenile Justice and Delinquency Prevention.

Lösel, F. (1995). Increasing consensus in the evaluation of offender rehabilitation? Lessons from recent research synthesis. *Psychology, Crime, and Law, 2*, 19–39.

Lösel, F. (2001). Evaluating the effectiveness of correctional programs: Bridging the gap between research and practice. In G. A. Bernfeld, D. P. Farrington, & A. W. Leschied (Hrsg.), *Offender rehabilitation in practice* (S. 67–92). Wiley.

Lösel, F. (1998). Evaluationen der Straftäterbehandlung: Was wir wissen und noch erforschen müssen. In R.

Müller-Isberner & S. Gonzalez Cabeza (Hrsg.), *Forensische Psychiatrie. Forum.*

Marshall, W. L., Anderson, D., & Fernandez, Y. M. (1999). *Cognitive behavioral treatment of sexual offenders.* Wiley.

Müller-Isberner, R. (2000). Die antisoziale Persönlichkeitsstörung aus kognitiv-behavioraler Sicht. In H. Katschnig, U. Demal, G. Lenz & P. Berger (Hrsg). *Die extrovertierten Persönlichkeitsstörungen* (S. 124–143). Facultas.

Munder, T., Karcher, A., Yadikar, Ö., Szeles, T., & Gumz, A. (2019). Focusing on patients' existing resources and strengths in cognitive-behavioral therapy and psychodynamic therapy: A systematic review and meta-analysis. *Zeitschrift für Psychosomatische Medizin und Psychotherapie, 65*(2), 144–161.

Nestmann, F. (1996). Psychosoziale Beratung – ein ressourcentheoretischer Entwurf. *Verhaltenstherapie und Psychosoziale Praxis, 28*, 359–376.

Orlinsky, D. E., Rønnestad, M. H., & Willutzki, U. (2004). Fifty years of psychotherapy process-outcome research: Continuity and change. In M. J. Lambert (Hrsg.), *Bergin and Garfield's handbook of psychotherapy and behavior change* (S. 307–389). Wiley.

Palmer, T. (1992). *The reemergence of correctional intervention.* Sage.

Roediger, E. (2011). *Praxis der schematherapie. Lehrbuch zu Grundlagen, Modell und Anwendung.* Schattauer.

Rudolf, G. (2006). *Strukturbezogene Psychotherapie. Leitfaden zur psychodynamischen Therapie struktureller Störungen* (2. Aufl.). Schattauer.

Rudolf, G. (2012). Psychotherapeutische Entwicklungen: Das Beispiel der Strukturbezogenen Psychotherapie. In P. Fiedler (Hrsg) *Die Zukunft der Psychotherapie. Wann ist endlich Schluss mit der Konkurrenz?* (S. 135–148). Springer.

Schmidtke, A. (2005). *Selbstverletzungen, Persönlichkeitsstörung und Komorbidität Jugendlicher: Was muss wie behandelt werden? Vortrag auf dem Symposium: Selbstverletzung und Persönlichkeitsstörungen im Jugendalter.* Klinik für Psychiatrie und Psychotherapie des Kindes- und Jugendalters.

Teismann, T., & Willutzki, U. (2020). Ressourcenorientierung im Umgang mit suizidalen Patient*innen. *Psychotherapie Aktuell, 2*, 38–44.

Trösken, A., & Grawe, K. (2003). Das Berner Ressourceninventar. Instrument zur Erfassung von Patientenressourcen aus der Selbst- und der Fremdbeurteilungsperspektive. In: H. Schemmel & J. Schaller (Hrsg.), Ressourcen. Ein Hand- und Lesebuch zur therapeutischen Arbeit (S. 195–215). dgvt-Verlag.

Willutzki, U., & Teismann, T. (2013). *Ressourcenorientierung in der Psychotherapie.* Hogrefe.

Wolf, A. W., Goldfried, M. R., & Muran, J. C. (2017). Therapist negative reactions: How to transform toxic experiences. In L. G. Castonguay & C. E. Hill (Hrsg.), *How and why are some therapists better than others?* (S. 175–192). American Psychological Association.

Young, J. E., Klosko, J. S., & Weishaar, M. E. (2003). *Schema therapy: A practitioner's guide.* New York: Guilford [dt. (2005). *Schematherapie – ein praxisorientiertes Handbuch.* Junfermann].

Euthyme Therapie und Salutogenese

6

Rainer Lutz

Inhaltsverzeichnis

▶ Die Gesundheitsversorgung bzw. Krankenbehandlung ist heute wie früher pathogenetisch orientiert. Antonovsky ist einer der Pioniere, der diese Sichtweise mit einem alternativen Ansatz relativierte. Sein Salutogenesekonzept hebt die Bedingungen hervor, die Menschen vor Erkrankungen schützen. Eine wichtige Bedingung ist der Kohärenzsinn, der durch drei Komponenten definiert wird: Eine Person kann die Geschehnisse verstehen, sie beeinflussen und sie als sinnhaft erleben. Auch der euthyme Ansatz betont gesunderhaltende Aspekte. Er versteht sich als eine Ergänzung zu

R. Lutz (✉)
Ebsdorfergrund-Dreihausen, Deutschland
E-Mail: lutz.dreihausen@gmx.de

© Der/die Autor(en), exklusiv lizenziert durch Springer-Verlag GmbH, DE, ein Teil von Springer Nature 2022
R. Frank und C. Flückiger (Hrsg.), *Therapieziel Wohlbefinden*, Psychotherapie: Praxis,
https://doi.org/10.1007/978-3-662-63821-7_6

symptomzentrierten Interventionen und zielt auf die direkte Förderung von Gesundheit ab. Eine zentrale Intervention ist das verhaltenstherapeutisch begründete Therapieprogramm für Gruppen, die „Kleine Schule des Genießens". Metaziel aller euthymen Interventionen ist Selbstfürsorge: Patienten werden angehalten, sowohl sich selber Gutes zu tun, als auch sich angemessen zu belasten.

6.1 Gesundheit und Krankheit

Sowohl das Salutogenese- als auch das euthyme Konzept thematisieren Aspekte von seelischer Gesundheit: Es gilt, die Entwicklung und die begünstigenden Faktoren von seelischer Gesundheit besser zu verstehen und in präventive und therapeutische Interventionen einfließen zu lassen. Für beide Konzepte ist zu klären, wie **Gesundheit** in Abgrenzung von **Krankheit** definiert werden kann. Ist Gesundheit das Gegenteil von Krankheit? Oder sind Gesundheit und Krankheit als unabhängige Größen zu verstehen? Wird ein Patient nach einer störungsspezifischen Behandlung automatisch auch gesund?

6.1.1 Das bipolare Modell von Gesundheit und Krankheit

Im bipolaren Modell wird Gesundheit als Gegenpol zu Krankheit konzipiert, wobei die beiden Pole die jeweilige Endposition eines Kontinuums definieren. Es wird als Infektionsmodell bezeichnet (Weiner, 1978), das eine hohe umgangssprachlicher Plausibilität besitzt. Ein Erreger verursacht bei einer Person z. B. Unwohlsein; sie besetzt eine Position nahe dem Pol Krankheit. Werden die Erreger beseitigt, verschwindet das Unwohlsein und die Person wird zwangsläufig wieder als gesund bezeichnet. Hat sie sich einen Dorn eingetreten und hat Schmerzen, wird ihre Position auf dem G-K-Kontinuum zum Pol Krankheit verschoben sein; wird der Dorn entfernt und sie ist schmerzfrei, wird ihr Zustand nahe dem Pol Gesundheit beschrieben.

GESUNDHEIT-KRANKHEIT
BIPOLARES KONZEPT

krank   gesund

Abb. 6.1 Bipolares Modell; Herleitung sowie statistische Begründung s. Lutz (1992, S. 48, 49), Lutz & Mark (1994, 1995, S. 12)

Das bipolare Modell bzw. das Kontinuumsmodell (Abb. 6.1) ist der theoretische Hintergrund früherer als auch aktueller psychologischer Literatur (z. B. Hambrecht, 1986; Schlicht & Zinsmeister, 2015). Von Zerssen et al. (1998, S. 42) pointieren: „Gesundheit und Krankheit sind per definitionem Gegenbegriffe, die einander ausschließen und die sich zugleich gegenseitig bedingen; insofern handelt es sich um komplementäre Begriffe: Wer krank ist, ist eben nicht gesund; wer gesund ist, ist nicht krank".

Auch das HEDE-Kontinuum von Antonovsky ist ein bipolares Kontinuumsmodell (HEDE wird abgeleitet aus: HE = „health", Gesundheit; DE = „disease", Krankheit): Merkmale von Gesundheit und Krankheit werden als gegensätzliche Pole auf einem Kontinuum angenommen, wobei nach Antonovsky (1993, S. 8) völlige Gesundheit und völlige Krankheit extreme Ausprägungen sind „und niemand befindet sich jemals von seiner Geburt bis zu dem Augenblick des Todes an einem dieser extremen Pole. Es gibt Kräfte, die uns in die eine oder andere Richtung drängen, aber aus Sicht dieses Modells sind wir alle teilweise gesund, teilweise krank". Die unterschiedlichen Aspekte von Gesundheit und Krankheit, sowohl körperliche als auch seelische, spannen jeweils separate HEDE-Kontinua auf. Der gesundheitliche Gesamtzustand einer Person wird durch spezifische Positionen auf den verschiedenen Kontinua beschrieben. Antonovsky benennt sowohl pathogene wie auch salutogenetische Faktoren, die vorherzusagen vermögen, welche Position eine Person auf einem speziellen HEDE-Kontinuum einnimmt.

Folgende Faktoren drängen eine Person zum Pol Krankheit (Antonovsky, 1979, S. 57 f.):

- Schmerzen,
- funktionelle Beeinträchtigungen, z. B. in den Möglichkeiten, wünschenswerte soziale Rollen zu übernehmen,
- Prognose eines Gesundheitsexperten,
- aktionale Implikationen, z. B.: Welche kurativen und präventiven Maßnahmen erachten Gesundheitsexperten für notwendig.

Diesen pathogenen stehen salutogenetische Faktoren – generalisierte Widerstandsquellen – gegenüber (Antonovsky, 1979, S. 102 ff.), die Stressoren vermeiden und bekämpfen:

- materieller Wohlstand,
- Religion, Philosophie, Kunst,
- Intelligenz,
- Wissen und Fertigkeiten,
- die Fähigkeit, rational vorzugehen,
- Flexibilität,
- Weitsicht,
- Ich-Identität,
- soziale Unterstützungssysteme,
- intakte soziale Strukturen,
- eine gut funktionierende Gesellschaft.

Diese Aspekte betonen sowohl personale als auch gesellschaftliche Merkmale wie z. B. externe Lebensumständen, etwa innere Sicherheit oder gesellschaftliche Unruhen. Diese werden in psychologischen Modellen eher selten berücksichtigt, die stattdessen Verhaltensmerkmale betonen wie z. B. das Lenken der Aufmerksamkeit auf Positiva im euthymen Konzept.

Im Folgenden werden alle Ereignisse und Verhaltensweisen als Positiva bezeichnet, die zu positiven Konsequenzen für eine Person führen; als Negativa werden alle Ereignisse und Verhaltensweisen bezeichnet, die mit negativen Konsequenzen assoziiert sind.

Ein Kontinuumsmodell legt nahe, krank machende Bedingungen zu reduzieren, damit eine Person gesundet. Aber: Die Charta der WHO (World Health Organization) von 1946 postuliert, dass Gesundheit nicht nur die Abwesenheit von Krankheit ist. Tatsächlich beschreibt Antonovsky Gesundheit und Krankheit als zwei voneinander unabhängige Größen. Lutz & Mark (1995) folgern, dass das Salutogenesekonzept im HEDE-Kontinuum als bipolares Konzept nicht angemessen abgebildet wird und dass die Vorstellungen von Antonovsky besser in einem Unabhängigkeitsmodell abgebildet werden.

6.1.2 Das Unabhängigkeitsmodell von Gesundheit und Krankheit

Im Unabhängigkeitsmodell werden Gesundheit und Krankheit als unabhängige Dimensionen konzipiert (Abb. 6.2). Die gesundheitliche Gesamtsituation einer Person wird nicht durch einen Wert auf einem Kontinuum bestimmt, sondern durch zwei Indikatoren, einen für Gesundheit, einen für Krankheit. Diese werden unabhängig auf jeweils einer Skala für einen der beiden Bereiche bestimmt. Dieses Konzept impliziert die Annahme, dass im Verhaltensrepertoire einer Person zugleich gesunde wie auch kranke Verhaltensweisen vorhanden sind, die voneinander unabhängig sind und die situationsspezifisch aktiviert werden.

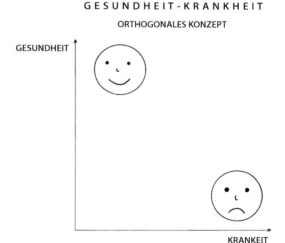

Abb. 6.2 Unabhängigkeitsmodell; Herleitung sowie statistische Begründung s. Lutz (1992, S. 48, 49), Lutz & Mark (1994, 1995, S. 12)

Das Konzept der Unabhängigkeit von Gesundheit und Krankheit führt zu einem Balancemodell (Lutz & Mark, 1995, S. 12). Durch die beiden unabhängigen Dimensionen wird ein Quadrant aufgespannt, dessen Fläche durch eine Diagonale geteilt werden kann (Abb. 6.3). Überwiegen für eine Person gesund erhaltende Bedingungen, fühlt sie sich wohl und gesund; überwiegen die krank machenden Bedingungen, so fühlt sie sich krank und behandlungsbedürftig. Ob sich eine Person krank fühlt, hängt also nicht nur von der Anzahl interner oder externer Belastungen ab, sondern auch davon, ob den Belastungen entsprechende Positiva gegenüberstehen.

Das Balancemodell vermag zu beschreiben, dass sowohl störungsspezifische als auch ressourcenorientierte Interventionen einen Patienten gesunden lassen. Bei einer störungsspezifischen Intervention wird die Balance durch die Reduzierung der Symptomatik günstiger. Eine störungsspezifische Intervention verbessert die Position eines Patienten auf der Dimension Krankheit, nicht aber auf der Dimension Gesundheit. Die Balance zugunsten von Gesundheit wird aber verschoben. Eine Person fühlt sich gesünder, obwohl ihre Störung durch die Intervention nicht direkt gemindert wurde.

Das Balancemodell legt nahe, auch gesunde Anteile in einem Therapieplan zu bedenken: Ist ein Patient primär störungsspezifisch zu behandeln oder ist eine Förderung gesunder Anteile vorrangig indiziert? Bei welchen Patienten bzw. zu welchem Zeitpunkt müssen beide Wege beschritten werden?

6.1.3 Zwei Modelle, zwei Wahrheiten?

Beide Modelle sind plausibel, und es stellt sich die Frage, welches der beiden richtig oder „richtiger" ist. Zur Überprüfung können Skalen miteinander korreliert werden, die als Indikatoren von Gesundheit und Krankheit gelten (z. B. Selbstfürsorge und Depression). In der Literatur sind zwei typische Ergebnisse zu finden: Indikatoren von Gesundheit und Krankheit korrelieren entweder zu einem Betrag um null oder sie korrelieren substanziell negativ. Der erste Befund stützt das Unabhängigkeitsmodell, der zweite das Kontinuumsmodell. Dieses widersprüchliche Ergebnis wird durch das Konzept der konkurrierenden Itemformate verständlich. Werden Fragen situationsspezifisch und verhaltensnahe gestellt, wird das Augenmerk nach außen gerichtet, die Person ist quasi ihr eigener Beobachter. Durch diese Sichtweise werden Positiva und Negativa unabhängig voneinander beurteilt. Werden dagegen Fragen in direktem Bezug zur Person gestellt, ist eine subjektive Sichtweise impliziert: Ist eine mögliche Antwort konform mit dem Selbstwert oder steht sie im Widerspruch? Positiva und Negativa werden jetzt abhängig voneinander bewertet. (Konzept und empirische Untersuchungen s. Lutz, 1991; zusammengefasst: Lutz, 2018). In das Unabhängigkeitsmodell gehen Aspekte von Gesundheit und Krankheit als beobachtbare Einheiten ein, während im Kontinuumsmodell subjektiv bewertende Aspekte von Gesundheit und Krankheit abgebildet werden. Demzufolge sind beide Modelle „richtig", bilden aber verschiedene Sachverhalte ab.

In der euthymen Therapie wird das Unabhängigkeitsmodell präferiert, weil es die Verwendung ressourcenorientierter Interventionen theoretisch beschreiben kann und eine pathogene wie auch eine salutogene Therapieplanung

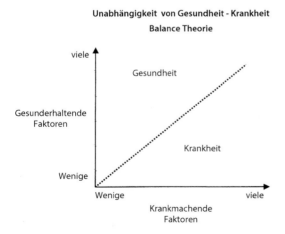

Abb. 6.3 Balancemodell; Herleitung sowie statistische Begründung s. Lutz (1992, S. 48, 49), Lutz & Mark (1994, 1995, S. 12)

begründet. Antonovsky bezieht sich zwar auf das Kontinuumsmodell; sein Konzept wird aber angemessener mit dem Unabhängigkeitsmodell beschrieben.

6.2 Salutogenese

6.2.1 Die salutogenetische Sichtweise

Es besteht weitgehende Einigkeit unter klinischen Psychologen (z. B. Bengel et al., 2001, S. 14; Lammers, 2017, S. 115), dass die Gesundheitsversorgung bzw. Krankenbehandlung geprägt ist durch eine pathogenetische Betrachtungsweise und die Fokussierung auf Beschwerden, Symptome oder Schmerzen des Patienten. Folglich werden Positiva im weitesten Sinne, Ressourcen bzw. „assets" von Patienten i. d. R. nur peripher beachtet Das Salutogenesekonzept eröffnet eine widersprechende Sichtweise. Das Augenmerk sollte weniger auf der Pathogenese als auf der Salutogenese liegen: Was erhält Menschen trotz widriger Umstände gesund bzw. was lässt sie nicht erkranken? Diese Position entwickelt Antonovsky aus seinen empirischen Forschungsarbeiten: Er interviewte jüdische Frauen (geboren zwischen, 1914, 1923), die den Holocaust überlebt hatten. Zu erwarten war, dass die Mehrheit unter somatischen, psychosomatischen und psychischen Symptomen litt (71 %). Bei 29 % der Überlebenden diagnostizierte er trotz ihrer extremen traumatischen Erlebnisse eine relativ gute psychische Gesundheit. Dieses Ergebnis veranlasste Antonovsky zur Formulierung des Salutogenesekonzeptes: Die gesunden Frauen hatten vor dem Trauma ein Kohärenzgefühl entwickelt, das sie vor einer nachhaltigen Schädigung schützte.

6.2.2 Kohärenzsinn

Antonovsky (1979, S. 123) definiert Kohärenzgefühl („sense of coherence") als „eine globale Orientierung, die zum Ausdruck bringt, in welchem Umfang ein Mensch ein generalisiertes,

überdauerndes und dynamisches Gefühl des Vertrauens besitzt, das die eigene innere und äußere Umwelt vorhersagt, und dass mit großer Wahrscheinlichkeit die Dinge sich so entwickeln werden, wie man es vernünftigerweise erwarten kann". Der Kohärenzsinn wird durch drei miteinander interagierende Aspekte definiert, die in Tab. 6.1 vorgestellt werden:

Der **Kohärenzsinn** („sense of coherence") wurde 1987 von Antonovsky in der SOC-Skala operationalisiert, dem Fragebogen zum Kohärenzgefühl, mit dem eine salutogenetisch orientierte Forschung stimuliert wurde. Er wurde vielfach übersetzt und auch kritisch hinterfragt (zusammengefasst bei Bengel et al., 2001; Margraf et al., 1998): Die drei Komponenten des Kohärenzgefühls konnten z. B. nicht als Subskalen dargestellt werden; viele Items haben negative Inhalte. Die Korrelationen mit Neuroseskalen lagen z. T. in Höhe der inneren Konsistenz, was die Frage nahelegt, ob tatsächlich ein eigenständiges Konstrukt gemessen wird.

6.2.3 Über den Pessimismus im Salutogenesekonzept

Das Gesundheitskonzept von Antonovsky ist im Grundsatz wenig an Positiva orientiert. Die Abwesenheit pathogener Kriterien, wie z. B. von Schmerz oder die Tatsache, unter keinen funktionellen Beeinträchtigungen zu leiden, definieren Gesundheit (Antonovsky, 1979). Als Achillesferse seines Paradigmas bezeichnet Antonovsky (1993, S. 6) die Annahme einer Heterostase als Normalzustand: Ungleichgewicht der Kräfte, Not und Tod kennzeichnen eine menschliche Existenz. Zur Verdeutlichung verwendet er wiederholt das Bild eines bewegten Flusses: „niemand befindet sich jemals am sicheren Ufer. Kein Fluss ist sehr friedlich." Diese pessimistische Sichtweise teilt Antonovsky mit Freud: Ein Mensch kann sich dann froh und glücklich schätzen, wenn er einem Unglück entronnen ist und ein Leid vermeiden konnte. Freud wie Antonovsky sehen Menschen verstrickt in den kräftezehrenden Abwehrkampf gegen äußere und innere Bedrohungen. Eine Person kann sich nach

Tab. 6.1 Kohärenzsinn

Komponenten des Kohärenzgefühls (Antonovsky, 1987, S. 16/17)	Vergleichbare Konstrukte anderer Autoren
Verstehbarkeit („comprehensibility") Eine Person ist in der Lage, die Realität angemessen zu beurteilen. Die Vorgänge der inneren und äußeren Umwelt sind kognitiv erfassbar, die Welt wird als geordnet und klar strukturiert wahrgenommen	Neurosemodell von Dollard & Miller (1950): Die Fähigkeit zur angemessenen und sicheren Beurteilung innerer und äußerer Prozesse wird durch Stupidity, also Dummheit, erschwert. Das kann verunsichern oder ängstigen, was die Entstehung einer psychischen Störung begünstigt Für Bleuler (1916, S. 447) ist Intelligenz „Führerin durchs Leben". Sie leitet – ein Bild Antonovskys aufgreifend – durch die stets bedrohlichen Klippen im Fluss des Lebens
Beeinflussbarkeit („manageability") Eine Person verfügt über die Fertigkeiten, die vielfältigen Anforderungen des Lebens zu bewältigen. Sie kann entsprechende Ressourcen erkennen und angemessen einsetzen	Bandura (1977): Eine gesunde Person hat das subjektive Gefühl der Selbstwirksamkeit („self-efficacy"). Sie verfügt über Kompetenzen und Ressourcen und ist überzeugt, Kontrolle ausüben zu können Hilflosigkeit (Seligman, 1979) fokussiert die negative Seite von „manageability": Personen glauben, dass sie keinen Einfluss auf innere und äußere Vorgänge nehmen können
Sinnhaftigkeit („meaningfulness") Die Vorgänge der inneren und äußeren Welt werden als sinnhaft erfahren, nicht nur kognitiv, sondern auch emotional. Ein seelisch gesunder Mensch kann seinem Leben Sinn geben – unabhängig davon wie „wider-sinnig" ein aktuell durchlebter Zeitabschnitt sein mag Antonovsky entwickelte sein Konzept nach der Exploration von Frauen, die dem Holocaust entkommen waren	Daseinsanalyse, Logotherapie (Frankl, 1973): Menschen müssen ihrem Leben einen Sinn geben: Für viele Patienten ist es angezeigt, alternative Möglichkeiten für ein sinnerfülltes Leben zu entwickeln Zentrale Stichworte: Willen zum Sinn, Würde, Selbstbestimmungsfähigkeit S. auch Existenzanalyse (Längle, 2013); Psychologie des Lebenssinns (Schnell, 2016) Die Erfahrung als Insasse eines Konzentrationslagers führte Frankl zur Formulierung der Logotherapie

Antonovsky durch das Stärken ihrer Abwehrkräfte bzw. Widerstandsquellen schützen; Freud strebt eine Bändigung der eher internen Bedrohungen an („Wo Es war, soll Ich werden"; Freud, 1933).

6.3 Euthyme Therapie

Wörtlich übersetzt bedeutet der Neologismus „euthym": „Was der Seele gut tut". Euthyme Bevorzugungen können individuell sehr unterschiedlich sein, z. B. Gespräch unter Freunden, Fensterputzen, Joggen, gutes Essen, etc. Euthymes Erleben und Verhalten ist durch Freude, Lust oder Wohlbefinden geprägt. Genießen ist die euthyme Verhaltensweise schlechthin. Im Vergleich mit den Widerstandsquellen sind euthyme Erlebens- und Verhaltensweisen subjektiv geprägt und auf sinnliche Wahrnehmungen bezogen. Euthymes Verhalten gilt als unabhängig von pathologischem Verhalten; im euthymen Konzept werden positiv formulierte Kriterien für Gesundheit formuliert.

6.3.1 Metaziel: Selbstfürsorge

Metaziel der euthymen Therapie ist Selbstfürsorge. Selbstfürsorge kann als eine erlernte Steuerungskompetenz (Kanfer et al., 2012) beschrieben werden. Eine Person sollte so für sich sorgen, wie dies ein wohlmeinender Mensch tun würde. Das kann bedeuten, sich etwas Gutes zu gönnen – aber auch, dass eine Person eine Belastung auf sich nimmt und sich nach der Belastung lobt und z. B. auch Stolz über eine Leistung zulassen kann. Selbstfürsorge kann in Form von unterschiedlichen Verhaltensweisen realisiert werden (z. B. positive Selbstkommunikation, Einrichten von Pausen, Erledigen unliebsamer Aufgaben und Würdigen des erfolgreichen Abschlusses, sich selber loben und genießen etc.). In einem eigenen Therapieschritt werden

Patienten dazu angehalten, solche euthyme Aktivitäten als Selbstfürsorge zu verstehen.

Werden in Studien zur Therapieevaluation Skalen zur Selbstfürsorge aufgenommen, dann verändern sich die Werte nur marginal, die Effekte störungsspezifischer Skalen dagegen sind wie erwartet hoch (z. B. Bernhard et al., 2001). Solche Befunde legen den Schluss nahe, dass Patienten mit einer symptomatischen Verbesserung rechnen können. Ungleich seltener dagegen wird ein Patient selbstfürsorgliche Verhaltensweisen übernehmen. Dem stehen in der Regel entweder Oberpläne entgegen, die ein gutes Leben ablehnen (s. Calvinismus), oder das Lebensziel eines Patienten wird durch andere Werte bestimmt, z. B. Arbeitsamkeit und Selbstfürsorge ist fremd und ungewohnt.

Das therapeutische Ziel Selbstfürsorge kann einen Patienten ängstigen. Mitunter ist „sich selber loben" oder genießen als selbstfürsorgliches Verhalten verpönt und daher ein schwieriges Therapieziel (Lutz, 2018).

6.3.2 Genuss und Genießen

Die „Kleine Schule des Genießens" (Koppenhöfer & Lutz, 1984; Lutz, 2021; Lutz & Koppenhöfer, 1983) war der Grundstein zur Entwicklung der euthyme Therapie Diesem Therapieprogramm liegt eine Definition von Genusszugrunde, die sich seit Längerem bewährt hat (Lutz, 1983):

- Genuss ist lustvoll,
- Genuss ist sinnlich,
- Genuss ist reflexiv.

Genuss ist lustvoll
Die positive Gestimmtheit beim Genießen wird der Lustkomponente zugeschrieben. Lust gilt als basale Verhaltensregulation. Diese ist im Säuglingsgehirn (z. B. Gray & McNaughton, 2000; Fahrenberg & Wilhelm, 2009, S. 164) als funktionstüchtiges Verhaltensprogramm neben anderen subkortikal angelegt. Kinder spielen aus Spaß und Freude und nicht um z. B. motorische Fertigkeiten zu trainieren („Funktionslust"; Bühler, 1927).

Im Gegensatz zum lustorientierten Konsum (Regel: je mehr, desto besser), wird im euthymen Verhalten das Genussobjekt sorgfältig ausgesucht und genussvoll mit ihm umgegangen (Regel: Qualität vor Quantität).

Genuss ist reflexiv
Euthymes Erleben und Verhalten sowie Selbstfürsorge werden durch Oberpläne begünstigt, die ein gutes Leben im weitesten Sinn „erlauben" wie z. B.: „Mir steht ein gutes Leben zu". Sind solche Oberpläne nicht zugänglich, müssen sie in einem eigenen Therapieschritt mit Patienten zusammen entwickelt werden.

Das hedonistische Paradox besagt, dass ein höherer Grad an Zufriedenheit, Glück oder Genuss dann erreicht werden kann, wenn der Konsum von Gütern beschränkt wird. Askese, d. h. zeitlich begrenzter Verzicht und maßvoller Umgang mit einem Genussobjekt, befördert den Genuss („Ohne Askese kein Genuss"). Partielle Enthaltsamkeit fördert Genuss: Erdbeeren schmecken im Frühsommer und Apfelsinen im Winter besonders gut und sollten dann verzehrt werden. Weihnachtsgebäck sollte in der Adventszeit genossen werden. Dessen Konsum schon ab September entwertet eine Spezialität und verstellt den Blick für die jahreszeitlichen Genüsse des Herbstes, die es nur zu dieser Jahreszeit zu genießen gibt: Frische Pflaumen oder Äpfel, junger Wein und Zwiebelkuchen, aber auch klare Luft und die Farben und Gerüche des Herbstes.

Genuss ist sinnlich
Das Primat der Kognitionen, demzufolge das menschliche Handeln und auch die Emotionen durch kognitive Prozesse kontrolliert werden, wird durch neuropsychologische Untersuchungen zum Gedächtnis und zu neuronalen Strukturen korrigiert. Das gesamte limbische System arbeitet sehr viel schneller als die bewussten kognitiven Prozesse, es reguliert spontan Handlungen und Emotionen. Nur ein Bruchteil dieser Vorgänge wird bewusst. Diese Art der Informationsverarbeitung wird primär durch Sinneswahrnehmungen gestartet: Blitzschnell können Emotionen oder Erinnerungsbilder

geweckt werden, die dann im Nachhinein erst kognitiv bewertet werden. Diese basale Informationsverarbeitung ist nicht erlernt, sondern ein biologisches Erbe (Birbaumer & Schmidt, 2018; Kandel et al., 2012; LeDoux, 2009). In der euthymen Therapie und in der „Kleinen Schule des Genießens" wird die sinnliche Wahrnehmung kultiviert.

Die unterschiedlich schnelle Informationsverarbeitung erklärt, warum bei Patienten, insbesondere bei Depressiven, überhaupt eine positive Erinnerung entsteht und die auch zugelassen wird: Riecht ein Patient z. B. an Heu, wird im limbischen System umgehend eine positive Erinnerung generiert. Im Vergleich dazu benötigt die kognitive Verarbeitung sehr viel mehr Zeit. Bevor also eine bewusste Bewertung eine positive Emotion kontrollieren kann, ist diese längst entstanden.

6.3.3 Die euthyme Orientierungsreaktion

Die euthyme Orientierungsreaktion ist ein typisches euthymes Verhaltensmuster. Sie tritt auf, wenn eine Person sich einem euthymen Objekt oder Vorgang zuwendet, sei es, um sich daran zu erfreuen oder um zu genießen (Abb. 6.4):

- Innehalten: Eine Person hält inne und wechselt die bestehende Kontrolle ihres Verhaltens; sie unterbricht – bildlich ausgedrückt – den täglichen „Verhaltensstrom" und „steigt aus ihrem Hamsterrad" aus.
- Auswählen: Die Person wird aus dem Angebot euthymer Möglichkeiten das auswählen, was ihr in diesem Augenblick gut tut.
- Aufmerksamkeitslenkung: Sie richtet nun ihre sinnliche Wahrnehmung auf das euthyme

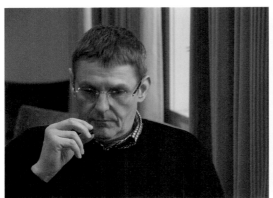
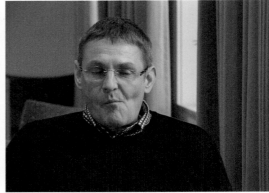
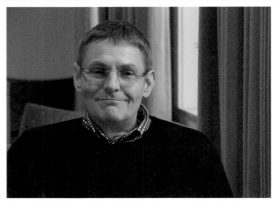

Abb. 6.4 4a–c Die euthyme Orientierungsreaktion. **a–c** Ablauf der euthymen Orientierungsreaktion

Objekt. Zwangsläufig werden andere und konträre Bewusstseinsinhalte, insbesondere negative Gedanken und Gefühle ausgeschlossen. Idealerweise liegt die Aufmerksamkeit nur auf einem Sinn, der für diesen Moment dominant ist.

- Versenken: Sie versenkt sich für einen Moment in diesen Prozess. Sie genießt das Auftauchen von Bildern oder Erinnerungen oder gibt sich ganz einer Empfindung hin.

Mitunter erzwingen vorgegebene Pausen oder Erschöpfung eine Unterbrechung. Aber auch dann sollte eine solche Situation zum fürsorglichen Innehalten und vielleicht auch zu einer euthymen Orientierungsreaktion genutzt werden.

6.4 Euthyme Denkfiguren

In diesem Abschnitt werden einige der Denkfiguren dargestellt, die im Rahmen der euthymen Therapie theoretische wie auch therapeutisch hilfreiche Funktion haben:

6.4.1 Zeitkonzepte

Es können ein rhythmisches, ein lineares sowie ein episodisches Zeitkonzept unterschieden werden, die jeweils einen spezifischen Bezug zum euthymen Erleben und Verhalten haben. Der Rat, man solle im Hier und Jetzt leben, grenzt euthymes Erleben und Handeln nur auf diesen einzigen Zeitaspekt ein.

Bei einem **linearen Zeitverständnis** werden Ereignisse auf einer Zeitachse mit Anfang und Ende angeordnet (z. B. Zeitstrahl). Hedonistische Bezüge können zu allen Zeitpunkten hergestellt werden:

- Biografie der positiven Ereignisse pflegen. In der „Kleinen Schule des Genießens" werden frühere euthyme Situationen wieder zugänglich.
- Ein Rückblick auf erfolgreiche Biografie ist Ansatz für eine selbstwertsteigernde

Selbstkommunikation und Anlass sich und anderen schöne Geschichten zu erzählen.
- Eine positive Zukunftsplanung weckt Vorfreude.
- „Carpe diem": Die Positiva des aktuellen Lebens genießen.
- In der Gegenwart werden die guten Bilder für später gesammelt.

In einem **rhythmischen Zeitverständnis** kehren umgrenzte Ereignisse in einer gewohnten Regelmäßigkeit wieder. Der Wechsel der Jahreszeiten kann ein Anlass für euthymes Erleben und Verhalten sein, wie auch wiederkehrende Feste oder Fixpunkte im Tagesablauf (z. B. der erste Kaffee am Morgen).

Jetzt, in diesem Augenblick: Ein **episodisches Zeitverständnis** liegt dann vor, wenn eine Person keinen Zeitbezug ihres Erlebens und Handelns herstellt und Vorkommnisse als einzelne in sich geschlossene Ereignisse erlebt werden. Dies wird bei einigen Naturvölkern beobachtet (z. B. Sinha et al., 2011).

Die Aufmerksamkeit ist auf einen einzigen Vorgang bzw. eine Episode oder sinnlichen Reiz ausgerichtet, was einen Augenblick als einmalig und in sich geschlossen kennzeichnet, wie dies z. B. bei einer euthymen Orientierungsreaktion der Fall ist. Immer „bleibt die Zeit stehen".

6.4.2 Zeitinseln zum Verweilen

Muße kann länger als nur einen Augenblick dauern, gleichwohl bleibt beim Müßiggang auch die Zeit stehen, wie auch beim vollständigen Versenken in eine Tätigkeit (z. B. Hobby, Flow). Auf die erste Genussregel „Genuss braucht Zeit" erwidern Patienten gerne: „Keine Zeit", „Zu viel Arbeit". Tatsächlich verbringen Vollzeitbeschäftigte im Jahr 2012 in Deutschland 42 h am Arbeitsplatz (Statistisches Bundesamt, http://www.destatis.de); sie haben täglich im Mittel 4 h Zeit, in der sie „tun und lassen können", was sie wollen (Freizeitmonitor, 2014 der Stiftung für Zukunftsfragen, http://www.stiftungfuerzukunftfragen.de). Viele Personen hätten genügend Zeit für Genuss oder zur Gestaltung einer hedonistischen

Nische zur Entschleunigung und zur Kultivierung der Sinne wie auch zur Muße.

Zudem: Ruhezeiten sind nicht nur unter euthymen Gesichtspunkten sinnvoll. Eingehende Informationen werden im Hippocampus verarbeitet; erst später, in einer Ruhephase oder während des Schlafes, werden die gespeicherten Informationen in den Kortex überführt und dort konsolidiert, wenn der Hippocampus Pause hat (Jaramillo et al., 2014).

6.4.3 Schwingungskurve

Die Sinuskurve ist ein klassisches Konzept der Allgemeinen Psychologie (s. Birbaumer & Schmidt, 2018) zur Beschreibung des Wechsels von z. B. Aktivation und Deaktivation oder gutem und schlechten Befinden (Abb. 6.5). Die Sinuskurve ist für die euthyme Therapie eine fruchtbare Heuristik, sowohl für ein therapeutisches Rational wie auch für spezifische Interventionen (z. B. kann ein Patient den für ihn typischen Verlauf seiner Stimmung zeichnen). Da rhythmische Prozesse biologisch vorgegeben sind, können sie als valide Argumentationshilfen genutzt werden. Die Kernaussage ist so trivial wie weitreichend: Befolgen des eigenen Rhythmus begründet optimale Leistungen und Wohlbefinden; wird dem Rhythmus nicht Rechnung getragen, folgen Stress und negatives Befinden.

Positive und negative Zeiten wird es immer geben. Manche Patienten meiden Negativa in der Hoffnung, nicht mehr gekränkt oder beunruhigt zu werden; manche meiden Positiva, die ihnen fremd sind oder die sie sich bisher nicht erlaubt hatten. Ziel einer euthymen Therapie ist es, dass Patienten positive Zeiten genießen und sich Problemen stellen.

Die Denkfigur, auf eine gute Zeit wird eine schlechte folgen, ist nicht falsch, führt aber nicht zu positiven Emotionen. Mitunter wird sie als Vorwand genutzt, sich nicht auf Positiva einlassen zu müssen. Die Denkfigur, auf eine schlechte Zeit wird eine gute folgen, ist ebenso richtig, zudem aber therapeutisch günstiger.

Manche Ereignisse werden in einem zeitlichen Rhythmus immer wieder inszeniert, z. B. Silvester, Karneval, Stammtische, Geburtstage. Solche Rituale begründen Traditionen und befriedigen das Bedürfnis nach einer geordneten Welt, solidarisch in einer Gemeinschaft mit stabilen Beziehungen zu leben etc. Weiterhin ermöglichen sie Vorfreude bei der Vorbereitung, Flow-ähnliche Zustände bei der Veranstaltung, Geschichtenerzählen in der Nachschau.

6.4.4 Hedonistische Nische

Eine hedonistische Nische ist ein Ort, der euthymes Erleben und Verhalten zulässt. Dieser Ort

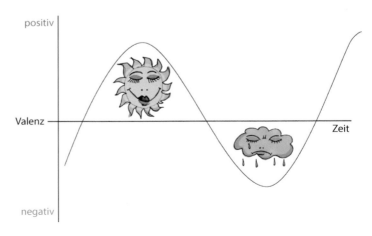

Abb. 6.5 Schwingungskurve

kann räumlich (z. B. das eigene Zimmer) oder geistig definiert sein. Eine geistige Nische entsteht durch Aufmerksamkeitsfokussierung (Versenken in eine Tätigkeit, z. B. Lesen, Tagtraum, Selbstkommunikation, Memorieren einer schönen Begebenheit, intellektuelle Auseinandersetzung mit bestimmten Themen). Räumliche Nischen werden nach den eigenen Vorlieben ausgestaltet. Hedonistische Nischen sind mit Gegenständen von positiver Valenz ausgestattet. Diese präsentieren entweder Vorlieben, z. B. Farbe und Gestaltung eines Raumes, Hobbies (z. B. Staffelei zum Malen), positive Erinnerungen (z. B. Mitbringsel, Fotos aus dem Urlaub) etc. Solche Ausstattungsgegenstände sind diskriminative Reize für positiv besetzte Erinnerungen. Die Funktionen hedonistischer Nischen sind vielfältig:

- Ort der Ruhe, der Entspannung, des Rückzugs,
- private Welt in Abgrenzung zur öffentlichen Welt,
- Realisieren zentraler Lebenspläne und Werte,
- autonome Bestimmung der Verhaltensabläufe,
- Lebensentwürfe realisieren,
- Ort der Fantasien und der Träume,
- Ort für Feste, Begegnungen.

Eine besondere Bedeutung für hedonistische Nischen haben z. B. bei Kindern jene Objekte, die entweder direkt als Schmusetücher bzw. Kuscheltiere eingesetzt werden oder aber deren funktionale Abkömmlinge sind. In einem Kinderkrankenhaus ist die Funktion dieser Schmusetücher besonders gut zu sehen: Kinder staffieren ihren persönlichen Raum um das eigene Bett mit solchen Objekten aus, die ihnen Vertrautheit, Ruhe und Sicherheit etc. vermitteln. Solche Objekte sind auch bei Erwachsenen, wenn auch z. T. in sehr versteckter Form, wiederzufinden (z. B. die alte Strickjacke, die nicht weggeworfen werden darf).

Gesunde Personen verfügen über solche Nischen; es ist ihnen bewusst, dass Werte und Normen ihrer Nische nicht übereinstimmen müssen mit solchen des öffentlichen Raums. Viele Patienten verfügen über Nischen, ihnen ist z. T. deren Funktion aber nicht bewusst bzw. sie können diese Nischen nicht genießen. Andere Patienten wiederum schaffen es nicht, sich selber solche Räume des Wohlbefindens einzurichten. Patienten trennen mitunter nicht zwischen einer privaten Nische und der öffentlichen Welt. Die Erwartung z. B., dass die Normen der euthymen Nische auch in der öffentlichen Welt gelten, wird zumeist enttäuscht.

6.5 Techniken der euthymen Therapie

6.5.1 Loben

Im Kulturenvergleich werden Kinder in der westlichen Welt heute eher zu viel gelobt (Keller, 2011), was zu einem erhöhten Anspruch und Kritikangst führen kann. Loben Eltern zu häufig, übernehmen sie die Kontrolle des kindlichen Verhaltens. Inadäquates Lob kann zu paradoxen Reaktionen führen (z. B. Brummelman et al., 2014). Im Erwachsenenalter wird Lob eher vermisst: 55 % der befragten 28.000 Beschäftigten aus 147 Unternehmen hören von ihren Vorgesetzten nie bzw. nur selten ein Lob (Zok, 2010).

Patienten haben in der Regel Schwierigkeiten mit dem Loben generell und insbesondere mit dem Sich-selber-Loben. Loben ist daher ein lohnenswertes Therapieziel und wird in der euthymen Therapie zum Thema der Therapie. Loben tangiert die Themen Anerkennung und Würdigung der eigenen Person, so wie das Ja-Sagen. Allerdings: Lobe-Übungen können bei Patienten Verbote wecken, die Angst auslösen. In einer speziellen Lobe-Übung wird Lob als komplexe Reaktion verstanden und analog einer systematischen Desensibilisierung eingeübt (Lutz, 2020):

- Patient und Therapeut verabreden eine Situation, die der Patient gut gemeistert hat und für die er sich zu loben lernen will.
- Der Therapeut entspannt den Patienten und bittet ihn, sich unter Entspannung diese Situation vorzustellen.

- Lob auf der verbalen Ebene: Der Patient sagt sich, dass er das gut gemacht hat.
- Lob auf der emotionalen Ebene: „Sie lassen zu, dass das Loben positive Emotionen wie Freude, Genugtuung, Stolz, ein gutes Gefühl mit sich bringt".
- Lob auf der Oberplanebene: „Sie sagen sich, dass Sie es sind, der das gemeistert hat, und Sie es das nächste Mal wieder gut hinkriegen werden".
- Der Therapeut wiederholt einen Durchgang und beendet die Visualisierung.
- Patient und Therapeut klären, ob die Entspannung eingetreten ist, sich ein plastisches Bild aufgebaut hat, die passenden Emotionen angesprochen wurden, das Tempo stimmte etc. Die Instruktion wird angepasst.
- Weitere Durchgänge werden durchgeführt.

6.5.2 Erst Ja-Sagen dann Nein-Sagen

Die Fähigkeit zu einem kultivierten Nein gilt als hohe Kunst sozialer Kompetenz. Die Form und die Wortwahl der Ablehnung sind mitunter für die Konsequenzen des Neins entscheidender als die Tatsache der Ablehnung selber. Folgerichtig wird in Programmen zur Förderung sozialer Kompetenz auf das Nein-Sagen als notwendiges Verhalten zur Bewältigung vieler Lebensbereiche größten Wert gelegt (z. B. Hinsch & Pfingsten, 2015). Für viele Patienten, vornehmlich sozial-ängstliche, ist das ein notwendiges Therapieziel. Aber: Die Patienten, die nicht Nein sagen können, können in der Regel auch weder Ja sagen noch sich loben. Ja- und Nein-Sagen beziehen sich auf zwei unterschiedliche, funktional verknüpfte Verhaltensbereiche. Patienten müssen den Mut zur eigenen Position aufbringen. Sie müssen also Ja sagen lernen, nämlich zu sich selber und zu dem, was sie wollen. Hat eine Person eine Position bezogen, kann das Nein leicht abgeleitet werden.

6.5.3 Weitere euthyme Interventionen

Bei Fliegel & Kämmerer (2006) werden umschriebene Techniken der Verhaltenstherapie vorgestellt, darunter auch Verfahren zur Förderung positiven Erlebens

- Emotional Conditioning (Sinnlich unterstützte Imaginationsübung; ebd. S. 46),
- Genussvolles Entspannen (Entspannen fördert Genuss; ebd. S. 74),
- Hedonistische Nische (s. oben; ebd. S. 86),
- „Kleine Schule des Genießens" (Kap. 13; ebd. S. 96),
- Selbstfürsorge (Metaziel der euthymen Therapie; ebd. S. 172),
- Selbstfürsorge für Mütter (Empfehlung für gestresste Mütter; ebd. S. 173).

Weitere Interventionen werden bei Fliegel & Kämmerer (2009) vorgestellt:

- Genuss zum Anfassen (Schaffen von diskriminativen Reizen; ebd. S. 78),
- Reif für die Insel (Imaginationsübung, euthymes Erleben; ebd. S. 140),
- Später wird alles besser (Imaginationsübung, Aufbau von Veränderungsmotivation; ebd. S. 180).

Es existieren viele weitere Einzeltechniken zur Förderung positiven Befindens (s. z. B. Fliegel & Kämmerer, 2006, 2009), auch aus anderen theoretischen Zusammenhängen; weitere sind in der Alltagspsychologie beheimatet, wie z. B. Singen mit geriatrischen Patienten. Immer wird von den Möglichkeiten der Patienten ausgegangen, immer sollen positive Emotionen gefördert werden und es wird immer versucht, dass Patienten die Methoden selber übernehmen können. Wenn solche Übungen auch trivial anmuten mögen, verfolgen sie doch ein therapeutisches Ziel: Die Aufmerksamkeit des Patienten wird auf

Positiva gelenkt, die Zeitspanne für positives Erleben und Handeln wird erweitert, während Patienten keinen negativen Gedanken nachhängen können.

Eine Vielzahl von Techniken zur Diagnostik und zum Aufbau von Ressourcen und euthymen Erleben und Handeln können in der therapeutischen Gesprächsführung eingesetzt werden:

- Positiva, Ressourcen etc. des Patienten explorieren und wertschätzen;
- Zeit einräumen für einen Positivareport des Patienten;
- verharren, wenn angestrebte Positiva erreicht wurden, würdigen des Erreichten;
- Positive, euthyme Themen vorgeben, z. B.: Was gehört zum guten Leben?;
- Negativa umgrenzen (Problemverhalten ist kein generelles Merkmal der Person);
- Positiva generalisieren (Sätze, Oberpläne wie: „Ich habe das geschafft" einführen);
- Anspruchsniveau senken, Selbstnachsicht thematisieren;
- Pausen planen;
- körperliche Aktivierung: Körperarbeit, Sauna, Schwimmen, Fitness;
- mentale Aktivierung: Konsum vs. Auseinandersetzung, Kino statt Fernsehen, Fest, Theater;
- soziale Aktivierung: Freunde, Club, Verein, Reisen, Besuche;
- Aktivierung stiller Freuden: Muße, blaue Stunde, Lesen, Nachdenken.

6.5.4 Euthyme Interventionen in der klinischen Praxis

Euthyme Interventionen werden seit ca. 35 Jahren therapeutisch eingesetzt. Sie sind heute in einigen Kliniken fester Bestandteil des Therapieplans für ein breites Störungsspektrum. Gleichwohl werden nach wie vor Bedenken geäußert bzw. wird Genuss in der therapeutischen Anwendung missverstanden:

Wiederbelebung von Traumata
Ein zentraler Einwand gegen euthyme Verfahren, insbesondere gegen die „Kleine Schule des Genießens", war die Befürchtung, dass durch die sinnliche Stimulation Traumata oder psychotische Inhalte aktualisiert werden könnten. Lutz, (2021) befragte Therapeuten und Therapeutinnen, ob es während der Durchführung der „Kleinen Schule des Genießens" zu den befürchteten Ereignissen gekommen war. Diese wurden bei vier von gut 4000 Patienten beobachtet. Diese vier Patienten mussten die Gruppe verlassen, konnten aber an den nächsten Sitzungen wieder teilnehmen.

Unter den folgenden Bedingungen führt eine Sinnesstimulierung nicht zu einer nennenswerten Aktualisierung von Traumata oder psychotischen Inhalten:

- Die Sinnesstimulation erfolgt in einer Gruppe im Rahmen eines geordneten Therapieprogramms.
- Die Gruppe wird in einem strukturierten Setting einer klinischen Einrichtung durchgeführt.
- Die Gruppe wird von einem geschulten Gruppentherapeuten geleitet.

Es wird keine Aussage über Effekte außerhalb dieses Rahmens getroffen, z. B. wenn Personen zufällig sinnlich stimuliert werden.

Oberflächlich
In euthymen Gruppen wird gelacht. Und das ist gut so. Es geht auch sehr ernst zu. Anwender euthymer Verfahren und der „Kleinen Schule des Genießens" berichten, dass es häufig vorkommt, dass durch die sinnlichen Stimulierungen Erinnerungen geweckt werden, die ein Patient glaubte längst überwunden zu haben („weggedrängt"). Manche sind erschüttert, manche weinen. Solche nicht vorhersagbaren Ereignisse werden aber immer von den Patienten wie auch den Therapeuten als außerordentlich fruchtbar und weiterführend eingeschätzt.

Nicht nachhaltig
Es kommt vor, dass sich Therapeuten mit ihren Patienten über höchst Banales unterhalten, wie z. B. über himbeerrote Lutschbonbons ihrer Kindheit. Vor dem Hintergrund einer klassischen Psychotherapie mögen solche Erörte-

rungen unwichtig bis unseriös erscheinen. Zudem trügen euthyme Verfahren vergleichsweise rasch zu einer Linderung bei. Der „Leidensdruck" werde zu früh reduziert, die Therapiemotivation könne leiden. Die Erfahrung mit euthymen Techniken und mit der „Kleinen Schule des Genießens" zeigen, dass durch die Eröffnung einer Perspektive auf ein „gutes Leben" die Motivation und die Bereitschaft gefördert werden, sich auch mit eigenen problematischen Themen auseinanderzusetzen.

6.6 Schlussbemerkung

Der Gedanke der Salutogenese, zu erkunden, was Menschen gesund erhält, und die Annahme der euthymen Therapie, dass Positiva heilen, sind so plausibel, dass sie zuallermeist Zustimmung erfahren. Allerdings dürfte der Bedeutsamkeit für die Prävention oder für die klinische Praxis nicht in gleichem Maße zugestimmt werden (s. oben, Bengel et al., 2001; Lammers, 2017). Franke & Witte (2009) würdigen Antonovskys Verdienst um die Entwicklung von Gesundheitskonzepten in ganz besonderer Weise. Bengel et al. (2001) dagegen sehen die Bedeutung des Salutogenesekonzeptes als eingeschränkt, da die Anzahl der bezugnehmenden Publikationen zu gering sei. Auch haben therapeutische Umsetzungen als HEDE-Training (z. B. Franke & Witte, 2009) keine klinische Bedeutung erlangt.

Antonovsky entwickelte sein Konzept und seine Untersuchungen in einer Zeit, in der er keine Vorbilder zu Rate ziehen konnte. Zwar wurden schon 1958 durch Jahoda oder 1968 durch Menninger eigenständige (und lesenswerte) Gesundheitskonzepte entwickelt, die aber keine Verbreitung erlangten. Ende der 70er Jahre erschienen wichtige Konzepte zu diesem Thema (z. B. Bandura, 1977, „self-efficacy"; Kobasa, 1979, „hardiness") wie auch in Deutschland (Figge, 1982, verhaltenstherapeutische Dramatherapie; Niebel, 1981, asymptomatische Verhaltenstherapie; Becker, 1982, seelische Gesundheit als Trait und State; Lutz, 1983, euthyme Therapie), die nicht oder kaum aufeinander bezogen waren.

Der Ansatz und die Ergebnisse der Studien mit Holocaust-Opfern reihen sich in die Befundsammlung mit überdauernder Bedeutung ein. Antonovsky entwickelte aus diesen Studien das Salutogenesekonzept. Dieses ist nicht nur in den wissenschaftlichen Sprachgebrauch übergegangen; auch umgangssprachlich wurde „Salutogenese" als ein geläufiger Begriff übernommen. Es existiert ein Dachverband für Salutogenese, dem verschiedene Kliniken und Salutogenesezentren angehören.

Die Fragestellung, die Antonovsky aufgeworfen hat, was Menschen körperlich und insbesondere seelisch gesund erhält, ist nach wie vor eine aktuelle Forschungsfrage.

Der Gedanke, dass Positiva heilen, der auch für die euthyme Therapie grundlegend ist, ist in der Therapietradition verankert (z. B. Freiherr von Feuchtersleben, 1879, 1980). Niebel legte schon 1981 und Figge, 1982 experimentell kontrollierte Praxisstudien zur therapeutische Wirkung von Positiva vor. Dieser Sachverhalt wird auch in aktuellen Publikationen aufgegriffen (z. B. Linden & Weig, 2009; Schlicht & Zinsmeister, 2015; Frank, 2017).

In ambulanten Therapien sind euthyme Interventionen verbreitet; allerdings bleiben sie einer Vielzahl von Therapeuten und Therapeutinnen fremd (s. oben, Bedenken). In der stationären Behandlung liegen therapeutische Erfahrungen vor für:

- depressive Patienten,
- zwanghafte Patienten,
- Schmerzpatienten,
- psychotische, insbesondere schizophrene Patienten,
- abhängigkeitserkrankte Patienten, insbesondere Alkoholiker,
- adipöse Patienten,
- neurologische Patienten,
- traumatisierte Patienten,
- geriatrische Patienten,
- demente Patienten,
- mehrfachbehinderte Jugendliche.

Euthyme Interventionen werden also in unterschiedlichen klinischen Einrichtungen bei einer

Vielzahl von Patientengruppen angewendet, in einigen Psychiatrien auf allen Stationen, mit Erfolg (Wolf, 2007) und zur Zufriedenheit der Patienten und auch der Therapeuten: Knapp 1000 Patienten einer psychiatrischen Tagesklinik wurden nach der Therapie und zu einem Katamnesezeitpunkt befragt, wie hilfreich für sie die angewandten Interventionen waren. Besonders hilfreich wurden die therapeutischen Einzelkontakte eingeschätzt. Von den 8 beurteilten Gruppenverfahren schnitt die „Kleine Schule des Genießens" am besten ab.

Im Rahmen der euthyme Therapie wurden Aspekte seelischer Gesundheit formuliert:

- Fokussierung und Halten der Aufmerksamkeit auf Positiva;
- Euthyme Orientierungsreaktion;
- Selbstfürsorge; Akzeptieren guter und schlechter Zeiten; Positiva genießen,
- Negativa bewältigen;
- Verfügen über eine hedonistische Nische;
- Fähigkeit diese zur „Welt" abgrenzen zu können;
- Oberplan: „Mir steht ein gutes Leben zu" etc.;
- Autonomie: Verfügen über die eigenen Bedürfnisse, Maß halten können.

Im Gegensatz zu den Widerstandsquellen sind diese Aspekte von seelischer Gesundheit verhaltensnah formuliert und haben einen engen Bezug zur Therapie. Diese Aspekte, das Rational und Erfahrungen mit der Anwendung der euthymen Therapie können als fruchtbare Ergänzung einer umfassenden Therapietheorie genutzt werden, die sowohl Aspekte der Pathologie wie auch der seelischen Gesundheit integriert.

Literatur

Antonovsky, A. (1979). *Health, stress and coping.* Jossey-Bass.

Antonovsky, A. (1987). *Unraveling the mystery of health.* Jossey-Bass.

Antonovsky, A. (1993). Gesundheitsforschung versus Krankheitsforschung. In A. Franke & M. Broda (Hrsg.), *Psychosomatische Gesundheit* (S. 3–14). dgvt.

Bandura, A. (1977). Self-efficacy: Toward a unifying theory of behavioral change. *Psychological Review, 84,* 191–215.

Becker, P. (1982). *Psychologie der seelischen Gesundheit* (Bd. 1). Hogrefe.

Bengel, J., Strittmatter, R., & Willmann, H. im Auftrag der BZgA (2001). *Was erhält Menschen gesund? Antonovskys Modell der Salutogenese.* BfA.

Bernhard, P., Kupka, U., & Lutz, R. (2001). Katamnese-Effekte stationärer Verhaltenstherapie. In M. Bassler (Hrsg.), *Störungsspezifische Ansätze in der stationären Psychotherapie* (S. 11–31). Psychosozial-Verlag.

Birbaumer, N., & Schmidt, R. F. (2018). *Biologische Psychologie.* Springer.

Bleuler, E. (1916). *Lehrbuch der Psychiatrie.* Springer.

Brummelman, E., Thomaes, S., Overbeck, G., Orobia de Castro, O., van den Hout, M. A., & Bushman, B. J. (2014). On feeding those hungry for praise: Person praise backfires in children with low Self-Esteem. *Journal of Experimental Psychology: General, 143,* 9–14.

Bühler, K. (1927). *Die Krise der Psychologie.* Fischer.

Dollard, J., & Miller, N. E. (1950). *Personality and psychotherapy. An analysis in terms of learning, thinking, and culture.* McGraw Hill.

Fahrenberg, J., & Wilhelm, F. H. (2009). Psychophysiologie und Verhaltenstherapie. In J. Margraf & S. Schneider (Hrsg.), *Lehrbuch der Verhaltenstherapie* (S. 163–179). Springer.

Feuchtersleben, E. Freiherr von (1879, 1980). *Zur Diätetik der Seele.* Urachhaus.

Figge, P. (1982). *Dramatherapie bei Kontaktstörungen.* Kösel.

Fliegel, St., & Kämmerer, A. (2006). *Psychotherapeutische Schätze.* dgvt.

Fliegel, St., & Kämmerer, A. (2009). *Psychotherapeutische Schätze II.* dgvt.

Frank, R. (2017). *Therapieziel Wohlbefinden. Ressourcen aktivieren in der Psychotherapie.* Springer.

Franke, A., & Witte, M. (2009). *Das HEDE-Training. Manual zur Gesundheitsförderung auf Basis der Salutogenese.* Huber.

Frankl, V. E. (1973). *Der Mensch auf der Suche nach Sinn: Zur Rehumanisierung der Psychotherapie.* Herder.

Freud, S. (1933). *Neue Folge der Vorlesungen zur Einführung in die Psychoanalyse.* GW 15. S. Fischer.

Gray, J. A., & McNaughton, N. (2000). *The neuropsychology of anxiety: An enquiry into the functions of the Septo-Hippocampal system. Oxford Psychology Series, 33.* Oxford University Press.

Hambrecht, M. (1986). Krankheitskonzepte als Paradigmata in der Psychologie. *Psychotherapie und Medizinische Psychologie, 36,* 58–63.

Hinsch, R., & Pfingsten, U. (2015). *Gruppentraining sozialer Kompetenzen.* Beltz.

Jahoda, M. (1958). *Current concept of positive mental health.* Basic Book.

Jaramillo, J., Schmidt, R., & Kempter, R. (2014). Modeling inheritance of phase precession in the hippocampal formation. *The Journal of Neuroscience, 34*, 7715–7731.

Kandel, E. R., Schwartz, J. H., Jessell, T. M., Siegelbaum, S. A., & Hudspeth, A. J. (2012). *Principles of neural science*. McGrawhill.

Kanfer, F. H., Reinecker, H., & Schmelzer, D. (Hrsg.). (2012). *Selbstmanagement* (5. Aufl.). Springer.

Keller, H. (2011). *Kinderalltag. Kulturen der Kindheit und ihre Bedeutung für Bindung Bildung und Erziehung*. Springer.

Kobasa, S. C. (1979). Stressful life events, personality and health: An inquiry into hardiness. *Journal of Personality and Social Psychology, 42*, 168–177.

Koppenhöfer, E., & Lutz, R. (1984). Therapieprogramm zum Aufbau positiven Erlebens und Handelns bei depressiven Patienten. *Werkstattschriften, 11*, 8–28.

Lammers, C.-H. (2017). *Therapeutische Beziehung und Gesprächsführung*. Beltz.

Längle, A. (2013). *Lehrbuch zur Existenzanalyse*. Wiener Universitätsverlag.

LeDoux, J. E. (2009). Neural architecture of emotion. In D. Sander & K. R. Scherer (Hrsg.), *The oxford companion to emotion and the affective sciences* (S. 276–279). Oxford University Press.

Linden, M., & Weig, W. (Hrsg.). (2009). *Salutotherapie in Prävention und Rehabilitation*. Deutscher Ärzte.

Lutz, R. (1983). Genuß und Genießen. In R. Lutz (Hrsg.), *Genuß und Genießen* (S. 11–18). Beltz.

Lutz, R. (1991). Vorhersagbarkeit der Interkorrelation psychosymmetrischer Skalen. *Psychologische Beiträge, 33*, 47–61.

Lutz, R. (1992). Was ist richtig: „Gesundheit" und „Krankheit" oder „Gesundheit" versus „Krankheit"? In H. Lieb & R. Lutz (Hrsg.), *Verhaltenstherapie. Ihre Entwicklung – ihr Menschenbild.* (S. 46–50). Verlag für angewandte Psychologie.

Lutz, R. (2018). Euthyme Grundlagen der Verhaltenstherapie. In J. Margraf & S. Schneider (Hrsg.), *Lehrbuch der Verhaltenstherapie* (Bd. 1, S. 171–183). Springer.

Lutz, R. (2020). Loben. Eine Einführung. Unveröffentlicht. Kann beim Autor angefordert werden.

Lutz, R. (2021). Manual zur Kleinen Schule des Genießens. Unveröffentlicht. Kann beim Autor angefordert werden.

Lutz, R., & Koppenhöfer, E. (1983). Kleine Schule des Genießens. In R. Lutz (Hrsg.), *Genuß und Genießen* (S. 112–125). Beltz.

Lutz, R., & Mark, N. (1994): Gesundheit und Krankheit, wirklich ein Kontinuum? In: Salutogenese: Ein neues Konzept in der Psychosomatik? In F. Lamprecht, & R. Johnen (Hrsg.), *Kongressband der 40. Jahrestagung des Deutschen Kollegiums für Psychosomatische Medizin* (S. 33–34). Verlag für Akademische Schriften.

Lutz, R., & Mark, N. (Hrsg.). (1995). *Wie gesund sind Kranke?* Hogrefe.

Margraf, J., Siegrist, J., & Neumer, S. (Hrsg.). (1998). *Gesundheits- oder Krankheitstheorie? Saluto- versus pathogenetische Ansätze im Gesundheitswesen*. Springer.

Menninger, K. (1968). *Das Leben als Balance: Seelische Gesundheit und Krankheit im Lernprozess*. Kindler.

Niebel, G. (1981). *Asymptomatische Verhaltenstherapie bei ängstlichen Kurpatienten*. Lang.

Schlicht, W., & Zinsmeister, M. (2015). *Gesundheitsförderung systematisch planen und effektiv intervenieren*. Springer.

Schnell, T. (2016). *Psychologie des Lebenssinns*. Springer.

Seligman, M. E. P. (1979). *Erlernte Hilflosigkeit*. Urban & Schwarzenberger.

Sinha, C., Da Silva Sinha, V., Zinken, J., & Sampaio, W. (2011). When time is not space: The social and linguistic construction of time intervals and temporal event relations in an Amazonian culture. *Language and Cognition, 3*(1), 137–169.

Weiner, H. (1978). The illusion of simplicity. The medical model revisited. *American Journal of Psychiatry, 135*, 27–33.

WHO definition of Health. (1946). Preamble to the Constitution of the World Health Organization as adopted by the International Health Conference, New York, 19–22. *Official Records of the World Health Organization, 2*, 100.

Wolf, H. (2007). *Interventionen auf dem Prüfstand: Psychiatriepatienten bewerten ihre Therapie. Unveröffentlichte Diplomarbeit*. Fachbereich Psychologie.

Zerssen, D. V., Türck, D., & Hecht, H. (1998). Saluto- und pathogenetische Ansätze – zwei Seiten derselben Medaille. In J. Margraf, S. Siegrist, & S. Neumer (Hrsg.), *Gesundheits- oder Krankheitstheorie? Saluto- versus pathogenetische Ansätze im Gesundheitswesen* (S. 41–47). Springer.

Zok, K. (2010). *Gesundheitliche Beschwerden und Belastungen am Arbeitsplatz. Ergebnisse aus Beschäftigtenbefragungen*. KomPart.

Durch Psychotherapie Freude, Vergnügen und Glück fördern

Andreas Dick

Inhaltsverzeichnis

▶ Welche Relevanz besitzt das Glück als Indikator einer erfolgreichen Psychotherapie? Kann Psychotherapie Freude, Vergnügen und Glück fördern? Nach der Unterscheidung verschiedener mit dem Glück verwandter Begriffe entwirft der Autor eine integrative Sichtweise von Psychotherapie, bei der Erfahrungen, die zum Erleben von Freude führen, als grundlegende Heilprozesse jeder Art von produktiver Veränderung angesehen werden, innerhalb wie außerhalb von Psychotherapie. Konkrete Hinweise auf die psychotherapeutische Aktivierung dieser Heilprozesse schließen das Kapitel ab. Als Hilfe zur Therapieplanung ist die Ressourcen-Checkliste beigefügt.

A. Dick (✉)
Eidg. anerkannter Psychotherapeut, Zürich, Schweiz
E-Mail: info@andreasdick.ch

7.1   Einleitung

Wenn sich ein Psychotherapeut an das Glück heranwagt, dann stellt sich sogleich die Frage: Was hat denn Psychotherapie mit Glück zu tun? Geht es bei der Psychotherapie nicht im besten Fall um die Linderung seelischen Leidens? Ist es nicht vermessen, Menschen durch Psychotherapie glücklich machen zu wollen? Nicht ganz zu Unrecht warnte der klientenzentrierte Psychotherapeut John Shlien (1991) vor den Gefahren für die Psychotherapie, wenn Glück als Therapieziel angepriesen wird: Dies verführe Patienten zu einer Flucht vor den wirklichen Verhältnissen und zu einer ausweglosen Suche nach dem Glück, das sich doch nie erreichen lasse. Statt Klienten ein vertieftes Bewusstsein für reale Probleme zu ermöglichen, würde Psychotherapie in die Falle der Unterhaltungs- und Drogenindustrie hineingeraten, indem sie eine Scheinlösung für alle Schwierigkeiten vorgaukle.

Andererseits wird immer deutlicher, dass die auf dem medizinischen Modell beruhende

Sichtweise von Psychotherapie als eine Art seelisches Arzneimittel gegen psychische Krankheiten und Störungen zu begrenzt ist. Psychische Gesundheit ist nicht lediglich die Abwesenheit von Leiden, sondern zeichnet sich durch Wohlbefinden, Selbstaktualisierung, Selbstakzeptanz, Beziehungsfähigkeit, wirksame Umweltkontrolle und Sinnfindung aus (Keyes, 2005). Dies sind aber gleichzeitig die Merkmale glücklicher Menschen (Mayring, 1991). Unter der Voraussetzung, dass keine leidvollen Schicksalsereignisse verarbeitet werden müssen, lassen sich seelisch gesunde und glückliche Menschen nicht voneinander unterscheiden. Wenn es aber der Psychotherapie ernst ist mit einer Verbesserung der seelischen Gesundheit, weshalb sollte sie sich dann nicht auch dem Glück zuwenden?

Ich möchte in diesem Kapitel aufzeigen, dass ein Verständnis dafür, was Glück, Freude und Vergnügen sind und wie diese Erfahrungen gefördert werden können, höchst hilfreich für wirkungsvolles therapeutisches Arbeiten ist. Im ersten Abschnitt setze ich mich mit der inhaltlichen Bedeutung des Glücksbegriffs und verwandter Konzepte auseinander. Im zweiten Abschnitt wird untersucht, welche Prozesse an das Erleben von Freude, Vergnügen und Glück heranführen. Der dritte Abschnitt befasst sich mit der Frage, wie Therapeuten diese Erlebnisprozesse bei ihren Klienten fördern und unterstützen können. Es sollte dabei deutlich werden, dass ich mich keiner bestimmten therapeutischen Ideologie verpflichtet fühle, sondern die Psychotherapie als eine integrierende Kunst verstehe, welche sich derjenigen Heilprozesse bedient, die jederzeit und überall eine Öffnung des Menschen zur Freude und zum Glück hin ermöglichen, gleichgültig, ob dies im Rahmen einer Psychotherapie geschieht oder nicht.

7.2 Bedeutung des Glücks und verwandter Begriffe

Zu Beginn der modernen Beschäftigung mit der Psychotherapie nimmt ein Begriff einen besonderen Stellenwert ein, der für das Verständnis des Glücks wichtig ist: Lust. Die Psychoanalyse nach Freud gründet auf der Vorstellung, dass Lusterfahrungen des Menschen tiefstes und ursprünglichstes Streben darstellen. In einer berühmten Stelle aus *Das Unbehagen in der Kultur* macht Freud deutlich, dass Glück und Lust für ihn das gleiche sind (Freud, 1948, S. 433 f.):

> [Die Menschen] streben nach dem Glück; sie wollen glücklich werden und so bleiben. Dies Streben hat zwei Seiten, ein positives und ein negatives Ziel, es will einerseits die Abwesenheit von Schmerz und Unlust, andererseits das Erleben starker Lustgefühle. … man möchte sagen, die Absicht dass der Mensch ‚glücklich‘ sei, ist im Plan der ‚Schöpfung‘ nicht enthalten. Was man im strengsten Sinne Glück heißt, entspringt der eher plötzlichen Befriedigung hoch aufgestauter Bedürfnisse und ist seiner Natur nach nur als episodisches Phänomen möglich. Jede Fortdauer einer vom Lustprinzip ersehnten Situation ergibt nur ein Gefühl von lauem Behagen; wir sind so eingerichtet, dass wir nur den Kontrast intensiv genießen können, den Zustand nur sehr wenig.

Tatsächlich haben denn auch Generationen von Dichtern und Philosophen die Unbeständigkeit des Glücks beschrieben, die von Freud hier beklagt wird und die etwa auch in den Sprichwörtern „Glück und Glas, wie leicht bricht das" oder „Glück und Unglück tragen einander auf dem Rücken" zum Ausdruck gelangt. Die Auffassung vom Glück als gutes, aber flüchtiges Schicksalsereignis unterscheidet sich jedoch insofern von Freuds Definition des Glücks als Lusterfahrung, als dass die Lust bei den meisten Philosophen nicht auf den Abbau eines physiologischen Bedürfnisstaus reduziert wird wie bei Freud, sondern bedeutend weiter gefasst ist (z. B. Lust an der Liebe, Lust an der Natur, Lust an schöpferischer Arbeit). Freuds Auffassung gründet auf einer hedonistischen Sichtweise des Glücks, wie sie erst seit der Aufklärung und insbesondere von Locke (1698) entwickelt wurde, dessen Glücksdefinition als „die äußerste Lust, zu der wir fähig sind" (ebd., II/21, § 43) derjenigen Freuds sehr ähnlich ist. Auch die moderne Psychologie steht mit ihrem Konzept des „subjektiven Wohlbefindens" ganz in der Tradition der Aufklärung, indem sie die persönliche Qualität der Lusterfahrung zum Maßstab für das Glück erhebt.

Lust (oder Wohlbefinden) ist, ganz allgemein definiert, nichts anderes als die subjektive Erfahrung eines angenehmen Zustandes, unabhängig davon, ob dieser Zustand glücklich macht oder nicht (Tatarkiewicz, 1976). Doch die hedonistische Gleichsetzung von Lust und Glück ist insofern problematisch, als dass sehr viel Lust oft nicht glücklich, sondern unglücklich macht. Dieser qualitative Unterschied in der menschlichen Erfahrung zwischen Lusterleben und Glücklichsein dürfte es nach Auffassung des Hedonismus und Freuds Psychoanalyse eigentlich nicht geben. Doch ist es eine unbestreitbare Tatsache, dass bestimmte Lusterfahrungen (z. B. Sex oder Alkohol) unter gewissen Umständen zwar sehr angenehm sein können, dass aber ein Leben, das sich ausschließlich um diese Dinge dreht, nicht glücklich macht. Lust (bzw. subjektives Wohlbefinden) kann somit nicht das gleiche sein wie Glück.

Es gibt sehr wohl Erfahrungen der Lust und des Wohlbefindens, die gleichzeitig auch glücklich machen können. Für solche Lustquellen, die keine negativen Konsequenzen nach sich ziehen, sondern eine heilsame Belebung zur Folge haben und auf das Glück hinwirken, möchte ich den Begriff des Vergnügens verwenden. Für die unheilsamen Lusterfahrungen, die längerfristig nicht mit Freude, sondern mit Leiden verbunden sind, werde ich die Begriffe „Ersatzglück" oder „Scheinglück" gebrauchen. Damit wird deutlich, dass ich die eingangs erwähnte Kritik Shliens an einer auf das Glück ausgerichteten Psychotherapie zwar unter bestimmten Umständen für berechtigt halte, wenn nämlich eine Psychotherapie fälschlicherweise das Ersatzglück unterstützt. Shliens Kritik ist jedoch insgesamt zu begrenzt, da er wahres Glück gar nicht erst gelten lässt.

Eine Lebensphilosophie, die hauptsächlich auf der Lust gründet, muss entweder gute und schädliche Lustquellen unterscheiden, wie dies Epikur tat, oder sie muss alle Lusterfahrungen abwerten und eine Haltung der Gleichgültigkeit gegenüber Lust und Leid entwickeln, wie dies der Stoizismus vertrat. Wenn der Begriff des Glücks jedoch nicht in der Lust untergehen soll, dann muss die Frage beantwortet werden, wie

es denn ein glückliches Leben angesichts der Flüchtigkeit von Lusterfahrungen geben kann. Ovid (2003, III, Vers 136 f.) wies 9 n. Chr. darauf hin, dass man „niemanden vor seinem Tode und seinem Leichenbegräbnis glücklich nennen" soll und machte damit deutlich, dass es zwar ein glückliches Leben gibt, dass dies aber erst in der Rückschau als solches erkannt werden kann. Somit stützte er sich auf eine Auffassung des Glücks als umfassende Lebenszufriedenheit, die dann eintritt, wenn ein Mensch mit seinem Schicksal versöhnt und eins ist mit seinen Hoffnungen, Wünschen und Erwartungen.

Diese Auffassung des Glücks geht über eine subjektive Erfahrung hinaus und benötigt bestimmte objektive Kriterien. Eine subjektive Sichtweise des Glücks nimmt an, dass es zum Glücklichsein ausreicht, wenn jemand das Gefühl hat, glücklich zu sein. Doch dieses Gefühl kann täuschen, was sich etwa an der Tatsache zeigt, dass sich ein Schwerverbrecher durchaus subjektiv wohlfühlen und nicht selten sogar Lust an seinen Taten verspüren kann. Es ist allerdings nicht möglich, dass Verbrecher glücklich sind, selbst wenn sie dies behaupten sollten, denn wahres Glück kann sich nur im Bezug auf das Gute zeigen entsprechend der objektiven Auffassung vom Glück als „Besitz der höchsten Güter" (Dick, 2003; Kekes, 1982).

Im Lauf der Geschichte wurden viele verschiedene Vorstellungen darüber entwickelt, wie solch ein glückliches, auf das Gute ausgerichtete Leben verwirklicht werden kann. Neben der bereits erwähnten hedonistischen Lebensform, bei der das Glück in sinnlichen Erfahrungen gesucht wird und wo sich das Glück somit nicht von der Lust unterscheidet, und den ökonomisch-politischen Auffassungen vom Glück als berechenbaren Nutzen (Utilitarismus) bzw. als gesellschaftliche Utopie (z. B. Kommunismus) wurden insbesondere sittlich-ethische und religiöse Lebensformen entwickelt, die Glück als Ergebnis eines tugendhaften Lebens, als Überwindung der Leidenschaften und als Hinwendung zum Göttlichen und Ewigen verstehen (Pieper, 2003).

Trotz unterschiedlicher Auffassungen, was ein gutes, glückliches Leben ausmacht, besteht seit jeher Einigkeit darüber, dass es gewisse, zumeist seltene, Augenblicke gibt, in denen Menschen gleichsam von Glück „überfließen" und von einem tiefen, oft als existenziell erlebten Gefühl der Freude und Erfüllung erfasst werden. Glück in diesem Sinne, oft auch als Glückseligkeit oder einfach als Seligkeit bezeichnet, weist einen engen Bezug zur Liebe auf und wird nicht selten mit spirituellen Schlüsselerlebnissen in Verbindung gebracht oder als Idealzustand ins Jenseits verlegt.

Lersch gebrauchte den Begriff der Freude zur Kennzeichnung dieser Art des Glückserlebens, die er als Gefühlsregung der Daseinsbereicherung bezeichnete, in der „als Oberton die Thematik des Über-sich-hinaus-Seins enthalten ist" (Lersch, 1970, S. 236). In Erlebnissen der Freude wird nach Lersch eine subjektiv hochbedeutsame Beziehung zwischen der Umwelt und unserem eigenen Sein geschaffen, in der wir ohne bestimmten Zweck „ein gesteigertes Pathos der Lebendigkeit" (ebd., S. 237) erfahren. Im Erleben der Freude sind wir außerordentlich wach; unsere Wahrnehmung zeichnet sich durch besondere Plastizität und Präzision aus; wir erleben eine allgemeine Steigerung der Energie, über die unsere Gedanken und Zielsetzungen neu geschaffen werden. Als die der Freude innewohnende Antriebsgestalt erkannte Lersch die Gebärde des Sich-Öffnens, des Umfassens, und des Sich-Verschenkens.

Ausgehend von einer solchen phänomenologischen Sichtweise des Glücks setzte sich Groskurth mit der Frage auseinander, ob Psychotherapie dem Glück zuträglich sein könne. Für Groskurth entsteht Glück aus einer Interaktion zwischen inneren Repräsentationen von äußeren Bedingungen und den inneren Bedingungen eines Menschen. Diese inneren Bedingungen tangieren beim Glück eine tiefere Ebene als bei anderen Gefühlen, diejenige des „Selbst", das allen subjektiven Vorgängen zugrunde liegt. Die Emotion des Glücks entsteht als Begleiterscheinung einer „Transformation des Selbst" (Groskurth, 1988, S. 37). Jede Transformation in der Entwicklung eines Menschen geschieht nach Groskurth plötzlich und kann mit einem Erwachen verglichen werden, das grundsätzlich eine neue Perspektive mit sich bringt. Glück erwächst aus dem Durchschreiten der Entwicklungstore hin zu einer umfassenderen spirituellen Orientierung. Weil das Glück nicht direkt angestrebt werden kann, sondern eine Transformation des Selbst begleitet, folgt, dass auch die Psychotherapie nicht direkt etwas zum Glück beitragen kann, sondern nur indirekt, indem sie diesen Entwicklungsprozess fördert.

Damit ist die im nächsten Kapitel behandelte Thematik angesprochen: Erfahrungsprozesse, die das Erleben von Freude, Vergnügen und Glück fördern. Tab. 7.1 fasst die in diesem Abschnitt erörterten Begriffe zusammen.

7.3 Prozesse des Glückserlebens

Aus der dreifachen Definition des Glücks als günstiger Zufall, gelungenes Leben und Erfahrung tiefer Freude ergeben sich wichtige Konsequenzen für die Psychotherapie. Die erste dieser drei Bedeutungen des Glücks, ein günstiger Zufall, beschäftigt uns nicht weiter, da wir es nicht mit Magie, sondern mit Psychotherapie zu tun

Tab 7.1 Begriffe und Definitionen

Glück	(1) Positives Schicksal, guter Zufall, erfreuliche Wendung
	(2) Umfassende Lebenszufriedenheit, Versöhnung von Wunsch und Wirklichkeit, ein gutes und gelungenes Leben
	(3) Tiefe Erfahrung der Freude, Erfüllung und Erlösung; Glückseligkeit
Freude	Gefühl des Über-sich-hinaus-Seins, Sich-Öffnens, und Sich-Verschenkens; weitgehend gleichbedeutend mit Glück im Sinne von (3)
Lust	Subjektiv angenehme Erfahrung; kann zu Freude oder Leid führen
Subjektives Wohlbefinden	Von der modernen Psychologie verwendeter Begriff anstelle von Glück, aber eigentlich gleichbedeutend mit Lust
Vergnügen	Lustvolle Erfahrung, die dem Glück förderlich ist
Ersatzglück, Scheinglück	Lustvolle Erfahrung, die dem Glück abträglich ist

haben. Die zweite Definition, umfassende Lebenszufriedenheit, ist hochbedeutsam für die Psychotherapie, da es Klienten meist ein Anliegen ist, sich in Richtung eines guten und gelungenen Lebens zu bewegen, wobei es hier um die Richtung geht und nicht um das Ziel. Es ist durchaus möglich und erstrebenswert, dass ein Klient sich im Verlauf seiner Psychotherapie einem glücklichen Leben annähert und es ihm als Folge der Therapie besser gelingt, Wunsch und Wirklichkeit miteinander zu versöhnen.

Die dritte Definition des Glücks als existenzielle Erfahrung der Erfüllung und Erlösung ist ebenfalls sehr bedeutsam für die Psychotherapie, obschon man sich hier bewusst sein muss, dass es unterschiedliche Intensitätsgrade gibt. Es kommt wahrscheinlich eher selten vor, dass im Rahmen einer Psychotherapie ein Gefühl der erlösenden Glückseligkeit erlebt wird, wie man dies etwa von religiösen Erfahrungen her kennt (James, 2002). Aber es ist durchaus möglich und erstrebenswert, dass eine Psychotherapie dazu führt, Freude zu erleben, sich zu öffnen, über sich selbst hinauszuwachsen und das Vergnügen am Leben zu steigern.

Die Psychologie hat sich stark mit den Unterschieden zwischen Menschen mit hoher und niedriger Lebenszufriedenheit beschäftigt, jedoch nur sehr wenig mit den Prozessen, die zum Erleben von Freude führen (Emmons, 2020; Johnson, 2020). Da die moderne Psychologie von einer subjektiven Glücksdefinition ausgeht, wissen wir einiges darüber, welche Faktoren mit einem habituellen Wohlbefinden einhergehen. Neben gewissen äußeren Bedingungen (z. B. Ausbildung, ökonomisch-politischer Lebensraum) sind es vor allem Persönlichkeitsfaktoren und Beziehungserfahrungen, die dafür verantwortlich sind, ob sich jemand glücklich schätzt oder nicht. Zusammenfassend lässt sich feststellen, dass das habituelle Wohlbefinden einen Zusammenhang aufweist mit Hoffnung und Optimismus, einer hohen Kontrollerwartung, geringem Neurotizismus, einer geringen Tendenz zur Gefahrenvermeidung, einem hohen Energieniveau, hoher Produktivität, hoher sozialer Aufgeschlossenheit, einer zufriedenstellenden intimen Beziehung, guten sozialen Kontakten, beruflicher und finanzieller Zufriedenheit, Teilnahme an religiösen Aktivitäten sowie – nur in individualistischen, jedoch nicht in kollektivistischen Kulturen – einem hohen Selbstwertgefühl und Extraversion (Dick, 2003; Diener et al., 2005).

Diese Faktoren, welche die Lebenszufriedenheit erhöhen, können als die umweltbezogenen, sozialen und intrapsychischen „Ressourcen" eines Menschen bezeichnet werden. Allerdings ergibt sich diese Liste von Faktoren zum Teil daraus, wofür sich Psychologen interessiert haben, denn es gibt sicherlich eine Vielzahl weiterer intrapsychischer Ressourcen, die vor negativen Ereignissen schützen und das allgemeine Lebensgefühl positiv beeinflussen, die bisher jedoch nur ungenügend untersucht wurden. Eine recht umfassende Liste solcher möglicher „Charakterstärken" oder „Tugenden" haben Peterson & Seligman (2004) erstellt im Bemühen, den auf Pathologie ausgerichteten psychiatrischen Klassifikationssystemen ein positives Instrumentarium zur Seite zu stellen (siehe auch Kap. 13). Die Erkenntnis, dass es die inneren Stärken sind, die ein gutes und gelungenes Leben ermöglichen, ist jedoch keineswegs neu. Bereits die alten Griechen entwarfen einen Katalog von Charakterstärken mit den vier Kardinaltugenden Klugheit, Mäßigung, Mut und Gerechtigkeit. Später fügte der Apostel Paulus die drei theologischen Tugenden Hoffnung, Glaube und Liebe hinzu.

Psychische Störungen lassen sich als Mangel zentraler Ressourcen verstehen. Wenn die mangelnden Ressourcen entwickelt und aufgebaut werden, dann ist es nicht mehr möglich, die Störung beizubehalten. Wenn es z. B. einer depressiven Patientin, die einen niedrigen Selbstwert, eine pessimistische Zukunftssicht und wiederholte Erfahrungen der Ablehnung in zwischenmenschlichen Beziehungen aufweist, infolge therapeutischer Arbeit gelingen sollte, ein hohes und stabiles Selbstwertgefühl, Hoffnung und Zuversicht sowie gute zwischenmenschliche Kompetenzen zu entwickeln, dann würden die depressiven Symptome mit ziemlicher Sicherheit verschwinden. Dies bedeutet nicht unbedingt, dass jede psychische Störung durch einen Ressourcenmangel verursacht sein muss, doch lässt sich eine Störung kaum aufrechterhalten, wenn entscheidende, zuvor fehlende Ressourcen erworben werden.

In der Psychotherapie geht es, anders als etwa in der Sozialarbeit oder in der Beratung, meist nicht darum, Klientinnen im direkten Erwerb von umweltbezogenen oder sozialen Ressourcen zu unterstützen (z. B. eine bessere Arbeitsstelle zu finden), sondern um eine Förderung von inneren Stärken, die den Erwerb äußerer Ressourcen erleichtern (z. B. soziale Kompetenz entwickeln). Die Beziehung zwischen inneren und äußeren Ressourcen lässt sich als wechselseitiger Verstärkungsprozess verstehen, indem gute intrapsychische Ressourcen längerfristig zu verbesserten sozialen und umweltbezogenen Ressourcen beitragen und andererseits gute äußere Bedingungen und gute Beziehungen oftmals intrapsychische Ressourcen verstärken (Dick, 2018).

Bei den intrapsychischen Ressourcen (Charakterstärken, Tugenden), deren Erwerb eine notwendige, allerdings nicht unbedingt hinreichende Voraussetzung für ein glückliches und gelungenes Leben darstellt, handelt es sich jedoch noch nicht um die Prozesse des Glückserlebens, um die es in diesem Abschnitt hauptsächlich geht. Man fragt sich nämlich, wie denn die inneren Stärken aufgebaut werden sollen. Da wiederholtes Erleben von positiven Emotionen, zu denen besonders die Freude zählt, längerfristig zu Lebenszufriedenheit führt (Bradburn, 1969), und da die Lebenszufriedenheit zu einem großen Anteil auf den intrapsychischen Ressourcen beruht, ist es naheliegend anzunehmen, dass das wiederholte Erleben von Freude die inneren Stärken entwickelt oder zumindest begleitet. Es ist somit für die Psychotherapie von größter Wichtigkeit zu erkennen, welche Prozesse zum Erleben von Freude führen. Diese freudvollen Erfahrungen sind zugleich die heilenden Faktoren von Psychotherapie (Dick, 2003, 2010; Dick-Niederhauser, 2009).

Dabei sollte beachtet werden, dass psychische Heilung nicht ausschließlich im Rahmen einer Psychotherapie auftritt. Verschiedene Studien weisen auf psychische Heilprozesse unabhängig von Psychotherapie hin, z. B. infolge spiritueller Erfahrungen, Selbsthilfelektüre und kreativen Schreibens, Erlebnissen in der Natur, bedeutungsvollen Beziehungen, Nahtoderfahrungen oder produktiver Nutzung von Freizeit (Bohart & Tallman, 1999; Dick-Niederhauser, 2009). Vielen Menschen gelingt es, Probleme aus eigener Kraft zu bewältigen, und ungefähr 40–60 % all derjenigen, die ein Trauma erlebt haben, werden ohne professionelle Hilfe geheilt oder berichten gar über seelisches Wachstum als Folge des Traumas (Tedeschi et al., 1998). Die Tatsache, dass psychische Heilung nicht auf Psychotherapie beschränkt ist, sollte jedoch keinesfalls als Kritik an der Psychotherapie verstanden werden, denn dort wird versucht, sich der allgemeinen seelischen Heilprozesse in systematischer Weise zu bedienen. Andererseits lassen sich aber bestimmte Heilerfahrungen oft direkter und machtvoller außerhalb von Therapiesitzungen erleben, besonders wenn gewisse psychotherapeutische Bedingungen die Heilerfahrungen einengen (z. B. durch ideologische Beschränkung auf bestimmte Therapietechniken).

Die Erforschung von Erfahrungen, die zum Erleben von Freude und Glück im Sinne eines kurzfristigen Hochgefühls führen, steckt leider erst in den Anfängen. Die meisten Erkenntnisse gehen auf empirische Untersuchungen zurück, die durch Lerschs (1970) phänomenologische Psychologie angeregt wurden und bei denen Versuchspersonen nach Glückserlebnissen in der Vergangenheit befragt wurden (Hoffmann, 1984; Mayring, 1991; Meadows, 1975; Wlodarek-Küppers, 1987). Einen wichtigen Beitrag leisteten auch Lazarus (1991) mit seiner Emotionstheorie und Csikszentmihalyi (1992) mit seinen Untersuchungen zum Flow-Erlebnis. Aufgrund dieser Forschungsergebnisse und Theorien lässt sich eine vorläufige Liste von Erfahrungen erstellen, die mit dem Erleben von Freude einhergehen und in der linken Spalte von Tab. 7.2 aufgeführt sind. Bei diesen Glückserlebnissen handelt es sich um psychische Heilungsprozesse, die mit einer Transformation des Selbst einhergehen.

Tab. 7.2 Prozesse des Glückserlebens und ihre therapeutische Förderung

Psychische Heilprozesse	Beispiele therapeutischer Bedingungen und Techniken
(1) Das eigene Selbst mit all seinen Schwächen und Stärken liebevoll annehmen und bejahen	Therapeutische Haltung der Empathie, Echtheit, unbedingten Wertschätzung, Geduld und humorvollen Herzlichkeit; Selbstzuwendung und -belohnung; Identifikation mit abgelehnten Selbstaspekten im Rollenspiel; Verstärkung abgelehnter Selbstanteile (paradoxe Intention); Achtsamkeitstraining
(2) Andere Menschen akzeptieren wie sie sind ohne das eigene Wohlergehen von ihnen abhängig zu machen	Förderung der Einfühlsamkeit und Perspektivenübernahme (Anti-Aggressivitäts-Training); systemische Therapie (z. B. Grenzen zwischen Subsystemen stärken); Transaktionsanalyse; therapeutische Förderung von Vergebung
(3) Die Realität voll und ganz akzeptieren und einen Sinn im eigenen Lebensverlauf erkennen	Logotherapeutische Sensibilisierung für Sinnmöglichkeiten; Daseinsanalyse; Sokratischer Dialog und Einstellungsänderung, Differenzierung des Wertesystems (kognitive Therapie); Achtsamkeits-Training; Morita-Therapie
(4) Bisherige Grenzen überwinden und Selbstvertrauen gewinnen durch mutiges Verhalten in Bewährungssituationen	Verhaltenstherapeutische Reizkonfrontation; Selbstsicherheitstraining, Training sozialer Kompetenz; gestalttherapeutische Techniken und gruppentherapeutische Rituale zur Förderung des Emotionsausdrucks (Katharsis, Abreagieren)
(5) Zwischenmenschliche Zuwendung, verlässliche Nähe, Vertrauen und Liebe empfangen und verschenken	Verlässliche und vertrauensvolle Therapiebeziehung; psychoanalytisches Durcharbeiten der Übertragungsbeziehung, bindungsorientierte (Paar-/Familien-)Therapie; Gruppentherapie
(6) Die körperliche Lebendigkeit spüren in der bedenkenlosen Hingabe an die Gegenwart und an geliebte Tätigkeiten	Körperzentrierte Psychotherapie; kreative Therapien; verhaltenstherapeutischer Aufbau positiver Aktivitäten; Meditation (Förderung des Gegenwartsbezugs); Entspannungstherapien; Fitness und Sport; Einbeziehung der Natur in die Therapie
(7) In schöpferischer Aktivität über sich selber hinauswachsen und einen Teil seiner selbst an andere weitergeben	Interventionen zur (Wieder-)Entdeckung von verborgenen Talenten und Neigungen (z. B. mittels Traumarbeit, katathymem Bilderleben), Kunsttherapie, Tanztherapie, Musiktherapie
(8) Für die eigene Entwicklung zentrale Grundbedürfnisse erkennen und sich an sie annähern	Überwindung irrationaler Überzeugungen (rational-emotive Therapie, kognitive Therapie); Focusing; klientenzentrierte Exploration; von Bedürfnisstrukturen
(9) Alten, überholten oder schädlichen Bedürfnisbefriedigungen entsagen und Raum für neue Ziele schaffen	Traumarbeit (analytische Therapie); Analyse des Lebensplanes (Individualpsychologie); systematische Problemlösung, Verhaltensmodifikation
(10) Sich ganz der Liebe und Fürsorge einer höheren Macht anvertrauen	Gebet und Meditation; Transformation des inneren Gottesbildes (z. B. durch Psychodrama, Imaginationsübungen, sokratischen Dialog)

- Bei den ersten drei Arten von Heilprozessen geht es um ein uneingeschränktes Annehmen und Bejahen der eigenen Individualität, anderer Menschen und des Lebens überhaupt. Diese Erfahrungen beinhalten z. B. das Annehmen und Loslassen von Ärger, Trauer oder Verbitterung, das humorvolle Anerkennen von eigenen Unvollkommenheiten und Schwächen anderer oder die Fähigkeit, „Gott" vergeben zu können für leidvolle Ereignisse (Kap. 20, 22, 26).
- Der vierte Heilprozess bezieht sich auf ein mutiges Überwinden von persönlichen Begrenzungen und eine Stärkung des Selbst, beispielsweise durch den bewussten Ausdruck von unterdrückten Gefühlen oder das Aufsuchen und Aushalten von angstauslösenden Situationen.
- Bei der fünften Art von Heilprozessen findet eine vertrauensvolle Öffnung des Selbst gegenüber anderen Menschen statt durch Aufheben zwischenmenschlicher Schranken, die zuvor die Erfahrung von Gegenseitigkeit und Verletzbarkeit in Beziehungen verhindert haben (Kap. 21, 22).
- Die sechste Art der Glückserfahrung liegt im direkten Erspüren der eigenen Vitalität ohne Beeinflussung durch den kritisch (ver-)urteilenden Verstand, sodass das Selbst in seiner unmittelbaren, in der Gegenwart

verwurzelten Lebendigkeit und Spontaneität erlebt werden kann (Kap. 16, 17, 18).

- Der siebte Heilprozess ist mit kreativem Selbstausdruck verbunden, indem etwas aus sich heraus geschaffen wird, das eine Bedeutung für andere besitzt.

- Die achte, neunte und zehnte Art von Glückserfahrungen schließlich sind eng miteinander verbunden: Viele persönlich bedeutsame Ziele benötigen zu ihrer Erreichung bewusste Anstrengungen. Wenn wir sie endlich erreichen, tritt Freude ein (Kap. 9, 19). Manchmal halten wir jedoch an Zielen fest, die nicht wirklich unseren tieferen Bedürfnissen entsprechen oder lediglich in der Vergangenheit an Bedeutung besaßen, inzwischen allerdings überholt sind. Diese Ziele und damit verbundene Verhaltensweisen müssen absterben und etwas Neuem Platz machen. Und schließlich tritt manchmal eine Transformation des Selbst ein, wenn von jeglicher bewussten Kontrolle abgesehen wird und wir darauf vertrauen können, dass uns ein gutes und glückliches Leben geschenkt wird, auch wenn wir uns nicht ständig um unsere Wünsche sorgen.

Es wurden meines Wissens bisher noch keine Studien durchgeführt, die untersuchen, ob diese aus der Glücksforschung abgeleiteten Heilerfahrungen tatsächlich mit dem Therapieergebnis zusammenhängen. Viele dieser Erfahrungen der Freude sind verwandt mit Konstrukten, die im Rahmen der Positiven Psychologie untersucht werden, z. B. Vergebung, Sinnhaftigkeit, Kreativität oder Spiritualität (Snyder & Lopez, 2005). Man sollte diese Heilprozesse nicht als Erfahrungen ansehen, die vom Patienten willentlich „produziert" oder vom Therapeuten einfach „aktiviert" werden können, sondern als psychologische Transformationsprozesse des Selbst mit vielen verschiedenen Vorbedingungen und vielfältigen Möglichkeiten der Manifestation. Manchmal benötigt ein Heilprozess beträchtliche Vorbereitungsarbeit, manchmal stellt er sich fast wie von selbst ein. Damit gelangen wir zur Frage nach der psychotherapeutischen Beeinflussung des Glückserlebens.

7.4 Therapeutische Förderung von Freude, Vergnügen und Glück

Es ist zunächst notwendig, sich einer wichtigen Tatsache bewusst zu sein: Obschon das wiederholte Erleben von Freude längerfristig zum Aufbau innerer Stärken führt, sind nicht alle freudvollen Erfahrungen mit Vergnügen verbunden, sondern einige auch mit Leid, das akzeptiert und transformiert werden muss. Zum Beispiel kann eine uneingeschränkte Annahme des Selbst einen sehr unangenehmen Prozess darstellen, wenn etwa in der Vergangenheit erlittene Verletzungen und damit verbundene negative Gefühle zum ersten Mal wieder bewusst erlebt werden. Eine erfolgreiche Integration abgespaltener Selbstanteile, die mit einem Gefühl der wiedergewonnenen Freude und Freiheit verbunden ist, kann in diesem Fall erst erfolgen, nachdem negative Gefühle wahrgenommen und zugelassen worden sind.

Viele der seelischen Heilprozesse erfordern einen Sprung über den eigenen Schatten, ein Überwinden bisheriger Grenzen, damit eine Umwandlung des Selbst erfolgen kann, die mit einem Glücksgefühl einhergeht. Andererseits sind aber auch psychische Heilerfahrungen möglich, die keine Überwindung des Leidens erfordern, sondern schon von Anfang an für Patienten vergnüglich sein können, z. B. die Erfahrung der spontanen körperlichen Lebendigkeit oder das kreative Wiederentdecken verschütteter Talente und Neigungen. Die therapeutische Förderung der Glücksfähigkeit erfolgt somit über Heilprozesse, die in einigen Fällen vergnüglich sein können, in vielen Fällen aber zunächst höchst unangenehm sind.

Eine ausführliche Darstellung der Gründe, weshalb eine Transformation des Selbst oft schmerzhaft und unlustvoll ist, würde den Rahmen dieses Kapitels sprengen. Es soll hier lediglich darauf hingewiesen werden, dass sich der „neurotische" Funktionszustand des Selbst durch ein Streben nach Lustgewinn anhand von Ersatzglück auszeichnet. Statt in produktiver Tätigkeit das Selbst zu vergessen, wird durch zwanghafte Anstrengung nach sozialer

Anerkennung gesucht. Statt sich in liebevoller Zuneigung hinzugeben, werden Strategien angewandt, andere in den Dienst der eigenen Bedürfnisbefriedigung zu stellen. Es ließen sich viele weitere Beispiele aufzählen für den Ersatz von wahren Glücksquellen durch Scheinglück, welches zwar eine kurzfristige Lustbefriedigung mit sich bringt, jedoch längerfristig zu Unglücklichsein und Frustrationen führt. Ein Grund dafür besteht in der Sehnsucht nach wirklichem Glück. Der Weg dahin erscheint jedoch zunehmend schwieriger, weil die „höchsten Güter" bzw. die tieferen Bedürfnisse zugunsten kurzfristiger Lustquellen preisgegeben wurden (Dick, 2003; Horney, 1991).

Psychotherapie muss deshalb stets die Grundbedürfnisse eines Patienten im Auge behalten und diese im therapeutischen Prozess einer Entdeckung und Annäherung zugänglich machen. Gleichzeitig ist es erforderlich, dass die auf Lustbefriedigung durch Ersatzglück ausgerichteten Strategien aufgegeben werden. Dies ist keine leichte Aufgabe, denn Patienten versuchen meistens, die kurzfristig wirksamen, jedoch langfristig schädlichen Prozesse zur Erreichung von Scheinglück beizubehalten. Therapeuten können zum einen durch Herstellung heilsamer Bedingungen in der Therapiebeziehung, zum anderen durch gezielte Anwendung therapeutischer Techniken die psychischen Heilprozesse positiv beeinflussen. Beispiele einiger solcher therapeutischer Haltungen und Techniken sind in der rechten Spalte von Tab. 7.2 aufgeführt mit entsprechender Zuordnung zu denjenigen Heilprozessen, die sie im besten Fall unterstützen und fördern.

Dabei ist zu beachten, dass die Therapietechniken nur Hilfsmittel darstellen, um die der menschlichen Psyche innewohnenden Heilungsprozesse zu fördern. Wenn Therapietechniken nicht richtig eingesetzt werden, können sie unter Umständen sogar einen Heilprozess verhindern. So führt beispielsweise die verhaltenstherapeutische Reizkonfrontation idealerweise zu einem Zuwachs an Mut und Selbstvertrauen; wenn jedoch ein Patient dazu ermuntert wird, angstauslösende Situationen aufzusuchen und auszuhalten,

obwohl es für sein seelisches Wachstum momentan wichtiger wäre, auf vernachlässigte Bedürfnisse zu hören, dann führt Reizkonfrontation zu keiner Heilung. Außerdem ist die Zuordnung bestimmter Therapietechniken zu psychischen Heilprozessen relativ unbestimmt, da manchmal die gleiche Technik oder Grundhaltung verschiedene Heilprozesse fördern kann.

Für eine Therapieplanung im Sinne der in diesem Kapitel dargestellten Sichtweise von Psychotherapie ist es zunächst notwendig, im diagnostischen Vorgespräch die Ressourcen und Probleme eines Patienten sorgfältig zu erheben und anschließend die Probleme in mangelhaft entwickelte Ressourcen umzuformulieren. Zur Erhebung von Ressourcen im Erstgespräch kann die vom Autor entwickelte Ressourcen-Checkliste verwendet werden (Abb. 7.1, siehe auch Abschn. 7.5). Diese besteht aus 50 Items, die entweder vom Patienten selber ausgefüllt oder vom Therapeuten als Gedankenstütze für ein ressourcenorientiertes Interview verwendet werden können. Tab. 7.3 führt die verschiedenen Kategorien von Ressourcen in der Checkliste mit entsprechenden Beispielen auf.

Nachdem der Therapeut ein gutes Bild der aktuellen Ressourcenlage seines Patienten erworben hat, sollten anschließend einige zentrale intrapsychische Ressourcen ausgewählt werden, deren Stärkung und Entwicklung zu einer Auflösung der Symptome und zu einer Zunahme von Freude und Vergnügen führt. Es ist dabei wichtig, dass die Therapieziele an den intrapsychischen und nicht an den sozialen oder umweltbezogenen Ressourcen ausgerichtet werden, um einer voreiligen Externalisierung von Lösungen vorzubeugen (im Sinne von „Wenn mein Vorgesetzter nicht solchen Druck ausüben würde, ginge es mir viel besser"). Im Verlauf der Therapie fördert dann der Therapeut diejenigen Heilprozesse, die notwendig sind, um diese zentralen Ressourcen des Patienten zu entwickeln. Dabei sollte sich der Therapeut stets überlegen, welche bereits vorhandenen Ressourcen genutzt werden können, um eine möglichst hohe Bereitschaft für die angewandten Therapieverfahren zu erreichen

Tab. 7.3 Ressourcen-Checkliste (Dick, 2003)

Kategorien	Beispiele
Umweltbezogene und soziale Ressourcen	
Partnerschaft, intime Beziehung	Partner(in), dem/der ich mich gefühlsmäßig nahe fühle
Familie, Freunde	Einige nahe Freunde, denen gegenüber ich mich öffnen und denen ich vollkommen vertrauen kann
Beruf, Einkommen, Lebensstandard	Zufriedenstellende finanzielle Situation
Freizeit	Guter Ausgleich zwischen Arbeits- und Freizeit
Wohnsituation	Eine Wohnung, in der ich mich wohl und geborgen fühle
Persönlichkeitsbezogene (intrapsychische) Ressourcen	
Gesundheit, Lebendigkeit, Ausgeglichenheit	Ein Körper, in dem ich mich wohlfühle, und der mir gut gefällt
Selbstwertgefühl, Selbstakzeptanz	Mich selbst ganz so annehmen und lieben können, wie ich bin
Selbstsicherheit, soziale Kompetenz, Extraversion	Mühelos auf andere Menschen zugehen und mit ihnen in Kontakt treten können
Liebesfähigkeit, Beziehungsfähigkeit	Fähigkeit, Mitleid zu empfinden
Mut, Willenskraft	Mut, mich in gefürchtete und ungewisse Situationen hineinzubegeben
Kreativität, Schaffenskraft	Lust an kreativer, schöpferischer Tätigkeit, in der ich alles andere um mich herum vergessen kann
Kontrollgefühl	Gefühl, mein Leben in wichtigen Belangen zu einem großen Teil selbst beeinflussen zu können
Gelassenheit, Zuversicht, Heiterkeit	Vertrauen in die Zukunft und in die Verwirklichung meiner Wünsche und Träume
Religiöser Glaube, Spiritualität	Glaube an eine allliebende Kraft (Gott) und das Gefühl, von ihr angenommen und geliebt zu werden, so wie ich bin

---

Beispiel

Eine Patientin, die seit Jahren an einer Alkoholabhängigkeit leidet, berichtet über Schuld- und Schamgefühle sowie zahlreiche enttäuschte Liebesbeziehungen. Als zentrale intrapsychische Ressourcen, die als erstes der Entwicklung bedürfen, werden „emotionale Stabilität" und „Selbstakzeptanz" identifiziert. Der Therapeut wendet Strategien an, die insbesondere die Heilprozesse der uneingeschränkten Annahme der Realität und des Selbst fördern. Da die Patientin negative Gefühle durch Alkoholkonsum vermeidet, werden Übungen zur Entwicklung nichtwertender Achtsamkeit durchgeführt, damit

die Patientin besser lernt, alltägliche Enttäuschungen ohne Griff zur Flasche zu verarbeiten. Außerdem wird ihr dabei geholfen, ein Gespür für wirkliche Quellen der Freude und des Vergnügens zu entwickeln (z. B. durch Verstärkung sozialer Kontakte), damit die Ersatzbefriedigung des Alkoholkonsums an Anziehungskraft verliert.

Nachdem die Patientin durch die bewusstere Erfahrung solcher Glücksquellen eine starke Motivation zur Alkoholabstinenz entwickelt hat (wobei es zwischendurch zu Rückfällen kommt), wird die Aufmerksamkeit in der Therapie zunehmend darauf gerichtet, dass sie sich selber Gutes tut, sich liebevoll annimmt statt sich zu verurteilen (selbst bei Rückfällen) und mit sich selber wie mit einem geliebten Kind umgeht, als das sie leider von ihren Eltern kaum je behandelt wurde. Dadurch erfährt die Patientin es immer mehr als merkwürdige Selbstbestrafung, sich durch Alkoholkonsum die Lebensziele zu blockieren und ihre Gesundheit zu schädigen. Da die Patientin religiös ist, wird außerdem an ihrem strafenden Gottesbild gearbeitet (z. B. durch den Dialog mit Gott im Rahmen der Leeren-Stuhl-Technik), damit es zunehmend durch das innere Bild eines liebenden Gottes ersetzt werden kann. Je besser es der Patientin gelingt, sich als von Gott geliebt zu erleben, desto weniger sucht sie zwanghaft nach Anerkennung durch romantische Beziehungen und desto offener wird sie für wertvolle Begegnungen. ◄

Eine auf den psychischen Heilprozessen beruhende Sichtweise von Psychotherapie mit einem Bewusstsein für die Bedeutung von Erfahrungen der Freude, des Vergnügens und des Glücks führt weg von schulenorientierter Therapie und von einem Glauben an die Überlegenheit „empirisch validierter Therapieverfahren" oder manualisierter Standardtherapien. Was im Einzelfall wirkt, hängt von den spezifischen Heilprozessen ab, die bei einem bestimmten Patienten notwendig sind, um die erlösende Erfahrung der Freude, des Sich-Öffnens und des Sich-Verschenkens zu machen.

7.5   Ressourcen-Checkliste

Abb. 7.1

Ressourcen-Checkliste

Die Ressourcen-Checkliste ist eine Aufstellung der wichtigsten für seelisches Wohlbefinden verantwortlichen sozialen, umweltbezogenen und persönlichkeitsbezogenen Stärken (Ressourcen) einer Person. Kein Mensch besitzt alle diese Ressourcen, aber die meisten Menschen besitzen einige davon in ihrem Leben.

Bitte schreiben Sie in die **linke** Spalte, wie sehr Sie denken, dass Sie die betreffende Ressource momentan in Ihren Leben besitzen auf einer Skala von 0 (gar nicht) bis 3 (sehr).

Bitte schreiben Sie in die **rechte** Spalte, wie wichtig es Ihnen grundsätzlich ist, diese Ressource in Ihrem Leben zu besitzen oder zu erwerben auf einer Skala von 0 (gar nicht wichtig) bis 3 (sehr wichtig).

Es gibt keine richtigen und falschen Antworten, bitte urteilen Sie ganz nach Ihrem momentanen Gefühl.

Name .... Datum: ....

Ich besitze momentan diese Ressource ... 0 – gar nicht 1 – ein wenig 2 – ziemlich 3 – sehr ↓		**Wie wichtig ist mir diese Ressource?** 0 – gar nicht wichtig 1 – ein wenig wichtig 2 – ziemlich wichtig 3 – sehr wichtig ↓
	1. ein(e) Partner(in), dem/der ich mich nahe fühle und dem/der gegenüber ich mich vollkommen öffnen kann	
	2. ein(e) Partner(in), auf den/die ich mich verlassen kann und dem/der ich vollkommen vertraue	
	3. ein(e) Partner(in), mit dem/der zusammen ich positive Gefühle erlebe	
	4. ein erfülltes, gelöstes Sexualleben, das mir Vitalität gibt und Freude bereitet	
	5. einige nahe Freunde, denen gegenüber ich mich öffnen und denen ich vollkommen vertrauen kann	
	6. Familienangehörige (Eltern, Geschwister, Kinder, etc.), denen ich vollkommen vertraue und bei denen ich mich gefühlsmäßig aufgehoben fühle	
	7. Familienangehörige, die mich respektieren und bedingungslos lieben	
	8. ein Beruf, der mir Freude macht, der meinen Fähigkeiten entspricht und in dem ich mich weiterentwickeln kann	
	9. sympathische Arbeitskollegen, mit denen ich mich gut verstehe	
	10. berufliche Vorgesetzte, denen ich vertrauen kann und die mich fördern	
	11. eine zufriedenstellende finanzielle Situation	

Abb. 7.1 Ressourcen-Checkliste. (A. Dick, revid. Version. Ursprüngl. Fassung s. Dick, A. 2003. © Huber)

12. ein guter Ausgleich zwischen Arbeits- und Freizeit	
13. Freizeitbeschäftigungen, die mir Freude bereiten und in denen ich meine Talente und Neigungen verwirklichen kann	
14. eine unbezahlte ehrenamtliche Tätigkeit, die ich zu Gunsten anderer ausübe	
15. eine Wohnung, in der ich mich wohl und geborgen fühle	
16. ein Wohnort (Haus, Nachbarschaft, Gemeinde, Land), in dem ich mich wohl fühle und wo ich gerne lebe	
17. gute körperliche Gesundheit	
18. ein Körper, in dem ich mich wohl fühle, und der mir gut gefällt	
19. körperliche Betätigung, die mir gut tut	
20. das Gefühl einer guten seelischen Gesundheit	
21. Zeiten der Erholung und Entspannung, in denen ich Energie tanken kann	
22. Zeiten der Aktivität und der Spannung, in denen ich mich ganz lebendig fühle	
23. die Fähigkeit, mich selber ganz so anzunehmen und zu lieben, wie ich bin	
24. ein starkes Selbstbewusstsein und Selbstvertrauen in mich und meine Fähigkeiten	
25. ein sicheres Auftreten in sozialen Situationen (nein sagen können, Gefühle äußern können, um einen Gefallen bitten können, etc.)	
26. die Fähigkeit, mühelos auf andere Menschen zuzugehen und mit ihnen in Kontakt zu treten	
27. die Fähigkeit, gute Gespräche mit verschiedenen Arten von Menschen zu führen	
28. die Fähigkeit anderen Menschen gegenüber geduldig und tolerant zu sein und sie so zu akzeptieren, wie sie sind	
29. die Fähigkeit, anderen Menschen gegenüber gewissenhaft, verlässlich und treu zu sein	
30. die Fähigkeit, anderen Menschen echt, offen und unverstellt zu begegnen und mich ihnen so zu zeigen, wie ich bin	
31. die Fähigkeit, anderen Menschen Liebe, Nähe, Geborgenheit und Zärtlichkeit zu schenken	
32. die Fähigkeit, von anderen Menschen Liebe, Nähe, Geborgenheit und Zärtlichkeit anzunehmen	

Abb. 7.1 Fortsetzung

	33. ein friedfertiges und freundliches Herz	
	34. die Fähigkeit, Mitleid zu empfinden	
	35. die Fähigkeit zu selbstlosem Handeln	
	36. die Fähigkeit, mich selber nicht zu ernst zu nehmen und über mich selber lachen zu können	
	37. die Fähigkeit, feinfühlig auf andere Menschen und ihre Bedürfnisse eingehen zu können	
	38. Mut, mich in gefürchtete und ungewisse Situationen hinein zu begeben	
	39. die Fähigkeit, mich selber weiter zu entwickeln und alte Begrenzungen zu überwinden	
	40. ein starker Wille, Dinge zu tun, die ich als richtig und wichtig erkenne	
	41. Ausdauer, eine wichtige Tätigkeit bis zum Ziel durchzuhalten	
	42. eine Beschäftigung, in der ich einem Talent, einer Neigung oder einem Interesse Ausdruck verleihe und die mich mit Sinn erfüllt	
	43. Lust an kreativer, schöpferischer Tätigkeit, in der ich alles andere um mich herum vergessen kann	
	44. das Gefühl, mein Leben in wichtigen Belangen zu einem großen Teil selber beeinflussen zu können	
	45. ein sorgloses und heiteres Gemüt	
	46. Vertrauen in die Zukunft und in die Verwirklichung meiner Wünsche	
	47. die Fähigkeit, Dinge loszulassen, die ich nicht selber beeinflussen kann	
	48. ein starker Glaube an die Sinnhaftigkeit der Welt und meines Lebens	
	49. der Glaube an eine allmächtige Kraft (Gott), die mich stets behütet, und an ein ewiges Leben	
	50. der Glaube an eine allliebende Kraft (Gott) und das Gefühl, von ihr angenommen und geliebt zu werden, so wie ich bin	

Abb. 7.1 Fortsetzung

7.6   Auswertung und Verwendung der Ressourcen-Checkliste

Die Ressourcen-Checkliste kann ohne weitere Auswertung als Informationsquelle zunächst so benutzt werden, wie sie ausgefüllt wurde. In der Psychotherapie kann zum Beispiel ein vertiefendes Gespräch über diejenigen Ressourcen stattfinden, die vom Patienten/von der Patientin als wichtig (2 und 3) eingeschätzt wurden (rechte Spalte), indem weiter exploriert wird, wie einige dieser wichtigen Ressourcen, über die der Patient/die Patientin verfügt (2 oder 3 in linker Spalte) *genutzt* und wie diejenigen wichtigen Ressourcen, über die der Patient/die Patientin nicht oder nur ungenügend verfügt (0 oder 1 in linker Spalte) **aufgebaut** *oder* **weiterentwickelt** werden könnten.

Ferner können die einzelnen Ressourcen zu größeren Einheiten zusammengefasst werden, indem die Werte der linken und die Werte der rechten Spalte separat für die betreffenden Items addiert und anschließend durch die Anzahl der (ausgefüllten) Items pro Gruppe dividiert werden, sodass sich zwei Durchschnittswerte pro Ressourcen-Gruppe ergeben, einer für die momentane Verwirklichung der Ressource (linke Spalte) und einer für die Wichtigkeit der Ressource (rechte Spalte):

- Umweltbezogene und soziale Ressourcen (1–16)
  - Partnerschaft, intime Beziehung (1, 2, 3, 4)
  - Familie, Freunde (5, 6, 7)
  - Beruf, Einkommen, Lebensstandard (8, 9, 10, 11, 12)
  - Freizeit (12, 13, 14)
  - Wohnort, Wohnsituation (15, 16)
- Persönlichkeitsbezogene Ressourcen (17–50)
  - Gefühl der Gesundheit, Lebendigkeit, Ausgeglichenheit (17, 18, 19, 20, 21, 22)
  - Selbstwertgefühl, Selbstakzeptanz (23)
  - Selbstsicherheit, soziale Kompetenz, Extraversion (25, 26, 27)
  - Liebesfähigkeit, Beziehungsfähigkeit (27, 28, 29, 30, 31, 32, 33, 34, 35, 36, 37)

- Mut, Willenskraft (38, 39, 40, 41)
- Kreativität, Schaffenskraft (42, 43)
- Kontrollgefühl (44)
- Gelassenheit, Zuversicht, Heiterkeit (45, 46, 47)
- Religiöser Glaube, Spiritualität (48, 49, 50)

Anstelle eines Fragebogens, der vom Patienten ausgefüllt wird, kann die Ressourcen-Checkliste auch vom Therapeuten als Gedankenstütze im Gespräch mit dem Patienten verwendet oder sogar vollständig im Hinblick auf den Patienten ausgefüllt werden, um das Urteil des Therapeuten über den Patienten zu erfassen und ev. mit der eigenen Einschätzung des Patienten zu vergleichen. Grundsätzlich kann die Ressourcen-Checkliste von jeder Person für eine andere bekannte Person ausgefüllt und das Urteil anschließend mit dem eigenen Urteil der betreffenden Person, um die es geht, verglichen werden.

Mitteilungen und Fragen zur Verwendung der Ressourcen-Checkliste nimmt der Autor gerne entgegen.

Literatur

Bohart, A. C., & Tallman, K. (1999). *How clients make therapy work: The process of active self-healing.* American Psychological Association.

Bradburn, N. M. (1969). *The structure of psychological well-being.* Aldine.

Csikszentmihalyi, M. (1992). *Flow: Das Geheimnis des Glücks.* Klett-Cotta.

Dick, A. (2003). *Psychotherapie und Glück: Quellen und Prozesse seelischer Gesundheit.* Huber.

Dick, A. (2010). *Mut: Über sich hinauswachsen.* Huber.

Dick, A. (2018). *Die sieben himmlischen Schätze: Befreiung aus destruktiven Mustern.* Parnassus.

Dick-Niederhauser, A. (2009). Therapeutic change and the experience of joy: Toward a theory of curative processes. *Journal of Psychotherapy Integration, 19,* 187–211.

Diener, E., Oishi, S., & Lucas, R. E. (2005). Subjective well-being: The science of happiness and life-satisfaction. In C. R. Snyder & S. J. Lopez (Hrsg.), *Handbook of positive psychology* (2. Aufl., S. 187–194). Oxford University Press.

Emmons, R. A. (2020). Joy: An introduction to this special issue. *The Journal of Positive Psychology, 15,* 1–4.

Freud, S. (1948). *Gesammelte Werke, Band XIV.* S. Fischer. (Orig. 1931)

Groskurth, P. (1988). Macht Therapie glücklich? *Brennpunkt, 37*, 5–11.

Hoffmann, R. (1984). Erleben von Glück: eine empirische Untersuchung. *Psychologische Beiträge, 26*, 516–532.

Horney, K. (1991). *Neurosis and human growth: The struggle toward self-realization.* Norton. (Orig. 1950).

James, W. (2002). *Die Vielfalt religiöser Erfahrung: Eine Studie über die menschliche Natur.* Insel. (Orig. 1902).

Johnson, M. K. (2020). Joy: A review of the literature and suggestions for future directions. *The Journal of Positive Psychology, 15*, 5–24.

Kekes, J. (1982). Happiness. *Mind, 91*, 358–376.

Keyes, C. L. (2005). Toward a science of mental health. In C. R. Snyder & S. J. Lopez (Hrsg.), *Handbook of positive psychology* (2. Aufl., S. 89–95). Oxford University Press.

Lazarus, R. S. (1991). *Emotion and adaptation.* Oxford University Press.

Lersch, P. (1970). *Aufbau der Person* (11. Aufl.). Barth.

Locke, J. (1698/1999). *An essay concerning human understanding.* Prometheus Books.

Mayring, P. (1991). *Psychologie des Glücks.* Kohlhammer.

Meadows, C. M. (1975). The phenomenology of joy: An empirical investigation. *Psychological Report, 37*, 39–54.

Ovid (2003). *Metamorphosen* (3. Aufl.). Artemis & Winkler. (Orig. 9 n. Chr.).

Peterson, C., & Seligman, M. E. P. (2004). *Character strengths and virtues: A handbook and classification.* Oxford University Press.

Pieper, A. (2003). *Glückssache: Die Kunst gut zu leben.* dtv.

Shlien, J. (1991). Macht klientenzentrierte Therapie glücklich? In M. Behr & U. Esser (Hrsg.), *Macht Therapie glücklich? Neue Wege des Erlebens in klientenzentrierter Psychotherapie* (S. 25–43). GwG.

Snyder, C. R., & Lopez, S. J. (Hrsg.). (2005). *Handbook of positive psychology* (2. Aufl.). Oxford University Press.

Tatarkiewicz, W. (1976). *Analysis of happiness.* Polish Scientific.

Tedeschi, R. G., Park, C. L., & Calhoun, L. G. (Hrsg.). (1998). *Posttraumatic growth.* Erlbaum.

Wlodarek-Küppers, E. (1987). *Glücklichsein: Eine empirische Studie auf der Basis von persönlichen Gesprächen.* Unveröffentlichte Dissertation, Universität Hamburg.

Eudaimonisches Wohlbefinden: Erfüllung, vitale Lebendigkeit, Sinn und persönliche Entwicklung fördern

8

Inhaltsverzeichnis

▶ Ausgehend von dem Konstrukt des Flourishing, das hedonisches, eudaimonisches und soziales Wohlbefinden umschließt, wird das unterschiedliche konzeptuelle Verständnis des eudaimonischen Wohlbefindens beschrieben, wie es sich in der Identitätstheorie, der Selbstbestimmungstheorie und dem multidimensionalen Konzept des psychologischen Wohlbefindens darstellt. Die Implikationen für die psychotherapeutische Arbeit werden jeweils kurz ausgeführt. Zudem werden verschiedene Interventionen zur Förderung des eudaimonischen Wohlbefindens dargestellt: Die Well-Being-Therapie (WBT), Interventionen zur Förderung einer Sinn-stiftende Lebensgestaltung, zur Entwicklung von Sinn in Krisenzeiten sowie Interventionen zur persönlichen Weiterentwicklung, wie sie unter spezifischen Belastungsbedingungen hilfreich sind (Unterstützung von posttraumatischer Reifung, Förderung von Weisheit als Ressource).

R. Frank (✉)
Verhaltenstherapeutische Ambulanz Universität
Gießen, Wettenberg, Deutschland
E-Mail: rkfrank@web.de

8.1 Hedonisches Wohlbefinden, eudaimonisches Wohlbefinden und psychische Gesundheit

Eine psychisch gesunde Lebensführung (**Flourishing**) geht mit **Wohlbefinden** einher. Doch um welche Form von Wohlbefinden geht es dabei? Fragt man Patientinnen oder Patienten,

© Der/die Autor(en), exklusiv lizenziert durch Springer-Verlag GmbH, DE, ein Teil von Springer Nature 2022
R. Frank und C. Flückiger (Hrsg.), *Therapieziel Wohlbefinden,* Psychotherapie: Praxis,
https://doi.org/10.1007/978-3-662-63821-7_8

dann antworten sie zumeist, dass sie sich wieder **glücklich** und **zufrieden** fühlen möchten. Psychologisch betrachtet wird damit **Subjektives Wohlbefinden** angesprochen. Es liegt vor, wenn Menschen ein hohes Ausmaß an positiven, ein niedriges an negativen Gefühlen sowie hohe Lebenszufriedenheit angeben (Diener, 1984). Diese Art von Wohlbefinden wird auch als **hedonisch** bezeichnet (Kahneman et al., 1999). Genügt es aber, wenn wir Patientinnen und Patienten dabei unterstützen, diese angenehme, lustvolle Form des Wohlbefindens (wieder) zu erlangen, indem wir ihnen vermitteln, wie sie Freude und Glück erleben können? Wir müssen den Fokus erweitern und berücksichtigen, dass es vor allem auch darum geht, auf welche Weise das Leben gestaltet und bewältigt wird, damit es als ein gesundes Leben angesehen werden kann. Die repräsentative MIDUS-Studie (National Survey of Midlife Development in the United States; Keyes, 2005) macht darauf aufmerksam, dass für eine psychisch gesunde Lebensführung (Flourishing) noch andere Formen des Wohlbefindens relevant sind.

▶ **Definition Flourishing** ist ein komplexes Konstrukt, das psychische Gesundheit mit drei Komponenten beschreibt (Keyes, 2002; zusammenfassend Frank, 2010):

1. hedonisches Wohlbefinden (positive und negative Gefühle sowie Lebenszufriedenheit),
2. eudaimonisches Wohlbefinden (für die psychische Gesundheit dienliche Einstellungs- und Handlungsfähigkeiten),
3. soziales Wohlbefinden (soziale Akzeptanz, soziale Aktualisierung, sozialer Beitrag, soziale Kohärenz und soziale Integration).

Kurz gefasst bedeutet Flourishing: „Feeling good and functioning well"(Keyes & Annas, 2009, S. 189).

Keyes & Annas (2009) haben die Daten der MIDUS-Studie neu aufbereitet. Dabei wird ersichtlich, dass hedonisches Wohlbefinden *allein*

nicht zuverlässig signalisiert, dass eine stabile psychische Gesundheit vorliegt, sondern **eudaimonisches Wohlbefinden** hinzukommen muss. Faktorenanalytisch bilden sich die beiden Formen des Wohlbefindens zwar als zwei separate Faktoren ab (z. B. Linley et al., 2009; Huta, 2017; Mise & Busseri, 2020), die aber eng zusammenhängen. Wie eng sich diese Beziehung darstellt, hängt auch von den verwendeten Messinstrumenten ab (Huta & Watermann, 2014).

Worin unterscheiden sich hedonisches und eudaimonisches Wohlbefinden? Baumeister et al. (2013) bringen es in dieser Weise auf den Punkt: Mit hedonischem Wohlbefinden ist eine *Haltung des Nehmens* verbunden, während sich eudaimonisches Wohlbefinden durch eine Haltung des *Gebens* auszeichnet.

Empirisch belegt ist, dass nur **eudaimonisches** Wohlbefinden Bezüge zu Hoffnung, Suche nach Lebenssinn und Beharrlichkeit beim Anstreben von Langzeit-Zielen aufweist (Disabato et al., 2016). Für die Psychotherapie ist zudem relevant, dass die Wege, auf denen hedonisches und eudaimonisches Wohlbefinden gebahnt werden, unterschiedliche sind, ebenso wie auch die Qualitäten des erzielten Wohlbefindens. Während hedonisches Wohlbefinden von schönen Erlebnissen geprägt ist, die mit subjektiven Empfindungen von Freude, Heiterkeit und Spaß verbunden sind, setzt eudaimonisches Wohlbefinden **engagiertes Handeln** voraus, das durch **Ziele** bestimmt wird. Der Weg zum Ziel ist mit Herausforderungen und oft auch mit der Bewältigung von Schwierigkeiten verbunden, lässt beim Erreichen von Zielen dann aber positive Affekte wie z. B. Freude, Stolz aufkommen (Thorsteinsen & Vittersø, 2020).

▶   Eudaimonisches Wohlbefinden ist der Zündfunke und Motivator für engagiertes Verfolgen von intrinsischen Zielen.

Die psychotherapeutische Aufgabe besteht darin, nicht nur psychische Symptome zu beheben, sondern auch mögliche Schwierigkeiten und Defizite in der Lebensführung zu erkennen und zu behandeln. U.a. gehört dazu die gemeinsame Erarbeitung von Lebenszielen und die Motivierung, diese mit Engagement und erforderlicher Ausdauer in angemessener Weise zu verfolgen. Auf diese Weise kann eine nachhaltige psychische Stabilisierung mit guter Lebensqualität unterstützt werden und ein optimal ausbalanciertes Wohlbefinden (**Euthymia**) angestrebt werden (Fava & Bech, 2016; Fava & Guidi, 2020; siehe auch Abschn. 8.3.1). Im Folgenden werden unterschiedliche Konzepte des eudaimonischen Wohlbefindens beschrieben. Eine Darstellung ausgewählter Interventionen zur Förderung eudaimonischen Wohlbefindens schließt sich an.

8.2 Konzeptuelles Verständnis eudaimonischen Wohlbefindens

Die Bezeichnung „eudaimonisch" lehnt sich an die Philosophie von Aristoteles an und bringt zum Ausdruck, dass es um Formen eines guten, tugendhaften Lebens geht (z. B. Fenner, 2007). In der Psychologie bezieht sich eudaimonisches Wohlbefinden auf eine Lebensführung, bei der sich das eigene Potenzial in Richtung **Selbstverwirklichung** und **Identitätsbildung** entfaltet und **Sinn** erlebt wird. Indem das nach eigenen Vorstellungen gestaltete Leben als erfüllend empfunden wird, kann es auch hedonische Wohlbefindensanteile haben (Ryan & Deci, 2008a). Beim Umgang mit Schicksalsschlägen und Lebensanforderungen, die an die Grenzen der eigenen Belastbarkeit führen, kennzeichnet vor allem **Sinngebung** und **persönliche Reifung** das Erleben (vertiefend zu eudaimonischem Wohlbefinden siehe Vittersø, 2016).

Die Bandbreite der Konzeptualisierung eudaimonischen Wohlbefindens veranschaulichen Huta & Waterman (2014) in ihrer aufschlussreichen Übersicht. Daraus lässt sich ableiten, worauf sich psychotherapeutische Interventionen beziehen sollten:

Schwerpunkte bei der Förderung des eudaimonischen Wohlbefindens

- Selbstverwirklichung, Entwicklung des eigenen Potenzials, Wachstum/Reifung
- Lebenssinn, Lebensbedeutung, Langzeitperspektiven
- Identität, Authentizität, wertvolle persönliche Ziele und Bedürfnisse
- Tugenden, persönliche Stärken
- Bewusstheit, Achtsamkeit
- Verbundenheit, positive Beziehungen, soziales Wohlbefinden
- Kompetenz, Bewältigung von umweltbezogenen Aufgaben
- Lebensengagement, Interesse, Flow
- Anstrengungsbereitschaft, Engagement bei Herausforderungen

Im Folgenden werden einige dieser Schwerpunkte aufgegriffen, indem die eudaimonische Identitätstheorie von Waterman, die Selbstbestimmungstheorie von Ryan und Deci, das Konzept des psychologischen Wohlbefindens von Ryff sowie Konzepte des Lebenssinns, des psychischen Wachstums und der Weisheit umrissen werden.

8.2.1 Die eudaimonische Identitätstheorie von Waterman

Nach Waterman bilden **Selbstverwirklichung** und **Identitätsbildung** den Kern des eudaimonischen Wohlbefindens: Es geht darum, dass Menschen ihre eigenen Potenziale erkennen und weiter entwickeln und ihrem Handeln auf diese Weise eine persönliche Richtung und Qualität geben Das Gefühl persönlicher Ausdruckskraft und der Eindruck, dass das eigene Handeln konsistent gemäß intrinsischer Ziele erfolgt, wirken dabei verstärkend. Wohlbefinden ist eher ein

„Beiprodukt" von Lebensaktivitäten, bei denen sich Menschen in Übereinstimmung mit ihren Werten und Zielen erleben. Sie sind dann in einer besonderen Weise lebendig, von Sinn erfüllt und authentisch (Waterman, 1993, 2008, 2013; Waterman et al. 2013).

Was ergibt sich aus diesem Verständnis für die psychotherapeutische Arbeit?
Waterman selbst stellt keinen direkten Bezug zur Psychotherapie her. Seine **eudaimonische Identitätstheorie** impliziert aber, dass persönlich überzeugende Lebensziele erarbeitet (siehe auch Kap. 19) und die eigenen besten Möglichkeiten erkannt und gefördert werden müssen (siehe auch Kap. 13), damit sich eudaimonisches Wohlbefindens entfalten kann. Das Thema Identität ist darüber hinaus grundsätzlich für die Psychotherapie relevant, denn „psychisches Leiden stellt immer eine Identitätsbeschädigung dar" (Zarbock, 2012, S. 233).

Durch den rascheren Wandel der sozialen Bezüge, die Auflösung von gesellschaftlichen Strukturen und die damit verbundene **Identitätsdiffusion** erlangt es aber eine zusätzliche Bedeutung. Vor allem jüngere Menschen suchen immer öfter psychotherapeutische Hilfe, weil sie sich überfordert fühlen. Die Wahlmöglichkeiten haben zugenommen, stabilisierende Bindungs-Erfahrungen fehlen oder sind unzureichend und eine verbindliche Festlegung („commitment") auf eigene Lebensziele in Beruf, Partnerschaft und Gesellschaft wird aufgeschoben (Reschke & Schröder, 2010; Seiffge-Krenke, 2015). Dadurch entstehen Spannungen mit erheblicher Beeinträchtigung der Identitätsentwicklung.

Auch Menschen mit stabiler Identität können z. B. durch eine partnerschaftliche Trennung oder den Verlust des Arbeitsplatzes in Krisen geraten, die sie zur Suche nach neuen Lebensperspektiven und Identitätsentwürfen veranlassen. In ihrem Buch *Therapieziel Identität* bietet Seiffge-Krenke (2012) für die vielfältigen Herausforderungen im Zusammenhang mit der lebenslangen Identitätsentwicklung hilfreiche

Informationen. Weitere Anregungen finden sich bei Petzold (2012). Interventionen zur Identitätsarbeit, die auch im Gruppensetting erfolgen können, beschreiben Reschke & Schröder (2010). Dazu gehören u. a. vergangenheits-, gegenwarts- und zukunftsbezogene Interventionen wie

- „Meilensteine meines Lebens",
- „Buch des gegenwärtigen Lebens" (Drehbuch für ein mögliches Filmprojekt),
- Pläne, Ziele, Wünsche, angestrebte Effekte (z. B. „als Vater meine Kinder zu glücklichen Menschen erziehen") und handlungsnahe Vorsätze,

damit sich ein „projektierender Gestalter ... des eigenen Lebens" (Reschke & Schröder, 2010, S. 80) mit neuen Identitätskonturen herausbilden kann.

8.2.2 Die Selbstbestimmungstheorie des Wohlbefindens von Ryan und Deci

Die Selbstbestimmungstheorie (Self-Determination-Theory) ist eine Makrotheorie der Motivation, Persönlichkeitsentwicklung und des Wohlbefindens. Sie bezieht sich darauf, *wie* gelebt wird und welche Lebensinhalte bedeutsam sind. Im Mittelpunkt steht die **Selbstbestimmung** mit all den sozialen und kulturellen Bedingungen, die sie fördern. Es geht um die Verwirklichung intrinsischer Lebensziele und um selbstbestimmtes Handeln, mit dem basale **Bedürfnisse befriedigt** werden (Deci & Ryan, 2008; Ryan & Deci, 2000, 2008a). Drei Bedürfnisse werden als wesentlich erachtet:

- **Kompetenz** (Gefühl von Wirksamkeit im Umgang mit internen und externen Anforderungen, Freude am Lernen),
- **gute Beziehungen** (mit anderen Menschen verbunden sein, von ihnen gemocht werden; für andere wichtig sein)
- **Autonomie** (Wahlfreiheit, Freiwilligkeit der Entscheidung, Kohärenz eigener Ziele).

Autonomie ist bei der Regulation von inneren und äußeren Gegebenheiten von zentraler Bedeutung. Ist Verhalten intrinsisch motiviert, wird das Durchhaltevermögen gestärkt und es kommt zu effektiven Problemlösungen, die mit hedonischem, vor allem aber eudaimonischem Wohlbefinden verbunden sind (Ryan & Martela, 2016; DeHaan & Ryan, 2014; Ryan & Huta, 2009). Wenn Menschen eine Aktivität autonom planen und erfolgreich ausführen, erleben sie **Vitalität**; die investierte psychische Energie bleibt durch die Befriedigung der basalen Bedürfnisse erhalten und verstärkt sich sogar (Ryan & Deci, 2008b). Empfindungen von innerem Frieden, Sinn und tiefer Verbundenheit mit den Mitmenschen und der Welt können entstehen.

Was ergibt sich aus diesem Verständnis für die psychotherapeutische Arbeit?
Die Selbstbestimmungstheorie kommt in den Bereichen Erziehung, Familie/Partnerschaft, Arbeit, Sport, bei der Gesundheitsförderung und in der Psychotherapie zur Anwendung.

In der Psychotherapie geht es darum, einen **aktiven Wachstumsprozess** anzuregen, indem persönliche *Ziele* und *Werte* der Patienten exploriert werden und das Beziehungsbedürfnis durch positive therapeutische Resonanz befriedigt wird. Durchgängig wird **Autonomie** gefördert, indem Wahlmöglichkeiten eingeräumt werden. Zur **Befriedigung der basalen Bedürfnisse** werden Verhaltensanregungen gegeben (Sheldon et al., 2003). Mittels **Achtsamkeit** wird die Regulation von Gefühlen und eine größere persönliche Kohärenz verbessert (siehe Kap. 12). Der Veränderungsprozess soll eigenständig initiiert und eigenverantwortlich in Gang gehalten werden. Wie relevant die Selbstbestimmungstheorie auch für die **Prävention** ist, zeigen Studien zur Reduktion von Gesundheitsrisiken und zur Gesundheitsförderung (Metaanalyse von Ng et al., 2012).

Im nächsten Abschnitt wird eudaimonisches Wohlbefinden multidimensional definiert, womit die Konturen positiver menschlicher Gesundheit umrissen werden.

8.2.3 Das Konzept des psychologischen Wohlbefindens von Ryff

Mit dem Konzept des psychologischen Wohlbefindens definiert Carol Ryff (1989) eudaimonisches Wohlbefinden **multidimensional.** Die Grundlage dafür bilden Theorien zur Entwicklung, Reifung, Individuation, Selbstaktualisierung, Sinnfindung und psychischen Gesundheit, wie sie Erikson, Bühler, Allport, Jung, Rogers, Maslow, Neugarten, Frankl und Johada formuliert haben (illustrierendes Schaubild bei Ryff & Singer, 2008). Aus diesen Theorien leitete Ryff sechs Dimensionen des psychologischen Wohlbefindens ab. Berücksichtigt werden dabei all jene Einstellungen und Verhaltensweisen, welche die Basis für eine gut gelingende Lebensweise (Flourishing) bilden: Autonomie, Alltagsbewältigung, persönliches Wachstum, positive Sozialbeziehungen, Lebenssinn und Selbstakzeptanz (Tab. 8.1).

Zur Diagnostik können die „Selbstbeurteilungsskalen zum Psychologischen Wohlbefinden (PWB)" verwendet werden (Ryff & Keyes, 1995; Ryff & Singer, 2008), für die auch eine deutsche Version vorliegt (Risch, 2008).

Eudaimonisches Wohlbefinden ist mit diesen PWB-Skalen weltweit beforscht worden, zumeist in Querschnittstudien, aber auch in einigen Längsschnittstudien mit großen, repräsentativen Stichproben (zusammenfassend Ryff, 2013, 2014, 2018a). Eine der interessierenden Fragen war, ob eudaimonisches Wohlbefinden mit dem **Älterwerden** zu- oder abnimmt. Belegt wurde, dass Autonomie und Alltagsbewältigung mit zunehmendem Alter ansteigen. Dagegen zeigten sich Einbußen in Bezug auf den Lebenssinn und das persönliches Wachstum, die allerdings von kulturellen, sozioökonomischen Einflüssen und vom Bildungsgrad moderiert werden (Ryff, 2018b). Psychologisches Wohlbefinden steht mit **Langlebigkeit** in positivem Zusammenhang, wobei der Lebenssinn eine entscheidende Rolle spielt, aber auch die soziale Eingebundenheit und die Fähigkeit zur Gestaltung

Tab. 8.1 Die sechs Dimensionen des psychologischen Wohlbefindens in hoher und niedriger Ausprägung. (vgl. Ryff, 1989, 2014; dtsch. Übersetzung R.F.)

Autonomie („autonomy")	
Hoch	• Ist selbst bestimmt und unabhängig
	• Kann sozialem Druck widerstehen, in einer bestimmten Weise denken oder handeln zu müssen
	• Beurteilt sich nach persönlichen Maßstäben
Niedrig	• Beschäftigt sich übermäßig mit den Erwartungen und Urteilen anderer
	• Verlässt sich bei wichtigen Entscheidungen auf andere
	• Passt sich im Denken und Handeln dem sozialen Druck an
Bewältigung von Alltagsanforderungen („environmental mastery")	
Hoch	• Hat den Eindruck, Anforderungen kompetent bewältigen zu können
	• Hat viele Lebensbereiche unter Kontrolle
	• Ist in der Lage, sich Bedingungen zu verschaffen, die den eigenen Bedürfnisse und Werten entsprechen
Niedrig	• Hat Schwierigkeiten bei der Bewältigung alltäglicher Anforderungen
	• Fühlt sich unfähig, die unmittelbare Umgebung zu verändern oder zu verbessern
	• Hat kein Gefühl von Kontrolle über die Umwelt
Persönliches Wachstum („personal growth")	
Hoch	• Hat das Gefühl, sich kontinuierlich weiter zu entwickeln
	• Ist interessiert an neuen Erfahrungen
	• Hat den Eindruck, das eigene Potenzial realisieren zu können
Niedrig	• Empfindet persönliche Stagnation
	• Vermisst ein Gefühl von Verbesserung oder Expansion über die Zeit hinweg
	• Empfindet das Leben als langweilig und uninteressant
Positive Beziehungen („positive relationships")	
Hoch	• Hat warme, befriedigende, vertrauensvolle Beziehungen zu andern
	• Ist zu starker Empathie, Zuneigung und Nähe fähig
	• Versteht es, in Beziehungen zu geben und zu nehmen
Niedrig	• Hat wenige enge, vertrauensvolle Beziehungen zu andern
	• Findet es schwierig, andern gegenüber warmherzig, offen und interessiert zu sein
	• Ist in sozialen Beziehungen isoliert und frustriert
Lebenssinn („purpose in life")	
Hoch	• Hat Ziele im Leben und ein Gefühl für die eigene Lebensausrichtung
	• Empfindet das gegenwärtige und vergangene Leben als bedeutsam
	• Hat Pläne und Absichten für das Leben
Niedrig	• Empfindet das eigene Leben nicht als bedeutsam
	• Hat wenig Ziele oder Pläne
	• Sieht im zurückliegenden Leben keinen Sinn
Selbstakzeptanz („self-acceptance")	
Hoch	• Hat eine positive Einstellung zu sich selbst
	• Anerkennt und akzeptiert viele Aspekte der eigenen Person, sowohl gute wie schlechte
	• Empfindet das zurückliegende Leben als positiv
Niedrig	• Ist mit sich selbst unzufrieden
	• Ist enttäuscht über das, was sich in der eigenen Vergangenheit ereignet hat
	• Ist über bestimmte persönliche Merkmale beunruhigt

guter sozialer Beziehungen (Zaslavsky et al., 2014). Ein stabil hohes Psychologisches Wohlbefinden bietet vor allem risikobelasteten Personen mit geringer Bildung deutlichen Gesundheitsschutz (Ryff et al., 2015; Ryff, 2018b). Hier eröffnet sich ein Feld mit Präventionspotenzial.

▶ Menschen, die ihr Leben auf Sinn, Wachstum und gute soziale Beziehungen ausrichten, aber auch eine gute Alltagsbewältigung und Selbstakzeptanz aufweisen, sind nachweislich besser für den

Umgang mit Stress und die vielfältigen Herausforderungen des Lebens gewappnet und leben psychisch und körperlich gesünder.

Was ergibt sich aus diesem Verständnis für die psychotherapeutische Arbeit?
Wenn Psychotherapie eine psychisch gesunde Lebensführung sichern will, muss der Behandlungsrahmen störungsübergreifend auf die Dimensionen des psychologischen Wohlbefindens ausgeweitet werden. Dies geschieht bei der Well-Being-Therapie (WBT), die alle sechs Dimensionen von Ryff aufgreift. Sie wird im nächsten Abschnitt beschrieben. Darüber hinaus werden Interventionen umrissen, die sich auf Sinnfindung und persönliche Weiterentwicklung/Weisheit beziehen. Zur Förderung der Beziehung mit anderen Menschen finden sich Hinweise in Kap. 21, 22; zur Selbstakzeptanz in Kap. 20.

8.3 Interventionen zur Förderung des eudaimonischen Wohlbefindens

8.3.1 Die Well-Being-Therapie

Die von Giovanni Fava (1999) entwickelte Well-Being-Therapie (WBT) geht davon aus, dass Patienten vulnerabel bleiben und rückfallgefährdet sind, wenn nicht auch Fähigkeiten zur Stabilisierung des Wohlbefindens gefördert werden. Sie ist ein Behandlungsmodul, das die kognitive Verhaltenstherapie ergänzt. Eingesetzt wurde die WBT bei depressiven Störungen, Ängsten und zyklothymen Störungen sowie bei posttraumatischen Belastungsstörungen. Zudem wird sie im schulischen Umfeld zur Förderung der psychischen Gesundheit angewandt (zusammenfassend

Fava, 2016; Fava & Ruini, 2014; Ruini & Fava, 2012, 2014; Ruini et al., 2015).

Die **Indikation** zur WBT fasst Fava (2018) transdiagnostisch. Sie ist als ergänzendes Modul immer dann indiziert, wenn es um eines der drei folgenden Anliegen geht:

- die Verbesserung des Genesungsprozesses,
- die Modulation der Stimmung in Richtung eines Zustandes von Euthymie,
- die Förderung von Resilienz im Rahmen von Prävention.

Die WBT bahnt in einer ausbalancierten, individualisierten Weise einen Weg in Richtung eines gesunden Lebensstils. Als Kurzzeitbehandlung mit kognitiven und psychoedukativen Elementen umfasst sie in der Regel 8–12 Sitzungen, kann aber bis auf 16–20 Sitzungen ausgedehnt werden. Sie gliedert sich in drei Phasen (Fava, 2018):

Anfangsphase
Kernelement der ersten Sitzungen ist eine systematische **Selbstbeobachtung** bei der Momente aufgespürt werden, in denen Gefühle des Wohlbefindens erlebt wurden. Zusätzlich wird der situationale Kontext betrachtet, in dem sich diese Wohlfühlmomente ereignet haben. Die Patienten führen diese Selbstbeobachtung als Hausaufgabe fort und stufen für jeden Wohlbefindensmoment das Ausmaß ihres Wohlbefindens auf einer Skala von 0 bis 100 ein (Tab. 8.2).

Die Selbstbeobachtung wird fortgeführt, bis ein ausreichendes Aufgabenverständnis und hinreichende Compliance erreicht sind (ca. bis zur 3. Sitzung).

Mittlere Phase
Im Weiteren wird an **Fehlregulationen des Wohlbefindens** angesetzt, indem die Patienten

Tab. 8.2 Spaltenprotoll zur Well-Being-Therapie – Anfangsphase

Situation	Gefühl des Wohlbefindens	Intensität (0–100)
Am Abend. Bin allein. Peter kommt überraschend vorbei	Ich freue mich sehr über seinen Besuch	70

Tab. 8.3 Spaltenprotoll zur Well-Being-Therapie – mittlere Phase

Situation	Gefühl des Wohlbefindens	Störende Gedanken
7 Uhr. Habe es geschafft, früh aufzustehen	Bin froh und richtig tatenfreudig	Diese gute Stimmung hält bestimmt nicht lange an

angeregt werden, ihre automatischen Gedanken wahrzunehmen, die ihre Gefühle von Wohlbefinden frühzeitig unterbrechen, trüben oder zunichte machen. Diese negativen Gedanken werden im Tagesprotokoll notiert (Tab. 8.3). Nachdrücklich wird dann **wohlbefindensfreundliches Denken** angeregt. Dazu werden Gedanken notiert, wie sie aus der Sicht eines objektiven Beobachters angezeigt wären (Tab. 8.4).

(Alternativ kann auch das Arbeitsblatt 33: „Wohlfühltagebuch nach Fava" verwendet werden; Frank, 2010/CD).

Gemeinsam wird zudem unter Rückgriff auf die Ryff'schen Dimensionen ermittelt, welche **Defizite und Ressourcen** zu erkennen sind. Alle sechs Dimensionen werden nach und nach in individualisierter Abfolge angesprochen (hierbei kann auch auf das Arbeitsblatt 32: „Sechs Fähigkeiten stabilisieren das Wohlbefinden" zurückgegriffen werden; Frank, 2010). Gemeinsam wird abgeleitet, wie das Wohlbefinden so verbessert werden kann, dass ein optimales Niveau an psychischer Funktionsfähigkeit erreicht wird. Ein zu perfektionistischer Wohlbefindensanspruch bzw. das Streben nach ekstatischer Hochstimmung wird kritisch hinterfragt. Ergänzende Interventionen beinhalten u. a. konkrete, verhaltensbezogene Anregungen zu angenehmen Aktivitäten, Anleitungen zum Problemlösen und Selbstsicherheitsübungen.

Als Ergebnis wird eine gut ausbalancierte **Euthymie** angestrebt, die Fava & Bech (2016)

im Konzept des psychologischen Wohlbefindens von Ryff allerdings vermissen. Der Zustand von Euthymie (keine Stimmungsbeeinträchtigung, gute Laune, Interessen, Aktivitäten, erholsamer Schlaf, Stressresistenz, (s. Euthymia-Skala bei Fava u. Bech) sollte deshalb berücksichtigt werden, weil es bei psychischen Störungen in der Regel um eine komplexe Balance von positiven *und* negativen Affekten geht (siehe auch Fava & Giudi, 2020).

Abschlussphase
Die Behandelten sind inzwischen in der Lage, Momente des Wohlbefindens aufmerksam wahrzunehmen und können rasch erkennen, wie sie sich ihr Wohlbefinden verderben oder versagen und wie sie es sich erhalten und neu anstreben können. Die erzielten **Fortschritte** in Bezug auf das Erleben von Wohlbefinden werden abschließend mit den PWB-Skalen überprüft.

Die WBT hat sich als ein Modul erwiesen, das zumeist in der **Residualphase** als Ergänzung zur kognitiven Verhaltenstherapie oder einer pharmakologischen Behandlung erfolgreich eingesetzt wurde. Bei rezidivierender Depression, Ängsten, zyklothymen Störungen sowie posttraumatischen Belastungsstörungen konnte eine signifikante Reduktion der Residualsymptomatik und eine hohe rückfallpräventive Wirkung erzielt werden, die über die Effekte einer reinen kognitiven Verhaltenstherapie hinausgingen; zudem wurde das Wohlbefinden merklich

Tab. 8.4 Spaltenprotoll zur Well-Being-Therapie – mittlere Phase

Situation	Gefühl des Wohlbefindens	Störende Gedanken	Beobachter
Mittags. Habe morgens E-Mails beantwortet, im Garten gearbeitet, mir etwas gekocht und gehe jetzt gleich mit Mona spazieren	Fühle mich gut, weil ich konsequent gemacht habe, was ich mir vorgenommen hatte. Freue mich, dass Mona Zeit für mich hat	Da warst du einmal konsequent, was heißt das schon Mona hat an *mir* kein Interesse, geht nur mit, weil Martin nicht da ist	Der Vormittag ist richtig gut gelaufen. Der Plan hilft offenbar Jeder Kontakt ist eine schöne Abwechslung, genieße sie!

(Beispiele aus einer eigenen WBT-Behandlung mit einer depressiven Patientin. Namen verändert)

verbessert (zusammenfassend Fava, 2016; Ruini et al., 2015). Ergänzende Wirkungsnachweise liefern Stangier et al. (2013, 2014), Kennard et al. (2014) sowie Moeenizadeh & Salamgame (2010). Die spezifische Wirkung der WBT ist bisher nicht abschätzbar, da sie zumeist in Ergänzung zur KVT angewendet wurde.

Die Well-Being-Therapie ist Bestandteil der **kognitiven Erhaltungstherapie (KET)** von Risch et al. (2012), einem rückfallpräventiven Ansatz zum Aufbau psychologischer Schutzfaktoren bei rezidivierender Depression, der je nach Risikoprofil eines Patienten zusätzlich Interventionen einbezieht, die Achtsamkeit, Akzeptanz, kognitive Distanzierungsfähigkeit und Stresstoleranz fördern.

8.3.2 Entwicklung von Sinn

Warum bin ich so unglücklich/unzufrieden? Welchen Sinn hat mein Leben? Was ist mir wirklich wichtig? Womit bewirke ich etwas, das mich erfüllt? Solche Fragen, bei denen es um subjektiven **Lebenssinn** geht, werden von Patientinnen und Patienten häufig gestellt. Das Streben nach Sinn ist eine basale menschliche Motivation, mit der Welt verbunden zu sein und einen (wertvollen) Beitrag zu leisten (Kim et al., 2014; Steger, 2017; Kraft & Walker, 2018). Lebenssinn trägt maßgeblich zu Wohlbefinden bei und schafft eine Basis für **Hoffnung** (Wong, 2012). Im Folgenden geht es um eine Sinn gebende Lebensgestaltung und darum, wie Sinnkrisen und Sinnverluste bewältigt werden können. Bezüglich der Förderung von Sinn stiftenden persönlichen **Stärken** wird auf Kap. 13 verwiesen.

8.3.2.1 Eine Sinn stiftende Lebensgestaltung

Wong (2009) legt dar, dass Sinn zu **Selbstregulation** und damit zu einer guten Lebensführung beiträgt. Er umschreibt Sinn mit dem Akronym **PURE** („**p**urpose", „**u**nterstanding", „**r**esponsible action", „**e**valuation/**e**njoyment") und charakterisiert damit die Sinnstruktur:

- motivational (Ziele, Absichten, persönliche Berufung),
- kognitiv (kohärentes Selbst- und Weltverständnis, situativ und im Allgemeinen),
- moralisch/spirituell (verantwortliches Handeln, konsistent mit eigenen Werten),
- evaluativ-affektiv (stetes Bedürfnis nach Beurteilung, mit dem die eigene Authentizität, Wirksamkeit und das Wohlbefinden gesichert werden; Anpassung eigener Ziele bei Unzufriedenheit).

Wie durch Ziele, die als reizvoll erscheinen und deshalb mit vitalem Engagement verfolgt werden, Sinn gebahnt wird, beantworten Nakamura und Csikszentmihalyi (2003), indem sie das Erleben von **Flow** als Erklärung heranziehen. Durch die Flow-Erfahrung wird die ausgeübte Handlung/Leistung subjektiv bedeutsam, womit jede Flow-Erfahrung auch Sinnpotenzial besitzt.

Sinn stiftende Lebensbereiche sind vor allem die Familie, Arbeit, Freizeit, Freunde, Gesundheit, aber auch Natur und Tiere (Emmons, 2003; Fegg et al., 2007; Volkert et al., 2014; Schnell, 2020). Sinn variiert über die Lebensspanne hinweg; deutliche Sinneinbußen zeigen sich im mittleren Altersbereich zwischen 40 und 49 Jahren (Fegg et al., 2007). Es wird nicht überraschen, dass der Lebenssinn bei Menschen, die an depressiven Störungen leiden, geringer ausgeprägt ist (Volkert et al., 2014). Aber nicht nur bei Depression und Anpassungsstörungen geht es um eine **Sinn stiftende Lebensgestaltung** implizit ist sie immer Bestandteil von Psychotherapie. Soll Sinn gezielt angeregt werden, dann müssen neben Herausforderungen, Zielen und deren Umsetzung vor allem auch soziale Beziehungen Beachtung finden (Kap. 21, 22), wobei altruistisch motiviertes prosoziales Verhalten (z. B. anderen helfen, Dankbarkeit zeigen) eine besondere Quelle für Sinn darstellt (Van Tongeren et al., 2016; siehe auch Kap. 24). Zudem ist Religion/Spiritualität als eine potenzielle Sinn stiftende Ressource zu berücksichtigen (Grom, 2012).

8.3.2.2 Lebenssinn in Krisenzeiten fördern

Lebenssinn bewährt sich vor allem bei krisenhaften Zuspitzungen im Leben.

> Nicht zuletzt verhindert Sinnerfüllung einen Perspektivenverlust. Anstatt alle Aufmerksamkeit auf die als bedrohlich erlebten Stressoren zu richten, wird die Belastung relativiert: „Ich bin nicht nur Krebspatientin, Arbeitsloser, Missbrauchsopfer oder Witwe!"... Ein weites Netz von Lebensbedeutungen – von Selbstverwirklichung über Wir- und Wohlgefühl bis zur Selbsttranszendenz – kann Einschränkungen kompensieren. So wird die Erkenntnis möglich, dass es neben den herausfordernden Stressoren noch eine Menge lebenswertes Leben gibt. (Schnell, 2020, S. 185).

Wird bei gravierenden **Sinnkrisen** mit Verzweiflung, Hoffnungslosigkeit und Perspektivenverlust psychotherapeutische Unterstützung gesucht, ist der therapeutische Auftrag häufig durch das Bedürfnis bestimmt, wieder Orientierung in das eigene Leben zu bringen, Ruhe zu finden und neue Lebensenergie zu erlangen. Die Bedrohung des Identitätsgefühls soll beseitigt werden, damit wieder mehr **Kontrolle** und **Selbstwirksamkeit** erlebt werden kann (Noyon & Heidenreich, 2012; Mehnert, 2011; Mehnert et al., 2011; Utsch, 2014; Heidenreich et al., 2021).

Eine gute Arbeitsgrundlage bietet hier das dreiphasige **Bewältigungsmodell** von Susan Folkman & Steven Greer (2000), das vom transaktionalen Stressbewältigungsmodell von Lazarus ausgeht, als zusätzlichen Bewältigungsschritt aber die **Entwicklung von Sinn** und die **Verbesserung des Wohlbefindens** berücksichtigt. Ausgangspunkt ist, dass Menschen sich in Bezug zu ihrer Umwelt fortlaufend überprüfen. Bei Veränderungen, die eigene Ziele und Anliegen tangieren, wird zunächst abgeschätzt („primary appraisal"), ob ein Schaden oder Verlust entstanden ist, die Veränderung bedrohlich oder vielleicht auch herausfordernd ist. Wie diese Einschätzung ausfällt, hängt auch von persönlichen Überzeugungen, Bedürfnissen, Werten und Verpflichtungen ab und wird von Persönlichkeitsmerkmalen (z. B. Optimismus) mitbestimmt.

An diese erste Einschätzung schließt sich ein **problem- oder emotionsfokussierter Bewältigungsprozess** („secondary appraisal") an, bei dem die Überzeugung, dass eine bestimmte Lösung zum Erfolg führen kann, **Hoffnung weckt** und die Erwartung von **Selbstwirksamkeit** stärkt. Kommt es zu einer guten Lösung, entstehen positive Gefühle. Fällt das Ergebnis ungünstig aus oder wird keine Lösung erzielt, entsteht Leid. Bei einer schweren Krebserkrankung oder nach einem Schlaganfall sind die Betroffenen z. B. sehr betrübt darüber, dass konkrete berufliche Aufstiegspläne nicht verwirklicht werden können und möglicherweise grundsätzlich infrage gestellt sind.

Ein ungünstiges Ergebnis setzt einen dritten, **sinnbasierten Bewältigungsprozess** in Gang. Er ist mit kognitiver Umstrukturierung (z. B. „Bisher hat sich alles um den Beruf gedreht und darum, dass ich allen Arbeitsanforderungen nachkomme; in nächster Zeit werde ich mich mal ganz auf mich selbst konzentrieren") und einer Neueinschätzung verbunden (z. B. „Es gibt auch noch andere Dinge im Leben"). Neue Prioritäten werden gesetzt und Ziele abgeleitet, die konkordant mit den nun geltenden Prioritäten sind. Durch ein neues Ziel, für das ein Handlungsplan existiert, fühlen sich die Leidgeplagten meist bereits wieder etwas besser. Gelingt es, dieses Ziel zu verwirklichen, entsteht ein **Gefühl von Kontrolle,** verbunden mit positiven Gefühlen, wodurch das Leid in den Hintergrund tritt, ohne dass es sich vollständig auflösen muss. Die **positiven Gefühle** motivieren dazu, die Bewältigungsbemühungen fortzusetzen, die nun als **Herausforderung** betrachtet werden (Abb. 8.1). Optimalerweise entwickelt sich mit fortschreitender Bewältigung **Kampfgeist** („fighting spirit").

Folkman und Greer leiten aus ihrem Modell einen Interventionsansatz ab, der in zentraler Weise auf den **Erhalt des Wohlbefindens** ausgerichtet ist. Die Durchführung kann auch von geschultem Laienpersonal erfolgen. In der Gesamtbehandlung ist Transparenz wichtig, die eine aktive Mitarbeit fördert. Als Schritte sind vorgesehen:

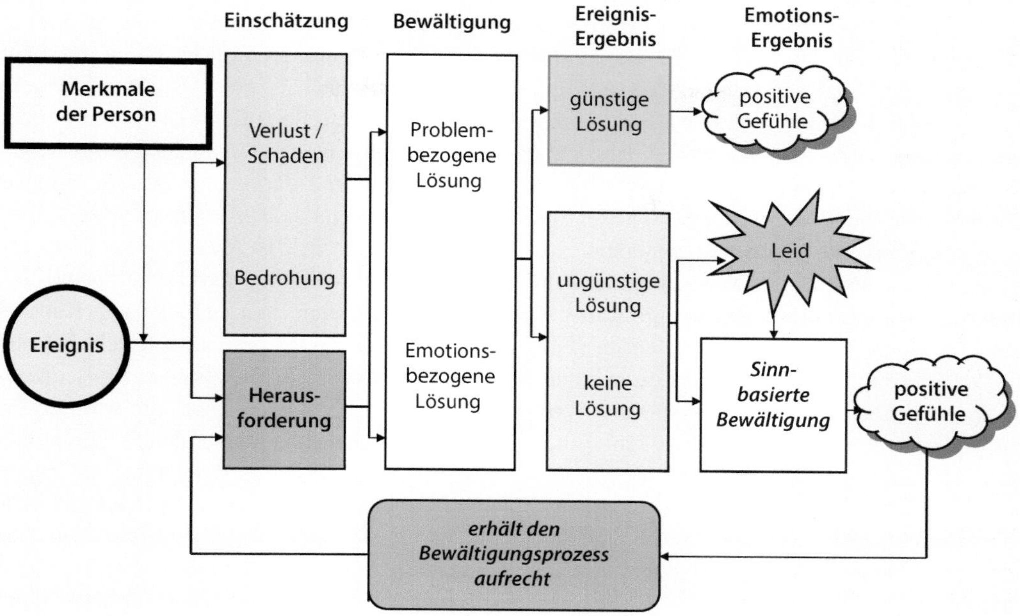

Abb. 8.1 Förderung von Psychologischem Wohlbefinden angesichts einer schweren Erkrankung: Modell der Beurteilungs- und Bewältigungsprozesse. (Folkman & Greer, 2000, formal modifiziert; dtsch. Übersetzung R.F.)

- Geeignete Bedingungen für **Herausforderungen** („Was?") erarbeiten, bei denen anzunehmen ist, dass dafür persönliche Ressourcen vorhanden sind.
- Zum **Ausüben zielführenden Verhaltens** motivieren, indem ein Plan („Wie?") erarbeitet und die Umsetzung unterstützt wird.
- Eine **positive Hintergrundstimmung** schaffen, die in der belastenden Gesamtlage die Sichtweise fördert, dass bei allem Leid immer auch kleine positive Stimmungsmomente möglich sind (stimuliert z. B. durch Fragen nach schönen Erinnerungen).

Einen Überblick über andere **sinnorientierte Interventionen,** die als kurzzeitige, supportive Einzel- oder Gruppenverfahren vor allem in der **Psychoonkologie** eingesetzt werden, geben Mehnert et al. (2011) und Schnell (2020; siehe auch Boyle et al., 2019). Sie sind stets auf den Erhalt von **Würde** und **Autonomie** ausgerichtet.

8.3.3 Interventionen zur persönlichen Weiterentwicklung

8.3.3.1 Posttraumatische Reifung fördern

Ein besonderes Phänomen der persönlichen Weiterentwicklung nach schweren Belastungen und Traumata wurde von Tedeschi und Calhoun als „posttraumatic growth" bezeichnet (Tedeschi & Calhoun, 2004; Calhoun & Tedeschi, 2006, 2013). Es handelt sich um einen Zuwachs an innerer Reife, weshalb im Deutschen der Begriff der **posttraumatischen Reifung** bzw. persönlichen Reifung bevorzugt wird (Maercker & Langner, 2001). Zum Ausdruck kommt dabei, dass ein tief erschütterndes Lebensereignis (z. B. Verlust, lebensbedrohliche Erkrankung, Vergewaltigung, Naturkatastrophe, Kriegserlebnis) auch positive Auswirkungen zur Folge haben kann, die für die persönliche Entwicklung als nützlich erachtet werden. Allerdings wird nicht ausgeschlossen, dass weiterhin psychische und physische Belastungen (z. B. depressive Symptome, Schlafstörungen) bestehen (Zoellner et al., 2006; Linley et al., 2006). Posttraumatische Reifung unterscheidet sich von Resilienz, Kohärenzsinn, Hardiness und Optimismus. Während diese vier Merkmale einer Person eine schützende Funktion haben und widerstandsfähig machen, entsteht die Möglichkeit zu Reifung erst durch ein stark belastendes Ereignis, das als Chance gesehen wird, daran zu wachsen (Fooken, 2013). Reifung bringt Veränderungen mit sich, die mit einer **positiven Selbst- und Weltsicht** verbunden sind. Sie tangieren fünf Bereiche:

- die Bewusstwerdung persönlicher Stärken,
- die Intensivierung der Wertschätzung des Lebens,
- die Entdeckung neuer Möglichkeiten im Leben,
- die Intensivierung (oder auch Distanzierung) von persönlichen Beziehungen,
- die Intensivierung eines spirituellen/religiösen Bewusstseins.

Zur Diagnostik kann die deutsche Version des **Posttraumatic Growth Inventory (PTGI)** von Maercker & Langner (2001) eingesetzt werden, die Veränderungen in diesen Bereichen erfasst.

Aus den vorliegenden Forschungsbefunden kann noch nicht eindeutig abgeleitet werden, wodurch posttraumatischer Reifung begünstigt wird (zusammenfassend Joseph, 2015; Dekel et al., 2011; Park, 2016). Die Metaanalyse von Prati & Pietrantoni (2009) zeigt, dass Optimismus, soziale Unterstützung, Spiritualität/Religiosität sowie Akzeptieren und Neubewerten mit posttraumatischer Reifung zusammenhängen. Die Befunde von Zimmermann & Stöhner (2012) bei Krebserkrankten verdeutlichen zudem, dass die Zeitspanne seit der Diagnosestellung eine Rolle spielt. Denn die transformative Bewältigung und Neuordnung des Lebens gelingt nicht unverzüglich. Wachstum lässt sich nicht „verordnen", tritt allerdings hinreichend häufig auf. So konnten z. B. Stöckler et al.

(2016) bei Querschnittsgelähmten bei knapp 63 % posttraumatisches Wachstum in mittlerer Stärke feststellten. Reifung in Folge der Behinderung zeigte sich in einer größerer Wertschätzung des Lebens, dem Bewusstwerden persönlicher Stärken, einer größeren Bedeutung sozialer Beziehungen und darin, dass neue Möglichkeiten im Leben entdeckt wurden.

Dass es möglich ist, den Prozess einer posttraumatischen Reifung psychotherapeutisch zu fördern, zeigt eine Internetstudie von Knaevelsrud et al. (2010). Hier wurde durch Fokussierung der potenziellen positiven Konsequenzen des traumatischen Ereignisses die Aufmerksamkeit auf Aspekte der persönlichen Entwicklung gelenkt: „Was lässt sich daraus lernen? Für was kann es künftig nützlich oder wertvoll sein?" Eine solche gezielte Vorgehensweise wird allerdings mit Skepsis betrachtet, denn es entsteht möglicherweise unangemessen großer Druck, dem eigenen Leiden Positives abgewinnen zu müssen. In einem persönlichen Gespräch könnten die Betroffenen adäquater unterstützt werden, denn es gehe darum, gemeinsam mit den Betroffenen „mit existentiellen Problemen zu ringen", meint Stephen Joseph (2015, S. 158). Als Alternative zu einer Psychotherapie bietet Joseph (2015) einen **Wegweiser zur Selbsthilfe (THRIVE)** an.

> Eudaimonisches Wohlbefinden ist die natürliche und normale Zielrichtung der Traumaauflösung, auch wenn die Reise dahin vielleicht langsam und unter Schmerzen vonstatten geht. (Joseph 2015, S. 108)

Obwohl Joseph und Linley (2005) nachdrücklich darauf hingewiesen haben, dass Reifung infolge traumatischer Belastungen das eudaimonische Wohlbefinden steigert, wurde dieser Effekt bisher selten analysiert (Park, 2010). Chiara Ruini et al. (2013) gingen diesem Zusammenhang von Reifung und Wohlbefinden in einer Studie mit Brustkrebspatientinnen nach, wobei sie die Psychological Well-Being-Skala (PWB) von Ryff einsetzten. Sie stellten im Vergleich zu einer Kontrollgruppe eine Einschränkung an Wohlbefinden mit niedrigerer Ausprägung an Umweltbewältigung, Lebenssinn und Selbstakzeptanz fest. Allerdings wiesen Brustkrebspatientinnen mit hoher Ausprägung an posttraumatischer Reifung mehr Lebenssinn auf, zudem ein besseres körperliches Wohlbefinden und waren entspannter, gelassener als jene Brustkrebspatientinnen mit geringer posttraumatischer Reifung. Demnach hängt posttraumatische Reifung mit einer Verbesserung verschiedener Aspekte des Wohlbefindens zusammen.

Mit dem Zuwachs an Lebenssinn wird eine Facette des eudaimonischen Wohlbefindens in den Mittelpunkt gerückt, die ebenso wie Reifung mit **kognitiven Interventionen** gestärkt werden kann, die *existentielle* Themen aufgreifen. Auch durch Einübung von **Mitgefühl für sich selbst** (Gilbert, 2011) sowie mit **Metaphern,** deren Sinnbilder es den Betroffenen ermöglichen, ein Gefühl von Kontrolle wieder zu erlangen (z. B. Zugreise-Metapher, die mit einer zukunftsgerichteten Hoffnung verbunden ist) kann Reifung unterstützt werden (Joseph, 2015). Durch **Imagination** können neue Lebensentwürfe angeregt werden, wobei jegliches Engagement in Richtung neuer Möglichkeiten zu würdigen ist, denn Engagement ist ein Prädiktor für posttraumatisches Wachstum (Roepke & Seligman, 2015). Ruini et al. (2013, 2015) empfehlen zudem auch **Stressbewältigungsmethoden.** Dass durch Stressbewältigung in einem frühen Stadium der Brustkrebsbehandlung Reifung (benefit finding) gefördert wird und sich die Lebensqualität sowie das körperliche und emotionale Wohlbefinden verbessern, ist nachgewiesen (Antoni et al., 2006). Wie die 11-Jahres-Follow-Up-Studie belegt, ist diese Wirkung sehr nachhaltig (Stangl et al., 2015).

8.3.3.2 Weisheit als Ressource fördern

Dass Weisheit als Ressource bei der Lösung von Problemen des Lebens zu betrachten ist, wird allgemeine Zustimmung finden. Aber lässt sich Weisheit lehren und lernen? In Anlehnung an Baltes und Staudinger (2000) wird Weisheit als Expertise im Umgang mit schwierigen Lebensfragen definiert und als Palette von Fähigkeiten aufgefasst, komplexe und nicht eindeutig lösbare Lebensprobleme verarbeiten oder ertragen zu können (s. auch Staudinger & Baltes, 1996). Es

bestehen Zusammenhänge zu Dankbarkeit, Vergebungsbereitschaft, Achtsamkeit und Mitgefühl, von denen das Wohlbefinden profitiert (Ardelt, 2015).

Im Folgenden wird die Rolle von Weisheit bei der Behandlung **posttraumatischer Verbitterungsstörungen** (Linden, 2003) betrachtet. Dabei handelt es sich um eine besondere Form der Anpassungsstörung ohne Rückbildungstendenzen, deren Auslöser ein einschneidendes, aber durchaus lebensübliches Ereignis ist (z. B. Mobbing am Arbeitsplatz, Verlassenwerden/ Trennung, ungerecht erscheinende Erbschaftsregelung). Das belastende Ereignis stellt eine tief greifende **Kränkung** dar und ist mit dem Eindruck verbunden, ungerecht, herabwürdigend oder unfair behandelt worden zu sein. Ursachen für das Entstehen von **Verbitterungen** werden in der Verletzung zentraler Wertvorstellungen und Grundannahmen gesehen sowie einem möglichen Mangel an Weisheit. Noch unklar ist, ob tatsächlich Weisheitsdefizite zur chronifizierten Verbitterung führen oder ob durch das auslösende Ereignis eine Blockade entstanden ist, die den Rückgriff auf vorhandene Kompetenzen verhindert.

Um Weisheit zu fördern, wurde die **Weisheitstherapie** entwickelt (Schippan et al., 2004; Baumann & Linden, 2008). Sie kann als ergänzendes kognitiv-verhaltenstherapeutisches Modul oder eigenständiger Therapieansatz durchgeführt werden. Vermittelt werden Bewältigungskompetenzen für schwierige oder unlösbare Probleme, zudem wird dazu ermutigt, die Lebensziele und den Lebenssinn neu zu definieren. Erste positive Befunde zur Wirksamkeit bei Verbitterung liegen vor (Linden et al., 2011).

In Anlehnung an das Berliner Weisheitsmodell können verschiedene Weisheitskompetenzen als Ansatzpunkte gewählt werden:

1. Perspektivenwechsel,
2. Empathie,
3. Emotionswahrnehmung und Emotionsakzeptanz,
4. Ausgeglichenheit und Humor (Serenität),
5. Faktenwissen,
6. Problemlösewissen,

7. Kontextualismus (Probleme in ihrer zeitlichen und situativen Einbettung sehen),
8. Werterelativismus (Wissen um die Vielfalt von Werten und Lebenszielen),
9. Ungewissheitstoleranz,
10. Langzeitperspektive,
11. Selbstdistanz,
12. Anspruchsrelativierung.

Das psychotherapeutische Vorgehen umfasst folgende Schritte:

Aufbau von Änderungsmotivation
Verbitterte Patientinnen und Patienten haben zumeist keine persönliche Änderungsmotivation, denn sie sehen ihr Problem als extern verursacht an, was bedeutet, dass andere für die Lösung zu sorgen haben. Auch ausgeprägte Resignation, eine fatalistische Grundhaltung oder starkes Misstrauen können die Mitarbeit erschweren. Eine zielführende Therapiemotivation für eine persönliche Veränderung muss erst erarbeitet werden.

Nachhaltigkeit
Kurz- und langfristige Bewältigungsstrategien werden unterschieden, um den Widerspruch zwischen dem kurzfristigen Bedürfnis, Recht zu bekommen oder Rache zu üben, und dem Bemühen um langfristige Schadensbegrenzung aufzulösen und zu erkennen, dass beides nicht gleichzeitig zu erreichen ist. Bei dysfunktionalem Verhalten (z. B. selbstschädigender Alkoholgenuss, familiäre oder berufliche Vergrämung) werden angemessene Problembewältigungen erarbeitet.

Methode der unlösbaren Probleme
Anhand von fiktiven Lebensproblemen wird nach Bewältigungsmöglichkeiten gesucht. Dabei werden Fähigkeiten erlernt, die auch bei der späteren Bearbeitung der persönlichen Kränkung und Verbitterung nützlich sein können. Das folgende Beispiel veranschaulicht ein **fiktives Lebensproblem** (Schippan et al., 2004, S. 291):

Beispiel

Herr Schmidt ist Abteilungsleiter und führt seit 25 Jahren erfolgreich eine Abteilung. Nach einem längeren Krankenhausaufenthalt wegen eines Arbeitsunfalls verliert er die Leitungsfunktion. Sein neuer Vorgesetzter ist ein junger Universitätsabsolvent. ◄

Für die Erarbeitung von Bewältigungsmöglichkeiten werden erleichternde und Sinn stiftende Sichtweisen aus der Perspektive prototypischer Personen genutzt. Bewährt haben sich:

- die gütige Großmutter,
- der rationale, zielorientierte Manager,
- der Geistliche, der Assoziationen zu Transzendenz, Ethik und Moral anregt,
- Menschen eines anderen Kulturkreises mit anderen Lebensweisen.

Sie repräsentieren ein breites Spektrum an Einstellungen und Handlungsmöglichkeiten, das klischeehaft aufgegriffen werden kann, wenn darüber nachgedacht wird, wie diese prototypischen Personen das fiktive Problem sehen und sich im Umgang damit verhalten. Als entlastende Perspektive kann u. a. erarbeitet werden, dass man aus Erfahrung lernen kann, fähig ist, Unrecht zu ertragen und Probleme als Chance für einen Neuanfang wahrnehmen kann.

Multipler Perspektivenwechsel
Die Patientinnen und Patienten betrachten das fiktive Lebensproblem aus der Sicht mehrerer Beteiligter:

- *Opfer:* „Wie würden Sie sich fühlen, was würden Sie denken, was würden Sie tun?"
- *Verursacher:* „Was denkt, fühlt und tut er/sie?". Es geht hierbei nicht darum, das Verhalten des Verursachers zu akzeptieren oder zu entschuldigen.
- *Prototypische dritte Person:* Was würde z. B. der zielstrebige Manager fühlen, denken, tun? Welche Ratschläge würde er erteilen?

Sie werden darin unterstützt, andere Sicht- und Erlebensweisen zuzulassen, innere Distanz zu erwerben und emotionale Erfahrungen zu machen, die sie als entlastend erleben können. Zudem wird angeregt, die Gründe, Sachzwänge und Gefühle der Person zu reflektieren, die als Verursacher des Problems angesehen wird, um die persönliche Verantwortung und das Verschulden zu überdenken. Damit lässt sich Vergebenkönnen und Verzeihen anbahnen (s. dazu Kap. 23).

Modellsuche
Der Patient bzw. die Patientin soll sich ein Vorbild (real existierend oder fiktiv) suchen, das ein Lebensproblem gelöst hat, das dem eigenen möglichst ähnlich ist: Wie hat es diese Person geschafft? Was ist zu tun, damit eine ähnlich gute Bewältigung gelingt? Der Schwerpunkt liegt auf der Reflexion der Problemlösefähigkeiten dieser Person.

Die Weisheitstherapie wird verbunden mit der Aktivierung vorhandener Ressourcen, der Aufrechterhaltung angenehmer Aktivitäten sowie der Pflege sozialer Beziehungen, wodurch Kräfte unterstützt werden, die einen Neuanfang erleichtern.

8.4 Ausblick

In diesem Kapitel richtete sich der Fokus auf **eudaimonisches Wohlbefinden,** das sich aus einer Lebensführung ergibt, bei der sich durch engagiertes Handeln das eigene Potenzial in Richtung **Selbstverwirklichung** und **Identitätsbildung** entfaltet. Aus psychotherapeutischer Sicht ist zu prüfen, ob all jene Einstellungen und Fähigkeiten verfügbar sind, welche die Basis für eine psychisch gesunde Lebensführung (Flourishing) bilden. Defizite müssen ausgeglichen werden und, damit ein nachhaltiger Therapieerfolg erzielt werden kann, alle sechs Fähigkeiten, die für die psychische Gesundheit unverzichtbar sind, mit der Well-Being-Therapie (WBT) von Fava gezielt gefördert werden.

Beim Umgang mit Schicksalsschlägen und Lebensanforderungen, die an die Grenzen der eigenen Belastbarkeit führen, ist vor allem **Sinnstiftung** wesentlich, die ein zentrales Merkmal eudaimonischen Wohlbefindens ist. Bei posttraumatischen Belastungsstörungen er-

öffnet sich durch das Phänomen der **persönlichen Reifung** eine Perspektive, die den Blick für das Wachstumspotenzial von Patientinnen und Patienten schärft. Reifung kann auf unterschiedliche Weise angeregt und durch sensible Wahrnehmung von erkennbarem Engagement in Richtung eines neuen Lebensentwurfs unterstützt werden. Ein Mediator für Reifung ist *soziale Unterstützung,* die stets gefördert und genutzt werden sollte. **Weisheitskompetenzen** sind nützliche Ressourcen für die psychische Gesundheit, die durch die Weisheitstherapie gefördert werden können. Diese Intervention eignet sich besonders zur Auflösung chronischer *Kränkungen* und *Verbitterungen,* indem vermittelt wird, dass Problembewältigung durch problem- und kontextbezogenes Wissen, aber auch durch Perspektivenwechsel, Werterelativismus, Empathie, Emotionswahrnehmung und -akzeptanz, Ungewissheitstoleranz, Selbstdistanzierung sowie Gelassenheit und Humor gelingen kann. Dass auch *Vergebenkönnen* eine Rolle spielt und eine wichtige Quelle von Wohlbefinden darstellt, sollte bedacht werden. Die Möglichkeiten zur Förderung eudaimonischen Wohlbefindens sind zahlreich. Selbstverwirklichung im Sinne einer allzu einseitigen Individualisierung lässt sich vermeiden, zumal sich die Pflege sozialer Beziehungen, aber auch eine Sinn vermittelnde Generativität und Transzendenz gleichermaßen als Basis für eudaimonisches Wohlbefinden anbieten.

Literatur

Antoni, M. H., Lechner, S. C., Kazi, A., Wimberly, S. R., et al. (2006). How stress management improves quality of life after treatment for breast cancer. *Journal of Consulting and Clinical Psychology, 74,* 1143–1152.

Ardelt, M. (2015). Disentangling the relationship between wisdom and different types of well-being in old age: Findings from a short-term longitudinal study. *Journal of Happiness Studies.* https://doi.org/10.1007/s10902-015-9680-2

Baltes, P. B., & Staudinger, U. M. (2000). Wisdom: A metaheuristic (pragmatic) to orchestrate mind and virtue toward excellence. *American Psychologist, 55,* 122–136.

Baumann, K., & Linden, M. (2008). *Weisheitskompetenzen und Weisheitstherapie.* Pabst.

Baumeister, R. F., Vohs, K. D., Aaker, J. L., & Garbinsky, E. N. (2013). Some key differences between a happy life and a meaningful life. *The Journal of Positive Psychology, 8*, 505–516.

Boyle, C. C., Cole, J. M., Durcher, J. M., Eisenberger, N. I., & Bower, J. E. (2019). Changes in eudaimonic well-being and the conserved transcriptional response to adversity in younger breast cancer survivors. *Psychoneuroendocrinology, 103*, 173–179. https://doi.org/10.1016/psyneuen.2019.01.024

Calhoun, L. G., & Tedeschi, R. G. (2006). *Handbook of posttraumatic growth: Research and practice.* Erlbaum.

Calhoun, L. G., & Tedeschi, R. G. (2013). *Posttraumatic growth in clinical practice.* Routledge.

Deci, E. L., & Ryan, R. M. (2008). Self-determination theory: A macrotheory of human motivation, development, and health. *Canadian Psychology, 49*, 182–185.

DeHaan, C. R., & Ryan, R. M. (2014). Symptoms of wellness: Happiness and eudaimonia from a self-determination perspective. In K. M. Sheldon & R. E. Lucas (Hrsg.), *Stability of happiness: Theories and evidence on weather happiness can change* (S. 37–55). Elsevier.

Dekel, S., Mandl, C., & Solomon, Z. (2011). Shared and unique predictors of post-traumatic growth and distress. *Journal of Clinical Psychology, 67*, 241–252. https://doi.org/10.1002/jclp.20747

Diener, E. (1984). Subjective well-being. *Psychological Bulletin, 95*, 542–575.

Disabato, D. J., Goodman, F. R., Kashdan, T. B., Short, J.-L., & Jarden, A. (2016). Different types on well-being? A crosscultural examination of hedonic and eudaimonic well-being. *Psychological Asssessment, 28*(5), 471–482. https://doi.org/10.1037/pas0000209

Emmons, R. A. (2003). Personal goals, life meaning, and virtue: Wellsprings of positive life. In C. L. M. Keyes & J. Haidt (Hrsg), *Flourishing. Positive psychology and the life well-lived* (S. 105–128). APA.

Fava, G. A. (1999). Well-Being therapy: Conceptual and technical issues. *Psychotherapy and Psychosomatics, 68*, 171–179.

Fava, G. A., & Ruini, C. (Hrsg.). (2014). *Increasing psychological well-being in clinical and educational settings.* Springer.

Fava, G. A. (2016). Well-being-therapy: Current indications and emerging perspectives. *Psychotherapy and Psychosomatics, 85*, 136–145. https://doi.org/10.1159/000444114

Fava, G. A., & Bech, P. (2016). The concept of euthymia. *Psychotherapy and Psychosomatics, 85*, 1–5. https://doi.org/10.1159/000444114

Fava, G. A., & Guidi, J. (2020). *Das Streben nach Euthymie.* Ärztliche Psychotherapie, 15(3), 149–165.

Fava, G. A. (2018). *Well-Being Therapie (WBT). Eine Kurzzeittherapie zur psychischen Stabilisierung.* Cotta'sche Buchhandlung Nachfolger GmbH (deutsche Übersetzung von: Fava, G. A., 2016, Well-Being-Therapy. Treatment Manual and Clinical Application. Karger).

Fegg, M. J., Kramer, M., Bausewein, C., & Borasio, G. D. (2007). Meaning in life in the Federal Republic of Germany: Results of a representative survey with the Schedule for Meaning in Life Evaluation (SMiLE). *Health and Quality of Life, 5*, 57–67. https://doi.org/10.1186/1477-7525-5-59

Fenner, D. (2007). *Das gute Leben.* de Gruyter.

Folkman, S., & Greer, S. (2000). Promoting psychological well-being in the face of serious illness: When theory, research and practice inform each other. *Psycho-Oncology, 9*, 11–19.

Fooken, I. (2013). Resilienz und posttraumatische Reifung. In A. Maercker (Hrsg.), *Posttraumatische Belastungsstörungen* (4. Aufl., S. 71–93). Springer.

Frank, R. (2010). *Wohlbefinden fördern.* Klett-Cotta.

Gilbert, P. (2011) *Mitgefühl.* Arbor (engl. Originalausgabe 2010: *The compassionate mind.* Constable).

Grom, B. (2012). Religiosität/Spiritualität – eine Ressource für Menschen mit psychischen Problemen? *Psychotherapeutenjournal, 3*, 194–201.

Heidenreich, T., Noyon, A., Worrell, M., & Menzies, R. (2021). Existential approaches and cognitive behavior therapy: Challenges and potentials. *International Journal of Cognitive Therapy.* https://doi.org/10.1007/s41811-020-00096-1(online)

Huta, V. (2017). Eudaimonia versus hedonia: What is the difference? And is it real? *International Journal of Existential Psychology & Psychotherapy, 7*, 1–8.

Huta, V., & Waterman, A. S. (2014). Eudaimonia and its distinction from hedonia: Developing a classification and terminology for understanding conceptual and operational definitions. *Journal of Happiness Studies, 15*, 1425–1456.

Joseph, S. (2015). *Was uns nicht umbringt. Wie es Menschen gelingt, aus Schicksalsschlägen und traumatischen Erfahrungen gestärkt hervorzugehen.* Springer Spektrum.

Joseph, S., & Linley, P. A. (2005). Positive adjustment to threatening events: An organismic valuing theory of growth through adversity. *Review of General Psychology, 9*, 262–280.

Kahneman, D., Diener, E., & Schwarz, N. (Hrsg.). (1999). *Well-being: The foundations of hedonic psychology.* Russell Sage Foundation.

Kennard, B. D., Emslie, G. J., Mayes, T. L., Nakonezny, P. A., et al. (2014). Sequential treatment with fluoxetine and relapse-prevention CBT to improve outcomes in pediatric depression. *American Journal of Psychiatry, 17*, 1083–1090.

Keyes, C. L. M. (2002). Complete mental health: an agenda for the 21th century. In C. L. M. Keyes & J. Haidt (Hrsg.), *Flourishing. Positive psychology and the life well-lived* (S. 293–312). APA.,

Keyes, C. L. M. (2005). Mental illness and/or mental health? Investigating axioms of the complex state model of health. *Journal of Consulting and Clinical Psychology, 73*, 539–548.

Keyes, C. L. M., & Annas, J. (2009). Feeling good and functioning well: Distinctive concepts in ancient philosophy and contemporary science. *The Journal of Positive Psychology, 3,* 197–202.

Kim, J., Seto, E., Davis, W. E., & Hicks, J. A. (2014). Positive and existential psychological approaches to the experience of meaning in life. In A. Batthyany & P. Russo-Netzer (Hrsg.), *Meaning in positive and existential psychology* (S. 221–233). Springer Science+Business Media.

Knaevelsrud, C., Liedl, A., & Maercker, A. (2010). Posttraumatic growth, optimism and openness as outcomes of a cognitive-behavioural intervention for posttraumatic stress reactions. *Journal of Health Psychology, 15,* 1030–1038. https://doi.org/10.1177/1359105309360073

Kraft, A. M., & Walker, A. M. (2018). *Positive Psychologie der Hoffnung – Grundlagen aus Psychologie, Philosophie, Theologie und Ergebnissen aktuelle Forschung.* Springer.

Linden, M. (2003). The posttraumatic embitterment disorder. *Psychotherapy and Psychosomatics, 72,* 195–202.

Linden, M., Baumann, K., Lieberei, B., Lorenz, C., & Rotter, M. (2011). Treatment of posttraumatic embitterment disorder with cognitive behaviour therapy based on wisdom psychology and hedonia strategies. *Psychotherapy and Psychosomatics, 80,* 199–205. https://doi.org/10.1159/000321580

Linley, P. A., Joseph, A., Harrington, S., & Wood, A. M. (2006). Positive psychology: Past, present, and (possible) future. *The Journal of Positive Psychology, 1,* 3–16.

Linley, P. A., Maltby, J., Wood, A. M., Osborne, G., & Hurling, R. (2009). Measuring happiness: The higher order factor structure of subjective and psychological well-being measures. *Personality and Individual Differences, 47,* 878–884.

Maercker, A., & Langner, R. (2001). persönliche Reifung (personal growth) durch Belastungen und Traumata. *Diagnostika, 37,* 153–162. https://doi.org/10.1026//0012-1924.47.3.153

Mehnert, A., Braack, K., & Vehling, E. (2011). Sinnorientierte Interventionen in der Psychoonkologie. *Psychotherapeut, 56,* 394–399.

Mehnert, A. (2011). Sinnbasierte Interventionen. In C. Diegelmann & M. Isermann (Hrsg.), *Ressourcenorientierte Psychoonkologie. Psyche und Körper ermutigen* (2. erw. Aufl., S. 127–133). Kohlhammer.

Mise, T.-R. & Busseri, M.A. (2020). The full life revisited: Examining hedonia and eudaimonia as general orientation, motives for activities, and experiences of wellbeing. *International Journal of Wellbeing, 10*(4), 74–86. https://doi.org/10.5502/ijw.v10i4.951

Moeenizadeh, M., & Salagame, K. K. K. (2010). The impact of well-being therapy on symptoms of depression. *International Journal of Psychological Studies, 2,* 223–230.

Nakamura, J., & Csikszentmihalyi, M. (2003). The construction of meaning through vital engagement. In C.

L. M. Keyes & J. Haidt (Hrsg.), *Flourishing* (S. 83–104). APA.

Ng, J. Y. Y., Ntoumanis, N., Thøgersen-Ntoumani, C., Deci, E. L., et al. (2012). Self-determination theory applied to health contexts: A meta-analysis. *Perspectives on Psychological Science, 7,* 325–340.

Noyon, A., & Heidenreich, T. (2012). *Existentielle Perspektiven in der Psychotherapie und Beratung.* Beltz.

Park, C. L. (2010). Making sense of the meaning literature: An integrative review of meaning making and its effects on adjustment to stressful life events. *Psychological Bulletin, 136,* 257–301. https://doi.org/10.1037/a0018301

Park, C. L. (2016). Meaning making in the context of disaster. *Journal of Clinical Psychology.* https://doi.org/10.1002/Jclp.22270

Petzold, H. G. (Hrsg.). (2012). *Identität. Ein Kernthema moderner Psychotherapie.* Springer.

Prati, G., & Pietrantoni, L. (2009). Optimism, social support, and coping strategies as factors contributing to posttraumatic growth: A metaanalysis. *Journal of Loss and Trauma, 14,* 364–388.

Reschke, K., & Schröder, H. (2010). *Optimistisch den Stress meistern* (2. Erw. Aufl.). dgvt.

Risch, A. K. (2008). *Rezidivierende Depression: Psychologische Risikofaktoren und Prädiktoren des Störungsverlaufs.* Diss. Friedrich-Schiller-Universität, Jena.

Risch, A. K., Stangier, U., Heidenreich, T., & Hautzinger, M. (2012). *Kognitive Erhaltungstherapie bei rezidivierender Depression. Rückfälle verhindern, psychische Gesundheit erhalten.* Springer.

Roepke, A. M., & Seligman, W. E. P. (2015). Doers opening: A mechanism for growth after adversity. *The Journal of Positive Psychology, 10,* 107–115.

Ruini, C., & Fava, G. A. (2012). Role of Well-Being-Therapy in achieving a balanced and individualizes path to optimal functioning. *Clinical Psychology and Psychotherapy, 19,* 291–304. https://doi.org/10.1002/cpp.1796

Ruini, C., Vescovelli, F., & Albieri, E. (2013). Post-traumatic growth in breast cancer survivors: New insights into its relationships with well-being and distress. *Journal of Clinical Psychological Medical Settings, 20,* 383–391.

Ruini, C., Albieri, A., & Vescovelli, F. (2015). Well-being-therapy: State of the art and clinical exemplifications. *Journal of Contemporary Psychotherapy, 45,* 129–136.

Ruini, C., & Fava, G. A. (2014). Increasing happiness by well-being therapy. In K. M. Sheldon & R. E. Lucas (Eds.), *Stability of happiness. Theories and evidence on whether happiness can change* (S. 147–166). Elsevier.

Ryan, R. M., & Deci, E. L. (2000). Self-determination theory and the facilitation of intrinsic motivation, social development, and well-being. *American Psychologist, 55,* 68–78.

Ryan, R. M., & Deci, E. L. (2008a). A self-determination theory approach to psychotherapy: The motivational basis for effective change. *Canadian Psychology, 49,* 186–193.

Ryan, R. M., & Deci, E. L. (2008b). From ego depletion to vitality: Theory and findings concerning the facilitation of energy available to the self. *Social and Personality Psychology Compass, 2,* 702–717.

Ryan, R. M., & Huta, V. (2009). Wellness as healthy functioning or wellness as happiness: The importance of eudaimonic thinking. *The Journal of Positive Psychology, 4,* 202–204.

Ryan, R. M., & Martela, F. (2016). Eudaimonia as a way of living: Connecting Aristotle with self-determination theory. In J. Vittersø (Hrsg.), *Handbook of eudaimonic well-being* (S. 109–122). Springer Nature.

Ryff, C. D. (1989). Happiness is everything, or is it? Explorations on the meaning of psychological well-being. *Journal of Personality and Social Psychology, 57,* 1069–1081. https://doi.org/10.1037/0022-3514.57.6.1069

Ryff, C. D. (2014). Psychological well-being revisited: Advances in the science and practice of eudaimonia. *Psychotherapy and Psychosomatics, 83,* 10–28. https://doi.org/10.1159/000353263

Ryff, C. D. (2018). Well-being with soul: Science in pursuit of human potential. *Perspectives on Psychological Science, 13*(2), 242–248. https://doi.org/10.1177/1745691617699836

Ryff, C. D., & Keyes, C. L. (1995). The structure of psychological well-being revisited. *Journal of Personality and Social Psychology, 69,* 719–727. https://doi.org/10.2307/1519779

Ryff, C. D., & Singer, B. H. (2008). Know thyself and become what you are: A eudaimonic approach to psychological well-being. *Journal of Happiness Studies, 9,* 13–39.

Ryff, C. D. (2013). Eudaimonic well-being and health: mapping consequences of self-realization. In A. S. Waterman (Hrsg.), *The best within us: Positive psychology perspectives on eudaimonia* (S. 77–98). American Psychological Association. doi:https://doi.org/10.1037/14092.006

Ryff, C. D. (2018a). Eudaimonic well-being. Highlights from 25 years of inquiry. In: K. Shigemasu, S. Kuwano, T. Sato & T. Matsuzawa (Hrsg.). *Diversity in harmony – Insights from psychology: Proceedings oft he 31st International Congress of Psychology.* Wiley.

Ryff, C. D., Radler, B. T., & Friedman, E. M. (2015). Persistent psychological well-being predicts improved self-rated health over 9–10 years: Longitudinal evidence from MIDUS. *Health Psychology Open, 2*(2), 1–11. doi:https://doi.org/10.1177/2055102915601582

Schippan, B., Baumann, K., & Linden, M. (2004). Weisheitstherapie: Kognitive Therapie der Posttraumatischen Verbitterungsstörung. *Verhaltentherapie, 14,* 284–293.

Schnell, T. (2020). *Psychologie des Lebenssinns* (2. Aufl.). Springer.

Seiffge-Krenke, I. (2012). *Therapieziel Identität. Veränderte Beziehungen, Krankheitsbilder und Therapie.* Klett-Cotta.

Seiffge-Krenke, I. (2015). Identität und Beziehungen: Herausforderungen für die Versorgung. *Deutsches Ärzteblatt, PP, 13,* 500–502.

Sheldon, K. M., Williams, G., & Joiner, T. (2003). *Self-determination theory in the clinic: Motivating physical and mental health.* Yale University Press.

Stangier, U., Hilling, C., Heidenreich, T., Risch, A. K., et al. (2013). Maintenance cognitive-behavioral therapy and manualized psychoeducation in the treatment of recurrent depression: A multicenter prospective randomized controlled trial. *American Journal of Psychiatry, 170,* 624–632.

Stangier, U., Risch, A. K., Heidenreich, T., & Hautzinger, M. (2014). Rezidivierende Depressionen – Lassen sich Rückfälle verhindern und psychische Gesundheit erhalten? *Psychotherapeutenjournal, 2,* 169–175.

Stangl, J. M., Bouchard, L. C., Lechner, S. C., Blomberg, B. B., et al. (2015). Long-term psychological benefits of cognitive-behavioral stress management for women with breast cancer: 11- year-follow-up of a randomized controlled trial. *Cancer, 1,* 1873–1881.

Staudinger, U. M., & Baltes, P. B. (1996). Weisheit als Gegenstand psychologischer Forschung. *Psychologische Rundschau, 47,* 57–77.

Steger, M. F. (2017). Meaning in life and wellbeing. In M. Slade, L. Oades, & A. Jarden (Hrsg.), *Wellbeing, recovery and mental health* (S. 75–85). Cambridge University Press.

Stöckler, C., Petermann, F., & Kobelt, A. (2016). Posttraumatisches Wachstum bei Menschen mit Querschnittslähmung. *Zeitschrift für Psychiatrie, Psychologie und Psychotherapie, 64,* 133–142.

Tedeschi, R. G., & Calhoun, L. G. (2004). Posttraumatic growth: Conceptual foundations and empirical evidence. *Psychological Inquiry, 15,* 1–18.

Thorsteinsen, K., & Vitterso, J. (2020). Now you see it, now you don't: Solid and subtle differences between hedonic and eudaimonic wellbeing. *The Journal of Positive Psychology, 15*(4), 519–530. https://doi.org/10.1080/17439760.2019.1639794

Utsch, M. (2014). Existentielle Krisen und Sinnfragen in der Psychotherapie. In M. Utsch, R. Bonelli, & S. Pfeifer (Hrsg.), *Psychotherapie und Spiritualität* (S. 13–23). Springer.

Van Tongeren, D. R., Green, J. D., Davis, D. E., Hook, J. N., & Hulsey, T. L. (2016). Prosociality enhances meaning in life. *The Journal of Positive Psychology, 11,* 225–236.

Vittersø, J. (Hrsg.). (2016). *Handbook of eudaimonic well-being,* Springer Nature.

Volkert, J., Schulz, H., Brütt, A. L., & Andreas, S. (2014). Meaning in life: Relationship of clinical diagnosis and psychotherapy outcome. *Journal of Clinical Psychology, 70,* 528–535.

Waterman, A. S. (1993). Finding something to do or someone to be: A eudaimonist perspective on identity formation. In J. Kroger (Hrsg.), *Discussions on ego identity* (S. 147–167). Lawrence Erlbaum.

Waterrman, A. S. (2008). Reconsidering happiness: A eudaimonist's perspective. *The Journal of Positive Psychology, 3,* 234–252.

Waterman, A. S. (2013). Eudaimonic identity theory. In A. S. Waterman (Hrsg.), *The best within us: Positive psychology perspectives on eudaimonia* (S. 99–118). American Psychological Association.

Waterman, A. S., Schwartz, S. J., Hardy, S. A., Kim, S. Y., et al. (2013). Good choices, poor choices: Relationship between the quality of identity commitments and psychosocial functioning. *Emerging Adulthood, 3,* 163–174.

Wong, P. T. P. (2009). Existential psychology. In S. J. Lopez (Hrsg.), *The encyclopedia of positive psychology* (Bd. I, S. 361–368). Wiley-Blackwell.

Wong, P. T. P. (2012). Meaning therapy: An integrative and positive existential therapy. In P. T. P. Wong (Hrsg.), *The human quest of meaning: Theories, research, and applications* (2. Aufl., S. 619–647). Routledge/Tayler & Frances Group.

Zarbock, G. (2012). Das Konzept der Identität in der Verhaltenstherapie – Theorie und Praxis. In H. G. Petzold (Hrsg.), *Identität. Ein Kernthema moderner Psychotherapie* (S. 223–243). Springer.

Zaslavsky, O., Rillamas-Sun, E., Woods, N. F., Cochrane, B. B., et al. (2014). Association of the selected dimensions of eudaimonic well-being with healthy survival to 85 years of age in older women. *International Psychogeriatrics 26, Special Issue, 12,* 2081–2091. https://doi.org/10.1017/S1041610214001768

Zimmermann, T., & Stöhner, H. (2012). Einflussfaktoren auf die Posttraumatische Reifung nach einer Krebserkrankung. *Verhaltenstherapie und Verhaltensmedizin, 33,* 20–34.

Zoellner, T., Calhoun, L. G., & Tedeschi, R. G. (2006). Trauma und persönliches Wachstum. In A. Maercker & R. Rosner (Hrsg.), *Psychotherapie der posttraumatischen Belastungsstörung. Krankheitsmodelle und Therapiepraxis – störungsspezifisch und schulenübergreifend* (S. 36–45). Thieme.

Bedürfnisorientierung in der Psychotherapie: Motivorientierte Beziehungsgestaltung und ressourcenorientierte Gesprächsführung

9

Christoph Flückiger und Martin grosse Holtforth

Inhaltsverzeichnis

▶ Die Handlungsregulation von Personen wird durch den unmittelbaren affektiv-motivationalen Kontext und den damit verbundenen Verhaltenstendenzen mitbestimmt. Im vorliegenden Kapitel werden motivorientierte Beziehungsgestaltung und ressourcenorientierte Gesprächsführung als bedürfnisbefriedigende, therapeutische Strategien einander gegenübergestellt, die für den Aufbau eines positiven therapeutischen Kontextes von zentraler Bedeutung sein können.

C. Flückiger (✉)
Psychologisches Institut, Universität Zürich, Zürich, Schweiz
E-Mail: christoph.flueckiger@psychologie.uzh.ch

M. g. Holtforth
Institut für Psychologie, Universität Bern, Bern, Schweiz
E-Mail: martin.grosse@psy.unibe.ch

9.1 Einleitung

Gespenstergeschichten – mit zusammen gebissenen Zähnen auf dem Bett im dunklen Zimmer kauern, die leise Stimme des Erzählers haucht: „Die knarrende Tür öffnet sich fast unbemerkt von alleine … (*laut mit kräftiger Stimme*) Aahhh!". Alle Zuhörer zucken zusammen und schreien auf! Diese Erfahrung der Kindheit dürfte wohl für die meisten in guter Erinnerung sein – wir liebten die Geschichten und wollten immer noch eine weitere hören, auch wenn die Spannung kaum auszuhalten war. Als Erwachsene werden wir z. B. von Kriminalgeschichten in solche Zustände gespannter Erwartung versetzt, in denen uns das kleinste Geräusch intensive Schauder über den Rücken laufen lässt.

Wie die oben dargestellten Beispiele zeigen, fallen psychologische Reaktionen auf einen positiven oder negativen Reiz in Abhängigkeit vom affektiv-motivationalen Hintergrund unterschiedlich stark aus. Diese Modulation hat für die Handlungsregulation eine zentrale Bedeutung. Das folgende Kapitel gibt einen Einblick, wie die beschriebenen Phänomene allgemein-psychologisch erklärt werden können, um in einem zweiten Schritt darzustellen, wie die dahinterliegenden psychologischen Mechanismen für die Psychotherapie genutzt werden können.

9.2 Affektiv-motivationale Informationsverarbeitung

Auf neuronaler Ebene zeigt sich, dass die Voraktivierung bestehender kortikaler Assoziationsfelder deren Enkodierung und Dekodierung zu einem späteren Zeitpunkt erleichtern kann. Im klinischen Kontext kann diese Voraktivierung sowohl durch bewusste als auch durch vorbewusste Informationsverarbeitungsprozesse erfolgen und die Selbst- und Fremdwahrnehmung von Patient*innen beeinflussen (z. B. Norman & Eva, 2010). Ein beeindruckendes Beispiel einer Voraktivierung wurde anhand der „intrakraniellen Selbstreizung" schon von Olds und Milner (1954) beschrieben. In diesem Paradigma verabreichen sich Versuchstiere in bestimmten Hirnarealen z. B. durch Hebeldrücken selbst Stromstöße. Das Besondere ist nun, dass sich die Tiere immer wieder diese Stromstöße verabreichen, was als Indiz interpretiert wurde, dass es sich bei den stimulierten Hirnarealen um neuronale Schaltkreise handelt, die mit der Steuerung des Wohlbefindens zusammenhängen. Interessanterweise setzen die Versuchstiere aber nicht von sich aus das Drücken des Hebels fort, wenn sie kurz vom Apparat getrennt werden, was hingegen bei der Verabreichung natürlicher Verstärker der Fall wäre. Stattdessen müssen die Versuchstiere durch ein **Priming** erst wieder „scharf gemacht" werden, damit sie die Selbststimulation wiederholen. In der Folge wurden solche Effekte ebenfalls bei Menschen beschrieben (Bishop et al., 1963).

Anhand des in der Allgemeinen Psychologie gut untersuchten Lidschlag-Schreckreflexes konnte außerdem gezeigt werden, dass die Stärke der Schreckreaktion auf einen Stimulus von der unmittelbar voraktivierten Stimmung moduliert wird. Die mindernde oder verstärkende Modulation der Reaktion konnte mit emotional aktivierendem Filmmaterial, angenehmen und unangenehmen Gerüchen, Gesichtsausdrücken oder mit Bildimaginationen vielseitig demonstriert werden (Grillon & Baas, 2003). Schon 1990 betonten Lang, Bradley & Cuthbert, dass die Modulation des Lidschlagschreckreizes aufgrund des gesamten vorgebahnten affektiv-motivationalen Hintergrundes der jeweiligen Versuchsperson erfolgt, was sie **motivationales Priming** nennen. Es wird dabei angenommen, dass das motivationale Priming von zwei motivationalen Systemen, nämlich sowohl dem „**appetitive/pleasant**" als auch dem „**aversive/unpleasant**" beeinflusst wird. Zentral erscheint, dass die unmittelbare Einschätzung der Umgebung von Personen im Sinne diese beiden Systeme strukturiert und formiert werden und sich ihre unmittelbaren Evaluationen in diesen Beurteilungsdimensionen einordnen lassen (Cacioppo et al., 2012). Ausprägungen in den jeweiligen Systemen werden ihrerseits mit Extraversion und Introvertiertheit sowie der Neigung zu positivem bzw. negativem Affekt in Beziehung gesetzt, welche als zentrale Persönlichkeitsfaktoren verstanden werden können (z. B. Verduyn & Brans, 2012). Im Beispiel der Gespenstergeschichten ist anzunehmen, dass hier beide Systeme gleichzeitig aktiviert sind. Einerseits halten Zuhörer*innen den halbwegs erwarteten Schrecken kaum aus (aversive/unpleasant) und andererseits verfolgen sie aufmerksam die Worte des Erzählers/der Erzählerin nach überstandenem Schrecken in Erwartung von umso stärkeren Glücksgefühlen (appetitive/pleasant). Für das Aushalten der Spannung erscheint dabei wichtig, dass die (möglicherweise antizipierten) angenehmen Anteile genügend stark aktiviert sind und die Oberhand behalten, damit der/die Zuhörer*in den Raum nicht verlässt und die Geschichte bis zum (erwarteten) erlösenden Ende mitverfolgt. Falls er/sie den Raum verlassen würde, so bliebe der positive Ausgang ungewiss.

▶ Motivationales Priming basiert auf der Annahme zweier unabhängiger psychologisch-affektiver Beurteilungssysteme, deren Aktivierung sich gegenseitig nicht ausschließt.

9.3   Affektiv-motivationale Informationsverarbeitung und längerfristige Handlungsregulation

Die beiden oben erwähnten Systeme haben nicht nur Einfluss darauf, wie Personen die unmittelbare Umgebung wahrnehmen, sondern auch auf die längerfristige Handlungenregulation. In diesem Sinne postuliert die **„Broaden and Build Theory"** (Fitzpatrick & Stalikas, 2008; Rashid, 2015) einen positiven Aufschaukelungsprozess zwischen positivem Affekt und Verhaltensaufbau. Ein positiver Affekt setzt unmittelbar demnach mentale Ressourcen frei, indem die Aufmerksamkeit ausgeweitet und der kognitive Suchbereich vergrößert wird, sodass vielseitigere Problemlöseversuche unternommen werden (**„broaden"**). Durch diese vielseitigen Problemlöseversuche werden physische, intellektuelle und soziale Ressourcen trainiert, welche langfristig genutzt werden können (**„build"**). Daraus entsteht ein wechselseitiger Prozess der Auslösung und Aufschaukelung zwischen der positiven Bedeutung einer Handlung und dem gleichzeitig erlebten positiven Affekt (Fredrickson & Joiner, 2002).

Analog zur Beschreibung der beiden zentralen Informationsverarbeitungssysteme sind in der Psychotherapie Patient*innen und Therapeut*innen gemeinsam an der unmittelbaren Regulation der beiden Systeme beteiligt. Im besten Fall resultiert daraus der Patient*in ein mit der Broaden and Build Theory vereinbarer positiver Aufschaukelungsprozess von unmittelbarer Selbstöffnung und Vertrauen in sowohl therapeutisches Setting als auch Therapeut*in (**„broaden"**) sowie der längerfristigen Kompetenzerwerb (**„build"**). Die längerfristigen Prozesse lassen sich dabei auf drei Ebenen umschreiben

(Wampold et al., 2018): a) Das Erleben einer auf zugewandten wohlwollenden und aufmerksamen Therapiebeziehung kann per se eine korrektive Erfahrung gegenüber maladaptiven Beziehungserwartungen sein, b) desweitern können die Veränderungserwartungen und der damit verbundene Optimismus gestärkt werden, und c) als mögliche gemeinsame Endstrecke wird die Exploration von gesundheitsförderndem Verhalten geplant und umgesetzt (Wampold et al., 2018).

Beim Patienten soll somit ein eigener Problemlöseprozess innerhalb und außerhalb der Therapie angestoßen und gleichzeitig seine Demoralisierung verringert werden. Auf der Grundlage dieser Fortschritte können störungsspezifische Einflussfaktoren bearbeitet und dadurch die Störungsdynamik unterbrochen werden, was wiederum die Erprobung neuer Verhaltensmuster begünstigt (Grawe, 1998). Von besonderer Relevanz erscheint dabei, wie Therapeut*innen „den Fuß in die Tür" eines solch positiv-aufschaukelnden Therapieprozesses bekommen, um diesen möglicherweise universellen psychologischen Motor der (selbstgesteuerten) Verhaltensänderung in Gang zu bringen und diesen aufrecht zu erhalten. Eine zentrale Gemeinsamkeit, die erstaunlicherweise von vielen, wenn nicht von allen gängigen Psychotherapietraditionen geteilt wird, besteht darin, dass die Behandlung gesamthaft so ausgestaltet sein soll, dass sich die Patient*innen im Therapieraum und mit dem/der Therapeut*in so aufgehoben fühlen, dass sie bereit sind, in vollem Bewusstsein auch unangenehmer Aspekte der Beschäftigung mit den eigenen Problemen einen gemeinsamen Therapieauftrag auszuarbeiten, zu konkretisieren und umzusetzen (siehe Kap. 2).

Dabei sind konkrete therapeutische Strategien gefordert, wie die der therapeutische Prozess und die Interaktion zwischen Therapeut*innen und Patient*innen ausgestaltet sein soll, sodass sich die Patient*innen in der Therapie auch wirklich gut aufgehoben fühlen. Für die Zwecke dieses Kapitels soll dazu im Folgenden auf den im deutschen Sprachraum wohl bekannten gut elaborierten Vorschlag der Konsistenztheorie nach Grawe (2004) eingegangen werden.

9.4 Konsistenztheorie: Grundbedürfnisse als Motor des psychischen Funktionierens

Zentrale Annahme der Konsistenztheorie (Grawe, 2004) ist, dass Patient*innen unmittelbares Wohlbefinden erleben, wenn sie zentrale Grundbedürfnisse als einigermaßen befriedigt und ausbalanciert wahrnehmen. In Anlehnung an Epstein (1990) werden in der Konsistenztheorie vier psychologische Grundbedürfnisse postuliert:

1. **Bindung,**
2. **Orientierung und Kontrolle,**
3. **Selbstwerterhöhung und Selbstwertschutz**
4. **Lustgewinn und Unlustvermeidung.**

Um die psychologischen Grundbedürfnisse zu befriedigen, hat jeder Mensch im Laufe seiner Lebensgeschichte motivationale Ziele entwickelt. Beispiele für motivationale Ziele sind „eine verlässliche Partnerschaft zu haben" oder „Leistung zu bringen" (Annäherungsziele) bzw. „Schwächen zu zeigen" oder „kritisiert zu werden" (Vermeidungsziele). Es wird außerdem angenommen, dass den vier Grundbedürfnissen das Prinzip des Strebens nach **Konsistenz** bzw. nach Verringerung der **Inkonsistenz** übergeordnet ist *(Konsistenzprinzip).* Danach ist Konsistenz ist im psychischen Geschehen dann gegeben, wenn

a. die Bedürfnisse und die damit verbundenen motivationalen Ziele miteinander vereinbar sind (Konkordanz) und
b. die Person die motivationalen Ziele in Interaktion mit der Außenwelt verwirklichen kann (Kongruenz).

Beispiel

Metaphorisches Beispiel: Ein Fischer, der seine im Mittelmeer frisch gefangenen Fische auf dem Markt leidenschaftlich und mit viel Scharm feilbietet, fühlt sich vielleicht voll und ganz in seinem Element. Die Kongruenzerfahrung (Bedürfnisbefriedigung) besteht

für ihn darin, dass er die Qualität seiner Fische sehr hoch einschätzt, dass er sich selbst als leidenschaftlich und charmant erlebt und am Ende des Tages einen soliden Verdienst nach Hause trägt. Die Konkordanzerfahrung (Vereinbarkeit der motivationalen Ziele) besteht nun darin, dass er alle drei „Ziele" (hohe Qualität anbieten, sich als leidenschaftlich und charmant erleben, und Geld verdienen) beim Verkaufen auf dem Markt gleichzeitig erreichen kann. Inkongruenz erlebt er beispielsweise, wenn er wegen der lokalen Überfischung nicht mehr auf dem Markt arbeiten kann und sich stattdessen in der Hochseefischerei anheuern lassen muss und so die für seine Identität wichtigen Ziele nicht mehr verwirklichen kann. Diskordanz bedeutet, wenn er glaubt, nur charmant sein zu können, wenn er den Fisch sehr billig anbietet. Dann stünden die Ziele „charmant sein" und „anständiges Geld verdienen" miteinander im Konflikt. ◄

Das Streben nach Übereinstimmung von motivationalen Zielen und Wahrnehmung der Realität (Streben nach Kongruenz) wird als Motor des psychischen Funktionierens verstanden. Menschen sind nach der Konsistenztheorie somit fortlaufend bemüht, ihre zentralen Motive mit ihrer Wahrnehmung der Realität in Einklang zu bringen. Zentrales Ziel einer konsistenztheoretischen Fallkonzeption ist es dann herauszufinden, welche unbefriedigten Ziele der/die Patient*in hat (**Inkongruenzbereiche**) und was wahrscheinlich die Gründe dafür sind (**Inkongruenzquellen**). Diese Information soll nachfolgend für die Psychotherapieplanung genutzt werden. Mögliche Inkongruenzquellen, die das Wohlbefinden beeinträchtigen können, sind beispielsweise ungünstige gegenwärtige Lebensbedingungen, psychische Störungen, ungünstige reale Beziehungsmuster oder eine ungünstige Emotionsregulation (Grawe, 1998, 2004).

Besonders relevant für den Therapieprozess ist nun die Annahme, dass bedürfnisbefriedigende Erfahrungen in der Therapie sich unmittelbar positiv auf den Therapieprozess auswirken. Dies kann dabei auf mindestens zwei

Wegen erreicht werden. Erstens können ressourcenaktivierende Interventionen und eine motivorientierte Beziehungsgestaltung einen positiven therapeutischen Kontext schaffen, welcher direkt zur Abnahme von unmittelbar wahrgenommener Inkongruenz führt. Zweitens sollen im Verlauf der Therapie auf dieser Basis störungs- und problemspezifische Interventionen kollaborativ vorbereitet und sorgfältig angegangen werden. Zentral für die Umsetzung bedürfnisbefriedigender Interventionen ist dabei, dass die therapeutischen Interventionen individuell auf den Patienten abgestimmt sind und gleichzeitig auf die Befriedigung mehrerer Bedürfnisse abzielen, sodass kein Bedürfnis im Verlauf der Therapie zu stark vernachlässigt wird.

Beispiel

Fallbeispiel: Therapeutische Interventionen können auf die Grundbedürfnisse des/der Patient*in mehr oder weniger gut zugeschnitten sein und nonverbal unterstützt werden:
Patient: „Heute geht es mir so richtig miserabel!"
Alternative Therapeut*innenreaktionen:

a. „Was könnten Sie selbst zur Besserung ihrer momentanen Befindlichkeit beitragen?" (unterstützend für das Kontrollbedürfnis und Unlustverringerung/fraglich bzgl. Bindung-, Selbstwert- und Lustbedürfnis).
b. „Ich kann mir vorstellen, dass sie momentan an einem schwierigen Punkt stehen." (unterstützend für Bindung/fraglich bzgl. Kontrolle, Selbstwert und Lust-Unlust)
c. „Was könnten Sie machen, damit es Ihnen nach unserer gemeinsamen Sitzung in der momentan schwierigen Situation etwas besser geht?" (unterstützend für Bindung, Kontrolle, Lust-Unlust/fraglich bzgl. Selbstwert). ◄

Im Folgenden werden mit der motivorientierten Beziehungsgestaltung und der ressourcenorientierten Gesprächsführung zwei konkrete therapeutische Strategien dargestellt, wie das Erleben bedürfnisbefriedigender Erfahrungen im unmittelbaren therapeutischen Prozess gefördert werden kann.

9.5 Motivorientierte Beziehungsgestaltung und ressourcenorientierte Gesprächsführung

In der empirischen Psychotherapieforschung wurde ein positiver Zusammenhang zwischen Therapiebeziehung und -ergebnis vielfach überzeugend dokumentiert (Norcross & Lambert, 2018; Norcross & Wampold, 2018). Mit über 300 Primärstudien erweist sich dabei die Konzeption der Arbeitsallianz als die am profundesten untersuchte Prozessvariable (Flückiger et al., 2018). Nach Bordin (1979) werden dabei drei Beziehungskomponenten formuliert, die sich eng auf den therapeutischen Arbeitsauftrag beziehen:

- die emotionale Bindung („**bond**"),
- die Übereinstimmung bezüglich der Therapieziele („**goal agreement**")
- die Übereinstimmung bezüglich des Vorgehens („**task agreement**").

In Bezug auf die Bond-Komponente wird insbesondere auf die Induktion einer hoffnungsvollen Therapiebeziehung („**hope bonding**"; Snyder & Taylor, 2002) und auf die Bedeutung einer aufrichtigen Empathie hingewiesen. Ackerman und Hilsenroth (2003) umschreiben beziehungsförderliches Verhalten des Therapeuten auf der Basis empirischer Untersuchungen mit den folgenden Attributen: flexibel, erfahren, ehrlich, respektvoll, vertrauensvoll, überzeugend, interessiert, aufmerksam, freundlich, empathisch und offen (siehe auch Norcross & Lambert, 2018; Norcross & Wampold, 2018; Wampold et al., 2016).

► Von einer Task Force der American Psychological Association (APA) wurden 17 Meta-Analysen zu zentralen beziehungsrelevanten Wirkprinzipien zusammengestellt, die sich als äußerst robuste Prädiktoren des Therapieerfolgs erwiesen hatten (Norcross & Lambert, 2018, http://psycnet.apa.org/record/2018-51673-001, open access; Norcross & Wampold, 2018, https://onlinelibrary.wiley.com/doi/abs/10.1002/jclp.22678). Die Arbeitsallianz zeigt sich dabei als die international am intensivsten untersuchte Prozessvariable (Flückiger et al., 2018; http://dx.doi.org/10.1037/pst0000172; open access).

Der Ansatz der **motivorientierten Beziehungsgestaltung** (Caspar, 2018; Grawe 1992; Grosse Holtforth & Castonguay, 2005) orientiert sich an den oben erwähnten motivationalen Zielen und individuellen Plänen, die ein Patient in seiner Lebensgeschichte entwickelt hat, um seine Bedürfnisse zu befriedigen. Für eine effiziente Erschließung von Planstrukturen und motivationalen Zielen wurden verschiedene standardisierte Verfahren ausgearbeitet.

Ausgehend von den zentralen Annäherungs- und Vermeidungszielen der Patienten, welche von den Therapeut*innen im Rahmen plananalytischer und schematheoretischer Fallkonzeptionen erschlossen worden sind, entwickelten grosse Holtforth und Grawe (2002) den „Fragebogen zur Analyse Motivationaler Schemata" (FAMOS), welcher mittels Selbst- und Fremdbeurteilung beantwortet werden kann und folgende Skalen beinhaltet:

Annäherungsziele
1. Intimität/Bindung,
2. Geselligkeit,
3. anderen helfen,
4. Hilfe bekommen,
5. Anerkennung/Wertschätzung,
6. Überlegenheit/Imponieren,
7. Autonomie,
8. Leistung,
9. Kontrolle haben,
10. Bildung/Verstehen,
11. Glaube/Sinn,
12. das Leben auskosten,
13. Selbstvertrauen/Selbstwert,
14. Selbstbelohnung.

Vermeidungsziele
1. Alleinsein/Trennung,
2. Geringschätzung,
3. Erniedrigung/Blamage,
4. Vorwürfe/Kritik,
5. Abhängigkeit/Autonomieverlust,
6. Spannungen mit andern,
7. sich verletzbar machen,
8. Hilflosigkeit/Ohnmacht,
9. Versagen.

Zentral ist nun, dass die motivationalen Ziele nicht nur außerhalb des therapeutischen Settings aktiviert sind, sondern sich insbesondere in der Therapiebeziehung auch manifestieren. Es bedarf deshalb einer systematischen Beziehungsanalyse zu Beginn einer Therapie, die beschreibt, welche zentralen Pläne und Ziele in der Therapiebeziehung vor dem Hintergrund der zentralen Grundbedürfnisse (Bindung, Kontrolle/Orientierung, Selbstwert und Lustgewinn) wie stark aktiv sein könnten. Desweitern sind auch mögliche Stolpersteine zu formulieren, die beim Aufbau der emotionalen Bindung, der Zielübereinstimmung und der Übereinstimmung bezüglich des Vorgehens zu erwarten sind und wie damit umgegangen werden soll. In einer Untersuchung mit stationären Borderline-Patient*innen konnten Kramer und Kolleg*innen (2014) aufzeigen, dass diejenigen Patient*innen von Psychiater*innen, welche in motivorientierter Beziehungsgestaltung geschult wurden, zu Therapieende weniger interpersonale Probleme verzeichneten als solche von Psychiater*innen, die nicht spezifisch geschult wurden.

Ressourcenorientierte Gesprächsführung wird in der Literatur als Merkmal bestimmter Interventionsansätze diskutiert (z. B. hypnotherapeutische, lösungsorientierte Verfahren). Gleichzeitig wird sie als übergeordnete therapeutische Haltung beschrieben, die Therapeut*innen unterschiedlicher Ausrichtungen einnehmen. Die Psychotherapie kann dabei auf eine Vielzahl ressourcenorientierter Herangehensweisen zurückgreifen (z. B. Munder et al., 2019). Zur Umsetzung einer ressourcenorientierten Haltung wird einerseits auf die diagnostische Wahrnehmung von Patient*innenressourcen und damit verbundener ressourcenorientierter Gesprächsführung (z. B., Flückiger et al., 2021; Grawe, 1998) verwiesen und andererseits auf ressourcenorientierte Interventionsbausteine (z. B. Schemmel & Schaller, 2013; Willutzki & Teismann, 2015). Exemplarisch konnten wir in zwei intensiv untersuchten randomisiert, kontrollierten Wirksamkeitsvergleichsstudien bei generalisierter Angststörung (N = 57 und 80, Patient*innen, 13 und 20 Therapeut*innen) aufzeigen, dass sich die Störungssymptomatik während der Therapie bei ressourcenorientierter Implementierung deutlich schneller normalisierte als dies bei einer akzentuiert störungsorientierten Implementierung der Fall war (Flückiger et al., 2016, 2021b).

Tab. 9.1 bietet einen Überblick über die Perspektiven der ressoucenorientierten Gesprächsführung und damit verbundene selbstreflektive Fragen an die Therapeut*innen. Die Aufmerksamkeit von Therapeut*in und Patient*in kann sowohl auf die beiden Aspekte aus einer einzel-

Tab. 9.1 Perspektiven der ressourcenorientierten Gesprächsführung und mögliche Fragen. (Flückiger et al., 2021)

1. Wahrnehmen und Verstärken unmittelbar dargebotener Ressourcen – Habe ich die unproblematischen Ergebnisse eines Fragebogens gewürdigt? – Habe ich therapienützliches Verhalten gebührend verstärkt? – Was gibt den Ausschlag, dass die Patientin in die Sitzung kommt?	**Aktives Heranführen an brachliegende Ressourcen** – Hat die Patientin Fähigkeiten, die sie im konkreten Fall vergessen hat? – Hat die Patientin Fähigkeiten, die sie sich im Moment nicht zutraut? – Gibt es einen kleinen Schritt in die richtige Richtung?
2. Verbalisieren von Ressourcen – Kann ich mir die geschilderte Ressource bildhaft vorstellen? – Habe ich die Bedeutung der Ressource für die Patientin verstanden? – Was macht es aus, dass die Patientin beim Erzählen „strahlt"?	**Unmittelbares Erleben von Ressourcen** – Was bereitet der Patientin Freude und kann ich dies in die Problembearbeitung integrieren? – Wie kann ich den Therapieprozess den Fähigkeiten der Patientin anpassen? – Passe ich den Therapieprozess dem „Lebensraum" der Patientin an? (Sprache, Metaphern, Nonverbalität)
3. Verstärken persönlicher Ressourcen des Patienten – Was begeistert die Patientin? – Wozu fühlt sich die Patientin verpflichtet? – Wo reagiert die Patientin gelassen?	**Nutzen von Ressourcen des sozialen Umfeldes** – Gibt es in der Familie oder im Freundeskreis ein starkes Vorbild, Modell? – In welchen Bereichen kann die Patientin auf soziale Unterstützung zählen? – Gibt es eine Person, der die Patientin vertraut?
4. Aufgreifen bestehender oder brachliegender Fähigkeiten und Fertigkeiten (Ressourcenpotenzial) – Was kann die Patientin besonders gut? – Was ist ihm selbstverständlich? – Wo beginnt die Patientin, „wie ein Buch" zu reden?	**Integrieren bestehender Ziele und Wünsche (motivationale Ressourcen)** – Welche Lebensräume hat die Patientin – Welche Idole hat die Patientin? – In welchen Bereichen hat die Patientin positive Veränderungserwartungen?
5. Fokussieren auf problemunabhängige Ressourcen – Wo erlebt sich die Patientin ent als kompetent? – Gab es in der Vergangenheit gute Zeiten? – Habe ich mir als Therapeutin die Zeit genommen, die Patientin schwärmen zu lassen?	**Nutzen problemrelevanter Ressourcen** – Wie stark lässt sich das Problem eingrenzen? – Gibt es Ausnahmen? – Woran liegt es, dass Verbesserungen eingetreten sind? – Inwieweit kann ich das Problemverständnis validieren?
6. Optimierung verbrauchbarer Ressourcen – Wie stark kann die Ressource ausgereizt werden? – Wo sind die Grenzen der eingesetzten Ressource? – Stimmt das Kosten-Nutzen-Verhältnis?	**Förderung trainierbarer Ressourcen** – Habe ich das Erreichte auch genügend wiederholt? – Ergibt Regelmäßigkeit Sinn? – Gibt es Variationsmöglichkeiten?

nen Perspektive als auch auf mehrere Perspektiven gelenkt und damit verknüpft werden. Durch ständig wiederholte Integration der Patientenressourcen soll der damit verbundene Handlungsspielraum fortlaufend exploriert und konkretisiert werden. Eine inadäquate Dosierung kann jedoch zu ungewollten Nebenwirkungen führen (Flückiger et al., 2021; Willutzki & Teismann, 2015): Zu anspruchsvolle Zielvorstellungen zum Beispiel, seien sie von Patient*innen auch noch so erwünscht, können bei diesen Widerstand auslösen. Zudem kann eine starke Betonung von Selbstverständlichkeiten als Abwertung empfunden werden. „Auf den letzten Drücker" nachgeholte Ressourcenaktivierung ist oftmals Merkmal nicht erfolgreicher Therapiesitzungen. Interessanterweise scheinen Therapeut*innen in Sitzungen, in denen sich eine deutliche Symptomverschlechterung (sudden loss) anbahnt, diesen besonders stark mit ressourcenorientierter Gesprächsführung entgegenzuwirken. Möglicherweise bewerten die Patient*innen diese späte bzw. zum falschen Zeitpunkt eingesetzte „Aber"-Ressourcenorientierung mehr als ein vertröstendes, emotionales „Pflaster", denn als empathisch und bedürfnisbefriedigende Unterstützung (Schilling et al., 2021).

9.6 Resümee

Zwischen motivorientierter Beziehungsgestaltung und ressourcenorientierter Gesprächsführung bestehen insofern konzeptuelle Überschneidungen, als beide Konzepte sich an der unmittelbaren Bedürfnisbefriedigung die/der Patient*in orientieren. So kann die Therapiebeziehung gleichermaßen als Teil der Ressourcenaktivierung und der motivorientierten Beziehungsgestaltung verstanden werden. Motivorientierte Beziehungsgestaltung und ressourcenorientierte Gesprächsführung nehmen aber unterschiedliche Perspektiven ein. Während die motivorientierte Beziehungsgestaltung sowohl problematische als auch unproblematische motivationale Aspekte zu verstehen und in einer Fallkonzeption zu integrieren versucht (Caspar, 2018), sucht die ressourcenorientierte Gesprächsführung im gesamten therapeutischen Unterfangen aktiv nach handlungsrelevanten motivationalen Bereitschaften und individuellen Fertigkeiten, die vorhanden sein oder brachliegen können, und versucht, diese für die Ausgestaltung der Therapie zu nutzen.

In Tab. 9.2 werden zusammenfassend die beiden bedürfnisbefriedigenden Strategien einander gegenübergestellt. Unterschiede bestehen

Tab. 9.2 Motivorientierte Beziehungsgestaltung und ressourcenorientierte Gesprächsführung: Zwei therapeutische Heuristiken im Vergleich

Therapeutische Heuristik	Motivorientierte Beziehungsgestaltung	Ressourcenorientierte Gesprächsführung
Therapeutische Ziele	Bedürfnisbefriedigung in der therapeutischen Beziehung	Kurzfristiges positives emotionales Erleben in der Psychotherapie
Informationsquelle	Motivational relevantes Erleben und Verhalten (positiv und negativ)	Positives Erleben in der Vergangenheit und im Hier und Jetzt
Motivationaler Fokus	Übergeordnete Annäherungs- und Vermeidungsziele	Ziele, Strategien und Mittel im gesamten Handlungsraum des Patienten
Therapeutische Mittel	Mittel- und längerfristige Beziehungsstrategien	Unmittelbare Gesprächsführung
Dimensionen	• Bindung • Orientierung und Kontrolle • Selbstwerterhöhung und Selbstwertschutz • Lustgewinn und Unlustvermeidung	• Wahrnehmung bestehender vs. Heranführen an brachliegende Ressourcen • Ressourcen verbalisieren vs. unmittelbar erleben • Persönliche vs. interpersonale Ressourcen • Potenziale vs. motivationale Ressourcen • Problemunabhängige vs. problemrelevante Ressourcen • Verbrauchbare vs. trainierbare Ressourcen

sowohl in der Dauer als auch im Inhalt der therapeutischen Zielsetzungen. Die einzelnen Zielsetzungen werden wiederum aus unterschiedlichen Informationsquellen erschlossen und haben verschiedene motivationale Schwerpunkte. Zusätzlich unterscheiden sich die therapeutischen Mittel, die für die Erreichung der therapeutischen Ziele eingesetzt werden, sowohl im Inhalt als auch im Abstraktionsgrad.

Im Gegensatz zu den in störungsspezifischen Therapiemanualen gut dokumentierten Interventionstechniken, welche besonders stark auf das „**was** machen" fokussieren, bieten die beschriebenen therapeutischen Strategien Handlungsanweisungen zum Thema „**wie** umsetzen".

Literatur

Ackerman, S. J., & Hilsenroth, M. J. (2003). A review of therapist characteristics and techniques positively impacting the therapeutic alliance. *Clinical Psychology Review, 23,* 1–33.

Bishop, M. P., Elder, S. T., & Heath, R. G. (1963). Intracranial self-stimulation on man. *Science, 140,* 394–396.

Bordin, E. (1979). The generalizability of the psychoanalytic concept of the working alliance. *Psychotherapy: Theory. Research and Practice, 16,* 252–260.

Cacioppo, J. T., Berntson, G. G., Norris, C. J., & Gollan, J. K. (2012). The evaluative space model. In P. A. M. Van Lange, A. W. Kruglanski, & E. T. Higgins (Hrsg.), Handbook of theories of social psychology (S. 50–72). Sage. https://doi.org/10.4135/9781446249215.n4.

Caspar, F. (2018). *Beziehungen und Probleme verstehen. Eine Einführung in die psychotherapeutische Plananalyse* (4. Aufl.). Hogrefe.

Epstein, S. (1990). Cognitive-experiential self-theory. In L. A. Pervin (Hrsg.), *Handbook of personality and research* (S. 165–192). Guilford.

Fitzpatrick, M. R., & Stalikas, A. (2008). Positive emotions in psychotherapy. *Journal of Psychotherapy Integration, 18,* 215–233.

Flückiger, C., Del Re, A.C., Horvath, A. O., & Wampold, B. E. (2018). The alliance in adult psychotherapy: A meta-analytic synthesis. *Psychotherapy, 55*(4), 316–340. https://doi.org/10.1037/pst0000172.

Flückiger, C., Forrer, L., Schnider, B., Bättig, I., Bodenmann, G., & Zinbarg, R. E. (2016). A single-blinded, randomized clinical trial of how to implement an evidence-based cognitive-behavioural therapy for generalised anxiety disorder [IMPLEMENT] – Effects of three different strategies of implementation.

eBioMedicine, 3, 163–171. https://doi.org/10.1016/j.ebiom.2015.11.049.

Flückiger, C., Wüsten, G., Zinbarg, R. E., & Wampold, B. E. (2021a). *Ressourcenaktivierung (Resource activation).* (3. Aufl.). Hogrefe.

Flückiger, C., Vîslă, A., Hilpert, P., Wolfer, C., Zinbarg, R. E., Lutz, W., grosse Holtforth, M., & Allemand, M. (2021b). Exploring change in cognitive-behavioral therapy for generalize anxiety disorder – A two-arms, patient blinded, ABAB crossed-therapist randomized clinical implementation trial (IMPLEMENT 2.0). *Journal of Consulting and Clinical Psychology.* 89, 454–468.https://doi.org/10.1037/ccp0000639

Fredrickson, B. L., & Joiner, T. (2002). Positive emotions trigger upward spirals toward emotional well-being. *Psychological Science, 13*(2), 172–175.

Grawe, K. (1992). Komplementäre Beziehungsgestaltung als Mittel zur Herstellung einer guten Beziehung. In J. Margraf & J. C. Brengelmann (Hrsg.), *Die Therapeut-Patient-Beziehung in der Verhaltenstherapie* (S. 215–244). Röttger.

Grawe, K. (1998). *Psychologische Therapie.* Hogrefe.

Grawe, K. (2004). *Neuropsychotherapie.* Hogrefe.

Grawe, K., & Grawe-Gerber, M. (1999). Ressourcenaktivierung – Ein primäres Wirkprinzip der Psychotherapie. *Psychotherapeut, 44,* 63–73.

Gray, J. A. (1990). Brain systems that mediate both emotion and cognition. *Cognition and Emotion, 4,* 269–288.

Grillon, C., & Baas, J. (2003). A review of the modulation of the startle reflex by affective states and its application in psychiatry. *Clinical neurophysiology: official journal of the International Federation of Clinical Neurophysiology, 114*(9), 1557–1579. https://doi.org/10.1016/s1388-2457(03)00202-5

Grosse Holtforth, M., & Castonguay, L. G. (2005). Relationship and techniques in CBT – A motivational approach. *Psychotherapy: Theory, Research, Practice, Training. 42*(4), 443–455.

Grosse Holtforth, M., & Grawe, K. (2002). *Fragebogen zur Analyse Motivatonaler Schemata (FAMOS) – Handanweisung.* Hogrefe.

Kramer, U., Kolly, S., Berthoud, L., Keller, S., Preisig, M., Caspar, F., Berger, T., de Roten, Y., Marquet, P., & Despland, J. N. (2014). Effects of motive-oriented therapeutic relationship in a ten-session general psychiatric treatment of borderline personality disorder: A randomized controlled trial. *Psychotherapy and Psychosomatics, 83*(3), 176–186. https://doi.org/10.1159/00035852.

Lang, P. J., Bradley, M. M., & Cuthbert, B. N. (1990). Emotion, attention, and the startle reflex. *Psychological Review, 97*(3), 377–395.

Munder, T., Karcher, A., Yadikar, Ö., Szeles, T., & Gumz, A. (2019). Focusing on patients' Existing resources and strengths in Cognitive-Behavioral Therapy and Psychodynamic Therapy: A Systematic Review and Meta-Analysis. *Zeitschrift für Psychosomatische Medizin und Psychotherapie, 65*(2), 144–161. https://doi.org/10.13109/zptm.2019.65.2.144

Norcross, J. C., & Lambert, M. J. (2018). Psychotherapy relationships that work III. *Psychotherapy, 55*(4), 303–315. https://doi.org/10.1037/pst0000193.

Norcross, J. C., & Wampold, B. E. (2018). A new therapy for each patient: Evidence-based relationships and responsiveness. *Journal of Clinical Psychology, 74*(11), 1889–1906. https://doi.org/10.1002/jclp.22678.

Norman, G. R., & Eva, K. W. (2010). Diagnostic error and clinical reasoning. *Medical Education, 44,* 94–100. https://doi.org/10.1111/j.1365-2923.2009.03507.x.

Olds, J., & Milner, P. (1954). Positive reinforcement produced by electrical stimulation of septal area and other regions of rat brain. *Journal of Comparative and Physiological Psychology, 47,* 419–427.

Rashid, T. (2015). Positive psychotherapy: A strengths-based approach. *Journal of Positive Psychology, 1,* 25–40. https://doi.org/10.1080/17439760.2014.920411.

Schemmel, H., & Schaller, J. (2013). *Ressourcen – Ein Hand- und Lesebuch zur therapeutischen Arbeit.* DGVT.

Snyder, C. R., & Taylor, J. D. (2002). Hope as a common factor across psychotherapy approaches: A lesson from the Dodo's verdict. In C. R. Snyder (Hrsg.), *Handbook of hope: Theory, measures and applications.* Academic.

Schilling, V. N. L. S., Boyle, K. S., Rubel, J. A., Flückiger, C., Zimmermann, D., & Lutz, W. (2021). Patients' and therapists' actions on the precipice of change: Session processes before sudden gains and sudden losses. *Journal of Psychotherapy Integration, 31*(3), 238–256. https://doi.org/10.1037/int0000242.

Verduyn, P., & Brans, K. (2012). The relationship between extraversion, neuroticism and aspects of trait affect. *Personality and Individual Differences, 52*(6), 664–669. https://doi.org/10.1016/j.paid.2011.12.017.

Wampold, B. E., Imel, Z., & Flückiger, C. (2018). *Die Psychotherapie-Debatte: Was Psychotherapie wirksam macht [dt. Adaption of the Great Psychotherapy Debate].* Göttingen: Hogrefe.

Wampold, B. E., Baldwin, S. A., Grosse Holtforth, M., & Imel, Z. (2016). There are therapist effects but what characterizes effective therapists? In L. Gastonguay & C. Hill. *Therapist effects in Psychotherapy.* APA.

Willutzki, U., & Teismann, T. (2015). *Ressourcenaktivierung in der Psychotherapie.* Hogrefe.

Narrative Ansätze: Nützliche Geschichten als Quelle für Hoffnung und Kraft

Peter Kaimer

Inhaltsverzeichnis

► Es werden typische Stufen einer Psychotherapie geschildert und mit theoretischen und theoriepraktischen Überlegungen der systemischen Therapie und der kognitiven Verhaltenstherapie verbunden. Der Fokus liegt auf Narrationen (Geschichten, Erzählungen) von Klienten. Es geht um Sprachspiele, die sich im Rahmen dieser Therapie entwickeln und die Möglichkeiten der Therapeuten, zu diesen im Sinne einer Lösungsfokussierung bzw. Selbstbemächtigung „beisteuern" zu können. Diese Überlegungen werden begleitet von Reflexionen, welche die Grenzen von Therapie zum Gegenstand haben und die Bedeutung von Verhältnissen als Gegenstand von Gesundheitspolitik betonen.

Wir müssen die Kraft des Neubeschreibens erkennen. Durch Sprache werden neue und unterschiedliche Dinge möglich und wichtig. Dies können wir jedoch erst wertschätzen, wenn unser Ziel nicht mehr darin liegt, die Eine Wahre Beschreibung zu finden, sondern darin, unser Repertoire an alternativen Beschreibungen zu erweitern. (Richard Rorty: Kontingenz, Ironie und Solidarität).

P. Kaimer (✉)
Knetzgau/Westheim, Deutschland
E-Mail: p.kaimer@posteo.de

© Der/die Autor(en), exklusiv lizenziert durch Springer-Verlag GmbH, DE, ein Teil von Springer Nature 2022
R. Frank und C. Flückiger (Hrsg.), *Therapieziel Wohlbefinden*, Psychotherapie: Praxis,
https://doi.org/10.1007/978-3-662-63821-7_10

10.1   Einleitung

Die Idee, die bedeutungsvollen Narrationen (Geschichten, Erzählungen) von Klienten in den Fokus therapeutischer Aktivität zu nehmen, wurde von verschiedenen Pionieren psychotherapeutischer Ansätze verfolgt. Nach meinem unten dargelegten Verständnis konvergieren diese Ansätze mittlerweile in einem mehr oder weniger radikalen poststrukturalistischen Verständnis von Therapie: Es geht wesentlich um die „Oberfläche" der aktuell in der Therapie gemeinsam symbolisch erzeugten Wirklichkeit und weniger um die Suche nach „dahinter" oder „darunter" Liegendem, wie es strukturalistische Ansätze als Aufgabe vorgeben. Daraus resultiert eine Haltung, die – vereinfacht gesagt – weniger einem raffinierten Detektiv, sondern vielmehr einem erfahrenen, neugierigen Begleiter ähnelt. Damit lassen sich aber auch narrative Ansätze leicht zu Ergebnissen aus der Wirkfaktorenforschung in Beziehung setzen (z. B. Common Factors; Hubble et al., 2001), jedoch kaum exklusiv von einer Therapieschule für sich beanspruchen.

Besonders indiziert erscheinen mir narrative Ansätze für Therapeuten, die gut damit umgehen können, am Ende ihrer Arbeit *nicht* als die Helden des Geschehens dazustehen. Und für Klienten, welche bereit sind, sowohl Anstrengung als auch Verantwortung für ihre persönliche Veränderung zu übernehmen.

Vorbemerkung
Die Struktur des Artikels[1] nimmt ihren Ausgangspunkt bei einer Therapie, die in weiten Teilen die Arbeit mit und die Konstruktion von nützlichen Geschichten zum Inhalt hat. Dieser therapeutische Text wird kursiv gesetzt, um ihn von den damit verzahnten Reflexionen zur eigenen Arbeit abzusetzen. So entsteht ein Muster sich abwechselnder Therapieverlaufsschilderung und theoretischer Erörterung aus verschiedenen Perspektiven, die für narrative Ansätze

bedeutungsvoll sind. Zur Übersicht stelle ich hier die Überschriften der einzelnen Kapitel in ihrer Verzahnung einander gegenüber:

10.2 Therapie – der Beginn	10.3 Erkenntnistheoretische Basis
10.4 Therapie – erste Therapiesitzungen	10.5 Psychotherapietheoretische Basis
10.6 Folgende Therapiesitzungen I	10.7 Gemeindepsychologische Perspektive
10.8 Folgende Therapiesitzungen II	10.9 Psychotherapietechnische Basis
10.10 Zeit zwischen den Therapiesitzungen	10.11 Gesellschafts- und geschichtenkritische Anmerkungen
10.12 Auf dem Weg sein …	

10.2   Therapie – der Beginn

Vorbemerkungen
Herrn Gruber gibt es als physikalische Person nicht. Die Geschichte von Herrn Gruber beruht vielmehr auf Erfahrungen und Geschichten aus der Begegnung mit mehreren Klienten der letzten 40 Jahre meiner Tätigkeit als Psychotherapeut.

Die Wahl der weiblichen bzw. männlichen Form im Text habe ich dort, wo es nicht faktisch feststand, mehr oder minder zufällig gewechselt. Ich hoffe, dass sich auf diese Weise ein ausgeglichenes Verhältnis ergeben hat und sich niemand vernachlässigt fühlen muss.

Ich halte die Unterlagen von Herrn Gruber in Händen. Morgen wird er zum ersten Therapiegespräch in die Praxis kommen. Bis jetzt hat ein Informationsgespräch stattgefunden. In diesem hatte er Gelegenheit gehabt, grob den Anlass und das Anliegen für eine Psychotherapie zu schildern und seine Erwartungen auf der Basis früherer Erfahrungen mit psychosozialer Hilfe zu formulieren. Ich konnte ihm meine Rahmenbedingungen die Grundzüge meiner Arbeitsweise und vielleicht wohl auch Hoffnung und Zuversicht bezüglich seines Anliegens vermitteln. Ich hatte ihn im Rahmen dieser ersten Begegnung darüber informiert, dass ich mich am Ende einer jeden Sitzung für ca. 5–10 min zurückziehen und eine wertschätzende Rückmeldung über die Sitzung sowie eine Empfehlung für die Zeit zwischen den Sitzungen erarbeiten

---

[1] Ich danke Anneliese Stadler und Wolfgang Loth für wertvolle Anregungen und Diskussionen zu einer ersten Version dieses Textes.

würde. Diese erhalte er dann abschließend von mir.

Für ihn war es wohl das, was im angloamerikanischen Bereich „window-shopping" genannt wird: erstes Sondieren des Angebots und zeitlich befristete Möglichkeit sich zu überlegen, ob man sich darauf einlassen will. Ich hatte die Gelegenheit zu prüfen, inwieweit Herr Gruber mir sympathisch ist, mich sein Anliegen und die erste ansatzweise Schilderung seiner Geschichte interessiert – vielleicht sogar herausfordert – und wie ich denke, ihm bei der Lösung seiner Probleme helfen zu können (Blaser, 1993). Am Ende des Termins hatte ich ihm ein Blatt zu seinem Recht auf Information bezüglich der Psychotherapie („informed consent"; Handelsmann & Galvin, 1988) sowie einige erste Fragebögen[2] gegeben und ihn mit den Worten verabschiedet, dass ich mich im Falle der Rücksendung der ausgefüllten Fragebögen innerhalb einer Woche umgehend bei ihm melden würde, um den Therapiebeginn zu vereinbaren. Zwei Tage später waren die Unterlagen angekommen.

Was war bei diesem ersten Treffen passiert? Was hätte ein naiver Beobachter feststellen können? Nun, wir hatten miteinander gesprochen, hatten uns dabei angeschaut und gestisch und mimisch unsere Worte untermalt. Wir hatten auch offensichtlich bestimmten selbstverständlichen Ritualen entsprochen, indem wir uns zu Beginn die Hände geschüttelt hatten – obwohl … da war rückblickend etwas ungewöhnlich gewesen dabei.

Ich hatte ihn in das Praxiszimmer gebeten, ihm einen Stuhl angeboten und er war freundlich dieser Einladung gefolgt. Nach ein paar einleitenden Floskeln hatte ich eine Struktur für dieses Treffen vorgeschlagen und ihm zwei Optionen eröffnet: Er beginnt seine Geschichte, die ihn hierher führt, oder ich beginne meine Geschichte psychotherapeutischer Arbeit. Wie so viele Klienten entschied sich auch Herr Gruber

dafür, mit seiner Geschichte zu beginnen und mir zu erzählen, was für ihn aktuell wichtig, bedeutsam, beklagenswert und unverständlich sei.

10.3 Erkenntnistheoretische Basis

Jede Therapie fußt auf den impliziten oder expliziten Entscheidungen des Therapeuten, was er als „wirklich" nimmt. Dies erscheint nur für Menschen trivial, die sich nie mit erkenntnistheoretischen Fragestellungen befasst haben und meist auf der Basis eines naiven Realismus **die Wirklichkeit** für schlicht gegeben nehmen.

Narrative Ansätze und darunter speziell die von mir favorisierten Spielarten systemischer Therapie (von Sydow & Borst, 2018) und kognitiver Verhaltenstherapie (z. B. Maercker & Horn, 2013) suchen ihre erkenntnistheoretische Basis meist in einer Variante des Konstruktivismus. Da es sehr viele, zum Teil selbst für Eingeweihte schwer im Detail auseinanderzuhaltende Konzeptionen des Konstruktivismus gibt, will ich mich in diesem Beitrag auf drei Versionen holzschnittartig beschränken. Es sind dies der **Sozialkonstruktionismus** auf der einen Seite, der **kognitive Konstruktivismus** auf der anderen und vermittelnd dazwischen, wenn auch mit einer leichten Asymmetrie zugunsten sozialer Prozesse, der **soziale Konstruktivismus.**

Konzeptionen des Konstruktivismus
Der **kognitive Konstruktivismus** interessiert sich schwerpunktmäßig für die Art und Weise, wie Wirklichkeit als Leistung des je individuellen Geistes erzeugt wird. Prominente Vertreter dieses Ansatzes sind Piaget und Kelly.

Der **Sozialkonstruktionismus,** als dessen prominenter Vertreter Kenneth Gergen angesehen werden kann, legt den Schwerpunkt seiner Interessen „auf Diskurse als Vehikel für die Artikulation des Selbst und der Welt sowie auf die Art und Weise, in der diese Diskurse innerhalb sozialer

---

[2] Dabei handelt es sich um zwei Teile eines lebensgeschichtlichen Fragebogens, um einen Lebenszufriedenheitsbogen (FLZ von Henrich & Herschbach, 1998) und um den SCL 90 R von Franke (2002).

Beziehungen wirken" (Gergen, 2002, S. 82). Er interessiert sich also ausschließlich für das, was zwischen Individuen als Art der Welterzeugung geschieht.

Der **soziale Konstruktivismus** hingegen denkt diese sozialkonstruktionistische Sicht umfassender, indem zusätzlich die Konstruktionsprozesse des menschlichen Geistes, der die Wirklichkeit in seinen Beziehungen mit der Welt erzeugt, mit aufgenommen werden.

Die Ideenlinie, welche hinter dem von mir favorisierten Verständnis von sozialem Konstruktivismus steht, kann mit den Namen prominenter Denker aus Philosophie und Soziologie verbunden werden, wenngleich diese nicht unmittelbar aufeinander aufbauen. Da wäre z. B. Durkheim mit seinem Begriff der **kollektiven Repräsentation,** Fleck mit seinem **Denkstil** oder **Denkkollektiv,** Wittgenstein mit seinen **Sprachspielen und Lebensformen,** Bachtin mit seinen **dialogischen Konzepten** zur Wirklichkeitserzeugung, Berger und Luckmann mit ihrer **sozialen Konstruktion von Realität** sowie Garfinkel mit seinen **ethnomethodologischen Konzepten** (vgl. Frindte, 1998; Deissler & McNamee, 2000; und besonders aufschlussreich und genau von Tiling, 2004).

Besonders bedeutsam erscheint mir die Brücke, welche der soziale Konstruktivismus zwischen Ideen über die Welterzeugung im Individuum und solchen im sozialen Raum (das zentrale Thema des Sozialkonstruktionismus) schlägt. Hier werden häufig die Arbeiten von Wygotski (1964) mit seinem „Aneignungskonzept" aufgegriffen: Das Ich des sozialen Konstruktivismus wird in einen sozialen Raum hineingeboren, der ihm ein Set an Sprachfiguren zur Verfügung stellt. Diese Sprachfiguren sind Bestandteile einer Kultur, Bestandteile von Lebensformen – und das sich entwickelnde Ich eignet sich diese Sprachfiguren an, um in diesem Raum kommunizieren und damit (über)leben zu können. Diese Verbindung zwischen individueller und sozialer Wirklichkeitserzeugung signalisiert eine deutliche Asymmetrie zugunsten

sozialer Konstruktionsprozesse im Sinne des Sozialkonstruktionismus. Am Anfang steht hier ganz eindeutig der soziale Raum, der überhaupt erst **Sprache, Sprachformen, Metaphern, Diskursformen, Mythen und Metaerzählungen** zur Verfügung stellt aber auch vorgibt. Oder wie es Devilder (2001, S. 16) von der Bochumer Arbeitsgruppe für sozialen Konstruktivismus und Wirklichkeitsprüfung so provokant formuliert:

> Alles was wir erleben können, liegt sprachlich zubereitet schon fertig vor, alles, was über unser Ich gesagt werden kann, ebenfalls. Denn nicht ich fühle etwas, sondern man fühlt. Wie viele Leute benutzen das Wort „man" wenn sie etwas über sich selbst sagen sollen! Und unser kommunales System stellt uns nicht nur das Wissen über diese Sprachfiguren zur Verfügung, sondern dazu noch die Regeln, wie, wann und wo diese Sprachfiguren angemessen gebraucht werden dürfen, können und müssen.

Unter sozialkonstruktivistischer Perspektive interessiere ich mich als Therapeut dafür, wie wir Menschen uns in unterschiedlichen kommunalen Systemen und Umwelten mittels unserer Sprache gewissermaßen selbst herstellen. Ich interessiere mich für die Erzählungen und Geschichten, die wir uns selbst und anderen als Folge bereits stattgefundener Diskurse und auch vorgefundener Sprachschablonen erzählen. Ich interessiere mich für die Regeln „guter" Geschichten, für die Spielräume, die verschiedene Geschichtentypen uns lassen bzw. die Folgen, welche unterschiedliche Geschichten hinsichtlich Öffnung oder Schließung von Möglichkeiten bereitstellen. Devilder formuliert das wiederum sehr pointiert so:

> Soziale Konstruktivistinnen sagen also, dass wir die Wirklichkeit unserer Alltagswelt und damit uns selbst als Person im sozialen Diskurs fabrizieren. In diesem Prozess stellt die Sprache die soziale Welt auf die Füße und damit auch uns. Und deswegen achten soziale Konstruktivistinnen auf die Macht der Texte und die Magie von Metaphern! Warum Macht der Texte? Nun, wenn wir als Person ein Element in einem vernetzten System sozialer Beziehungen, ein sozial konstruiertes Diskursprodukt sind, dann dürften die Texte, die in unserem Sozialsystem aufgesagt werden eine erhebliche Macht auf uns ausüben und über uns haben, ja vielleicht können wir sogar so weit gehen, Personen als Texte zu sehen! (Devilder, 2001, S. 26).

Die Folgen einer solchen Sichtweise für Therapie sind erheblich: Die Erzählungen einer Person, die diese scheinbar charakterlich festschreiben, werden als Ergebnis der Erzählpraxis einer bestimmten kommunalen Gemeinschaft gesehen und insofern weitet sich ein Möglichkeitsraum, die Geschichten auch signifikant anders zu erzählen; die sprachlichen Produkte des Psychischen werden nicht so sehr strukturell (Oberflächenstruktur vs. Tiefenstruktur, die das Eigentliche beherbergt und die es zu ergründen oder zu deuten gilt), sondern poststrukturell als Diskursprodukte gesehen und können potenziell durch Dekonstruktion verflüssigt werden – in letzter Konsequenz praktizieren wir Sprachkritik; Geschichten über uns können uns folglich krank machen aber/oder auch gesund.

10.4 Therapie – erste Therapiesitzungen

Herr Gruber beginnt das erste Therapiegespräch mit dem Hinweis, dass es ihm jetzt ja schon besser gehe, seitdem er Tabletten nehme. Aber er wolle nicht ständig darauf angewiesen sein. Außerdem hoffe er, durch die Therapie noch weitere Schritte zu schaffen. Ob mir denn nichts aufgefallen sei bei der Begrüßung. Nun, die Art wie er mir die Hand gegeben hätte – lediglich die Fingerspitzen – sei schon ungewöhnlich gewesen, aber es sei für mich nicht eindeutig zu entscheiden gewesen, ob es sich lediglich um eine zufällige Fehlkoordination unserer Hände gehandelt habe oder ob System dahinter stecke. Es habe System, erklärt Herr Gruber mit einem verschmitzten Lächeln. Er habe Angst, die Hand zu geben, aus Angst, sich anzustecken. Diese Angst habe sich im Gefolge der größten Enttäuschung seines Lebens entwickelt, als ihn sein Freund und Kompagnon um eine größere Summe Geldes betrogen und er sich beschmutzt gefühlt habe. Kurz darauf habe er aufgrund größter Ekelgefühle nichts mehr anfassen können, wovon er annehmen musste, dass es von diesem vorher berührt worden sei. Im Laufe der Zeit habe sich dieses Unwohlgefühl auf alle

möglichen Bereiche ausgedehnt und er habe eine Art von Sicherungssystem entwickelt, um mögliche Verschmutzungen und Ansteckungen zu entgehen. Dies habe ihn zunehmend eingeengt, sein Leben zu einem komplizierten Regelsystem gemacht, welches er irgendwann einmal nicht mehr habe bewältigen können. Am Rande eines Nervenzusammenbruchs sei er zu einem Psychiater gegangen, der ihn medikamentös versorgt habe. Die Medikamente hätten geholfen, weil er gegenüber den Angst- und Ekelgefühlen etwas gleichgültiger geworden wäre und demzufolge seine Regeln und Praktiken hätte lockern können. Sein soziales Umfeld leide jedoch nach wie vor unter seiner mangelnden Spontaneität, diversen umständlichen Ritualen und entsprechender Gereiztheit, wenn er bei der Ausführung dieser Abläufe gestört oder unterbrochen werde. Er selbst schwanke hinsichtlich der Notwendigkeit, etwas zu verändern, aber er wolle natürlich, dass seine Umwelt sich wohl mit ihm fühle, und auch er selbst könne sich schon ein etwas unbeschwerteres Leben vorstellen. Nun wolle er aber etwas von mir wissen.

Ich erzähle ihm von meiner therapeutischen Basis, die ich als lösungs- und zielfokussiert charakterisiere. Dabei würden seine erstrebenswerten Entwicklungsvorstellungen von sich selbst und seinem Leben sowie seine Änderungsideen als Klient eine gewichtige Rolle spielen. Die Therapie, welche ich ihm anbieten könne, sei sehr handlungsorientiert. Das heißt, es gebe so gut wie immer etwas für ihn zu tun zwischen den Sitzungen, was schon eine Herausforderung bedeuten werde. Therapie sei harte Arbeit, die sich jedoch so gut wie immer lohne, wenn jemand in Richtung seiner Ziele aktiv werde. Eine wichtige Rolle werde auch eine Analyse der Problembedingungen, die ihn auf seinem Weg zum Ziel blockieren, spielen. Bedingungen, welche das Problem auslösen oder aktivieren genauso, wie Bedingungen, welche zu seinem Weiterbestehen beitragen. Und letztlich ginge es natürlich auch um geeignete Schritte und Mittel bei diesem Voranschreiten – diese könnten von ihm selbst gefunden oder vorgeschlagen werden, sie könnten aber auch aus dem gesammelten Wissen gut geprüfter psychotherapeutischer Verfahren stammen, das ich ihm gerne zur Verfügung stellen wolle.

Ich hatte geplant, nun möglichst unmittelbar zur Zielklärung überzuleiten, um zügig mit Herrn Gruber eine motivierende Vision seiner Zukunft zu entwerfen. Doch es kam anders. Sehr schnell signalisierte mir Herr Gruber, dass er ein großes Bedürfnis habe, seine Leidensgeschichte zum ersten Mal jemandem umfassend darzulegen. Und es wurde auch deutlich, dass er dies als Voraussetzung dafür ansah, wirklich verstanden zu werden.

Folglich kreisten meine Fragen um das Thema, was ich alles wissen müsse, um gut verstehen zu können, worum es bei seiner Problematik und seinem Anliegen hier in der Therapie gehe.

*Da wir die Sitzung – mit Ausnahme einiger Abstecher zu sichtbar gewordenen Stärken und Ressourcen –***problemorientiert** *zugebracht hatten, bat ich ihn am Ende der Sitzung, um den Fokus wieder auf eine* **lösungsorientierte** *Perspektive zu verlagern, bis zum nächsten Mal all das zu beobachten und zu notieren, was in seinem Leben trotz seiner Problematik aktuell in Ordnung sei, womit er zufrieden sei, was so bleiben könne und solle und sich auch durch eine Therapie keinesfalls ändern solle.*

10.5 Psychotherapietheoretische Basis

Bei der Schilderung der Beschwerden von Herrn Gruber wird sicher verhaltenstherapeutischen Kollegen sofort das Modell der Behandlung von Zwängen, wie es z. B. Lakatos und Reinecker (2015) vorgelegt haben, in den Sinn gekommen sein. Vertreter anderer Schulen werden entsprechende Störungs- und Behandlungsmodelle assoziieren. Ich will an dieser Stelle jedoch das Augenmerk auf den narrativen Aspekt der Therapie lenken. Dazu brauche ich Argumente, welche die oben skizzierte erkenntnistheoretische Basis mit einigen mir vertrauten Spielarten von Therapie verbindet, die Narrationen besonderes Augenmerk schenken.

Gergen (2002) nennt vier zentrale Merkmale, die charakteristisch für ein Therapieverständnis unter dem Aspekt der sozialen Konstruktion sind:

- Schwerpunkt auf Bedeutungen,
- Therapie als Co-Konstruktion,
- Schwerpunkt auf Beziehungen,
- Wertesensibilität.

Gergens zentrale Merkmale einer sozialkonstruktiven Therapie

Schwerpunkt auf Bedeutungen: Im Gegensatz zu traditionellen Therapien, in denen es oft um das Herausfinden von Ursachen für psychische Störungen geht, welches nach einem medizinischen Modell angestrebt wird (Was steckt hinter dem Gesagten?), geht es nun um konstruierte Bedeutungen, die sich in den Erzählungen und Geschichten der Klienten finden lassen (Was wird unmittelbar in dem Gesagten sichtbar?).

Therapie als Co-Konstruktion: Der Klient erhält in der Entfaltung seiner Erzählungen und Geschichten zunächst einen Freiraum; die Art der Reaktion, der Nachfragen, der Reformulierungsangebote, subtiler Betonungen etc. durch den Therapeuten lässt dann gemeinsam mit dem Erzählenden neue Optionen im Verständnis, in der Erzählweise, in der Schwerpunktbildung und in den daraus resultierenden Folgen (z. B. auf der Handlungsebene) entstehen; letztlich entwickelt sich eine neue Geschichte zwischen den Beteiligten; d. h. zwischen Therapeut und Klient.

Schwerpunkt auf Beziehungen: Die strenge Fokussierung auf das „Innenleben des Geistes" wird zugunsten eines starken Interesses für das Netzwerk sozialer Beziehungen und dort kommunal erzeugter Bedeutungen und ihrer Folgen im Handeln (mit sich selbst oder signifikanten anderen) verschoben.

> **Wertesensibilität:** Aufgrund der bisher genannten Merkmale wird die Bedeutung der Werte der Therapeuten im Prozess der Therapie deutlich und Wertneutralität zur Illusion; daher wird eine Offenlegung der Werte des Therapeuten obligatorisch, wenn kritische Situationen im Therapieverlauf dies erforderlich erscheinen lassen.

Es gibt mittlerweile neben den explizit **narrativen Ansätzen** in sehr vielen traditionellen Therapierichtungen auch Versuche, diese narrativ zu interpretieren. Scholz (2002) berichtet von Versuchen, eine narrative Wende in der Psychotherapie auszurufen und verweist auf Machado und Goncalves (1999), die eine Vielfalt von dementsprechenden Ansätzen in psychodynamischen, systemischen, kognitiven und konstruktivistischen Therapien konstatieren. Als deren gemeinsame Auffassung wird beschrieben, dass es Aufgabe von Therapie sei, „Klienten dabei zu helfen, ihre alten Geschichten zu revidieren und neue zu konstruieren, die von größerer Relevanz und Sinn für ihr gegenwärtiges und zukünftiges Leben seien" (Scholz, 2002 S. 232).

Die beiden Spielarten, die hier zuerst skizziert werden sollen, sind gewissermaßen komplementär zueinander. Es handelt sich um kognitiv-konstruktivistische einerseits und sozialkonstruktionistische Auffassungen von Narrationen andererseits. McNamee (1997, Übersetzung von Scholz, 2002, S. 239) formuliert diese Komplementarität – aber auch ein gewisses Spannungsverhältnis – so:

Konstruktivistische Verständnisweisen menschlichen Austausches gestehen den sozialen Prozessen, in welchen wir unsere Welten kreieren, Bedeutsamkeit zu. Jedoch gibt es einen residualen Individualismus noch fest intakt im Konstruktivismus. Die gemeinsamen Aktivitäten, in welchen sich Personen engagieren, sind bedeutsam, insofern sie die Quelle für kognitive Veränderungen und/oder Stabilität liefern. … Im Kontrast dazu gibt Sozial-Konstruktion insgesamt den Begriff eines originären Individuums auf. Anstatt Individuen und ihre kognitiven Strukturen als Startplatz für irgendein Verständnis menschlichen Austauschs anzusetzen, schlägt Sozial-Konstruktion vor, dass wir Bezogenheit (relatedness) – das heißt, was Leute zusammen in einem interaktiven Moment tun – untersuchen und jeglichen Sinn von Individualität, internalen Konstrukten oder Überzeugungen als aus diesen Formen von Bezogenheit auftauchend verstehen.

Diese Komplementarität, die eine entsprechende Komplementarität in den Sichtweisen dessen, was als Problem angesehen werden soll, befördert, erlebe ich als Therapeut als weitende Option. Sie eröffnet mir die Möglichkeit, Geschichten und Erzählungen meiner Klienten wahlweise aus einer Perspektive individueller Konstruktion versus einer Perspektive dominanter Narration eines sozialen Netzwerks zu verstehen und dementsprechend verflüssigend anzugehen. Mit dem Terminus „verflüssigen" werden hier Bemühungen im therapeutischen Diskurs bezeichnet, einschränkende, entmutigende und pathologisierende Geschichten und Bedeutungszuschreibungen in ihrem Absolutheitsanspruch und ihrer Alleingültigkeit infrage zu stellen und mögliche alternative Sichtweisen in Betracht zu ziehen. Gergens vier zentrale Merkmale, die er für Therapie unter der Perspektive eines sozialen Konstruktionismus formuliert hat, lassen sich auch für eine kognitive Perspektive diskutieren. Dies insbesondere deshalb, weil er selbst die Möglichkeiten von Verbindungen dieser Ansätze wertschätzend hervorhebt (Gergen, 2002, S. 294).

Schwerpunkt auf Bedeutungen kann bei einem kognitiven Verhaltenstherapeuten wie Meichenbaum z. B. heißen, dass er die je individuellen Geschichten der Klienten nicht nur sorgfältig entfalten lässt, sondern dabei hilft, sich bewusst zu werden, wie Klienten die mit diesen Geschichten verbundenen Wirklichkeiten erschaffen. Dabei hilft zu erkennen, welche Konsequenzen das für ihr Leben hat und dass es nicht die eine wirkliche Wirklichkeit gibt, sondern viele mögliche Erzählungen, die mehr oder weniger ermutigende und hoffnungsvolle Begleitgefühle erzeugen (Meichenbaum, 1996). Bei einem sozialkonstruktivistischen Therapeuten wie z. B. Neimeyer wird hingegen die sich entfaltende Geschichte vor dem Hintergrund der Kultur oder Subkultur des Betreffenden gehört und hinsichtlich ihrer Inkohärenz erzeugenden oder unterdrückenden Wirkung geprüft (Neimeyer & Raskin, 2000). Es werden gängige Skripte und Diskurse hinsichtlich ihrer den Möglichkeitsraum einengenden Funktion betrachtet und den Klienten angeboten, hoffnungsvollere Lebensgeschichten zu entwerfen.

In beiden Ansätzen wird so auch schon deutlich, was es bedeutet, **Therapie als Co-Konstruktion** zu verwirklichen. Beide Vertreter begreifen sich nicht mehr als Experten für zielsichere Lösungen von Problemen, sondern vielmehr als Experten für nützliche und hilfreiche Sprachangebote, welche zu ermächtigenden und ermutigenden Geschichten und Erzählungen führen sollen. Sie begreifen sich gewissermaßen als „story-dealer" (vgl. Kaimer, 2003). Und es liegt auf der Hand, dass sie das nur in enger Kooperation mit ihren Klienten tun können.

Es liegt aber auch auf der Hand, dass unter diesen Vorgaben Therapie folgerichtig unter dem **Schwerpunkt auf Beziehungen** gesehen wird. Die sich entwickelnden Geschichten und Erzählungen formen sich ja einerseits Stück für Stück im Rahmen der therapeutischen Beziehung und sie müssen sich andererseits im kommunalen Diskurs des sozialen Netzwerks bewähren, müssen dort überleben können, anschlussfähig werden.

Als vierten Punkt nannte Gergen die **Wertesensibilität** einer Therapie unter der Perspektive sozialer Konstruktion. Beide Perspektiven, individuelle Konstruktion ebenso wie dominante Narrationen eines sozialen Netzwerks, werfen ethische Fragen auf, die eine möglichst große Transparenz im Rahmen der Therapie hinsichtlich der implizit und explizit vertretenen Werte wünschenswert erscheinen lassen.

10.6   Folgende Therapiesitzungen I

Herr Gruber kommt in die nächste Therapiesitzung und schildert eine ganze Menge von Dingen, die ihm in Bearbeitung der Therapieempfehlungen zufriedenstellend aufgefallen sind. Er schildert sie im Kontrast zu früheren Einschränkungen – was auch immer wieder zu Klagen

über Probleme der Gegenwart führt. Die Erzählungen folgen eine Zeitlang vergangenen Erfolgen, spüren seinen Ideen über aktuelle Lösungsschritte nach. Wir versuchen ein gemeinsames Experiment, indem wir eine Art Utopie entwerfen: das Leben von Herrn Gruber nachdem ein Wunder passiert sei, welches das Problem, das ihn in Therapie gebracht habe, gelöst habe. Für eine gewisse Zeit ist es möglich, Herrn Gruber bei dieser positiven Vision zu halten und er entfaltet sie in unterschiedlichsten Lebensbereichen. Darüber hinaus konkretisiert er sie und schildert sie sogar aus dem Blickwinkel anderer Personen.

Nach einer Weile tritt dann bei Herrn Gruber wieder das aktuelle Leid in den Vordergrund – das Unverständnis, was da mit ihm geschehe, was der Grund für diese Problematik sei. Gemeinsam versuchen wir, diesem „Grund", der ihm ein großes Anliegen und auch Teil seiner persönlichen Lösung ist, auf die Spur zu kommen. Ich biete ihm das funktionale Modell von Kanfer et al. (2012) als eine Ordnungsstruktur für unsere Suche an. Die Einbettung seiner Problematik in auslösende und aufrechterhaltende Bedingungen ist für ihn plausibel und entspricht wohl auch seiner Art zu denken. Er nutzt jedoch das angebotene Modell auf eine sehr idiosynkratische Art und Weise. Die funktionale Analyse, die ich als Grundlage für die Finanzierung durch die Krankenkasse der Therapie erstelle, und seine neu sich entwickelnde Geschichte von auslösenden Bedingungen, die teils mit seiner Kindheit, teils mit Erfahrungen in seinem sozialen Umfeld sowie mit persönlichen Gewohnheiten zu tun haben, unterscheiden sich dabei erheblich. Man könnte etwas spitzfindig davon sprechen, dass im Grunde genommen sogar drei verschiedene Geschichten miteinander interagieren: Meine Geschichte wird durch die Rahmenvorgaben seitens des Selbstmanagementmodells sowie noch komplexitätsreduzierender seitens der Vorgaben durch das Gutachtersystem der Krankenkassen zur formalen Analyse. Herrn Grubers Geschichte, welche ebenfalls als Modell betrachtet werden könnte, bleibt formal relativ ungebunden und flexibel und ähnelt (wollte man es zu Formalisierungsversuchen in Beziehung setzen) am ehesten einem Systemmodell sensu Schiepek und Kaimer (1996). Diese beiden Geschichten treten im therapeutischen Diskurs immer wieder zueinander in Beziehung und es entsteht so etwas Drittes, an dem wir beide unseren Anteil haben. Es entsteht eine Geschichte, ein Sprachspiel, das uns miteinander verbindet, welches uns immer wieder die Suche nach Anschlussfähigkeit abnötigt, uns Gefühle des Verstehens ebenso wie des Missverstehens beschert und gleichzeitig auf der Basis kulturell vorgegebener Muster gespielt werden will.

Jede individuell erzeugte Geschichte ist wiederum nützlich für den je bestimmten kommunalen Diskurs, indem sie eingebracht wird. Meine formale Analyse stellt eine Bezugnahme zu anerkannten Modellen psychischer Not und Möglichkeiten ihrer Bearbeitung her und erlaubt eine relativ rationale Rechtfertigung dem Gutachter gegenüber, dass hier eine Konstellation von menschlichem Leid vorliegt, die plausibel therapeutisch angegangen werden kann. Sie stellt insofern nur eine mögliche Analyse und damit Erzählweise unter mehreren möglichen dar, als auch gänzlich andere Fallkonzeptionen denkbar sind (vgl. Caspar, 1996). Herrn Grubers Geschichte wird zumindest in den Beziehungen mit den Angehörigen seiner Familie und den Kollegen am Arbeitsplatz Wirkung entfalten. In der Therapie gewinnt er jedenfalls auf diese Art und Weise zunehmend das Gefühl, sich selbst besser einordnen und verstehen zu können, was ihm wiederum Ansatzpunkte für Lösungsschritte liefert. Diese erwartet er sich teils von mir und den psychotherapeutischen Ansätzen, die ich vertrete, er wandelt sie jedoch interessiert nach seinen eigenen Bedürfnissen und gemäß seiner persönlichen Änderungstheorie ab. Dasselbe gilt auch für andere Anregungen, die er sich wünscht – z. B. Bücher. Er liest die empfohlene Literatur gerne und relativ zügig. Er wählt aus, was ihm stimmig und passend scheint für seine aktuelle Situation.

Die sich entwickelnden und entfaltenden Geschichten finden offensichtlich auch Eingang in seinen Alltag. Er berichtet immer wieder von Gesprächen mit seiner Frau, mit

Arbeitskollegen, mit befreundeten Personen, wobei Teilstücke der in der Sitzung entstandenen Geschichten sichtbar werden. Darüber hinaus berichtet er von Veränderungen, die sich in seiner alltäglichen Lebenspraxis ergeben. Natürlich – die Geschichten haben Folgen im Handeln. Und das Erzählen und Handeln erfährt Rückmeldung in seinem kommunalen Feld und es entscheidet sich so, was lebbar ist und was nicht. Daraus entwickelt sich auch ein ganz individuelles Muster von Beschleunigung und Verlangsamung von Veränderungen bezogen auf die therapeutischen Ziele. Dazu gehören ebenfalls wieder Geschichten und Erzählungen, die diese Prozesse begründen, von ihnen ablenken, in ihnen ermutigen und herausfordern. Auch die Änderung der therapeutischen Ziele findet in diesem Rahmen des Neuerzählens und Umerzählens immer wieder statt – manchmal ganz subtil, manchmal dramatisch.

10.7 Gemeindepsychologische Perspektive

Schon lange, bevor das Narrative im Rahmen der therapeutischen Gemeinde zum (post)modernen Begriff wurde, beschäftigten sich gemeindepsychologische Theoretiker und Praktiker mit der gestaltenden Kraft von Geschichten im Rahmen von Empowermentprozessen (Stark, 1992, 1996).

Mit Empowerment ist die aus der Kritik expertendominierter Präventionsprogramme erwachsene Stärkung der salutogenen Ressourcen von Menschen gemeint. Konkret sollen Menschen dabei unterstützt werden, Möglichkeiten zu finden oder auszubauen, die ihnen ein Optimum an Kontrolle über das eigene Leben (zurück)geben (Rappaport, 1985; Keupp, 1998; Stark, 1996). Dabei soll besonders sensibel ein Gleichgewicht zwischen Anerkennung vorhandener Stärken und Bereitstellung von Hilfestellungen durch psychosoziale Helfer gefunden werden.

Die Grundlagen für solche anzustrebenden Prozesse liegen:

- in einem Wechsel des Schwerpunkts von einer Defizit- oder Pathologieperspektive hin zu einer Ressourcen- oder Kompetenzperspektive;
- in einer Änderung der Sicht der Experten – statt Expertenlösungen geht es um eine Unterstützung selbstbestimmter und selbstverantworteter Lösungen;
- in einer Überwindung von „Demoralisation" und Ermöglichung der Erfahrung von Selbstwirksamkeit;
- im Anstoßen von Eingebundenheit in soziale Netzwerke und die Nutzung der damit verknüpften Ressourcen (Netzwerkförderung).

Solche Empowermentprozesse können sowohl auf der individuellen Ebene, der Ebene der unmittelbaren sozialen Netzwerke, wie auch auf struktureller, sozialpolitischer Ebene angeregt werden und wirken.

In diesem Zusammenhang sind folgende Zitate aufschlussreich und programmatisch für ein psychosoziales Handeln unter einer gemeindepsychologischen Perspektive:

> Zentrales Medium für die Gestaltbarkeit des eigenen Lebens, die Entdeckung sozialer Ressourcen und die Förderung von Selbstorganisation sind Erzählungen und Geschichten … (Stark, 1996, S. 47)
>
> Die in den Geschichten angelegten *Prozesse der Selbstthematisierung* und auch Selbstmythologisierung sind wesentliche Schubkräfte für Empowermentprozesse. Sie machen das Veränderungspotential dieser Prozesse aus, schaffen Einheit, Identität und Kraft. Es sind die Geschichten, und nicht die Ergebnisse, die den Aufforderungscharakter besitzen selbst aktiv zu werden, die eigene Geschichte zu beginnen und weiterzuerzählen. (Stark, 1996, S. 49)

Das Besondere einer Geschichtenperspektive, wie sie aus gemeindepsychologischem Denken kommt, ist ihre eminent politische Dimension. Diese zeigt sich im analytischen Herangehen an die jeweiligen Geschichten und die dort gefundene und hergestellte Verbindung zwischen persönlichen Schicksalen und gesellschaftlichen Prozessen ebenso, wie in den erfrischend anregenden, Mut machenden und unmittelbar aktivierenden Anteilen von individuellen

Geschichten. Gleich Reaktionen in chemischen Prozessen neigen diese Anteile dazu, Verbindungen mit den Erzählungen und Geschichten anderer beteiligter Zuhörender einzugehen (Stark, 1992).

Diese ermutigenden, selbstbemächtigenden Aspekte in gemeindepsychologischen Geschichten stammen unter anderem auch aus den auf eine wünschenswerte Zukunft gerichteten Erzählanstößen (hier sehr ähnlich lösungsfokussierten Ansätzen – s. unten). Denn Empowermentgeschichten gehen über die Beschreibung der Vergangenheit – ihre Erfolge und Niederlagen – hinaus und richten sich regelmäßig auf **„Handlungs- und Phantasieanregungen für eine (mit) zu gestaltende Zukunft"** (Stark, 1992, S. 41). Am beeindruckendsten scheint mir dieser ressourcenorientierte Ansatz bzw. die Ressourcenschöpfung in den Erzählwerkstätten beobachtbar zu sein, in denen individuelle Empowermentprozesse parallel zu kommunal bezogenen erfahrbar werden (vgl. Stark, 1992, 1996).

10.8 Folgende Therapiesitzungen II

Immer wieder findet eine Rückbesinnung auf das von Herrn Gruber geschilderte „Wunder" statt. Das heißt, immer wieder versuche ich, gemeinsam mit ihm herauszufinden, inwieweit er eine persönliche Vision für sein zukünftiges Leben hat, wie diese ausschaut, welches die Aspekte dieser Geschichte sind, die ihm besonders erstrebenswert scheinen. Immer wieder bitte ich ihn, einzuschätzen, wie viel er bereit ist, für einzelne Aspekte dieser Vision zu tun. Wie zuversichtlich er ist, dies mit den gemeinsam er-/gefundenen Mitteln erreichen zu können. Und immer wieder beschäftigen wir uns mit Zeiten vor der Therapie oder zwischen den Sitzungen: Wo ein kleines Stückchen des Wunders bereits stattgefunden hat. Wir versuchen herauszufinden, inwieweit er dies als unter seiner Kontrolle stehend erlebte oder als Zufall. Dies ist sowohl für Herrn Gruber als auch mich manchmal eine äußerst anstrengende Konkretisierungsarbeit, wenn es darum geht, das Wann?, Wo?, Wie?, Von wem beobachtet? in der Sitzung gesprächsweise sichtbar und über die Kraft der Vorstellung auch erlebbar zu machen.

All dies versuchen wir als Prozess anschaulich zu machen – mit Skalen, mit der Metapher eines Prozesses, einer persönlichen Entwicklung, in der er sich befindet. Wir nutzen therapeutische Konzepte, mit denen er sich bibliotherapeutisch bereits auseinandergesetzt hat, und setzen diese in Beziehung zu seiner Änderungstheorie. Auch greifen wir immer wieder das auf, was er in kritischen Situationen zu sich selbst sagt, überprüfen gemeinsam wie zielführend, nützlich und – aufgrund seiner Wahrnehmung – zutreffend das Gesagte ist. Von Zeit zu Zeit fordert er auch mein Wissen, meine Erfahrung, meine Sichtweise ein.

Herr Gruber erhält am Ende einer jeden Sitzung eine kompakte Rückmeldung, welche anerkennende, wertschätzende, manchmal für ihn anregende und überraschende Elemente enthält. Die Rückmeldung soll seine Sichtweise öffnen hinsichtlich möglicher anderer Geschichten, wenn er sich allzu festgelegt auf eine mögliche Geschichte sieht. Sie soll ihm Distanz ermöglichen, wenn die von ihm erzählten Geschichten eher einengenden, pathologisierenden Charakter haben. Sie soll ihn bestätigen hinsichtlich seiner Ressourcen und Stärken mittels respektvoller Komplimente. Dies soll unter anderem seine Geschichten schlüssig und in sich stimmig machen. Sie soll ihm außerdem plausible Schritte für den weiteren Entwicklungsprozess empfehlen, die meist bereits in der Sitzung gemeinsam geplant wurden.

Zwischen den Sitzungen schlage ich vor, gelegentlich Mailkontakt zu halten, wenn ich ihm eine hilfreiche Idee anbieten möchte. Auch er schickt mir – wie vereinbart – Nachrichten, um von Entwicklungserfahrungen – Fortschritten und Misserfolgen – zu berichten.

Besondere Bedeutung haben auch Beschreibungen, die Herr Gruber mir hinsichtlich der Reaktionen seiner Umwelt erzählt. Dabei können das genauso gut erwartete oder fantasierte zukünftige Reaktionen und Beobachtungen signifikanter Mitglieder seines sozialen Netzwerks sein wie tatsächlich beobachtete in der

*Gegenwart. Die persönliche Entwicklung durch die Brille der wichtigsten Sozialpartner ressourcenfokussiert zu sehen, eröffnet ihm immer wieder neue Perspektiven. Aber immer wieder lehnt er auch Angebote **anders oder neu zu sehen** ab. Immer wieder einmal signalisiert er mir, dass er an einem bestimmten Punkt, hinsichtlich einer bestimmten Perspektivrichtung nicht folgen mag, diese vorgeschlagene Sichtweise nicht einnehmen möchte. Je nach Einschätzung folge ich ihm oder hole mir die Erlaubnis, ihn respektvoll mit „meiner" Sichtweise zu konfrontieren.*

Zentrale Phasen und Elemente des Therapieprozesses

- Erarbeiten einer persönlichen Vision als „Leitstern" der Therapie
- Einschätzung der Bereitschaft für Schritte in die Richtung der Vision etwas zu tun
- Aufgreifen und Würdigen von spontanen oder willkürlichen Schritten in die richtige Richtung, egal ob sie vor Beginn der Therapie, zwischen den Sitzungen, unsystematisch oder zufällig auftreten
- Neugieriges Konkretisieren der Änderungstheorie der Klienten und Herausarbeiten von Folgerungen für den Änderungsprozess
- Empfehlungen erarbeiten, die ggf. eine Falsifikation der Änderungstheorie erlauben
- Rückmeldungen geben, die sowohl Wertschätzung und Heraushebung und Konkretisierung vorhandener Ressourcen betonen, als auch in der jeweiligen Sitzung erarbeitete Schritte im Sinne einer Empfehlung beinhalten
- Aufgreifen dieser geplanten Schritte sowie der Reaktionen der sozialen Umwelt darauf zu Beginn einer jeden Sitzung
- Visualisieren der jeweiligen Zielannäherung mittels individuell zugeschnittener Skalen

10.9 Psychotherapietechnische Basis

Der Ausgangspunkt narrativ-sozialkonstruktivistischer Ansätze ist Sprache. Sprache als Aktivität, die natürlich eingebettet ist in einen gestisch-mimischen Kontext. Und vor allem gerahmt ist von einem sozialen Kontext, in dem jemand zu jemandem unter bestimmten Bedingungen etwas sagt. In diesem Kontext entsteht dann die Bedeutung des Gesagten durch einen bestimmten Gebrauch.

Narrativ-sozialkonstruktivistische Ansätze haben aus der Erfahrung im Umgang mit Sprache und – allerdings etwas später – aus theoretischen Überlegungen Sprachfiguren beschrieben, die helfen sollen, der speziellen Funktionalität einengender, pathologisierender, stigmatisierender, dominierender und demoralisierender Geschichten zu begegnen.

Eine Fülle solcher Sprachfiguren für narrative Spielarten einer kognitiven (Verhaltens-)Therapie beschreibt Scholz (2002), z. B.:

- den Ansatz von Donald Meichenbaum, der viele Ähnlichkeiten mit den weiter unten skizzierten Prinzipien narrativer Therapie von White und Epston (2013) hat,
- den Ansatz von Neimeyer, der kognitive und sozialkonstruktionistische Perspektiven zu integrieren sucht,
- den Ansatz von Goncalves als vielleicht radikalster sozialkonstruktivistischer Interpretation kognitiver Therapie und seine eigenen Weiterentwicklungen rational-emotiver Therapie (Machado & Goncalves, 1999).

Ich will die Beschreibung narrativer Sprachfiguren im Sinne von Diskursangeboten an die Klienten auf ein paar Beispiele beschränken, die ich selbst alltäglich in meinen Therapien nutze. Weitere Beispiele sind in der angegebenen Literatur zu finden.

Um diese Angebote ganz grob zu charakterisieren, ist es stimmig, die Vorgehensweisen unter die Überschriften eines **erkundenden, befragenden Interviewstils** einerseits und eines **respektvoll anbietenden, zur Verfügung stellenden Erzähl- oder Interventionsstils** andererseits zu versammeln.

Sprachfigur: Erkundender, befragender Interviewstil
- Einladungsfragen
- Wunder- bzw. Zielklärungsfragen
- Fragen nach Fluktuationen
- Skalenfragen
- Bewältigungsfragen

Zu dem erkundenden, befragenden Interviewstil gehören Einladungsfragen, Wunder- bzw. Zielklärungsfragen, Fragen nach Fluktuationen, Skalenfragen und Bewältigungsfragen, wie sie in den Publikationen des lösungsfokussierten Ansatzes beschrieben worden sind (vgl. de Jong & Berg, 2008; de Shazer, 2019, 2017). Ich habe diese Diskursangebote an anderer Stelle etwas ausführlicher beschrieben (Kaimer, 2005) und will mich deshalb auf eine Skizzierung beschränken:

- **Einladungsfragen** kreisen darum, die Klienten dabei zu unterstützen Anlass, Anliegen, Auftrag und Kontrakt Stück für Stück sorgfältig herauszuarbeiten und dabei vorschnelles Festlegen aufgrund eines wie auch immer gearteten „klinischen Blicks" von Helferseite zu vermeiden (eine vorzügliche Darstellung dieser Arbeit bietet Loth, 1998, 2005).
- **Wunder- bzw. Zielklärungsfragen** regen an, den Suchraum für eine wünschenswerte Zukunft zu öffnen, indem dem eigenen Sehnen mittels anregender Visionen Platz gegeben wird. Die sich entfaltende Vision wird in einem nächsten Schritt so konkretisiert, dass kleine, realisierbare, wünschenswerte, körperlich aktivierende Zielschritte entstehen (Bamberger, 2015; http://www.froschkoenige.ch/media/pdf/Modelle/Wunderfrage_LR.pdf).
- **Fragen nach Fluktuationen** versuchen, Problemstabilität zu dekonstruieren und die Aufmerksamkeit auf das Auftreten sowie die Rahmenbedingungen von minimalen

Zielzuständen zu fokussieren. Sie unterstellen, dass es sowohl vor Beginn der Therapie als auch zwischen den Therapiesitzungen signifikante Erfahrungen gibt, die mögliche Schritte in Richtung der akribisch beschriebenen Vision bahnen können.

- **Skalenfragen** eröffnen die Möglichkeit, sich selbst prozessual hin auf eine wünschenswerte Zukunft zu erzählen. Sie geben diesem vielleicht manchmal vagen Prozess Orientierung und Struktur, sodass die erzählte Geschichte kohärenter und stimmiger wird.
- **Bewältigungsfragen** helfen, in Zeiten der Stagnation und drohender Demoralisation einerseits glaubwürdig hinsichtlich der aktuellen Stimmungslage der Klienten zu bleiben („joining"), andererseits dennoch vorhandene Aktivität und Bewältigung zu würdigen, sodass dies (gerade noch) annehmbar und sehbar ist.

Sprachfigur: Respektvoll anbietender, Ressourcen zur Verfügung stellender Erzähl- oder Interventionsstil

- Externalisieren (Dekonstruktion dominanter Erzählungen)
- Rückmeldungen anbieten (Vervollständigen inkohärenter und Öffnen geschlossener Erzählungen

---

Zu dem respektvoll anbietenden, Ressourcen zur Verfügung stellenden Erzähl- oder Interventionsstil gehören z. B. Werkzeuge, wie von White (2010) sowie White und Epston (2013) beschrieben (vgl. auch Sluzki, 1996). Die Grundideen, die die Begründer der narrativen Therapie verfolgen, sind dreigeteilt: Dominante Erzählungen sollen dekonstruiert, inkohärente Erzählungen vervollständigt und geschlossene Erzählungen geöffnet werden.

Um nun „eigene" Erzählungen zu entwickeln, Stimmigkeiten und gute Gestalten im Erzählen zu erzeugen und Möglichkeiten im Erzählen zu eröffnen, wird erst einmal das Problem **„externalisiert"**. Dies wird als spielerisches

Angebot formuliert, um pathologisierenden Geschichten im Sinne eines medizinischen Krankheitsmodells eine Alternativoption entgegenzustellen. **Externalisieren** heißt, dass über das präsentierte Problem in einer vergegenständlichten und gleichzeitig außerhalb des Klienten lokalisierten Form gesprochen wird. Dies geht oft natürlich nur schrittweise, da sich Klienten im Laufe eines Prozesses der Selbst- und Fremddiagnose individuell pathologisiert haben oder von Professionellen dahingehend festgeschrieben wurden. Schrittweise kann also erst einmal z. B. von einem zwanghaften Teil, dem andere ganz anders gestimmte Teile gegenüberstehen, gesprochen werden. Wenn sich eine solche Art, die Geschichte zu erzählen als anschlussfähig erwiesen hat und eine Weile im Gebrauch war, kann ein weitergehendes Angebot gemacht werden. Der zwanghafte Teil wird vielleicht als Chor einer griechischen Tragödie beschrieben (Papp, 1980), der versucht, den Klienten zu bestimmten Handlungen zu bringen.

Das Vervollständigen inkohärenter Erzählungen und Öffnen geschlossener Erzählungen kann mithilfe zweier Angebote realisiert werden:

Da ist zum einen die Rückmeldung von wertschätzenden, reflektierenden Sichtweisen von weiteren beobachtenden Personen während oder am Schluss einer jeden Therapiesitzung.

Diese Rückmeldung während der Sitzung wurde durch die Arbeiten des norwegischen Psychiaters Andersen und sein Konzept des „Reflecting Team" entwickelt (Andersen, 2011; s. auch Hargens & von Schlippe, 2002). Ziel ist es, angemessen ungewöhnliche Ideen oder Sichtweisen über wertschätzend geäußerte Perspektiven, Gedanken oder Fragen der helfenden Personen (im Idealfall ein Team von mehreren Personen) anzubieten, welche dem oder den Betroffenen einen Anstoß zur erneuten Selbstkonstruktion geben. Von Therapeutenseite ist gefordert, in diesem Prozess zusätzlich zu seinen Beiträgen im „äußeren Dialog" mit den Klienten auch nützliche und fruchtbare Teile des parallel ablaufenden „inneren Dialogs" zu veröffentlichen. Damit wird angestrebt, erstens Kooperation im Sinne emanzipatorischer Bestrebungen zu befördern und zweitens von den Erwartungen einer konvergenten weg hin zu divergenten Lösungsmöglichkeiten zu kommen. Dies wird im Falle der Arbeit mit einem Team folgendermaßen realisiert: Während z. B. das Team die Therapie über einen Einwegspiegel beobachtet und zuhört, reflektieren nach einem angemessenen Zeitraum die Teammitglieder über das Gehörte während nun die Familie, das Paar oder die Einzelperson beobachtet und zuhört. Dann wechselt der Therapeut wieder „die Seiten" und spricht über das Gehörte und Gesehene mit den Klienten. Im wohl häufigeren Fall der Arbeit ohne Team bietet der Therapeut zu einem geeigneten Zeitpunkt an, dem Klienten eigene Ideen, Sichtweisen oder ausgelöste Befindlichkeiten im Sinne der Stimmen eines „inneren Teams" mitzuteilen. (Beispiel: „Während ein Teil in mir Sie bedingungslos ermutigen möchte, den als notwendig erkannten Schritt stärkerer Risiken zu gehen, stimmt ein anderer Teil auch dieser Tendenz zu mehr Vorsicht und einer eher gemächlicheren Gangart – nach dem Motto ‚Eile mit Weile' – zu.").

Rückmeldungen am Ende der Sitzung wurden z. B. von dem Team des Brief Family Therapy Center in den USA (De Jong & Berg, 2008; De Shazer, 2019, 2017; vgl. auch Bamberger, 2015; Kaimer, 2005) entwickelt. Hier geht es darum, die Kohärenz von Geschichten einerseits durch angemessene Bestätigung des geschilderten Leids andererseits durch wertschätzendes Herausheben bestehender Stärken oder Qualitäten aber auch anregender Sichtweisen des Teams zu fördern. Ergänzend werden bei entsprechendem Auftrag auch die Empfehlung von Lösungsschritten, die meist in der Sitzung selbst entwickelt wurden oder sich logisch aus den entstandenen Geschichten ableiten lassen, angeboten.

Eine zweite Möglichkeit besteht in der Vermittlung von Ideen, Reflexionen oder weiteren Perspektiven mittels Briefen, E-Mails oder SMS. Für Briefe haben das White und Epston (2013) gut nachvollziehbar beschrieben. Der Vorteil dieses Vorgehens besteht in der besseren Unterstützung des Klienten, die innerhalb der Sitzung entwickelten Geschichten in seinen Alltag und somit in sein soziales Netzwerk zu übertragen und gleichzeitig umgekehrt

Informationen darüber zu erhalten, welche Geschichten und Erzählungen alltagstauglich sind.

Zu dem respektvoll anbietenden, Ressourcen zur Verfügung stellenden Erzähl- oder Interventionsstil gehört für mich aber auch, mein Wissen und meine Erfahrung mit dem Pool an Möglichkeiten bewältigungsorientierter Verfahren sowie klärungsorientierter Vorgehensweisen anzubieten – sofern das gewünscht wird und die Voraussetzungen stimmen. Dazu gehört für mich, dass die lösungsfokussierten Optionen ausgeschöpft sind und meine Lösungsangebote die eigenen Ressourcen der Klienten nicht untergraben oder behindern. In diesem ganzen Prozess muss die jeweilige Expertenschaft gesichert bleiben: Der Klient ist Experte für sein Leben und letztlich für die Lösung seiner Probleme; ich als Therapeut bin Experte für die Begleitung eines solchen Prozesses, für das Angebot von Fragen, die Co-Konstruktion befreiender, Mut machender, Handlungsoptionen eröffnender oder zumindest Bewältigung sichernder Geschichten. An dieser Stelle sei auf Hargens und sein beharrliches Plädoyer für eine Sichtweise der „Kundigkeit" von Klienten verwiesen.

> Die Betonung liegt darauf, die unterschiedlichen Bereiche der Kundigkeit – hier die Fachlichkeit der TherapeutIn, dort die Kompetenz für das eigene Leben – ausdrücklich zu würdigen, zu respektieren, anzuerkennen und zu nutzen. (Hargens, 2005, S. 15.)

10.10 Zeit zwischen den Therapiesitzungen

Die Erwartungen von Klienten hinsichtlich ihrer Psychotherapie werden meist durch die in den Medien praktizierte Fokussierung auf das, was in der Therapiesitzung geschieht und was die Therapeuten tun, geprägt (Duncan et al., 2004). Und sie wird meist auch dahingehend geprägt, dass sich die Gespräche um das im Alltag vorzufindende Leid zu drehen hätten und die Therapeuten daraufhin eine Intervention vorschlagen – eine deutliche Anlehnung an das den meisten Menschen nur allzu vertraute medizinische Modell der Krankheit. Herr Gruber hatte ja genau das bereits im Rahmen seiner ersten Behandlung mit Medikamenten erlebt. Irgendwie war ihm schon klar, dass dies bei einer psychologischen Therapie anders sein müsse, aber er war unsicher und gleichzeitig neugierig. Diese Offenheit machte es möglich, die geschilderten Erwartungen, die auch Herrn Gruber zumindest vage leiteten, einer Überprüfung zu unterziehen. Nach ein paar Sitzungen konnte das Geschehen zwischen den Sitzungen, das, was er als Klient in und außerhalb der Sitzungen tat, was es an Leid ebenso wie an Stärken und (zumindest teilweisen) Erfolgen in seinem Alltag gab, genauso in den Fokus unserer Gespräche gerückt werden. Es konnten natürliche Fluktuationen, das alltägliche Auf und Ab herausgearbeitet werden. Und wir konnten gemeinsam entscheiden, ob wir den immer wieder kehrenden „Aufs" und ihren Bedingungen mehr Aufmerksamkeit schenken wollten oder den „Abs".

Am Ende einer jeden Sitzung erhielt Herr Gruber regelmäßig eine Rückmeldung, die die zentralen Punkte der jeweiligen Stunde betraf (Anerkennung von Leid, Komplimente bezüglich erreichter Schritte oder Einsichten, aber auch bezüglich zutage getretener Stärken und Besonderheiten, sowie wertschätzende Reflexionen des Teams im Sinne Andersens), und er erhielt eine oder mehrere Empfehlungen für die Zeit bis zur nächsten Sitzung. Relativ bald wurde klar, dass es günstig sein könnte, auch zwischen den Sitzungen Möglichkeiten für gegenseitige Mitteilungen zu eröffnen. Wir einigten uns auf gelegentliche E-Mails. Diese wurden im Sinne der sich im Rahmen der Therapiesitzungen entwickelnden Geschichten von Bewältigung, Zuversicht, Hoffnung und Erweiterung von Perspektiven genutzt.

Am Beginn jeder Sitzung stand die Frage danach, was er in der Zwischenzeit nutzbringend für sich verfolgen konnte. Das heißt, was er aus der jeweils letzten Sitzung für sich nutzen konnte ebenso, was er allein gefunden und ausprobiert hatte. Welchen Unterschied das für ihn persönlich mache. Wir konkretisierten diese Erfahrungen hinsichtlich seines sozialen Feldes (gewissermaßen aus einer potenziellen

Beobachterperspektive: Wer konnte wann was genau wahrnehmen und hat wie darauf reagiert?). Hatte sich nichts oder wenig geändert, versuchten wir, sorgfältig Fluktuationen herauszuarbeiten, wobei der Fokus der Aufmerksamkeit wiederum auf die Aufschwünge gerichtet wurde, und wir versuchten herauszuarbeiten, welche Erfahrung mit dieser Phase verbunden war.

Anschließend bemühten wir uns darum, diese Fundstücke in die bereits erzählten Geschichten hineinzuweben, einzubauen, auf Stimmigkeit zu überprüfen, zu erweitern … und nächste Schritte zu besprechen.

10.11 Gesellschafts- und geschichtenkritische Anmerkungen – Grenzen des narrativen Möglichkeitsraums

Vertreter narrativer Ansätze geraten in ihrer Begeisterung für das Erzählen und Neu-Erzählen von Geschichten als Quelle für Hoffnung und Kraft leicht in einen mentalen Bann, den Keupp **Gesellschaftsvergessenheit** genannt hat (Keupp, 2002). Diese Gesellschaftsvergessenheit verstellt den Blick darauf und verhindert die Reflexion der Tatsache, dass der diagnostizierte Verlust der großen Metaerzählungen nicht Leere hinterließ, sondern eine Fülle von Ersatznarrationen hervorgebracht hat. Auch für Psychotherapie sind solche Ersatznarrationen im Sinne von „Identitätserzählungen, die den Subjekten Plätze und Optionsräume für ihre Selbstverortung anbieten" (Keupp, 2002, S. 561), benennbar. Und Therapeutinnen könnten gewissermaßen als „story dealer" gesehen werden, wenn sie denn eine Bewusstheit für diese Perspektive hätten.

Keupp benennt fünf Typen von Identitätserzählungen, wie sie für psychotherapeutisch-psychosoziale Konzeptionen gegenwärtig auffindbar sind (Keupp, 2002, S. 569):

Der *„proteische Typus"* sieht in der Erosion moderner Lebensgehäuse die große Chance für den Einzelnen, sich flexibel, kreativ, geschmeidig und mobil in immer neuen Gestalten verwirklichen zu können. Er vertritt einen neoliberalen Freiheitsmythos.

Der *„fundamentalistische Typus"* lehnt all das ab, was vom ersten Typus als „Freiheitsgewinn" des Subjekts verbucht wird und verspricht die unverrückbaren Behausungen, in denen man sein gesichertes Identitätsfundament finden könne. Hier wird in Gestalt des Angebots von „unverrückbaren Ordnungen" ein Skript geboten, das sich jeder historisch-kulturellen Reflexion entzieht.

Der *„reflexiv-kommunitäre Typus"*, für den der gegenwärtig wirksame Individualisierungsschub und Entwurzelungs-Prozess Anlass für die Suche und Förderung von posttraditionalen Ligaturen darstellt, in denen Menschen sich selbstbestimmt vernetzen und darüber kollektive Handlungs- und Gestaltungsressourcen schaffen.

Der *„Typus Selbstsorge"*, der sich den heimlichen Fesseln der allgegenwärtigen „Pastoralmächte" entzieht und in Empowerment-Prozessen Eigensinn und Selbstbemächtigung zu entwickeln versucht.

Der *„Typus ‚beschädigtes Leben'"*, der im Gegensatz zu den anderen vier auf positive Veränderungsmöglichkeiten setzenden Typen auf der provokativen Gegenposition beharrt: „Es gibt kein richtiges Leben im falschen".

Dieser Blick auf vorzufindende Lebensskripte, in die wir unsere persönlichen Erzählungen zumindest teilweise immer einschreiben, eröffnet uns zumindest zwei wichtige Optionen:

Erstens sollte uns damit möglich sein, uns selbst kritisch zu hinterfragen, welcher Lieblingsnarration wir als Therapeuten anhängen. Zu reflektieren, bei welchen Skriptangeboten wir uns selbst in unserer Aus- und Weiterbildung bedient und sie in unseren Identitätsbausatz als psychosozialer Helfer eingebaut haben. Und es sollte uns möglich sein, uns in kritischer Distanz bei unserer Arbeit als „story dealer" zu beobachten und diese Tatsache im Sinne der oben benannten Wertesensibilität zu veröffentlichen (s. auch Vogd, 2015).

Zweitens könnte uns gerade die fünfte Identitätserzählung den Blick für etwas offen halten, was sich im Diskurs des sozialen Konstruktivismus, der Dekonstruktion von Texten, der Wirklichkeitserzeugung via Sprache leicht zu vernebeln scheint: die Verhältnisse (für eine Sichtweise dieser Verhältnisse und ihrer Folgen für die Selbstverortung unter neoliberalen Rahmenbedingungen s. auch den lesenswerten Artikel von Ottomeyer, 2015). In vielen therapeutischen Konzeptionen gab es Strömungen, die

sich zumindest eine Zeitlang den Blick für gesellschaftliche Verhältnisse offen hielten. Kritische Psychoanalytiker befassten sich mit Herrschaftsstrukturen und vielfältigen Formen von Unterdrückung. Gemeindepsychologische Verhaltenstherapeuten unterschieden sorgfältig hinsichtlich der Zielrichtungen von psychosozialen Aktivitäten zwischen „Änderung des Verhaltens" vs. „Änderung der Verhältnisse". Und auch lösungsorientierte Praktiker empfahlen, genau hinsichtlich „facts" und „meaning" zu unterscheiden. Nur Letzteres sei therapeutisch „verhandelbar", wohingegen es bei den „facts" um konkrete Aktionen zur Änderung der Verhältnisse gehe. Unter gegebenen sozialen, finanziellen, juristischen, politischen Rahmenbedingungen finden „nützliche Geschichten als Quelle von Kraft und Hoffnung" auch Grenzen. Bewältigungsoptimismus muss in allen Ehren gehalten werden, doch nicht grenzenlos und zulasten der Betroffenen. Wir Psychotherapeuten, die wir seit 1999 unsere staatliche Anerkennung erhalten haben und aus vielfältigen Gründen natürlich daran interessiert sind, uns als hocheffektive Praktiker darzustellen, könnten die Chance unseres entstandenen Prestiges auch im Sinne der fünften Erzählung nutzen. Wir könnten z. B. über unsere Standesvertretungen auch immer wieder verlautbaren lassen, dass „nützliche Geschichten als Quelle von Kraft und Hoffnung" einer gewissen gesellschaftlichen Basis bedürfen, und dass wir uns keineswegs dazu missbrauchen lassen wollen, gesellschaftliche Widersprüche mittels narrativem Palliativ oder unreflektiertem, technischem Bewältigungsoptimismus abzupuffern.

Und da ist noch etwas: Bei all meiner Faszination für sozialen Konstruktivismus und der damit einhergehenden Perspektive der Wirklichkeit als diskurserschaffendes sprachliches Phänomen, gibt es doch noch ein weiteres nachhaltig korrigierendes, persönliches Unbehagen.

Wenn ich diesem Unbehagen nachgehe, fällt mir die Unterscheidung von Stern zwischen Wortwissen und Weltwissen in der Entwicklung des Menschen ein (Stern, 2003). Ich erinnere mich an meine Resonanz auf seine Darstellung der Zweischneidigkeit des Spracherwerbs, welche eine Spaltung im Erleben des Selbst erzwinge und damit die Gefahr der Entfremdung in sich berge. Ich erinnere auch die unmittelbare, fast schon körperliche Zustimmung zu seiner Darstellung, dass manche Erlebensweisen – insbesondere des Kern-Selbst – unverbalisiert bleiben und seiner Meinung nach eine namenlose, aber nichtsdestoweniger sehr wirksame Existenz führen.

Mir fällt aber auch meine Lektüre von Barbara Duden (2002) ein, die mich für die Janusgesichtigkeit von Fortschrittlichkeit sensibilisiert hat, wenn nämlich sprachlich vermittelte Wahrnehmungsmuster zu einer Auflösung der selbstbestimmt gefühlten Körperlichkeit im postmodernen Diskurs führen. Duden kann die Argumentation bezüglich des Wandels weiblicher Erfahrung in Schwangerschaft, Geburt, Krankheit überzeugend mithilfe ihrer Methode „disziplinierter Entfremdung" führen. Sie vergleicht die barocken Patientinnengeschichten hinsichtlich der genannten Phänomene mit heutigen Erfahrungen und Praktiken und gewinnt daraus eine sowohl fortschritts- wie auch geschichtenkritische Perspektive. Ähnliches wünschte ich mir für Psychotherapie und damit verbunden die Option, die eigene Begeisterung für eine bestimmte Praxis narrativer Psychotherapie (oder vielleicht Psychotherapie insgesamt) immer wieder auch distanziert und kritisch hinterfragen zu können.

10.12 Auf dem Weg sein

Die Therapie mit Herrn Gruber dauert noch an. Die Sitzungen sind nun etwas seltener geworden, weil er nach ersten kleinen Erfolgen etwas mehr Zeit zwischen den Sitzungen haben wollte, um neue Schritte auszuprobieren. Offensichtlich ist er sich noch nicht so ganz sicher, wie weit er tatsächlich gehen will und kann. Er persönlich ist ganz zufrieden mit dem Erreichten. Seine Umwelt, wichtige Personen seines sozialen Netzwerkes sehen weiteren Änderungsbedarf und das „drückt" nun wiederum ihn. Diese Personen

sehen sehr wohl Fortschritte, wünschen sich jedoch eine weitere Normalisierung. Er scheint abzuwägen: Aufwand und erwartbaren Effekt. Die gemeinsam ausgeloteten Geschichten kreisen nun nicht mehr nur um sein augenblickliches Kontroll- und Sicherungsverhalten, sondern tasten suchend hin zu seiner Gefühlswelt, zu Verbindungen bestimmter Gefühle mit Biografischem. Da spürt er vage, dass ihm mulmig wird, dass Geschichten zur Sprache kommen könnten, die er gut verpackt und weggesteckt hat. Ich frage einfach, gebe ihm Zeit für innere Suchprozesse – und widerstehe der Versuchung, allzu konkrete eigene Ideen oder Modelle, die mir gelegentlich durch den Kopf gehen, ohne Auftrag anzubieten. Ich bemühe mich, das Hypothetische eigener Ideen, wenn ich sie denn einmal formuliert habe, herauszustreichen. Herr Gruber soll damit „spielen", soll sie sorgfältig und ernsthaft für sich prüfen und dann entscheiden, wie weiter damit zu verfahren sei. Ob sie für den Such- und Lösungsprozess nützlich wären, oder ob sie besser verworfen werden sollten. Nach den ersten, relativ schnellen Verbesserungen ist dies nun ein langsamerer Prozess, und der Ausgang ist ungewiss. Im Vordergrund steht, die erreichten Verbesserungen zu halten. Und so werden diese auch immer wieder Bestandteil des Gesprächs, behalten ihren Platz in den erzählten Geschichten.

Vielleicht wird dieses Ausloten noch eine Weile dauern, vielleicht wird es Herrn Gruber möglich sein, seine Geschichten um emotionale Elemente anzureichern und sein Erleben hier zu intensivieren – auch wenn dies schmerzhaft sein könnte. Vielleicht gelingt es ihm, alte Bewältigungsmuster durch neue „erwachsene" Lösungen zumindest teilweise zu ersetzen.

Vielleicht beendet er aber die Therapie in ein paar Sitzungen und beschließt, dass es vorerst einmal genug sei. Dann gibt es ja noch das Folgegespräch in einem halben Jahr, und die Gelegenheit, sich neu zu entscheiden. Grundlegend scheint mir, dass Herr Gruber das Wissen und Gefühl behält, dass er – wie auch immer – auf **seinem** *Weg ist.*

Literatur

Andersen, T. (Hrsg.). (2011). *Das Reflektierende Team. Dialoge und Dialoge über Dialoge* (5. Aufl.). verlag modernes leben.

Bamberger, G. G. (2015). *Lösungsorientierte Beratung* (5. Aufl.). PVU.

Blaser, A. (1993). *Der Urteilsprozess bei der Indikationsstellung zur Psychotherapie*. Huber.

Caspar, F. (Hrsg.). (1996). *Psychotherapeutische Problemanalyse*. Forum 23. dgvt.

de Shazer, St. (2017). *... Worte waren ursprünglich Zauber. Lösungsorientierte Therapie in Theorie und Praxis* (4. Aufl.). Carl Auer.

de Shazer, St. (2019). *Das Spiel mit Unterschieden. Wie therapeutische Lösungen lösen* (7. Aufl.). Carl Auer.

Deissler, K. G., & McNamee, S. (Hrsg.). (2000). *Phil und Sophie auf der Couch. Die soziale Poesie therapeutischer Gespräche*. Carl Auer.

Devilder, A. (2001). Skizzen einer sozial-konstruktivistischen Psychologie. Bochumer Berichte Heft Nr. 5. http://www.boag.de. Zugegriffen: 30. 11. 2015.

Duden, B. (2002). *Die Gene im Kopf – der Fötus im Bauch. Historisches zum Frauenkörper*. Offizin.

Duncan, B. L., Miller, S. D., & Sparks, J. A. (2004). *The Heroic Client. Doing Client-Directed, Outcome-Informed Therapy* (revised). Jossey-Bass.

Franke, G. H. (2002). *SCL-90-R. Symptom-Checkliste von L. R. Derogatis* (2. Aufl.). Beltz Test.

Frindte, W. (1998). *Soziale Konstruktionen*. Westdeutscher Verlag.

Gergen, K. (2002). *Konstruierte Wirklichkeiten. Eine Hinführung zum sozialen Konstruktionismus*. Kohlhammer.

Handelsmann, M. M., & Galvin, M. D. (1988). Informed consent. *Professional Psychology: Research and Practice, 19*(2), 223–225.

Hargens, J. (2005). Psychotherapie ... und welche Bedeutung haben die Beteiligten? In J. Hargens (Hrsg.), *„ ... und mir hat geholfen ... " Psychotherapeutische Arbeit – was wirkt? Perspektiven und Geschichten der Beteiligten* (S. 13–26). Borgmann.

Hargens, J., & von Schlippe, A. (2002). *Das Spiel der Ideen. Reflektierendes Team und systemische Praxis* (2. Aufl.). verlag modernes leben.

Henrich, G., & Herschbach, P. (1998). *FLZM. Fragen zur Lebenszufriedenheit. Kurzbeschreibung/Normdaten*. Unveröffentlichtes Manuskript. Max Planck Institut, München.

Hubble, M. A., Duncan, B. L., & Miller, S. D. (2001). *So wirkt Psychotherapie*. verlag modernes leben.

de Jong, P., & Berg, I.K. (2008). *Lösungen (er)finden. Das Werkstattbuch der lösungsorientierten Kurztherapie* (6. Aufl.). verlag modernes lernen.

Kaimer, P. (2003). Story Dealer – ein Vorschlag zur Selbstbeschreibung von Psychotherapeut/inn/en. In H. Schemmel & J. Schaller (Hrsg.), *Ressourcen. Ein Hand- und Lesebuch zur therapeutischen Arbeit* (S. 61–80). dgvt.

Kaimer, P. (2005). Lösungsfokussierung: Gedanken zu einem gemeindepsychologischen Handlungsprinzip innerhalb einer schulenübergreifenden Psychotherapie. *Systhema, 19*(1), 27–46.

Kanfer, F., Reinecker, H., & Schmelzer, D. (Hrsg.). (2012). *Selbstmanagement-Therapie* (5. Aufl.). Springer.

Keupp, H. (1998). Von der fürsorglichen Belagerung zum Empowerment: Perspektiven einer demokratischen Wohlfahrtsgesellschaft. *Gemeinde Psychologie Rundbrief, 1*(4), 20–37.

Keupp, H. (2002). Braucht eine Gesellschaft der Ichlingen Psychotherapie? *Verhaltenstherapie & psychosoziale Praxis, 34*(3), 561–579.

Lakatos, A., & Reinecker, H. (2015). *Kognitive Verhaltenstherapie bei Zwangsstörungen. Ein Therapiemanual* (4. Aufl.). Hogrefe.

Loth, W. (1998). *Auf den Spuren hilfreicher Veränderungen. Das Entwickeln Klinischer Kontrakte. Ein Handbuch*. Borgmann.

Loth, W. (2005). „Einiges könnte ganz schön anders sein" – Systemische Grundlagen für das Klären von Aufträgen. In H. Schindler & A. von Schlippe (Hrsg.), *Anwendungsfelder systemischer Praxis* (S. 25–54). verlag modernes leben.

Machado, P. P. P., & Goncalves, O. (1999). Introduction: Narrative in psychotherapy: The emerging metaphor. *Journal of Clinical Psychology, 55*, 1175–1177.

Maercker, A., & Horn, A. B. (2013). Sich erinnern und Lebensrückblick: Psychologische Grundlagen. In A. Maercker & S. Forstmeier (Hrsg.), *Der Lebensrückblick in der Therapie und Beratung* (S. 3–23). Springer.

McNamee, S. (1997). Marrying postmodernism with cognitive psychotherapy: A response to Lyddon & Weill. *Journal of Cognitive Psychotherapy, 11*(2), 99–104.

Meichenbaum, D. (1996). Posttraumatisches Stresssyndrom und narrativ-konstruktive Therapie. Ein Gespräch mit Donald Meichenbaum. *Systhema, 10*(2), 6–19.

Neimeyer, R. A., & Raskin, J. D. (2000). On practicing postmodern Therapy in modern times. In R. A. Neimeyer & J. D. Raskin (Hrsg.), *Constructions of disorder* (S. 3–14). APA.

Ottomeyer, K. (2015). Arbeiten, Lieben, Kämpfen – Identität und Krise im Neoliberalismus. *Systeme, 29*(2), 101–124.

Papp, P. (1980). The Greek Chorus and Other Techniques of Paradoxical Therapy. *Family Process, 19*(1), 45–58. Revidierte Version In P. Papp (1989). *Die Veränderung des Familiensystems*. Klett-Cotta.

Rappaport, J. (1985). Ein Plädoyer für die Widersprüchlichkeit: Ein sozialpolitisches Konzept des „Empowerment" anstelle präventiver Ansätze. *Verhaltenstherapie und psychosoziale Praxis, 17*(2), 257–278.

Schiepek, G., & Kaimer, P. (1996). Systemische Diagnostik im Fluss praktischer Erfahrungen. In F. Caspar (Hrsg.), *Psychotherapeutische Problemanalyse.* (S. 269–302). dgvt.

Scholz, W.-U. (2002). *Neuere Strömungen und Ansätze in der Kognitiven Verhaltenstherapie.* Klett-Cotta.

Sluzki, C. (1996). Die Herausbildung von Erzählungen als Fokus therapeutischer Gespräche. In T. Keller & N. Greve (Hrsg.), *Systemische Praxis in der Psychiatrie.* Psychiatrieverlag.

Stark, W. (1992). Gemeindepsychologische Geschichte(n): Zur Bedeutung von Geschichten für eine gemeindepsychologische Perspektive. Fünf Annäherungen. In I. Böhm, T. Faltermaier, U. Flick, M. Krause Jacob (Hrsg.), *Gemeindepsychologisches Handeln: Ein Werkstattbuch* (S. 28–44). Lambertus.

Stark, W. (1996). *Empowerment. Neue Handlungskompetenzen in der psychosozialen Praxis.* Lambertus.

Stern, D. (2003). *Die Lebenserfahrung des Säuglings* (8. Aufl.). Klett.

Tiling, J. von (2004). Einführung in den Sozialkonstruktivismus. http://www.psychologie.uni-heidelberg.de/ae/allg/lehre/Tiling_2004_SozKon.pdf. Zugegriffen: 30. 11. 2015.

Vogd, W. (2015). In Geschichten gefangen – Therapie als Erzählung und die Befreiung vom sinnlosen Sinn: Reflexionen zum kulturpolitischen Dilemma therapeutischer Berufe. *Verhaltenstherapie und psychosoziale Praxis, 47*(3), 595–604.

Von Sydow, K., & Borst, U. (Hrsg.). (2018). *Systemische Therapie in der Praxis.* Beltz, Basel.

White, M. (2010). *Landkarten der narrativen Therapie.* Carl Auer.

White, M., & Epston, D. (2013). *Die Zähmung der Monster. Der narrative Ansatz in der Familientherapie* (7. Aufl.). Carl Auer.

Wygotski, L. S. (1964). *Denken und Sprechen.* Akademie.

Wohlbefinden durch Verhaltensaktivierung – befriedigendes Handeln im Dienst persönlicher Werte

Jürgen Hoyer und Tobias Teismann

Inhaltsverzeichnis

▶ Wann stellt sich Wohlbefinden ein? Gemäß Annahmen der verhaltenstherapeutischen Standardmethode „Verhaltensaktivierung" ist dies der Fall, wenn Handeln im Einklang mit den persönlichen Werte des Individuums steht. Wohlbefinden ist somit weniger das Resultat äußerer „Taktgeber" oder Umstände, als das eigener Handlungsentscheidungen und -strategien. Diese auch nach emotionalen Rückschlägen oder Verstimmungszuständen wieder auf das Wohlbefinden auszurichten, ist lernbar. Dabei ist die Orientierung an kleinen Schritten wesentlich; Aktivitätenmonitoring und -planung stehen im Zentrum. Die Methode, ihr theoretischer Hintergrund und Ergebnisse zu ihrer Wirksamkeit, aber auch die typischen Hemmnisse bei der Umsetzung, werden in diesem Kapitel einführend dargestellt.

J. Hoyer (✉)
Institut für Klinische Psychologie und Psychotherapie, Technische Universität Dresden, Dresden, Deutschland
E-Mail: Juergen.Hoyer@tu-dresden.de

T. Teismann
Fakultät für Psychologie, Forschungs- und Behandlungszentrum für Psychische Gesundheit, Ruhr-Universität Bochum, Bochum, Deutschland
E-Mail: tobias.teismann@rub.de

11.1 Was ist Verhaltensaktivierung?

Verhaltensaktivierung ist neben der kognitiven Umstrukturierung *die* klassische Methode zur Behandlung depressiver Störungen (Beck et al., 1979). Sie wird als Teilkomponente umfassender kognitiv-verhaltenstherapeutischer Behandlungen eingesetzt, kann aber auch für sich stehend eingesetzt werden (Kanter et al., 2009, 2010).

▶ **Verhaltensaktivierung** Verhaltensaktivierung bedeutet, die Rate wert- und zielbezogener Aktivitäten zu erhöhen, auch wenn die eigene Stimmung schlecht oder die Motivation gering ist, und so selbstständig gegen Vermeidung, Rückzug und Antriebslosigkeit anzugehen.

Die Grundannahme der Verhaltensaktivierung besagt, dass die Aufnahme von funktional relevanten Aktivitäten Patient*innen wieder in Kontakt mit positiven, internen und externen Verstärkern bringt. Betroffene erhalten Bestätigung aus ihrem Umfeld, ihnen gelingen Aufgaben und ihre Stimmung verbessert sich in der Folge der positiven Erfahrungen, während zuvor Vermeidung und Rückzug – als Ausdruck der psychopathologischen Belastung – im Vordergrund standen. Neuere Konzeptionen der Verhaltensaktivierung (Lejuez et al., 2001; Martell et al., 2010) betonen dabei die Ziel- und Werteorientierung der Verhaltensaktivierung: So zielt der Ansatz nicht primär auf eine Steigerung angenehmer Aktivitäten ab – das Ziel besteht vielmehr darin, dass Betroffene Dinge tun, die ihren Zielen und Werten entsprechen. Es kann darum gehen angenehme Aktivitäten aufzunehmen, es kann aber auch darum gehen, unangenehme Aufgaben zu erledigen oder sich einer zwischenmenschlichen Auseinandersetzung zu stellen. Die moderne „werteorientierte Verhaltensaktivierung" wird auch als Verfahren der „dritten Welle" der Verhaltenstherapie diskutiert (Heidenreich & Michalak, 2013). Das Verfahren

ist ursprünglich zur Behandlung der Depression entwickelt worden, gewinnt aber zunehmend störungsübergreifende Beachtung und Bedeutung in der Prävention und Gesundheitsförderung (Hoyer & Krämer, 2021) Es liess sich auch erfolgreich gegen Stimmungsprobleme während des ersten Lockdowns der COVID-19-Pandemie ein setzen (Hoyer, Dechman, Stender & Čolić, 2021).

Der therapeutische Ansatz der Verhaltensaktivierung entwickelte sich aus dem so genannten „Verstärker-Verlust-Modell" der Depression von Lewinsohn (1974). In aktuellen verhaltenstheoretischen Modellen der Depression (Martell et al., 2001, 2010) wird davon ausgegangen, dass nach einer (wie auch immer begründeten) initialen Verschlechterung der Stimmung, ungünstige Verarbeitungstendenzen mit Rückzug, verringertem Interesse, Grübeln und Antriebsmangel aufkommen. Diese führen einerseits zu einer verringerten Rate verhaltenskontingenter positiver Verstärkung und behindern andererseits die aktive Auseinandersetzung mit schwierigen Lebenssituationen. Auf diese Weise tragen sie zur Aufrechterhaltung und Intensivierung eines depressiven Zustands bei. Ein Teufelskreis kommt in Gang.

11.2 Allgemeine Interventionsprinzipien

Die allgemeinen Interventionsprinzipien der Verhaltensaktivierung sind für Therapeut*innen einfach und schnell zu erlernen. Dies gilt für Psychotherapeut*innen aber auch Vertreter*innen anderer Berufsgruppen wie Krankenpfleger*innen oder Laienberater*innen (Richards et al., 2016). Durch die strikte Verhaltensorientierung erfordert das Verfahren keine vertiefte Auseinandersetzung mit Persönlichkeitsstrukturen und Schemata, was insbesondere Berufsanfänger*innen einen niederschwelligen Einstieg in die psychotherapeutische Tätigkeit erleichtert. Folgende Annahmen kennzeichnen – in Anlehnung an Martell et al., 2010 – die Prinzipien der Verhaltensaktivierung.

Allgemeine Annahmen und Prinzipien der Verhaltensaktivierung (vgl. Hoyer & Krämer, 2021; S. 9):

- Rückzug aus Aktivitäten und Verstärkerverlust sind aufrechterhaltend für die Depression.
- Der Fokus der Therapie liegt auf dem (Wieder-)Aufbau von Aktivitäten.
- Die Therapie richtet sich nach den individuellen Zielen der Patient*innen.
- Konkrete Planungen und Selbstbeobachtungen ermöglichen die Verhaltensumsetzung.
- Es gilt das Prinzip der kleinen Schritte: Veränderungen sind einfacher, wenn man klein anfängt.
- Handeln nach Plan und nicht nach Stimmung: Aktivitäten sollen mit Blick auf Ziele und Werte, und *nicht* in Abhängigkeit von der aktuellen Stimmung festgelegt und verfolgt werden.
- Mögliche Barrieren der Verhaltensänderung sollten antizipiert und überwunden werden.
- Die Bereitschaft zum Ausprobieren ist wichtig.
- Therapeut*innen übernehmen die Rolle eines Coachs und handeln ermutigend und stützend, aber auch fordernd.

11.3 Aktivitätenmonitoring und Aktivitätenplanung: Wohlbefinden durch Struktur im Alltag

Das Therapierational, welches für Therapeut*innen und Patient*innen die Handlungslogik vorgibt, ist simpel und lautet: Durch eigene Inaktivität werden initiale Stimmungsprobleme nicht besser, sondern schlimmer. Die Lösung ist, die Aktivität wertebezogen zu steigern.

Wie für verhaltenstherapeutische Zugänge typisch, steht die genaue Verhaltensdiagnostik am Anfang: Es geht darum zu beobachten, wann Stimmungsprobleme zielgerichtetes Verhalten blockiert haben. Dazu werden Stimmungs-/Aktivitätsprotokolle eingesetzt, d. h. Patient*innen notieren über den Zeitraum der Therapie die eigenen Aktivitäten und parallel die Stimmung. Die Protokolle dienen neben der Verlaufsdiagnostik dazu, dass Therapeut*innen gemeinsam mit den Betroffenen ableiten, welche Kontingenzen und Kontiguitäten zwischen Verhalten und verstärkenden Konsequenzen (Stimmung) bestehen. Auf diese Weise soll für Patient*innen spürbar werden, dass die Stimmung letztlich vom eigenen Verhalten abhängig ist. Mit Hilfe von Aktivitäts-/Stimmungsprotokollen wird zudem das Diskriminationslernen gestärkt, sodass Betroffene die Kontextbedingungen, unter denen Verstärkung stattfindet bzw. nicht stattfindet, besser einzuschätzen lernen. Es kann auf diese Weise zum Beispiel deutlich werden, dass bestimmte sportliche Aktivitäten nur am Wochenende verstärkungswirksam sind, weil nur dann genügend Zeit für die Regeneration oder für den Austausch mit den Mannschaftsmitgliedern besteht.

▶ Allein die Selbstbeobachtung kann schon zu Veränderungen führen: Tägliches Wiegen mit gleichzeitigem Dokumentieren des Gewichts kann zu signifikanten Gewichtsverlusten führen, schon das Tragen eines Schrittzählers steigert die tägliche Bewegungsaktivität. Aktivitätenprotokolle allein können deshalb schon Rückzug und Inaktivität verringern (Hoyer & Krämer 2021).

Jede verhaltensaktivierende Maßnahme zielt darauf ab, Aktivitäten umzusetzen, die aus sich selbst heraus verstärkend sind oder deren Konsequenzen Verstärkungswert haben. Diese Zielaktivitäten können so unterschiedlich sein wie die Patient*innen, die sich in Therapie begeben. Während am Anfang der Entwicklung der Verhaltensaktivierung einfache Listen mit positiven Aktivitäten genutzt wurden, steht heute die Klärung der persönlichen Werte im Vordergrund. Ist dies erfolgt, können potenziell verstärkende Handlungsthemen priorisiert werden und es können gut erreichbare, klar umgrenzte Ziele bestimmt werden.

Im Zuge der Wertebestimmung sollen Patient*innen erkennen, wo Diskrepanzen zwischen ihren Werten und ihrem aktuellen Leben bestehen. Dazu kann zum Beispiel erfragt werden, wie wichtig den Patient*innen bestimmte Lebensbereiche sind (etwa Gesundheit und körperliches Wohlbefinden, Freundschaften, Partnerschaft, Arbeit und Beruf etc.) und inwieweit sie diesen Werten in letzter Zeit Raum gegeben haben. Dieser Prozess kann schmerzlich sein, insbesondere, wenn Werte und Lebensbereiche nicht freiwillig aufgegeben wurden (z. B. im Zuge einer Trennung oder einer körperlichen Erkrankung). Umso wichtiger ist es, in dieser Therapiephase eine ressourcenorientierte Haltung einzunehmen. Auch wenn die Patient*innen derzeit gar nicht oder nur wenig nach ihren Werten leben, können sie heute damit anfangen, ihrem Leben wieder eine neue Richtung zu geben und begrenzte, wertebezogene Ziele zu definieren – ganz gemäß dem verhaltenstherapeutischen „Prinzip der kleinen Schritte".

Der Aufbau dieser Aktivitäten und die Diskussion der dabei auftauchenden Erlebnisse und Hindernisse sind nachfolgend der wichtigste Inhalt der Therapie. Die Patient*innen sollten dabei ermutigt werden, sich ihre Werte immer wieder bewusst zu machen und zu versuchen, ihr Verhalten wieder mehr an ihren Werten auszurichten – und nicht an der aktuellen Stimmung.

11.4 Vermeidung überwinden, repetitives Denken reduzieren, Probleme angehen, soziale Kontakte aktivieren

Ein besonderer Fokus liegt im Rahmen moderner Ansätze der Verhaltensaktivierung darauf, Vermeidungsmuster zu modifizieren. Vermeidungsverhalten kann sehr offensichtlich sein, wie beispielsweise die Absage eines gefürchteten beruflichen Termins oder das Aufschieben frustraner Tätigkeiten; oftmals sind Vermeidungsmuster jedoch eher subtil: So kann beispielsweise auch pervasive Müdigkeit, Jammern

und Grübeln einer – der Person ggf. nicht bewussten – Vermeidungsfunktion dienen. Von besonderer Bedeutung ist hierbei anhaltendes Grübeln (Rumination), welches von Betroffenen zumeist als aufdringlich, schwer zu kontrollieren und unproduktiv erlebt wird. Im Ansatz der Verhaltensaktivierung findet keine Auseinandersetzung mit den Inhalten ruminativer Gedankenschleifen statt – vielmehr bildet ein sorgfältiges Verständnis der dem Grübeln vorausgehenden Stimuli und nachfolgenden Konsequenzen den Ausgangspunkt therapeutischen Handelns. Die Analyse ruminativer Reaktionen dreht sich also um Fragen wie: Was ging dem Grübeln voraus und welche Konsequenzen folgten auf das Grübeln? Was ist anders in den Zeiten, in denen repetitives Denken kurz bzw. lang andauert, hilfreich bzw. nicht hilfreich ist? Sind Patient*innen in der Lage, Grübelprozesse schnell und sicher zu detektieren, dann empfehlen Addis und Martell (2004), diese als Hinweisreiz für aktives Verhalten zu nutzen. Die Autoren haben hierfür das Akronym RCA = Rumination cues action (Grübeln veranlasst Aktivität) geprägt. Konkret werden Patient*innen aufgefordert, für verschiedene Auslösesituationen ruminativen Verhaltens eine Liste an Alternativreaktionen zu erstellen und zu erproben. Als Alternativreaktionen werden insbesondere der Einsatz von aktiven Problemlösestrategien, die Konzentration auf gegenwärtige Sinneseindrücke und Ablenkung empfohlen. Gerade am Anfang kann es sinnvoll sein, die Alternativverhaltensweisen in der Therapiesitzung im Sinne eines Probehandelns kennenzulernen und auszuprobieren (vgl. z. B. die Kardamom-Kapsel-Übung in Hoyer & Vogel, 2018, durch die Patient*innen lernen, wie antagonistisch sich lebendige Sinneseindrücke zu Grübelgedanken verhalten).

Fallbeispiel

Eine 32-jährige Mutter schildert, dass sie bei Aktivitäten mit ihrem Kind „nie so richtig dabei sei". Sie würde viel mit dem Kind spielen und auch oft draußen etwas unternehmen – mit den Gedanken wäre sie aber immer woanders; sie würde ihrem Kind überhaupt nicht gerecht werden und sei „eine schlechte Mutter". In der Behandlung wurde das *Grübeln* als zentrales Problem definiert. Die Patientin begann ein Grübelprotokoll zu führen und übte – sobald im Beisammensein mit ihrem Kind Grübelgedanken aufkamen – ihre Aufmerksamkeit auf die aktuelle Situation und auf gegenwärtige Sinneseindrücke (zurück) zu orientieren. Innerhalb einiger Wochen gelang es der Patientin „konzentriert bei der Sache zu sein". In der Folge stelle sich auch ein Rückgang negativer Selbstabwertungen ein. ◀

11.5 Belohnungserleben steigern

Oft ist nicht oder nicht nur der Mangel an positiven Erlebnissen ausschlaggebend für die depressive Stimmung, sondern es sind zudem Defizite im Belohnungserleben erkennbar.

Fallbeispiel

Eine 69-jährige Rentnerin äußert, sie habe zu „nichts mehr Lust", ihr falle es zumeist schwer, sich aufzuraffen. Sie könne noch nicht einmal sagen, dass irgendetwas schiefgelaufen sei, sie könne sich einfach über nichts mehr freuen. Der Therapeut fragt, ob es keine Ausnahmen von dieser Regel gebe. Zunächst fällt der Patientin nichts ein, sodass der Therapeut nachfragt, ob es ihr auch so gehe, wenn ihre Enkel zu Besuch seien. Nun hellt sich die Mimik der Patientin kurz auf und sie merkt an, doch, es gehe ihr gut, wenn die Enkel da seien, aber das halte überhaupt nicht an. Auch darunter leide sie. ◀

Das Fallbeispiel zeigt, dass es ein störbarer Prozess sein kann, der von potenziell positiven Ereignissen zu einem positiven Erleben führt. Vor dem Hintergrund der hier angesprochenen reduzierten Responsivität der neuralen Belohnungsverarbeitung bei depressiven Patient*innen (Forbes, 2020; Nagy et al., 2020), versuchen

aktuelle Varianten der Verhaltensaktivierung das Behandlungsangebot durch eine gezieltere Ansprache des Belohnungssystem zu verbessern: In einem als „Engage" bezeichneten Ansatz, der speziell zur Behandlung von Depressionen im Alter entwickelt wurde, spricht man in diesem Sinne von „Belohnungs-Exposition" (Alexopoulos & Arean, 2014). In einer Behandlungsstudie zur Engage-Therapie zeigte sich hierbei, dass vom Zusammensein mit einer einzelnen nahestehenden Person eine antidepressive Wirkung im Alter ausgeht; nicht aber für Aktivitäten, die alleine oder in einer Gruppe ausgeführt wurden (Solomonov et al., 2019). Die als „Behavioral Activation Treatment for Anhedonia" (BATA; Nagy et al., 2020) bezeichnete Therapievariante zielt direkt auf das Belohnungssystem, indem Patient*innen dazu angehalten werden, wöchentlich verschiedene neue Aktivitäten auszuprobieren. Es geht aber nicht nur darum, mehr Aktivitäten zu planen und durchzuführen, sondern auch die damit verbundene Freude, Sinnhaftigkeit oder Entlastung zu antizipieren, zu spüren, zu erinnern bzw. „auszukosten" (savoring; Craske et al., 2019).

Fallbeispiel

Bei der Auswertung der Sitzung zum Belohnungserleben berichtet eine Patientin über das Highlight, welche sie in der letzten Woche geplant habe: Sie habe eine Nachtwanderung unternommen, nachdem es Berichte über eine kommende Häufung von Sternschnuppen gegeben habe. Tatsächlich habe sie, zum ersten Mal im Leben, mehrere Sternschnuppen deutlich und bewusst gesehen. Das sei für sie ein großartiges Erlebnis, dass sie nicht vergessen werde. Ohne die Nachtwanderung zu planen, hätte sie es verpasst. ◀

11.6 Die typische Sitzungsstruktur

In Abb. 11.1 werden die bisherigen Ausführungen zusammengefasst. Die Grafik zeigt, dass Aktivitätenmonitoring und -planung die

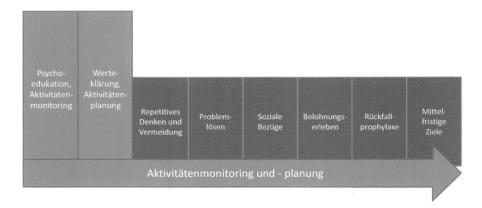

Abb. 11.1 Sitzungsstruktur beim manualisierten Vorgehen in der Verhaltensaktivierung (vgl. Hoyer & Vogel, 2018). Was am Ende des horizontalen Pfeils steht, hängt wesentlich von den individuellen Gegebenheiten ab. Typische Alternativen: Therapieabschluss, Fortsetzung mit anderen Elementen der Therapie (insbesondere kognitive Therapie oder Fokus auf chronisch depressives Verhalten) oder Behandlung anderer, komorbider Störungen

Basis darstellen, von der ausgehend alle anderen Interventionen geplant und durchgeführt werden.

11.7 Veränderungen sichtbar machen

Eine genaue Dokumentation des Therapie- und Symptomverlaufs gehört zu jeder Psychotherapie. Bei dem verhaltensaktivierenden Vorgehen bietet es sich an, sowohl die Depressivität als auch die Aktivität vor jeder Sitzung zu messen. Ein erfolgreicher Verlauf zeigt sich dann dadurch, dass die Aktivitätswerte steigen und die Depressivitätswerte sinken, in der Verlaufsgrafik ist dann eine charakteristische „Schere" zu erkennen. Für die Veränderung in der Aktivität kann die frei verfügbare deutsche Version der Behavioral Activation for Depression Scale genutzt werden.

Beispielitems für die vier Subskalen der Behavioral Activation for Depression Scale – Deutsche Version (vollständige, frei verfügbare Version: Hoyer & Teismann, 2016; vgl. Teismann et al., 2016)

Aktivierung	• Ich habe viele und unterschiedliche Aktivitäten unternommen • Ich habe meine Tagesaufgaben strukturiert • Ich war eine aktive Person und habe die Ziele erreicht, die ich mir vorgenommen hatte
Vermeidung/ Grübeln	• Ich habe versucht, an bestimmte Dinge nicht zu denken • Ich habe viel Zeit damit verbracht, wieder und wieder über meine Probleme nachzudenken • Ich habe ständig über Möglichkeiten nachgedacht, ein Problem zu lösen, doch ich habe keine der Lösungen ausprobiert
Beeinträchtigung im Bereich Schule/Arbeit	• Es gab Dinge zu tun, die ich nicht erledigt habe • Ich war aktiv, habe aber keines meiner Tagesziele erreicht • Ich bin nicht zur Arbeit/ Schule gegangen, weil ich einfach zu erschöpft war oder mich nicht danach gefühlt habe
Beeinträchtigung im sozialen Bereich	• Ich habe Dinge unternommen, um mich von anderen Leuten abzuschirmen • Ich war zurückgezogen und still, auch unter Leuten, die ich gut kenne • Ich habe keinen meiner Freunde getroffen

11.8 Empirische Bewährung

Die Effektivität der Verhaltensaktivierung ist sehr gut belegt. In einer mittlerweile klassischen Studie untergliederten Jacobsen et al. (1996) das kognitive Therapieprogramm von Beck et al. (1979) in seine unterschiedlichen Bestandteile und es zeigte sich, dass Verhaltensaktivierung allein so effektiv ist, wie ein gesamtes KVT-Programm (Hoyer, Höfler & Wüllhorst, 2020; Hoyer & Teismann, 2020). Dies wurde inzwischen vielfach repliziert, auch in groß angelegten Studien (Richards et al., 2016) und Meta-Analysen (vgl. ausführlich Hoyer & Krämer, 2021). Internationale Leitlinien (z. B. NICE, 2009) empfehlen die Verhaltensaktivierung als empirisch bewährte Methode. Wegen der Einfachheit des Vorgehens und der leichten Erlernbarkeit – für Patient*innen und Therapeut*innen – kann Verhaltensaktivierung als Methode der Wahl bei der Depressionsbehandlung gelten.

Zahlreiche Anwendungserfolge über die Depressionsbehandlung hinaus sind dokumentiert, so bei Posttraumatische Belastungsstörungen, Generalisierten Angststörungen, chronischer Erschöpfung, demenziellen Entwicklungen, Raucherentwöhnung oder Adipositas, pflegenden Angehörigen und anderen Personengruppen (vgl. ausführlich Hoyer & Krämer, 2021). Zudem ist Verhaltensaktivierung auch als internet- oder smartphonegestütztes Selbsthilfeangebot geeignet (Carlbring et al., 2013; Ly et al., 2015).

Eine Metaanalyse von Mazuchelli et al. (2010) fasst speziell die Effekte der Verhaltensaktivierung auf das Wohlbefinden zusammen. Hier zeigte sich ein – über alle Stichproben gemittelter – Effekt von $d = ,52$. Kritisch ist jedoch anzumerken, dass die meisten der eingeschlossenen Studien sehr alt waren (vor 1980), eine aus heutiger Sicht ungenügende methodische Qualität aufwiesen und sich einige der untersuchten Indikatoren des Wohlbefindens mit Merkmalen der Verhaltensaktivierung überlappten (z. B. increase of positive activities, keeping busy,

spending more time socializing). Die Planung neuer Studien zu dieser Thematik liegt nahe.

11.9 Mögliche Schwierigkeiten und Risiken

11.9.1 Kontraindikationen

Aufgrund des einfachen und strukturierten Vorgehens vermeidet das Verfahren Überforderungserleben. Kontraindikationen werden in der Literatur nicht diskutiert.

Als potenzielle Kontraindikation der Verhaltensaktivierung sind im Einzelfall suizidale Gedanken zu diskutieren (vgl. Hoyer & Krämer, 2021). Bei gegebener Distanzierung der Patient*innen von den suizidalen Gedanken kann ein dosierter Aktivitätenaufbau u. E. jedoch sehr hilfreich sein. Das Richten der Aufmerksamkeit auf Aktivität statt Rückzug, die Ablenkung durch aufgenommene Aktivitäten und die Erfahrung von Selbstwirksamkeit und Kontrolle können antisuizidal wirken.

Eine Fehlannahme ist es im Übrigen, dass Verhaltensaktivierung bei stressgeplagten Betroffenen mit übermäßiger Betriebsamkeit und einem überfordernden Maß an Verpflichtungen kontraindiziert sei: In solchen Fällen werden in der Regel zentrale Werte wie körperliche Gesundheit, Zeit/Präsenz mit/in der Familie, Kontakt zu Freunden, Hobbies und anderes mehr vernachlässigt. Es geht also keineswegs um ein „Mehr des Gleichen", sondern, im Gegenteil, um ein Mehr an wertebezogenen, bisher vernachlässigten Aktivitäten (und ein Weniger an Verpflichtungen). Die Hürden auf dem Weg dorthin zu identifizieren und alternative Lösungen zu finden, ist explizit Teil der verhaltensaktivierenden Therapie. Sport, Training und Bewegung sind als Ausgleichsaktivitäten oft ein willkommener Aspekt der Verhaltensaktivierung und ein Bereich, in dem sich wichtige Prinzipien der Verhaltensaktivierung besonders gut internalisieren lassen.

11.9.2 Stolpersteine bei der Umsetzung

Das Prinzip der Verhaltensaktivierung ist simpel – die Umsetzung ist dies nicht immer. Es bedarf eines genauen Verständnisses sowohl der kontextuellen Bedingungen von Aktivität und Inaktivität, als auch der spezifischen Ziele und Werte der Patient*innen. Es geht eben nicht darum „einfach mehr zu machen" oder „mehr Nettes zu unternehmen", sondern es geht darum „die richtigen Dinge" zu unternehmen, d. h. Aktivitäten anzugehen, die funktionale Relevanz für das Erreichen von Zielen und die Annäherung an Werte haben. Das können Routinetätigkeiten sein, das können angenehme Aktivitäten sein, es können – wie gesagt – aber auch unangenehme Aktivitäten sein, deren Erledigung lange vermieden wurde. Bei der Umsetzung jedweder dieser Aktivitäten muss schließlich der depressive Zustand einkalkuliert werden: Körperliche Beschwerden, schnelle Ermüdbarkeit, verminderte Leistungsfähigkeit und Konzentrationsschwierigkeiten sind absolut reale Symptome einer Depression. Die Haltung der Therapeut*innen muss deshalb validierend und verständnisvoll sein, und es gilt in einem engen kooperativen Prozess, das richtige Tempo und die richtige Größenordnung der zu vereinbarenden Ziele zu finden.

Erschwert wird die Situation schlussendlich dadurch, dass sich viele Aktivitäten nicht unmittelbar positiv auf die Stimmung auswirken: Die Körperhygiene (wieder) ernster zu nehmen, Briefe öffnen oder die Wohnung aufräumen sind wichtige Aktivitäten – umfassend zufrieden und glücklich machen sie trotzdem nicht. Im Gegenteil: Selbst, wenn es gelingt, diese Aktivitäten auszuführen, machen sich Betroffene oft Vorwürfe darüber, dass ihnen „so kleine Aktivitäten" überhaupt schwerfallen. Von Menschen mit Depressionen wird also häufig verlangt, „in Vorleistung zu treten". Während man außerhalb depressiver Stimmungen – zumindest im Freizeit-

bereich – vielfach warten kann, bis man den Wunsch verspürt etwas zu tun, sind Lust und Lustlosigkeit im Kontext depressiver Störungen keine guten inneren Ratgeber. Hier gilt vielmehr: Man muss aktiv werden, um wieder wollen zu können. Und dies braucht Zeit und viel Unterstützung.

Dies lässt sich gut am Beispiel zweier typischer Stolpersteine konkretisieren:

- Am Anfang sollten Erfolgserlebnisse stehen. Für Patient*innen ist es aber mitunter deprimierend, sich kleine, gut erreichbarer Ziele zu setzen, sie wollen – verständlicherweise – eher zu schnell zu viel. Dies können Therapeut*innen im Rahmen einer stressimmunisierenden (und auch paradoxen) Interventionsstrategie aufgreifen, indem sie authentisch aus dem Verständnis dessen, wie Depression sich auswirkt, konsequent in Richtung möglichst kleiner Ziele argumentieren. Wer keine Depression mehr hat, kann sich gerne große Ziele setzen.
- Ein weiterer typischer Stolperstein (jeder Depressionstherapie) ist das Argument „das bringt mir nichts, ich habe das schon alles versucht". Hier gilt es, auf der Grundregel zu bestehen, dass Erfahrungen erst ausgewertet werden, wenn sie gemacht wurden.

11.9.3 Grenzen der Verhaltensaktivierung

Der Nutzen der Verhaltensaktivierung – inklusive des Verzichtes auf eine inhaltliche Auseinandersetzung mit belastenden Gedanken und Einstellungen – ist für die Depressionsbehandlung gut belegt. Gleichwohl kann es im klinischen Alltag unter Umständen von Vorteil sein, Annahmen und Einstellungen, die einer Aktivierung entgegenstehen, mit bewährten Methoden der kognitiven Umstrukturierung anzugehen, um auf diese Weise die Verhaltensaktivierung zu befördern. Das Primat der Verhaltensaktivierung anzuerkennen bedeutet also nicht zwangsläufig einem orthodox-behavioristischen Anspruch folgen zu müssen.

Inwieweit sich die Verhaltensaktivierung als störungsübergreifende Therapieform nutzen lässt, wurde bislang noch wenig untersucht – erste Befunde hierzu sind gemischt: während sich die Verhaltensaktivierung in einer aktuellen Metaanalyse als effektiv in der Behandlung der Posttraumatischen Belastungsstörung erwies (Etherton & Farley, 2020), fand sich in einer anderen Metaanalyse kein nennenswerter Effekt der Verhaltensaktivierung auf Angstsymptome (Stein et al., 2020). Weitere Studien bleiben abzuwarten, möglicherweise stößt der Nutzen der reinen Verhaltensaktivierung hier jedoch an seine Grenzen.

11.10 Resümee

Subjektives und psychologisches Wohlbefinden setzen eine aktive und engagierte Verfolgung persönlicher Ziele voraus. Entsprechend verwundert es nicht, dass die Verhaltensaktivierung ein wirksames Verfahren in der Behandlung unipolarer Depressionen darstellt. Insbesondere im Fall schwerer depressiver Zustände scheint die Verhaltensaktivierung die psychotherapeutische Behandlung der Wahl zu sein. Verhaltensaktivierende Interventionen sind vergleichsweise simpel und setzen weder bei Patient*innen noch bei Therapeut*innen besondere Fähig- und Fertigkeiten voraus. Entsprechend bietet sich das Verfahren als niederschwelliges Angebot in diversen Kontexten psychotherapeutischen, psychiatrischen und hausärztlichen Arbeitens an.

Literatur

Addis, M., & Martell, C. (2004). *Overcoming depression one step at a time*. New Harbinger.

Alexopoulos, G. S., & Arean, P. (2014). A model for streamlining psychotherapy in the RDoC era: The example of „Engage". *Molecular Psychiatry, 19*(1), 14–19.

Beck, A. T., Rush, A., Shaw, B. F. J., & Emery, G. (1979). *Cognitive therapy of depression*. Guilford.

Carlbring, P., Hägglund, M., Luthström, A., Dahlin, M., Kadowaki, Å., Vernmark, K., & Andersson, G. (2013). Internet-based behavioral activation and acceptance-based treatment for depression: A randomized controlled trial. *Journal of Affective Disorders, 148*, 331–337.

Craske, M. G., Meuret, A. E., Ritz, T., Treanor, M., Dour, H., & Rosenfield, D. (2019). Positive affect treatment for depression and anxiety: A randomized clinical trial for a core feature of anhedonia. *Journal of Consulting and Clinical Psychology, 87*(5), 457–471.

Etherton, J. L., & Farley, R. (2020). *Behavioral activation for PTSD: A meta-analysis*. Theory, Research, Practice, and Policy. Advance online publication. https://doi.org/10.1037/tra0000566.

Forbes, C.N. (2020). New directions in behavioral activation: Using findings from basic science and translational neuroscience to inform the exploration of potential mechanisms of change. *Clinical Psychology Review, 79*, 101860 .

Heidenreich, T., & Michalak, J. (2013). *Die „dritte Welle" der Verhaltenstherapie*. Beltz.

Hoyer, J., Dechmann, C., Stender, T., & Colic, J. (2021). Selecting and imagining rewarding activities during the COVID-19 lockdown: Effects on mood and what moderates them. *International Journal of Psychology*. https://doi.org/10.1002/ijop.12759.

Hoyer, J., Höfler, M., & Wüllhorst, V. (2020). Activity and subsequent depression levels: A causal analysis of behavioral activation group treatment with weekly assessments over 8 weeks. *Clinical Psychology and Psychotherapy, 1–7*. https://doi.org/10.1002/cpp.2430.

Hoyer, J., & Krämer, L. V. (2021). *Verhaltensaufbau und -aktivierung*. Hogrefe.

Hoyer, J., & Teismann, T. (2016). *Behavioral Activation for Depression Scale – Deutsche Version*. www.psychometrikon.de.

Hoyer, J., & Teismann, T. (2020). Verhaltensaktivierung. In J. Hoyer & S. Knappe (Hrsg.), *Klinische Psychologie und Psychotherapie* (3. Aufl., S. 635–645). Springer.

Hoyer, J., & Vogel, D. (2018). *Verhaltensaktivierung. Techniken der Verhaltenstherapie*. Beltz.

Jacobson, N. S., Dobson, K. S., Truax, P. A., Addis, M. E., Koerner, K., Gollan, J. K., et al. (1996). A component analysis of cognitive-behavioral treatment for depression. *Journal of Consulting and Clinical Psychology, 64*(2), 295–304.

Kanter, J. W., Busch, A. M., & Rusch, L. C. (2009). *Behavioral Activation*. Routledge.

Kanter, J. W., Manos, R. C., Bowe, W. M., Baruch, D. E., Busch, A. M., & Rusch, L. C. (2010). What is behavioral activation? A review of the empirical literature. *Clinical Psychology Review, 30*, 608–620.

Lejuez, C. W., Hopko, D. R., & Hopko, S. D. (2001). A brief behavioral activation treatment for depression: Treatment manual. *Behavior Modification, 25*(2), 255–286.

Lewinsohn, P. M. (1974). A behavioral approach to depression. In J. Friedman & M. M. Katz (Hrsg.), *The psychology of depression: Contemporary theory and research* (S. 157–185). Wiley.

Ly, K. H., Topooco, N., Cederlund, H., Wallin, A., Bergström, J., Molander, O., et al. (2015). Smartphone-supported versus full behavioural activation for depression: A randomised controlled trial. *PLoS ONE, 10*(5), 1–16.

Martell, C. R., Addis, M. E., & Jacobson, N. S. (2001). *Depression in context: Strategies for guided action.* W W Norton & Co.

Martell, C. R., Dimidjian, S., & Hermann-Dunn, R. (2010). *Behavioral activation for depression: A clinician's guide.* Guilford.

Nagy, G. A., Cernasov, P., Pisoni, A., Walsh, E., Dichter, G. S., & Smoski, M. J. (2020). Reward network modulation as a mechanism of change in behavioral activation. *Behavior Modification, 44*(2), 186–213.

National Institute of Health and Clinical Excellence. (2009). Depression: The treatment and management of depression in adults. https://www.nice.org.uk/nice-media/pdf/Depression_Update_FULL_GUIDELINE.pdf.

Richards, D., Ekers, D., McMillan, D., Taylor, R. S., Byford, S., Warren, F. C., et al. (2016). Cost and outcome of behavioural activation versus cognitive behavioural therapy for depression (COBRA): A randomised, controlled, non-inferiority trial. *The Lancet, 388,* 871–880.

Solomonov, N., Bress, J. N., Sirey, J. A., Gunning, F. M., Flückiger, C., Raue, P. J., Areán, P. A., & Alexopoulos, G. S. (2019). Engagement in socially and interpersonally rewarding activities as a predictor ofoutcome in „Engage" behavioral activation therapy for late-life depression. *The American Journal of Geriatric Psychiatry, 27*(6), 571–578.

Stein, A. T., Carl, E., Cuijpers, P., Karyotaki, E., & Smits, J. A. J. (2020). Looking beyond depression: A meta-analysis of the effect of behavioral activation on depression, anxiety, and activation. *Psychological Medicine, 6,* 1–14.

Teismann, T., Ertle, A., Furka, N., Willutzki, U., & Hoyer, J. (2016). The German version of the behavioral activation for depression scale (BADS): A psychometric and clinical investigation. *Clinical Psychology & Psychotherapy, 23,* 217–225.

Mindfulness-based Therapy: Achtsamkeit vermitteln

12

Thomas Heidenreich, Emily Nething und
Johannes Michalak

Inhaltsverzeichnis

▶ Das Kapitel „Mindfulness-based Therapy: Achtsamkeit vermitteln" erläutert die Anwendungsmöglichkeiten von Achtsamkeit in therapeutischen Kontexten und die Möglichkeit, das Therapieziel „Wohlbefinden" damit zu fördern. Achtsamkeit beschreibt das absichtsvolle und nicht wertende Richten der eigenen Aufmerksamkeit auf das bewusste Erleben des augenblicklichen Moments. In therapeutischen Kontexten wird Achtsamkeit durch achtsamkeitsinformierte oder achtsamkeitsbasierte Ansätze vermittelt. „Mindfulness-based Stress Reduction (MBSR)" von Kabat-Zinn (1990) und „Mindfulness-based Cognitive Therapy for Depression (MBCT)" von Segal et al. (2002, 2013) werden als achtsamkeitsbasierte therapeutische Interventionen beschrieben, die Akzeptanz und Annahme als zentrale Therapieziele verarbeiten. Die konkrete Vermittlung von Achtsamkeit geschieht des Weiteren durch die therapeutische Haltung sowie durch formelle und informelle Achtsamkeitsübungen.

T. Heidenreich (✉) · E. Nething
Fakultät Soziale Arbeit, Gesundheit und Pflege,
Hochschule Esslingen, Esslingen am Neckar,
Deutschland
E-Mail: thomas.heidenreich@hs-esslingen.de

J. Michalak
Lehrstuhl für Klinische Psychologie und
Psychotherapie II, Universität Witten/Herdecke,
Witten, Deutschland
E-Mail: Johannes.Michalak@uni-wh.de

© Der/die Autor(en), exklusiv lizenziert durch Springer-Verlag GmbH, DE, ein Teil von Springer Nature 2022   177
R. Frank und C. Flückiger (Hrsg.), *Therapieziel Wohlbefinden*, Psychotherapie: Praxis,
https://doi.org/10.1007/978-3-662-63821-7_12

12.1 Achtsamkeit

Verfahren zur Vermittlung von Achtsamkeit entstammen östlichen meditativen Traditionen, die über sehr lange Zeiträume verschiedene Methoden zur Förderung von Achtsamkeit entwickelt haben. Meditation allgemein wurde in unterschiedlichen Kontexten und von unterschiedlichen Autoren und Autorinnen definiert. Als ein Bespiel mag die Definition von Walsh und Shapiro (2006) dienen, in der bereits das in diesem Buch zentrale Thema „Wohlbefinden" als ein wesentliches Ziel achtsamkeitsbasierter Verfahren angesprochen wird:

▶ **Definition** Der Begriff **Meditation** bezieht sich auf eine Familie selbstregulatorischer Praktiken, die Aufmerksamkeit und Bewusstheit trainieren, um mentale Prozesse unter stärkere freiwillige Kontrolle zu bekommen und damit **allgemeines Wohlbefinden** und Entwicklung und/oder spezifische Fertigkeiten wie Ruhe, Klarheit und Konzentration zu fördern (Walsh & Shapiro, 2006, S. 228 f.; Übers. und Hervorhebung: T.H.).

Obwohl diese Definition das für viele meditative Verfahren zentrale Paradox des „Gewinnens von Kontrolle durch das Loslassen von Kontrolle" nicht aufgreift, haben wir sie als Einstieg gewählt, weil sie auf der einen Seite die für Meditation wesentlichen Übungen kurz charakterisiert und auf der anderen Seite das für dieses Buch zentrale Wohlbefinden als erwünschte Konsequenz beschreibt. Gleichzeitig klingt an, dass dieses allgemeine Wohlbefinden durch Haltungen wie Ruhe, Klarheit und Konzentration gefördert wird. Im Weiteren möchten wir zunächst einen Überblick geben, was unter dem Prinzip „Achtsamkeit" zu verstehen ist und welche psychotherapeutischen Verfahren sinnvoll sind, um Achtsamkeit zu fördern. In einem weiteren Schritt wird darauf eingegangen, inwiefern Achtsamkeit dazu beitragen kann, sich dem Therapieziel (und Lebensziel) Wohlbefinden anzunähern.

Achtsamkeit bezeichnet ein traditionell buddhistisches Meditationsprinzip. Dementsprechend finden sich sämtliche Elemente der oben genannten Definition von Meditation auch für

Achtsamkeit – diese lässt sich jedoch noch spezifischer fassen: Kabat-Zinn (1990) definierte Achtsamkeit als Lenkung der Aufmerksamkeit auf den augenblicklichen Moment („present moment"), die durch Absicht gekennzeichnet („on purpose") und nicht wertend („non-judgemental") ist. Die Hier-und-Jetzt-Erfahrung bestimmt demnach die Aufmerksamkeit, d. h., man ist im „Kontakt" mit dem gegenwärtigen Augenblick („wenn ich esse, dann esse ich") – Körper und Geist sollen in Übereinstimmung gebracht werden, d. h., der Geist eilt dem Körper nicht voraus oder hinkt ihm nach (z. B. ohne Bewusstheit des Essens an die Sitzung von morgen denken).

▶ **Definition Achtsamkeit** bedeutet, die eigene Aufmerksamkeit absichtsvoll und nicht wertend auf das bewusste Erleben des augenblicklichen Moments zu richten.

Das achtsame Erleben einer Situation unterscheidet sich demnach deutlich von der „alltäglichen" Verfassung unserer Aufmerksamkeit, die nach Kabat-Zinn (1990) häufig durch den sog. „Autopilotenmodus" charakterisiert ist. Dieser Modus ist dadurch gekennzeichnet, dass die Umgebung und die aktuellen Empfindungen zugunsten von Gedanken, Fantasien und Abschweifungen so gut wie gar nicht zur Kenntnis genommen werden und das Handeln halbbewusst und automatisiert abläuft. Plastisch stellt es Thich Nhat Hanh (2002) folgendermaßen dar:

> Sei immer achtsam, wenn Du einatmest, und achtsam, wenn Du ausatmest. Wenn Du tief einatmest, dann wisse ‚ich atme tief ein', und wenn Du tief ausatmest, dann wisse ‚ich atme tief aus'. Wenn Du kurz einatmest, dann wisse ‚ich atme kurz ein', und wenn Du kurz ausatmest, dann wisse ‚ich atme kurz aus'.
> (Sutra des bewussten Atmens).

Durch eine absichtsvolle Aufmerksamkeitslenkung „besinnt" man sich immer wieder darauf, in allen Lebenslagen eine achtsame Haltung einzunehmen und den gegenwärtigen Augenblick zu erleben – auch wenn sich das vor dem Hintergrund des „Autopiloten" oftmals nicht ohne Hindernisse gestaltet. Indem Ereignisse, so gut es geht, nicht vorschnell in Kategorien wie erwünscht/unerwünscht oder angenehm/unangenehm etc. eingeordnet werden, soll außerdem eine nicht wertende Haltung eingenommen werden (Michalak et al., 2017, 2021). Wichtig dabei ist, dass Achtsamkeit keine Fertigkeit ist, die nur Menschen mit einem buddhistischen oder spirituellen Hintergrund offen steht. Sie ist eine Fertigkeit, die letztlich von allen Menschen praktiziert werden kann (unabhängig von deren religiöser oder weltanschaulicher Haltung), solange sie sich darauf einlassen und sie in das eigene Leben zu integrieren versuchen. Eine rein gedankliche und distanziert-beachtende Herangehensweise und damit intellektuelle Annäherung ist dabei nicht ausreichend, auch wenn sie natürlich im Rahmen der folgenden Abhandlungen dominieren wird. Eine der häufig beschriebenen Konsequenzen einer achtsamen Haltung liegt in einer stärkeren „Gelassenheit" (vgl. unten).

▶ Achtsamkeit ist eine Fertigkeit, die allen Menschen offen steht und die von jeder und jedem praktiziert werden kann – unabhängig vom religiösen oder spirituellen Hintergrund. Mithilfe dieses Prinzips sollen Körper und Geist in Übereinstimmung gebracht werden, d. h., Körper und Geist eilen einander nicht voraus und hinken einander auch nicht nach.

12.2   Achtsamkeit und Wohlbefinden

Die für dieses Kapitel zentrale Frage lautet, inwiefern die Vermittlung von Achtsamkeit das Wohlbefinden fördern kann. Wir wollen uns dieser Frage zunächst auf theoretischer Ebene annähern und im Anschluss daran einige Studien vorstellen, die sich dieser Frage empirisch angenommen haben.

Betrachtet man die oben dargestellte Definition von Achtsamkeit von Kabat-Zinn, dann wird deutlich, dass die Annahme, dass Achtsamkeit das Wohlbefinden fördern solle, sehr stark von der gewählten Definition des Begriffs „Wohlbefinden" (vgl. die weiteren Kapitel dieses Buches) abhängt: Da Achtsamkeit häufig dazu führt, dass auch unangenehme Empfindungen intensiv erlebt werden, ist diese Annahme vor dem Hintergrund komplexer Modelle des Wohlbefindens (z. B. Ryff, 1989) gut begründbar. Mit anderen Worten: Unter einer Achtsamkeitsperspektive erhalten auch Zustände von Leid ihre Würde und werden als prinzipiell kompatibel mit einer tieferen Form von Wohlbefinden betrachtet. Wie aber lässt sich solch eine tiefere Form von Wohlbefinden näher beschreiben?

Ekman et al. (2005) beschäftigen sich mit Unterschieden zwischen buddhistischen und psychologischen Perspektiven des Wohlbefindens. Diese Betrachtungen sind hier von besonderer Relevanz, da der systematischen Entwicklung von Achtsamkeit aus buddhistischer Sicht eine wesentliche Rolle für die Entwicklung von Wohlbefinden zukommt (Dalai Lama & Cutler, 1998). Den Kern buddhistischer Auffassungen zum Wohlbefinden bildet eine sehr zentrale Unterscheidung zweier unterschiedlicher Quellen von Wohlbefinden: Zum einen ist mit diesem Begriff ein affektiver Zustand gemeint, der durch angenehme sensorische, ästhetische und intellektuelle Stimulation entsteht; zum anderen wird mit diesem Begriff ein Zustand beschrieben, der durch psychische Balance und Einsicht in die Natur der Realität gekennzeichnet ist („Sukha"). Ziel ist es dabei nicht, die erste Form des Wohlbefindens zu erlangen, die von äußeren Umständen abhängig ist, sondern Sukha als tiefere Form des Wohlbefindens zu kultivieren. Sukha zu erreichen, gilt im Allgemeinen als schwierig, da es ein dauerhaftes und intensives Training der Achtsamkeit voraussetzt. In diesem Zusammenhang weisen Ekman et al. (2005) darauf hin, dass – mit Ausnahme der Arbeit von Seligman (2002) – die westlich geprägte Psychologie kaum Anstrengungen unternommen hat, positive Emotionen und Aspekte des Geistes unabhängig vom Auftreten psychopathologischer Symptome zu verstehen bzw. zu kultivieren (vgl. auch Styron, 2013).

▶ Zentrales Element buddhistischer Auffassungen ist Sukha, eine tiefere Form des Wohlbefindens, deren Erreichung dauerhaftes und intensives Training der Achtsamkeit verlangt und die durch eine psychische Balance und Einsicht in die Natur der Realität charakterisiert ist. Damit erhalten auch unangenehme Zustände von Leid ihre Würde und werden als prinzipiell kompatibel mit dieser tieferen Form von Wohlbefinden betrachtet.

Wie kann nun die Entwicklung dieser tieferen Form von Wohlbefinden aussehen, und welche Rolle kann Achtsamkeit dabei spielen? Grundlegend ist, dass der achtsame Umgang mit dem Gegenwärtigen uns ermöglichen kann, mit der „wunderbaren" Qualität des gegenwärtigen Augenblicks in Kontakt zu kommen. Dabei muss wunderbar nicht leidfrei bedeuten, sondern meint eine direkte erfahrungsmäßige Erkenntnis des Einzigartigen und Unwiederbringlichen jeden Augenblicks. In der klinischen Literatur über Achtsamkeit wird auch immer wieder ein weiterer Aspekt genannt, der eng mit Wohlbefinden verbunden sein dürfte: Achtsamkeit kann uns ermöglichen, unsere automatisierten Denk- und Verhaltensschemata in den Fokus unseres Bewusstseins zu bringen und damit – Stück für Stück – ihre handlungsbestimmende Funktion abzuschwächen. Achtsamkeit kann also dabei helfen, ungünstige Geisteszustände frühzeitig zu erkennen und aus ihnen „auszusteigen". Dies dürfte einen „weiseren" Umgang mit mir (meinen Gedanken, Gefühlen und Handlungstendenzen), mit meiner sozialen Umwelt (mit ihren Gedanken, Gefühlen und Handlungstendenzen), aber auch mit der „nicht sozialen" Umwelt (z. B. mit ihren natürlichen und materiellen Ressourcen) ermöglichen.

Welche Evidenzen liegen derzeit vor, dass das Training von Achtsamkeit mit einer Erhöhung von Wohlbefinden verbunden ist? Carmody und Baer (2008) untersuchten die Auswirkungen von MBSR (Abschn. 12.3.1) auf Wohlbefinden und Lebensqualität. Zur Erfassung des Wohlbefindens wurden die „Scales of Psychological Well-Being" (Ryff & Keyes, 1995) eingesetzt, die u. a. Selbstakzeptanz, positive Beziehungen mit anderen, Autonomie und Lebenssinn als Indikatoren für Wohlbefinden untersuchen. Verglichen mit einer Kontrollgruppe zeigte sich in der MBSR-Bedingung ein hoch signifikanter Anstieg des Wohlbefindens, der mit einer Effektstärke von d = 0,77 im mittleren bis starken Bereich anzusiedeln ist. Darüber hinaus konnten einige weitere Studien zeigen, dass psychologische Variablen, die mit Wohlbefinden im Zusammenhang stehen, durch Achtsamkeitstraining günstig beeinflusst werden:

- Travis et al. (2004) konnten zeigen, dass sich durch Achtsamkeitsübungen eine erhöhte emotionale Stabilität ergab (gemessen mit Standard-Persönlichkeitsfragebögen).
- Williams et al. (2001) konnten in einer kontrollierten Studie an 59 gesunden Probanden und Probandinnen zeigen, dass die Teilnahme an einem MBSR-Programm (s. unten) zu einer Reduktion des alltäglichen Stresserlebens und zu einem Absinken psychischer und körperlicher Symptombelastung führte.
- Khoury et al. (2015) konnten in einer Metaanalyse bestätigen, dass MBSR-Programme auch bei gesunden Praktizierenden moderat Stress, Angst und Depression reduzierten sowie die empfundene Lebensqualität steigerten.
- Querstret et al. (2020) berichteten in einer weiteren Metaanalyse, dass MBSR (und MBCT) auch bei gesunden Probanden und Probandinnen zu verminderter Rumination, Depression und Angst sowie zu einem Absinken des Stressniveaus führte und ebenso die Lebensqualität und das Wohlbefinden verbesserte.

Auch wenn einige der hier berichteten Variablen nur eingeschränkt mit Wohlbefinden in Verbindung gebracht werden – und damit auch die Achtsamkeitsforschung den von Ekman et al. (2005) angemahnten Paradigmenwechsel in Richtung Erfassung von positiven

Geisteszuständen noch nicht vollzogen hat –, scheint uns die vorläufige Schlussfolgerung gerechtfertigt, dass das Einüben von Achtsamkeit zu einer Erhöhung des Wohlbefindens führt. In jüngerer Zeit wurden darüber hinaus im Bereich der differenziellen Psychologie Studien publiziert, die Zusammenhänge zwischen Neurotizismus, Achtsamkeit und subjektivem Wohlbefinden untersuchen: Wenzel et al. (2015) konnten beispielsweise zeigen, dass Achtsamkeit den Zusammenhang von Neurotizismus und subjektivem Wohlbefinden mediiert.

12.3   Therapeutische Ansätze zur Vermittlung von Achtsamkeit

In diesem Abschnitt wollen wir Ansätze vorstellen, die sich das Ziel gesetzt haben, Achtsamkeit im therapeutischen Kontext zu fördern. Es ist evident, dass sich nicht alle Aspekte von Achtsamkeit „bruchlos" mit sämtlichen therapeutischen Auffassungen verbinden lassen. Dennoch sind wir der Meinung, dass Achtsamkeit eine wichtige Bereicherung der therapeutischen Vorgehensweisen darstellen kann. Einzelne therapeutische Ansatzpunkte unterscheiden sich erheblich in dem Ausmaß, in dem Achtsamkeitsprinzipien in die Behandlung integriert werden. Diese lassen sich in Anlehnung an die Überlegungen von Germer (2013) grob folgendermaßen einordnen:

- Klassische psychotherapeutische Ansätze und Behandlungsweisen können Prinzipien enthalten, die dem Achtsamkeitsprinzip mehr oder weniger stark ähneln, ohne jedoch mit ihm denkungsgleich zu sein (sog. achtsamkeits**analoge** Prinzipien). Beispielhaft seien hier Freuds „gleichschwebende Aufmerksamkeit" (vgl. Michal, 2009) und die „Präsenz" der modernen Gesprächspsychotherapie (Bundschuh-Müller, 2009) genannt. Auch in der verhaltenstherapeutischen Arbeit finden sich an vielen Stellen Analogien zum Achtsamkeitsprinzip (s. Heidenreich & Michalak, 2003): Beispielsweise sei hier die Instruktion genannt, während einer Exposition „alle

Erlebnisse ohne Vermeidung" zu erfahren, also nicht kognitiv zu vermeiden.

- Achtsamkeits- bzw. akzeptanz**informierte** Ansätze sind im Gegensatz dazu Ansätze, in denen Prinzipien der Achtsamkeit bzw. Akzeptanz gezielt vermittelt werden. Der Aufbau von Achtsamkeit ist aber nicht das Hauptziel dieser Verfahren, sondern Achtsamkeitselemente werden im Rahmen eines multimodalen Behandlungssettings auch mit anderen Behandlungselementen integriert. Ausgedehntere Meditationsübungen werden hier in der Regel nicht durchgeführt. So wird im Rahmen eines Fertigkeitentrainings als wesentliches Element in der „Dialektisch-behavioralen Therapie" (DBT) von Linehan (1993a, 1993b) auch Achtsamkeit gefördert, aber es werden keine ausgedehnteren formellen Meditationsübungen eingesetzt. Im Rahmen der „Acceptance and Commitment Therapy (ACT)" von Hayes et al. (1999) stehen vor allem Aspekte der Akzeptanz und des Commitment (engagiertes Handeln hinsichtlich der Verwirklichung persönlicher Werte) im Behandlungsfokus. Achtsamkeit ist hier eines unter mehreren Behandlungsprinzipien.

- Achtsamkeits- bzw. akzeptanz**basierte** Ansätze zeigen den deutlichsten Bezug zur historischen Achtsamkeitstradition. Sie sind dadurch charakterisiert, dass Achtsamkeit bzw. Akzeptanz die grundlegenden Therapieprinzipien in der Behandlung darstellen und regelmäßig intensive Meditationsübungen durchgeführt werden. Gleichzeitig werden aber auch ergänzend andere Inhalte vermittelt (z. B. Psychoedukation über Depression). Hierzu zählen als wesentliche Ansätze die „Achtsamkeitsbasierte Stressreduktion" („Mindfulness-based Stress Reduction", MBSR; Kabat-Zinn, 1990) und die „Achtsamkeitsbasierte kognitive Therapie zur Rückfallprophylaxe" bei Depressionen („Mindfulness-based Cognitive Therapy", MBCT; Segal et al., 2002, 2013).

Da eine differenzierte Betrachtung achtsamkeitsanaloger sowie achtsamkeitsinformierter Ansätze den Rahmen des vorliegenden Beitrags deutlich sprengen würde (für eine Übersicht s. Heidenreich & Michalak 2009), sollen an dieser Stelle lediglich die beiden oben bereits genannten achtsamkeitsbasierten Ansätze kurz dargestellt werden.

12.3.1 Mindfulness-based Stress Reduction (MBSR) von Kabat-Zinn (1990)

Die MBSR von Kabat-Zinn (1990) lässt sich als „klassischer" achtsamkeitsbasierter, verhaltensmedizinisch fundierter Ansatz charakterisieren, in welchem fast ausschließlich achtsamkeitsbasierte Elemente zum Einsatz kommen. Kabat-Zinn entwickelte das Programm störungsübergreifend für Patienten und Patientinnen mit unterschiedlichen psychischen und körperlichen Störungen.

Bei der MBSR handelt es sich um ein Programm, das in Gruppen von bis zu 30 Patienten und Patientinnen durchgeführt wird. In 8 wöchentlichen Sitzungen von ca. 2 h Dauer sowie einem „Tag der Achtsamkeit" werden grundlegende Prinzipien der Achtsamkeit vorgestellt und eingeübt. Von besonderer Relevanz während der MBSR ist die Durchführung von Hausaufgaben: Von den Teilnehmenden wird erwartet, an 6 Tagen pro Woche mindestens 45 min selbstständig Übungen durchzuführen. Grundsätzlich werden während des Programms sog. „formelle" und „informelle" Meditationsübungen vorgestellt: Erstere bezeichnen Übungen, bei denen sich gezielt für das Üben von Achtsamkeit Zeit genommen wird und in gewissem Sinne ein Heraustreten aus dem Alltag stattfindet (Body-Scan, Sitz- und Atemmeditation, achtsame Yoga-Übungen); Letztere beinhalten alltägliche Tätigkeiten, die achtsam durchgeführt werden sollen (z. B. achtsames Einnehmen von Mahlzeiten, ohne gedanklich abzuschweifen und die Nahrung automatisiert zu verschlingen).

Als Einstieg in das Programm (vgl. ▶ Übersicht) wird in der ersten Gruppensitzung zunächst der Body-Scan eingeübt, der die Grundlage für alle weiteren Meditationstechniken bildet: Es handelt sich dabei um eine Übung, bei der die einzelnen Körperteile aufmerksam nacheinander wahrgenommen werden sollen. Dabei werden die Übenden dazu angehalten, auf alle Empfindungen in den entsprechenden Körperteilen zu achten. Verspüren sie keine Empfindung in einem der Körperteile, so soll diese Tatsache auch wahrgenommen werden, ohne dies negativ zu bewerten. Gleichzeitig werden in der ersten Sitzung informelle Übungen vorgestellt, d. h. die Übenden sollen zunächst eine Routineaktivität des Tages (z. B. Essen, Zähneputzen, Duschen) mit voller Achtsamkeit ausführen.

In den folgenden Gruppensitzungen werden sowohl Übungen aus dem Hatha-Yoga (formelle Übung) sowie Aufmerksamkeit auf angenehme und unangenehme Ereignisse (informelle Übung) eingeführt. Dabei nehmen die Atemmeditation (formelle Übung) und die Vermittlung wesentlicher Grundlagen der Stressforschung eine besonders wichtige Rolle ein (jede Sitzung weist einen inhaltlichen Themenschwerpunkt auf). Am Ende des Programms sollen gemeinsam Strategien entwickelt werden, wie die in den vergangenen Wochen gelernten Achtsamkeitsübungen auch langfristig in den Alltag integriert werden können, um so die Gesundheit auf Dauer zu verbessern und zu stärken.

Ablauf eines MBSR-Kurses (vgl. Meibert et al., 2009)

I. Vorgespräch

In einem ersten Vorgespräch werden Interessenten und Interessentinnen über die wesentlichen Aspekte des Programms aufgeklärt. Ihnen wird einerseits erklärt, dass ihre Teilnahme regelmäßiges Üben, Disziplin, Geduld und Ausdauer (d. h. eine gewisse Selbstverpflichtung) erfordert und dass die Umstellung der täglichen Routine zunächst zu Stress führen kann. Auf der anderen Seite wird ihnen aber auch verdeutlicht, dass sie mithilfe einer regelmäßigen Achtsamkeitspraxis positiv auf Stresssituationen einwirken, ihre

Lebensqualität positiv verändern und ihre Gesundheit auf Dauer verbessern können. Zusätzlich werden gemeinsam Ziele ausgearbeitet, die die Teilnehmenden mit dem Kurs verbinden, und offene Fragen geklärt.

II. Das 8-wöchige Programm

Sitzung 1. Im Mittelpunkt der ersten Sitzung steht das gegenseitige Kennenlernen der Kursteilnehmenden. Durch den Kursleiter oder die Kursleiterin werden sie in die Praxis der Achtsamkeit eingeführt, und zentrale Aussagen des MBSR-Programms werden vermittelt. Als Einstieg in Achtsamkeitsübungen wird gemeinsam der Body-Scan durchgeführt, der in den folgenden Wochen selbstständig mithilfe einer CD zu Hause geübt werden soll. Außerdem werden die Kursteilnehmenden dazu ermutigt, eine achtsame Haltung beim Ausführen von täglichen Routinetätigkeiten zu entwickeln (z. B. eine Mahlzeit in der Woche achtsam zu sich nehmen).

Sitzung 2. Zu Beginn dieser Sitzung werden Erfahrungen mit dem Body-Scan und den Achtsamkeitsübungen im Alltag ausgetauscht. Themenschwerpunkt bildet in Sitzung 2 die Funktionsweise der Wahrnehmung und ungünstige Aspekte des Autopiloten. Neben dem erneuten Üben des Body-Scans wird die Sitzmeditation vorgestellt und für 10 min erstmals unter Anleitung durchgeführt. Als Hausaufgabe werden die Teilnehmenden gebeten, weiterhin Tätigkeiten im Alltag achtsam auszuführen und zusätzlich dazu positive Erfahrungen in ihrem Leben wahrzunehmen und aufzuschreiben.

Sitzung 3. In dieser Sitzung steht häufig die Auseinandersetzung der Teilnehmenden bezüglich der täglichen Achtsamkeitspraxis im Vordergrund (Hindernisse in der Umsetzung der täglichen Übungen, Reaktionen von Verwandten und

Bekannten etc.). Schwerpunktmäßig werden die Teilnehmenden im weiteren Verlauf in die achtsame Körperarbeit eingeführt und die Yoga-Übungen gemeinsam eingeübt, die in den folgenden Tagen (abwechselnd mit dem Body-Scan) selbstständig zu Hause geübt werden sollen. Als weitere Hausaufgabe werden die Teilnehmenden ermutigt, 10-minütige Sitzmeditationen selbstständig durchzuführen und zusätzlich dazu negative Ereignisse wahrzunehmen und aufzuschreiben.

Sitzung 4. Im Mittelpunkt dieser und der nächsten Sitzung stehen Stress mit seinen Charakteristika und verbundenen Folgen. Dabei werden die Teilnehmenden angehalten, sich Stressreaktionen im Alltag bewusst zu werden, ohne sie gleichzeitig verändern zu wollen. Fragen wie „Was ist Stress überhaupt, und wie entsteht er?" oder „Was erlebe ich als stressig, und wie gehe ich damit um?" werden genauso geklärt, wie die Frage nach den Konsequenzen von Stress. Mit den Teilnehmenden wird die Sitzmeditation nun auch länger als 10 min durchgeführt; die Teilnehmenden sind ab der 4. Woche dazu in der Lage, Sitzmeditationen von 30–40 min achtsam durchzuführen.

Sitzung 5. Auch in der 5. Sitzung steht das Thema Stress im Vordergrund. Allerdings wird nun z. B. in Kleingruppen erarbeitet, wie man mithilfe des bislang Erlernten besser mit Stress umgehen kann. Weiterhin wird die Sitzmeditation geübt und dadurch die Konzentrationskraft gestärkt. Als Hausaufgabe werden die Teilnehmenden ermutigt, auch im Alltag achtsam mit Stress umzugehen: Dabei wird der Fokus auf den Atem und die Atembeobachtung während alltäglicher Handlungen gelegt.

Sitzung 6. Im Vordergrund dieser Sitzung steht das Thema „achtsame Kommunikation" oder der Umgang mit schwierigen Gefühlen. Neben dem weiteren

Durchführen der Sitzmeditation wird der „Tag der Achtsamkeit" besprochen, ein ganztägiges Achtsamkeitsseminar, welches nach der 6. Sitzung (oder später) mit allen Teilnehmenden durchgeführt wird. Als Hausaufgabe werden die Teilnehmenden weiterhin angehalten, im Wechsel den Body-Scan bzw. Yoga und die Sitzmeditation zu üben und auf die Achtsamkeit im Alltag zu achten. Zusätzlich dazu sollen die achtsame Kommunikation geübt oder schwierige Gefühle beobachtet und aufgeschrieben werden.

Der Tag der Achtsamkeit. Dieser Tag (ca. 6–7 h) steht ganz im Zeichen der Achtsamkeit und dient speziell der Vertiefung der Übungen und des bislang Gelernten. An diesem Tag soll die Achtsamkeit über einen längeren Zeitraum hinweg aufrechterhalten werden. Nach einer Einführung und Erläuterungen wird an diesem Tag nicht mehr gesprochen, um so ganz bei sich zu sein bzw. sich auf die eigenen Erfahrungen einzulassen. Neben Body-Scan, Yoga und Sitzmeditation wird die sog. Gehmeditation gemeinsam im Wechsel durchgeführt und das Mittagessen im Schweigen achtsam verspeist. Am Nachmittag werden Sitz- und Bewegungsmeditationen durchgeführt und das Schweigen am Ende des Tages langsam aufgelöst. Zum Abschluss können die gemachten Erfahrungen mit den anderen Kursteilnehmenden besprochen werden.

Sitzung 7. In dieser Sitzung können noch einmal die Erfahrungen mit dem Tag der Achtsamkeit in der Gruppe besprochen werden. Ab diesem Zeitpunkt werden die Teilnehmenden dazu ermutigt, Achtsamkeitsübungen auch ohne CD oder andere Hilfsmittel durchzuführen, um so die selbstständige Meditationspraxis und das Vertrauen in die eigene Fähigkeit, Meditation ohne Hilfsmittel durchführen zu können, zu fördern und zu stärken.

Sitzung 8. In dieser letzten Sitzung geht es vor allem darum, gemeinsam Strategien zu erarbeiten, wie die Achtsamkeitspraxis auch über das Ende des Kurses hinaus selbstständig in den Alltag integriert werden kann. Es wird den Teilnehmenden verdeutlicht, dass dies zwar das Ende des Kurses, aber zugleich auch der Beginn der „eigentlichen Arbeit" ist („Die wahre achte Sitzung ist der Rest Ihres Lebens"). Mit einem Abschiedsritual wird die letzte Sitzung beendet und der MBSR-Kurs abgeschlossen.

III. Nachgespräch

Ein individuelles Nachgespräch kann 2 Wochen nach Ende des Kurses mit der Kursleiterin oder dem Kursleiter erfolgen. Dabei besteht die Möglichkeit, den Kurs hinsichtlich der eigenen Ziele auszuwerten und Themen zu besprechen, die nicht in der Gruppe kommuniziert werden konnten.

Seit dem Erscheinen der letzten Auflage dieses Buches im Jahr 2017 ist eine Vielzahl von methodologisch guten Studien zu den positiven Auswirkungen von MBSR und MBCT auf psychische Gesundheit veröffentlicht worden. Gu et al. (2015) fassen in einer Metaanalyse die aktuell vorliegenden Mediationsstudien zu MBCT und MBSR im Hinblick auf die psychische Gesundheit und das Wohlbefinden zusammen. Die Analysen zeigen, dass sowohl MBSR als auch MBCT psychische Gesundheit und Wohlbefinden positiv beeinflussen. Eine Metaanalyse von Khoury et al. (2013) belegte die Wirksamkeit von achtsamkeitsbasierten Therapieverfahren zur Behandlung einer Vielzahl psychischer Probleme, insbesondere für Angst, Depression und Stress. Auch Goldberg et al. (2018) konnten in ihrer Metaanalyse die Wirksamkeit von achtsamkeitsbasierten Verfahren für verschiedene Störungsbilder zeigen und gelangten zudem zu dem Ergebnis, dass sich diese nicht von der Wirksamkeit etablierter evidenzbasierter Verfahren unterschied. Auch für bislang weniger stark beforschte Störungsbilder liegt inzwischen erste meta-analytische Evidenz zur Wirksamkeit von achtsamkeitsbasierten Verfahren vor. Exemplarisch seien an dieser Stelle Störungen aus dem Schizophrenie-Spektrum (Jansen et al., 2020), depressive Symptomatik bei bipolaren Störungen (Xuan et al., 2020) und Substanzgebrauchsstörungen (Cavicchioli et al., 2018) bzw. Abhängigkeitserkrankungen (Goldberg et al., 2018) genannt. Dennoch ist die Aussagekraft dieser Meta-Analysen durch die heterogene methodologische Qualität der analysierten Studien eingeschränkt.

Beispiel

Die 43-jährige Ärztin und Mutter zweier Söhne im Alter von 5 und 7 Jahren stellt sich auf Empfehlung ihres Orthopäden zur Behandlung vor. Im MBSR-Vorgespräch berichtet sie, sich im Laufe der letzten Jahre zunehmend belasteter zu fühlen. Als Symptome nennt die Patientin u. a. massive Beschwerden im Bereich der Lendenwirbelsäule, Schlafstörungen und eine Exacerbation der seit der Kindheit bestehenden Neurodermitis. Begonnen hätten die Probleme, als sie nach der Geburt ihres zweiten Sohnes wieder in ihre Praxis als Allgemeinärztin eingestiegen sei. Sie habe seitdem das Gefühl, dass ihr „alles über den Kopf wachse" und sie „niemandem mehr gerecht" würde, sie mache sich Sorgen, dass sie ihre Kinder, aber auch ihren Partner vernachlässige. Über den mit einer Teilnahme einhergehenden Zeitaufwand ist die Patientin zunächst erschrocken, sie fürchtet durch die zusätzlichen Übungen eine weitere Belastung. Den Body-Scan erlebt sie zunächst als sehr entlastend und entspannend, nach einiger Zeit seien jedoch Gedanken des Inhalts aufgetreten „wie kannst Du hier liegen, wo doch noch so viel zu machen ist?". Hinzu kommen zunehmende Schmerzen im Lendenbereich, die schließlich ihre volle Aufmerksamkeit einnehmen. Es habe

sie äußerste Anstrengung gekostet, dennoch liegen zu bleiben. Sie berichtet von großen Schwierigkeiten, sich die Zeit für die Hausaufgaben zu nehmen. Die Durchführung der Atemmeditation und der Yoga-Übungen erlebt die Patientin zunächst als eher belastend, insbesondere „einfach nur dazusitzen" falle ihr schwer. Im Laufe der Wochen berichtet sie, dass sie zunehmend den Eindruck habe, flexibler mit sich umzugehen. Als Beispiel schildert sie, dass sie Gedanken und Impulse jetzt zunächst wahrnehme und entscheide, wie sie reagieren wolle. Ihre Beschwerden seien deutlich zurückgegangen, auch wenn sie an einzelnen Tagen weiterhin Schlafstörungen habe und Schmerzen verspüre. In einer 3-Monats-Katamnese berichtet die Patientin von einer weiteren Verbesserung ihrer Befindlichkeit. ◀

12.3.2 Mindfulness-based Cognitive Therapy for Depression (MBCT) von Segal et al. (2002, 2013)

Segal et al. (2002, 2013) integrieren in ihrer MBCT zur Verhinderung depressiver Rückfälle achtsamkeitsbasierte Elemente sensu Kabat-Zinn (1990) mit klassischen kognitiv-verhaltenstherapeutischen Interventionen (für einen ausführlichen Überblick s. Michalak & Heidenreich, 2009a, 2005). Als wesentliches Ziel des Programms geben sie an: „Die zentrale Fertigkeit, die das MBCT-Programm vermitteln möchte, ist die Fähigkeit, bei drohendem Rückfall Geisteszustände zu erkennen und loszulassen, die durch selbstaufrechterhaltende Muster grüblerischer negativer Gedanken gekennzeichnet sind" (Segal et al., 2002, S. 75; Übersetzung: T.H. und J.M.). Im Unterschied zum klassischen kognitiven Vorgehen sollen die **Inhalte** depressiven Denkens von Betroffenen aber nicht gezielt verändert werden (im Sinne des Modells von Beck, 1976), sondern vielmehr geht es um eine Änderung der Haltung gegenüber Bildern, Gedanken, Erinnerungen und Körperempfindungen. Aufbauend auf dem MBSR-Programm ist die Kultivierung von Achtsamkeit ein sehr zentraler Aspekt in der MBCT. Indem die Teilnehmenden ihre Aufmerksamkeit auf die Hier-und-Jetzt-Erfahrung richten und so ein lebendiger Kontakt mit dem gegenwärtigen Augenblick ermöglicht wird, soll ein „Wegdriften" in Erinnerungen, Gedanken und Grübeleien verhindert werden. Außerdem sollen die depressiven Patientinnen und Patienten eine akzeptierende und offene Haltung gegenüber ihren aufkommenden positiven sowie negativen Geisteszuständen entwickeln.

Die MBCT ist – wie die MBSR – ein Therapieprogramm, das in 8 Sitzungen durchgeführt wird. Maximal 12 Patienten und Patientinnen, welche mindestens zwei depressive Episoden erlebt haben und zum Zeitpunkt des Behandlungsbeginns nicht mehr akut depressiv sind, nehmen an den Gruppensitzungen teil. Die einzelnen Sitzungen finden im wöchentlichen Abstand statt und behandeln jeweils ein Thema schwerpunktmäßig. Einzelne achtsamkeitsbezogene Elemente werden entsprechend den Methoden der MBSR eingeübt. Im Anschluss an die jeweiligen Übungen werden diese bezüglich der gemachten Erfahrungen besprochen, und es wird auf erlebte Schwierigkeiten bei der Übung zu Hause eingegangen. Das Erlernen bzw. Einüben von Achtsamkeit kann u. U. mit Hindernissen in der Umsetzung verbunden sein (Übersicht).

In den ersten Sitzungen (1–4) des MBCT-Programms geht es fast ausschließlich um das Erlernen und Einüben von Achtsamkeit. Im zweiten Teil des Programms (Sitzung 5–8) wird die Behandlung verstärkt durch klassische kognitive Interventionen unterstützt (z. B. Psychoedukation zur Depression, Bedeutung von und Umgang mit automatischen Gedanken etc.). Ein wichtiger Aspekt ist auch in der MBCT die Durchführung von Hausaufgaben: Die Teilnehmenden müssen sich bereiterklären, zu Hause täglich mindestens 45 min formale Achtsamkeitsübungen selbstständig zu praktizieren. Nach Abschluss des Programms haben die Kursteilnehmenden die Möglichkeit, sich in vier weiteren Booster-Sitzungen zu treffen, gemeinsam zu üben und sich über ihre Erfahrungen auszutauschen.

Für die MBCT liegen mittlerweile mehrere Metaanalysen über randomisierte kontrollierte Studien vor (Goldberg et al., 2019; Kuyken et al., 2016). Die Metaanalyse von Kuyken et al. (2016) umfasste 9 randomisierte kontrollierte Studien und zeigte eine deutliche Reduktion der Rückfallwahrscheinlichkeit durch MBCT für Patienten und Patientinnen mit drei oder mehr Rückfällen in der Vorgeschichte (verglichen mit einer „Treatment-as-usual"-Gruppe). Goldberg et al. (2019) belegten mit ihrer Meta-Analyse über 13 randomisierte kontrollierte Studien, dass sich MBCT auch bei akuter depressiver Symptomatik als wirksam erwies (im Vergleich zu nicht-therapeutischen Interventionen). Die Wirksamkeit bewegte sich dabei im gleichen Bereich wie jene anderer etablierter Verfahren wie Kognitiver Therapie. Die Studienautoren und -autorinnen merkten jedoch an, dass eine größere Anzahl an Studien über einen längeren Untersuchungszeitraum vonnöten seien, um die Langzeiteffekte von MBCT zu überprüfen.

Umgang mit Hindernissen

Am Programm teilzunehmen und täglich mindestens 45-minütige Übungen selbstständig durchzuführen, erscheint zunächst „sehr einfach", erfordert aber viel Selbstdisziplin der Kursteilnehmenden. Außerdem können Schwierigkeiten und Barrieren in der Umsetzung auftreten. Im Programm besteht immer wieder Gelegenheit, gemachte Erfahrungen und erlebte Schwierigkeiten mit Übungen in der Gruppe auszutauschen. Dabei ist besonders wichtig, eine akzeptierende Haltung gegenüber diesen Hindernissen zu entwickeln und somit die Bereitschaft zu fördern, trotz Barrieren weiterhin zu üben. Es werden besonders vier Arten von Hindernissen berichtet:

1. **„Mache ich es richtig?"**: Treten bei der oder dem Übenden Gedanken dieser Art auf, die durch Resignation oder

Ängstlichkeit charakterisiert sein können, so sollen sie achtsam wahrgenommen und anschließend auch wieder losgelassen werden – so gut es geht. Danach bringt man seine Aufmerksamkeit sanft aber bestimmt wieder zum eigentlichen Fokus der Übung zurück (z. B. zum Atem).

2. **Schmerzhafte und unangenehme Empfindungen:** Treten beispielsweise Schmerzen in einzelnen Körperteilen oder Verspannungen/Verkrampfungen auf, so werden die Teilnehmenden ermutigt, auch diesen Empfindungen eine offene und akzeptierende Haltung entgegenzubringen. Mit den Empfindungen verbundene Gedanken sollen wiederum achtsam wahrgenommen und anschließend losgelassen werden.

3. **Die Rahmenbedingungen sind nicht richtig:** Es ist möglich, dass die Teilnehmenden innere (z. B. Angespanntheit) und/oder äußere (z. B. Unruhe, Störungen) Rahmenbedingungen des Programms als ungünstig bewerten und somit die Übungen ihrer Ansicht nach nicht mit Gewinn praktizieren können. Auch dann werden die Teilnehmenden dazu angehalten, diese für sie ungünstig erscheinenden Bedingungen zu beobachten, achtsam wahrzunehmen und in die Übungen einzubeziehen. Sie sollten sich dadurch auf keinen Fall vom Üben abhalten lassen. Die Übungen müssen nicht Spaß machen; aber trotzdem sollten sie durchgeführt werden.

4. **Gedankenwandern:** Häufig kann es vorkommen, dass die Gedanken abschweifen – auch bei erfahrenen Übenden. Wenn dieses Abwandern von den Teilnehmenden wahrgenommen wird, werden sie dazu angehalten, diesen Vorgang nicht zu bewerten („Ich mache schon wieder alles falsch"). Den Teilnehmenden wird verdeutlicht, dass das Abschweifen in der Natur der Gedan-

ken liegt – es wird immer wieder vorkommen. Sie sollen ihren Gedanken gegenüber eine Haltung entwickeln, die durch Achtsamkeit und Offenheit charakterisiert ist; sie sollen sie als Gedankenströme und mentale Ereignisse erkennen und sich nicht in ihnen verlieren.

Neben diesen Hindernissen kann es häufig vorkommen, dass die Teilnehmenden die Übungen missverstehen. Es geht nicht darum, ein bestimmtes Ziel oder einen besonderen Entspannungszustand oder Zustand des inneren Friedens zu erreichen; diese Zustände können eintreten, müssen es aber nicht. Vielmehr wird den Teilnehmenden immer wieder verdeutlicht, dass der Sinn der Übungen in der Kultivierung von Achtsamkeit und Offenheit gegenüber gegenwärtigen Erfahrungen liegt.

12.4 Konkrete Vermittlung von Achtsamkeit

Zur glaubhaften Vermittlung des Achtsamkeitsprinzips ist es unabdingbar, dass Therapeutinnen und Therapeuten selbst damit Erfahrungen gesammelt haben. Zur Frage, wie viel Erfahrung einzelne Therapeuten und Therapeutinnen mit dem Prinzip Achtsamkeit aufweisen sollten, werden verschiedene Auffassungen vertreten (Michalak & Heidenreich, 2009b): Diese reichen von der Forderung, mehrjährige intensive Meditationserfahrung zu haben, bis hin zur Auffassung, dass der Therapeut oder die Therapeutin zwar nicht unbedingt formelle Meditationserfahrung besitzen muss, aber Achtsamkeit im täglichen Leben praktizieren sollte.

Für die konkrete Vermittlung von Achtsamkeit im therapeutischen Alltag bieten sich verschiedene Möglichkeiten an: Neben der Durchführung ganzer Programme (MBSR oder MBCT), was sicherlich eine ausreichende formale Meditationspraxis aufseiten der/des

Behandelnden voraussetzt, können sämtliche oben vorgestellten formellen und informellen Meditationsübungen auch im Rahmen einer Einzel- oder Gruppentherapie eingeübt werden, die nicht schwerpunktmäßig achtsamkeitsbasiert ist. Es muss allerdings darauf geachtet werden, dass dies mit einer ernsthaften Haltung geschieht, die diese Prinzipien nicht nur als neue Therapiemethode technizistisch einführt (etwa indem Patienten und Patientinnen CDs mitgegeben werden, die sie im Laufe der kommenden Woche hören und damit üben sollen). Uns scheinen drei verschiedene, jedoch in sich zusammenhängende Zugangswege für die konkrete Vermittlung von Achtsamkeit in Psychotherapien sinnvoll: die therapeutische Haltung (Modell), formelle Achtsamkeitsübungen und informelle Achtsamkeitsübungen.

12.4.1 Therapeutische Haltung

Die sicherlich grundlegendste Möglichkeit, um in Psychotherapien Achtsamkeit zu vermitteln, liegt in der eingenommenen therapeutischen Haltung: Hier wird der Therapeut oder die Therapeutin ganz direkt modellhaft wirksam, indem Achtsamkeit dem Patienten oder der Patientin „vorgelebt" wird. An dieser Stelle sind sicherlich Hinweise zur therapeutischen Haltung, wie sie etwa in der Gesprächspsychotherapie (vgl. Bundschuh-Müller, 2009) oder in tiefenpsychologischen Konzepten (vgl. Michal, 2009) beschrieben wurden, sehr hilfreich. Uns scheint besonders die gesprächspsychotherapeutische Haltung der „Präsenz" in diesem Zusammenhang wertvoll zu sein: Für die Zeit der therapeutischen Sitzung sollte der Therapeut oder die Therapeutin unbedingt für die Patientin oder den Patienten da sein und sowohl äußere (z. B. Klingeln des Telefons) als auch innere Störungen (Ablenkung, Fantasien) auf ein Minimum reduzieren. Präsenz meint aber auch, in der therapeutischen Situation aus der eigenen lebendigen Körpererfahrung im Hier und Jetzt („felt-sense") heraus zu handeln. Auch sollten Therapeuten und Therapeutinnen versuchen, jedem Patienten und jeder Patientin gegenüber eine möglichst

offene Haltung einzunehmen, die eine „Kategorisierung" so weit wie möglich zurückstellt (nebenbei bemerkt, ist dies aus unserer Sicht durchaus kompatibel damit, sorgfältig Diagnosen zu stellen). Auch wenn die oben aufgeführten Haltungen für die meisten Therapeuten und Therapeutinnen selbstverständlich sein sollten, so ist ihre konkrete Realisierung doch häufig alles andere als einfach. Wer könnte von sich schon behaupten, dass er in der Sitzung immer „beim Patienten" oder „bei der Patientin" ist und sich nicht von Zeit zu Zeit in Ablenkungen und Fantasien wiederfindet. Wer kann von sich behaupten, dass er seine Konzepte und Vorstellungen immer bewusst wahrnehmen und sich von ihnen auch lösen kann. In diesem Sinne verstehen wir die Achtsamkeitspraxis als hervorragende Möglichkeit, diese Haltungen tagtäglich in der Therapie einzuüben und im wahrsten Sinne des Wortes zu verkörpern.

12.4.2 Formelle Achtsamkeitsübungen

Formelle Achtsamkeitsübungen (Kabat-Zinn, 1990) bezeichnen (Abschn. 12.3.1) Übungen der Achtsamkeit in allen Körperpositionen (sitzen, gehen, stehen, liegen), wobei die Achtsamkeit jeweils auf das Erleben in der aktuellen Situation gerichtet wird. Bei der in unterschiedlichen Ansätzen sehr wichtigen Atemmeditation sitzen die Übenden in einer aufrechten Haltung entweder auf einem Stuhl oder mit gekreuzten Beinen auf einem Sitzkissen auf dem Boden. Es wird versucht, die Aufmerksamkeit auf die Empfindungen beim Atmen zu richten. Da die Aufmerksamkeit regelhaft nach einiger Zeit zu anderen Inhalten wie Gedanken, Emotionen oder Körperempfindungen abschweift, soll dies zuerst bewusst zur Kenntnis genommen und der Fokus dann wieder zum Atem zurückgeführt werden. In diesem Prozess wird eine Haltung der Geduld kultiviert, die dadurch gekennzeichnet ist, Bewusstseinsinhalte nicht gezielt verändern oder kontrollieren zu wollen, sondern „sich zu erlauben", im gegenwärtigen Augenblick zu sein und „nur" das Vorhandene bewusst wahrzunehmen. Aus unserer Sicht bieten sich in verschiedenen Therapiesettings (ambulant, stationär, einzeln, Gruppe) gute Möglichkeiten, einzelne dieser Übungen zunächst in der Therapie gemeinsam durchzuführen und dann anschließend den Patientinnen und Patienten als Hausaufgabe mitzugeben.

12.4.3 Informelle Achtsamkeitsübungen

Bei dieser Klasse von Achtsamkeitsübungen geht es darum, den Patienten oder die Patientin zu ermuntern, in seinem oder ihrem Lebensalltag alle Dinge, die er oder sie gerade tut, auf eine achtsame Art und Weise durchzuführen. Besonders wichtig ist es in diesem Zusammenhang, den Patientinnen und Patienten zu vermitteln, dass jede Tätigkeit (geliebt oder ungeliebt, langweilig oder spannend) dasselbe Maß an Achtsamkeit „verdient" – neben Routinehandlungen wie Duschen oder Zähneputzen betrifft dies alle Lebensbereiche wie Arbeit und Familie/Freizeit. Diese Haltung ist der in unserer Kultur weit verbreiteten Auffassung diametral entgegengesetzt, wonach die unangenehmen Dinge möglichst zügig und unachtsam „erledigt" werden sollten, um dann Zeit für Entspannung und Wohlbefinden zu haben. Kabat-Zinn (1998) gibt eine sehr schöne Zusammenstellung verschiedener Anwendungsfelder „informeller" Achtsamkeitspraxis.

12.5 Fazit

Wir haben in diesem Kapitel das Potenzial von Achtsamkeit sowohl für die Psychotherapie insgesamt als auch für das Therapieziel „Förderung des Wohlbefindens" herausgearbeitet. Achtsamkeit liegt ähnlich wie den anderen in diesem Buch vorgestellten Konzeptionen ein sehr umfassender Wohlbefindensbegriff zugrunde, in dem letztendlich alle Lebenserfahrungen Platz haben. Das Schöne, Sinnvolle, aber auch das Leidvolle und das scheinbar Sinnlose haben darin Platz, wenn sie mit Mitgefühl angenommen werden.

Als letzten Punkt möchten wir noch auf die potenzielle Rolle von Achtsamkeit für das Wohlbefinden bzw. die psychische Situation von Psychotherapeutinnen und -therapeuten zu sprechen kommen: Achtsamkeitsbasierte Ansätze im oben genannten Sinne eignen sich aus unserer Sicht hervorragend, um Therapeutinnen und Therapeuten in ihrer Berufsausübung zu unterstützen. Diese Rolle besteht darin, Therapeuten und Therapeutinnen zu einem frühen Zeitpunkt auf ihre eigenen Grenzen und Bedürfnisse hinzuweisen – neben einer Verbesserung der psychischen Gesundheit könnte das auch dazu führen, dass die Behandlung der Patientinnen und Patienten effektiver wird. Grepmair et al. (2006) berichten in einem „Letter to the Editor" im *Journal of Psychosomatic Research* über die Effekte eines Achtsamkeitstrainings, das von angehenden Psychotherapeuten und -therapeutinnen absolviert wurde. Zentrale interessierende Variable war jedoch nicht das Wohlbefinden der Therapeuten und Therapeutinnen, sondern die Auswirkung auf die Therapieeffekte ihrer Patienten und Patientinnen. Es zeigten sich bedeutsame Unterschiede im Vergleich mit einer Gruppe von Patienten und Patientinnen, deren Behandelnde keine Achtsamkeitsübungen durchführten (vgl. auch Shapiro et al., 2005), in dem Sinne, dass Patientinnen und Patienten, deren Behandelnde Achtsamkeitsübungen durchführten, stärker von der Therapie profitierten.

Der letztgenannte Befund mag dahingehend zu interpretieren sein, dass das (tiefere) Wohlbefinden von Patientinnen und Patienten mit dem (tieferen) Wohlbefinden ihrer Behandelnden verknüpft sein dürfte. Therapeuten und Therapeutinnen, die achtsame Selbstfürsorge und achtsamen Umgang mit ihrer Umwelt gelernt haben, können Patienten und Patientinnen sicherlich stärker aus ihrer eigenen gelebten Erfahrung heraus unterstützen, diese Aspekte auch bei sich zu entwickeln – zum Wohl(befinden) ihrer Patienten und Patientinnen und deren Umfeld.

Zusammenfassend lässt sich sagen, dass mit der jahrtausendealten buddhistischen Tradition der Achtsamkeit ein Prinzip vorliegt, mit dessen Hilfe und durch dessen aktive und regelmäßige Integration in den Alltag der Umgang mit

Stresssituationen günstig verändert und die Gesundheit dauerhaft verbessert werden kann (Khoury et al., 2013, 2015) Auch wenn es sich nicht um ein Patentrezept oder Allheilmittel handelt, das bei allen Personen oder Erkrankungen uneingeschränkt therapeutisch eingesetzt werden kann, scheint uns die vorläufige Schlussfolgerung gerechtfertigt, dass die Entwicklung von Achtsamkeit eine Bereicherung des therapeutischen Vorgehens darstellt und auch zu einer Erhöhung des Wohlbefindens führen kann. Im individuellen Fall muss entschieden werden, inwieweit die Vermittlung und Kultivierung von Achtsamkeit eine sinnvolle Ergänzung zum therapeutischen Vorgehen darstellt und vom jeweiligen Patienten oder der jeweiligen Patientin zum gegenwärtigen Zeitpunkt umgesetzt werden kann. Im Rahmen von achtsamkeitsbasierten (MBSR, MBCT) und -informierten (DBT, ACT) Ansätzen wird Achtsamkeit Erfolg versprechend in die therapeutische Behandlung integriert. Erste Metaanalysen zeigen, dass Achtsamkeit – neben der empirisch gut gesicherten Reduktion von psychopathologischen Symptomen – ebenfalls zu gesteigertem Wohlbefinden beiträgt. Für zukünftige Forschungsbemühungen bleibt es dennoch wünschenswert, dass die Wirkung von Achtsamkeit auf positive Facetten psychische Gesundheit stärker in den Fokus rückt. Für eine glaubhafte Vermittlung des Achtsamkeitsprinzips und eine effektive Gestaltung der Behandlung ist es außerdem unabdingbar, dass Therapeuten und Therapeutinnen selbst damit Erfahrungen gesammelt haben und dadurch – so gut es geht – eine achtsame Haltung verkörpern können. Achtsamkeit kann von jeder und jedem praktiziert werden, die oder der ihr offen gegenüber steht, die wunderbare Qualität des gegenwärtigen Augenblicks erfahren möchte und versucht, Achtsamkeit zum Lebensprinzip zu machen:

> Das Geheimnis der Gesundheit von Körper und Geist liegt nicht darin, die Vergangenheit zu betrauern, sich um die Zukunft zu sorgen oder sich auf kommende Unannehmlichkeiten einzustellen, sondern weise und ernsthaft im gegenwärtigen Moment zu leben.
> (Buddha)

Literatur

Beck, A. T. (1976). *Cognitive therapy and the emotional disorders*. International University Press.

Bundschuh-Müller, K. (2009). „Es ist was es ist sagt die Liebe … " Achtsamkeit und Akzeptanz in der Personzentrierten und Experientiellen Psychotherapie. In T. Heidenreich & J. Michalak (Hrsg.), *Achtsamkeit und Akzeptanz in der Psychotherapie – Ein Handbuch* (S. 423–476). dgvt.

Carmody, J., & Baer, R. A. (2008). Relationships between mindfulness practice and levels of mindfulness, medical and psychological symptoms and well-being in a mindfulness-based stress reduction program. *Journal of Behavioral Medicine, 31,* 23–33.

Cavicchioli, M., Movalli, M., & Maffei, C. (2018). The Clinical Efficacy of Mindfulness-Based Treatments for Alcohol and Drugs Use Disorders: A Meta-Analytic Review of Randomized and Nonrandomized Controlled Trials. *European Addiction Research, 24*(3), 137–162.

Dalai Lama & Cutler, H. (1998). *The art of happiness*. Riverhead Books.

Ekman, P., Davidson, R. J., Ricard, M., & Wallace, B. A. (2005). Buddhist and psychological perspectives on emotions and well-being. *Current Trends in Psychological Science, 14,* 59–63.

Germer, C. K. (2013). Mindfulness. What is it? What does it matter? In C. K. Germer, R. D. Siegel & P. R. Fulton (Eds.), *Mindfulness and Psychotherapy* (S. 3–35). Guilford.

Goldberg, S. B., Tucker, R. P., Greene, P. A., Davidson, R. J., Wampold, B. E., Kearney, D. J., & Simpson, T. L. (2018). Mindfulness-based interventions for psychiatric disorders: A systematic review and meta-analysis. *Clinical Psychology Review, 59,* 52–60.

Goldberg, S. B., Tucker, R. P., Greene, P. A., Davidson, R. J., Kearney, D. J., & Simpson, T. L. (2019). Mindfulness-based cognitive therapy for the treatment of current depressive symptoms: A meta-analysis. *Cognitive Behaviour Therapy, 48*(6), 445–462.

Grepmair, L., Mitterlehner, F., Rother, W., & Nickel, M. (2006). Promotion of mindfulness in psychotherapists in training and treatment results of their patients. *Journal of Psychosomatic Research, 60,* 649–650.

Gu, J., Strauss, C., Bond, R., & Cavanagh, K. (2015). How do mindfulness-based cognitive therapy and mindfulness-based stress reduction improve mental health and well-being? A systematic review and meta-analysis of mediation studies. *Clinical Psychology Review, 37,* 1–12.

Hanh, T. N. (2002). *Das Wunder der Achtsamkeit*. Theseus.

Hayes, S. C., Strosahl, K. D., & Wilson, K. G. (1999). *Acceptance and Commitment Therapy: An experiential approach to behavior change*. Guilford.

Heidenreich, T., & Michalak, J. (2003). Achtsamkeit („Mindfulness") als Therapieprinzip in Verhaltenstherapie und Verhaltensmedizin. *Verhaltenstherapie, 13,* 264–274.

Heidenreich, T., & Michalak, J. (Hrsg.). (2009). *Achtsamkeit und Akzeptanz in der Psychotherapie – Ein Handbuch*. dgvt.

Jansen, J. E., Gleeson, J., Bendall, S., Rice, S., & Alvarez-Jimenez, M. (2020). Acceptance- and mindfulness-based interventions for persons with psychosis: A systematic review and meta-analysis. *Schizophrenia research, 215*, 25–37.

Kabat-Zinn, J. (1990). *Full catastrophe living: The program of the Stress Reduction Clinic at the University of Massachusetts Medical Center*. Delta.

Kabat-Zinn, J. (1998). *Im Alltag Ruhe finden. Das umfassende praktische Meditationsprogramm*. Herder.

Khoury, B., Lecomte, T., Fortin, G., Masse, M., Therien, P., Bouchard, V., Chapleau, M. A., Paquin, K., & Hofmann, S. G. (2013). Mindfulness-based therapy: A comprehensive meta-analysis. *Clinical Psychology Review, 33*(6), 763–771.

Khoury, B., Sharam, M., Rush, S. E., & Fournier, C. (2015). Mindfulness-based stress reduction for healthy individuals: A meta-analysis. *Journal of Psychosomatic Research, 78*, 519–528.

Kuyken, W., Warren, F. C., Taylor, R. S., Whalley, B., Crane, C., Bondolfi, G., Hayes, R., Huijbers, M., Ma, H., Schweizer, S., Segal, Z., Speckens, A., Teasdale, J. D., Van Heeringen, K., Williams, M., Byford, S., Byng, R., & Dalgleish, T. (2016). Efficacy of Mindfulness-Based Cognitive Therapy in Prevention of Depressive Relapse: An Individual Patient Data Meta-analysis From Randomized Trials. *JAMA Psychiatry, 73*(6), 565–574.

Linehan, M. M. (1993a). *Cognitive-behavioral treatment of borderline personality disorder*. Guilford.

Linehan, M. M. (1993b). *Skills training manual for treating borderline personality disorder*. Guilford.

Meibert, P., Michalak, J., & Heidenreich, T. (2009). Achtsamkeitsbasierte Stressreduktion – Mindfulness-Based Stress Reduction (MBSR) nach Kabat-Zinn. In T. Heidenreich & J. Michalak (Hrsg.), *Achtsamkeit und Akzeptanz in der Psychotherapie – Ein Handbuch* (S. 143–194). dgvt.

Michal, M. (2009). Achtsamkeit und Akzeptanz in der Psychoanalyse. In T. Heidenreich & J. Michalak (Hrsg.), *Achtsamkeit und Akzeptanz in der Psychotherapie – Ein Handbuch* (S. 375–396). dgvt.

Michalak, J., & Heidenreich, T. (2005). Neue Wege der Rückfallprophylaxe bei Depressionen: Die achtsamkeitsbasierte kognitive Therapie. *Psychotherapeut, 50*, 415–422.

Michalak, J., & Heidenreich, T. (2009a) Achtsamkeitsbasierte kognitive Therapie zur Rückfallprophylaxe bei Depressionen. In T. Heidenreich & J. Michalak (Hrsg.), *Achtsamkeit und Akzeptanz in der Psychotherapie – Ein Handbuch* (S. 195–254). dgvt.

Michalak, J., & Heidenreich, T. (2009b) Fortbildungsmöglichkeiten in achtsamkeits- und akzeptanzbasierten Verfahren und die Frage nach der eigenen Praxis des Behandlers. In T. Heidenreich & J. Michalak

(Hrsg.), *Achtsamkeit und Akzeptanz in der Psychotherapie – Ein Handbuch* (S. 815–820). dgvt.

Michalak, J., Meibert, P., & Heidenreich, T. (2017). *Achtsamkeit üben*. Hogrefe.

Michalak, J., Heidenreich, T., & Williams, J. M. G. (2021). *Achtsamkeit (2.* Hogrefe.

Querstret, D., Morison, L., Dickinson, S., Cropley, M., & John, M. (2020). Mindfulness-based stress reduction and mindfulness-based cognitive therapy for psychological health and well-being in nonclinical samples: A systematic review and meta-analysis. *International Journal of Stress Management, 27*(4), 394–411.

Ryff, C. D. (1989). Happiness is everything, or is it? Explorations on the meaning of psychological well-being. *Journal of Personality and Social Psychology, 6*, 1069–1081.

Ryff, C. D., & Keyes, C. L. M. (1995). The structure of psychological well-being revisited. *Journal of Personality and Social Psychology, 69*, 719–727.

Segal, Z., Williams, J. M. G., & Teasdale, J. (2002). *Mindfulness-Based Cognitive Therapy for Depression: A new Approach to Preventing Relapse*. Guilford.

Segal, Z., Williams, J. M. G., & Teasdale, J. (2013). *Mindfulness-Based Cognitive Therapy for Depression: Second Edition*. Guilford.

Seligman, M. (2002). *Authentic happiness: Using the new positive psychology to realize your potential for lasting fulfillment*. Free Press.

Shapiro, S., Astin, J., Bishop, S., & Cordova, M. (2005). Mindfulness-based stress reduction and health-care professionals: Results from a randomized controlled trial. *International Journal of Stress Management, 12*, 164–176.

Styron, C. W. (2013). Positive Psychology and the Bodhisattva Path. In C. K. Germer, R. D. Siegel, & P. R. Fulton (Hrsg.), *Mindfulness and Psychotherapy* (S. 295–308). Guilford.

Travis, F., Arenander, A., & DuBois, D. (2004). Psychological and physiological characteristics of a proposed object-referral/self-referral continuum of self-awareness. *Consciousness and Cognition, 13*, 401–420.

Walsh, R., & Shapiro, S. L. (2006). The meeting of meditative disciplines and western psychology. *American Psychologist, 61*, 227–239.

Wenzel, M., von Versen, C., Hirschmüller, S., & Kubiak, T. (2015). Curb your neuroticism – Mindfulness mediates the link between neuroticism and subjective well-being. *Personality and Individual Differences, 80*, 68–75.

Williams, K., Kolar, M., Reger, B., & Pearson, J. (2001). Evaluation of a wellness-based mindfulness stress reduction intervention: A controlled trial. *American Journal of Health Promotion, 15*, 422–432.

Xuan, R., Li, X., Qiao, Y., Guo, Q., Liu, X., Deng, W., Hu, Q., Wang, K., & Zhang, L. (2020). Mindfulness-based cognitive therapy for bipolar disorder: A systematic review and meta-analysis. *Psychiatry Research, 290*, 113–116.

Stärkenorientierte Ansätze

Willibald Ruch und René T. Proyer

Inhaltsverzeichnis

▶ Es werden Grundlagen der Positiven Psychologie unter besonderer Berücksichtigung von Arbeiten zu Charakterstärken und Tugenden sowie selbst-administrierte Interventionen zur Steigerung des Wohlbefindens vorgestellt. In der Values-in-Action-(VIA-)Klassifikation werden 24 Stärken (moralisch positiv bewertete Eigenschaften) und 6 übergeordnete Tugenden zusammengestellt. Zahlreiche Studien zeigen, dass die Stärken mit Wohlbefinden in Verbindung stehen und in vielen Bereichen des täglichen Lebens (Familie, Schule, Beruf usw.) eine wichtige Rolle spielen. Unter positiven Interventionen versteht man bewusst gesetzte Aktivitäten, die darauf abzielen, positive Gedanken, Gefühle, Handlungen und/oder Aktivitäten zu fördern. Metaanalysen zeigen, dass diese das Potenzial haben, Wohlbefinden zu verbessern und das Auftreten depressiver Symptome auch längerfristig zu reduzieren. Insgesamt bietet die Positive Psychologie eine Vielzahl von Anwendungsmöglichkeiten, um das Wohlbefinden von Klientinnen und Klienten in verschiedenen Settings zu steigern.

W. Ruch (✉)
Psychologisches Institut, Universität Zürich, Zürich, Schweiz
E-Mail: w.ruch@psychologie.uzh.ch

R. T. Proyer
Institut für Psychologie, Abteilung Psychologische Diagnostik und Differentielle Psychologie, Martin-Luther-Universität Halle-Wittenberg, Halle, Deutschland
E-Mail: rene.proyer@psych.uni-halle.de

13.1 Grundlagen der Positiven Psychologie

Die Positive Psychologie hat sich zum Ziel gesetzt, das zu erforschen und zu kultivieren, was das Leben besonders lebenswert macht, z. B.

Glück, Wohlbefinden, Zufriedenheit, Tugenden, Charakterstärken und Talente. Es ist keine neue Erkenntnis, dass es in der Psychologie um mehr geht als „nur" um die Wiederherstellung eines neutralen Zustandes für Menschen, die sich in psychischen Krisen befinden. Schon früh wurde in der Philosophie dem Streben nach Glück und der Frage, wie dieses erreicht und aufrechterhalten werden kann, viel Aufmerksamkeit geschenkt. Hedonismus, aber auch Eudämonie wurden als Prinzipien beschrieben, die zu einem **guten Leben** führen – entweder im Streben nach Maximierung von Vergnügungen (bzw. Reduktion von Schmerzen) oder einem tugendhaften Leben (Identifikation und Kultivierung eigener Tugenden und ein Leben im Einklang mit diesen).

Bevor es die **Positive Psychologie** als eigene Richtung innerhalb der Psychologie gab, haben sich bereits zahlreiche Forscherinnen und Forscher mit dem Thema Wohlbefinden beschäftigt. So hat etwa Marie Jahoda schon 1958 in ihrem Bericht an die Joint Commission on Mental Illness and Health der WHO, die u. a. durch das National Institute of Mental Health finanziert wurde, festgehalten, dass die Abwesenheit von Krankheit zwar eine notwendige, aber *keine* hinreichende Bedingung für seelische Gesundheit („mental health") ist. Auch Vertreter der Humanistischen Psychologie, wie Carl Rogers oder Abraham Maslow, haben wichtige Beiträge zum Verständnis positiver Aspekte menschlichen Lebens geleistet und damit zentrale Grundlagen für die Positive Psychologie geschaffen. Im deutschen Sprachraum hat Becker (1982) eine Übersicht über Theorien und Modelle in der Psychologie zur seelischen Gesundheit vorgelegt. Darüber hinaus demonstrieren auch die in diesem Band zusammengestellten Arbeiten ein breites Spektrum verschiedener Ansätze und Theorien, die das menschliche Wohlbefinden in das Zentrum ihrer Aufmerksamkeit rücken.

Nichtsdestotrotz ist ein „Ungleichgewicht" in der psychologischen Forschung und Praxis der letzten Jahrzehnte wahrzunehmen: Man sich eher mit den negativen als mit den positiven Aspekten menschlichen Erlebens und Verhaltens beschäftigt. Myers (2000) weist etwa darauf hin, dass in den letzten 30 Jahren in der psychologischen Literatur ca. 46.000 Artikel über Depressionen, aber nur ca. 400 über Freude zu finden sind. Ein Schwerpunkt in der Beschäftigung mit dem Negativen in der Literatur lässt sich auch für viele andere Bereiche zeigen. Obwohl die Psychologie wichtige Beiträge u. a. zur Therapie, Klassifikation oder Messung psychischer Beeinträchtigungen geleistet hat, so sind andere Bereiche, die den positiven Bereich des Erlebens abdecken, teilweise wenig beachtet worden.

Die Positive Psychologie versucht, die Psychologie wieder zu komplettieren, indem sie verstärkt bislang vernachlässigte Bereiche untersucht. Seligman (2000) beschreibt drei Säulen der Positiven Psychologie. Er spricht von

- positivem Erleben (z. B. „contentment", „satisfaction"),
- positiven Traits (z. B. Tugenden, Charakterstärken oder Talenten) sowie
- positiven Institutionen.

Seligman differenziert drei Kategorien positiven Erlebens; dabei handelt es sich um **vergangenheitsorientierte** (z. B. „contentment", „satisfaction", „pride"), **zukunftsorientierte** (z. B. „optimism", „hope", „trust") und **gegenwartsbezogene** positive Emotionen. Bei Letzteren unterscheidet er zwischen „pleasures" (über Sinne vermittelt) und „gratifications" (eher erlernt, Aktivitäten, die wir lieben).

Seligman et al. (2004) beschreiben als das „ultimative Ziel" der Positiven Psychologie, Menschen glücklicher zu machen, indem sie dabei unterstützt werden, positive Emotionen, Erfüllung („gratification") sowie Sinn im Leben („meaning") zu verstehen und aufzubauen. Ein zentraler Aspekt ist dabei die Erforschung positiver, überdauernder Eigenschaften (Traits) und deren Beziehung zum Wohlbefinden (Lebenszufriedenheit, persönliches Wachstum/Weiterentwicklung) von Menschen.

Positive Institutionen beschreiben Rahmenbedingungen von Institutionen, die ein Wachstum erlauben. Zu nennen sind hier „gesunde" Familien, Wohngegenden, Schulen, Medien oder Betriebe.

Nach Seligman besteht ein **erfülltes Leben** im Erleben positiver Emotionen (sowohl auf die Vergangenheit als auch auf die Zukunft bezogen). Teile davon sind Genuss und Genießen, positive Emotionen bei Vergnügungen, reichliche Belohnungen und Flow-Erlebnisse bei der Ausübung der eigenen besonders herausragenden Stärken, sog. **Signaturstärken,** und schließlich der Gebrauch dieser Stärken im Dienst einer höheren Sache, um bleibende Bedeutung zu erlangen (vgl. dazu auch Abschn. 13.3). In einer späteren Überarbeitung (sog. PERMA-Modell) ergänzt Seligman noch Positive Beziehungen (solche, die es erlauben positive Gedanken, Gefühle und Verhaltensweisen aufzubauen und Nähe zu schaffen) und Errungenschaften („Accomplishment"; sich über Erreichtes freuen können und dabei Stolz empfinden).

Mittlerweile gibt es eine Gesellschaft zu Forschung und Praxis der Positiven Psychologie, die International Positive Psychology Association (IPPA; http://www.ippanetwork.org/) sowie landesspezifische Organisationen (z. B. Deutsche Gesellschaft für Positive Psychologie, DGPP; Deutsche Gesellschaft für Positiv-Psychologische Forschung, DGPPF; Austrian Positive Psychology Association, APPA; Swiss Positive Psychology Association, SWIPPA) sowie eine Reihe von Zeitschriften, die als Quellen für Arbeiten aus der Positiven Psychologie genutzt werden können, z. B. *International Journal of Applied Positive Psychology, Journal of Happiness Studies* oder *The Journal of Positive Psychology.*

13.2 Positive Interventionen

13.2.1 Wirksamkeit und Wirkweise

Zu den wichtigsten Fragen in der Positiven Psychologie gehört jene nach dem Nutzen von positiven Interventionen. Auf welchen Mechanismen basieren sie? Was sind begünstigende oder behindernde Faktoren? In einer Metaanalyse haben Sin und Lyubomirsky (2009) Antworten auf

einige dieser Fragen auf der Basis von 51 Studien zusammengestellt. Sie definieren positive Interventionen „als Behandlungsmethoden oder willentliche Aktivitäten, die darauf abzielen, positive Gefühle, Verhaltensweisen oder Kognitionen zu kultivieren" (Sin und Lyubomirsky, 2009, S. 467; Übers. d. Verf.) und gehen der Frage nach, ob solche Interventionen dazu beitragen, Lebenszufriedenheit zu steigern und/oder Depressivität zu reduzieren. Die Übersicht zeigt: Es ist empirisch belegt, dass diese Art von Interventionen tatsächlich effektiv ist. Die Autorinnen berichten von mittleren Effekten im Ausmaß von $r = 0{,}29$ (Lebenszufriedenheit) bzw. $r = 0{,}31$ (Depression). Spätere Reanalysen zeigen, dass die Effekte stabil sind, aber allenfalls überschätzt wurden durch die Berücksichtigung von Studien durch Sin und Lyubomirsky, die nur aus kleinen Stichproben bestehen.

Sin und Lyubomirsky haben auch eine Reihe von Moderatoren identifiziert, die einen Einfluss auf Veränderungen in den untersuchten Kriterien haben können. Die Autorinnen konnten etwa zeigen, dass Effekte in die gewünschte Richtung eher bei Teilnehmerinnen und Teilnehmern mit vergleichsweise höherem Alter gefunden wurden (wobei allerdings die Gruppe älterer Teilnehmenden unterrepräsentiert war). Darüber hinaus liefert diese Metaanalyse auch Hinweise darauf, dass depressive Personen mehr von den positiven Interventionen profitieren als nichtdepressive Personen, und darauf, dass die bewusste Entscheidung, an einem Programm (zu positiven Interventionen) teilzunehmen, zu besseren Effekten führt als bei Personen, die sich nicht aus persönlichem Interesse zur Teilnahme angemeldet haben. Außerdem zeigt sich, dass die Wirkung bei Interventionen, die in Einzelsettings durchgeführt wurden, größer ist, als bei solchen, die in Gruppen bzw. in Eigenregie (in Internetstudien) realisiert wurden. Weiter findet sich eine Tendenz zu größeren Effekten bei länger andauernden Interventionen. Bezüglich der Reduktion depressiver Symptome spielte dies allerdings keine Rolle. In der Vergleichsgruppe waren keine depressionsmindernden Effekte festzustellen. Bei der Wahl der Vergleichsgruppe finden sich sowohl Effekte für den Vergleich mit Personen, die keine Intervention erhalten haben als auch gegenüber Personen, die "treatment as usual" erhalten haben. Größere positive Effekte finden sich auch im Vergleich zu Placebogruppen.

▶ Die Metaanalyse von Sin und Lyubomirsky (2009) zeigt eindrücklich, dass positive Interventionen dazu beitragen können, Wohlbefinden und Lebenszufriedenheit zu steigern und depressive Symptome zu reduzieren.

Für die Praxis geben die Autorinnen noch eine Reihe von weiteren wichtigen Hinweisen:

• Klient*innen sollten dazu angeregt werden, regelmäßig zu üben sowie ihre Erfolge schriftlich zu dokumentieren. Sin und Lyubomirsky führen einige Studien an, die die größten positiven Effekte für jene Personen ausweisen, die auch dann noch weiter geübt haben, als die eigentliche Intervention schon zu Ende war. Es scheint, als ob das alte, schon von William James (1899) beschriebene Prinzip hier zum Tragen kommt: Fortwährendes Üben führt dazu, dass sich (neue, positive) Gewohnheiten ausbilden, die dann zunehmend weniger einer bewussten Aufmerksamkeit zur Durchführung bedürfen. Der Aufbau positiver Gewohnheiten hat dann – ganz im Sinne von Barbara Fredricksons „Broaden-and-Build-Theorie" positiver Emotionen (Fredrickson, 2001) – zur Folge, dass sich neue Handlungsalternativen und -möglichkeiten auftun. Von besonderer Bedeutung scheinen dabei die positiven Emotionen Erheiterung, Zufriedenheit und Freude zu spielen, die sich bei einer Studie zu positiven Emotionen als Wirkmechanismus bei positiven Interventionen als robuste Prädiktoren des Trainingserfolgs gezeigt haben (Gander et al., 2020). Die Nutzung der Handlungsalternativen und -möglichkeiten führt dann in einer sog. **positiven Aufwärtsspirale** dazu, dass sich neue, positive Ressourcen bilden,

die im Alltag eingesetzt werden können, um den Widrigkeiten des täglichen Lebens besser zu begegnen. Weiter hat sich auch gezeigt, dass die Art und Weise, wie Menschen mit positiven Interventionen arbeiten (z. B. ob sie die Übung mögen oder ob es zu einem schnellen Trainingserfolg kommt) auch bis zu 3,5 Jahre nach Abschluss der Intervention noch einen robusten Anteil am Wohlbefinden („happiness") und Depressivität vorhersagen kann (Proyer et al., 2015b).

• Ein Ansatz, bei dem die Klient*innen mehrere, verschiedene Interventionen durchführen, scheint effektiver zu sein als eine einzelne Strategie. In der englischsprachigen Literatur wird hier ein wenig martialisch vom **„shotgun**-approach" gesprochen. Michael Fordyce, der als einer der ersten Forscher empirische Studien zum subjektiven Wohlbefinden durchgeführt hat (1977, 1983), beschreibt sog. **„fundamentals"** eines zufriedenen Lebens. Dabei handelt es sich um von ihm identifizierte Eigenschaften glücklicher Menschen. Diese sieht er als zentral für die Steigerung der Lebenszufriedenheit und prinzipiell trainierbar an. Einige Beispiele für „fundamentals" sind: mehr Zeit mit sozialen Kontakten verbringen, aktiv sein, positiv und optimistisch denken oder die eigene Aufmerksamkeit auf die Gegenwart richten. Fordyce kann anhand mehrerer Studien zeigen, dass Personen, die sein Programm absolviert haben, einen bedeutsamen Zuwachs an Lebenszufriedenheit erzielen. In einer seiner Studien zeigt sich auch, dass Menschen ein intuitives Verständnis dafür zu haben scheinen, was sie glücklich macht. So bat er z. B. Personen, eine Liste mit 10 oder mehr Dingen zusammenzustellen, von denen sie wussten, dass diese sie üblicherweise glücklich machen und die sie auch täglich ausüben können. Anschließend führten sie 2 Wochen lang zumindest 3 dieser Aktivitäten auch tatsächlich durch, was die Lebenszufriedenheit – im Vergleich zu einer Kontrollgruppe – erhöhte. Hier zeigt sich bereits sehr deutlich, dass ganz verschiedene Strategien eingesetzt werden können, um Lebenszufriedenheit zu steigern. Es hat also Vorteile, sich nicht nur auf eine einzige Strategie zu konzentrieren.

- Es empfiehlt sich auch, den kulturellen Hintergrund der Person, mit der man arbeitet, zu berücksichtigen. Als wichtigen Einflussfaktor haben Sin und Lyubomirsky die Dimension Individualismus vs. Kollektivismus identifiziert. Sie sprechen davon, dass Personen aus Kulturen, in denen individuelle Lebenszufriedenheit positiv bewertet wird, in stärkerem Ausmaß von positiven Interventionen profitieren als Personen aus kollektivistischen Kulturen; zu diskutieren ist, ob maßgeschneiderte Interventionen, die den jeweiligen kulturellen Kontext und andere Faktoren berücksichtigen dann noch effizienter sind.

13.2.2 Verschiedene Ansatzpunkte

In der Literatur werden verschiedene Strategien diskutiert, wie Lebenszufriedenheit gezielt gesteigert und depressive Symptome reduziert werden können. Einige Studien legen beispielsweise nahe, dass das Schreiben über positive Erfahrungen positive Auswirkungen haben kann. Burton und King (2004) berichten etwa davon, dass Personen in ihrer Studie, die an 3 aufeinanderfolgenden Tagen für 20 min über ein besonders positives Ereignis geschrieben haben, nach 3 Monaten besserer Stimmung waren als Personen, die ein neutrales Kontrollthema gewählt hatten; darüber hinaus haben sie auch seltener ein Gesundheitszentrum wegen Krankheiten aufgesucht.

Sheldon und Lyubomirsky (2006) haben ihre Versuchspersonen u. a. dazu aufgefordert, sich regelmäßig Zeit zu nehmen, über ihr bestmögliches Selbst („best possible selves") bzw. ihr ideales Leben in der Zukunft nachzudenken, was ebenfalls positive Effekte zeigte. Andere Arbeiten heben hervor, dass die Beschäftigung mit den Dingen, die an einem bestimmten Tag gut gelaufen sind – im Gegensatz zu jenen, die schlecht gelaufen sind (also den „blessings" anstelle der „burdens") –, zum Wohlbefinden einen positiven Beitrag leisten können (z. B. Emmons und McCullough, 2003; Seligman et al., 2005). Dies wird häufig dadurch angeregt, dass die Studienteilnehmenden dazu aufgefordert werden, Aufzeichnungen zu führen, in denen sie positive Erlebnisse festhalten, kommentieren und/oder zählen. Otake et al. (2006) zeigen, dass das bloße Zählen freundlicher Gesten über einen Zeitraum von 1 Woche zu einer Steigerung der Lebenszufriedenheit geführt hat; Varianten dieser Aktivität, die auf das Zählen von humorvollen oder verspielten Ereignissen während eines Tages abzielen scheinen ebenfalls effektiv zu sein.

Fordyce (1977, 1983) hat als einer der Ersten auf empirische Weise gezeigt, dass Organisiertheit und Planung (als ein Element seiner „fundamentals") einen Beitrag dazu leisten können, die persönliche Zufriedenheit zu steigern. Diese Ergebnisse werden auch durch eine Studie von MacLeod et al. (2008) gestützt, die Lebenszufriedenheit auf der Basis eines Trainings von Zielsetzungs- und Planungsfähigkeit steigern konnten.

13.3 Die Rolle von Charakterstärken

Einen weiteren wichtigen Ansatz vertreten Peterson und Seligman (2004), die eine Klassifikation von Charakterstärken und Tugenden vorgelegt haben. Aufbauend auf einer intensiven Literatursuche in verschiedenen Quellen (z. B. Philosophie, Psychologie, Religion usw.) ist dabei die „Values in Action Classification of Strengths" (VIA) entstanden. Diese unterscheidet 24 Charakterstärken, denen wiederum 6 hierarchisch höher stehende Tugenden zugeordnet sind (Tab. 13.1). Fragen nach der Struktur der Klassifikation sprengen den Rahmen dieses Beitrags, werden aber bei Ruch und Proyer (2015) ausführlich diskutiert.

Die deutsche Fassung des VIA-IS-Fragebogens wurde von unserer Arbeitsgruppe entwickelt und kann über die Webseite http://www.charakterstaerken.org online kostenfrei bearbeitet werden (mit individualisierter Ergebnisrückmeldung). Darüber hinaus steht über die Webseite auch eine Version für Kinder und Jugendliche (10–17 Jahre) zur Verfügung.

Tab. 13.1 Übersicht zu den 24 Charakterstärken und 6 Tugenden der Klassifikation „Values in Action" (VIA)

Tugend 1: Weisheit und Wissen (kognitive Stärken, die den Erwerb und den Gebrauch von Wissen beinhalten)	
Kreativität	Neue und effektive Wege finden, Dinge zu tun
Neugier	Interesse an der Umwelt haben
Urteilsvermögen und Aufgeschlossenheit	Dinge durchdenken und von allen Seiten betrachten
Liebe zum Lernen	Neue Techniken erlernen und Wissen aneignen
Weitsicht:	In der Lage sein, guten Rat zu geben
Tugend 2: Mut (emotionale Stärken, die mittels der Ausübung von Willensleistung internale und externale Barrieren zur Erreichung eines Zieles überwinden)	
Tapferkeit (Mut)	Sich nicht Bedrohung oder Schmerz beugen, Herausforderungen annehmen
Ausdauer (Hartnäckigkeit, Beharrlichkeit, Fleiß)	Beenden, was begonnen wurde
Ehrlichkeit (Integrität)	Die Wahrheit sagen und sich natürlich geben
Tatendrang (Vitalität)	Der Welt mit Begeisterung und Energie begegnen
Tugend 3: Menschlichkeit (interpersonale Stärken, die liebevolle menschliche Interaktionen ermöglichen)	
Fähigkeit zu lieben und geliebt zu werden	Menschliche Nähe herstellen und schätzen können
Freundlichkeit (Großzügigkeit)	Gefallen tun und gute Taten vollbringen
Soziale Intelligenz (soziale Kompetenz)	Sich der Motive und Gefühle von sich selbst und anderen bewusst sein
Tugend 4: Gerechtigkeit (Stärken, die das Gemeinwesen fördern)	
Teamwork (Bürgerverantwortung, Teamfähigkeit)	Gut als Mitglied eines Teams arbeiten
Fairness	Alle Menschen nach dem Prinzip der Gleichheit und Gerechtigkeit behandeln
Führungsvermögen	Gruppenaktivitäten organisieren und ermöglichen
Tugend 5: Mäßigung (Stärken, die Exzessen entgegenwirken)	
Vergebungsbereitschaft und Gnade	Denen vergeben, die einem Unrecht getan haben
Bescheidenheit und Demut	Das Erreichte für sich sprechen lassen
Vorsicht (Besonnenheit, Umsicht)	Nichts tun oder sagen, was später bereut werden könnte
Selbstregulation	Regulieren, was man tut und fühlt
Tugend 6: Transzendenz (Stärken, die uns einer höheren Macht näher bringen und Sinn stiften)	
Sinn für das Schöne und Exzellenz	Schönheit in allen Lebensbereichen schätzen
Dankbarkeit	Sich der guten Dinge bewusst sein und sie zu schätzen wissen
Hoffnung (Optimismus):	Das Beste erwarten und daran arbeiten, es zu erreichen
Humor	Lachen und Humor schätzen; Leute gerne zum Lachen bringen
Religiosität und Spiritualität	Kohärente Überzeugungen über einen höheren Sinn des Lebens haben

Tab. 13.1 zeigt die Stärken und Tugenden, die in der VIA-Klassifikation zusammengestellt sind. Peterson und Seligman (2004) argumentieren, dass es sich dabei um einen Vorschlag handelt, der aus einer interdisziplinäreren Sichtung der Literatur abgeleitet wurde, dies aber noch nicht die Letztfassung ist. Zu diskutieren ist neben Fragen der Vollständigkeit der Liste beispielsweise auch die Zuordnung einzelner Stärken zu den Tugenden (z. B. Humor zur Menschlichkeit) oder, ob es auch sinnvoll sein kann, eine Stärke mehreren Tugenden zuzuordnen.

Es geht hier aber primär um den Versuch, ein komplettes Bild der Persönlichkeit eines Menschen zu bekommen. Damit kann man dann neben den typischerweise untersuchten Merkmalen (z. B. Big Five Persönlichkeitsdimensionen) und Merkmalen, die der Persönlichkeitspathologie zuzuordnen sind auch eine Art „Anti-DSM" nutzen. Damit wäre eine Klassifikation von (moralisch positiv bewerteten) Eigenschaften gegeben, die Menschen auszeichnen und in positiver Weise beschreiben (für Belege siehe Stahlmann und Ruch, 2020). Mit dem „Values in Action

Inventory of Strengths" (VIA-IS) haben die amerikanischen Autoren einen reliablen und validen Fragebogen vorgelegt, mit dem man diese Stärken erfassen kann. Der Fragebogen besteht aus 240 Items (je 10 pro Stärke) und erlaubt die Erfassung der individuellen Ausprägung einer Person für jede der 24 Stärken.

Häufig wird bei der Ergebnisrückmeldung des VIA-IS neben einem Profil auch mit einer **Rangreihe** der Stärken gearbeitet. Dies erlaubt die Identifikation sog. **Signaturstärken.** Dabei handelt es sich um die 3–7 am höchsten ausgeprägten Stärken, also Stärken, die bei einem Menschen besonders herausragen und bei denen man selbst sagen würde: „Das bin wirklich **ich.**" Kriterien für eine Signaturstärke sind u. a. das Gefühl, während der Ausübung der Signaturstärke aufgeregt zu sein, eine steile Lernkurve bei Einsatz dieser Stärke oder eine intrinsische Motivation, die Stärke auch tatsächlich zu gebrauchen.

Peterson (2003) hat ein strukturiertes Interview entwickelt (VIA-SI), dass die Identifikation von Signaturstärken anhand gezielter Fragen in einem Gespräch ermöglicht. Zum VIA-SI gibt es allerdings noch wenige empirische Daten. Erste Ergebnisse zur Nutzung des Instruments im deutschsprachigen Raum sind aber ermutigend (vgl. Schmid et al., 2007).

In mehreren Studien mit dem VIA-IS konnte gezeigt werden, dass die 24 Stärken (mit Ausnahme von Bescheidenheit) alle positiv mit Lebenszufriedenheit korrelieren. Dies wurde in mehreren Studien und in verschiedenen Länder bestätigt (vgl. Park et al., 2004; Peterson et al., 2007; Ruch et al., 2010a, b, c). In allen Studien zeigt sich zudem durchgehend, dass fünf Stärken immer die höchsten Korrelationen zur Lebenszufriedenheit aufweisen; es sind dies die Fähigkeit zu lieben und geliebt zu werden („love"), Dankbarkeit („gratitude"), Tatendrang („zest"), Hoffnung/Optimismus („hope") und Neugier („curiosity"). Diese Stärken scheinen somit eine spezielle Bedeutung für Lebenszufriedenheit zu haben.

In einer ersten Studie gibt es auch Hinweise darauf, dass ein Training der oben genannten fünf Stärken die Lebenszufriedenheit unmittelbar zu steigern vermag (Proyer et al., 2013). Untersucht wurde dies mit dem von uns entwickelten **Zürcher Stärken Programm** (Z.S.P.), das ein spezifisches Training einzelner Stärken aus der VIA-Klassifikation gestattet. Grundlage dieses Programms sind drei Eckpfeiler:

1. theoretische Wissensvermittlung in der Gruppe (aktuelle wissenschaftliche Forschungsergebnisse zu einzelnen Stärken werden für ein Laienpublikum aufbereitet und dargestellt),
2. Durchführung einer Übung in der (Klein-) Gruppe (z. B. Austausch mit anderen Teilnehmenden zu spezifischen Themen, gemeinsame Diskussion o. Ä.) sowie
3. Durchführung einer Übung zu Hause innerhalb eines vorgegebenen Zeitfensters und mit genauer Instruktion. Dazu bearbeiten alle Teilnehmerinnen und Teilnehmer ein Übungstagebuch (ein Journal) und machen genaue Angaben zur Durchführung des Programms (z. B. Dauer, Intensität, subjektiv erlebte Wirksamkeit, Abweichungen von der Instruktion etc.).

Insgesamt führen die Teilnehmenden über einen Zeitraum von 12 Wochen auf diese Weise verschiedene stärkenorientierte Interventionen durch. Derzeit werden die Ergebnisse einiger Studien mit dem Z.S.P. noch genauer evaluiert. Es zeigte sich, dass das Training der fünf Stärken, die hoch mit Lebenszufriedenheit korrelieren, mit einem höheren Anstieg in der Lebenszufriedenheit einherging, als dies in einer Kontrollgruppe (Wartegruppe ohne Intervention) der Fall war. Auch eine Gruppe, in der niedrig mit Lebenszufriedenheit korrelierende Stärken trainiert wurden, konnte keine entsprechende Verbesserung der Lebenszufriedenheit erzielen. In einem Folgeprogramm konnten wir mit einem parallelen Design auch erfolgreich Übungen für die drei von Seligman (2002) beschriebenen Orientierungen zum Glück durchführen und dabei einige Moderatoren der Effekte beschreiben (Proyer et al., 2016).

Seligman et al. (2005) evaluierten in einer umfangreichen Onlinestudie fünf verschiedene stärkenorientierte positive Interventionen:

1. **Dankbarkeitsbesuch** (einer Person danken, die eine besondere Rolle im eigenen Leben gespielt hat, der man aber noch nicht ausreichend gedankt hat),
2. **„Drei gute Dinge im Leben"** (drei Dinge notieren, die an einem Tag gut gelaufen sind),
3. **„Das Beste in mir"** („You at your best"; sich an Zeiten erinnern, in denen man sein Bestes gegeben hat, und prüfen, welche Stärken dabei zum Tragen gekommen sind),
4. **Signaturstärken auf eine neue Art einsetzen** (den VIA-IS bearbeiten und dann die besonders herausragenden Stärken gezielt auf eine neue Art einsetzen) und
5. **Signaturstärken identifizieren** (den VIA-IS bearbeiten, die Signaturstärken identifizieren und darauf achten, wann man sie nutzt).

Im Vergleich zu einer Placeboübung findet sich beim Vergleich von Vorher- und Nachher-Messungen für ein Zeitintervall von 6 Monaten ein merklicher Anstieg in der Lebenszufriedenheit und eine deutliche Reduktion der Depressivität bei Teilnehmerinnen und Teilnehmer, die die Drei-gute-Dinge-Übung durchführten, und bei jenen, die die eigenen Signaturstärken auf eine neue Art einsetzten. Für den Dankbarkeitsbesuch gibt es gleichlautende Effekte, allerdings nur für den Zeitraum eines Monats. Somit zeigt sich auch hier die besondere Bedeutung der Charakterstärken für die Steigerung des Wohlbefindens.

Interessant ist, dass man nicht unbedingt jene Stärken trainieren muss, die am höchsten mit Lebenszufriedenheit korrelieren, sondern dass Interventionen auch an den Stärken ansetzen können, die bei einer Person individuell im Vordergrund stehen. Allerdings gilt: Die Signaturstärken nur zu kennen, ohne sie bewusst auf eine neue Art und Weise einzusetzen, bringt keine bedeutsamen Wohlbefindenseffekte. Diese Ergebnisse konnten wir für den deutschen Sprachraum replizieren und mit neuen Trainings erweitern (Gander et al., 2013).

Eine spannende Frage ist, ob es sinnvoller ist, bereits vorhandene Stärken zu trainieren und diese weiter zu pflegen, oder ob man besser jene Stärken trainieren sollte, die individuell am niedrigsten ausgeprägt sind. Es liegt auf der Hand, dass der Einsatz der eigenen Signaturstärken die Lebenszufriedenheit deutlich steigert. Zudem konnte in den Studien zum Z.S.P. gezeigt werden, dass auch ein allgemeines Training, bei dem Stärken ausgeübt werden, die nicht bei allen Personen die Signaturstärken sein müssen, ebenfalls zu einer Wohlbefindenssteigerung führten. Wie Jonathan Haidt (2002) zeigt, macht es jedenfalls mehr Spaß, an den eigenen Stärken zu arbeiten, als sich mit den eigenen Schwächen zu befassen. Er stellt aber auch fest, dass Menschen, die an ihren eigenen Stärken gearbeitet haben, schließlich keine höhere Zufriedenheit erzielten. Wie stabil derartige Ergebnisse sind und wie sie erklärt werden können, müssen zukünftige Studien noch genauer ermitteln. In einer Studie konnten wir zeigen, dass sowohl das Training der Signaturstärken als auch ein Training der individuell am niedrigsten ausgeprägten Stärken zum Wohlbefinden beiträgt. Allerdings zeigte sich, dass bei Personen, die sich insgesamt mehr Stärken zugeschrieben haben (die sich insgesamt als tugendhafter beschrieben haben), das Training der niedriger ausgeprägten Stärken besonders effektiv war, bei Personen, die sich aber vergleichsweise wenig Stärken zugeschrieben haben, das Training der Signaturstärken eine bessere Wirkung zeigte (Proyer et al., 2015a).

Als die großen Themen für die Forschung zu stärkenbezogenen Interventionen werden in einer aktuellen Übersichtsarbeit die folgenden identifiziert (Ruch et al., 2020): Wie kann man das Personalisierung der Intervention auf ein Individuum verbessern (z. B. Kenntnis über mögliche Moderatoren der Effektivität)? Welche Stärken sollte man auswählen (z. B. Signaturstärken vs. individuell niedrig/hoch ausgeprägte)? Welche Rolle spielen Signaturstärken genau (z. B. als Weg, um Flourishing zu erreichen)? Führen stärkenbasierte Interventionen zu einer tatsächlichen Veränderung der Stärken? Letzteres ist empirisch noch nicht untersucht. Und letztlich sollte ein Rahmenmodell entwickelt werden, das noch besser erklären kann, unter welchen Umständen welche Art von positiver Intervention und für welchen Anwendungsbereich zum Einsatz kommen kann. Hier könnten Arbeiten von Peterson (zusammenfassend s. Seligman, 2015) von besonderer Bedeutung sein, der versucht hat, ein umfangreiches Modell zu beschreiben, das auch das Ausleben des Gegenteils oder der Übertreibung einer Stärke bzw. die Abwesenheit von Stärken beschreibt. Somit würden dann Interventionen, die darauf abzielen, die Abwesenheit bzw. das Ausleben des Gegenteils oder der Übertreibung einer Stärke zu korrigieren, einen Beitrag zum Wohlbefinden bzw. zur Reduktion von Symptomerleben leisten können. Seligman (2015) regt an, darüber zu forschen, ob dieses Modell mit gängigen Diagnosesystemen in Einklang gebracht werden kann. Als Beispiel nennt er: „Cowardice can be ameliorated by systematic desensitization. Despair can be ameliorated by cognitive therapy. Helplessness can be relieved by mastery training. Loneliness can be relieved by anti-shyness training"; p. 6). Allerdings sind Arbeiten aus diesem Bereich noch in den Anfängen und es bedarf weiterer Forschung, um konkrete praktische Ableitungen treffen zu können.

13.4   Interventionen aus dem Bereich der Humorforschung

Humor wird in der Positiven Psychologie als eine Charakterstärke verstanden, die in der VIA-Klassifikation von Peterson und Seligman (2004) der Tugend **Transzendenz** zugeordnet wird (s. auch Ruch et al., 2010a). Humor ist aber, je nach Art, mit allen sechs Tugenden der VIA-Klassifikation vereinbar und empirisch besonders häufig mit Weisheit, Humanität und Transzendenz gekoppelt (Beermann und Ruch, 2009; Ruch und Proyer, 2015). Humor ist eine der am höchsten mit Lebenszufriedenheit korrelierenden Stärken aus dem VIA-IS (Park et al., 2004; Peterson et al., 2007; Ruch et al., 2010c). In einer Arbeit konnte in einem Querschnittdesign anhand einer großen Stichprobe gezeigt werden, dass dieser positive Zusammenhang über die gesamte Lebensspanne besteht und weitgehend stabil ist (Ruch et al., 2010b). Eine unlängst von uns abgeschlossene Studie liefert erste Belege, dass ein kausaler Einfluss von Humor auf die Lebenszufriedenheit vorliegen könnte: Ein 8-wöchiges Humortraining (McGhee, 1999, 2010) führte nicht nur zu einem Anstieg in verschiedenen (selbst und fremd eingeschätzten) Komponenten des Humors, sondern auch zu einem Anstieg in der Lebenszufriedenheit, der in einer Wartekontrollgruppe bzw. einer Placebokontrollgruppe (die Probanden wurden hier unsystematisch mit Humor konfrontiert) nicht aufzufinden war. Diese Effekte sind auch bei einer Nacherhebung nach 2 Monaten noch unvermindert stark anzutreffen (Ruch et al., 2018).

Der Sinn für Humor wird oft als unveränderbar bzw. als eine Funktion menschlicher Reifung (z. B. nach erlittenem Leid) gesehen (vgl. Ruch, 2008). Es gibt aber eine Reihe von Ansätzen, die Humor in trainierbare „skills" zerlegen (z. B. Nevo et al., 2007; s. Ruch & Hofmann, 2016). Das Programm von McGhee (1999, 2010; Ruch & McGhee, 2014) geht von den Annahmen aus, dass Humor eine Form des Spiels ist (nämlich das Spielen mit Ideen und Vorstellungen) und dass Verspieltheit versus Ernsthaftigkeit die Basis für den Sinn für Humor darstellt. Alle Kinder erben die Fähigkeit zum Spiel, aber Sozialisationseinflüsse (z. B. Erziehung, Schule oder Arbeit) können die Verspieltheit unterdrücken und eine Veränderung in Richtung Ernst verursachen. Menschen verlieren ihre Fähigkeit spielerisch zu sein, in unterschiedlichem Ausmaß, wenn der „Ernst des Lebens" einsetzt. Die Wiederentdeckung einer spielerischen Einstellung ist allerdings der Schlüssel für die Veränderung im Bereich des Humors. Ihre Aktivierung triggert die anderen Komponenten, die trainier- bzw. kultivierbare Fertigkeiten darstellen („humor skills"). Diese „skills" sind in dem Programm von McGhee, das acht Stufen umfasst, aufsteigend von leicht bis schwierig geordnet: Stufe 1: den eigenen Sinn für Humor entdecken; Stufe 2: lernen, spielerischer zu werden; …; Stufe 6: sich nicht so ernst nehmen

– über sich selbst lachen; Stufe 7: Humor inmitten von Stress finden; Stufe 8: Humor als Copingstrategie einsetzen, also alle acht Stufen gemeinsam anwenden. Sie werden in jeweils einer Doppelstunde theoretisch erarbeitet und praktisch geübt und danach im Alltagsleben vertieft („home play"). Die Durchführung dieses Programms in verschiedenen Gruppen (Ruch et al., 2018) führte zu jeweils kurzfristigen Anstiegen von Heiterkeit sowie einer Reduktion von Ernst und schlechter Laune, was sich sowohl in State- wie auch in Trait-Messungen abzeichnete (Ruch & Köhler, 2007), zu einem Anstieg in der „Sinn-für-Humor"-Skala von McGhee (Proyer et al., 2010) und zu einer Reduktion der Angst vor „Ausgelachtwerden" (Ruch und Proyer, 2008). Eine weitere, online durchgeführte Studie belegt zudem die Wirksamkeit einfacher Aufgaben wie das Führen eines Humortagebuchs, in dem jeden Abend die drei lustigsten Erlebnisse des Tages festgehalten werden (Gander et al., 2013). Weitere Studien unterstützen die Annahme, dass humorbasierte Interventionen wirksam über das Internet vorgegeben werden können (vgl. Wellenzohn et al., 2016). Der aktuelle Stand der Forschung zeigt, dass einzelne Komponenten des Humors gut trainierbar sind. Der Effekt kann längerfristig anhalten, und der neu gewonnene Humor triggert seinerseits eine gesteigerte Lebenszufriedenheit.

13.5   Ausblick

Die Positive Psychologie ist ein ständig wachsendes Feld, und diese Forschungsrichtung mit ihren verschiedenen Anwendungen im Bereich Life-Coaching, Pädagogik, Arbeits- und Organisationspsychologie sowie in der Psychotherapie wird bald noch mehr Wissen zu positiven Interventionen generieren. Vieles steht noch am Anfang, und weitere empirische Prüfungen der Effekte, auch unter Berücksichtigung von Besonderheiten der Zielgruppen und der Persönlichkeit des oder der Intervenierenden, müssen folgen. Oft scheint bei der Absicherung der Effekte bisher nur die Selbstbeschreibung mittels

Fragebogen das Mittel der Wahl zu sein, wodurch die Wirksamkeit positiver Interventionen sich zunächst nur als subjektiver Effekt abbildet. Schließlich ist noch nicht ausreichend bekannt, wie lange die Effekte der positiven Interventionen tatsächlich anhalten. Doch man kann optimistisch sein, dass es in absehbarer Zeit Interventionsmethoden geben wird, die das Leben der Menschen gezielt verbessern und ihnen mehr Sinn vermitteln. Unsere eigene Arbeitsgruppe hat sich bisher auf die Optimierung der Lebensführung gesunder Menschen konzentriert, bei denen eine Steigerung der Lebenszufriedenheit mittels verschiedener stärkenorientierter Interventionen bereits gut belegt werden kann. Aber auch für klinische Gruppen zeichnen sich gute Wirkeffekte ab (zusammenfassend vgl. Frank, 2010). Damit wäre das primäre Forschungsinteresse der Psychologie nun nicht mehr nur auf das Lindern der Leiden beschränkt, sondern um die Verbesserung des Wohlbefindens von Menschen erweitert. Von besonderem theoretischem wie praktischem Interesse ist aus unserer Sicht dabei, dass der Begriff des Charakters wieder Einzug in die Psychologie halten könnte und dabei dessen gute Seiten aufscheinen. Was heute unter Charakter verstanden wird, ist durch Tugenden und eine Reihe allgemein akzeptierter menschlicher Stärken präzise definiert und damit auch gut trainierbar geworden.

Literatur

Becker, P. (1982). *Psychologie der seelischen Gesundheit* (Bd. 1; Theorien, Modelle, Diagnostik). Hogrefe.

Beermann, U., & Ruch, W. (2009). How virtuous is humour? What we can learn from current instruments. *The Journal of Positive Psychology, 4,* 528–539.

Burton, C. M., & King, L. A. (2004). The health benefits of writing about intensely positive experiences. *Journal of Research in Personality, 38,* 150–163.

Emmons, R. A., & McCullough, M. E. (2003). Counting blessings vs. burdens: An experimental investigation of gratitude and subjective well-being in daily life. *Journal of Personality and Social Psychology, 84,* 377–389.

Fordyce, M. W. (1977). Development of a program to increase personal happiness. *Journal of Counseling Psychology, 24,* 511–521.

Fordyce, M. W. (1983). A Program to increase happiness: Further studies. *Journal of Counseling Psychology, 30*, 483–498.

Frank, R. (2010). *Wohlbefinden fördern. Positive Therapie in der Praxis*. Klett-Cotta.

Fredrickson, B. L. (2001). The role of positive emotions in positive psychology: The broaden-and-build theory of positive emotions. *American Psychologist, 56*, 218–226.

Gander, F., Proyer, R. T., Ruch, W., & Wyss, T. (2013). Strength-based positive interventions: Further evidence on their potential for enhancing well-being and alleviating depression. *Journal of Happiness Studies, 14*, 1241–1259.

Gander, F., Proyer, R. T., Hentz, E., & Ruch, W. (2020). Working mechanisms in positive interventions: A study using daily assessment of positive emotions. *Journal of Positive Psychology, 15*, 633–638. https://doi.org/10.1080/17439760.2020.1789698.

Haidt, J. (2002). *It's more fun to work on strengths than weaknesses (but it may be better for you)*. University of Virginia, Charlottesville, USA.

Jahoda, M. (1958). *Current concepts of positive mental health*. Basic Books.

James, W. (1899). *Talks to teachers on psychology: And to students on some of life's ideals*. Henry Holt.

MacLeod, A. K., Coates, E., & Hetherton, J. (2008). Increasing well-being through teaching goal-setting and planning skills: Results of a brief intervention. *Journal of Happiness Studies, 9*, 185–196.

McGhee, P. E. (1999). *Humor, health and the amuse system*. Kendall/Hunt.

McGhee, P. E. (2010). *Humor: The lighter path to resilience and health*. AuthorHouse.

Myers, D. G. (2000). Hope and happiness. In M. E. P. Seligman (Hrsg.), *The science of optimism and hope. Research essays in honor of Martin E. P. Seligman* (S. 323–336). Templeton Foundation Press.

Nevo, O., Aharonson, H., & Klingman, A. (2007). The development and evaluation of a systematic program for improving sense of humor. In W. Ruch (Hrsg.), *The sense of humor: Explorations of a personality characteristic* (S. 385–404). Mouton de Gruyter.

Otake, K., Shimai, S., Tanaka-Matsumi, J., Otsui, K., & Fredrickson, B. L. (2006). Happy people become happier through kindness: A counting kindness intervention. *Journal of Happiness Studies, 7*, 361–375.

Park, N., Peterson, C., & Seligman, M. E. P. (2004). Strengths of character and well-being. *Journal of Social and Clinical Psychology, 23*, 603–619.

Peterson, C. (2003). *The Values-in-Action Structured Interview (VIA-SI)*. The VIA Institute on Character.

Peterson, C., & Seligman, M. E. P. (2004). *Character strengths and virtues: A handbook and classification*. American Psychological Association.

Peterson, C., Ruch, W., Beermann, U., Park, N., & Seligman, M. E. P. (2007). Strengths of character, orientations to happiness, and life satisfaction. *The Journal of Positive Psychology, 2*, 149–156.

Proyer, R. T., Ruch, W., & Müller, L. (2010). Sense of humor among the elderly: Findings with the German version of the SHS. *Zeitschrift für Gerontologie und Geriatrie, 43*, 19–24.

Proyer, R. T., Ruch, W., & Buschor, C. (2013). Testing strengths-based interventions: A preliminary study on the effectiveness of a program targeting curiosity, gratitude, hope, humor, and zest for enhancing life satisfaction. *Journal of Happiness Studies, 14*, 275–292.

Proyer, R. T., Gander, F., Wellenzohn, S., & Ruch, W. (2015a). Strengths-based positive psychology interventions: A randomized placebo controlled online trial on long-term effects for a signature strengths- vs. a lesser strengths-intervention. *Frontiers in Psychology, 6*, 456. https://doi.org/10.3389/fpsyg.2015.00456.

Proyer, R. T., Wellenzohn, S., Gander, F., & Ruch, W. (2015b). Toward a better understanding of what makes positive interventions work: Predicting happiness and depression from the person × intervention-fit in a follow-up after 3.5 years. *Applied Psychology: Health and Well-Being, 7*, 108–128.

Proyer, R. T., Gander, F., Wellenzohn, S., & Ruch, W. (2016). Addressing the role of personality, ability, and positive and negative affect in positive psychology interventions: Findings from a randomized intervention based on the Authentic Happiness theory and extensions. *Journal of Positive Psychology, 11*(6), 609–621. https://doi.org/10.1080/17439760.2015.1137622.

Ruch, W. (2008). The psychology of humor. In V. Raskin (Hrsg.), *A primer of humor* (S. 17–100). Mouton de Gruyter.

Ruch, W., & Hofmann, J (2016). Fostering humour. In C. Proctor (Hrsg.), *Positive psychology interventions in practice*. Springer.

Ruch, W., & Köhler, G. (2007). A temperament approach to humor. In W. Ruch (Hrsg.), *The sense of humor: Explorations of a personality characteristic* (S. 203–230). Mouton de Gruyter.

Ruch, W., & McGhee, P. E. (2014). Humor intervention programs. In A. C. Parks & S. M. Schueller (Hrsg.), *Handbook of Positive Psychological Interventions* (S. 179–193). Wiley-Blackwell.

Ruch, W., & Proyer, R. T. (2008). Who is gelotophobic? Assessment criteria for the fear of being laughed at. *Swiss Journal of Psychology, 67*, 19–27.

Ruch, W., & Proyer, R. T. (2015). Mapping strengths into virtues: The relation of the 24 VIA-strengths to six ubiquitous virtues. *Frontiers in Psychology, 6*, 460. https://doi.org/10.3389/fpsyg.2015.00460.

Ruch, W., Proyer, R. T., & Weber, M. (2010a). Humor as character strength among the elderly: Theoretical considerations. *Zeitschrift für Gerontologie und Geriatrie, 43*, 8–12.

Ruch, W., Proyer, R. T., & Weber, M. (2010b). Humor as character strength among the elderly: Empirical findings on age-related changes and its contribution to satisfaction with life. *Zeitschrift für Gerontologie und Geriatrie, 43*, 13–18.

Ruch, W., Proyer, R. T., Harzer, C, Park, N., Peterson, C., & Seligman, M. E. P. (2010c). Adaptation and Validation of the German Version of the Values in Action Inventory of Strengths (VIA-IS) and the Development of a Peer-Rating Form. *Journal of Individual Differences, 31,* 138–149.

Ruch, W., Hofmann, J., Rusch, S., & Stolz, H. (2018). Training the sense of humor with the 7 Humor Habits Program and satisfaction with life. *Humor: International Journal of Humor Research, 31,* 287–309. https://doi.org/10.1515/humor-2017-0099.

Ruch, W., Niemiec, R. M., McGrath, R. E., Gander, F., & Proyer, R. T. (2020). Character strengths-based interventions: Open questions and ideas for future research. *Journal of Positive Psychology.* 680–684. https://doi.org/10-1080/17439760.2020.1789700.

Schmid, M., Ruch, W., & Proyer, R. T. (2007). Identifying the strengths of character of vocational counselors and management consultants by comparing results from a questionnaire and a structured interview. *10th Congress of the Swiss Society of Psychology (SSP),* September 13th and 14th, 2007, Zurich, Switzerland.

Seligman, M. E. P. (2000). Positive psychology. In J. E. Gillham (Ed.), *The science of optimism and hope. Research essays in honor of Martin E. P. Seligman* (S. 415–429). Templeton Foundation Press.

Seligman, M. E. P. (2002). *Authentic happiness: Using the new positive psychology to realize your potential for lasting fulfillment.* Simon and Schuster.

Seligman, M. E. P. (2015). Chris Peterson's unfinished masterwork: The real mental illnesses. *Journal of Positive Psychology, 10,* 3–6.

Seligman, M. E. P., Parks, A., & Steen, T. (2004). A balanced psychology and a full life. *Philosophical Transactions of the Royal Society of London, Series-B: Biological Sciences, 359,* 1379–1381.

Seligman, M. E. P., Steen, T. A., Park, N., & Peterson, C. (2005). Positive psychology progress: Empirical validation of interventions. *American Psychologist, 60,* 410–421.

Sheldon, K. M., & Lyubomirsky, S. (2006). How to increase and sustain positive emotion: The effects of expressing gratitude and visualizing best possible selves. *The Journal of Positive Psychology, 1,* 73–82.

Sin, N. L., & Lyubomirsky, S. (2009). Enhancing well-being and alleviating depressive symptoms with positive psychology interventions: A practice-friendly meta-analysis. *Journal of Clinical Psychology, 65,* 467–487.

Stahlmann, A. G., & Ruch, W. (2020). Scrutinizing the criteria for character strengths: Laypersons assert that every strength is positively morally valued, even in the absence of tangible outcomes. *Frontiers in Psychology, 11,* https://doi.org/10.3389/fpsyg.2020.591028.

Wellenzohn, S., Proyer, R. T., & Ruch, W. (2016). Humor-based online positive psychology interventions: A randomized placebo-controlled long-term trial. *Journal of Positive Psychology, 11*(6), 584–594. https://doi.org/10.1080/17439760.2015.1137624.

Resilienz aktivieren und zugleich fördern

Ulrike Willutzki und Patrizia Odyniec

„It is simple, but not easy!"
(Steve de Shazer)

Inhaltsverzeichnis

▶ Resilienz ist inzwischen ein Modebegriff – zu unterscheiden ist hier zunächst zwischen der Resilienzförderung als allgemeinem Ziel von Beratung und Psychotherapie und der Resilienzaktivierung als Arbeit mit bereits von der Person entwickelten resilienten Verhaltens- und Bewältigungsmöglichkeiten. Nach einer kurzen Begriffsdefinition wird exemplarisch auf Interventionen aus dem systemischen und kognitiv-verhaltenstherapeutischen Kontext eingegangen, die die Resilienz der Person aufgreifen und für die Arbeit an aktuellen Problemen fruchtbar machen. Gemeinsamkeiten und Unterschiede der Interventionen werden kurz akzentuiert. Abschließend wird für einen verantwortungsvollen Umgang mit dem Resilienzkonzept plädiert.

U. Willutzki (✉)
Department Psychologie und Psychotherapie,
Universität Witten/Herdecke, Witten, Deutschland
E-Mail: Ulrike.Willutzki@uni-wh.de

P. Odyniec
Department Psychologie und Psychotherapie,
Universität Witten/Herdecke, Witten, Deutschland
E-Mail: patrizia.odyniec@uni-wh.de info@patriziaodyniec.de

14.1   Einleitung

Resilienz – die Fähigkeit, mit Herausforderungen und Belastungen konstruktiv umzugehen, gar an ihnen zu wachsen ist zumindest implizit ein altes Thema auch in der Psychotherapie. Vorausgesetzt wird sie etwa schon von Albert Ellis (1979), indem er betont, dass Hindernisse und Widrigkeiten für uns alle eher die Regel als die Ausnahme sein dürften und es vermutlich keine gute Idee ist zu erwarten, dass das Leben immer gut, einfach und wenig anstrengend ist. Heute ist Resilienz ein Modebegriff geworden (American Psychological Association, 2021): Eine aktuelle Google-Suche (04.04.2021) führt in 1,02 Sekunden zu 3.360.000 Einträgen und damit zu einer nicht mehr zusammenzufassenden Vielfalt von Begrifflichkeiten. Ohne Anspruch auf Vollständigkeit werden daher im nächsten Abschnitt einige Bestimmungsstücke der Resilienz thematisiert. Der Schwerpunkt des Beitrages liegt bei der Beschreibung von therapeutischen Interventionen aus dem systemischen und kognitiv-behavioralen Kontext, deren Gemeinsamkeiten und Unterschiede anschließend kurz diskutiert werden. Der Beitrag schließt mit einer Bemerkung zu verbreiteten Verkürzungen der Resilienzdiskussion.

14.2   Was meint Resilienz?

Zunächst aber einmal: Was „ist" denn eigentlich Resilienz? Wörtlich übersetzt meint „resilire" zurückspringen, d. h. nach Belastungen wieder in das Ausgangsstadium zurückspringen. Im technischen Kontext bezieht sich dies auf die Widerstandsfähigkeit von Materialien und Strukturen. Im psychologischen Zusammenhang ist die Fähigkeit von Personen gemeint, nach Herausforderungen, Trauma, Bedrohung, ausgeprägtem Stresserleben und Veränderungen wieder in ein psychisch gesundes Stadium zurückzukehren. Über dieses "Zurückschnellen" hinaus, kann Resilienz auch ausgeprägtes

persönliches Wachstum umfassen. Resilienz in diesem Sinne stellt eine interne oder personale Ressource dar (Flückiger & Wüsten, 2008; Willutzki & Teismann, 2013).

Als klassische – wenn auch nicht erste – Studie der Resilienzforschung gilt die entwicklungspsychologische Längsschnittstudie von Emmy Werner, Ruth Smith und Kolleg*innen (z. B. Werner & Smith, 1992). Die Forscher*innen begleiteten über 40 Jahre fast 700 Kinder, die 1955 auf der hawaiianischen Insel Kauai geboren wurden. Etwa ein Drittel dieser Kinder wuchs unter sehr schwierigen Bedingungen auf (Armut, Vernachlässigung, Misshandlung, Krankheit und niedriger Bildungsstand der Eltern, etc.). Etwa 2/3 dieser Risiko-Kinder hatten es nicht leicht, fielen als Jugendliche durch Verhaltensprobleme und Lernstörungen auf oder wurden straffällig und litten unter psychischen Störungen. Aber etwa 1/3 der Risiko-Kinder entwickelten sich trotz der Risikofaktoren sehr positiv: Sie kamen in der Schule gut zurecht, waren sozial gut integriert, zeigten keine Verhaltensauffälligkeiten und wuchsen zu zufriedenen und verantwortungsvollen Erwachsenen heran. Als relevant für die Entwicklung von Resilienz haben Werner und Smith (a.a.O) das Zusammenspiel persönlicher Voraussetzungen (wie z. B. ein „einfaches" Temperament) und kontextueller/gesellschaftlicher Rahmenbedingungen (wie z. B. eine gut funktionierende soziale Gemeinschaft) herausgearbeitet.

In der aktuellen Diskussion finden sich im wesentlichen drei Resilienzkonzeptualisierungen (vgl. Chmitorz et al., 2018): 1. Resilienz wird als relativ stabile Charaktereigenschaft charakterisiert, die durch Interventionen kaum förderbar ist; 2. Resilienz wird als Ergebnis von Person-Umwelt-Auseinandersetzungen gesehen, die einen Schutzfaktor gegenüber widrigen Umständen darstellt; 3. Resilienz beschreibt einen dynamischen Prozess, der u. a. durch Anpassungsfähigkeit beeindruckt, die ihrerseits die Erholung von Belastungen und Schwierigkeiten erleichtert. Nach der letzten Definition ist

Resilienz erlernt und zugleich erlern- und förderbar, was sie zu einem interessanten Interventionsfokus in Psychotherapie und Beratung macht.

Im Interventionskontext lassen sich zwei Hauptrichtungen unterscheiden. Zum einen handelt es sich um Interventionen, die sich über das Einbringen neuer Inhalte und Fähigkeiten als resilienzfördernd verstehen (Resilienzförderung); zum anderen werden von der Person bereits entwickelte resiliente Fähigkeiten aktiviert und für den Umgang mit aktuellen schwierigen Situationen genutzt (Resilienzaktivierung). Der Unterschied zwischen vielen heute – modisch – als resilienzfördernd bezeichneten Interventionen und früher z. B. als Stressbewältigungsmethode etikettierten Maßnahmen ist häufig nicht gut zu erkennen. Im Zentrum dieses Beitrags stehen daher resilienzaktivierende Interventionen, die sich der Herausforderung stellen, die bei der Person bereits vorhandenen und individuell konstellierten resilienten Fähigkeiten zu aktivieren, herauszuarbeiten und über ihre Nutzung zugleich dynamisch weiterzuentwickeln. Verbunden ist damit zugleich ein ausgeprägter Respekt für die Resilienz der Person, die diese unter ausgeprägter emotionaler Belastung intentional und ausdauernd entwickelt hat.

▶ Resilienz ist „gewöhnliche Magie" (Masten, 2016) – die uns allen vom Leben immer wieder abverlangte Fähigkeit trotz der Widrigkeiten des Alltagslebens und den von uns erlebten Katastrophen wieder einigermaßen auf die Beine zu kommen. Resilienzaktivierende Interventionen knüpfen genau an diesen Fähigkeiten an.

14.3 Beispielhaft: Resilienzaktivierende Interventionen

Resilienz aufzugreifen bedeutet somit, sich mit Situationen und Konstellationen zu beschäftigen, in denen die Person mit Herausforderungen

bzw. Schwierigkeiten umgegangen ist, trotz Widerständen und Rückschlägen ihre Ziele verfolgt hat. In allen im Folgenden skizzierten Interventionen wird explizit und pointiert angenommen, dass Patient*innen hochkompetente Personen sind, die trotz der aktuellen Schwierigkeiten in vielen Situationen ihr Leben – zumindest in einzelnen Bereichen – auf eine zu ihnen und ihren Lebensumständen passende Weise meistern. Und deshalb lohnt es sich so sehr, diesen positiven Fundus der Person zu aktivieren und zu nutzen.

Bei Interventionen zur Aktivierung der Resilienzkräfte der Person finden sich immer mal wieder Bezüge zu besonders belasteten Gruppen von Ratsuchenden bzw. Patient*innen (s.a. Kap. 5). So arbeiteten etwa Steve de Shazer, Insoo Kim Berg und die Milwaukee-Gruppe in einem sozialen Brennpunkt. Zu ihnen kamen mehrfach und hochbelastete Personen, die nicht zum klassischen Psychotherapieklientel gehörten und für die eine längere Problemanalyse über mehrere Sitzungen häufig nicht so passend war – die Kolleg*innen aus der Milwaukee-Gruppe mussten damit rechnen, dass jede Sitzung die letzte (und manchmal die einzige) sein konnte. Dementsprechend stand hier das Ziel der Person, und ihre bereits einmal genutzten Ressourcen im Vordergrund. Gerade in der *Arbeit mit Ausnahmen* im Sinne von de Shazer (2019) konkretisiert sich die Orientierung hin auf die Resilienz der Person in besonderem Maße.

Ein weiteres, inzwischen klassisches Interventionsmodell, das speziell auf die Resilienz (im Sinne der Aktivierung von Fähigkeiten, mit schwierigen Situationen und Herausforderungen umzugehen) fokussiert, wurde von Michael White und David Epston (2013) entwickelt: Die *Arbeit mit einmaligen Ereignissen*. Michael White war ein australischer Kollege, der vor allem mit Kindern und Jugendlichen und deren Familien gearbeitet hat – ein Kontext, der ebenfalls langwierige Problemanalysen und lange Therapiedauern nicht so gut toleriert.

In der kognitiven Verhaltenstherapie herrschte klassischerweise eine eher kritische Haltung gegenüber den bisherigen Lösungsversuchen von Patient*innen vor: So informieren etwa nach Schulte (1976) die bisherigen Problemlöseversuche von Patient*innen darüber, was man in der Therapie vermeiden und nicht aufgreifen sollte – als Beispiel für Resilienz gelten sie gerade nicht. Im Kontrast hierzu haben Padesky und Mooney (2012) ein Interventionsmodul, das *Persönliche Resilienzmodell* entwickelt, mittels dessen sich Therapeut*innen mit ihren Patient*innen ganz konkret auf die Suche nach resilientem Verhalten der Person jenseits aktueller Probleme machen.

Im Folgenden sollen diese drei Zugänge zur Resilienzaktivierung und -nutzung genauer vorgestellt werden. Wie dabei deutlich werden dürfte, bestehen ausgeprägte Ähnlichkeiten zwischen diesen Interventionen; auf Unterschiede zwischen ihnen soll im Anschluss eingegangen werden.

14.3.1 Ausnahmen in der Lösungsorientierten Kurzzeittherapie

Lösungsorientierte Kurzzeittherapie geht davon aus, dass das Leben jede/n von uns vor eine nicht enden wollende Reihe von Problemen stellt und Menschen zugleich alle Ressourcen haben, um ihre Probleme zu lösen (z. B. De Jong & Berg, 2014). Auch wenn sich erst in letzter Zeit explizite Bezüge zum Resilienzkonzept finden, verorten diese beiden Grundannahmen den Ansatz deutlich als resilienzorientierten Zugang: In der fortlaufenden Auseinandersetzung mit den Herausforderungen des Daseins entwickelt die Person gerade die Fähigkeiten, die es ihr ermöglichen, ein (halbwegs) befriedigendes Leben zu führen. Im therapeutischen Kontext gilt es dementsprechend, resiliente Handlungsoptionen der Person zu aktivieren, diese im Einzelnen zu differenzieren und für aktuelle Aufgaben im Problemkontext zu nutzen. Besonders prägnant zeigt sich diese Orientierung im Rahmen der Arbeit mit Ausnahmen.

Radikal wird unterstellt, dass Ausnahmen vom Problem oder auch Schwankungen der Problembelastung darauf zurückgehen, dass sich die Person selbst dabei in irgendeiner Weise zielführend verhält. Das kann heißen, dass sie mit anderen Erwartungen in die Situation geht, dass sie sich möglicherweise selbst ermuntert, dass sie andere Bewertungen vornimmt, dass sie anders handelt, etc.. Und so gilt es dann in der therapeutischen Arbeit die „Unterschiede aufzuspüren, die einen Unterschied machen" und mit der Person zu entwickeln, wie sie diese schrittweise für den Umgang mit ihren Schwierigkeiten nutzen kann.

Um passende Ausnahmen identifizieren zu können, wird zunächst eine klare Zieldefinition erarbeitet. Ausgehend von Berichten über das Problem wird konsequent mit der Leitfrage: „Wie soll es *stattdessen* sein?" zur Anregung der Zielorientierung gearbeitet. Gespräche über das Problem werden nicht gefördert – Therapeut*innen müssen nicht viel – oder wie de Shazer (de Shazer & Dolan, 2013) meinte: „nichts" – über das Problem wissen.

Was „wohlformulierte Ziele auszeichnet, wird in der lösungsorientierten Kurzzeittherapie durchaus kontrovers diskutiert (Walter & Peller, 2000; 2015)[1]. Im Sinne eines sparsamen Modells scheinen uns vor allem zwei Kriterien guter Ziele relevant:

1. Sie müssen im Kontrollbereich der Person liegen, also nicht z. B. von den Umständen oder anderen Personen abhängen (zumindest so lange man diese nicht beeinflussen kann), sowie
2. Sie müssen für die Person persönlich bedeutsam sein, bei Erreichen ihr Leben spürbar besser machen.

---

[1] Manche Autor*innen beziehen sich dabei auf die sogenannten SMART-Zielmerkmale. Gerade Therapieanfänger*innen verstricken sich jedoch leicht in solchen normativen Vorgaben, und „triezen" ihre Patient*innen manchmal hin zu den „richtigen" Zielformulierungen.

Gerade Maja Storch (Storch & Krause, 2017) hat hier herausgearbeitet, wie nützlich es sein kann darauf zu achten, dass schon die Erwartung des positiven Unterschieds körperlich spürbar ist (z. B. in Form eines warmen Gefühls oder eines sich einstellenden Lächelns). Dementsprechend können Ziele auch durchaus „abstrakt" sein, wie z. B. „meinem eigenen Kopf folgen" (de Shazer, 2017) oder „spüren, dass ich wachse", solange dies für die Person persönlich bedeutsam ist und ihre Therapeut*in den Eindruck hat, einigermaßen nachvollziehen zu können, was gemeint ist.

Zurück zu den Ausnahmen:
Ausgehend von einem guten Ziel stellt sich die Frage: „Gab es schon einmal Situationen oder Momente, in denen das Problem ein klein wenig weniger da war bzw. Sie Ihrem Ziel etwas näher waren?" Je nach Ziel und den Erfahrungen der Person kann die entsprechende Ausnahme zeitlich nahe sein (z. B. letzte Woche bei „aktiv(er) sein"), oder auch länger zurückliegen (u. U. mehrere Jahre bei „trotz weitreichender Konsequenzen ruhig eine Entscheidung treffen"). Wenn die Person sich an eine entsprechende Ausnahme erinnert, begleitet der/die Therapeut*in den Explorationsprozess des/der Patient*in mit spezifizierenden Fragen: „Was ist denn eigentlich anders zu Zeiten der Ausnahme (kontextuelle Unterschiede)? Wie fühlen Sie sich zu diesen Zeiten der Ausnahme anders; was geht Ihnen anderes durch den Kopf; was machen Sie dann anders; wenn Sie sich so anders fühlen, wie macht sich das in Ihrem Handeln bemerkbar (Unterschied im persönlichen Erleben der Person)? Was meinen Sie, woran werden wichtige Bezugspersonen merken – ohne dass Sie dies sagen müssen –, dass hier eine Ausnahme geschieht; wie nehmen Ihre wichtigen Bezugspersonen Sie wahr, wenn Sie sich anders (im Rahmen der Ausnahme) verhalten; und wenn diese wichtigen Bezugspersonen den Eindruck haben, dass Sie sich im Rahmen der Ausnahme vom Problem anders verhalten, wie handeln diese dann möglicherweise anders (Unterschiede im sozialen Umfeld der Patient*innen)? Wenn ich (als Therapeut*in) – oder eine Fliege an der Wand, oder eine Videokamera – bei der Ausnahme dabei wäre, was würde zu

sehen sein (Unterschiede in der Wahrnehmung anderer Personen)?"

Im Rahmen all dieser Fragen sind unter einer lösungsorientierten Perspektive gerade kleine zielführende Schritte – und dabei das konkrete Handeln – interessant; es geht nicht darum, die Ausnahme umfassend zu verstehen, sondern eher darum „einen Fuß in die Tür zu bekommen".

Im Rahmen der Ausnahmenexploration regen Therapeut*innen immer wieder dazu an zu prüfen, ob die im Rahmen der Ausnahmen herausgearbeiteten Unterschiede auch zielrelevant sind:
„Wenn Sie sich vorstellen, Sie tun mehr von der Ausnahme, was meinen Sie, werden Sie Ihrem Ziel dann näher kommen?"

Und schließlich in Hinblick auf die Umsetzung der resilienten Verhaltensweisen:
„Was meinen Sie, wie können Sie das, was Sie im Rahmen der Ausnahmen anders tun, in den nächsten Tagen/bis wir uns wieder sehen, in Ihrem Alltag umsetzen?"

Zusammenfassend geht es somit um die Frage: „Was ist von wem zu tun, damit sich die Ausnahme öfter blicken lässt?"

Patient*innen sind im Kontext lösungsorientierter Ansätze auf jeden Fall die Expert*innen für die Ziele, das Vorgehen, das Tempo und die Dauer der Therapie; Therapeut*innen haben die Aufgabe, lösungsfördernde Fragen zu stellen und einen Gesprächsrahmen zu gestalten, der dazu anregt, die Aufmerksamkeit auf umsetzbare Lösungsvorstellungen zu richten (s. auch Kap. 15).

14.3.2 Michael White und David Epston – Erzählungen über einzigartige Ereignisse

Unter einer narrativen Perspektive (s. auch Kap. 10) geht es in der Psychotherapie darum, neue – oder wie Gergen und Gergen (1988) schreiben „progressive" – Geschichten über das Leben zu ko-konstruieren. Unter progressiven Geschichten werden Narrationen im Sinne eines „von da an ging es bergauf" verstanden – im Zeitverlauf kommt es zu Bewegungen auf der evaluativen Dimension hin zu positiveren Inhalten und Konnotationen. Als Eintrittskarte in solche progressiven Geschichten verstehen White und Epston (2013) dabei „einzigartige Ereignisse" – d. h. alle Vorkommnisse, die nicht in die Problemgeschichte hineinpassen, also „Ausnahmen" darstellen. Was Vorkommnisse sind, wird hier weit gefasst: Es können Pläne, Wünsche, Träume, Gedanken, Überzeugungen, Verhalten, Fähigkeiten, Gefühle oder jegliche Aussagen sein; gleichzeitig geht es immer um von der Person ausgehende, bereits zum Tragen gekommene Bewegungen in der Sicht auf das Problem.

Mit ausgeprägter Sprachsensibilität achten Beratende (Begriffe wie Patient*in, Klient*in, Therapeut*in werden von White explizit abgelehnt) darauf, ob Ratsuchende im Gespräch einzigartige Ereignisse spontan ansprechen (z. B. indem sie formulieren, dass das Problem „nicht immer" oder „manchmal nicht" auftritt) oder ob in den Erzählungen einzigartige Ereignisse „verborgen" sind (z. B. indem jemand sagt: „Normalerweise klappt das ja nicht" und dann die problemgesättigte Geschichte weitererzählt). Falls sich solche Gelegenheiten nicht ergeben, fragen Beratende u. U. auch explizit danach, ob es schon einmal einzigartige Ereignisse auftreten.

Haben sich Ratsuchende und Beratende auf einen solchen Ankerpunkt als interessant bzw. bedeutsam geeinigt, geht es darum, hieraus eine detailreiche und erfahrungsnahe Geschichte zu entwickeln – die einzigartige Geschichte wird in allen Sinneskanälen aktiviert, um sie möglichst lebendig spürbar zu machen. In der Handlungslandschaft, die dabei sichtbar wird, versuchen die Beratenden dann ein handelndes, aktives und wirkungsvolles Selbst mit den Ratsuchenden zu konstruieren, indem z. B. konkret danach gefragt wird, wie die Person die einzigartige Ereignisfolge erreicht hat: Was passierte vor dem Ereignis bzw. gab es vielleicht sogar zunächst nicht so zielführende Entwicklungen, die die Person dann durch ihre Aktivität gestaltet hat? Gab es vielleicht Wendepunkte, von denen aus es sich zum Guten entwickelt hat? Über diese Konkretisierungen gestaltet sich idealerweise eine positive, resiliente Identität, die dem Problem trotzt. Im narrativen Jargon entfaltet

sich eine „Identitätslandschaft", in der über die Reflexion der Handlungen im Kontext der einzigartigen Ereignisse selbstbezogene Bedeutungen, Wünsche, Absichten, Glaubensvorstellungen, Verbindlichkeiten, Motivationen und Werte zur Sprache kommen. Dies trägt zur Umgestaltung der Problemgeschichte bei: „Wenn Sie so darauf schauen, wie Sie das (einzigartige Ereignis) gestaltet haben, was sagt das eigentlich über Sie als Person aus? Was glauben Sie, wenn Ihre beste Freundin das mitbekommen hätte, was würde sie über Sie sagen? Wäre sie überrascht, oder hätte sie nichts anderes von Ihnen erwartet?" Indem Beratende dazu anregen, zwischen Handlungs- und Identitätslandschaft hin und her zu wechseln, werden beide miteinander verwoben und tragen sich gegenseitig (s. auch Kap. 10).

In einem weiteren Schritt geht es darum, die Person dazu anzuregen, das einzigartige Ereignis auf der Zeitdimension mit Vergangenheit und Zukunft zu verbinden und ihm so zeitliche Kontinuität und Kohärenz zu verleihen: „Wenn Sie noch mal so zurückschauen, was würden Sie sagen, hat das irgendwo schon vorher in Ihnen gesteckt? Erinnern Sie sich an andere Momente, in denen das ähnlich verlaufen ist?" bzw. „Wenn Sie sich das (das einzigartige Ereignis) noch einmal so vergegenwärtigen, und sich vorstellen, dass Sie das in Ihrem Herzen tragen und so etwas vielleicht noch häufiger tun, wie wird dann Ihre Zukunft aussehen? Wenn dieses einzigartige Ereignis dazu beiträgt, Ihrem Leben eine Richtung zu geben, wie wird diese Richtung aussehen, wo würden wir uns dann vielleicht in einiger Zeit treffen?"

Durch Verankerung der problemaufbrechenden (Identitäts-)Geschichten außerhalb des Therapieraums wird die weitere Umgestaltung der Lebensgeschichte der Person unterstützt: So werden etwa entsprechende Dokumente oder Zertifikate in den Formulierungen der Person erstellt, oder es werden Videos für den persönlichen Gebrauch erstellt. Oder Menschen aus dem näheren sozialen Umfeld der Person(en) werden eingeladen, um ihnen die Geschichte zu erzählen bzw. sich die Dokumente und Zertifikate anzusehen. Gegebenenfalls werden auch

Aufzeichnungen und Dokumente über die Weiterentwicklung der persönlichen Geschichte erstellt, die für andere Personen mit ähnlichen Problemen genutzt werden können – die dann ihrerseits ein virtuelles Bündnis mit der Person eingehen.

Im Verlauf der gemeinsamen Arbeit werden Ratsuchende häufig aufmerksamer für einzigartige Ereignisse und bringen sie zunehmend aktiv in die Therapie ein.

14.3.3 Das persönliche Resilienzmodell (PRM) sensu Padesky und Mooney

Unter Bezug auf kognitive Traditionen einerseits und die positive Psychologie andererseits haben Christine Padesky und Christine Mooney (2012) ein Interventionsmodul entwickelt, das explizit die persönliche Resilienz von Patient*innen herauszuarbeiten und für die Bewältigung aktueller Schwierigkeiten zu nutzen sucht („Persönliches Resilienzmodell"; PRM). Grundannahme ist auch hier, dass jede Person über resiliente Verhaltensweisen verfügt. Padesky und Mooney (a.a.O) schlagen vor, das etwa 3–4 Sitzungen in Anspruch nehmende Interventionsmodul einzusetzen, nachdem in der Therapie erste Fortschritte gemacht wurden und der Problemdruck etwas reduziert ist. Inhaltlich lassen sich die vier im Folgenden beschriebenen Schritte unterscheiden: Einführung des Resilienzmodells und Aktivierung von Talentbereichen; Erarbeitung des persönlichen Resilienzmodells; Anwendung des Modells auf Problembereiche sowie die Generalisierung und Transfer.

1. Einführung des Resilienzmodells und Aktivierung von Talentbereichen:
   Die Therapeutin bringt ein, dass sie davon überzeugt ist, dass der/die Patient*in nicht nur Probleme hat, sondern gleichzeitig auch Lebensbereiche hat, in denen er/sie aktiv mit Herausforderungen umgeht und diese meistert, also resilient ist. Sie schlägt vor, sich in den nächsten Sitzungen schwerpunktmäßig diesem Thema zu widmen, um den/die

Patienten/in auch von seiner/ihrer resilienten Seite her kennenzulernen. Ist der/die Patient*in hierzu bereit, machen sich die beiden auf die Suche nach „Talentbereichen". Hierbei geht es um persönliche Leidenschaften, für die Person wichtige und selbstverständlich zu ihr gehörende Lebensbereiche, an denen sie Freude hat und die sie sich trotz den Herausforderungen des Lebens nicht aus der Hand nehmen lassen hat. Das können Hobbies sein (z. B. ein Musikinstrument spielen), persönliche Beziehungen (z.B. die Freundschaft mit einer bestimmten Person), Gewohnheiten (z. B. immer ein Haustier haben) oder die aktive Gestaltung eines Lebensbereichs (wie z. B. Kochen, Wohnung gestalten). Patient*in und Therapeutin wählen einen Talentbereich aus und der/die Patient*in spürt noch einmal im Einzelnen nach, wie und wo er/sie Freude an diesem Talentbereich hat.

2. Erarbeitung des persönlichen Resilienzmodells
   Patient*in und Therapeutin explorieren gemeinsam den Talentbereich, beispielhaft hier das Gitarrespielen: Wie ist der/die Patient*in mit Hindernissen in diesem Bereich umgegangen? War z.B. ein Stück, das er/sie spielen wollte, eigentlich zu schwer? Waren andere zeitliche Anforderungen so stark, dass er/sie kaum Zeit hatte? War es möglicherweise – z. B. wegen der Nachbarn – nicht immer so leicht, ausdauernd zu spielen oder zu üben? Bezogen auf solche Herausforderungen wird erarbeitet, wie sich die Person verhalten hat, welche Gedanken oder Grundüberzeugungen hilfreich waren, mit welcher Haltung die Person mit den Schwierigkeiten umgegangen ist und welche Leitbilder oder Metaphern geholfen haben, am Gitarrespielen dranzubleiben und sich weiterzuentwickeln. Indem über mehrere Hindernisse geschaut wird, werden die persönlichen Resilienzstrategien der Person herausgearbeitet.

So hat sich der Patient seinerzeit bei Schwierigkeiten mit den Nachbarn nicht zurückgezogen, sondern ist auf sie zugegangen, hat seine Wünsche geäußert und mit ihnen abgesprochen, wann er Gitarre spielt. Dabei hat er sich selbst ermuntert („was soll schon passieren?"), sich vor Augen geführt, dass er auch Rechte hat und die meisten Menschen eigentlich ganz umgänglich sind. Er hat sich dabei als Blues-Gitarrenspieler gesehen, und auch körperlich gespürt, wie er beim Gitarrespielen sitzt, wie sich die Gitarre und die Töne anfühlen, und wie sich ein Lächeln auf seinem Gesicht ausbreitet.

Über verschiedene Hindernisse hinweg hat er für sich die Resilienzstrategien „auf Probleme eher zugehen, nicht vermeiden", „was hast Du schon zu verlieren", „erst mal ausprobieren, dann erst beurteilen", „mir klar machen, wie schön es ist, wenn es klappt" und „jede/r ist besonders, auch ich" festgehalten.

Die einzelnen Schritte werden auf einem Arbeitsblatt festgehalten, und der/die Patient*in überprüft und ergänzt sein/ihr Resilienzmodell bis zu nächsten Sitzung.

3. Anwendung des Resilienzmodells auf den Problembereich

   Die Therapeutin würdigt die Resilienz des/der Patienten/in, unterstützt die Freude daran und die positiven Selbstbildimplikationen („Das heißt, Sie sind eigentlich eine Person, die ..."). Sie lädt dazu ein zu prüfen, ob sich einzelne Resilienzstrategien auch für den Problembereich nutzen lassen. Gemeinsam mit dem/der Patienten/in wird dies im Einzelnen erarbeitet, und hierzu Verhaltensexperimente geplant; schließlich ist nicht apriori klar, ob die jeweilige Resilienzstrategie auch im Problemkontext sinnvoll und möglich ist. In der nächsten Sitzung werden die Erfahrungen der Person ausgewertet.

4. Generalisierung und Transfer

   Im Folgenden – und immer wieder im Therapieverlauf – wird weiter betrachtet, welche Resilienzstrategien sich nutzen lassen, entsprechende Verhaltensexperimente geplant und ausgewertet. Neben den Problemen, die Therapieanlass waren, werden dabei auch andere Lebensbereiche einbezogen.

Neben der Umsetzung im Einzelsetting wurde das PRM auch im Gruppenkontext umgesetzt; aktuell wird es als Online-Programm im Vergleich zu einer Emotionsregulationsintervention in einem RCT (ClinicalTrials.gov: NCT04352010) und als offenes trial (https://www.uni-wh.de/fileadmin/

userupload/03G/09Psychologie/03UPA/Flyer-Res-Up.pdf) evaluiert.

14.4 Gemeinsamkeiten und Unterschiede der vorgestellten Resilienzinterventionen

Für alle drei hier vorgestellten resilienzorientierten Interventionsstrategien gilt, dass sie eingebettet in ein umfassenderes psychotherapeutisches Vorgehen sind, somit nur ein Element der therapeutischen Arbeit sind. Dementsprechend fehlen Dismantling-Studien zu den Einzelinterventionen weitgehend (vgl. aber zusammenfassend für das PRM Trimpop et al., 2021). In allen drei Ansätzen werden Handlungsmuster fokussiert, die für die Person eher selbstverständlich sind. Einerseits macht dieser Fokus auf gut etablierte und routinisierte Handlungsbereitschaften das Vorgehen so wertvoll; andererseits bringt er die Aufgabe mit sich, die mit den psychischen Belastungen verbundenen negativen Affekte von Patient*innen, die „Problemtrance" zu transzendieren (s. auch Kap. 5). Diese Transzendierung der „Problemtrance" gehen die Modelle in unterschiedlicher Weise an:

- De Shazer und Kolleg*innen (de Shazer & Dolan, 2013) plädieren dafür, sich systematisch auf die positive Seite zu beziehen und der Problemseite möglichst wenig Aufmerksamkeit zu widmen (auf die differenzierende Diskussion hierzu kann hier nicht näher eingegangen werden; vgl. z. B. Kaimer, 1999; s. auch Kap. 10).

- Michael White und David Epston (2013) geben deutlich Raum dafür, erst einmal zu schauen, wo das Problem Kontrolle über Ratsuchende hat. Zeitnah, und fokussiert wird dann die Narration darüber entwickelt, wo die Person Inseln der Kontrolle über das Problem hat und wie sie diese weiterentwickeln kann.

- Padesky und Mooney (2012) versuchen Abstand vom Problem zu bekommen, indem sie die Indikation für das PRM nach ersten Fortschritten lokalisieren. Zudem wählen sie den

Einstieg in den Resilienzkontext möglichst unabhängig vom Problem, indem sie ein für die Person wichtiges Projekt in den Blick nehmen und erst später den Bezug zum Problem herstellen.

Entsprechend der Therapiephilosophie der Verhaltenstherapie nutzen Padesky und Mooney (2012) stärker psychoedukative Elemente, während de Shazer (z. B. 2017) und White und Epston (2013) eher implizit arbeiten. Psychoedukation steht aus systemischer Perspektive eher unter dem Verdacht, belehrend und damit nicht partnerschaftlich zu sein; manche Verhaltenstherapeut*innen werden dagegen ein implizites Vorgehen als intransparent und somit nicht auf Augenhöhe mit den Patient*innen sehen.

▶   Resilienzaktivierende Interventionen finden sich in verschiedenen Therapieschulen. Die Grundannahmen der Ansätze prägen die Haltung der Therapeut*innen und die Umsetzung, wobei es sehr große strukturelle Ähnlichkeiten zwischen den Interventionen gibt – und somit viel voneinander zu lernen.

Alle hier vorgestellten Interventionsstrategien zielen darauf ab, neben der konkreten Problembewältigung den Selbstwert der Person deutlich positiv zu unterstützen – einerseits indem immer wieder betont wird, dass es um bereits von der Person selbst entwickelte und genutzte Möglichkeiten geht, und andererseits indem immer wieder explizit der Bezug zur Person, zum Selbstbild hergestellt wird. In einer aktuellen Meta-Analyse (Liu et al., 2020) zu 268 – allerdings sehr heterogenen – Resilienzinterventionen kommen die Autorinnen zu dem Schluss, dass entsprechende Interventionen sich besonders positiv auf handlungsbezogene (Verhaltensänderungen; Hedges' $g = 0.76$) und symptombezogene (Depression, Angst; Hedges' $g = 0.51$) Erfolgsmasse und das Wohlbefinden der Person (Hedges' $g = 0.41$) auswirken.

14.5   Schlussbemerkung zum Resilienzbegriff

Wie deutlich geworden sein dürfte, sind die Autorinnen dieses Beitrags davon überzeugt, dass Patient*innen sehr viel mehr an eigenen Möglichkeiten mitbringen als diese oft glauben und ihnen im Gesundheitssystem zugesprochen wird. Wenn wir auf Diskussionen rund um das Resilienzkonzept schauen, sind wir immer mal wieder irritiert davon, wenn entweder Personen abverlangt wird, dass sie trotz widriger Lebensumstände resilient zu sein haben oder aber jegliche Thematisierung personaler Resilienz als Verleugnung gesellschaftlicher und sozialpolitischer Aufgaben gebrandmarkt wird. Für beide Seiten würden wir uns hier eine etwas dialektischere Perspektive wünschen – schon Emmy Werner hat herausgearbeitet, dass die Entwicklung von Resilienz zutiefst mit der Qualität des sozialen Lebens verbunden ist

▶   Resilienz als Fähigkeit einer Person entsteht in der Transaktion zwischen ermöglichenden gesellschaftlichen Voraussetzungen, konkreten Lebensbedingungen und den Talenten der Person.

Literatur

American Psychological Association. (2021). *Building your resilience.* http://www.apa.org/topics/resilience. Zugegriffen: 4. Apr. 2021.

Chmitorz, A., Kunzler, A., Helmreich, I., Tüscher, O., Kalisch, R., Kubiak, T., Wessa, M., & Lieb, K. (2018). Intervention studies to foster resilience – A systematic review and proposal for a resilience framework in future intervention studies. *Clinical psychology review, 59,* 78–100.

De Jong, P. & Berg, I. K. (2014). *Lösungen (er-)finden. Das Werkstattbuch der lösungsorientierten Kurzzeittherapie.* borgmann.

De Shazer, S. (2017). *Worte waren ursprünglich Zauber. Von der Problemsprache zur Lösungssprache* (4. Aufl.). Carl Auer.

De Shazer, S. (2019). *Der Dreh. Überraschende Wendungen und Lösungen in der Kurzzeittherapie* (14. Aufl). Carl Auer.

De Shazer, S., & Dolan, Y. (2013). *Mehr als ein Wunder: Lösungsorientierte Kurzzeittherapie heute* (3. Aufl.). Carl Auer.

Ellis, A., & Grieger, R. (Hrsg.). (1979). *Praxis der rational-emotiven Therapie*. Urban & Schwarzenberg.

Gergen, K. J., & Gergen, M. M. (1988). Narrative and the self as relationship. In L. Berkowitz (Hrsg.), *Addvances in experimental social psychology* (S. 17–56). Academic Press.

Flückiger, C., & Wüsten, G. (2008). *Ressourcenaktivierung*. Huber.

Kaimer, P. (1999). Lösungsfokussierte Therapie. *Psychotherapie Forum, 7*,(1), 8–20.

Liu, J. J. W., Ein, N., Gervasio, J., Battaion, M., Reed, M., & Vickers, K. (2020). Comprehensive meta-analysis of resilience interventions. *Clinical Psychology Review, 82,* 1–16.

Masten, A. (2016). *Resilienz: Fakten, Modelle und Neurobiologie*. junfermann.

Padesky, C. A., & Mooney, K. A. (2012). Strengths-based cognitive–behavioural therapy: A four-step model to build resilience. *Clinical Psychology & Psychotherapy, 19*(4), 283–290.

Schulte, D. (1976) (Hrsg.). *Diagnostik in der Verhaltenstherapie* (2. Aufl.). Urban & Schwarzenberg.

Storch, M., & Krause, F. (2017). *Selbstmanagement – ressourcenorientiert. Grundlagen und Manual für die Arbeit mit dem Züricher Ressourcen Modell ZRM* (6. Aufl.). Hogrefe.

Trimpop, L., Victor, P., & Willutzki, U. (2021). *Wir alle sind resilient*. Verhaltenstherapie und Psychosoziale Praxis, 53 (3), 579–592.

Walter, J. L., & Peller, J. E. (2000). *Recreating brief therapy: Preferences and possibilities*. Norton.

Walter, J.L. & Peller, J. E. (2015). *Lösungsorientierte Kurzzeittherapie*. borgmann.

Werner, E. E., & Smith, R. S. (1992). *Overcoming the odds: High risk children from birth to adulthood*. Cornell University Press.

White, M., & Epston, D. (2013). *Die Zähmung der Monster* (7. Aufl.). Carl Auer.

Willutzki, U., & Teismann, T. (2013). *Ressourcenorientierung in der Psychotherapie*. Hogrefe.

Wohlbefinden in der systemischen Therapie: Vom gemeinsamen Suchen und Finden

Therapieziel „Wohlbefinden" in der systemischen (Familien-)Therapie

Elke Rathsfeld

Inhaltsverzeichnis

▶ Welche Rolle spielt „Wohlbefinden" als Therapieziel in der systemischen (Familien-)Therapie und wie wird es erreicht? Zunächst werden zentrale Entwicklungsstränge der systemischen Therapie aufgezeigt und die Tradition des Themas abgeleitet. Wohlbefinden ist nicht nur für Therapiekunden ein zentrales Anliegen, sondern auch für Therapeuten eine handlungsleitende Strategie zur Lösung von problematischen Verhaltens- und Erlebensweisen. Veranschaulicht wird dieser Gedanke anhand der Erläuterung spezifischer Vorgehensweisen innerhalb der systemischen (Familien-)Therapie und ausgewählter Beispiele aus der Arbeit mit Klienten bzw. Kunden. Dabei wird der Fokus insbesondere auf Ressourcenorientierung gelegt und Wohlbefinden nicht nur als Therapieziel, sondern bereits als Veränderungsmotor beschrieben.

E. Rathsfeld (✉)
Selbständige Psychologin, Frankfurt, Deutschland

15.1   Wohlbefinden in der systemischen (Familien-) Therapie

Welche Rolle spielt „Wohlbefinden" als Therapieziel in der systemischen (Familien-)Therapie und wie wird es erreicht? Um die Rolle des Themas Wohlbefinden hier zu verorten, ist es zunächst wichtig, zentrale Entwicklungsstränge innerhalb der systemischen Therapie zu kennen, denn sie sind maßgeblich für eine lange Tradition der Einbettung des Themas innerhalb dieses Therapieverfahrens. Im Folgenden werde ich neben diesen Entwicklungssträngen zeigen, dass Wohlbefinden nicht nur für Therapiekunden ein zentrales Anliegen ist, sondern auch für Therapeuten eine handlungsleitende Strategie zur Lösung von problematischen Verhaltens- und Erlebensweisen darstellt. Veranschaulicht wird dieser Gedanke anhand der Erläuterung spezifischer Vorgehensweisen innerhalb der systemischen (Familien-)Therapie und ausgewählter

Beispiele aus der Arbeit mit Klienten bzw. Kunden. Es werden Vorgehensweisen der systemischen Therapie erläutert, die auf Ressourcenorientierung und Lösungssuche beruhen und versuchen, Wohlbefinden nicht nur als Therapieziel zu erreichen, sondern dies bereits als Mittel zur Veränderung einsetzen.

15.2 Vom „Ich" zum „Wir"

Die Bedeutung familiärer Beziehungen von Patienten hinsichtlich ihrer Symptomatik wird seit den späten 40er Jahren untersucht und seit den 50er und 60er Jahren in der psychotherapeutischen Behandlung berücksichtigt.

Satir begann 1951 in die Behandlung einer schizophrenen jungen Frau zunächst deren Mutter und später auch den Vater mit einzubeziehen. Damit bewegte sie sich im damaligen Behandlungsverständnis am Rande eines „Kunstfehlers".

Anders als etwa in der Psychoanalyse oder der Gesprächstherapie gibt es in der systemischen (Familien-)Therapie nicht einen genialen Begründer, sondern viele Denker, Forscher und experimentierfreudige Praktiker, die die bislang gültigen Grundlagen der vorwiegend analytisch geprägten Psychotherapie infrage stellten. So etwa die Intimität der Übertragungsbeziehung zwischen Klient und Therapeut, die Vermeidung realer Kontakte zu Angehörigen der Klienten (vgl. Levold & Martens-Schmid, 1999).

Theoretischer Wandel: Wesentliche Punkte
- Zirkuläre Kausalitäten und Wechselwirkungen
- Selbststeuerung und Kooperation
- Ressourcen- und Lösungsorientierung
- Weniger ist mehr

Zirkuläre Kausalitäten und Wechselwirkungen

Von einem mechanistisch ausgerichteten Weltbild mit linearen Vorstellungen über Ursachen und Wirkungen vollzieht sich der Wandel hin zu einem konstruktivistischen Verständnis von Wirklichkeit, dem Annahmen zu zirkulären und fluktuierenden Kausalitäten sowie gegenseitiger Beeinflussungen zugrunde liegen. Ein mechanistisch objektivistisches Paradigma beschäftigt sich mit der Analyse der Ursachen bzw. den Auslöser von Problemen und sucht, diese durch ihre Beseitigung zu lösen.

Das „Durcharbeiten" schwieriger Kindheitsereignisse sei hier als klassisches Beispiel der tiefenpsychologisch orientierten Psychotherapie aufgeführt. Da Vergangenheit (z. B. Kindheit) nicht wirklich verändert werden kann, wird ihre kognitive und affektive Bewertung verändert. Hingegen würde die psychiatrische Tradition von chemischen Ungleichgewichten und körperlichen Prädispositionen als Ursache für psychische Krankheit ausgehen und daher vorwiegend Medikamentierung zur Beseitigung chemischer Ungleichgewichte einsetzen.

Mit der Nutzung systemtheoretischer Erkenntnisse für das psychotherapeutische Behandlungssetting verändert sich diese Frage. Nicht die Entstehung der Probleme ist für ihre Auflösung interessant, sondern vielmehr die Frage nach Aufrechterhaltung, Sinnhaftigkeit und chronifizierten Mustern von symptomatischem Verhalten. Problematische Verhaltens- und Interaktionsmuster betrachtet man vor dem Hintergrund wechselnder Interpunktionen und Sichtweisen der Beteiligten. Dies führte zu einer Abkehr von der Vergangenheit, der keine entscheidende Rolle bei Entstehung und Aufrechterhaltung dieser Muster zugeschrieben wird. Damit stellt sich für die systemische Therapie nun vielmehr die Aufgabe zur Irritation und Verstörung problematischer Muster, um den Betroffenen dabei zu unterstützen, selbst neue Muster und Lösungen zu entwickeln. Therapeutenkompetenz ist hier neben einer prozessorientierten Beobachtungsgabe und Toleranz gegenüber unterschiedlichen Wirklichkeitsvorstellungen, vor allem Kreativität. Diese Kreativität ist notwendig, um problematisches Verhalten neu zu deuten (Reframing), um Ressourcen des Klienten mit ihm aufzuspüren, und um irritierende Vorschläge für Experimente im Alltag zu erfinden, die die Etablierung neuer Lösungsmuster erleichtern sollen.

Selbststeuerung und Kooperation

Von einem klassischen Expertenmodell entwickelt sich die Therapietheorie hin zu einem durch Selbststeuerung komplexer Systeme beschriebenen Kooperationsmodell (Schiepek et al., 2013; Ludewig, 2018). Damit wird der „Patient" (der Leidende) zum „Kunden" (der für sich Kundige), der gleichberechtigt und gleichwertig seinen Entwicklungsprozess steuert.

Ludewig (2015) verweist hier auf die althochdeutschen Wortstämme „kund" (gewusst, gekannt) und „kundo" (Einheimischer) und akzentuiert Autonomie und Mitwirkung: „Der Kunde weiß, was ihm fehlt, was er will und vor allem, was ihm hilft" (ebd., S. 195).

Diese schlicht anmutende Konsequenz hat es in sich. Ein Therapiekunde muss sich keineswegs so verhalten, wie ein Therapeut es für psychohygienisch angemessen hält. Einen Therapiekunden tatsächlich als Kunden zu betrachten führt u. a. dazu, dass der Therapiekunde über seine Therapieziele entscheidet und dass das Phänomen des Widerstands verschwindet (Zwingmann & Schwertl, 1998). Ein langsamer Kunde hat vermutlich ein anderes Timing als sein Therapeut, ein sich eigensinnig entwickelnder Mensch hat lediglich eine andere Vorstellung über seine Zukunft, als der Therapeut dies haben mag, und ein verharrender Kunde fühlt sich möglicherweise von seinem Therapeuten zu sehr bedrängt oder unter Veränderungsdruck gesetzt. Letztlich bleiben Formen ge- oder misslungener Kooperation. Diese jedoch ist nicht typischer Ausdruck eines speziellen Symptoms, sondern vielmehr ein Hinweis auf notwendige Korrekturen im Therapieverlauf bzw. im Therapeutenverhalten.

Auch die Konzeption des Therapieauftrags und der Therapieziele wurde hier neu gedacht bzw. er- und gefunden. Statt störungsspezifische Therapieprogramme anzuwenden, wird gemeinsam ein Therapieauftrag generiert. Auch gilt es nicht etwa, die Motivation des Kunden zu stärken. Ein Mensch, eine Familie, die aus welchen Gründen auch immer, die Schwelle einer psychotherapeutischen Praxis übertritt, ist motiviert. Es liegt am Therapeuten, herauszufinden und zu verhandeln, wozu diese Menschen motiviert sind. De Shazer (2018) und Berg (2015)

haben es in vielen Jahren Arbeit mit Suchtthematiken meisterlich entwickelt, vorhandene Motivationen zu nutzen. Hierzu zählen auch Therapiezugänge, die durch Druck, Zwang und Auflagen (z. B. Therapie statt Strafe, Therapie statt Kindesentzug, Therapie oder Trennung) zustande kommen. Systemische (Familien-)Therapeuten wissen, dass es durchaus ein ausreichender und guter Grund sein kann, „einem anderen zuliebe" in die Therapie zu gehen, und dass die Vermeidung negativer Konsequenzen als nutzbringende Voraussetzung absolut ausreichen kann. Notwendige Kompetenz von Therapeuten dieses Settings ist es also, verschiedene Kooperationsangebote machen zu können und tolerant sowie flexibel in der Begegnung mit unterschiedlichen Kundenwirklichkeiten zu sein. Hierfür wiederum ist eine Voraussetzung, dass Therapeuten von einem Weltbild ausgehen, das anerkennt, wie sehr Wirklichkeiten verhandelbar und variabel sind. Damit versteht sich die systemische (Familien-)Therapie als ein **Prozess zur Co-Konstruktion** neuer, anderer und angenehmerer familiärer Wirklichkeit und angenehmeren Erlebensformen.

Ressourcen- und Lösungsorientierung

Die systemtheoretischen Grundlagen zu Rekursivität und Dynamik sozialer Systeme führten wie bereits erwähnt zu Perspektivenwechsel hinsichtlich der Haltung den Familien und ihren Problemen gegenüber. Die Konzepte zur Autonomie, Autopoiesis und zur Selbststeuerung dynamischer Systeme führten zu Kundenorientierung und der Orientierung an ihren Wünschen. Die kommunikationstheoretischen Erkenntnisse der Gruppe um Watzlawick et al. (2016, 2019) und die Arbeiten von Ciompi (2019), aber auch die Arbeiten zahlreicher anderer Autoren (vgl. v. Schlippe & Schweitzer, 2016) führten seit den späten 70er Jahren zu einer Abwendung der klassischen Problemorientierung hin zu einer Orientierung an den Ressourcen der Familien, der Einzelnen und des sozialen Kontexts. Die klassische Psychotherapie wird auch heute noch sehr problemorientiert gelehrt. Lediglich in den Bereichen Gesundheitspsychologie und Prävention ist seit Badura (1999) die Nutzung von

Ressourcen ein relevantes Thema. Badura plädierte für eine Abkehr von der Belastungsforschung und führte in den deutschsprachigen Sozialwissenschaften den Begriff der Ressource ein. Sehr frühzeitig haben systemische (Familien-)Therapeuten sich von Pathogenese zur Salutogenese orientiert und vielfältige Vorgehensweisen entwickelt, die familiäre, individuelle und soziale Ressourcen analysieren und nutzen. Diese Vorgehensweisen dienen nicht etwa der Leugnung von Leiden, sondern sind hier als Mittel zur Aufweichung von Problemtrancen im Sinne der oben erwähnten Co-Konstruktion nützlicher und angenehmer familiärer Muster des Erlebens und Handelns zu sehen. Damit erläutert sich auch der Begriff der „Ressource".

▶ **Definition** Unter diesem Begriff **Ressource** subsumiere ich alle Fähigkeiten, Erinnerungen, Erfahrungen und Hoffnungen, die sich auf die Erlangung eines gewünschten Zieles richten und dabei hilfreich sein können. Hierbei kann es sich sowohl um interne Ressourcen wie individuelle Merkmale und Fähigkeiten handeln als auch um externe Ressourcen im Sinne von Zuneigung, Hilfsbereitschaft und Kooperation anderer Menschen.

Weniger ist mehr

Eine zunächst letzte Konsequenz der theoretischen und praktischen Entwicklung innerhalb der systemischen (Familien-)Therapie bezieht sich auf das Behandlungssetting. Im medizinischen Denkmodell findet eine Behandlung des Problems während der Therapie durch einen Experten statt. Ein kariöser Zahn wird zum Dentisten getragen, dort von Karies befreit, mit Kunststoff neu aufgefüllt und als geheilt (oder gelindert) nach Hause geschickt. Dies ist natürlich eine grobe Vereinfachung, die hier aber veranschaulichen soll, dass es sich bei Problemen des Verhaltens und Erlebens um andere Dynamiken und Prozesse handelt, auf die sich das medizinische Denken nicht wirklich übertragen lässt. Jeder Psychotherapeut – unabhängig von seiner theoretischen Ausrichtung – weiß, dass über den Erfolg einer Therapie nicht im Therapieraum, sondern draußen, im realen Leben entschieden

wird. Nur Vorschläge und Erkenntnisse, die man aus den Therapiesitzungen mitnimmt, erinnert, erprobt und umsetzt, sind tauglich für die gewünschte Veränderung. Der Rest wird von den Therapiekunden vergessen, uminterpretiert, verworfen. Die eigentlichen Therapiesitzungen stellen also den Kontext zur Verfügung, in dem Therapeuten den Versuch unternehmen, durch das Nadelöhr „Wahrnehmung" der Kunden zu kommen. Das Mittel hierfür ist ein begrenzt wirksames: Kommunikation. Diese therapeutische Kommunikation versucht, am Therapiekunden anzuschließen und hilfreich für Veränderung sein zu dürfen. Hierbei ist es notwendig, dass diese Kommunikation ausreichend an die Logik des Kunden ankoppelt, um für ihn vertrauenswürdig und vertraut zu sein. Gleichzeitig muss diese Kommunikation ausreichend ungewöhnlich sein, um den Kunden zu neuen Erlebnissen, Bewertungen und Erfahrungen zu verhelfen. Demnach muss sie auch verstörend und irritierend sein, um Herausforderungen und Chancen darzustellen bzw. zu eröffnen.

Während der Therapiesitzung kommt es also zu Irritationen im Sinne neuer Ideen, alternativer Erklärungen, ungewöhnlicher Vorschläge, neuem Informationsaustausch der Beteiligten. Das therapeutische Setting ist Anreger, nicht Umsetzer. In der systemischen (Familien-)Therapie hat diese Sichtweise dazu geführt, viel Zeit für den Transfer zwischen den Sitzungen zu lassen. Für psychische Störungen gilt die medizinische Idee „bei viel Störung braucht man viel Medikament" ebenso wenig wie „bei lang andauernder Störung dauert auch die Behandlung lang", ebenso wenig wie „für eine spezifische Störung gibt es eine spezifische Behandlung". Es finden wenige Sitzungen statt, die sich jedoch über einen längeren Zeitraum erstrecken: Mit durchschnittlich 1,4 Sitzungen pro Monat und zumeist unter 10, selten über 20 Therapiesitzungen beschreiben Schiepek et al. (2013) die systemische (Familien-)Therapie als „lange Kurzzeittherapie". Durch die Interventionen innerhalb der Sitzungen werden Veränderungen angeregt, die systemspezifische Anpassungen erfordern. Diese benötigen Zeit in der Eigendynamik des Kundensystems. Zuviel Therapie, also zu viele Sitzungen innerhalb kurzer

Zeit, kann sich nachteilig auswirken. Therapie als Kommunikationskontext bedeutet, viel miteinander zu sprechen und im Dialog zu sein. Wenn zu viel und zu häufig miteinander gesprochen wird, können zentrale und passende Ideen in einer Sprachflut untergehen. Diese benötigen jedoch Zeit für den experimentellen Transfer in das Leben der Therapiekunden. Daher sind systemische (Familien-)Therapeuten zwar sparsam mit Terminen, doch steht ihrer zeitlichen Sparsamkeit ein hoher Aufwand in der Gestaltung des Kommunikationssettings gegenüber: Wann immer möglich, arbeiten systemische (Familien-)Therapeuten im Zweier-Team. Dies ist sicherlich nicht durchgängig möglich – weder in der Praxis noch in der öffentlich finanzierten Beratungsstelle. In der Regel wird auch heute noch mit dem Zwei-Kammern-System (Selvini-Palazolli et al., 2011) gearbeitet, wobei die Therapiesitzung der Abfolge „Interview-Pause-Kommentar" folgt. Hierbei verfolgt zumeist der zweite Therapeut den Interviewabschnitt hinter einer Einwegscheibe und erarbeitet in Form eines brainstormartigen kollegialen Feedbacks während der Pause mit dem interviewführenden Kollegen die Kommentare, Feedbacks und Vorschläge für die Familie oder das Paar. Auch wenn man als einzelner Therapeut mit Familien (also ohne zweiten Kollegen) arbeitet, empfiehlt sich die Pause kurz vor Abschluss der Sitzung oder in Momenten, in denen die Verwicklungen des Therapeuten in die Sprach- und Denkmuster der Familien zu groß werden. Die Pause dient sowohl der Konzentration bzw. Refokussierung des Therapeuten, als auch der Erarbeitung nützlicher Kommentare und Vorschläge. Jede Sitzung wird hypothesengeleitet vor- und nachbereitet, häufig werden therapeutische Briefe an die Kunden geschrieben (White & Epstein, 2020) und mit „Reflecting Teams" (Andersen, 2018) gearbeitet.

Hierbei handelt es sich um Therapeutenteams von 3–5 fachlichen Profis, die in der Pause vor den Augen und Ohren des familiären Kundensystems sowie dem interviewführenden Therapeuten einen Dialog miteinander führen, der den Regeln: Konstruktivität, Ressourcenorientierung, Kreativität und Ideengenerierung folgt.. Dabei wird das Kundensystem mit seinem Therapeuten zum „beobachtenden Lauscher" der Therapeutenbesprechung.

Das therapeutische Setting wird flexibel gestaltet, d. h., nicht in jeder Sitzung sind alle Familienmitglieder zwangsweise anwesend. Wer kommen möchte, um entweder hilfreich bei Lösungen mitzuhelfen oder um eigene Wünsche mit einzubringen, ist in der Therapie willkommen. Dies kann z. B. bedeuten, dass in der Familientherapie eines mit ADHS diagnostizierten Kindes für eine Sitzung die Klassenlehrerin hinzukommt. In anderen Fällen kann der überweisende Psychiater als Co-Therapeut die Familientherapie hinter der Einwegscheibe mitverfolgen.

Die Techniken zur Gestaltung des therapeutischen Dialogs sind durchdacht und erfordern erhebliche Übung, auch wenn sie bei erfahrenen Therapeuten leichtfüßig erscheinen mögen. Die Entwicklung spezifischer Techniken zur Dialoggestaltung hängt eng mit der Tatsache zusammen, dass es einen erheblichen Unterschied macht, ob man mit einer Person in einem klassischen einzeltherapeutischen Setting arbeitet, oder ob man es im Gespräch mit 2–6 Personen zu tun hat. Hier muss der Therapeut ein zumeist komplexeres Niveau handhaben. Während in der Individualtherapie die Wirklichkeitskonstruktion des Kunden thematisiert wird, hat man es bei einem Gespräch mit 2–3 Personen und Generationen, zumeist mit divergierenden Wirklichkeitskonstruktionen der Einzelnen zu tun, die sich u. U. lautstark und emotional Gehör und Verständnis verschaffen und alle gleichzeitig vom Therapeuten mit hoher Neutralität (Allparteilichkeit) und Wohlwollen aufgenommen werden müssen.

Die moderne systemische (Familien-)Therapie wählt also ein qualitativ unterschiedliches Herangehen an symptomatisches und leidvolles Erleben und Verhalten im Vergleich zur traditionellen Psychotherapie, die sich vorwiegend mit dem Individuum beschäftigt. Das Leiden oder auch „verrücktes Verhalten" einer Person ist eingebettet in einen sozialen Kontext, wobei der familiäre (oder partnerschaftliche) Lebenszusammenhang zumeist den wichtigsten Bestandteil dieses sozialen Kontexts ausmacht. Während die frühe Familientherapie durch die Ausdehnung des medizinischen Modells (nicht eine Person ist krank, sondern die Familie) das Risiko hatte, zum „Familienbeschuldigungsmodell" zu werden, versucht die moderne systemische (Familien-)Therapie familiäre Bindungen und Ressourcen für die Veränderung leidvollen Erlebens und Verhaltens zu nutzen. Auch wenn familiäre Interaktionsmuster, die zumeist aus Fürsorge oder Hilflosigkeit entstehen, häufig zur Aufrechterhaltung symptomatischen Verhaltens und Erlebens beitragen, so ist dies hier nicht im Sinne einer Verursachung zu verstehen. Symptome, Leiden und Probleme können sowohl Lösungsversuche eines Konflikts sein als auch zufällig entstehen. Sind Probleme jedoch erst einmal installiert, so gruppiert sich ein familiäres bzw. soziales System darum herum und problematische Interaktionsmuster können entstehen und chronifizieren. Durch diesen Anpassungsprozess eines Systems an einen ungelösten Konflikt oder an ein problematisches Verhalten/Erleben geht ihm der eigene Blick auf vorhandene und individuelle Ressourcen verloren. Mit der Entscheidung für Therapie, also für Veränderung, beginnt manchmal der „Leid-Besitzer" (Patient) und manchmal ein Angehöriger, Freund oder Kollege, der einen Anstoß geben möchte. Symptomatisches Verhalten einer einzelnen Person verführt zu der Annahme, dass bei dieser Person das Leiden am größten sei. Üblicherweise wird sodann die individualtherapeutische Vorgehensweise gewählt. Jedoch ist häufig das Leiden unter einer Situation, einem Konflikt, einer ungelösten Aufgabe keineswegs hierarchisiert oder verteilt. Nicht unbedingt ist der Leidensdruck eines drogenabhängigen Jugendlichen größer als der seiner Eltern. Nicht immer ist die Einschränkung durch die Symptome einer generalisierten Angst oder eines Alkoholmissbrauchs bei der Person, die diese Symptome zeigt, größer als bei der Person, die das Leben mit ihm oder ihr teilt. Die leidvollen Auswirkungen der – oberflächlich betrachtet – individuellen Symptomatiken, betreffen häufig Angehörige, Freunde, Kollegen, Lehrer und andere. Ihre Einbeziehung in die Therapie ist daher auch für sie selbst von Vorteil, da sich im Erfolgsfalle auch ihr Leben verändert. Zugleich bietet die therapeutische Einbeziehung des familiären bzw. partnerschaftlichen Systems für alle die Möglichkeit, sich selbst zu entwickeln und gleichzeitig die Entwicklung des bzw. der anderen mit zu fördern und zu erleben. In ca. 20 % meiner durchgeführten Therapien ging eine Einzeltherapie bei anderen Therapeuten voraus. So etwa die gelungene Behandlung einer generalisierten Angststörung einer Frau. Nach jahrelangen Anpassungen des Partners an die Symptomatik seiner Frau, führte deren Ermutigung zu massiven Partnerschaftsproblemen. Diesen wiederum begegnete die Betroffene mit Rückfällen in ihre Angstsymptomatik. Damit wird das neu erarbeitete Wohlbefinden des einen zum Alptraum für den anderen und umgekehrt. Einzeltherapien verführen die Therapeuten gelegentlich dazu, die Verursachung eines individuellen Problems in den Beziehungen innerhalb einer Partnerschaft oder Familie zu sehen. Da ist z. B. der Therapeut, der einem Mann während seines Klinikaufenthaltes aufgrund einer Herzphobie dazu rät, sich von der Ehefrau zu trennen, da ihre eheliche Beziehung die Ursache seiner Ängste sei. Der Klient verliebt sich noch im Krankenhaus in eine andere Frau und die Situation eskaliert. Für den Einzeltherapeuten war damit der Fall abgeschlossen und als therapeutischer Erfolg verbucht. Die Scherben lasen wir anderthalb Jahre später in einer Paartherapie auf. Diese beiden Beispiele mögen verdeutlichen, wie wichtig es sein kann, das Bezugssystem eines unter psychischen Symptomen Leidenden mit in das therapeutische Setting einzubeziehen. Gelingende Einzeltherapien führen zu Veränderungen, die das soziale Netz oftmals nur als Veränderungssprünge mitbekommt, auf die es keinen Einfluss zu haben scheint und die es als Verunsicherung erlebt. In diesen Fällen kann es passieren, dass die Angehörigen sogar die Veränderungen des Einzelnen aktiv zu verhindern versuchen. Es kommt zu unnötigen Rückfällen, die den Status quo wieder herstellen. So gesehen gibt es neben den eingangs erwähnten, drei zentrale Gründe zur Behandlung des familiären bzw. partnerschaftlichen Systems:

1. Freunde, Kollegen, Angehörige sind oftmals Mittragende des Leidens und haben daher ein eigenes Interesse an Linderung. Sie sind hoch motiviert, zur Linderung und Veränderung von Leiden beizutragen.

2. Soziale, familiäre Partner sind nicht nur Mittragende von Leid, sondern bringen eigene Fähigkeiten, Ressourcen und Ideen in die Therapie mit. Eine Vielzahl von Ideen und Sichtweisen steigert die Chance, zu einer für alle passenden Lösung und Veränderung zu kommen.
3. Symptomatisches Verhalten ist in zumeist langfristige Interaktionsmuster eingebunden. Eine Veränderung des symptomatischen Verhaltens hat nicht nur Auswirkungen auf die familiären Interaktionsmuster, sondern bedarf auch ihrer Kooperation, um stabil und organisch verändert zu werden.

Diese drei Faktoren sowie die Ressourcenorientierung sind meines Erachtens der Hauptgrund, warum systemische (Familien-)Therapie mit letztlich so wenig Stundenaufwand zu gleich guten Ergebnissen wie andere Therapien kommt (für einen umfassenden Überblick zu Outcome-Studien vgl. von Sydow et al. 2013, 2018). Neben den guten Ergebnissen zeigt sich zudem, dass die auf Theorieebene veränderte Sichtweise auch zu einer besonders hohen Kundenzufriedenheit führt.

15.3 Vom „Unwohl-Sein" zum „Wohl-Befinden"

Unabhängig davon, ob ein Leiden somatisch oder verhaltensbedingt ist, zeigt sich das subjektive Empfinden derer, die psychotherapeutische Hilfe in Anspruch nehmen, als eines, das durch das Gefühl des Erleidens geprägt ist. Kaum ein Therapiekunde kommt und beschwert sich über das, was er tut: „Ich mache mir zu viele negative Gedanken", „Ich trinke bis zur Besinnungslosigkeit", „Ich lasse mich vom Geheimdienst abhören", „Ich habe mich entschieden, meine Person als wertlos zu empfinden", „Ich schlage meinen Mann", „Ich wasche mir die Haut vom Leib". Vielmehr ist die empfundene Qualität des Leidens eine passive und ertragende. Ein Mensch, der leidet, leidet unter etwas, nicht „über" etwas. Er empfindet sich als schwächer, als das was er tut. Diese sprachliche Distanzierung vom Symptom beschreibt oftmals unbekannte Kräfte, die

stärker als die Person erlebt werden: „Suchtdruck", „Zwang", „Es kommt über mich", „die Krankheit". Sprachlich ist das Leiden häufig nicht nur an empfundene Passivität bzw. Erleiden geknüpft, sondern auch an Qualitäten des Seins: „Ich bin depressiv", „Ich bin Alkoholiker", „Ich bin wertlos", „Ich bin aggressiv", „Ich bin zwanghaft". Dies ist nicht anders, wenn man Paare oder Familien bzw. Mehrpersonensysteme in Therapie sieht. Im vorangegangenen Abschnitt war von der Verantwortung der Therapeuten für die Entstehung der sozialen Wirklichkeit innerhalb des Problemlösesettings „Therapie" die Rede. Wenn soziale Wirklichkeit durch Sprache ver- und ermittelt wird, so bedeutet dies, dass Therapeuten die Sprach- und Erlebensgewohnheiten ihrer Kunden nicht annehmen, sondern ihnen eine Alternative anbieten. Diese Alternative ist insbesondere in den frühen Phasen der Psychotherapie ungewohnt und für einige daher auch unangenehm. Auf der Ebene von Therapeutenverhalten bedeutet dies, zunehmend – bei laufender Prüfung der Akzeptanz durch den Kunden – von Entscheidung und „Tun" statt von „Erleiden" und „Sein" zu sprechen. Zudem wird dabei die Einbettung des problematischen Verhaltens in den sozialen Kontext (Partnerschaft, Familie, Beruf) berücksichtigt. Diese Einbettung in den sozialen Kontext wird u. a. durch sog. zirkuläre Fragetechniken verdeutlicht.

> **Beispiele für zirkuläre Fragen**
> - „Woran erkennt Ihre Frau, dass Sie in wenigen Minuten beginnen, sich zu betrinken?"
> - „Wer in ihrer Familie leidet am meisten darunter, dass sie sich fürs Hungern entschieden haben?"
> - „Wer merkt es nach Ihnen zuerst, dass Sie sich der Traurigkeit hingeben?"
> - „Wie machen Sie das, so gar keine Freude zu empfinden?"

Diese Art der Fragen wirkt zunächst ungewöhnlich. Daher ist es notwendig, sich immer wieder einer guten therapeutischen Beziehung zu versichern, um nicht Gegenwehr durch subjektiv empfundene Schuldzuschreibung zu provozieren. Leidvolles Verhalten und Erleben als aktive Handlung und Entscheidung zu benennen kann leicht als Abwertung und Unverständnis empfunden werden. Oftmals ist es bei dieser Vorgehensweise günstig, wenn der Therapeut seine Sprache erläutert (Beispiel: „Ich gehe davon aus, dass Sie Ihr Problem lösen werden, daher spreche ich auch so, dass etwas in Ihnen die Kraft dafür hat, im Guten wie im Leidvollen." Oder: „Ich meine nicht, dass Sie selbst Schuld haben, ich meine nur, dass Sie selbst Verantwortung für sich tragen und diese auch nutzen können.") Ziel ist es, durch eine an Aktivität ausgerichteter Sprache, dem Therapiekunden ein Gefühl der Selbstmächtigkeit zu vermitteln und damit eine Fokusveränderung (vom „Unwohl-Sein" zum „Wohl-Befinden") zu ermöglichen. Unsere Sprache vermittelt Wirklichkeit und diese wiederum schlägt sich in Sprache nieder, die wiederum Wirklichkeit vermittelt. Es entsteht im Falle von Leiden ein chronifizierender Prozess, den der Therapeut zu unterbrechen, zu irritieren versucht. Ebenso wie Leid sich selbst erzeugt, so ist es auch mit Glück, Zufriedenheit und Wohlbefinden. In der Suche nach Veränderungsmöglichkeiten stellen sich nicht nur zum symptomatischen, sondern auch zum gewünschten Verhalten an Aktivität ausgerichtete Fragen: „Wer kann dazu beitragen, dass Sie Ihren Wert erkennen?", „Was könnten Sie tun, um sich vom Alkohol zu verabschieden?", „Wie würde Ihr Vater reagieren, wenn Sie sich für das Leben einer jungen, lebendigen Frau entscheiden würden?". Im Unterschied zu Zufriedenheit, die auch dadurch entstehen kann, dass man sich mit unabänderlichen Bedingungen abfindet, ist Wohlbefinden ein aktiv gestalteter Zustand. Dabei verstehe ich „Wohlbefinden" als einen Zustand körperlicher und geistiger Gesundheit und Freiheit. Der Auffassung der Weltgesundheitsorganisation (WHO) folgend, ist dabei Gesundheit und Wohlbefinden nicht lediglich die Abwesenheit von Krankheit und Leiden, sondern ein aktiver Prozess des Gestaltens der eigenen Lebensbedingungen. Menschen, die Psychotherapie in Anspruch nehmen, haben den Wunsch und die

Hoffnung, dieses Gestalten wieder in die eigene Mächtigkeit übernehmen zu können. Auch Leiden ist ein aktiv gestalteter Prozess, der von einer negativen Emotion geprägt ist. Zumeist ist dieser Prozess in soziale Interaktionen eingebunden, sei es in der Familie, sei es in Organisationen des Gesundheitssystems oder der sozialen Fürsorge. In der systemischen (Familien-) Therapie wird dieser Prozess zunächst dadurch zu irritieren versucht, dass Denk- und Sprachgewohnheiten des Kundensystems thematisiert, infrage gestellt und mit Alternativen versehen werden. Eine an Aktivität ausgerichtete Sprache des Therapeuten fokussiert hierbei in dreierlei Weise den beklagten Zustand.

An Aktivität ausgerichtete Sprache des Therapeuten
- Betonung des Problems als aktiv hergestellter leidvoller Zustand
- Eruieren, ob die Symptomatik in das Leben mehrerer Personen eingebettet ist (Auswirkungen auf Familie, Freunde, Kollegen sowie deren Einflussmöglichkeiten auf die Symptomatik)
- Hypothetische Installation einer angenehmen und gewünschten Zukunft. (Hierzu gehören vorwiegend hypothetische Fragen, die sich auf die Zeit „nach dem Problem" beziehen: „Angenommen, Sie haben sich angewöhnt, optimistisch in Ihre Zukunft zu blicken, wer wird es als Erster bemerken?", „Wie wird es sich auf Ihre Partnerschaft auswirken, wenn Ihre Tochter demnächst wieder mit Freude isst und sich vermehrt ihrem eigenen Leben als junge Frau widmet?")

Zusammengefasst wird hier der Aspekt der Autonomie lebender Systeme betont. Die Theorie versteht unter Autonomie die Eigensteuerung biopsychischer und sozialer Systeme. Die an Aktivität und Entscheidung ausgerichtete Sprache des Therapeuten transferiert dies in die Idee von Freiheit, Dinge so oder auch anders tun und erleben zu können. Damit fokussiert sie einen wesentlichen Bestandteil von Gesundheit und zentrale Dimensionen von Wohlbefinden (vgl. Fava & Linden, 2011; Leppert et al., 2005).

Insbesondere in der Anfangsphase von Familientherapie stellen die genannten Vorgehensweisen eine schrittweise und langsame Annäherung an die Problemauflösung dar. In der Praxis kommen Menschen zu einem Zeitpunkt in Therapie, zu dem die Symptomatiken bereits seit Längerem existieren und in der Regel bereits unterschiedliche Lösungsversuche unternommen wurden. Daher ist damit zu rechnen, dass der Fokus des Kundensystems auf diese chronifizierte Problematik gerichtet ist. Die Fokussierung auf eine gewünschte Zukunft, geschieht zu Beginn der Therapie durch eine ausführliche Auftragsklärung. Dabei wird – wie im folgenden Abschnitt erläutert – in der systemischen (Familien-)Therapie nur bedingt Wert auf eine ausführliche Problemanalyse gelegt. Vielmehr ist neben der Herstellung eines guten Arbeitskontrakts mit der Familie, dem Paar oder Einzelnen, die ausführliche Erläuterung und Operationalisierung des Zielzustandes von Bedeutung. Hierin wird ein erster Schritt zur Problemauflösung gesehen.

15.4 Von Problemen, Wünschen und Aufträgen

In Anlehnung an den vorangegangenen Abschnitt zeigt sich, dass Leiden vorwiegend als passiv, ohnmächtig und mit Seins-Qualität erlebt wird. Dementsprechend werden Wünsche vom Kundensystem bezüglich der Beendigung von Leid sehr häufig negativ und ausschließend formuliert: „nicht mehr depressiv, süchtig, psychotisch, unsicher, aggressiv, zwanghaft sein". Die Verneinung des problematischen Zustands ist jedoch kein abbildbarer Wunsch, kein erreichbares Ziel, denn Verneinungen lassen sich nicht konkret und prüfbar vollziehen. Die akademische Psychologie weist eine Fülle gut abgesicherter Ergebnisse zur Frage der Auswirkung von Zielen auf Handlungen auf. Damit Ziele handlungswirksam werden können und mit psychischem

Wohlbefinden in Zusammenhang stehen, leiten Storch und Krause (2017) drei Zielkriterien aus der Forschung ab:

> **Drei Kriterien für handlungswirksame Ziele**
>
> 1. **Kunden benötigen Annäherungsziele, keine Vermeidungsziele**
>   Annäherungsziele enthalten den Zustand, der erreicht werden soll. In ihrem Überblick zeigen Storch und Krause (2017), dass Menschen, die vorwiegend Vermeidungsziele formulieren, schlechtere Stimmung, erhöhte Angst, geringere Zufriedenheit, geringeres Kompetenzerleben und auch eine schwächere Gesundheit aufweisen. Da unsere Kunden häufig mit Vermeidungszielen zu uns kommen, besteht also ein wichtiger Schritt zu Beginn der Therapie darin, durch Fragen konkrete Wünsche, Vorstellungen und Pläne zu installieren bzw. zu aktualisieren.
> 2. **Wünsche und Ziele müssen in der Weise operationalisiert werden, dass ihre Erreichbarkeit der eigenen Kontrolle unterliegt**
>   Die Orientierung auf Ressourcen der Beteiligten nutzt hier insbesondere Fähigkeiten und Gewohnheiten des Kundensystems, die zu anderen Zeiten und in anderen oder auch vergleichbaren Situationen als hilfreich empfunden wurden. Die im vorherigen Abschnitt benannte zirkuläre Fragetechnik kann dazu verwendet werden, dass die Familienmitglieder übereinander Positives berichten: Wer hat in der Familie bereits Krisen gelöst, welche Fähigkeiten haben die anderen Familienmitglieder, was glauben sie, tut den anderen gut, welches sind herausragende Stärken des Symptomträgers etc. Dialoge über eigene Ressourcen und Stärken erweisen sich hier also hilfreich auf zwei Ebenen: der Gewahrwerdung eigener

Stärken und Einflussmöglichkeiten und der damit verbundenen emotionalen Aufhellung, die sich in solchen Dialogen ergibt. Eine weitere Ressource ist zunächst auch die Entscheidung für eine Psychotherapie, die ein Mindestmaß an vorhandener subjektiver Einflussmöglichkeit impliziert. Innerhalb des Psychotherapieprozesses erweist sich zudem die therapeutische Beziehung als gewichtige Ressource (Grawe, 2004). Es ist hierbei Aufgabe des Therapeuten, mit dem Kundensystem gemeinsam zu überlegen, was genau der Veränderung bedarf und wie die Kunden dies erreichen können. Damit installieren sich konkrete, auf Lösungen ausgerichtete Dialoge, die wiederum eine alternative soziale Wirklichkeit zur Problemtrance schaffen.

3. **Es ist vorteilhaft, die formulierten Wünsche und Ziele mit positiven, somatischen Markern zu versehen**
   Hierbei wird einerseits der Tatsache Rechnung getragen, dass Empfindungen sich körperlich und körpersprachlich abbilden und gleichzeitig diese wiederum auf die Empfindungen zurückwirken. Eine der klassischen systemischen Therapiestrategien ist das „Sotun-als-ob", bei dem der Symptomträger dazu ermuntert wird, sich zunächst kurzfristig zu verhalten, als ob das Problem bereits gelöst sei. Dieses Vorgehen ermöglicht dem Kunden nicht nur die Erkenntnis, dass er sich auch alternativ verhalten kann, sondern aktiviert zudem ein angenehmes körperliches Empfinden.

In der Klärung von Wünschen und Zielen des Kundensystems decken sich die theoretischen Grundlagen moderner Familientherapie mit Forschungsergebnissen aus kognitiver und Neuropsychologie sowie der Verhaltensmedizin. Die traditionelle Ressourcen- und Zukunftsorientierung der

systemischen (Familien-)Therapie knüpft also an die Erkenntnis an, dass neuronale Netze im Sinne habitueller Erregungsmuster handlungswirksam sind. Diese können als Denk- und Wahrnehmungsgewohnheiten die Vermeidung eines Problems beinhalten, was wiederum sein Auftreten wahrscheinlicher macht. Die Umorientierung auf Wünsche und konkrete Ziele stellt damit die Etablierung neuer habitueller Erregungsmuster im Gehirn dar und ermöglicht zudem angenehme Erfahrungen des Kundensystems miteinander. Die therapeutische Aufgabe ist dabei vorwiegend das Erkennen und Fördern von Gelegenheiten, die es dem Kundensystem ermöglichen, den Zustand der Problemtrance zugunsten eines angenehmen und erwünschten Zustands zu verlassen. Schiepek et al. (2013) definieren Psychotherapie in diesem Zusammenhang als dynamisiertes Schaffen von Bedingungen für die Möglichkeit von Selbstorganisationsprozessen in psychischen und sozialen Systemen). Die systemtheoretischen Grundlagen, die bereits in Abschn. 15.1 näher erläutert wurden, haben neben der Ressourcen- und Lösungsorientierung zu einem Konzept der Kundenorientierung geführt. Dem liegt die Erfahrung zugrunde, dass Menschen sich nur bedingt Be-Handeln lassen, sondern vielmehr ihre eigenen Prozesse gestalten. Daher ist die Klärung der Wünsche und Ziele innerhalb der systemischen (Familien-)Therapie ausschließlich an den Wünschen der Kunden orientiert. Dabei sollen die Vorstellungen des Therapeuten über gutes und richtiges Leben, über richtige und falsche Kommunikation oder hinsichtlich psychohygienischer Gütesiegel in der Auftragsklärung keine besondere Rolle spielen. Auftragsklärung meint in diesem Zusammenhang den gelungenen Prozess, der Anliegen („Probleme nicht mehr haben") in Wünsche („Zustand X erreichen, Y fühlen, Z tun") und gemeinsame Absprachen („wie und was können wir mit dem Therapeuten gemeinsam tun") überführt. Dennoch zeigt sich in dem bisher Dargestellten, dass die im Kontext systemischer (Familien-)Therapie eingesetzten Strategien und Fragetechniken zwar zielorientiert der Behebung von Leiden dienen sollen, jedoch auch Faktoren des Wohlbefindens sozusagen als Nebenwirkung im therapeutischen Prozess installieren. Sools und

Mooren (2013) betonen hierzu, dass Futuring, also die Arbeit mit Zukunftsvorstellungen, als psychotherapeutisches Werkzeug verwendet werden kann, um Resilienz (Welter-Enderlin & Hildenbrand, 2012) zu steigern.

Im letzten Abschnitt wird anhand typischer systemischer Therapieinterventionen und -vorgehensweisen veranschaulicht, dass Wohlbefinden in seinen möglichen Operationalisierungen von Kundenwünschen nicht nur Therapieziel ist, sondern gleichzeitig Nebenwirkung und Prozessvariable von Therapie.

BeispielFrau S. wurde als Vergewaltigungsopfer gemeinsam mit ihrem Mann zu mir überwiesen. Die Opferberatungsstelle war davon ausgegangen, dass es für beide hilfreich sein könnte, sich gemeinsam der schwierigen Thematik zu stellen. Da zudem ein erster Termin vor dem Strafgericht avisiert war, kamen beide und brachten ihre kleine Tochter sowie einen halbjährigen Säugling mit. (Frau S. und ihr Mann hatten kein Geld, um Babysitter zu bezahlen. Er arbeitete als ungelernter Arbeiter auf dem Bau, während Frau S., die keine Schulbildung hatte, zu Hause den Haushalt und die Kinder versorgte. Daher brachten sie die Kinder mit zur Therapie, obwohl das avisierte Thema selbstverständlich keines ist, bei dem Kinder dabei sein sollen. Um die 5-jährige Tochter kümmerte sich daher eine Praktikantin, während der Säugling zu Füßen des Vaters in einem Kindersitz schlummerte.)

Die Voraussetzungen für eine gelungene Therapie könnte man in einem skeptischen Licht sehen: Die Vergewaltigung erfolgte zu Hause durch einen Nachbarn, nach gemeinschaftlichem Trinkgelage. Der Ehemann lag betrunken im Bett, während der Nachbar die Ehefrau vergewaltigte. Dies ließ ein erhebliches Maß an Schuld und Vorwürfen erwarten. Das Ehepaar S. lebte in sehr einfachen Verhältnissen und verfügte über so gut wie keine Schulbildung (Therapeuten vermuten hier vorschnell mangelnde Reflexionsfähigkeit) und lebten an der Armutsgrenze auf zudem engstem Raum mit zwei kleinen Kindern. Das Auflisten dieser Bedingungsfaktoren soll verdeutlichen, wie naheliegend hier das Einnehmen einer Problemperspektive ist. Das Fokussieren der Ressourcen des Paares jedoch führte zu einem verblüffenden und kurzen Verlauf der Gespräche mit dem Ehepaar S. Völlig unbeeindruckt von den Sichtweisen psychosozialer Helfer und Überweiser waren ihre Wünsche klar und überschaubar: Frau S. wollte Sicherheit gewinnen, um den Prozess zu überstehen. Herr S. wollte hilfreich für seine Frau sein. Eine psychotherapeutische „Bearbeitung" der Vorfälle erschien beiden nutzlos. Dem Vorgehen de Shazers (2018) folgend, fragte ich nach Veränderungen vor der ersten Therapiesitzung. Dem zugrunde liegt das Phänomen, dass ähnlich wie beim Zahnarztbesuch, sich häufig Beschwernisse vor der ersten Therapiestunde verändern bzw. reduzieren. Der Mann antwortete, dass er seit dem Vorfall keinen Tropfen Alkohol mehr getrunken habe, Frau S. antwortete, dass sie mit Ausmachen des Erstgesprächs bereits innerlich zu mehr Ruhe gekommen sei. Beide berichteten, dass ihre Beziehung sich nicht verschlechtert habe, sondern im Gegenteil sie sich einander nähergekommen waren. Noch im ersten Gespräch weinte der Mann bittere Tränen des Schuldgefühls, weil er seine Frau vor der Vergewaltigung nicht habe beschützen können. Sie war darüber komplett erstaunt und erleichtert, da sie wiederum die heimliche Angst gehabt hatte, er könne sie nach der Vergewaltigung abstoßend finden. Um es abzukürzen: Die Therapie bestand aus vier Paargesprächen, die eigentlich kein anderes Thema als die Hauptressource des Paares hatte: die Liebe zueinander und für ihre Kinder. Über die Nebenwirkungen ressourcenorientierter Fragen (hier: atmosphärisch dichte Dialoge über Liebe und Zuneigung) ergaben sich die Ziele von allein. Selbstverständlich war für diesen kurzen und gelungenen Prozess auch maßgeblich die Tatsache hilfreich, dass es sich hier nicht um ein chronifiziertes Problem handelte, sondern die Therapie zeitnah an das kritische Ereignis anknüpfte.

Ich sah das Paar ein halbes Jahr nach dem Gerichtsprozess zu einem kurzen Abschlussgespräch zum letzten Mal und beide Partner machten einen ausgeglichenen und zufriedenen Eindruck.

15.5 Störmanöver der Therapeuten

Soziale Systeme sind Systeme in Sprache. In der systemischen (Familien-)Therapie sehen wir den Therapeuten nicht als unabhängigen Beobachter und Behandler, sondern als Teil eines Problemlösungssettings. Innerhalb dieses Settings ist er mitverantwortlich für die in der Therapie entstehende soziale Wirklichkeit. Durch seine Haltung von Respekt, Neugier und Neutralität (Selvini Palazzoli et al., 1981) sowie durch die Orientierung an Wünschen und Ressourcen des Kundensystems, wird der Therapeut zum Begleiter eines Veränderungsprozesses. Dabei ist seine Aufgabe jedoch nicht die eines passiven Begleiters, sondern die eines Verstörers, der zugunsten neuer familiärer Muster bei der Verstörung der leidvollen und ggf. chronifizierten, also stabilisierten Muster aktiv hilft.

Schiepek et al. (2013) beschreiben Therapie als Veränderungsprozess zur Destabilisierung von Problemmustern. Dabei ist Destabilisierung nicht immer ein angenehmer Zustand, denn die Aufgabe leidvoller Konstellationen bedeutet auch, gewohntes Terrain zu verlassen und Neues auszuprobieren, das noch ungeübt und ungewohnt ist. Therapie mit Mehrpersonensystemen muss hier zusätzliche Komplexität verarbeiten, die dadurch zustande kommt, dass nicht alle Beteiligten immer und zum gleichen Zeitpunkt dieselben Wünsche haben. Damit verläuft insbesondere eine Mehrpersonentherapie in unterschiedlichen Geschwindigkeiten: Es gibt sprunghafte Entwicklungen, stetige Entwicklungen, Rückfälle in bekannte Muster und Stillstände. Soziale Systeme haben ihre eigene Zeit und ihre eigene Geschwindigkeit, die es von den Therapeuten zu berücksichtigen und zu prüfen gilt („Ist dies jetzt ein guter Zeitpunkt, um das vorgeschlagene Experiment durchzuführen?"). Lösungs- und Ressourcenorientierung besteht auch darin, dieses zu berücksichtigen.

Die Instrumente und Vorgehensweisen in der systemischen (Familien-)Therapie rekurrieren dabei auf die Kontexte Co-Konstruktion von Bedeutung und Verhalten, Verstörung chronifizierter Muster und Etablierung von Lösungen. Diese drei Bereiche sind jedoch nicht scharf voneinander abzugrenzen, denn was für einen Therapiekunden lediglich eine neue Sichtweise ist, stellt für einen anderen bereits eine massive Destabilisierung dar. Dies sei anhand zweier Praxisbeispiele aus der Sexual- bzw. Paartherapie erläutert. Die während der Therapie verwendete Technik ist das sog. „Feed-Forward" (Penn, 1986; Sools & Mooren, 2013) und entstammt der systemischen Tradition, sich zu einem größtmöglichen Teil mit Zukunftsprojektionen zu beschäftigen. Eine Umsetzung dieses Instrumentenpools besteht z. B. darin, die Therapiekunden einen Erfolgsfilm drehen zu lassen. Sie werden gebeten, innerlich in die Rolle eines Regisseurs zu schlüpfen und einen Film zu drehen, der etwa lauten könnte „Die Lust des Paares M." oder „Unser fulminantes Leben". Die Anregung fantasievoller Lösungsgedanken wird hierbei über die genaue Szenenbeschreibung erreicht. In der Anwendung innerhalb von Paartherapien werden beide Partner nacheinander gebeten, diesen Film zu drehen.

Beispiel

- Paar A kam in die Therapie aufgrund stetig zunehmender Unzufriedenheit der Frau und häufigem Streit sowie vermehrten Eskalationen. Im Verlauf der Therapie kam es zum Einsatz dieses Instruments, und die Frau erzählte ihren „Wunschfilm", der aus drei Szenen bestand: einer gemeinsamen Reiseszene, einer gemeinsamen erotischen Szene und einer Familienszene mit einem kleinen Kind. Nach Abschluss ihrer Filmdarstellung herrschte Knistern und Stille im Therapieraum. Der Mann strahlte sie gerührt an und teilte sein Erstaunen und seine Freude darüber mit, wie herrlich er ihren Film fände und wie sehr er sich das Gleiche wünschte. Innerhalb von zwei Stunden hatte dieses Paar A seine Problemtrance (Streit, Eskalation) zugunsten gemeinsamer Sehnsüchte und Wünsche verrückt. In diesem Beispiel entstand hier bereits während des „Filmdrehens" Wohlbefinden: Lächeln, Rührung, tiefes Durchatmen, Strahlen. Das Nörgeln der

Frau bekam eine neue Bedeutung, nämlich beide sahen es als Anstoß für Entwicklung. Zugleich entstand Verstörung, denn mit Romantik und Herzklopfen hatte in diesem Moment keiner gerechnet. Und es schlichen sich Lösungen ein, nämlich die Frage nach Familiengründung und mehr Zeit füreinander.

- Anders bei Paar B. Dieses Paar kam mit der Beschreibung zur Therapie, sie sei lustvoll und würde gerne häufiger mit ihrem Mann sexuellen Kontakt genießen. Der Mann stimmte dieser Beschreibung zu und beschrieb sich selbst als eher lustlos und „ohne Libido". Auch mit Paar B drehte ich nach einigen Stunden, in denen sich absolut nichts bewegt hatte, den zuvor beschriebenen Lustfilm. Der Mann begann und entwickelte im Erzählen der Filmszenen äußerst erotische Bilder. Die Spannung im Raum war hoch erotisch aufgeladen und eigentlich hätte ich das Paar am liebsten sofort nach Hause geschickt, um die entstandene Stimmung nicht zu zerreden. Jedoch sollte auch Frau B ihren Film drehen und damit entstand eine absolut unerwartete Situation. Ihre Szenen spielten im gemeinsamen Haus, sie wurden unterbrochen von abzuschließenden Türen und läutenden Telefonen und enthielten detaillierte Beschreibungen des Badezimmerfußbodens. Von Lust keine Spur. Das Verhalten des Paares B in dieser Therapiesituation führte bei beiden zu großen Irritationen, die sie als sehr unangenehm empfanden. Hatte sich die von beiden unterschriebene Problembeschreibung doch fast in ihr Gegenteil verkehrt. Dies wiederum war die Voraussetzung dafür, dass sie sich eine völlig neue Sicht auf ihre Beziehung erlauben und eine konstruktive Entwicklung vollziehen konnten. In ihrem Kampf um die Lust, hatte Frau B jegliche Lust verloren, während der vermeintlich lustlose Herr B. durchaus – ohne jegliche Anstrengung – sehr genaue Vorstellungen über lustvolle Momente in seiner Fantasie abrufen konnte. Dieses Erkennen führte

dazu, dass sich das Paar auf einen Weg begab, der darin bestand, chronifizierte Vorstellungen über einander und über sich selbst infrage zu stellen und sich in Neugier füreinander erprobte.

- Paar C kam als älteres Paar, im Seniorenalter zur Paartherapie. Herr C litt seit über vierzig Jahren an multipler Sklerose, hatte in den letzten zehn Jahren seine Gehfähigkeit weitgehend, aber nicht vollständig verloren, und schließlich auch einen großen Teil seiner Lebensfreude eingebüßt. Nach einem längeren Klinikaufenthalt und anschließendem Kururlaub, hatte der Klinikpsychologe beiden eine Paartherapie empfohlen, da er von einer symbiotischen Beziehung ausging, die Herrn C nicht guttäte und seine Depression aufrechterhalte. Es hat einige Sitzungen gedauert, bis sie in ihrer „symbiotischen" wieder eine liebevolle und enge Beziehung sehen konnten, bis aus der „Depression" eine verständliche Traurigkeit über bestehende Einschränkungen wurde. Die Lösung erbrachte eine Frage zur Erinnerung an eine wirklich angenehme Situation, in der beide sich rundum wohl gefühlt haben, ganz unabhängig von der Erkrankung von Herrn C. Beide überlegten nur kurz, sahen einander an und erzählten von ihrer gemeinsamen Zeit auf ihrem Campingplatz. Sie hatten dort einen Dauerstellplatz und waren bis vor zwei Jahren, regelmäßig aus ihrer Heimatstadt herausgefahren, um dort ihre Zeit zu verbringen. Aufgrund seiner zunehmenden Einschränkungen und diverser Krankenhaus- und Reha-Aufenthalte hatten sie diese Wohlfühloase lange nicht mehr aufgesucht. Die Dialoge in der Therapie kreisten ausführlich um die Details ihres gemeinsamen Wohlfühlens in der Natur, um Sonnenauf- und -untergänge, um Vogelgezwitscher, lustige Mitcamper und grüne Wiesen. Diese Ausflüge in Erinnerungen des Wohlbefindens führten schließlich zu Dialogen, die sich mit der Frage beschäftigten, ob man denn die Klinikaufenthalte auch gegen Campingplatzaufenthalte austauschen könnte. Das Paar begann sich neu zu organisieren. Die Kinder wurden eingebunden, richteten den vernachlässigten Platz wieder her und Herr und Frau C begannen probeweise ihre Wochenenden dort zu verbringen, bis sie sich sicher genug fühlten, auch den ganzen Sommer dort zu bleiben. Arztbesuche und Physiotherapie verlegten sie auf den Winter, um für die nächste „Draußen-Saison" fit zu bleiben. ◄

Sicherlich war hier diese Verstörung der stabilen Problembeschreibung für die weitere Entwicklung notwendig. Was hierdurch gezeigt werden soll, ist, dass die Orientierung an Ressourcen und Wünschen nicht immer Wohlbefinden erzeugt. Mir ist in diesem Zusammenhang wichtig, dass bei allen Worten zu Lösung, Ressource und Wünschen der Eindruck vermieden wird, Therapie sei ein spaßiger Prozess, bei dem Leiden ignoriert wird. Dem ist nicht so. Jedoch ist es wirkungsvoll und nützlich, immer wieder in Therapieprozessen mit Mehrpersonensystemen die Momente einer plötzlich auftauchenden Aufweichung harter Fronten, des herzhaften Lachens und Staunens zu ermöglichen. Nur im Tun, also im Vorwegnehmen des eigentlichen Ziels, kann dieses erreicht werden. Ein Paar, dessen Liebe verloren gegangen scheint, wird etwa zu Beginn der Gespräche gebeten, zu erzählen, wie sie einander kennengelernt haben. Dies ist eine Situation, in der in den meisten Fällen trotz aller aktuellen Schwierigkeiten über die Aktivierung positiver Erinnerungen eine andere, angenehmere Atmosphäre im Therapiezimmer entsteht. Diese „wohlige" Atmosphäre wiederum ist eine sehr günstige Voraussetzung für Lösungsdialoge. Man denkt leichter über Kompromisse und Veränderungen nach, wenn man sich an das Gefühl des Glücks erinnert, als wenn man in Streitfronten einander gegenüber sitzt.

Eine weitere positive Verstörung ist die Arbeit mit Komplimenten und Reframings. In den Pausen der Therapieinterviews bereiten die Therapeuten ihre Kommentare an die Familien/

Paare vor. Zentraler Bestandteil dieser Kommentare ist – neben dem Vorschlagen von Experimenten – die Würdigung der vom Therapeuten beobachteten Ressourcen und Fähigkeiten. Gleiches gilt für die Arbeit reflektierender Teams (Andersen, 2018), bei denen gleich mehrere Teammitglieder vor den Augen und Ohren des Kundensystems eine öffentliche, lösungsorientierte Expertensitzung abhalten. Eine Familie etwa, die mit einem sich selbst verletzenden Kind zur Therapie kommt, erlebt sich in der Regel weder als kompetent noch als achtenswert. Ein Experte, als der der Therapeut hier gesehen wird, der es schafft, die guten Dinge zu benennen, der Komplimente ausspricht und Stärken erkennt, trägt auch hier nicht nur langfristig zur Stärkung selbiger Faktoren bei, sondern installiert zunächst in diesem Moment Erleichterung, Ermutigung und Freude. Diese wiederum sind m. E. notwendige Bedingungen für eine gelingende Neustrukturierung problematischer Muster des Verhaltens und Erlebens. Damit ist „Wohlbefinden" oftmals eine erste Irritation in einem problemfokussierten System. So ist es nicht nur als Therapieziel der Kunden zu sehen, sondern auch als ein Lösungsinstrument des Therapeuten.

Was lässt sich also abschließend über das Therapieziel „Wohlbefinden" innerhalb der systemischen (Familien-)Therapie sagen? Wohlbefinden spielt in der systemischen (Familien-)Therapie sicherlich nicht nur als Therapieziel eine Rolle. In der Frage, was genau Wohlbefinden für die Kunden eigentlich ist bzw. war – denn wer in Therapie geht, fühlt sich gerade überhaupt nicht wohl – liegt eine große Kraft. Das genaue Ausmalen einer wohligen Alternative erlaubt es, Sehnsucht zu entwickeln. Aus ihr kann der Motor für Veränderung werden, mit dem man sich auf etwas hin bewegt. Sehr häufig aber ist Wohlbefinden auch eine Insel in den Erinnerungen. Das Erinnern wiederum ist ein aktives Geschehen im Gehirn, das verloren geglaubte Empfindungen wieder erneut hervorrufen kann. Diese Ressource kann zum Antrieb werden, sich vom leidvollen Weg abzuwenden und Verlorenes neu zu finden.

Literatur

Andersen, T. (Hrsg.). (2018). *Das reflektierende Team: Dialoge und Dialoge über die Dialoge.* Modernes Lernen.

Badura, B. (Hrsg.). (1999). *Soziale Unterstützung und chronische Krankheit).* Suhrkamp.

Berg, I. K. (2015). *Familien-Zusammenhalt(en). Ein kurz-therapeutisches und lösungs-orientiertes Arbeitsbuch.* Modernes Lernen.

Ciompi, L. (2019). *Affektlogik. Über die Struktur der Psyche und ihre Entwicklung.* Carl-Auer.

De Shazer, St. (2018*). Der Dreh. Überraschende Wendungen und Lösungen in der Kurzzeittherapie.* Carl-Auer.

Fava, G., & Linden, M. (2011). Wohlbefindens-Therapie (Well-being-therapy). In M. Linden & M. Hautzinger (Hrsg.), *Verhaltenstherapiemanual.* Springer.

Grawe, K. (2004). *Psychological therapy.* Hogrefe.

Leppert, K., Gunzelmann, Th., Schumacher, J., Strauß, B., & Brähler, E. (2005). Resilienz als protektives Persönlichkeitsmerkmal im Alter. *Psychotherapie, Psychosomatik, Medizinische Psychologie, 55,* 365–369.

Levold, T., & Martens-Schmid, K. (1999). Systemische Therapie. In E. Bensen, K. Bell., D. Best, H. Gerlach, H.D. Schirmer, & R. Schmid (Hrsg), *Management Handbuch für die psychotherapeutische Praxis.* Hüthig.

Ludewig, K. (2018). *Einführung in die theoretischen Grundlagen systemischer Therapie.* Carl-Auer.

Penn, P. (1986). „Feed-Forward" – Vorwärts-Koppelung: Zukunftsfragen, Zukunftspläne. *Familiendynamik, 11,* 206–232.

Schiepek, G., Ecker, H., & Kravanja, B. (2013). *Grundlagen systemischer Therapie und Beratung: Psychotherapie als Förderung von Selbstorganisationsprozessen.* Hogrefe.

Schlippe, v. A., & Schweitzer, J. (2016). *Lehrbuch der Systemischen Therapie und Beratung I. Das Grundlagenwissen* (3. Aufl.). Vandenhoeck & Ruprecht.

Selvini Palazzoli, M., Boscolo, L., Cecchin, G., & Prata, G. (1981). Hypothetisieren, Zirkularität, Neutralität: Drei Richtlinien für den Leiter der Sitzung. *Familiendynamik, 6,* 123–139.

Selvini Palazzoli, M., Boscolo, L., Cecchin, G., & Prata, G. (2011). *Paradoxon und Gegenparadoxon. Ein neues Therapiemodell für die Familie mit schizophrener Störung* (12. Aufl.). Klett Cotta.

Sools, A., & Mooren, J. (2013). Futuring in Psychotherapie und psychologischer Beratung: Instrument zur Förderung von Resilienz. *Psychotherapie im Dialog, 14*(1), 62–71.

Storch, M., Krause, F. (2017). *Selbstmanagement- ressourcenorientiert. Grundlagen und Trainingsmanual für die Arbeit mit dem Zürcher Ressourcenmodell (ZRM).* Hogrefe.

Sydow, v.K., Beher, S., Retzlaff, R., & Schweitzer, J. (2013). *Die Wirksamkeit der Systemischen Therapie / Familientherapie.* Hogrefe.

Sydow, v.K., Borst, U. (2018). *Systemische Therapie in der Praxis.* Beltz.

Watzlawick, P., Beavin, J., & Jackson, D. (2016). *Menschliche Kommunikation. Formen, Störungen, Paradoxien.* Hogrefe.

Watzlawick, P., Weakland, J., & Fisch, R. (2019). *Lösungen: Zur Theorie und Praxis menschlichen Wandels.* Hogrefe.

Welter-Enderlin, R., & Hildenbrand, B. (Hrsg.). (2012). *Resilienz – Gedeihen trotz widriger Umstände.* Carl-Auer.

White, M., & Epstein, D. (2020). *Die Zähmung der Monster. Literarische Mittel zu therapeutischen Zwecken.* Carl-Auer.

Zwingmann, E., & Schwertl, W. (1998). Rehabilitation statt Therapie. Systemische Praxis in einem Fachkrankenhaus für Alkoholkranke. In W. Schwertl, G. Emlein, M. L. Staubach, E. Zwingmann (Hrsg., *Sucht in systemischer Perspektive. Theorie – Forschung – Praxis* (S. 159–181). Vandenhoeck & Ruprecht.

Freudenbiografie: Die Freuden der Kindheit wieder erleben

16

Verena Kast

Inhaltsverzeichnis

▶ Freude erleben wir, wenn etwas besser ist als erwartet, schöner, beglückender. Wir sind im Modus des „Bekommens", wir sind einverstanden mit uns selbst, mit der Mitwelt, offener, anderen Menschen mehr verbunden, solidarischer, freundlicher als sonst. Freude ist eine Ressource, die Menschen von früh an kennen. In der Kindheit können wir uns noch hemmungslos freuen, kontrollieren den Ausdruck der Freude noch wenig. Eine Möglichkeit, zu Freude als Ressource Zugang zu finden, geht deshalb über die Erinnerung an die Freuden, die wir als Kinder erlebt haben. Indem wir uns imaginativ in frühere Freuden einfühlen, werden wir von diesen unseren Emotionen und Gefühlen angesteckt, erleben sie wieder als aktuelle Freuden. Verschiedene Arten der Freude aus der Freudenbiografie werden beschrieben.

16.1   Freude als Ressource

Freude ist eine primäre Emotion. Erste Formen des Lachens treten schon vor dem 2. Monat während des REM-Schlafes auf. Die Freude zeigt sich wenig später am Lächeln des Säuglings, das mit dem Lächeln der Beziehungspersonen korrespondiert. Über das Lächeln, so sind sich viele einig, findet man einen Zugang zu der Freude, ohne dass Lächeln und Lachen immer Freude ausdrücken muss.

Freude kann erlebt werden als Emotion, die uns für einen Moment überwältigt, uns durchzuckt, aber auch als ein benennbares Gefühl des sich in einer bestimmten Weise Freuens oder auch als eine Stimmung der Heiterkeit und der Zufriedenheit. Emotion, Gefühl und Stimmung können ineinander übergehen.

V. Kast (✉)
St. Gallen, Schweiz
E-Mail: kast@swissonline.ch

Es scheint mir wichtig, Spaß und Freude voneinander zu unterscheiden. Beim Spaß scheinen eher Interesse und Erregung zu interagieren, bei der Freude ist weniger Erregung beteiligt, dafür mehr Interesse. Eine Freude, die mit Erregung und Interesse verbunden ist, ist die Vorfreude.

Freude ereignet sich, sie ist ein Nebenprodukt einer Erfahrung, einer Tätigkeit, eines Ereignisses im Leben. Wir freuen uns, wenn uns etwas gelingt, etwas widerfährt, das besser ist, als zu erwarten war, wenn etwas stimmig ist, uns etwas unerwartet als ein Geschenk des Lebens oder der Umstände, erscheint. In der Vorfreude, einer unserer besten Freuden, beziehen wir uns auf die Zukunft, als könnte sie uns ein deutliches Mehr an Freude, Lebensqualität, Zufriedenheit und Glück bescheren. Vorfreude ist verbunden mit der Hoffnung auf das Bessere.

Wesentlich ist, dass wir die Freude in ihrer Gefühlsqualität dann wahrnehmen, wenn wir sie erleben. In der Erinnerung können wir sie in der Folge dann immer wieder zurückholen, indem wir die Situation, die Freude ausgelöst hat, uns in unserer Vorstellung so lebendig als möglich vergegenwärtigen.

Freude ist sichtbar: Es gibt viele Ausdrucksgesten der Freude. Freude wird durch Strahlen ausgedrückt: Die Augen strahlen, glänzen, Gesichter leuchten, hellen sich auf. Freude weckt den Eindruck von etwas Strahlendem, Leuchtendem, Lichtem. Die Bewegungen, die wir mit der Freude verbinden, sind Bewegungen in der Vertikalen, Bewegungen, die zur Höhe hin tendieren. So gehen die Mundwinkel nach oben, wenn wir uns freuen oder wenn wir lächeln. Wir könnten vor Freude Luftsprünge machen oder wir werfen etwas hoch in die Luft. Freude lässt Menschen singen, eher hoch und laut; sie bewegen sich beschwingt, erleben sich als vital. So wird deutlich, dass in der Freude ein Gegengewicht zur Dunkelheit, zur Erdenschwere ist: Sie macht uns leicht und weit, lässt uns uns in unserer Vitalität und in der Verbundenheit mit uns selbst, mit anderen, mit dem Leben als Ganzem erleben. Wenn wir uns freuen, dann fühlen wir eine Wärme in uns aufsteigen, eine körperlich

erfahrbare, aber auch eine seelische Wärme. Diese lässt uns offener und lebendiger werden. Das Selbstgefühl, das wir bei der Freude erleben, ist ein Gefühl des selbstverständlichen Selbstvertrauens, das daraus resultiert, dass wir im Moment der Freude uns selbst, die Innenwelt, die Mitwelt akzeptieren können, wie sie ist, weil uns mehr zugekommen ist, weil etwas besser ist, als wir erwartet haben. Zu diesem selbstverständlichen Selbstvertrauen gehört, dass man sich bedeutsam fühlt, ohne es sein zu müssen. Dieses selbstverständliche Selbstvertrauen, das wir als Menschen im Zustand der Freude erleben, lässt uns uns öffnen: Wir müssen unsere Ich-Grenzen nicht stur behaupten, können uns miteinander verbinden, fühlen uns anderen vertraut, können leichter vertrauen und handeln solidarischer. Freude bewirkt, dass wir mehr Perspektiven sehen, dass auch wenig eingeübtes Verhalten möglich wird, dass wir mutiger sind, und dass wir uns besser fühlen. Freude ist eine Ressource in vielfältiger Weise.

Den Ausdruck von Emotionen kontrollieren wir: Erwachsene zeigen ihre Freude oft nur noch verhalten, wenn überhaupt. Freude zu sehr zu zeigen wird als kindlich beurteilt. Etwas ausgelassener darf sie gezeigt werden bei Gemeinschaftsereignissen, die Freude auslösen, etwa bei einem wichtigen Fußballspiel, das gewonnen wurde. Im Alltag indessen versuchen Erwachsene, besonders erwachsene Männer, nicht zu viel davon zu zeigen, denn es könnte Neid wecken, die anderen herausfordern, uns beschämen.

Kinder, besonders junge Kinder, zeigen ihre Freude unkontrolliert: Sie können sich „maßlos" – in den Augen der Erwachsenen – freuen, sind dann allerdings auch „maßlos" enttäuscht oder wütend, wenn die Freude verdorben wird. Befragt man Kinder nach ihren Freuden, erzählen sie davon, was sie im Moment gerade gerne spielen oder lesen – aber die Gespräche sind eher unergiebig. Das ist nicht die Perspektive des Kindes: Kinder freuen sich, aber sie reflektieren kaum über die Freude. Sie lehnen ab, was sie nicht freut. „Das mag ich nicht", heißt es dann. Freude ist indessen ein Thema für Kinder im Zusammenhang mit Beziehungen: Kinder möchten, dass die Beziehungspersonen sich an ihnen freuen und diese Freude auch ausdrücken. Das ist wohl eine frühe gute Erfahrung, die sich das Kind – und auch in einem gewissen Rahmen der Erwachsene – immer wieder erhalten möchte.

Emotionstheoretiker (Krause, 2001, S. 941) gehen davon aus, dass sich im ersten halben Jahr etwa 30.000 Lächelinteraktionen zwischen Säugling und Erwachsenen ereignen. In dieser Zeit pflegt der Säugling mit einem Lächeln auf ein Gesicht eines Mitmenschen zu reagieren, was meistens wiederum mit einem Lächeln beantwortet wird. Das – so meinen Entwicklungspsychologen – gibt dem Kind das noch unbewusste Gefühl, ein erfreulicher Mensch in einer erfreulichen Welt zu sein, ein Mensch, der Freude auslöst. Dieses freudige Interesse, das ein Kind bekommt – wenn es das bekommt – steht im Dienste der Bindung und des Vertrauens und könnte den existenziellen Kern der Persönlichkeit festigen. Lächeln bedeutet weiter auch freudige Zustimmung zu dem, was ein Kind gerade macht, steuert also Verhalten. Lächelinteraktionen, auch im späteren Leben, versichern Menschen, dass sie anerkannt sind. Über diesen glückhaften Bindungsaspekt sprechen Kinder: Womit haben sie einem ihnen wichtigen Menschen eine Freude gemacht? Sie haben eine feine Wahrnehmung dafür, ob die Freude echt oder bloß gespielt ist, für die Nuancen, in der Freude ausgedrückt worden ist. Sie drücken auch das Bedauern oder die Wut darüber aus, wenn es ihnen nicht gelungen ist, Freude auszulösen. Gerade für Kinder, die ihre Beziehungspersonen auch ärgern, ist es wichtig zu wissen, dass und wie sie diese Personen auch erfreuen können, wie sie auch eine vertraute Situation herstellen können.

In den Familien wird unterschiedlich über freudige Erfahrungen gesprochen. Die Art, wie Erfahrungen in einem Narrativ elaboriert werden, beeinflusst sowohl die autobiografischen Erinnerungen (Markowitsch & Welzer, 2005, S. 201 ff.) im späteren Leben, als auch den Wahrnehmungsstil für freudige Erfahrungen.

16.2 Freuden der Kindheit aus der Sicht der Erwachsenen

Fragt man Erwachsene nach den Freuden der Kindheit, ist die Auskunft ausführlicher. Wurde in der Herkunftsfamilie über Freude gesprochen, werden freudige Erfahrungen eher erinnert. Etwa die erste Bergtour mit dem Vater ganz alleine: Freude und Stolz verbinden sich und werden außerdem noch verknüpft mit einer starken bergsteigerischen Leistung, die je nach Elaboration der Erzählung – darüber wurde ja zu Hause gesprochen – immer heldenhafter wurde.

Wenn Freude eine Ressource ist, dann ist es wichtig, diese Ressource aktivieren zu können. Das kann gelingen, indem man die Biografie der Freude rekonstruiert.

Normalerweise erzählen wir unsere Lebensgeschichte unter dem Aspekt von Schwierigkeiten: Wir erzählen, welchen Schwierigkeiten wir uns gestellt, allenfalls auch, welche wir überwunden haben – und das kann dann auch mit etwas Freude verbunden sein.

In der Freudenbiografie nehmen wir eine ganz andere Perspektive ein: Wie habe ich Freude erlebt in meinem Leben, wie habe ich sie auch abgewehrt, wie wurde sie mir verwehrt? – Und: Was ist aus der Freude im Laufe des Lebens geworden? Ist sie weniger geworden, ist sie mehr geworden?

In der Regel werden beim Erstellen einer Freudenbiografie ganz andere Aspekte der Persönlichkeit beleuchtet als in einer normalen Anamneseerhebung, dennoch werden wichtige Veränderungen im Leben durchaus sichtbar, ja in ihrer emotionalen Bedeutung sogar greifbarer, als wenn wir eine übliche Anamnese vor uns haben. Das Erleben von Freude macht die Menschen selbstsicherer, und auf der Basis des guten Selbstwertgefühls können auch leidvolle Erfahrungen besser zugelassen und verarbeitet werden.

Beim Rekonstruieren einer Freudenbiografie sind die Freuden der Kindheit Ausgangspunkt und Quelle. Da Kinder die Freuden nicht oder nur wenig kontrollieren, sind diese auch in der Erinnerung prägnanter und zugänglicher als die Freuden im späteren Leben, wo sie natürlich auch durch entsprechende Hinweise gesucht und gefunden werden können. Auch weiß man, dass Kinder um das 6. Lebensjahr herum ein relativ stabiles Gedächtnissystem haben, Geschichten aus ihrem Leben erzählen und diese auch später erinnern können. (Markowitsch & Welzer, 2005, S. 229 ff.)

Natürlich gehen wir nicht davon aus, dass die jeweils vorgestellten Erfahrungen akkurat denen in der Kindheit entsprechen. Es ist auch hier damit zu rechnen, dass die kreativ-konstruktive Funktion des Gedächtnisses wirkt, und dass durch die entsprechende Aufforderung speziell freudige Erinnerungen gefunden werden. Sind sie einmal geweckt, wecken sie leicht weitere – noch freudigere – denn die Stimmung, in der wir erinnern, färbt die Erinnerung ein. Sie können die Sehnsucht wecken, ähnliche Erfahrungen auch im späteren Leben wieder zu machen.

16.3 Rekonstruktion der Freudenbiografie

16.3.1 Vorgehen

Man stellt sich vor, wie man als Vorschulkind oder zu Beginn der Schulzeit etwa ausgesehen hat. Dabei kann man sich in die Haut des Kindes hineinversetzen, sich also mit dem Kind, das man einmal gewesen ist, identifizieren, oder sich selber auf einem Foto oder einem Video betrachten. Diese Vorstellungen werden dann besonders lebendig, wenn wir alle Kanäle der Wahrnehmung nützen.

Nun stellt man sich als Kind in einem bewegten oder in einem ruhigen Spiel vor, das damals große Freude ausgelöst hat. Diese Imagination, die sich leicht einstellt, besonders, wenn man sich auf Körperbewegungen konzentriert, ist der Ausgangspunkt für die Freudenbiografie (Kast, 1991, S. 55 ff.). Durch die Imagination kann man sich in die Situation, die man erinnert, hineinversetzen, verbunden mit der Emotion, die damals erlebt wurde. Möglicherweise attribuieren wir aktuell diese Emotion, weil es uns passend erscheint – aber so oder so: Wir kommen mit diesen speziellen Freuden wieder in Kontakt.

Die Imagination kann weiter angeregt werden durch Erzählungen von Eltern, Geschwistern usw.; auch Fotos können weitere Erinnerungen wecken, Kinderbücher, die man besonders geliebt hat, alte Spielsachen, Zeichnungen, Träume usw. Damit können weitere Freudensituationen angesprochen werden, die dann wiederum imaginativ vertieft werden können, sodass die Freude wieder emotional erlebbar wird (Kast, 2010, S. 20 ff.).

Die Rekonstruktion der Freudenbiografie hat die Funktion, uns an unserer Lebensfreude, die schon einmal erlebbar war, zu erinnern, uns erneut an ihr zu erfreuen. Es geht um eine „Selbstansteckung" mit Freude. Außerdem wird deutlich, was aus der Emotion der Freude im Laufe der Zeit geworden ist. Zudem wirft die Freudenbiografie ganz neue Lichter auf unsere Biografie.

16.3.2 Selbstversuch

Beispiel

Anleitung zur Erinnerung
Erinnern Sie bewegte Spiele, Spiele, in denen die Bewegung eine wichtige Rolle gespielt hat, die Sie als Kind besonders geliebt haben? War da Freude? Wenn Sie sich nicht gern bewegt haben oder sich nicht bewegen konnten, versuchen Sie, sich an ein ruhiges Spiel zu erinnern, das Sie hingebungsvoll spielen konnten. Versetzen Sie sich nun in die Rolle des Kindes. Sie können in die Haut des Kindes schlüpfen, Sie können die Spielsituation auch als Video betrachten. Welche Bilder sehen Sie? Wie haben Sie Ihre Freude ausgedrückt? Waren Sie allein oder gab es andere Kinder? Gab es Menschen, denen Sie Ihre Freude gezeigt haben? Wenn keine Menschen da waren, was haben Sie dann mit Ihrer Freude gemacht? Wenn Sie in der Haut des Kindes gesteckt haben, dann schlüpfen Sie wieder in Ihre erwachsene Haut, wenn Sie ein Video gesehen haben, schalten Sie es aus. ◄

An die Phase der Imagination schließt eine selbstreflexive Phase an, in der überlegt wird, ob es eine Beziehung von der imaginierten Erfahrung von Freude zu Freuden in der aktuellen Lebenssituation gibt. Gibt es diese Freuden noch, allenfalls in verwandelter Form? Gibt es eine Beziehung zu der Art heute, Freude zu erleben, sie auszudrücken oder sie gerade nicht auszudrücken?

Besonders wirksam wird jeweils das Erlebnis der wieder erinnerten und dadurch auch aktuell erlebten Freude, wenn die Imagination jemandem erzählt werden kann. Diese Imaginationen können gut in einer Gruppe geübt werden. Werden sie untereinander ausgetauscht, werden weitere freudige Spielsituationen erinnert, durch das Erzählen verfestigen sich sowohl die Bilder als auch die damit verbundenen Emotionen.

Beispiel

Eine 68-jährige Frau stellt sich eine grundlegende Freude ihrer Kindheit vor:

„Ich bin 5 Jahre alt, ein lebhaftes, sehr neugieriges Kind, bestürme meinen Onkel Otto, „den Herrn Dorfschullehrer" im solothurnischen, ländlichen Zuchwil, wo ich in den Ferien bin, dass er mich in die Schule mitnehmen solle. Meinem stürmischen Temperament kann er nicht widerstehen und so hüpfe ich mehr als gehend, freudig und stolz an der Hand meines Onkels in die Schule, wo er unterrichtete.

Naturkunde nannte man das Fach damals, das meine allererste Schulstunde zum unauslöschbaren, freudvollen Erlebnis werden ließ. Mucksmäuschenstill, „fast einem Wunder gleich bei meinem Temperament" lauschte ich gebannt, was mein Onkel über Vögel erzählte.

Ich vermag noch heute das gezeichnete, farbige Bild, kein Foto, einer Ente vor mir zu sehen, die der „Herr Lehrer" der Schulklasse zeigte. Noch aufregender und freudvoller war dann für mich, dass auf einem langen Holztisch eine Unmenge, so kam es mir damals jedenfalls vor, Farbstifte lagen. Die damals ca. 9-jährigen Schulkinder und sogar auch ich, durften Farbstifte auswählen, dazu ein großes weißes Blatt und sollten nun einen Vogel malen.

Meine gemalte Ente glich allerdings eher einem Dinosaurier als einem Entenvogel (Kommentar meines Onkels in späteren Jahren), dafür aber besaß sie, das ganze Zeichenblatt ausfüllend, eine Unmenge Federn in allen Farben. Ich erinnere mich noch genau daran, dass mein Vogel der Farbenprächtigste von allen gemalten Vögeln war und ich von den anderen Kindern bewundert wurde. Das war für mich eine Riesenfreude und auch ein tolles Stolzgefühl. Ich durfte noch viele weitere Male mit meinem Onkel in die Schule gehen. Fasziniert und begeistert hörte ich vor allem den spannenden Ausführungen über Tiere und Pflanzen zu, und während die Schulkinder Rechen- und Schreibunterricht hatten, durfte ich malen. Wenn dann in der Pause einige der Kinder zu mir kamen und meine „Malkünste" bewunderten, platzte ich fast vor Stolz und Hochgefühlen.

Ganz toll für mich war dann auch, dass ich meinen „Schulkameraden" erklären konnte, was meine stets bunten Bilder überhaupt darstellen sollten, und sie meine in allen Farben gemalte, nicht grüne Wiese, schön fanden.

Das waren die tollsten, freudvollsten Ferien, an die ich mich als Kind zurückbesinnen kann. Von da an wurden für mich nicht nur das Zeichnen und Malen eine freudvolle Passion, sondern auch das Interesse an Naturwissenschaft.

Die Freude am Malen hat mich bis zum heutigen Tag nicht verlassen, ich male heute noch leidenschaftlich gerne, das Malen ist für mich eine unerschöpfliche Quelle der Freude und auch Entspannung, die mich gut und lebendig fühlen lässt, besonders dann, wenn mir ein Bild als gelungen erscheint.

Zur Freude am Selber-Malen, kam nun auch bald die Freude dazu, Gemälde von

„echten" berühmten Künstlern in Museen zu bestaunen. Nun nicht mehr an der Hand meines Onkels, sondern 21-jährig an der Hand meines damaligen Freundes, der Grafiker und Modedesigner war, besuchten wir leidenschaftlich gern Museen, in denen ich mich, umgeben von herrlichsten Gemälden, wie in einem wunderschönen Zuhause fühlte, und so wurde die Kunst zu einer neuen Quelle der Freude, die mich bis heute begleitet.

Ich bin überzeugt, dass mir in ein paar Jahren, als dann vielleicht tattrige Greisin, der Besuch von Kunstausstellungen immer noch ein freuderfülltes Leuchten in mein Herz zaubern wird und mich dadurch vielleicht sogar für Stunden oder gar Tage das „Tattrige" vergessen lässt." ◄

Dieses Beispiel für Freuden der Kindheit, gewonnen aus einer Imagination und einer anschließenden Narration zur Freudenbiografie kann als exemplarisch gesehen werden. Man kann sich mit Leichtigkeit in die Freude dieses 5-jährige Mädchens einfühlen, das in die Schule gehen darf, an der Hand des Lehrers, der auch noch der Onkel ist. In die Schule gehen wie die Großen, und der Vergleich und die Akzeptanz mit den Großen spielt denn auch in der Folge eine wichtige Rolle. Groß zu sein ist ja wohl die größte Sehnsucht, die man als Kind hat. Immer sehnt man sich danach, älter zu sein, größer zu sein, und stellt sich vor, wie wunderbar dann das Leben sein wird. Bei diesem Schulbesuch wird dieser Wunsch für einen Nachmittag fast erfüllt. Vorfreude und Freude vermischen sich hier bei einem Mädchen mit einem lebendigen Temperament, das die Freude auch auszudrücken versteht. Etwas erzählt bekommen – ein Geschenk – und nicht etwa eine Kindergeschichte! Und dann weitere „Geschenke": Farbstifte! Die Freude mag die Anzahl der Stifte etwas vermehrt haben – aber so kam es dem Kind vor: Die Freude zeigte sich auch in der Unmenge

der Federn, die in allen Farben gemalt wurden. Können, Stolz, Freude über das Können und über die Anerkennung der älteren Schüler verbinden sich. Es ist typisch, dass sich dann Erinnerungen an weitere Schulbesuche anschließen. Beginnt man mit einer Freudenbiografie, dann werden weitere Erinnerungen an freudige Situationen geweckt. Es ist allerdings auch möglich, dass plötzlich schmerzliche Erfahrungen auch erinnert werden. Gerade weil man die Freuden zugelassen hat, ist das Selbstwertgefühl stärker, ausbalancierter, und so können auch schwierige Erfahrungen leichter zugelassen werden.

In den Freuden der Kindheit sind oft die Ressourcen des späteren Lebens zu finden. Das wird besonders bei diesem Erfahrungsbericht deutlich: Immer noch ist es eine Quelle der Freude und der Entspannung. Zur Freude am Malen kommt auch die Freude an den Gemälden: Die persönliche Ressource steht in Resonanz zu einer kulturellen Ressource – und ist auch mit der Hoffnung verbunden, eine Ressource für das höhere Alter zu sein, eine Freude, die auch im Alter erlebbar ist.

Ein 72-jähriger Mann beklagt sich darüber, dass ihn nichts anspricht, dass ihm alles gleichgültig sei, dass er sich langweile. Er hat eine Theorie, die besagt, dass im höheren Alter die Lebensfreude nicht mehr vorhanden sei, mit Ausnahme der Schadenfreude, die er bei sich, vor allem aber bei anderen Menschen, wahrzunehmen glaube. Ich schlug eine Imagination zu den Freuden der Kindheit vor. Es gelang ihm mühelos – er war offenbar ein zur Freude begabtes Kind. Zu vielen Spielen, in denen die Bewegung eine Rolle spielte, fiel ihm immer wieder eine Tätigkeit ein, die ihn fasziniert hatte.

Beispiel

„Ich habe aus Hölzern und aus vielem Zeug, das ich überall aufgelesen habe, sehr zum Ärger meines Vaters, der sehr ordentlich war,

Häuser gebaut, große, kleine, Ställe, Hütten. Ich kann mich noch sehen, wie ich sehr sorgfältig alles geklebt, es verschönert habe, verändert, bis es mir sehr gelungen erschien. Das war keine helle Freude, aber eine große Zufriedenheit. Ich konnte meine Bauten bei den Großeltern deponieren, die hatten viel Raum. Der Großvater war sehr interessiert an dem, was ich gebaut hatte, machte manchmal auch noch Verbesserungsvorschläge. Das war schön: der Großvater und ich, auf dem Estrich – und wir betrachteten gemeinsam, was wir gebaut hatten. Da war ich stolz – und zufrieden. Ja zufrieden.

Ich habe dieses Werken ganz vergessen. Vielleicht gibt es diese Häuser noch. Vielleicht hat sie auch jemand weggeworfen. Aber sonderbar, dass ich das so ganz und gar vergessen habe. Ich hatte wohl keine Zeit mehr, andere Interessen, der Großvater starb." ◄

Er wunderte sich immer wieder darüber, dass eine so befriedigende Tätigkeit einfach „abgebrochen" war in seinem Leben. Sein Beruf hatte nichts mit Konstruieren zu tun, im Haushalt war er zwar geschickt, aber eigentlich auch nicht besonders daran interessiert, etwas zu bauen. Er hatte diese seine Leidenschaft vergessen. Er versetzte sich in der Imagination immer wieder in diese Kindheitssituation zurück. Dann meinte er, das sei zu intellektuell, das Werken sich immer nur im Kopf vorzustellen – und er „baute" konkret wieder eines seiner „Häuser". Dann packte es ihn, und er stellte nicht mehr Häuser, sondern Kunstgegenstände – meist aus Abfall – her, was ihm eine große Befriedigung gab. Ganz besonders freute es ihn, wenn Kollegen, von denen er glaubte, sie würden seine Spielerei, wie er seine Tätigkeit selber nannte, verachten, von ihm ein Werk als Geschenk erbaten.

In den Freuden der Kindheit stecken oft die Freuden, die im späteren Alter in etwas umgewandelter Form wieder zu großer Befriedigung führen können und Freude auslösen können. Dabei scheint es recht oft so zu sein, dass Betätigungen, die Freude ausgelöst haben, zunächst einmal vergessen werden.

16.4 Freuden aus der Freudenbiografie

So ganz und gar vertieft

Immer wieder wird in den Freudenbiografien davon gesprochen, wie verblüffend es ist, dass man in der Imagination das so ganz und gar Vertiefsein in ein Spiel wieder erleben kann. Dieses Vertiefsein, nicht gestört sein von Kummer, Sorgen und Pflichten, scheint es denn auch zu sein, was die Freude in der Kindheit ausmacht und sie auch so speziell macht. Was von Csikszentmihalyi (1987, S. 61 ff.) als „Flow" beschrieben wird, scheint im hingebungsvollen Spiel der Kinder einfach vorhanden zu sein. Sie leben ganz im Augenblick, gehen ganz in ihrer Tätigkeit auf. Sie sind mit ihrer Beschäftigung eins. Diese Zustände, die einem auch als Erwachsenem attraktiv erscheinen, kann man sich ins Bewusstsein zurückholen, indem man die Freuden der frühen Kindheit wieder erinnert.

Alles, was es auf dieser Welt gibt, kann Freude auslösen. Dennoch gibt es benennbare Freuden aus der Kindheit, die häufiger vorkommen. Es gibt Freuden, die bei der Rekonstruktion der Freudenbiografie häufig benannt werden. Folgende Beispiele, die ich zur Anregung anfüge, illustrieren dies:

Freude an der Bewegung

Die Freude an der Bewegung ist eine der immer wieder genannten Freude der Kindheit. Dabei geht es um Bewegungen, die etwas riskant sind, wie etwa sehr hoch schaukeln oder aber einem alles abverlangen.

Beispiel

„Wir sind herumgerannt, bis wir einfach umfielen. Und das war toll." ◄

Auch die Spiele mit Ball werden in der Freudenbiografie oft erinnert.

Beispiel

„Ich hatte oft keine Spielkameradinnen, ich wohnte auf dem Berg. Dann nahm ich den

Ball – und der war eigentlich wie ein anderer Mensch. Natürlich versuchte ich, mit ihm so zu spielen, dass er mir gehorchte, aber das tat er nie ganz. Es gibt ein Bild von mir, da spiele ich mit strahlendem Gesicht mit dem Ball. Offenbar habe ich nicht gemerkt, dass ich fotografiert worden bin." ◄

Viele Freuden, wie auch die Freude an der Bewegung, hängen mit der Erfahrung von Eigenwirksamkeit zusammen, mit der Freude am eigenen Körper, auch damit, dass man etwas neu gelernt hat, es kann, es anwenden kann, es vielleicht auch den Freunden zeigen kann.

Beispiel

Beim Skifahren: „Plötzlich konnte ich mit geschlossenen Beinen fahren wie mein älterer Bruder. Das war ein unglaubliches Gefühl. Ich habe es sofort meinem Freund auch beigebracht. Als er es auch konnte, haben wir uns sehr gefreut. Dann haben wir es dem Großvater gezeigt und der freute sich auch mit uns." ◄

Kann die Freude mit anderen Menschen geteilt werden, wird sie verstärkt.

Freude am Schlamm
Zur Freude an der Bewegung gehört die Freude an Materialien, mit denen man so schön schmieren kann, die Freude an Schlamm, an Sand, an Wasser.

Beispiel

„Eigentlich waren wir schon zu groß, aber uns packte eine kindliche Freude, als wir uns am See mit Schlamm, mit so warmem, gärendem, etwas stinkendem Schlamm gegenseitig bewarfen, uns damit „einkremten", immer so zwischen Lachen und Ekel – wir erzählen uns das immer noch, 40 Jahre später!" ◄

Die Berührung, die Erfahrung der Welt über den Tastsinn, löst große Freude aus. Diese Freuden sind meistens noch verbunden mit Konstruktionen und mit dem Spiel mit dem Wasser.

Heimliche Freuden
Viele der Freuden der Kindheit sind „heimliche Freuden". Nicht etwa, dass diese Freuden verboten gewesen wären, was natürlich auch gelegentlich zutraf, sondern der besondere Reiz lag gerade darin, dass niemand davon wusste. Die Freude spielte sich in einem Raum ab, der nur für das Kind zugänglich war, und deshalb auch ein besonderes Gefühl der Identität vermittelte, eine erste Autonomie erlebbar machen ließ.

Beispiel

„Wir – Nachbarskinder und ich – wir hatten uns eine Hütte im Wald gebaut. Niemand durfte wissen, dass es sie gab und wo sie war. Natürlich haben wir immer wieder Gegenstände aus dem Haus dafür „entliehen", und wenn wir darauf angesprochen wurden, haben wir herumgedruckst. Als diese Hütte eingerichtet war, haben wir Geschichten erfunden, in denen diese Hütte der Mittelpunkt war. Das war schon eine Freude. Die größte Freude, vielleicht auch eher Stolz, war es, dass über eine lange Zeit niemand von dieser Hütte wusste – so dachten wir es uns damals zumindest. Heute, als Erwachsener, kann ich mir das nicht mehr so richtig vorstellen. Wahrscheinlich waren unsere Eltern einfach diskret, haben mitgespielt. Wir kamen uns so groß vor, so erwachsen, wir übernahmen Verantwortung für die Hütte: Im Winter konnten wir sie nicht brauchen, wenn es aber viel geschneit hatte, sind wir hingegangen um sie eventuell zu verstärken."

„Noch, heute habe ich eine Vorliebe für Nischen des Lebens, die mich mit Freude erfüllen und von denen ich nicht will, dass andere sie kennen. Das sind nicht etwa „schlimme Dinge", die ich verbergen müsste, ich will es bloß für mich ganz allein haben und mich ganz allein oder mit ausgewählten Menschen darüber freuen. Mich freut es ganz besonders, wenn ich mir ein paar Stunden frei genommen habe, und niemand davon weiß." ◄

Finden und erfinden

Diese Freude erinnert an die vielen Freuden, die das Finden und Erfinden auslösen. Dabei geht es nicht nur um Kenntnisse, sondern auch um irgendwelche Gegenstände, von denen man überzeugt war, dass sie sehr nützliche Dienste leisten können, wobei die Eltern durchaus nicht der gleichen Ansicht sein mussten. Es geht auch um Geschichten, die man erfunden hat – manchmal auch mit anderen zusammen, um ein Video, das man gedreht hat. Auch dass man herausgefunden hat, wie denn eine Musikanlage zusammengebaut werden musste, kann eine freudige Erinnerung auslösen, andere freuen sich darüber, dass sie es endlich geschafft haben, eine Klippe in einem Musikstück zu bewältigen.

Das Finden und Erfinden hat zum einen wirklich viel zu tun mit dem Glückhaften, etwas gefunden zu haben, was einen berührt. Oft aber geht es um kreative Prozesse, bei denen man immer wieder eine Lösung findet. Diese Freuden scheinen am ehesten nicht vergessen zu werden, sie scheinen ins Erwachsenenleben mitgenommen zu werden. Dann freut man sich an der Kompetenz, aber auch daran, dass es immer wieder glückhafte Zustände gibt, wo einem ganz unverdientermaßen etwas zufällt.

Etwas bekommen – etwas schenken

Etwas geschenkt bekommen – möglichst unerwartet – löste ebenfalls viel Freude aus. Ebenso, und manchmal sogar noch mehr, das eigene Schenken.

Beispiel

„Ich weiß gar nicht, was mir mehr Freude gemacht hat, das Geschenkebekommen oder das Schenken. Natürlich habe ich oft etwas geschenkt bekommen. Und darüber habe ich mich auch immer sehr gefreut. Aber in besonders freudiger Erinnerung habe ich den Tag, als ich einen neuen Zirkel geschenkt bekommen habe. Der war wunderschön – und ich kam mir groß vor. Diese Erfahrung ist untrennbar verbunden damit, dass ich meinen alten Zirkel meinem kleinen Bruder

geschenkt habe – und der freute sich ungemein. Noch heute erinnert er sich daran, und ich auch. Ich glaube, diese Erfahrung war noch wichtiger für mich. Dazu kam, dass ich mich überwunden hatte. Ich war ein wenig geizig als Kind – eigentlich hätte es zu mir gepasst, dass ich auch noch den alten Zirkel für mich behalten hätte. Wahrscheinlich machte mich die Freude großzügig – und dann gefiel es mir, großzügig zu sein." ◄

Auch Menschen, die plötzlich wieder auftauchen, können wie ein Geschenk große Freude auslösen.

Beispiel

„Mein Vater war lange im Spital. Plötzlich fuhr ein Auto vor – er stieg aus. Ich wusste vor lauter Freude nicht, wie ich mich benehmen sollte. Ich schlug einen Purzelbaum – das war meine Begrüßung. Ich habe mich unendlich gefreut." ◄

Freude am Auslösen von Freude bei anderen

Die Freude, die man selber bei anderen Menschen ausgelöst aus, nimmt einen großen Platz in den Freuden der Kindheit ein. Das mag damit zusammenhängen, dass unsere ersten vertrauten Beziehungen über das Lächeln hergestellt werden. Es geht bei dieser Freude an der Freude, die man selber ausgelöst hat, nicht nur um das Gefühl des Anerkanntseins, sondern auch darum, dass man sich als gebender, gönnender Mensch erlebt, und dass man Nähe herstellen kann.

Beispiel

„Ich habe meiner Großmutter geholfen. Sie hat sich sehr gefreut. Ich wurde dann noch hilfsbereiter. Sie strahlte, ich wahrscheinlich auch. Das war ein sehr gutes Gefühl. Wenn ich mich da hineinversetze, dann spüre ich noch heute, wie mich das vitalisiert hat! Ich freue mich sehr, wenn ich andere Menschen so richtig zum Strahlen bringe, aber das ist gar nicht so einfach." ◄

Schadenfreude

Die Schadenfreude gehört durchaus auch zu den Freuden der Kindheit.

Beispiel

„Wir haben einen Geldbeutel an einer Nylonschnur befestigt, auf den Boden gelegt. Die Erwachsenen, auch die größeren Schüler, die vorbeigekommen sind, haben sich gebückt, manche freuten sich schon richtig, und wir – natürlich versteckt hinter einem Busch – haben an der Schnur gezogen. Die meisten waren wütend, oder erschrocken. Das hat uns großen Spaß gemacht. Irgendwie fühlten wir uns überlegen. Größere Schüler sagten uns dann, es sei gemein. Wir fanden das eigentlich nicht. Höchstens bei alten Menschen, die sich nicht so gut bücken konnten. Da hatten wir dann die Freude am Spiel verloren." ◀

Bei der Schadenfreude geht es um Dominieren, darum, sich in einer Situation überlegen zu fühlen, in der man eigentlich noch unterlegen ist. Zu diesem Thema gehört auch das „Hineinlegen", das Übertölpeln, was nicht unbedingt mit Schadenfreude verknüpft sein muss.

Beispiel

„Wo ist meine Brille?" fragt der Vater. Der 5-Jährige: „Sie war auf dem Tisch". Der Vater geht zum Tisch. Die Brille ist nicht dort. Der Sohn gluckst: „Ich habe doch gesagt, sie war auf dem Tisch, jetzt ist sie auf dem Fenstersims." Das Kind lacht unbändig und freut sich. Es hat den Vater ausgetrickst. Wenn der Vater mitlachen kann, dann ist die Freude noch größer, wenn nicht, wird diese Freude wohl bald verdorben sein." ◀

Witziger zu sein als die Großen, die den Witz doch gepachtet haben, auch zumindest für einen Moment klüger, intelligenter zu sein, löst Freude aus. Kinder, die immer wieder dieses Muster angewandt haben, erinnern sich in der Freudenbiografie an diese Situation.

Vorfreude

Die Vorfreude ist eine spezielle Form der Freude, verbunden mit Neugier ist sie die Freude, die am meisten Erregung in sich hat. Dazu gehören Vorfreude auf ein Fest, auf eine Schulreise, auf die Ferien, auf den Wiederbeginn der Schule. Die Art, wie die Beziehungspersonen mit der Vorfreude umgegangen sind, färbt den Umgang der Kinder mit ihr. Da gibt es Familien, die sich damit sehr schwer tun, Vorfreude zuzulassen, denn man könnte doch enttäuscht werden, was vermieden werden muss. Andere schwelgen mit den Kindern in Vorfreude, malen sich so richtig aus, wie ein Fest etwa sein könnte, treffen Vorbereitungen, damit das Fest auch ihren Vorstellungen entspricht, und vermitteln so den Kindern, dass die Vorfreude einen eigenen Raum hat, dass man sie pflegen kann und dass die Vorfreude einem von niemandem weggenommen werden kann, auch wenn das Ereignis, worauf man sich gefreut hat, nicht den Erwartungen entsprechen sollte. Die Vorfreude lebt von der Imagination, die mit eigenen bestehenden Erinnerungen verglichen wird. Probleme, die auftauchen könnten, werden bereits mitbedacht. Zielvorstellung ist es, ein ganz und gar gelungenes Fest, einen gelungenen Anlass zu ermöglichen. Die Imaginationen der Vorfreude können auch in der Freudenbiografie sehr elaboriert sein. Allerdings sind sie auch oft dadurch gekennzeichnet, dass jemand viele Befürchtungen äußert, das Anstehende nur als mögliche Enttäuschung sieht, sodass die Vorfreude gar nicht richtig aufkommen kann.

Beispiel

„Ich habe mich auf ein Schulfest gefreut. Ich hüpfte im Haus herum, sprach ohne Punkt und Komma, was es alles Schönes geben werde: Kuchen, Eis, Cola, Marzipan – vor allem Marzipan. Ich ließ mich länger darüber aus, welche Formen von Marzipan, ich steigerte mich geradezu in einen Marzipanrausch hinein. Dann wusste ich auch, dass es Wettbewerbe geben würde, und ich würde bestimmt einen Hauptpreis bekommen, vielleicht sogar einen richtigen Elefanten.

Da wurde es meinem Vater zu bunt und er schrie mich an, ich solle aufhören, ich sei ein unrealistisches Kind, das führe zu nichts Gutem … Ich war dann sehr enttäuscht über den Vater, dass der sich nicht freuen konnte mit mir. Ich ging dann zu den Nachbarn – dort waren andere Kinder, wir sprachen weiter über das Fest. Ich war aber ruhiger." ◄

Das Kind, das sich in einen „Marzipanrausch" hineinsteigerte, drückte damit aus, dass die Vorstellung dieses Festes sich mit Bildern des Schlaraffenlandes traf; es ging um eine wunderbare, erregende Freude, verbunden mit einer Imagination der größten Befriedigungen. Es ging dem Kind gar nicht um die Frage, ob das Fest dann der Vorfreude entsprechen würde, das ist erwachsenes Denken. Darum aber ging es dem Vater. Er hatte Angst um sein „unrealistisches" Kind und verdarb ihm die Vorfreude – zumindest vorübergehend. Viele Kinder verinnerlichen dann nach und nach die Bedenken dieser Erwachsenen, die suggeriert haben, dass es riskant sei, Vorfreude zu haben, weil man enttäuscht werden könnte. Aber das nimmt nicht die Vorfreude weg, in der auch imaginativ zum Ausdruck kommt, was man wirklich brauchen würde, um eine große Freude zu erleben.

Erleben Menschen die Vorfreude in der Rekonstruktion der Freudenbiografie, dann wird der Unterschied zum aktuellen Vorfreudeverhalten besonders deutlich. Der eine oder andere fragt sich, wo diese Vorfreude denn geblieben ist, wo auch dieses Vertrauen in eine gute Zukunft hingekommen ist.

Verdorbene Freude
Nicht nur die Vorfreude kann einem verdorben werden, die Freude ganz generell kann gedämpft oder verleidet werden. Auch das gehört zu den Freuden der Kindheit.

Das beginnt damit, dass im unpassendsten Moment – vom Kind aus gesehen – zum Essen gerufen wird, man ins Bett gehen muss, das Zimmer aufräumen sollte. Aber auch allzu wohlmeinende Eltern, die den Kindern immer noch ein zusätzliches Spielangebot machen, obwohl sie gerade in eine Tätigkeit vertieft sind, verderben die Freude, die doch zu einem großen Teil daraus resultiert, dass man sich in etwas versenken kann, bis es natürlicherweise zu einem Ende kommt.

Es gibt auch Erwachsene, die die Freude der Kinder nicht aushalten können, sie sind neidisch, sagen den Kindern auch schon voraus, dass sie sich eines Tages nicht mehr so hemmungslos freuen können werden – und sie bereiten sie schon darauf vor. Wird man dafür getadelt, dass man sich freut, wird einem die Freude vergiftet, es sei denn, man ist gegen das Gift bereits immun. So wie einem selber die Freude verdorben worden ist, so verdirbt man in der Folge sich selber wie auch anderen Menschen die Freude.

16.5 Sich einfach anstecken mit den Freuden der Kindheit

Die Quellen der Freude sind unendlich zahlreich. Wir beachten sie oft nur nicht. Das Leben könnte viel befriedigender sein, würden wir uns auf die Freuden beziehen, würden wir uns eher mit Freude anstecken als mit Missmut. Das gelingt durch die Reaktivierung der Freuden der Kindheit. Die Rekonstruktion der Freudenbiografie, die natürlich nicht bei den Kinderfreuden aufhört, bringt den Kontakt zu sich selbst als **freudigen** Menschen. In der Erinnerung wird die Freude wieder belebt, und damit werden Situationen wieder lebendig, in denen man mit sich und mit der Welt einverstanden war. Damals war man bereit, sich zu öffnen, mit anderen zu teilen, man hat erlebt, dass Leben einem auch etwas geben kann, das über das Erwartete hinausgeht. Wir fühlen uns ganz, im Modus des Verbundenseins mit anderen Menschen, in einem Welterleben, das uns das Leben in seiner unerwarteten Fülle zeigt. Wir werden dadurch außerdem auf die aktuellen Erfahrungen von Freude sensibilisiert.

Literatur

Csikszentmihalyi, M. (1987). *Das Flow-Erlebnis*. Klett-Cotta.

Kast, V. (1991). *Freude, Inspiration, Hoffnung*. Walter.

Kast, V. (2010). *Was wirklich zählt, ist das gelebte Leben*. Kreuz.

Krause, R. (2001). Affektpsychologische Überlegungen zur menschlichen Destruktivität. *Sonderheft Psyche, Zur Psychoanalyse menschlicher Destruktivität, 9*(10), 934–960.

Markowitsch, H. J., & Welzer, H. (2005). *Das autobiographische Gedächtnis. Hirnorganische Grundlagen und biosoziale Entwicklung*. Klett-Cotta.

Renate Frank

Inhaltsverzeichnis

▶ Die Behebung körperlicher Störungen garantiert nicht automatisch körperliches Wohlbefinden. Vielmehr stellt der Aufbau von körperlichem Wohlbefinden eine eigenständige therapeutische Aufgabe dar. Beschrieben werden die wesentlichen Merkmale und die unterschiedlichen Qualitäten des körperlichen Wohlbefindens sowie die Lebensbedingungen, unter denen sich körperliches Wohlbefinden einstellt. Zur Diagnostik kann der „Fragebogen zur Erfassung des aktuellen körperlichen Wohlbefindens" (FAW) herangezogen werden. Wie körperliches Wohlbefinden erhalten oder wiedererlangt werden kann, wird anhand eines Selbstregulationsprogramms verdeutlicht, das neun Schritte umfasst. Die erzielbaren Effekte einer Beeinflussung des körperlichen Wohlbefindens, die sich auch in objektiven Gesundheitsparametern abbilden, werden abschließend aufgezeigt.

17.1 Körperliches Wohlbefinden als Therapieziel

Körperliches Wohlbefinden wird von Patient*innen überwiegend als Negation formuliert: Patient*innen mit chronischen Schmerzen möchten wieder schmerzfrei sein, Patient*innen mit einer Burnout-Symptomatik möchten sich nicht mehr erschöpft und ausgelaugt fühlen, Patient*innen mit Panikstörungen erhoffen sich, dass das unangenehme Herzrasen nicht mehr auftritt, Patient*innen mit sexuellen Funktionsstörungen wünschen sich, dass ihr Körper wieder

R. Frank (✉)
Freiberufliche Psychotherapie/Supervision (Verhaltenstherapeutische Ambulanz, Universität Gießen), Wettenberg, Deutschland

problemlos funktioniert, und Patienten mit depressiven Störungen möchten z. B. nicht mehr antriebslos und apathisch sein. Können diese Menschen davon ausgehen, dass automatisch körperliches Wohlbefinden resultiert, wenn ihre körperlichen Missempfindungen beseitigt sind?

Zumeist wird dies nicht der Fall sein. Ganz sicher aber dann nicht, wenn ein gestörtes Verhältnis zum eigenen Körper vorliegt, wie dies z. B. bei Essstörungen (Vocks et al., 2018), bei Borderline-Persönlichkeitsstörungen (vgl. Joraschky et al., 2006) oder bei körperdysmorphen Störungen (Martin & Buhlmann, 2020; Ritter & Stangier, 2020) der Fall ist. Diese Patienten zeigen aufgrund von perzeptiven, affektiven und Verhaltensauffälligkeiten eine starke körperbezogene Vermeidung und ausgeprägte Störungen des Körperbildes (Bohus & Brokuslaus, 2006; Thompson et al., 2004). Hier muss auch körperliches *Wohl*befinden ein wesentliches Ziel der Therapie sein.

Körperliche Störungen und körperliches Wohlbefinden werden im Folgenden als distinkte Aspekte betrachtet. Dies bedeutet, dass die Beseitigung körperlicher Symptome noch kein körperliches Wohlbefinden garantiert. Vielmehr stellt die Verbesserung körperlichen Wohlbefindens eine eigenständige therapeutische Aufgabe dar. Damit wird die Vorstellung aufgegeben, dass Wohlbefinden als bipolares Kontinuum mit spiegelbaren Polen des Missbefindens einerseits und Wohlbefindens andererseits zu verstehen ist. Inzwischen gibt es empirische Belege mit neuroendokrinen und kardiovaskulären Biomarkern, die für die Unabhängigkeit von Missbefinden und Wohlbefinden sprechen (Ryff et al., 2006). Immer dann, wenn Patienten auch eine Verbesserung ihres körperlichen Wohlbefindens durch ihre Psychotherapie anstreben, müssen folglich spezifische Interventionen zum Aufbau **körperlichen Wohlbefindens** als Therapiekomponenten berücksichtigt werden.

Im Folgenden wenden wir uns vier Fragen zu:

1. Was sind die wesentlichen Merkmale körperlichen Wohlbefindens?
2. Welche unterschiedlichen Qualitäten körperlichen Wohlbefindens gibt es?
3. Unter welchen Lebensbedingungen stellt sich körperliches Wohlbefinden ein?
4. Wie kann körperliches Wohlbefinden erhalten oder wiedererlangt werden?

Ausgehend von der letzten Frage stelle ich ein verhaltenstherapeutisches Selbstregulationsprogramm (SR-KW) vor, das ich auf der Basis von empirischen Befunden zum körperlichen Wohlbefinden entwickelt habe. Bei diesem Selbstregulationsansatz geht es um eine *aufmerksame Beachtung* des körperlichen Befindens. Der gewählte Zugang unterscheidet sich von körperpsychotherapeutischen Methoden, die den Körper mit einbeziehen, um dadurch eine Empfindens- und Erlebensdimension zu aktivieren, die über einen rein sprachlichen Therapiezugang nicht verfügbar ist (vgl. z. B. Geuter, 2015, 2019; Gendlin & Wiltschko, 2016; Marlock & Weiss, 2006; Remmel et al., 2006).

Während körperpsychotherapeutische Ansätze den Körper als Medium nutzen, um Gefühle besser klären und regulieren zu können, interessiert der Körper beim SR-KW-Ansatz unmittelbar als hedonistischer Erfahrungsraum. Angestrebt wird eine Körperwahrnehmung mit zentraler Beachtung **angenehmer** Körperempfindungen. Zumeist sind bei Psychotherapiepatient*innen Vorstellungen von unangenehmen Körperempfindungen deutlich präsent und leicht abrufbar; dagegen werden angenehme oft als selbstverständlich angesehen und wenig beachtet. Es ist folglich ein erklärtes Ziel des hier vorgestellten Selbstregulationsprogramms, für **positive** Empfindungen zu sensibilisieren, diese bewusst als angenehme Zustände zu registrieren und als positive mentale Bilder zu speichern, um sie künftig als erwünschte Zielzustände abrufen zu können. Mithilfe spezifischer therapeutischer Strategien (z. B. Meditation, hoffnungsvolle Gedanken oder Interventionen zum Aufbau von Lust, Genuss und körperlichem Wohlbefinden) können dabei störende Körpersignale achtsam akzeptierend hingenommen werden (zu „somatic marker" vgl. Damasio, 2005).

Über das Experimentieren mit unterschiedlichen Alltagssituationen, die dem Körper z. B. Vitalität zuführen, Ruhe vermitteln oder Genuss bieten, sollen schließlich körperbezogene Regulationsfertigkeiten aufgebaut werden, die eine wohltuende Regulierung und Rhythmisierung von An- und Entspannung ermöglichen. Ein abschließender Abschnitt befasst sich mit der Frage, welche Effekte sich bei einer gezielten Beeinflussung des körperlichen Wohlbefindens feststellen lassen.

17.2 Was sind die wesentlichen Merkmale körperlichen Wohlbefindens?

Mit folgender Definition möchte ich verdeutlichen, was ich unter körperlichem Wohlbefinden verstehe:

▶ Definition Körperliches Wohlbefinden ist ein **subjektives** Phänomen. Es geht dabei um Sinnesreize (sehen, hören, tasten/spüren, riechen, schmecken) und interozeptive Reize (Empfindungen innerhalb des eigenen Leibes wie z. B. Körpertemperatur, viszerale und genitale Empfindungen, Gleichgewicht), welche körperliche Empfindungen hervorrufen, die im gesamten Körper oder in Teilen des Körpers spürbar sind und in **positiver** Weise wahrgenommen und bewertet werden. Sie gehen mit einem zumeist bewussten, als lebendig, lust- bzw. genussvoll erlebten Bezug zum eigenen Körper einher und werden als Zustand des Behagens empfunden. Körperliches Wohlbefinden kann demgegenüber aber auch als ein Zustand erlebt werden, bei dem der eigene Körper in der Wahrnehmung gänzlich zurücktritt und als vollkommene Selbstverständlichkeit empfunden wird, sodass eine uneingeschränkte Zuwendung des Bewusstseins auf die Umwelt möglich wird. Wichtig ist schließlich, dass körperliches Wohlbefinden nicht gleichzusetzen ist mit körperlicher Gesundheit oder Fitness und sich nicht auf das Erleben von körperlicher Funktionstüchtigkeit oder Leistungsfähigkeit beschränkt.

Körperliches Wohlbefinden setzt grundsätzlich eine Bereitschaft zu positiven Erfahrungen voraus sowie die Fähigkeit, wohlbefindensförderliche Bedingungen nutzen zu können. Zu berücksichtigen ist zudem die Wechselwirkung zwischen biologischen Regulationsmechanismen, Befinden und Verhalten (z. B. Porges, 2006; s. auch Kap. 4).

Körperliches Wohlbefinden wird als eine zentrale Dimension von Gesundheit betrachtet (Mayring, 2003; Schmidt, 1998), stimmt aber mit objektiven Gesundheitskriterien (z. B. körperlichen Funktionsprüfungen, Arzturteil) teils nur mäßig überein. Denn auch körperlich kranke Menschen können sich partiell oder trotz körperlicher Symptomatik subjektiv wohlfühlen, sofern die Intensität und das Ausmaß ihrer Beschwerden nicht vollends bewusstseinsbestimmend sind. Und niemand wird daran zweifeln, dass auch Körperbehinderte, die teilweise nur über ein Minimum an körperlicher Funktionsfähigkeit verfügen, höchste Freude und Genuss bei den ihnen noch möglichen körperlichen Bewegungen empfinden können. Körperliche Gesundheit ist zwar eine elementare Bedingung für uneingeschränktes Erleben von körperlicher Funktions- und Leistungsfähigkeit, bietet allein aber keine Garantie dafür, dass auch tatsächlich körperliches *Wohl*befinden erlebt wird. Fehlt die Bereitschaft zur Wahrnehmung von angenehmen Empfindungen oder wurden im Verlauf des Lebens keine Fähigkeiten zu genussvollen, behaglichen oder vitalisierenden Körpererfahrungen gefördert, dann bleibt das menschliche Erleben eingeschränkt. Lebenswichtige Grundbedürfnisse werden nicht ausreichend befriedigt und wichtige psychosoziale und gesundheitliche Schutzfaktoren können nicht entwickelt werden (z. B. Bengel et al., 2009; Helbig-Lang & Petermann, 2009; Mittag, 1998).

17.3 Sieben Dimensionen des körperlichen Wohlbefindens

Da die meisten Fragebögen zum körperlichen Befinden lediglich Beschwerden erfassen und positive, körperliche Befindens-Aspekte allenfalls global oder ausschnitthaft abbilden, erschien es uns angebracht, auf der Basis empirischer Studien zum Wohlbefinden einen „Fragebogen zur Erfassung des aktuellen körperlichen Wohlbefindens" (FAW) zu entwickeln, der ausschließlich positive Aspekte des körperlichen Befindens berücksichtigt (Frank et al., 1990).

Eine faktorenanalytische Überprüfung der Struktur des aktuellen körperlichen Wohlbefindens ergab sieben Faktoren, die sich in einer Replikationsstudie gut bestätigen ließen. Mit ihnen kann körperliches Befinden differenziert beschrieben werden. Tab. 17.1 gibt einen Überblick über die Teilbereiche körperlichen Wohlbefindens (und damit zugleich die Skalen des FAW sowie die jeweils höchstladenden Items).

Der FAW erfasst aktuelles körperliches Wohlbefinden zuverlässig und valide (Frank, 1991, 2003). Subjektiv gesunde und gesundheitsbeeinträchtigte Personen (erfasst mit der Frage: Beeinträchtigt Sie Ihr momentaner Gesundheitszustand dabei, Dinge zu tun, die Sie gerne tun würden?) unterscheiden sich bedeutsam in ihrem *körperlichen Wohl*befinden. Bis auf nachlassende Anspannung, die von subjektiv Gesundheitsbeeinträchtigten in stärkerem Maße erlebt wird, und Genussfreude, die von Gesundheitsbeeinträchtigung nicht tangiert wird, sind alle anderen Skalen des FAW bei subjektiv Gesunden stärker ausgeprägt (Frank et al., 1995).

Der FAW stellt einen geeigneten Parameter der Lebensqualität dar, wie Studien mit Hypertonikern (Vaitl et al., 1991), Herztransplantierten (Giesel, 1996), Lungenkrebspatienten (Vaitl et al., 1995) und Rückenschmerzpatienten (Walter et al., 1997; Walter, 2000) zeigen konnten.

17.4 Unter welchen Lebensbedingungen stellt sich Wohlbefinden ein?

„Was tun Sie, um sich etwas zu gönnen, sich selbst zu verwöhnen, sich zu entspannen und körperlich wohlzufühlen?" fragten wir 172 Personen im Alter von 16–87 Jahren. Anzugeben war, wie häufig 30 verschiedene wohlbefindenssteigernde Möglichkeiten genutzt wurden. Die anschließende faktorenanalytische Auswertung der Daten erbrachte neun Faktoren, die insgesamt 61 % der Gesamtvarianz aufklärten (siehe Tab. 17.2).

Die Nutzung der einzelnen Wohlbefindensmöglichkeiten ist bis auf Entspannung/Rückzug, Freizeit/Familie und körperbezogene Maßnahmen altersabhängig. Frauen wählen Entspannung/Rückzug häufiger als Männer und verschaffen sich eher Wohlbefinden durch Konsumgenuss und körperbezogene Maßnahmen. Subjektiv gesundheitsbeeinträchtigte Personen beeinflussen ihr Wohlbefinden seltener durch Sport und nehmen auch seltener intellektuelle/

Tab. 17.1 Struktur des körperlichen Wohlbefindens

Faktor/Skala (FAW)	Itembeispiele (Kurzfassung)
Zufriedenheit mit dem momentanen Körperzustand	• Mit körperlichem Zustand einverstanden • Kann meinen Körperzustand genießen
Ruhe und Muße	• Genieße die beschauliche Ruhe um mich herum • Spüre, dass körperliche Erholung einsetzt
Vitalität und Lebensfreude	• Spüre nachwirkende freudig Erregung • Verspüre Tatendrang
Nachlassende Anspannung, angenehme Müdigkeit	• Fühle mich angenehm schläfrig • Bin rechtschaffen müde
Genussfreude/Lustempfinden	• Spüre, dass eine angenehme Berührung nachwirkt • Habe mir Genüsse verschafft
Konzentrations- und Reaktionsfähigkeit	• Kann mich gut konzentrieren • Bin zu konzentrierten Bewegungen fähig
Gepflegtheit, Frische, angenehmes Körperempfinden	• Fühle mich sauber und frisch • Fühle mich gepflegt

Fragebogen zum aktuellen körperlichen Wohlbefinden (FAW), Version mit 58 Items; Abschn. 17.7

Tab. 17.2 Komponentenstruktur wohlbefindensförderlicher Bedingungen

Nr	Bezeichnung des Faktors	% aufgeklärter Varianz
1	Partnerschaft	31
2	Anregung/Geselligkeit	13
3	Entspannung/Rückzug	11
4	Konsumgenuss	10
5	Freizeit/Familie	8
6	Aktiver körperlicher Ausgleich	7
7	Intellektuelle/kulturelle Aktivitäten	7
8	Fernsehen	7
9	Körperbezogene Maßnahmen	6

N = 172, 16–87 Jahre, 30-Item-Liste, erfasst wurde die Häufigkeit der Nutzung der einzelnen wohlbefindensförderlichen Bedingungen; varimaxrotierte Neun-Faktoren-Lösung; vgl. Frank 1991.

kulturelle Anregungen wahr als subjektiv Gesunde, was mit körperlichen Einschränkungen zusammenhängen mag. Interessanterweise nutzen subjektiv Gesundheitsbeeinträchtigte aber auch seltener die für sie durchaus zugänglichen Möglichkeiten wie Baden oder Duschen, um ihr Wohlbefinden zu beeinflussen. Stattdessen tendieren sie zu Schonung und versuchen, ihr Befinden durch langes Ausschlafen zu verbessern. Insgesamt betrachtet nutzen sie eine *schmalere* Palette an Möglichkeiten zur Beeinflussung ihres Wohlbefindens als subjektiv Gesunde. Bisher wurde nicht geprüft, ob die Anzahl der Wohlfühlmöglichkeiten ein entscheidender Faktor ist oder ob es wesentlicher ist, über persönlich bedeutsame Einflussmöglichkeiten zu verfügen, auch wenn es nur wenige sind.

17.5 Programm zur Selbstregulation körperlichen Wohlbefindens (SR-KW)

17.5.1 Indikation von körperbezogener Wohlbefindensregulation

Wann wird eine Beeinflussung des körperlichen Befindens notwendig? Die Indikation zu einer körperbezogenen Wohlbefindensregulation ist gegeben:

- als Präventionsmaßnahme bei subklinischer Symptomatik,
- bei Residualsymptomen des affektiven Missempfindens (z. B. bei affektiven Störungen, sozialen Phobien, Panikstörungen oder Zwängen) zur gezielten Fokussierung von positiven, körperbezogenen Erlebens- und Bewältigungsmöglichkeiten,
- bei stressbedingten Erkrankungen als Hilfe zur raschen Rückregulation von Belastungsauswirkungen, zur Sensibilisierung für eigene körperliche Möglichkeiten und Grenzen und zum Aufbau stressgemilderter Lebensalternativen mit geeigneter Rhythmisierung von An- und Entspannung,
- bei Störungen des Körperbildes und der Körperwahrnehmung (z. B. bei Essstörungen, körperdysmorphen Störungen, somatoformen Störungen),
- zur Verbesserung der Lebensqualität bei chronischen Erkrankungen und zur Kompensation bei körperlichen Einschränkungen und Behinderungen,
- im Rahmen der Gesundheitsförderung in der Rehabilitation,
- zur Unterstützung der allgemeinen Behandlungs-Compliance,
- als Maßnahme zur abschließenden Stabilisierung.

17.5.2 Neun Schritte zur Selbstregulation körperlichen Wohlbefindens

Achtsamkeit für den eigenen Körper hat bereits therapeutische Funktion. Sie ist der Ausgangspunkt für eine Selbstregulation des körperlichen Wohlbefindens, wie sie anhand des von mir entwickelten Programms (SR-KW) in neun Schritten aufgebaut oder verbessert werden soll. Selbstbeobachtung, Alltagsplanung von Möglichkeiten zum Erleben körperlichen Wohlbefindens und gezielte Anleitungen zur Selbstverstärkung sind dabei maßgeblich. Ergänzend können spezifische körperbezogene Übungen hinzukommen (geeignete Anregungen dazu finden sich z. B. bei Görlitz, 2013, 2014; Klinkenberg, 2010).

Ein grundsätzliches Anliegen im SR-KW-Ansatz ist es, immer wieder ganz gezielt die **positive** Seite des körperlichen Befindens zu fokussieren und genau zu betrachten. Mit therapeutischer Hilfe wird dabei ein positives mentales Abbild körperlicher Empfindungen erarbeitet. Bei der Formulierung der Therapieziele ist darauf zu achten, dass Annäherungsziele, d. h. anstrebenswerte **positive** Körperzustände, formuliert werden.

Schritt 1: Für angenehme körperliche Empfindungen sensibilisieren

Zunächst ist es nötig, Änderungsmotivation aufzubauen, die darauf abzielt, auch die *positive* Seite des körperlichen Befindens in den Blick nehmen zu wollen, also weg zu kommen von einer Zieldefinition, die Wohlbefinden lediglich in einer Negation fasst („ … möchte diese unangenehmen Körperempfindungen nicht mehr haben"). Um für *verschiedene* Formen körperlichen Wohlbefindens zu sensibilisieren und eigene körperbezogene Ressourcen (wieder) zu entdecken, ist es hilfreich, Erinnerungen an bereits erlebtes positives Körpererleben zu wecken. Wesentlich ist dabei, dass das Interesse immer wieder auf im Ansatz spürbare *angenehme* Empfindungen gelenkt wird. Wichtig ist auch, dass das, was an angenehmen Körpererfahrungen berichtet wird, von therapeutischer Seite mit Interesse und durch empathisch-begeistertes Mitgehen vertieft wird (Bauer, 2005).

Ist das Potenzial an angenehmen Körpererfahrungen sehr gering ausgeprägt, fällt es Menschen schwer, Bewegungs-, Entspannungs- und Genusssituationen sowie soziale Kontaktsituationen so zu imaginieren, dass spürbares Behagen entsteht. Oft lassen sich aber durch Fragen zu Lieblingsspielen in der Kindheit Erinnerungen wecken, die zumindest Spuren von positiven körperlichen Empfindungen wachrufen.

Auch die Visualisierung von Orten, die in der Kindheit Rückzugsmöglichkeiten geboten haben, kann positive Körpererinnerung hervorrufen. Dass

dies auch dann möglich ist, wenn eine eher belastete Kindheit erlebt wurde, zeigt das folgende Beispiel. Hier erinnert eine an multipler Sklerose erkrankte 35-jährige Patientin, deren Kindheit durch ständigen Streit der Eltern mit körperlicher Gewalt gegen sie und ihre Geschwister geprägt war, im Rahmen der Erhebung ihrer „Wohlbefindensbiografie" eine Situation, die für sie mit (körperlichem) Wohlbefinden verbunden war.

Beispiel

„Ja, immer wenn es ganz schlimm wurde, bin ich in den Garten gelaufen und habe mich auf einen Stein unter dem Rhododendronbusch gesetzt. Da fand ich Schutz, kam zur Ruhe, fühlte mich sicher, konnte wieder Luft holen und fühlte mich körperlich wohl." ◄

Was ist unter **Wohlbefindensbiografie** zu verstehen? Ermittelt wird dabei, welche Ereignisse in Kindheit, Jugend und im späteren Leben mit positivem Erleben und angenehmen körperlichen Empfindungen verbunden waren (s. auch Freudebiografie, Kap. 16). Erinnerungen an Lieblingsspielzeug, Kindergeburtstage, Weihnachten, Ausflüge, Urlaub etc. bieten sich als stimulierende Stichworte an. („Was hat Ihnen Freude gemacht? Was war dabei für Sie das Schönste? Welche angenehmen *körperlichen* Empfindungen klingen bei diesen Erinnerungen noch an? Können Sie diese näher beschreiben?") Jeder spürbare Anknüpfungspunkt an positive Körpererfahrungen kann dann als Motivator für eine Weiterbeschäftigung mit dem aktuellen Körpererleben genutzt und später auch immer wieder aufgegriffen werden (zu Wohlbefinden von Kindern s. Brodbeck et al., 1998).

Als Hausaufgabe wird vereinbart, sich immer wieder zu fragen: **Wie fühle ich mich jetzt gerade** *körperlich*? **Gibt es dabei auch irgendetwas, was** *angenehm* **ist? Was ist es, was ich als** *angenehm* **empfinde?** Gezielter kann dies erfolgen, indem Patienten gebeten werden, eine Zeit lang täglich am Nachmittag oder Abend den FAW (Abschn. 17.7) auszufüllen, der das *körperliche* Wohlbefinden differenziert abfragt.

Schritt 2: Art und Ausmaß des gegenwärtigen körperlichen Wohlbefindens ermitteln

Bei der gemeinsamen Besprechung der Hausaufgabe (nach Auswertung des Fragebogens; mit grafischer Darstellung der Ergebnisse über die einzelnen Tage der Woche hinweg) können Ressourcen und Defizite systematisch für die sieben Wohlbefindens-Aspekte beleuchtet werden. Welche Aktivitäten und Lebensbedingungen rufen *derzeit* Wohlbefinden hervor? Gibt es bedeutsame Schwankungen im Laufe einer Woche? Wovon hängen sie ab?

Zunächst kann noch nicht damit gerechnet werden, dass Menschen, die sich eher aus einem negativen Blickwinkel mit ihrem Körper beschäftigen, in hinreichender Weise auf angenehmes Empfinden achten. Wird aber der therapeutische Fokus weiterhin auf die Wahrnehmung von angenehmen körperlichen Zuständen gerichtet, dann gelingt dies zunehmend besser. Grundsätzlich sollten dabei alle sieben Wohlbefindens-Aspekte erfragt werden:

- Womit bin ich – trotz der gegebenen Symptomatik – **(körperlich) zufrieden**? In welchen Momenten empfinde ich meinen Körperzustand als gut oder angenehm?
- Wann und wie erlebe ich körperliche Kraft? Was bedeutet für mich **Vitalität**?
- Was spüre ich, wenn ich **ruhig und gelassen** bin? Wann ist das der Fall?
- Wie erziele ich den **Übergang von Anspannung zu Entspannung**? Woran merke ich, dass ich mich zunehmend beruhige bzw. entspanne?
- Was bedeutet für mich **Genuss**? Wobei empfinde ich **Lust**?
- Gelingt mir eine gute **Körperkoordination**, kann ich die Balance halten, finde ich einen stabilen Stand (z. B. beim Sport, beim Tanzen)? Wie spüre ich dabei meinen Körper?
- Wie fühle ich mich beim Duschen, nach einem warmen Bad, in der Sauna, nach dem Eincremen meines Körpers etc.? Wann fühle ich mich **gepflegt und frisch**?

Patienten können lernen, unterschiedliche Facetten körperlichen Wohlbefindens zu beachten.

Sie können zudem durch die stete Aufmerksamkeitslenkung auf **positive** Körperempfindungen lernen, sich akzeptierend zuzugestehen, dass es auch in Zeiten mit störenden Symptomen Momente gibt, in denen sie sich punktuell wohlfühlen. Schließlich können sie lernen, eine bessere Balance zwischen Störendem und Angenehmem und eine raschere Rückregulation von körperlich Unangenehmem zu Angenehmem zu erreichen. Dies illustriert das folgende Beispiel.

Beispiel

Eine 55-jährige Patientin kommt mit einer Panikstörung, die seit ihrer Jugend immer wieder auftrat, und somatoformen Störungsanteilen. Sie wurde bereits mehrfach psychotherapeutisch behandelt. Fast täglich plagen sie körperliche Missempfindungen, immer wieder treten massive Panikanfälle auf, die durch einen Herzklappenfehler mitbedingt sind. Trotz ihrer Beeinträchtigungen übt sie einen anspruchsvollen Beruf kontinuierlich aus, jedoch gelingt ihr dies in ihren Augen nicht „wirklich gut". Sie klagt über angstbedingte Lebenseinschränkungen und reduzierte Lebensfreude. Sozial ist sie gut eingebettet, hat wohlgeratene, erwachsene Kinder, die eine gute Beziehung zu ihr pflegen und lebt in stabiler Partnerschaft mit finanzieller Sicherheit.

Hedonistisches Potenzial ist vorhanden, aber eingeschränkt. Sie hat sich im Laufe ihres Lebens zu regelmäßigem Joggen diszipliniert, das sie – möglichst täglich – mit Freude ausübt. Sie fühlt sich danach fit. Auf die Frage: „Was ist es, was Sie dann spüren? In welchen Partien Ihres Körpers spüren Sie diese angenehmen Empfindungen?" beschreibt sie ein diffus-angenehmes Körpergefühl. Es ist nur von kurzer Dauer, denn sehr bald verlagert sie den Fokus ihrer Aufmerksamkeit wieder auf unangenehme Körperempfindungen.

Der erwünschte Zielzustand des körperlichen Wohlfühlens hat eindeutigen Anreiz für sie und ist so attraktiv, dass sie ihn tatsächlich anstrebt (vgl. „Mögen" und „Wollen" Kap. 3). Er wird durch das Joggen auch erreicht, aber in seinem funktionalen Wert als Selbstregulationsmöglichkeit nicht ausreichend wertgeschätzt. Und er kann auch nicht durch mentalen Abruf als angenehme Körperempfindung wiedergewonnen werden. Zudem sagt sich die Patientin auch nicht: „Ja, ich kann mich körperlich zeitweilig *auch* sehr wohlfühlen" oder „Ja, ich kann meinen Körper positiv beeinflussen". Dieses Selbstverständnis, diese neue Standardsetzung und diese Form der Selbstverstärkung werden jedoch im Laufe der weiteren Behandlung angestrebt. ◄

Die Hausaufgabe für diesen Schritt besteht darin, **an jedem Tag jeweils auf einen der sieben Wohlbefindensaspekte gezielt zu achten und zu prüfen, ob die betreffende Körperempfindung im Laufe des jeweiligen Tages bewusst hervorgerufen werden kann.** Die Patienten werden gebeten, ihre Beobachtungen dazu zu protokollieren.

Schritt 3: Bilanzieren und Erarbeitung eines körperbezogenen Therapieziels

Vielleicht berichten die Patient*innen, dass es *nicht* gelungen sei, positive Empfindungen zu verspüren. Von therapeutischer Seite wird dennoch der Blick immer wieder auf das Angenehme gelenkt, um auch das nur ansatzweise vorhandene positive körperliche Erleben zu erkennen (und „anzuerkennen"). Primäres Ziel der Hausaufgabe ist darüber hinaus zunächst auch nur, aus den Beobachtungen im konkreten Lebensalltag ableiten zu können, welche angenehmen Körperempfindungen selbst leicht in Gang gebracht werden können und welche störenden Körperempfindungen in letzter Zeit auftraten. Es kann zudem alltagstauglich ermittelt werden, welches angenehme Körperempfinden für Patient*innen besondere Relevanz besitzt (Vitalität? Ruhe? Nachlassende Anspannung? Lust? Genuss?). Im Anschluss daran wird ausgehend von den aufgetretenen Körpersymptomen ein Therapieziel abgeleitet, das positiv formuliert werden muss. Zumeist fällt dies schwer und muss gemeinsam

erarbeitet werden. Das folgende Beispiel verdeutlicht, dass dies aber auch ohne größere Schwierigkeiten gelingen kann.

Beispiel

Eine attraktive 43-jährige Patientin, verheiratet, zwei Kinder, kommt wegen stressbedingter beruflicher Belastungen, Schlafstörungen und einer leichten depressiven Verstimmung zur Therapie. Sie möchte sich stabilisieren und wieder lebensfroher werden. Lerngeschichtlich ist von Bedeutung, dass sie vor 16 Jahren an Brustkrebs erkrankte und beide Brüste verloren hat. Sie erhielt Implantate, die nun dringend entfernt müssen, da sie sich auflösen. Durch die bevorstehende Brustoperation werden alte Ängste wieder aktiviert und sie erlebt ihren Körper, den sie bis dahin wieder uneingeschränkt akzeptieren konnte, neuerlich als Quelle großer Angst.

Es fällt dieser Patientin jedoch nicht schwer, ein klares positives Therapieziel bezüglich ihres erwünschten körperlichen Befindens zu formulieren: „Ich möchte nach der Operation möglichst schnell wieder körperliche Vitalität verspüren und mich ungestört bewegen, auch wenn ich vielleicht keine neuen Implantate mehr erhalten kann, weil die verbliebene Haut nicht ausreicht." ◄

Ermittelt wird, ob es in hinreichendem Maße Zeiten gibt, in denen positive körperliche Empfindungen erlebt werden. Ist das der Fall, dann lässt sich bereits durch eine bewusste Rhythmisierung von Zeiten der An- und Entspannung eine Besserung erzielen. Zu klären ist zudem, ob symptomfreie Zeiten von Patienten als „stabilisierende Kraft" wahrgenommen werden. Ist ihnen diese Erfahrung in Zeiten, in denen sie unter ihren Symptomen leiden, im Sinne einer **Wohlfühlfähigkeit** mental zugänglich? Wenn nicht, muss dies trainiert werden.

Am Ende sollte eine Bilanzierung kenntlich machen, welche Form des körperlichen Wohlbefindens Patienten anstreben, ob bereits basale Erfahrungen dazu vorliegen und welche

Ansatzpunkte einen raschen Erfolg bezüglich des Erlebens von körperlichen Wohlbefinden vermuten lassen.

Schritt 4: Gegenwärtig verfügbare Quellen für körperliches Wohlbefinden besser erkennen

Bis zum nächsten Schritt wird wiederum täglich der FAW ausgefüllt, wobei nun das Augenmerk darauf gerichtet werden soll, wodurch das mehr oder weniger intensiv erlebte Wohlbefinden ausgelöst wird. In der Therapie wird dann gemeinsam ermittelt, was die maßgeblichen Quellen des eigenen Wohlbefindens sind und vereinbart, dass diese möglichst häufig genutzt werden sollen. Ein Beispiel verdeutlicht, dass diese Auseinandersetzung mit dem Verfügbaren gerade bei den Menschen besonders wichtig ist, die körperliche Einschränkungen kompensieren müssen.

Beispiel

Die 36-jährige Studentin kommt mit Konzentrations- und Schlafstörungen zur Therapie. Es fällt ihr sehr schwer, ihr Studium zu absolvieren. Sie klagt über ausgeprägte Zukunftssorgen und große Erschöpfung. Lerngeschichtlich ist ein Unfall von Bedeutung, der 10 Jahre zurückliegt, in dessen Folge sie einige Wochen im Koma gelegen hat und durch zahlreiche Rehabilitationsmaßnahmen nahezu alle Körperfunktionen wieder neu erlernen musste. Auch heute noch leidet sie unter körperlichen Einschränkungen, die sie bisher nur schwer akzeptieren konnte. Durch Verhalten mit zwanghaft anmutendem Charakter versucht sie, diese zu kompensieren, was immer wieder zu Überforderung führt.

Neben anderen therapeutischen Maßnahmen werden auch Formen der regenerativen Stressbewältigung vermittelt, bei denen das körperliche Wohlbefinden im Mittelpunkt steht. Klassische Entspannungstechniken lehnt die Patientin jedoch ab. Aber sie lässt sich nach der Erhebung der Biografie ihres Wohlbefindens dazu motivieren, – in stärkerem Maße als bisher – regelmäßig Aktivitäten zur Erholung in ihren Alltag einzuplanen, die sie als körperlich wohltuend erlebt: den Fischen im Aquarium zuschauen, wieder im Chor singen, malen. Dies sind Aktivitäten, die ihre Muskelspannung reduzieren und ihren Kopf frei machen. Das Singen wird als belebend erlebt. Ihre Stimmung verbessert sich und ihre Vitalität nimmt durch die neue Rhythmisierung von An- und Entspannung zu. Durch die Wiederaufnahme des Singens im Chor treten zudem positive Selbstwertanteile in ihr Blickfeld, die ihr durch den Unfall und seine Folgen entglitten waren. ◄

Schritt 5: Barrieren erkennen, die das eigene Wohlbefinden behindern

Bei der Befragung zur Nutzung vorhandener Quellen des eigenen Wohlbefindens können auch behindernde Faktoren deutlich werden. Das folgende Beispiel eines 57-jährigen Mannes mit hypochondrischen Ängsten, der sich gerade große Sorgen machte, er könne Lungenkrebs haben, verdeutlicht dies:

Beispiel

„Ich war ganz euphorisch. Der Arzt hat mich angerufen und mir mitgeteilt, dass alles in Ordnung ist. Ich habe mir dann sofort vorgenommen, dass ich die nächsten Tage ganz bewusst genießen will. Ich bin mit meiner Frau nach Dresden gereist. Eine wundervolle Stadt! Wir waren in der Semperoper, eigentlich war alles wunderbar, aber ich habe gemerkt, ich habe Schwierigkeiten mit dem Genießen. Ich konnte mich gar nicht richtig auf die Oper konzentrieren. Bei jedem Husten hinter mir kam mir sofort in den Sinn: Du wirst Dich anstecken! Ich saß völlig verspannt da und war schließlich froh, als die Oper zu Ende war. So gern hätte ich das Ganze locker, entspannt und ganz konzentriert genießen wollen. Alles war dahin, ich kann einfach nichts entspannt genießen".

Der Patient stellt fest, dass er „gar nichts genießen" kann. Hier wird es erforderlich, ungünstige Erziehungsstile (Genussverbot, aber auch überhöhte Ansprüche; einseitige Festlegung auf Pflichterfüllung, Gehorsam, Disziplin, Unterdrückung von Gefühlen) mit in Betracht zu ziehen und dysfunktionale Denkweisen zu korrigieren. Konnte der Patient wirklich „gar nichts" genießen? Eine nähere Betrachtung mit Fokussierung des Positiven (nach Verständigung auf die vereinbarte Regel, doch immer auch nach den positiven Empfindungen zu suchen und seien sie noch so punktuell) ergibt, dass der Patient mit großem Genuss und körperlich entspannt einen Gottesdienst in der Frauenkirche erlebt hat („akustischer Genuss, fühlte mich innerlich warm und lebendig"). Der Patient kommt zu dem Schluss, dass er durchaus fähig ist, zu genießen und lernen will, ungestörten Momenten mehr Beachtung zu schenken. Wir einigen uns darauf, dass er sich auch in den sorgenvollsten Momenten bewusst fragen will: „Hast du dich heute auch mal – und sei es nur kurz – wohl gefühlt? Wie war dieses Körpergefühl? Wie war es genau?" ◄

Schritt 6: Wege und Mittel suchen, mit denen das eigene körperliche Wohlbefinden gezielt verbessert werden kann

Eine direkte Beeinflussung des eigenen körperlichen Befindens kann auf verschiedene Weise angestrebt werden. Ziel dabei ist, mit dem eigenen Körper pfleglich umzugehen und ihm Gutes zu tun:

- durch sensorische Erfahrungen (Kap. 18),
- durch erfolgreiches Handeln (z. B. Erleben von Vitalität, von nachlassender Anspannung, von Ruhe, von Konzentrations- und Reaktionsfähigkeit),
- durch soziale Zuwendung (Kap. 21, Kap. 22, s. auch Kaluza, 2018, 2020; Reschke & Schröder, 2010),
- durch Fantasietätigkeit/Tagträumen/imaginatives Wiedererinnern angenehmer körperlicher Empfindungen,
- durch bewusste Wahrnehmung von glücklichen Umständen, welche die gerade vorliegenden körperlichen Bedürfnisse in idealer Weise erfüllen.

Diese Möglichkeiten werden mit den Patient*innen besprochen. Ihre Umsetzung im eigenen Alltag wird gezielt geplant. Zudem werden **Kriterien** erarbeitet, anhand derer überprüft werden kann, ob der intendierte Wohlbefindenseffekt eingetreten ist.

Schritt 7: Experimentieren: Wohlbefinden auf verschiedene Weise auslösen und die körperliche Wirkung spüren

Die therapeutische Interventionen zielen nun darauf ab, den eigenen Anspruch zu senken und mutig und mit Bereitschaft zum Ausprobieren von Neuem solche Situationen aufzusuchen oder solche Aktivitäten auszuüben, die für die jeweiligen Patient*innen realisierbar sind und Wohlbefinden versprechen (s. hierzu auch Arbeitsblatt „Angenehme körperbezogene Tätigkeiten", Vocks et al., 2018 und „Mehr Bewegung in den Alltag bringen", Kaluza, 2018). Die Aufmerksamkeit der Patient*innen wird dabei auf die erzielte Wirkung, insbesondere die körperliche gelenkt (freie Beobachtung; täglicher Einsatz des FAW).

Schritt 8: Routineprogramm entwerfen

Aus den Erkenntnissen, die beim Experimentieren gewonnen wurden, wird dann ein Programm entworfen, für das Raum für (körperliches) Wohlbefinden im eigenen Alltag geschaffen werden muss. Das bedeutet, dass bestimmte Zeiten (Tageszeiten, Wochentage) für das eigene Wohlbefinden reserviert werden, was vielleicht erstmals geschieht, wie das folgende Beispiel einer Patientin zeigt.

Beispiel

Die 48-jährige Patientin kommt nach einem Hörsturz und mit anschließendem komplexen chronischen Tinnitus sowie einer Burnout-Symptomatik zur Therapie. Es handelt sich um eine beruflich sehr erfolgreiche Person mit hoher Leistungsorientierung und großem Pflichtgefühl, die ihren Erfolg aber als etwas ansieht, das sich zwangsläufig ergeben hat. Lebensgeschichtlich ist von Bedeutung, dass sie aufgrund der Berufstätigkeit beider

Eltern bereits früh für ihre vier jüngeren Geschwister verantwortlich war. In zum Teil wenig für sie durchschaubaren Konfliktsituationen fiel ihr stets die Aufgabe zu, für eine Lösung zu sorgen, die sie dann durch zupackendes Handeln erzielte. Unterstützung und Verständnis sowie Raum für eigene Bedürfnisse und Gefühle erlebte sie kaum.

Bei der Vereinbarung von Zeiten für eigenes Wohlbefinden wird die Regel aufgestellt, dass am Wochenende nicht gearbeitet wird. Die Patientin ist irritiert: „Am Wochenende wird nicht gearbeitet?" Sie ist fassungslos. Die Erläuterung, dass sie das Wochenende brauche, um ihren Haushalt zu organisieren – das sei schon Arbeit genug – und im Übrigen dazu, sich zu erholen, kann sie zwar nachvollziehen. Sie äußert aber Zweifel, dass sie sich an die Regel halten kann. „Ich kann mir überhaupt nicht vorstellen, nicht zu arbeiten. Was soll ich dann tun? *Wie* soll ich mich erholen? Ich weiß nicht, wie das geht … ich kenne diesen Zustand überhaupt nicht. Wohlfühlen … das ist für mich immer damit verbunden, dass ich meine anstehenden Aufgaben alle abgearbeitet habe. Dann lässt der Druck nach … Das ist für mich wohlfühlen."

Die Patientin ist aber bereit, zu experimentieren. Im Laufe der nächsten Wochen hält sie sich an die Regel „Am Wochenende wird nicht gearbeitet" und entdeckt neue Lebensmöglichkeiten, die vor allem auch soziale Kontakte beinhalten. Nach Monaten berichtet sie, dass sie nun langsam wisse, was Erholung bedeute und nun auch den Zustand des Entspanntseins gut kenne. Diesen Zustand habe sie früher nie erlebt. Den habe sie erst durch die stetige Fokussierung auf positives körperliches Erleben in der Therapie und Anleitungen zur Entspannung kennengelernt. ◄

Um sich dann auch tatsächlich an die vereinbarten Wohlbefindenszeiten zu erinnern, kann es hilfreich sein, einen „Stein des Anstoßes" als **Erinnerungshilfe** zu nutzen. Gemeint ist wirklich ein kleiner Kieselstein (ein Handschmeichler, eine Kastanie …), den die Patient*innen in ihrer Jackentasche spüren können oder in ihrem Arbeitszimmer oder an einem sonstigen Ort sichtbar platzieren. Als Regel wird vereinbart, dass immer dann, wenn sie in Kontakt mit diesem Stein des Anstoßes kommen, sie sich fragen sollen, ob sie schon für ihr körperliches Wohlbefinden gesorgt haben und die **nächste Möglichkeit nutzen** sollen, dies zu tun.

Schritt 9: Längerfristig die Selbstregulation des körperlichen Wohlbefindens sicherstellen
Um das eigene körperliche Wohlbefinden langfristig zu pflegen, müssen Patient*innen lernen, immer wieder zu überprüfen, wie sie sich körperlich fühlen und Bilanz zu ziehen, ob kein Aspekt des körperlichen Wohlbefindens zu kurz gekommen ist. Insgesamt geht es bei einer optimalen Regulation des körperlichen Wohlbefindens darum, eine Balance zwischen den Polen der folgenden drei Dimensionen zu erzielen:

1. Herausforderungen annehmen vs. Stress vermeiden,
2. Aktivierung/Erregungssteigerung vs. Entspannung/Erregungsminderung,
3. Kompetition/wettbewerbsorientierter Sozialkontakt vs. Kooperation/Nutzung der unterstützenden Komponenten sozialer Kontakte.

Sinnvoll ist es, diese **Bilanzierung in Wochenabständen, mindestens aber einmal pro Monat** durchzuführen, voraussehbare Belastungen rechtzeitig zu erkennen und vorsorglich gesonderte Phasen der Entlastung einzuplanen, wenn Belastungen überhand nehmen.

17.6 Effekte einer Beeinflussung des körperlichen Wohlbefindens

Selbstregulation wird im Rahmen der Förderung des Gesundheitsverhaltens für wichtig erachtet (z. B. Burkert & Sniehotta, 2009). Zur Selbstregulation körperlichen *Wohl*befindens liegen allerdings lediglich wirkungsbestätigende Berichte vor. Die Beeinflussung des körperlichen Wohlbefindens ist nur eine Teilkomponente komplexerer Behandlungsmaßnahmen. Zentrale Bedeutung kommt dem körperlichen

Wohlbefinden z. B. im beim Training von Entspannung (s. Petermann, 2020) im Rahmen der Gesundheitsförderung in der Rehabilitation (s. Bengel & Herwig, 2003; Frank, 2015) und bei der allgemeinen Gesundheitsförderung mittels körperlicher Aktivität und Sport zu (s. Brand & Schlicht, 2009; Jansen & Hoja, 2018, 2020; Sudeck & Thiel, 2020). Zunehmend mehr findet der Einbezug von körperlicher Aktivität und Sport auch im Rahmen von psychotherapeutischen Interventionen Berücksichtigung und zwar bei einer breiten Palette an psychischen Störungen. Sowohl bei depressiven Störungen, Angststörungen, Essstörungen, somatoformen Störungen, posttraumatischen Belastungsstörungen, ADHS, Psychosen und Demenz zeigen sich positive Effekte in Bezug auf die körperlichen Funktionen, aber auch in Hinblick auf eine Verbesserung der psychischen Symptomatik (zusammenfassend Oertel et al., 2019; Wolf et al., 2020; siehe auch Heinzel, 2020 zu potentiellen Wirkmechanismen). Im Folgenden werden spezifische Belege für die aktuelle **positive körperliche Wirkung** (gemessen mit dem FAW) von Entspannung, Sport und von sozialen Kontakten bzw. sozialer Verbundenheit berichtet. Zu Effekten von genussfördernden Interventionen siehe Kap. 6 und 18; Auswirkungen von Ernährung, Schlaf und Sexualität beschreibt Demling (1986a, b). Autogenes Training, progressive Muskelrelaxation sowie eine hypnotherapeutische, musikunterlegte Stereotiefensuggestion bewirkten in nicht klinischen Gruppen nachlassende Anspannung, Zunahme von Ruhe und Genussfreude, vermehrte Frische bzw. angenehmes Hautempfinden sowie größere Zufriedenheit mit dem Körperzustand (Bös, 1992; Krüger, 1991). Darüber hinaus zeigten sich verfahrensspezifische Effekte: Stereotiefensuggestion rief in stärkerem Maße Vitalität bzw. Lebensfreude, Genussfreude sowie subjektive Konzentrations- und Reaktionsfähigkeit hervor als progressive Muskelrelaxation (Frank, 1991).

In einer Studie mit Freizeitsportlern, bei der Auswirkungen von Rudern vs. Effekte einer Ruder-Imagination auf das Wohlbefinden untersucht wurden, fühlten sich die Teilnehmer nach dem Rudern deutlich reaktions- und konzentrationsfähiger. Dagegen fühlten sich die Teilnehmer nach der Imagination gepflegter, frischer und ruhiger und waren mit ihrem momentanen Körperzustand zufriedener als nach dem realen Rudern (Martiny, 1993). Demnach können sich erfahrene Sportler auch durch Imagination ihres Lieblingssports körperliches Wohlbefinden verschaffen, das aber von ganz anderer Art ist als das, was sie nach realer körperlicher Betätigung erleben (zu Sport, Bewegung und Schulung des Körpergefühls s. auch Kellmann & Beckmann, 2020; Breslin & Leavey, 2019). Eine Steigerung des Wohlbefindens und eine Verbesserung der Lebensqualität durch sportliche Betätigung ist vor allem dann zu erwarten, wenn eine Sportmotivation vorliegt, die von *intrinsischen* Zielen und Wünschen wie Freude, Entspannung und Geselligkeit bestimmt wird und persönliche Bedürfnisse erfüllt (Jetzke & Mutz, 2020). Dass körperliches Wohlbefinden auch durch soziale Kontakte positiv beeinflusst werden kann, zeigen Befunde, wonach die Zufriedenheit mit Kontakten zu Familie, Freunden und guten Bekannten mit körperlichem Wohlbefinden, gemessen mit dem FAW, positiv kovariiert (Tab. 17.3). Ärger, Angst, Enttäuschung, Deprimiertheit und Gereiztheit sind gering ausgeprägt, wenn körperliches Wohlbefinden erlebt wird. Positive Zusammenhänge bestehen zwischen Vitalität/Lebensfreude sowie Ruhe/Muße (FAW) und positiver Stimmung (Frank, 1991).

Bei der Beurteilung der Effekte wohlbefindensförderlicher Interventionen sind grundsätzlich Einflüsse von Alter und Geschlecht, habitueller Lebenszufriedenheit und Extraversion mit zu berücksichtigen, wie wir bei Einsatz des FAW feststellen konnten (Tab. 17.3):

Leider werden Interventionen, die eine Verbesserung des körperlichen *Wohl*befindens anstreben, noch zu selten anhand von Parametern der Lebensqualität überprüft (vgl. aber Albani et al., 2006: hier wurde der FEW-16 von Kolip & Schmidt, 2003 eingesetzt, der *habituelles* körperliches Wohlbefinden erfasst, d. h. Urteile über die aggregierten Wohlbefindens-Erfahrungen über einen Zeitraum von einigen Wochen; s. auch Jahandar Lashki et al., 2017 zur Validierung des FEW-16 bei Patient*innen mit Herzinsuffizienz). Vocks et al. (2006) führten eine Körperbildtherapie bei Essgestörten durch, bei der auch gezielt positive Körperaspekte

Tab. 17.3 Kovariierende Variablen des körperlichen Wohlbefindens

Skala	Alter	Geschlecht	Lebens-zufriedenheit	Extraversion[1]	Befriedigende soziale Kontakte
Zufriedenheit mit dem momentanen Körperzustand			+	+	+
Ruhe und Muße			+	+	+
Vitalität und Lebensfreude	+		+	+	+
Nachlassende Anspannung/angenehme Müdigkeit					+[2]
Genussfreude/Lustempfinden	+		(+)	(+)	
Konzentrations- und Reaktionsfähigkeit	+		(+)	+	+
Gepflegtheit, Frische, angenehmes Körperempfinden	+	F>M		(+)	+

+signifikante positive Korr.; *F* Frauen, *M* Männer
[1]FPI-R von Fahrenberg et al. (1984)
[2]Häufigkeit der Kontakte (Frank, 1991; Frank et al., 1989)

berücksichtigt und positive körperbezogene Aktivitäten angeleitet wurden. Die Behandlung erwies sich bezüglich der kognitiv-affektiven Körperbildkomponente als erfolgreich; dies bildete sich u. a. in einer Verminderung der körperlichen Unzufriedenheit und der ablehnenden Körperbewertung ab. Ob damit zugleich auch das körperliche *Wohl*befinden anstieg, lässt sich nicht beantworten, da keine entsprechenden Parameter erfasst wurden. In einem stationären Behandlungsprogramm für Alkoholiker war dies der Fall (Domma et al., 2001). Hier kam es zu Verbesserungen des aktuellen *körperlichen Wohl*befindens (gemessen mit dem FAW), wobei sich auch beachtenswerte Zusammenhänge zu objektiven Gesundheitsindikatoren (Gamma-GT, korpuskuläres Erythrozytenvolumen) ergaben. Ein Schulungsprogramm für Koronargefährdete, das aus intensiver Gesundheitsberatung und Entspannungstraining bestand, verbesserte ebenfalls das körperliche Wohlbefinden (Scharfenstein & Basler, 1993), was bei einer Standardbehandlungen nicht der Fall war. Dass das *verspürte* Wohlbefinden eine ideale *motivationale Basis* für eine eigenständige Fortführung gesundheitbezogener Maßnahmen bietet, wurde schon erwähnt. Als besonders wichtig angesehen wird dabei die erlebte **subjektive Vitalität** (Ryan & Frederick,

1997), d. h. die vitalisierende Energie, die man verspürt, wenn man *intrinsische* Ziele verfolgt und sich dabei in authentischer Weise engagiert (Kimiecik, 2011; Jetzke & Mutz, 2020).

Abschließend kann festgehalten werden, dass eine Verbesserung des *körperlichen Wohl*befindens mit gezielten Interventionen erreicht werden kann. Die Wirkung ist auch mit positivem psychischen Befinden verbunden und anhand von objektiven Gesundheitsparametern nachweisbar. Zunehmend mehr zeigt sich zudem, dass körperbezogene Interventionen, vor allem solche, die *Bewegungsaktivität* anregen, als ergänzende Maßnahmen bei psychotherapeutischen Behandlungen sinnvoll sind, da sie sich bei vielen psychischen Störungen als wirkungssteigernd erweisen. Das ist vor allem dann der Fall, wenn es gelingt, eine intrinsische Motivation dafür aufzubauen und frühzeitig positive Körperempfindungen angeregt werden können.

17.7 Fragebogen zum aktuellen körperlichen Wohlbefinden (FAW)

Abb. 17.1

Fragebogen zum aktuellen körperlichen Wohlbefinden (FAW)

Im Folgenden finden Sie eine Reihe von Aussagen zum körperlichen Wohlbefinden. Bitte lesen Sie jede Aussage durch und geben Sie an, wie gut sie Ihren **momentanen** Zustand beschreibt. Füllen Sie den Bogen bitte auch dann aus, wenn Sie sich im Moment nicht völlig wohlfühlen. Sie können immer zwischen fünf verschiedenen Antworten wählen. Je nachdem, was **im Moment** auf Sie zutrifft, kreuzen Sie bitte eine der Antworten an. Bitte lassen Sie keine Aussage unbeantwortet. Wählen Sie in Zweifelsfällen die Antwort, die noch am ehesten auf Sie zutrifft:

0 = gar nicht zutreffend
1 = wenig zutreffend
2 = in mittlerem Maße zutreffend
3 = überwiegend zutreffend
4 = völlig zutreffend

Im Moment trifft auf mich zu ...	gar nicht	wenig	in mittlerem Maße	überwiegend	völlig
1 Ich bin körperlich belastbar.	0	1	2	3	4
2 Ich fühle mich behaglich.	0	1	2	3	4
3 Ich spüre nachwirkende freudige Erregung.	0	1	2	3	4
4 Ich bin angenehm erschöpft.	0	1	2	3	4
5 Ich bin genussfreudig.	0	1	2	3	4
6 Ich bin reaktionsfähig.	0	1	2	3	4
7 Ich fühle mich gepflegt.	0	1	2	3	4
8 Ich fühle mich körperlich gesund.	0	1	2	3	4
9 Ich bin in Mußestimmung.	0	1	2	3	4
10 Ich verspüre Tatendrang.	0	1	2	3	4
11 Ich bin rechtschaffen müde.	0	1	2	3	4
12 Ich höre genussvoll Musik.	0	1	2	3	4
13 Ich bin mit meiner Arbeitsleistung zufrieden.	0	1	2	3	4
14 Ich fühle mich sauber und frisch.	0	1	2	3	4
15 Ich fühle mich körperlich ausgeglichen.	0	1	2	3	4
16 Ich bin von Druck befreit.	0	1	2	3	4
17 Ich bin neugierig-gespannt.	0	1	2	3	4
18 Ich verspüre nachlassende Anspannung.	0	1	2	3	4
19 Ich spüre, dass eine angenehme Berührung nachwirkt.	0	1	2	3	4
20 Ich kann mich gut konzentrieren.	0	1	2	3	4

Abb. 17.1 Fragebogen zum aktuellen körperlichen Wohlbefinden. (© Renate Frank; Verfahrensbeschreibung s. Frank, 2003)

21	Mein Körper riecht gut.	0	1	2	3	4
22	Ich bin mit meinem gegenwärtigen Körperzustand einverstanden.	0	1	2	3	4
23	Ich habe das Gefühl, Zeit zu haben.	0	1	2	3	4
24	Ich habe das Gefühl, durchstarten zu können.	0	1	2	3	4
25	Ich fühle mich angenehm schläfrig.	0	1	2	3	4
26	Ich habe Lust, meine körperlichen Grenzen auszutesten.	0	1	2	3	4
27	Ich bin zu konzentrierten Bewegungen fähig.	0	1	2	3	4
28	Ich habe ein angenehmes Hautgefühl.	0	1	2	3	4
29	Ich bin durchhaltefähig.	0	1	2	3	4
30	Ich spüre, dass körperliche Erholung einsetzt.	0	1	2	3	4
31	Ich bin innerlich erfüllt.	0	1	2	3	4
32	Ich spüre, wie die Alltagsbelastung nachlässt.	0	1	2	3	4
33	Ich bin leidenschaftlich gestimmt.	0	1	2	3	4
34	Ich habe einen klaren Kopf.	0	1	2	3	4
35	Ich habe einen angenehmen Duft in der Nase.	0	1	2	3	4
36	Mein Kreislauf ist stabil.	0	1	2	3	4
37	Ich habe das Gefühl, frei zu atmen.	0	1	2	3	4
38	Ich strahle Energie aus.	0	1	2	3	4
39	Ich verspüre eine angenehme Schwere in meinen Gliedern.	0	1	2	3	4
40	Ich fühle mich sexuell erlebnisfähig.	0	1	2	3	4
41	Ich bin mit Dingen beschäftigt, die mich interessieren.	0	1	2	3	4
42	Meine Haut ist gut durchblutet.	0	1	2	3	4
43	Ich kann meinen augenblicklichen Körperzustand genießen.	0	1	2	3	4
44	Ich genieße die beschauliche Ruhe um mich herum.	0	1	2	3	4
45	Ich bin heiter gestimmt.	0	1	2	3	4
46	Ich fühle mich wohlig warm.	0	1	2	3	4
47	Ich habe eine Verschnaufpause verdient.	0	1	2	3	4
48	Ich kann meinen Wünschen freien Lauf lassen.	0	1	2	3	4
49	Ich bin wach.	0	1	2	3	4
50	Ich habe ein angenehmes Körpergefühl.	0	1	2	3	4

Abb. 17.1 Fortsetzung

51	Mein Körperzustand ist mir vertraut.	0	1	2	3	4
52	Die Hauptanstrengungen des heutigen Tages liegen hinter mir.	0	1	2	3	4
53	Meine Haut ist gepflegt.	0	1	2	3	4
54	Ich habe mir Wohlgenüsse verschafft.	0	1	2	3	4
55	Ich habe meine heutigen Anforderungen im Griff.	0	1	2	3	4
56	Meine Frisur ist in Ordnung.	0	1	2	3	4
57	Ich kann mich auf das Wesentliche konzentrieren.	0	1	2	3	4
58	Ich bin von einem schönen Tagesereignis erfüllt.	0	1	2	3	4

Datum: _____ Uhrzeit: _____ Haben Sie jetzt Freizeit? ☐ Arbeitszeit? ☐

Was haben Sie **unmittelbar vor dem Ausfüllen** dieses Fragebogens gemacht?

_____

Alter: _____ Geschlecht: männlich ☐ weiblich ☐

Beeinträchtigt Sie Ihr **momentaner Gesundheitszustand** dabei, Dinge zu tun, die Sie gerne tun würden?

Ja ☐   nein ☐

Abb. 17.1 Fortsetzung

Auswertung

Addieren Sie die angekreuzten Punktwerte für die zu der jeweiligen Skala gehörenden Items:

1. Zufriedenheit mit dem aktuellen Körperzustand: 1, 8, 15, 22, 29, 36, 43 (7 Items)
2. Ruhe/Muße: 2, 9, 16, 23, 30, 37, 44, 46, 51 (9 Items)
3. Vitalität/Lebensfreude: 3, 10, 17, 24, 31, 38, 45 (7 Items)
4. Nachlassende Anspannung: 4, 11, 18, 25, 32, 39, 47, 52 (8 Items)
5. Genussfreude/Lustempfinden: 5, 12, 19, 26, 33, 40, 48, 54, 58 (9 Items)
6. Subjektive Konzentrations- und Reaktionsfähigkeit: 6, 13, 20, 27, 34, 41, 49, 55, 57 (9 Items)
7. Gepflegtheit, Frische, angenehmes Körperempfinden: 7, 14, 21, 28, 35, 42, 50, 53, 56 (9 Items).

Zur Verlaufsbetrachtung empfiehlt sich für jede Skala eine grafische Darstellung der Ergebnisse.

Der FAW ist ein *ipsatives* Verfahren. Falls dennoch Vergleichswerte erwünscht sind, können die folgenden Angaben von $N = 110$ Personen

(Alter: 19–66 Jahre, mittleres Alter 35 Jahre; Geschlecht: 34 % Männer, 64 % Frauen, 2 % ohne Angaben; Gesundheit: 60 % subjektiv gesund; 29 % subjektiv beeinträchtigt, 11 % ohne Angaben) herangezogen werden (Tab. 17.4).

Tab. 17.4 Vergleichswerte

Skala	Summenwert	Mittelwert	Streuung
1 (ZU)	16,28	2,33	4,71
2 (RM)	18,45	2,05	5,46
3 (VL)	13,56	1,94	5,09
4 (NA)	14,79	1,85	5,31
5 (G)	15,37	1,70	6,10
6 (KR)	23,22	2,57	6,05
7 (GFK)	21,24	2,36	6,10

Literatur

Albani, C., Blaser, G., Geyer, M., Schmutzer, G., & Brähler, E. (2006). Validierung und Normierung des „Fragebogen zur Erfassung des körperlichen Wohlbefindens" (FEW-16) von Kolip und Schmidt an einer repräsentativen deutschen Bevölkerungsstichprobe. *Psychotherapie, Psychosomatik, Medizinische Psychologie, 56,* 172–181. https://doi.org/10.1055/s-2005-915467

Bauer, J. (2005). *Warum ich fühle, was Du fühlst. Intuitive Kommunikation und das Geheimnis der Spiegelneurone.* Hoffmann & Campe.

Bengel, J., & Herwig, J. E. (2003). Gesundheitsförderung in der Rehabilitation. In M. Jerusalem & H. Weber (Hrsg.), *Psychologische Gesundheitsförderung* (S. 707–724). Hogrefe.

Bengel, J., Meinders-Lücking, F., & Rottmann, N. (2009). *Schutzfaktoren bei Kindern und Jugendlichen – Stand der Forschung zu psychosozialen Schutzfaktoren für Gesundheit.* Forschung und Praxis der Gesundheitsförderung. Bd 35. Köln, Bundeszentrale für gesundheitliche Aufklärung.

Bohus, M., & Brokuslaus, I. (2006). Körpertherapie im Rahmen der Dialektisch-behavioralen Therapie für Borderline-Störungen. In A. Remmel, O. F. Kernberg, W. Vollmoeller, & B. Strauß (Hrsg.), *Handbuch Körper und Persönlichkeit. Entwicklungspsychologie, Neurobiologie und Therapie von Persönlichkeitsstörungen* (S. 272–284). Schattauer.

Bös, O. (1992). *Veränderungen des körperlichen Wohlbefindens durch Autogenes Training.* Diplomarbeit, Universität Gießen.

Brand, R., & Schlicht, W. (2009). Körperliche Aktivität. In J. Bengel & M. Jerusalem (Hrsg.), *Handbuch der Gesundheitspsychologie und Medizinischen Psychologie* (S. 196–203). Hogrefe.

Breslin, G., & Leavey, G. (Hrsg.). (2019). *Mental health and well-being interventions in sport.* Routledge.

Brodbeck, C., Buch, J., & Frank, R. (1998). Psychophysisches Wohlbefinden von Kindern. In G. Amann & R. Wipplinger (Hrsg.), *Gesundheitsförderung- Ein multidimensionales Tätigkeitsfeld* (S. 213–234). dgvt.

Burkert, S., & Sniehotta, F. F. (2009). Selbstregulation des Gesundheitsverhaltens. In J. Bengel & M. Jerusalem (Hrsg.), *Handbuch der Gesundheitspsychologie und Medizinischen Psychologie* (S. 98–105). Hogrefe.

Domma, J., Filsinger, I., Frank, R., Schneider, R., & Vaitl, D. (2001). Veränderungen des Wohlbefindens von Alkoholikern im Verlauf einer stationären Behandlung. In *Rehabilitation Suchtkranker-mehr als Psychotherapie!* (S. 363–378), Schriftenreihe des FVS, Band 24 Geesthacht: Neuland.

Damasio, A. R. (2005). *Der Spinoza-Effekt. Wie Gefühle unser Leben bestimmen.* List.

Demling, L. (1986a). Gute Laune (Teil I). *Fortschritte der Medizin, 7,* 64–65.

Demling, L. (1986b). Gute Laune (Teil II). *Fortschritte der Medizin, 8,* 70–71.

Fahrenberg, J., Hampel, R., & Selg, H. (1984). *Das Freiburger Persönlichkeitsinventar, FPI.* Hogrefe.

Frank, R. (1991). Körperliches Wohlbefinden. In A. Abele & P. Becker (Hrsg.), *Wohlbefinden. Theorie-Empirie-Diagnostik* (S. 71–95). Juventa.

Frank, R. (2003). FAW- Fragebogen zur Erfassung des aktuellen körperlichen Wohlbefindens. In J. Schumacher, A. Klaiberg, & E. Brähler (Hrsg.), *Diagnostische Verfahren zu Lebensqualität und Wohlbefinden* (S. 116–121). Hogrefe.

Frank, R. (2015). Wohlbefinden fördern. Lebensqualität verbessern. In Arbeitskreis Klinische Psychologie in der Rehabilitation (Hrsg.), *Rehabilitation – Positiv, ressourcenorientiert, humorvoll? Beiträge zur 34. Jahrestagung des Arbeitskreises Klinische Psychologie in der Rehabilitation* (S. 145–172). Deutscher Psychologen.

Frank, R., Walter, B., & Vaitl, D. (1989). Mehr Wohlbefinden und Genussfreude im Alter. *Zeitschrift für Gerontopsychologie & -psychiatrie, 4,* 351–364.

Frank, R., Vaitl, D., & Walter, B. (1990). Zur Diagnostik körperlichen Wohlbefindens. *Diagnostica, 36,* 33–37.

Frank, R., Vaitl, D., & Walter, B. (1995). Verdirbt Krankheit den Genuss? In R. Lutz & N. Mark (Hrsg.), *Wie gesund sind Kranke?* (S. 95–112). Hogrefe.

Gendlin, E. T., & Wiltschko, J. (2016). *Focussing in der Praxis.* Klett-Cotta.

Geuter, U. (2015). *Körperpsychotherapie. Grundriß einer Theorie für die klinische Praxis.* Springer.

Geuter, U. (2019). *Praxis Körperpsychotherapie. 10 Prinzipien der Arbeit im therapeutischen Prozess.* Springer.

Giesel, S. (1996). *Körpererleben als Aspekt der Lebensqualität nach Herztransplantation.* Unveröff. Inauguraldissertation, FU Berlin.

Görlitz, G. (2013). *Körper und Gefühl in der Psychotherapie – Aufbauübungen* (5. Aufl.). Klett-Cotta.

Görlitz, G. (2014). *Körper und Gefühl in der Psychotherapie – Basisübungen* (7. Aufl.). Klett-Cotta.

Heinzel, S. (2020). Antidepressive Effekte von Sportinterventionen. Übersicht über potentielle Wirkmechanismen. *Psychotherapeut, 65,* 143–148. https://doi.org/10.1007/s00278-020-00418-w

Helbig-Lang, S., & Petermann, F. (2009). Ressourcenorientierung und Salutotherapie in der Kindheit und Jugend. In M. Linden & W. Weig (Hrsg.), *Salutotherapie ind Prävention und Rehabilitation.* Deutscher Ärzte.

Jahandar Lashki, D., Zelenak, C., Tahirovic, A., Trippel, T. D., & Düngen, H.-D. (2017). Erfassung des subjektiven körperlichen Wohlbefindens bei Herzinsuffizienz. *Herz, 42,* 200–208. https://doi.org/10.1007/s00059-016-4458-9.

Jansen, P., & Hoja, S. (2018). Macht Sport wirklich glücklich? Ein systematisches Review. *Zeitschrift für Sportpsychologie, 25*(1), 21–32. https://doi.org/10.1026/1612-5010/a000211

Jansen, P., & Hoja, S. (Hrsg.). (2020). *Glücklich durch Sport? Eine wissenschaftliche Betrachtungsweise.* Hogrefe.

Jetzke, M., & Mutz, M. (2020). Sport for pleasure, fitness, medals or slenderness? Differential effects of sports activities on well-being. *Applied Research in Quality of Life, 15,* 1519–1534. https://doi.org/10.1007/s11482-019-09753-w

Joraschky, P., v. Arnim, A., & Pöhlmann, K. (2006). Störungen des Körperselbst bei Patienten mit Borderline-Syndrom. In A. Remmel, O. F. Kernberg, W. Vollmoeller, & B. Strauß (Hrsg.), *Handbuch Körper und Persönlichkeit. Entwicklungspsychologie,*

Neurobiologie und Therapie von Persönlichkeitsstörungen (S. 207–219). Schattauer.

Kaluza, G. (2018). *Stressbewältigung. Trainingsmanual zur psychologischen Gesundheitsförderung* (4. Aufl.). Springer.

Kaluza, G. (2020). *Salute! Was die Seele stark macht. Programm zur Förderung psychosozialer Gesundheitsressourcen* (3. Aufl.). Klett-Cotta.

Kellmann, M., & Beckmann, J. (2020). Sport und Bewegung. In F. Petermann (Hrsg.), *Entspannungsverfahren. Das Praxishandbuch* (6. Aufl., S. 346–356). Beltz.

Kimiecik, J. (2011). Exploring the promise of eudaimonic well-being within the practice of health promotion: The „how" is as important as the „what". *Journal of Happiness Studies, 12,* 769–792.

Klinkenberg, N. (2010). *Achtsamkeit in der Körperverhaltenstherapie* (2. Aufl.). Klett-Cotta.

Kolip, P., & Schmidt, B. (2003). Der Fragebogen zur Erfassung körperlichen Wohlbefindens. In J. Schumacher, A. Laiberg, & E. Brähler (Hrsg.), *Diagnostische Verfahren zu Lebensqualität und Wohlbefinden* (S. 132–134). Hogrefe.

Krüger, R. (1991). *Effekte des Autogenen Trainings auf das körperliche Wohlbefinden und auf Beschwerden.* Unveröff. Diplomarbeit, Universität Gießen.

Marlock, G., & Weiss, H. (Hrsg.). (2006). *Handbuch der Körperpsychotherapie.* Schattauer.

Martiny, M. (1993). *Körperliches Wohlbefinden von Sportlern: Imagination einer Trainingssituation versus reales Rudertraining.* Unveröff. Diplomarbeit, Univ. Gießen.

Martin, A., & Buhlmann, U. (2020). Körperdysmorphe Störung und Körperunzufriedenheit. Von einem besseren Störungsverständnis zu evidenzbasierter Psychotherapie. *Psychotherapeut, 65,* 67–70. https://doi.org/10.1007/s00278-020-00407-z

Mayring, P. (2003). Diagnostik gesundheitlicher Ressourcen und Risiken. In M. Jerusalem & H. Weber (Hrsg.), *Psychologische Gesundheitsförderung. Diagnostik und Prävention* (S. 1–15). Hogrefe.

Mittag, O. (1998). Gesundheitliche Schutzfaktoren. In G. Amann & R. Wipplinger (Hrsg.), *Gesundheitsförderung: ein mulidimensionales Tätigkeitsfeld* (S. 177–192). Dgvt.

Oertel, V., Bieber, M., Schmidt, D., Görgülü, E., & Zabel, K. (2019). Körperliches Training: Eine additive Behandlungsmethode? *Psychotherapeutenjournal, 4,* 373–379.

Petermann, F. (Hrsg.). (2020). *Entspannungsverfahren. Das Praxishandbuch* (6. Aufl.). Beltz.

Porges, S. W. (2006). Neuroception – Ein „unterbewusstes" System zur Wahrnehmung von Bedrohung und Sicherheit. In A. Remmel, O. F. Kernberg, W. Vollmoeller, & B. Strauss (Hrsg.), *Handbuch Körper und Persönlichkeit. Entwicklungspsychologie, Neurobiologie und Therapie von Persönlichkeitsstörungen* (S. 64–72). Schattauer.

Remmel, A., Kernberg, O. F., Vollmoeller W., & Strauß B. (Hrsg.). (2006). *Handbuch Körper und Persönlichkeit.*

Entwicklungspsychologie, Neurobiologie und Therapie von Persönlichkeitsstörungen. Schattauer.

Reschke, K., & Schröder, H. (2010). *Optimistisch den Stress meistern (2. Aufl.).* dgvt.

Ritter, V., & Stangier, U. (2020). Prozessbasierte Therapie der körperdysmorphen Störung. Neue Perspektiven für die Behandlung. *Psychotherapeut, 65,* 79–85. https://doi.org/10.1007/s00278-020-00402-4

Ryan, R. M., & Frederick, C. (1997). On energy, personality, and health: Subjective vitality as a dynamic reflection of well-being. *Journal of Personality, 65,* 529–565.

Ryff, C. D., Dienberg Love, G., Urry, H. L., Muller, D., Rosenkranz, M. A., Friedman, E. M., Davidson, R. J., & Singer, B. (2006). Psychological well-being and ill-being: Do they have distinct or mirrored biological correlates? *Psychotherapy and Psychosomatics, 75,* 85–95.

Scharfenstein, A., & Basler H.-D. (1993). „Gesundheit lernen – gesund leben". Evaluation eines Schulungsprogramms für Koronargefährdete. *Zeitschrift für Gesundheitspsychologie, I*(3), 197–218.

Schmidt, L. R. (1998). Zur Dimensionalität von Gesundheit (und Krankheit). *Zeitschrift für Gesundheitspsychologie, 6,* 161–178.

Sudeck, G., & Thiel, A. (2020). Sport, Wohlbefinden und psychische Gesundheit. In J. Schüler, M. Wegener, & H. Plessner (Hrsg.), *Sportpsychologie* (S. 551–579). Springer. https://doi.org/10.1007/978-3-662-56802-6_24.

Thompson, J. K., Heinberg, L. J., Altabe, M., & Tantleff-Dunn, S. (2004). *Exacting beauty. Theory, assessment, and treatment of body image disturbance.* American Psychological Association.

Vaitl, D., Frank, R., & Walter, B. (1991). Die medikamentöse Hypertoniebehandlung: Nebenwirkungen und Lebensqualität. *Praxis der Klinischen Verhaltensmedizin und Rehabilitation, 16,* 255–265.

Vaitl, D., Walter, B., Frank, R., Henneking, K., & Schwemmle, K. (1995). Soziale Unterstützung und Lebensqualität von Lungenkrebs-Patienten. *Münchner Medizinische Wochenschrift, 137*(19), 317–322.

Vocks, S., Bauer, A., & Legenbauer, T. (2018). *Körperbildtherapie bei Anorexia und Bulimia nervosa. Ein kognitiv-verhaltenstherapeutisches Behandlungsprogramm* (3. Aufl.). Hogrefe.

Vocks, S., Legenbauer, T., Troje, N., & Schulte, D. (2006). Körperbildtherapie bei Essgestörten. Beeinflussung der perzeptiven, kognitiv-affektiven und behavioralen Körperbildkomponente. *Zeitschrift für Klinische Psychologie und Psychotherapie, 35,* 286–295.

Walter, B. (2000). *Die Prognose des Therapieerfolgs bei lumbalem Rückenschmerz.* Roderer.

Walter, B., Vaitl, D., & Frank, R. (1997). Pain behavior and quality of life in patients with Fibromyalgia Syndrome. *Zeitschrift für Rheumatologie, 56,* 370.

Wolf, S., Zeibig, J. M., Hautzinger, M., & Sudeck, G. (2020). *Psychische Gesundheit durch Bewegung. Im-Puls – ein sport- und bewegungstherapeutisches Programm für Menschen mit psychischen Erkrankungen.* Beltz.

Sinnliche Lebendigkeit erfahren – Wohlbefinden durch Sinnesgenüsse erleben

Eva Koppenhöfer

Inhaltsverzeichnis

▶ In diesem Kapitel wird ein symptomunspezifischer und ressourcenorientierter verhaltenstherapeutischer Behandlungsansatz vorgestellt, der – orientiert an den fünf Sinnen – Wohlbefinden und gesundes Verhalten fördert und erfahrbar macht: die Genusstherapie. Hierfür liegen zwei Behandlungsmanuale vor. Für die Gruppentherapie: „Kleine Schule des Genießens" und für die Einzeltherapie: „Genussverfahren". Gesundes Verhalten und Erleben wird gefördert, wenn bestimmte psychologische Prinzipien berücksichtigt werden. Diese werden zu Beginn der Therapie in Form von „Genussregeln" als Anleitung für den Umgang mit potenziell genussvollen Stimulanzien erläutert. Sie stellen den übergeordneten Leitfaden für die Genusstherapie dar. Im Weiteren werden die potenziellen Wirkfaktoren der Genusstherapie diskutiert und ausgewählte Krankheitsbilder unter dem Aspekt betrachtet, an welcher Stelle die Genusstherapie auch ein problemzentriertes therapeutisches Vorgehen unterstützen kann. Abschließend werden bisher bekannte Studien zur Wirksamkeit der Genusstherapie vorgestellt.

E. Koppenhöfer (✉)
Psychotherapeutische Lehrpraxis, Wiesloch, Deutschland
E-Mail: Koppenhoefer@raven.to

18.1 Einleitung und theoretischer Kontext

In der Regel wird das Therapieziel „sich wohl und gesund fühlen" im Kontext von Krankheitsmodellen definiert: z. B. Krankheit und Gesundheit (und damit „Wohlfühlen") sind zwei sich ausschließende Zustände (entweder krank oder gesund) oder sie sind als Pole auf einem Kontinuum zu verstehen (je weniger krank umso gesünder) oder aber sie stellen zwei unabhängige Koordinaten dar (sowohl krank als auch gesund). Orientiert an einem solchen Verständnis steht dann auch zu allererst die Beseitigung und/oder Modifikation der Pathologie und damit des belastenden und misslichen Erlebens im Mittelpunkt der therapeutischen Bemühungen. Das gilt auch für die Verhaltenstherapie. Hier wird der Behandlungsansatz im Kontext einer Verhaltensanalyse erarbeitet und diese richtet sich in ihrem Kern am Problemverhalten, am Missempfinden aus, an dem, was geändert werden soll. Dies entspricht im Übrigen auch dem klassischen medizinischen Vorgehen. Andererseits kann es durchaus sinnvoll sein, auch eine Verhaltensanalyse für das gesunde Verhalten, für Wohlbefinden zu erstellen. Denn von seinem Ursprung her ist der funktionale Denkansatz nicht auf die Analyse von Pathologie eingeschränkt.

Da die Genusstherapie das Ziel verfolgt, Wohlfühlen auf direktem Wege anzuleiten, folgt sie dem zuletzt aufgezeigten verhaltenstherapeutischen Verständnis. Sie versucht dabei für klare Stimulusbedingungen (z. B. spezifische Angebote von Materialien, die potenziell Wohlfühlen auslösen oder unterstützen können; die innerliche Aufforderung, die Aufmerksamkeit lediglich darauf auszurichten, sich einen Augenblick Zeit zu nehmen, etc.) zu sorgen und dem gesunden Erleben hinderliche, negativ sanktionierende Gegebenheiten (bestrafende Konsequenzen wie Genussverbote) aufzuheben. Das neue (gesunde) Wohlfühlverhalten wird dann durch entsprechende Einstellungsänderungen oder durch ein sich selbst positiv verstärkendes angenehmes Erleben und Handeln langfristig stabilisiert.

18.2 Fragen zur Indikation

Die Genusstherapie (Lutz & Koppenhöfer, 1983; Koppenhöfer & Lutz, 1985; Koppenhöfer, 2004 (10. Aufl. 2016), 2006, 2014, 2018) wurde ursprünglich für depressive Patient*innen (Koppenhöfer & Lutz, 1983; Koppenhöfer, 1998) entwickelt. Da sie das Ziel verfolgt, die Entwicklung gesunden Verhaltens unabhängig von der jeweiligen Erkrankung anzuregen, tritt die Frage nach der störungsspezifischen Indikation jedoch eher in den Hintergrund. Wird die Genusstherapie als Gruppenprogramm durchgeführt, können deshalb in der Gruppe Patient*innen mit unterschiedlichen Krankheitsbildern (Essstörungen, Abhängigkeitserkrankungen, Somatisierungsstörungen, psychophysiologische Insomnia, somatoforme Schmerzstörungen, Borderlinestörungen) vertreten sein.

18.3 Therapieprogramm

Die Genusstherapie liegt vor einmal als Gruppentherapie: „Kleine Schule des Genießens" (Manual: Koppenhöfer, 2004, 10. Aufl. 2016) und als Einzeltherapie: „Genussverfahren" (Manual: Koppenhöfer, 2018). Das Gruppenkonzept ist halbstandardisiert und für eine geschlossene Gruppe mit etwa acht Teilnehmer*innen gedacht, das zehn ca. 90-minütige Sitzungen umfasst. Sie kann jedoch auch als „offene" Gruppe sowohl im stationären als auch im ambulanten Bereich angeboten werden. Da es sich hier um eine Art Einzeltherapie in der Gruppe handelt, in der es um positives Eigenerleben und Erinnern persönlicher und individueller Bilder und Atmosphären geht, treten Gruppenkonflikte und Darstellungsängste in den Hintergrund. Es gelten die Regeln (s. u.): „Jedem das Seine" und „Genuss muss erlaubt sein"). In der Einzeltherapie erhält sie Bedeutung im Rahmen einer am individuellen Behandlungsauftrag orientierten traditionell gestalteten Verhaltenstherapie entweder als zusätzliche oder auch als eigenständige Therapie. Sie kann als generell unterstützende Maßnahme, zur Vor- oder Nachbereitung einer Therapie oder im Kontext von prophylaktischen Überlegungen zum Einsatz kommen. Zudem können, je nach thematischer Passung, einzelne Module in den übergeordneten Therapieprozess integriert werden.

18.3.1 Übergeordnete Therapieziele

Sensibilisierung der Sinnesmodalitäten: Der Zugang zu gesundem, positivem Erleben erfolgt über die fünf Sinne.

Aufbau eines spezifischen Umgangs mit potenziell Genussvollem: Der/Die Genusstherapeut*in erwartet nicht, dass das alleinige Vorgeben von potenziell genussvollen Materialien und Anregungen automatisch zu Wohlfühlerleben führt. Er gibt deshalb entsprechende Anleitung in Form von sog. Genussregeln (s. unten).

Aktualisierung angenehmer Vorerfahrungen in der Vorstellung: Jeder Mensch hat in seinem Gedächtnis positive Bilder und Fantasien gespeichert. In der je aktuell belastenden Befindlichkeit oder Lebenssituation ist der Zugang zu diesen Erinnerungen oftmals verschüttet und muss neu entdeckt und gepflegt werden.

Stärkung der Autonomie: Bei der Genusstherapie werden die Patient*innen die Erfahrung machen, dass sie auf ihre Gefühle und Stimmungen zumindest über eine kurze Zeiteinheit hinweg Einfluss nehmen können. Selbstverantwortlichkeit und Unabhängigkeit werden erhöht.

18.3.2 Praktisches Vorgehen

18.3.2.1 Auswahl der Materialien

Über je 2 Sitzungen hinweg wird ein Sinnesbereich in den Mittelpunkt gestellt (Riechen, Tasten, Schmecken, Schauen, Horchen). Bei der Gruppentherapie sitzen die Teilnehmer*innen im Kreis um ein in der Mitte ausgebreitetes Tuch, auf dem potenziell angenehme Stimulanzien zu dem gerade thematisierten Sinnesbereich (also lauter Dinge, die gut riechen, interessant anzuschauen sind, etc.) angeboten werden, in der

Einzeltherapie vor einem kleinen Tisch. In der ersten Stunde bringt der/die Therapeut*in Material mit, in der zweiten Stunde die Patient*innen. Der Bezug zur aktuellen Lebenssituation wird am ehesten gewährleistet, wenn die Animationsmaterialien eine Verbindung zum Alltag (Geruch von frisch gemahlenem Kaffee oder frisch gebackenem Brot, Berührung der glatten Fläche des Tisches oder eines Seidentuchs, das Geräusch klappernder Teetassen) und/oder zur jeweiligen Jahreszeit herstellen (Geruch von Erdbeeren im Frühjahr, Berührung von rieselndem Sand im Sommer, das Geräusch beim Laufen durch herabgefallenes Laub im Herbst). Sollen Teile des Programms jedoch unmittelbar aus der therapeutischen Situation heraus in die einzeltherapeutische Arbeit integriert werden, ist es sinnvoll, über ein Sortiment haltbarer Therapiematerialien zu verfügen: konservierte Düfte, Handschmeichler, Mandeln und Gummibärchen, buntes Tonpapier, eine Spieluhr etc. Hausaufgaben, bei denen die Patienten in ihrer Umgebung vergleichbare Gegenstände wahrnehmen und ggf. mitbringen sollen, können angeschlossen werden (z. B. einen „Schnupper-", einen „Horchspaziergang" unternehmen).

18.3.2.2 Thematische Schwerpunkte
Bei einigen Sinnen werden unterschiedliche Wahrnehmungsaspekte thematisiert:

Riechen

- Riechen von Essenzen.

Tasten

- Erfassen von Gegenständen unter dem Aspekt von hart – weich, leicht – schwer, rauh – glatt, warm – kalt.
- Zuordnen von einer passenden, gleichförmigen Bewegung (eine Haselnuss zwischen Daumen und Zeigefinger hin- und herdrehen, einen Luftballon knautschen etc.).
- Berührt werden (z. B. von einem Lufthauch, von Wasser, von einer Bürste).
- Sich selbst berühren (z. B. bei der Morgentoilette, beim Duschen, beim Einseifen, beim Abtrocknen).

Schmecken

- Taktiles Erfassen unterschiedlicher Konsistenzen von Nahrungsmitteln (weich – hart, trocken – saftig).
- Wahrnehmen von geschmacklichen Nuancen (süß, sauer, bitter, salzig und umami).

Schauen

- Wahrnehmen von Farben.
- Wahrnehmen von Strukturen (Anordnung von Dachziegeln, Geflecht eines Korbes etc.).
- Wahrnehmen gleichförmiger Bewegungsabläufe (Pendel einer Standuhr, Lavalampe, Meereswellen etc.).

Horchen

- Wahrnehmen von Klängen einfacher Musikinstrumente (Triangel, Kastagnetten etc.).
- Wahrnehmen alltäglicher Geräusche (Rascheln der Zeitung, Knarren von Dielen, Tropfen des Wasserhahns, Ticken der Uhr etc.).

18.3.3 Genussregeln

> **Übersicht**
> - Genuss braucht Zeit
> - Genuss muss erlaubt sein
> - Genuss geht nicht nebenbei
> - Genuss ist Geschmackssache/Jedem das Seine
> - Weniger ist mehr
> - Ohne Erfahrung kein Genuss
> - Genuss ist alltäglich

Gesundes Verhalten und Erleben wird gefördert, wenn bestimmte psychologische Prinzipien berücksichtigt werden. Diese werden zu Beginn der Therapie in Form von „Genussregeln" als Anleitung für den Umgang mit potenziell genussvollen Stimulanzien erläutert. Sie stellen den übergeordneten Leitfaden für das Programm dar.

1. Genuss braucht Zeit

Die Entwicklung eines emotionalen Zustandes ist ein Prozess, der Zeit benötigt. Deshalb werden die Patient*innen aufgefordert, sich Zeit zu verschaffen. Sie sollen kleine, umgrenzte Freiräume wahrnehmen und aufgreifen lernen: Zeit für einen Blick aus dem Fenster, Zeit für das Waschen und Abtrocknen der Hände, Zeit für den Fußweg zur Arbeit etc.:

▶ Um sich wohlzufühlen, brauchen Sie nicht viel Zeit. Es geht um Augenblicke, die als angenehm und genussvoll erkannt und als solche festgehalten und genutzt werden sollen.

2. Genuss muss erlaubt sein

Damit neues Verhalten aufgebaut werden kann, müssen negative bzw. hemmende Konsequenzen aufgegeben und/oder verändert werden. Die Patient*innen werden deshalb angehalten, Genussverbote (das ist sinnlos, ohne Fleiß kein Preis, Übermut tut selten gut, an frisch gemähtem Gras zu riechen ist albern, dem Flug der Zugvögel mit den Augen zu folgen ist Zeitvergeudung, sie fliegen ja jedes Jahr fort, etc.) aufzuspüren, ihre Wertigkeit und Gültigkeit zu überprüfen und zu korrigieren:

▶ Es geht darum, dass wir unsere alltäglichen kleinen Genüsse entdecken, sie wertschätzen und bewahren lernen.

3. Genuss geht nicht nebenbei

Hier ist das Ziel, zu lernen, die Aufmerksamkeit zu zentrieren. „Um einer Sache gerecht zu werden, ist es nötig, unsere volle Achtsamkeit darauf auszurichten und störende Bedingungen auszuschalten: Lediglich diese Farbe soll im Augenblick wichtig sein und nicht andere Gegebenheiten der Situation wie Geräusche oder Gedanken an die Anforderungen des Tages."

▶ Wollen Sie Genuss erfahren, dann müssen Sie anderes ausschalten und sich ganz auf diesen einlassen.

4. Genuss ist Geschmackssache/Jedem das Seine

„Geschmäcker sind verschieden." Es ist deshalb notwendig, die Patient*innen darin zu unterstützen, ihre individuellen Genüsse auszukundschaften und sie vor verfälschenden Reaktionen („Igitt! Das findest du gut!?") zu schützen:

▶▶ Jede/r muss entdecken, was für ihn/sie und nur für ihn/sie gut ist, was bei ihm/ihr Wohlbefinden bewirkt. Genüsse wirken unterschiedlich und jede/r mag etwas ganz anderes schön finden. Das muss jede/r selbst ausprobieren, dazu muss jede/r selbst stehen.

5. Weniger ist mehr

Damit ist gemeint, dass durch Beschränkung das Besondere erst fassbar wird. Es entspricht einer weit verbreiteten und durch die in einer Konsumgesellschaft vorherrschenden Ideologie bestätigten Annahme, dass ein Genuss durch „immer mehr" gesteigert werden kann. Das Gegenteil ist richtig. Sättigung schlägt in Ablehnung und Ekel um: „Wollen Sie sich wohlfühlen, müssen Sie das, was Sie genießen wollen, zwar intensiv auf sich wirken lassen, ein Zuviel schwächt die Wirksamkeit des Angenehmen jedoch ab und wirkt störend."

▶ Es geht darum, den Zeitpunkt zu erspüren, an dem „genug" ist, um sich dadurch die Sehnsucht nach diesem spezifischen Genuss zu erhalten.

6. Ohne Erfahrung kein Genuss

Hier geht es darum zu lernen, klare Unterscheidungen vorzunehmen, Ausweitungen zu erproben und das aktuelle Erleben früherer Erfahrungen zuzuordnen: Wir können umso nuancenreicher wahrnehmen, je genauer wir eine Sache kennen. Je mehr Erfahrung wir haben, z. B. beim Schmecken von Käse-, Kartoffel-, Apfel-, Teesorten, um so detaillierter können kleinste Unterschiede geschmacklicher Nuancierung, der Zusammensetzung, Herstellung, Herkunft usw. registriert werden. Es gilt, die Patient*innen anzuleiten, entsprechende Vorerfahrungen aufzubereiten, den

aktuellen Eindruck in das vorhandene Vorwissen zu integrieren, um das genussvolle Erleben zu erhöhen:

▶ Spricht Sie ganz aktuell ein angenehmer Gegenstand an, so kann das positive Erleben durch die Erinnerung an ähnliche Vorerfahrungen verstärkt werden. Die neue Erfahrung wird wie ein Puzzleteil in ein bereits vorhandenes Wissen eingefügt. Damit wirkt das Ganze stimmiger. Früheres positives Erleben färbt den neuen Eindruck zusätzlich ein.

7. Genuss ist alltäglich

In der Regel ist die Bereitschaft groß, Genüssliches in den Zusammenhang mit außergewöhnlichen Ereignissen zu stellen. Dem wird entgegengewirkt und die Erfahrung vermittelt, dass Genuss im Alltag erlebbar ist: Am Frühstückstisch der Geruch von gemahlenem Kaffee und der frisch gedruckten Tageszeitung.

▶ Viele Genüsslichkeiten sind um uns herum zu finden. Es gilt, die Außerordentlichkeit des Alltags zu erkennen, Angenehmes und Schönes in der Umgebung zu entdecken und wertzuschätzen.

18.3.4 Imaginationsübung

An die Auseinandersetzung mit den zur jeweiligen Sinnesmodalität passenden Gegenständen werden Vorstellungsübungen unter Entspannung angeschlossen, wobei die Instruktion die Inhalte der Genussregeln aufgreift.

Beispiel

Für den Umgang mit einem bestimmten Duft, den sich der/die Patient*in ausgesucht hat, lautet die Anleitung z. B. so: „Haben Sie einen Geruch entdeckt, der Sie anspricht, dann bleiben Sie eine Weile dabei. Ich gebe Ihnen

Suchfragen vor, die Ihnen dabei helfen sollen, typische Aspekte, die zu Ihrem Duft passen, aufzufinden. Sollten Sie diese Fragen eher behindern, so blenden Sie sie aus und folgen Ihren eigenen Bildern und Fantasien. Tauchen störende oder negative Gedanken und Bilder auf, dann schicken Sie sie weg und gehen neu auf den Duft zu (Genuss braucht Zeit, geht nicht nebenbei, muss erlaubt sein). Suchen Sie Ausweitungen zu ihrem Duft: Wo taucht dieser Duft noch auf? Welcher andere Duft ist diesem am ähnlichsten? Welche Farbe passt zu dem Duft? (Ohne Erfahrung kein Genuss). Vielleicht taucht ja eine Farbnuance auf, die mit der aktuellen Farbe des duftenden Gegenstands, den Sie in Händen halten, überhaupt nichts zu tun hat? Forschen Sie weiter nach, was den Eindruck des Duftes abrunden könnte. Möglicherweise passen ja die Töne eines bestimmten Musikinstrumentes dazu: Der Klang einer Harfe, einer Trompete, eines Klaviers, eines Schlagzeugs, einer Piccoloflöte. Das Rasseln von Kastagnetten oder das Geläut eines Windspiels. Gibt es eine ganz bestimmte Art von Musik, zu der Sie dieser Duft führt? Klassische Musik, Rock, Jazz, Hip-Hop, Techno, Country-Musik, Volksmusik oder geistliche Musik? Eventuell fällt Ihnen ein Stück Ihrer Lieblingsband dazu ein, der Satz aus einer Symphonie oder eine Passage aus einem Jazzkonzert. Vielleicht taucht auch die Melodie eines Schlagers, eines Chansons, einer Opernarie oder eines Chorals auf. Spüren Sie den Vorschlägen nach und falls sich eine stimmige Ergänzung einstellt, greifen Sie sie auf und lassen Sie sich weiter darauf ein. Falls nicht, ist das auch in Ordnung. Jedem/er tut Unterschiedliches gut. Jede/jeder soll ganz persönliche Eindrücke entdecken und dazu stehen (Jedem das Seine). Versuchen Sie nun weitere Verbindungen herzustellen. Gibt es vielleicht Worte, die bei diesem Duft auftauchen? Vielleicht ein Werbeslogan, der Name eines Märchens, eine Redewendung, ein Vers aus einem Kinderreim, eine Strophe aus einem Gedicht, eine Zeile aus einem Lied oder ein Psalm aus der Bibel? Nehmen Sie sich Zeit und verwei-

len Sie einen Augenblick dabei. Nun machen Sie sich weiter auf die Suche. Führt Sie dieser Duft vielleicht an einen ganz bestimmten Ort? Führt er Sie in ein bestimmtes Haus und dort in ein Zimmer, in die Küche, in die Speisekammer, ins Bad oder in die Scheune? Oder führt er Sie in eine Waldhütte, in ein Gartenhaus, in eine Fischerkate, in eine Berghütte oder vielleicht auf die Zinnen eines Burgfrieds, in eine schottische Trutzburg oder in ein Schloss an der Loire? Vielleicht passt zu Ihrem Duft noch besser das Innere einer Kathedrale, der Kreuzgang eines Klosters oder vielleicht das unterirdische Gewölbe in einer Höhle? Oder führt Sie der Duft in eine charakteristische Landschaft? Wiese oder Wald, eine Landschaft von Hügeln durchzogen oder die Weite einer Flussebene, Meeresstrand oder Hochgebirge? Welche Atmosphäre geht von dieser aus? Vielleicht passt zu dem Duft und der Landschaft ja auch eine ganz bestimmte Jahreszeit (Genuss ist alltäglich): Frühling, Sommer, Herbst oder Winter? Und dann passen vielleicht auch Geräusche aus der Natur dazu: Das Geplätscher eines Bachs, Knacken von Geäst im Unterholz, Gezwitscher der Vögel, Summen der Bienen, Fallen von Regentropfen, das Knistern eines Feuers, Hundegebell in der Ferne, der Schrei einer Möwe, Meeresrauschen, Rascheln von Herbstlaub, Donnergrollen, das sich langsam entfernt, die Stille einer Winternacht oder überhaupt: einfach nur Stille? Ich überlasse Sie jetzt für eine kurze Zeit sich selbst. Folgen Sie Ihren Bildern, Fantasien und Eindrücken und bleiben Sie eine Weile dabei. Ich werde Sie dann nach einigen Minuten wieder hierher zurückholen."

Diese Übung muss nicht unbedingt mit geschlossenen Augen und in der Vorstellung durchgeführt werden. Fällt es einer Gruppe oder einem/r einzelnen/m schwer, sich auf dieses Setting einzulassen, so können diese Aspekte und Querverbindungen auch in Form eines Gesprächs zusammengetragen und ausgetauscht werden. Die Auseinandersetzung mit der jeweils ausgewählten Substanz wird in vergleichbarer Weise bei allen Sinnesbereichen so angeleitet. Eine Ausnahme stellt das Schmecken dar. Hier wird das Wahrnehmen und Erspüren von Konsistenzen durch den/die Therapeut*in angeleitet und die korrespondieren Erfahrungen im Anschluss ausgetauscht. ◄

18.3.5 Ablauf des Programms

Einführung in das Programm und Erläuterung der oben dargestellten „Genussregeln" für den Aufbau einer entsprechenden Grundhaltung und zur Anleitung für den Umgang mit den genussvollen Stimulanzien.

Thematisierung eines Sinnesbereichs, Erläuterung verschiedener Aspekte dieser Sinnesmodalität, erste gemeinsame Erfahrungen mit entsprechendem Animationsmaterial (Geruch: Es wird eine frisch angeschnittene Apfelsinenhälfte von einem zum anderen weitergereicht. Tasten: Ein raues, trockenes, leichtes Stück Baumrinde wird im Kontrast zu einem kühlen, glatten, schweren Stein mit der Hand abgetastet).

Die Patient*innen wählen aus dem ausgebreiteten Angebot ihre bevorzugte Stimulanz aus.

Der/Die Therapeut*in demonstriert modellhaft die den Genussregeln entsprechende Form des Umgangs mit den Stimulanzien (Zeit lassen, Aufmerksamkeit darauf richten, sich Genuss erlauben etc.) oder er/sie instruiert die Patient*innen entsprechend.

Im Anschluss trägt der/die Therapeut*in mit den Teilnehmer*innen die Eindrücke, Bilder und Vorstellungen jedes/jeder Einzelnen zusammen.

▶ **Hausaufgaben:** Der eingeleitete Lernprozess soll auf die alltägliche Umgebung generalisiert werden. Die Patient*innen werden aufgefordert, dort für den entsprechend thematisierten Sinnesbereich wohltuende Stimulanzien ausfindig zu machen und einige Beispiele zur nächsten Therapiestunde mitzubringen.

- Die Patient*innen stellen die mitgebrachten Stimulanzien vor. Erläuterung der korrespondierenden Eindrücke, Austausch und Vergleich der jeweiligen Erfahrungen.
- Vertiefung der Anregungen, evtl. Vereinbarung von zum Thema passenden gemeinsamen oder allein durchzuführenden Aktivitäten der Teilnehmer*innen (z. B. Schnupper-/Tast-/Horchspaziergang) für die Zeit zwischen den Therapiesitzungen.
- Vorstellung eines neuen Sinnesbereiches und entsprechender Ablauf wie oben.

18.4 Auswirkung der Imaginationsübung auf das Wohlbefinden

Beschäftigung mit neutralen, tendenziell positiven gedanklichen Inhalten
Mithilfe der Vorstellungsübungen werden Assoziationen nahegelegt, Bilder angeregt und Erinnerungen geweckt. Dadurch, dass zuvor potenziell Genussvolles ausgesucht wurde, ist die Wahrscheinlichkeit hoch, dass sich neutrale bzw. positive Eindrücke einstellen. Dabei ist der Verbindlichkeitsgrad solcher Imaginationen für den Therapieerfolg nicht ausschlaggebend, wie die evaluativen Studien belegen (Abschn. 18.7). Die Variationsbreite reicht vom reinen Aneinanderreihen („das riecht auch so, das sieht aus wie") bis hin zum Aktualisieren lebensgeschichtlich bedeutsamer Ereignisse. Wesentlich scheint zu sein, dass sich die Patient*innen für eine gewisse Zeit im neutralen bis positiven Erlebensbereich aufhalten.

Hinzufügen von Bedeutung
Es werden individuelle Bedeutsamkeiten entdeckt. Beispielsweise erinnert sich ein Patient beim Wahrnehmen des Duftes eines Apfels an die Atmosphäre im Haus seiner Großeltern. Diese hängten im Herbst Apfelringe zum Trocknen im Treppenhaus auf und der Apfelduft durchzog alle Räume. Dieser sinnliche Eindruck und die korrespondierende Erinnerung bedeuteten für ihn Klarheit, Einfachheit, Bodenständigkeit, Geborgenheit, „heim gekommen zu sein".

Vervollständigung der aktuellen Situation

Da die Aufmerksamkeit auf andere und neue Aspekte im aktuellen Erleben gerichtet wird, kann eine zunächst lediglich als belastend wahrgenommene Gegebenheit relativiert werden: Eine Patientin, die auf dem Nachhauseweg im nahe gelegenen Park bewusst dem Gezwitscher der Vögel und dem Geplätscher der Wasserspiele lauscht, spürt, dass auch dieses Erleben ihre derzeitige Lebenssituation ausmacht und nicht nur die Mobbingsituation am Arbeitsplatz. Durch das Hinzufügen solcher Aspekte, realisiert sie Möglichkeiten der Distanzierung. Die Belastung kann in einem übergeordneten Kontext wahrgenommen und ein erster Schritt in Richtung Bewältigung ist damit getan.

Auffinden individueller Bewältigungsstrategien

Im Zusammenhang mit der Imaginationsübung können auch individuelle Bewältigungsstrategien entdeckt werden. So erinnert sich ein trauernder Vater, der auch nach zwei Jahren den Tod seines 4-jährigen Buben nicht verwunden hat, angesichts eines bunten Ahornblattes, dass der große Ahornbaum in der Nähe seines Elternhauses in der Kindheit für Geborgenheit, Sicherheit und Ruhe stand. Er erinnert sich an die Kraft, die dieser ausstrahlte und er macht sich auf die Suche nach einem vergleichbar wohltuenden Ort. Er findet schließlich einen ähnlich gewachsenen Baum und lernt dort, diese positiven Gefühle aktuell wahrzunehmen und zu erneuern. Sehr viel später, als die Trauerarbeit bereits abgeschlossen war, verwendet er die Aktualisierung solcher Kraft spendenden Bilder auch in schwierigen Arbeitssituationen und bei problematischen zwischenmenschlichen Konflikten. Ein anderes Beispiel: Ein Patient, der an Tinnitus leidet, erinnert sich beim Betrachten der Abbildung einer Allee im Morgenlicht an die Stille, die er vor seiner Erkrankung „hören" konnte. Er erlebt, dass er die Stille in sich trägt und erlernt sie so für sich selbst „hörbar" wieder zu aktualisieren.

Abrunden der eigenen Geschichte

Eine Patientin erinnert sich, während sie Sand in einem Weckglas durch ihre Finger rieseln lässt, an die Zeit als ihre Kinder klein waren, sie mit ihnen in der Sandkiste „Kuchen" backte oder am Baggersee Burgen auftürmte. Sie erlebt, dass auch solche Erlebnisse zu ihr gehören und nicht nur die quälenden, den ganzen Körper beherrschenden Muskelschmerzen.

Hilfe bei der Therapiezielfindung

Einem Patienten fällt beim Duft von Bohnerwachs der Geruch im Klassenzimmer seiner Jugendzeit ein. Sein Vater war Lehrer und er lebte mit seiner Familie im Schulhaus. Montagmorgens war der Patient der erste, der das frisch gebohnerte, aufgeräumte Klassenzimmer betrat. Er erinnert das schöne Gefühl von damals: Sauberkeit, Überschaubarkeit, Unberührtheit, Klarheit und das Glücksempfinden, eine ganze, noch unberührte Woche vor sich liegen zu haben. Er findet Zugang zu der Trauer, in seinem aktuellen Leben so wenig Ordnung und Struktur vorzufinden. Das assoziierte Bild wird somit zur symbolischen Therapiezieldefinition und motiviert ihn auf ganz besondere Weise, seine Suchtproblematik in Angriff zu nehmen.

18.5 Übergeordnete Wirkfaktoren des Behandlungsprogramms

- Sensibilisierung für die Wahrnehmung positiver Aspekte
- Wissen, was gut tut
- Differenzieren lernen
- Voneinander lernen (bei der Genusstherapie in der Gruppe)
- Achtsamkeit lernen
- Einfluss auf die Stimmung nehmen
- Den Stellenwert für sich sinnlich-positives Erleben erhöhen
- Vervollständigung des Selbstbildes
- Selbstdarstellung in der Gruppe (Gruppentherapie)
- Therapeutische Kontaktgestaltung
- Auswirkungen auf die soziale Umgebung
- Modelllernen innerfamiliär und über Generationen hinweg
- Modelllernen über Kulturen und Völker hinweg

Sensibilisierung für die Wahrnehmung positiver Aspekte

Während der therapeutischen Sitzungen werden die Patient*innen immer wieder aufgefordert, aus einem Angebot potenziell genussvoller Materialien das auszuwählen, was sie aktuell in irgendeiner Form positiv anspricht. Dies und auch die im Anschluss angeleiteten Ausweitungen führen dazu, dass sie unmerklich und eher nebenbei lernend sensibler werden für sinnlich anregende Gegebenheiten. Diese Achtsamkeit weitet sich – nicht nur im Kontext der Hausaufgaben – auf alle möglichen alltäglichen Situationen und Verrichtungen aus. Gelegentlich tauchen auch negative Bilder auf. In diesem Fall wird eine annehmende Haltung gefördert. Die gleichzeitig anwesenden angenehmen Aspekte sollen jedoch aktuell ganz bewusst im Mittelpunkt stehen, *auch* Gültigkeit und Bedeutung erhalten.

Wissen, was gut tut

Im Verlauf des Behandlungsprogramms aktualisieren oder erwerben die Patient*innen ein Wissen davon, was ihnen ganz persönlich und speziell gut tut. „Ich bevorzuge warmes Wasser, ich liebe klare einfache Gegenstände, dieser Duft versetzt mich in eine anregende Stimmung, diese Farbe verbreitet eine wohlige Atmosphäre, ich liebe die Spielerei mit dem Schwamm beim Duschen." Dabei kommt es oft vor, dass der/die eine oder der/die andere entdeckt, dass ihr/ihm wohliges und angenehmes Erleben mit *einem* der fünf Sinne leichter fällt als mit den anderen. Auch dies ist eine wichtige Erkenntnis: Werden die Belastungen einmal besonders groß, dann ist es einfacher, mithilfe dieses Sinns („Schokoladensinn") einen Ausgleich herzustellen.

Differenzieren lernen

Die Genusstherapie gibt Hilfestellung dabei, genau und detailliert unterscheiden zu lernen: Einen Zwangspatienten quält z. B. beim Autofahren die Angst, einen Menschen überfahren zu haben, wenn durch Unebenheiten der Straße das Fahrzeug holpert und damit das gleichmäßige Fahrgefühl unterbrochen wird. Im Zusammenhang mit seinem Hobby Fahrradfahren lernt er die unterschiedlichen Erschütterungen und die

verschiedenartigen Geräusche beim Fahren über Kies, Asphalt, feuchten Waldboden „sinnlich" zu begreifen und damit deutlicher zu unterscheiden.

Voneinander lernen

Wird die Genusstherapie im Rahmen einer Gruppenbehandlung durchgeführt, ergibt sich für jede/n einzelne/n die Möglichkeit von anderen Gruppenmitgliedern zu lernen. Neben der ansteckenden Heiterkeit, die in Genussgruppen im Gegensatz zu problemzentrierten Gruppen häufiger vorherrscht, geht es auch darum, von anderen ganz konkrete, persönlich erprobte Anregungen und Tipps zur genussvollen Alltagsgestaltung zu erhalten. „Häng mal einen Bund Zitronenmelisse, die so üppig in deinem Garten wächst, ins Badewasser." „Ich erkläre dir, wie du Erdbeerbutter machen kannst". „Ich halte auf der Fahrt zur Arbeit schon einmal an, wenn die Berge am Horizont besonders gut zu sehen sind."

Achtsamkeit lernen

Die Patient*innen lernen, sich auf den Prozess der Ausführung eines alltäglichen Handlungsablaufs zu konzentrieren. Dabei unterstützen vor allem gleichförmige, sich wiederholende Bewegungsabläufe das Entstehen von Wohlbefinden: z. B. in immer derselben gleichförmigen Bewegung einen Apfel schälen, ein Auto wienern, einen Nagel einschlagen, ein Gemüsebeet hacken, einen Pulli stricken, einen Pudding anrühren. Dadurch wird immer dieselbe Information aufgenommen. Dies wirkt angstreduzierend und beruhigend. Hier wird ein Prinzip, das bei Zwangspatienten*innen eine pathologische Form angenommen hat in einem heilsamen Kontext genutzt. Sie lernen für eine kurze Zeit lediglich im Hier und Jetzt zu sein und durch die Ausrichtung der gesamten Achtsamkeit auf die Ausführung des Handlungsablaufs den Kopf frei zu bekommen von störenden und belastenden Gedanken. Für eine kleine Zeiteinheit wird das Gefühl fassbar, „einfach nur da zu sein".

Einfluss auf die Stimmung nehmen

Die Patient*innen erleben, dass sie unabhängig von anderen Personen oder von chemischen Mitteln, ihre Befindlichkeit verändern und ihre

Stimmungslage selbst positiv beeinflussen können. Sie lernen, sich auf angenehmes Erleben, liebenswerte Bilder und Erinnerungen einzulassen. Sie lernen, in ihrem Alltag kleine Zäsuren zu setzen, bewusst Angenehmes in den Mittelpunkt der Aufmerksamkeit zu stellen und Handlungsabläufe, die sie sowieso zu erledigen haben, neu wahrzunehmen. Das wirkt der „erlernten Hilflosigkeit", dem Eindruck des Ausgeliefertseins entgegen. Das in der Verhaltenstherapie übergeordnete Therapieziel „Stärkung der Autonomie" wird dadurch ganz wesentlich gefördert.

Den Stellenwert für sinnlich-positives Erleben erhöhen

Gewohnheitsmäßige Handlungsabläufe können auf ihre Sinnhaftigkeit überprüft werden und unter dem Aspekt der Ausweitung genüsslichen Erlebens modifiziert werden. Beispielsweise kann sich ein Schmerzpatient zu seiner Erleichterung erlauben, morgens um 4.00 Uhr im eigenen Haus ein warmes Bad zu nehmen. Ein Manager stellt eine Schneekugel auf seinen Schreibtisch und bevor er zum Telefonhörer greift, um ein schwieriges Telefonat zu erledigen, schüttelt er sie und wartet, bis der Schnee zur Ruhe gekommen ist. So können alltägliche Verrichtungen und Anforderungen durch die Verbindung mit genussvollen Arrangements erleichtert werden. Die Bedeutung, die kleine positive Erlebnisse in der Alltagsgestaltung einnehmen, kann an folgendem Bild (Balancemodell) verdeutlicht werden: „Stellen Sie sich vor, Sie wiegen die negativen und die positiven Ereignisse, die Ihnen begegnen auf einer Waage. Wenn die Waagschale mit dem belastenden Erleben schwerer wiegt, dann werden Sie krank. Wiegt umgekehrt die Waagschale mit dem positiven Erleben schwerer, so werden Sie nicht krank. Im Gegenteil: Sie verfügen sogar über einen Spielraum, um zusätzliche Gewichte auf der belastenden Waagschale ausgleichen zu können". Dieser Effekt ist durch wissenschaftliche Untersuchungen immer wieder bestätigt worden. Sorgen Sie also dafür, dass die Waagschale mit den erfreulichen Ereignissen immer etwas schwerer wiegt. Sammeln Sie sorgfältig alle auch noch so kleinen Möglichkeiten, um sicherer und geschützter Ihr

Leben zu meistern. Die Funktion des emotionalen Zustands „Wohlfühlen" wird so als Schutz-, Gegen- und Heilmittel vor psychogenen Noxen nochmals herausgestellt"

Vervollständigung des Selbstbildes

Wenn die Patient*innen in die Therapie kommen, sind sie in ihrer Selbstwahrnehmung auf den Prozess des Krankheitsgeschehens ausgerichtet: „Das kann ich nicht mehr, das bereitet Mühe, Schmerzen, Überforderung, Angst." Mithilfe der Genusstherapie werden sie sensibel für brachliegende oder vergessene Ressourcen: „Dies kann ich ja noch, jenes gelingt mir sogar besonders gut." Das können und sollen Alltäglichkeiten sein, wie z. B.: „Ich finde es immer wieder interessant, wie der Baum vor meinem Fenster die Jahreszeiten widerspiegelt. Die warme Dusche am Morgen ist für mich ein guter Start in den Tag. Ich habe ein besonders wohlschmeckendes Olivenöl, mit dem ich beinahe jede Mahlzeit verfeinere. Ich trage über das ganze Jahr hinweg drei Kastanien in meiner Hosentasche. Ich nehme sie immer wieder in die Hand und spiele mit ihnen. Das ist einfach schön und macht mir Spaß.

Selbstdarstellung in der Gruppe

Die Patient*innen treten in einer Genussgruppe auch vor den Gruppenmitgliedern anders in Erscheinung, als beispielsweise in einer Problemlösegruppe. Da ist nicht der Steuerberater, der von Zwangsgedanken gequält wird, sondern derjenige, der dieses ganz besondere morbide Rot liebt. Da ist nicht die Erzieherin, die an einer Essstörung leidet, sondern diejenige, die weiß, in welchem Wald gerade Maiglöckchen blühen. Da ist nicht der Bauarbeiter, dessen Bewegungsradius durch Panikattacken bestimmt wird, sondern derjenige, der erklären kann, wie „falscher Schweinepfeffer" zubereitet wird.

Therapeutische Kontaktgestaltung

Auch der/die Therapeut*in lernt den Patienten unter dem Aspekt seiner Ressourcen und liebenswerten Seiten kennen. Auch er/sie lässt sich lieber von Maiglöckchen im Wald erzählen als vom fünfmaligen Erbrechen am Tag. Hinzu kommt: Wenn sich die Sichtweise des/der Therapeut*in an problemfernen Eigenschaften orientiert, verändert sich auch die therapeutische Interaktion. Sie kann umfassender gestaltet werden.

Auswirkungen auf die soziale Umgebung
Durch die Genusstherapie wird die „normale" Alltagskonversation aufgewertet und in ihrer kommunikativen Bedeutung hervorgehoben. Beginnt der/die Patient*in auch in der häuslichen Umgebung wieder von angenehm erlebten alltäglichen Verrichtungen zu erzählen, fällt es dem Gegenüber leichter, zuzuhören und sich am Gespräch zu beteiligen als wenn nur und immer wieder von belastendem Erleben berichtet wird. Denn unsere Alltagskonversation hat oft „nichtige", kleine, neutrale bzw. angenehme Begebenheiten zum Inhalt. Außerdem kann auf diesem Weg aufgezeigt werden, dass Krankheitsverhalten im kommunikativen Kontext häufig zumindest kurzfristig, positive Verstärkung gefunden hat.

Modelllernen innerfamiliär und über Generationen hinweg
Aktuell genussvolle Wahrnehmungen können auch dazu anregen, Mitglieder der Herkunftsfamilie unter dem Aspekt zu betrachten, wann und wie sie sich Wohlbefinden verschafften und erlaubten: So erinnert sich eine Patientin angesichts einer ganz besonders aparten roten Farbe, dass ihre Mutter immer, wenn sie fein ausging, einen Lippenstift in dieser Farbe auflegte. Ein Patient, dessen Vater eine Molkerei betrieb, in der meist sehr niedrige Temperaturen herrschten, beschreibt, dass immer, wenn der Frühsommer kam und der Vater dank der gestiegenen Außentemperaturen nicht mehr die langen kratzigen Unterhosen tragen musste, ein kleines Fest mit Erdbeeren und Schlagsahne gefeiert wurde.

Modelllernen über Kulturen und Völker hinweg
Die Auseinandersetzung mit positivem Erleben regt dazu an, Parallelen in anderen Kulturkreisen zu entdecken: So wird z. B. festgestellt, dass in der katholischen Kirche der Duft von Weihrauch eine geistlich erhabene Stimmung fördert oder dass in orientalischen Ländern, in denen der Genuss von Alkohol verboten ist, ein jahrhundertealtes Wissen über die anregende und euphorisierende Wirkung verschiedenster Düfte anzutreffen ist. Es wird erinnert, dass bereits die Römer ausgesprochen viel von Bade- und Saunakultur sowie von der Kunst der Massage verstanden. Und dass in mediterranen Gegenden der Handschmeichler oder das Fingerspiel, bei dem jede einzelne Perle einer Handkette in gleichmäßiger Abfolge durch die Hand gleitet, das Feierabendgefühl unterstützt. Ähnliches kann auch bei den tibetanischen Mönchen beobachtet werden, die so die innere Achtsamkeit erhöhen. Auch das Beten eines Rosenkranzes kann ähnliches bewirken. Die genauere Betrachtung, wie Wohlfühlen entsteht, weitet den Horizont. Werden Ähnlichkeiten in anderen kulturellen Zusammenhängen aufgefunden, erhöht dies die Verbindlichkeit des eigenen vergleichbaren Erlebens.

18.6 Krankheitsbildbezogene Wirkfaktoren

In diesem Abschnitt werden einige Krankheitsbilder unter dem Aspekt betrachtet, an welcher Stelle die Genusstherapie auch das störungsspezifische und problemzentrierte therapeutische Vorgehen unterstützen kann.

Angst/pathologische Trauer/posttraumatische Belastungsstörung
Diese Erkrankungen bringen es mit sich, dass sich die Betroffenen hauptsächlich im aversiven, unangenehmen Erlebensbereich aufhalten. Bei allen drei Krankheitsbildern sieht die Verhaltenstherapie in irgendeiner Weise die intensive Auseinandersetzung mit den belastenden Emotionen vor: Konfrontation mit der Angst (Reizüberflutungstherapie), mit dem Verlust (Bereavement-Therapie), mit dem erlebten Trauma (Neutralisierung durch Nacherleben). Hat der/die Patient*in jedoch den Zugang zu positivem Erleben verloren, so wird durch eine Intensivierung der negativen Empfindungen keine Adaptation und damit keine Erleichterung erreicht. Das Gegenteil wird bewirkt: eine heftige Verschlimmerung. Die Fähigkeit, sich wenigstens in eini-

gen Bereichen wohlzufühlen ist erforderlich, damit die geschilderten Interventionsformen ihre heilsame Wirkung entfalten können. Die Genusstherapie kann die Voraussetzungen dafür schaffen.

Essstörungen

Hier ist in der Regel die Körperwahrnehmung verändert: Der Körper wird in seinen Ausmaßen unkorrekt eingeschätzt und nicht selten insgesamt abgelehnt. Durch die Sensibilisierung der Sinne wird eine behutsame Aussöhnung mit dem körperlichen Empfinden eingeleitet; denn jede sinnliche Erfahrung ist auch eine Körperwahrnehmung. Außerdem kann durch die geleitete Erfahrung, sich in einen überschaubaren Prozess sinnlichen Erlebens zu begeben, diesen in seiner Intensität und Ausgestaltung selbst steuern zu lernen, der oft vorliegenden generellen Angst vor dem Verlust der Selbstkontrolle entgegengewirkt werden. Natürlich wird speziell durch die Genussübungen zum Sinn „Schmecken" ein veränderter Wahrnehmungsfokus beim Essen der alltäglichen Mahlzeiten aufgebaut: Es wird angeregt, ganz bewusst zu essen und die Konsistenz der Nahrung wahrzunehmen anstatt die Kalorien zu zählen.

Alkohol- und Drogenmissbrauch oder -abhängigkeit

Bei einer Suchterkrankung muss emotional und real Abschied vom großen suchtmittelbedingten „Kick" erfolgt sein, damit Psychotherapie Sinn macht. Ist diese Voraussetzung gegeben, dann verstehen die Patient*innen sehr schnell, dass sie durch die Genusstherapie andere Möglichkeiten, zum Wohlgefühl zu gelangen, wiederentdecken bzw. neu erwerben können. Natürlich geht es hierbei um vergleichsweise kleine und unspektakuläre Erlebnisse, da die Sensibilität für Nuancen erst aufgebaut werden muss. Aber sie wissen: Je größer die Variationsbreite des positiven Erlebens ist, umso eher sind sie gefeit gegen suchtmittelbedingte Versuchungssituationen.

Depression

Um die Passivität depressiver Patient*innen aufzufangen, werden in der Regel Aktivitätspläne erstellt. Diese listen jedoch häufig nur die Verrichtung alltäglicher Pflichten auf. Die Genusstherapie zeigt Tätigkeiten von potenziell angenehmem Charakter auf, sodass ein Wechsel zwischen eher unangenehmen Notwendigkeiten und sich davon deutlich abhebenden erfreulichen Aktivitäten möglich wird. Zusätzlich besteht die Chance, dass die Patient*innen durch die Beschäftigung mit den fünf Sinnen allmählich wieder wacher und empfindungsfähiger werden. Auf die Möglichkeiten, wie die Selbstwahrnehmung in positiver Richtung verändert werden kann, wurde oben schon hingewiesen.

Borderlinestörung

Bei diesen Patient*innen liegt eine lerngeschichtlich begründete Angst vor, unbekümmert an eine aktuelle Gegebenheit teilzuhaben. Die Aufmerksamkeit wechselt sehr rasch. Hier ist es notwendig, die Fähigkeit zur Konzentration zu erhöhen und damit das Erleben im „Hier und Jetzt" zu ermöglichen. Die Genusstherapie unterstützt dies in besonderer Weise. Allerdings muss darauf geachtet werden, dass im Kontext der Instruktionen für den Umgang mit den Materialien lediglich angeregt wird, die Erfahrungen neutral zu beschreiben. Die Aufforderung zu dezidiert positivem Erleben kann sehr rasch Kontrollverlustangst auslösen.

Somatoforme Schmerzstörung

Patient*innen, die unter dieser Erkrankung leiden, verbinden mit Körperwahrnehmung oft nur Schmerzempfinden. Dieses ist im weitesten Verständnis dem taktilen Erleben zuzuordnen. Die Ausrichtung der Aufmerksamkeit auf weitere Sinne eröffnet die Möglichkeit, in unbelasteten Sinnesbereichen positives körperliches Erleben zu erfahren. Zusätzlich kann die Wahrnehmung von positivem taktilem Empfinden räumlich weit entfernt vom Schmerzzentrum eine entlastende Erfahrung sein. Es wird deutlich, dass der Schmerz sich auf einen begrenzten Bereich zentriert. Unabhängig davon ist jedoch vor allem wichtig, dass eine Stärkung der Fähigkeit zur Konzentration und zur Aufmerksamkeitsumlenkung erfolgt. Beides spielt bei der Bewältigung von Schmerzerleben eine zentrale Rolle.

Psychophysiologische Schlafstörung

Um den Körper wieder an einen normalen Schlaf-Wach-Rhythmus zu gewöhnen, ist es unter anderem notwendig, nächtliche Wachphasen bis zum Erreichen des nächsten Einschlafzeitpunkts zu überbrücken. Es ist wichtig, dass der/die Patient*in diese Zeit außerhalb des Bettes zubringt. Damit diese Wachzeit nicht mit Grübeln oder dem Verrichten liegen gebliebener Verpflichtungen zugebracht wird, ist es sinnvoll, Tätigkeiten zu kennen, die zu einem wohligen und entspannten Zustand beitragen, damit der nächste, physiologisch bedingte „tote Punkt" auch tatsächlich für das Einschlafen genutzt werden kann. Mithilfe der Genusstherapie kann hierfür ein vielfältig gestaltetes, individuelles Programm zusammengestellt werden.

Schizophrenie

Bei der verhaltenstherapeutischen Arbeit mit an Schizophrenie erkrankten Patient*innen geht es darum, den Betroffenen einen bewältigenden Umgang mit dieser Erkrankung zu ermöglichen. Orientiert am Vulnerabilitätskonzept wird ein Gespür für das Auftreten von individuellen Stress- und Belastungssituationen vermittelt. Falls nicht gegengesteuert wird, kommt es in solchen Situationen zu einer Reizüberflutung. Der „kognitive" Filter wird durchlässig, eine Störung der Informationsverarbeitung ist die Folge, Prodromalsymptome treten auf. Um dies zu verhindern muss rechtzeitig dafür Sorge getragen werden, den Informationsinput zu reduzieren. Dieses kann z. B. durch die Anleitung zur Aufmerksamkeitszentrierung geschehen, die unauffällig in belastenden Situationen eingesetzt werden kann. Die Genusstherapie bietet viele Gelegenheiten, sich in dieser Fertigkeit zu üben.

18.7 Evaluation

Das Programm wurde in zwei Studien mit depressiven Patient*innen (N = 80; überdurchschnittliche Werte auf der D-Skala von v. Zerssen) evaluiert (Brotzler, 1983; Bausch, 1984; Koppenhöfer, 1990). Es war der Standardbehandlung bzw. einem Zusatztherapieangebot (Aktivitätsprogramm) bezüglich des Rückgangs der depressiven Empfindung im Mittelwertsvergleich hoch signifikant überlegen. Die durch das Programm wiedererlangte bzw. neu entdeckte Genussfähigkeit schränkte die Beschäftigung mit negativen Inhalten ein, die Auseinandersetzung mit positiven Aspekten der eigenen Person sowie der aktuellen Lebenssituation wurde angeregt. Generell wurde jedoch belastendes Erleben nicht negiert oder bagatellisiert. Stattdessen kam es zu einer umfassenderen Sichtweise: Zusätzlich zum Problematischen wurde auch Angenehmes wahrgenommen.

Die Genusstherapie hat in den vergangenen 25 Jahren in vielen klinischen Einrichtungen Eingang in die ambulante und stationäre Versorgung gefunden. Als Gruppenbehandlung ist sie vielerorts zu einem festen Bestandteil eines Standardbehandlungsangebots geworden. In diesem Kontext liegen inzwischen auch Erfahrungsberichte und weitere empirische Studien vor, in denen sie – in der Regel im Rahmen eines störungsspezifischen Behandlungsprogramms – einen manchmal auch etwas – modifizierten Therapiebaustein darstellt: Stressbewältigung (Kaluza, 1998, 1999, 2004), Schmerz und rheumatische Erkrankungen (Jungnitsch & Langhof, 1991; Klammer, 1999), Zwangserkrankungen (Ecker, 1994; Flecks & Lieb-Rutt, 1999), Adipositas (Höfner, 1994) sowie im Rahmen einer Gruppentherapie (Zorneck, 1994) und im Kontext einer Gesundheitsgruppe (Dusi & Broda, 1999). Sie hat zudem Eingang in die pflegetherapeutische Ausbildung gefunden (Rakel & Lanzenberger, 2009) und darüber hinaus Anlass gegeben zur Auseinandersetzung mit philosophiegeschichtlichen Grundlagen euthymer Therapieansätze (Petzold et al., 2012).

Weitere Hinweise auf empirische Befunde zur Wirksamkeit dieses Behandlungsansatzes sind Kap. 6 zu entnehmen.

Manuale

Gruppentherapie: Koppenhöfer, E. (2004/10. Aufl. 2016). *Kleine Schule des Genießens. Ein verhaltenstherapeutisch orientiertes Behandlungsprogramm zum Aufbau positiven Erlebens und Handelns.* Lengerich: Pabst Science Publishers.

Einzeltherapie: Koppenhöfer, E. (2018). *Genussverfahren.* Weinheim: Beltz.

Literatur

Bausch, I. (1984). Das Selbstbild depressiver Patienten in Abhängigkeit von angewandter Therapie. Universität Konstanz.

Brotzler, D. (1983). Empirische Untersuchung eines Therapieprogramms zur Entwicklung von „Genussfähigkeit" bei Depressiven. Universität Heidelberg.

Dusi, D., & Broda, M. (1999). Die Gesundheitsgruppe – Ein Gruppenkonzept für die stationäre Psychotherapie. In R. Lutz (Hrsg.), Beiträge zur Euthymen Therapie. Lambertus.

Ecker, W. (1994). Stationäre Verhaltenstherapie bei Zwangsneurosen. In M. Zielke & J. Sturm (Hrsg.), Handbuch Stationäre Verhaltenstherapie. Psychologie Verlags Union.

Flecks, H., & Lieb-Rutt, T. (1999). Ressourcenorientierte Gruppentherapie für Zwangspatienten. In R. Lutz (Hrsg.), Beiträge zur Euthymen Therapie. Lambertus.

Höfner, R. (1994). Selbstkontrollprogramm zur stationären Behandlung der Adipositas permagna. In M. Zielke & J. Sturm (Hrsg.), Handbuch Stationäre Verhaltenstherapie (S. 592–609). Psychologie Verlags Union.

Jungnitsch, G., & Langhof, S. (1991). Ein Krankheitsbewältigungstraining für Patienten mit chronischer Polyarthritis: Trends und erste Ergebnisse. Zeitschrift für Klinische Psychologie, 39(3), 283–299.

Kaluza, G. (1998). Effekte eines kognitiv-behavioralen Streßbewältigungstrainings auf Belastungen, Bewältigung und (Wohl-)Befinden. Eine randomisierte, prospektive Interventionsstudie in der primären Prävention. Zeitschrift für Klinische Psychologie, 27(4), 234–243.

Kaluza, G. (1999). Sind die Effekte eines primärpräventiven Stressbewältigungstrainings von Dauer? Eine randomisierte, kontrollierte Follow-up-Studie. Zeitschrift für Gesundheitspsychologie, 7(2), 88–95.

Kaluza, G. (2004). Stressbewältigung. Trainingsmanual zur psychologischen Gesundheitsförderung. Springer.

Klammer, C. (1999). Evaluation eines stationären psychologischen Schmerzbewältigungstrainings bei Patienten des rheumatischen Formenkreises. Dissertation Universität Salzburg.

Koppenhöfer, E. u. Lutz, R.: Depression und Genuß In: Lutz, R. (Hrsg.): Genuß und Genießen. Zur Psychologie des genußvollen Er lebens und Handelns Weinheim: Beltz, 1983 (S. 126–136)

Koppenhöfer, E. u. Lutz, R.: Therapieprogramm zum Aufbau positiven Erlebens und Handelns bei depressiven Patienten In: Werkstattschriften des Instituts für Industrielle Arbeitstherapie und Rehabilitation (Heft 11) Weinsberg: Weißenhof-Verlag, 1985 (S. 8–28)

Koppenhöfer, E. (1990). Therapie und Förderung Genussvollen Erlebens und Handelns. In M. Zielke & N. Mark (Hrsg.), Fortschritte der angewandten Verhaltensmedizin (Bd. 1). Springer.

Koppenhöfer, E. (1998). Depressionsbehandlung (Audio-Kassette). In P. Kosarz (Hrsg.), Verhaltenstherapie. Carl-Auer-Systeme-Verlag (Autobahn-Universität).

Koppenhöfer, E. (2006). Euthyme Behandlungsverfahren in der Verhaltenstherapie. Kleine Schule des Genießens. Psychologische Medizin, 17, 4–7.

Koppenhöfer, E. (2014). Mit allen Sinnen genießen. Mehr Lebensqualität durch bewussten Genuss. Audio-Ratgeber. Gelesen von Ulla Evrahr. Beltz.

Koppenhöfer, E. (2016). Kleine Schule des Genießens. Ein verhaltenstherapeutisch orientiertes Behandlungsprogramm zum Aufbau positiven Erlebens und Handelns (10. Aufl.). Pabst Science Publishers (Erstveröffentlichung 2004).

Koppenhöfer, E. (2018). Genussverfahren. Beltz.

Lutz, R. u. Koppenhöfer, E.: Kleine Schule des Genießens In: Lutz, R. (Hrsg.): Genuß und Genießen. Zur Psychologie des genußvollen Er lebens und Handelns Weinheim: Beltz, 1983 (S. 112–125)

Petzold, H., Moser, S., & Orth, I. (2012). Euthyme Therapie – Heilkunst und Gesundheitsförderung in asklepiadischer Tradition. Psychologische Medizin, 23(18–36), 53–70.

Rakel, T., & Lanzenberger, A. (2009). Pflegetherapeutische Gruppen in der Psychiatrie. Wissenschaftliche Verlagsgesellschaft.

Zornek, G. (1994). Empirische Untersuchung zur Wirksamkeit von Gruppenpsychotherapie im stationären Setting unter besonderer Berücksichtigung der Genußgruppe. Diplomarbeit.

Sinnvolle Werte und Lebensziele entwickeln

19

Psychotherapie mit kognitiv-behavioralen Methoden der Imagination und Hypnose

Hans-Christian Kossak

Inhaltsverzeichnis

H.-C. Kossak (✉)
Bochum, Deutschland
E-Mail: hans-christian.kossak@t-online.de

© Der/die Autor(en), exklusiv lizenziert durch Springer-Verlag GmbH, DE, ein Teil von Springer Nature 2022
R. Frank und C. Flückiger (Hrsg.), *Therapieziel Wohlbefinden*, Psychotherapie: Praxis,
https://doi.org/10.1007/978-3-662-63821-7_19

▶ Es werden sehr effektive kognitiv-behaviorale Methoden der Imagination und der Hypnose sowie ihre Indikationen und Grenzen vorgestellt, durch Fallbeschreibungen veranschaulicht und in ihren neuropsychologischen Wirkungen zur Erreichung von Therapiezielen erklärt. Dies sind u. a. Methoden zum Erreichen von psychotherapeutischen Grundzielen wie Selbstwirksamkeit und Selbstkontrolle. Zur Therapie psychophysiologischer Erkrankungen wie z. B. Colon irritabile oder allergische Rhinitis werden exemplarisch gezielte Imaginationen bzw. Suggestionen genannt. Zum Erkennen und Lösen von Problemen werden spezielle Methoden aufgezeigt, bislang verborgenen hemmenden oder unterstützenden Gefühle wahrzunehmen oder die Wertigkeit und Verbindlichkeit bisheriger oder zukünftiger Ziele und deren Blockaden zu erkennen. Die Methoden werden für Therapieziele genutzt, u. a. zur Aktivierung von Handlungen wie z. B. Lern- und Arbeitsbeginn, zur Entscheidungsfindung oder zum Aufbau von Selbstsicherheit und Selbstvertrauen.

19.1 Einleitung

Der sehr umfangreiche Wissenschaftsbereich zur Erforschung von Therapiezielen, Lebenszielen und Werten umfasst zahlreiche Theorien und Forschungsergebnisse. Für unsere Zwecke kann hierzu nur ein grundsätzlicher Überblick gegeben werden, der pragmatisch orientiert ist. Entsprechend wird hier nur die Basisliteratur berücksichtigt. Im zweiten Teil werden exemplarisch verschiedene kognitiv-behaviorale Methoden der Imagination und Hypnose vorgestellt, mit deren Hilfe solche Ziele und Werte therapeutisch erarbeitet und umgesetzt werden. Eine spezielle Literatur zu Werten und Zielen der Hypnose gibt es wohl nicht. Vielmehr ist sie durch die Therapieformen vorgegeben, mit der Hypnose kombiniert wird.

19.2 Werte und Lebensziele: Begriffsbestimmung

Lebensziele beinhalten persönliche Anliegen oder Bestrebungen einer Person, die sie erreichen möchte, die sie verfolgt und durch konkrete Handlungen zu erreichen versucht. Lebensziele und auch Therapieziele lassen sich nie komplett erfassen oder sogar erklären, sollten jedoch in engem Zusammenhang gesehen werden. Mit beiden Zielarten sind nur selektive Ausschnitte zu erfassen, die eventuell nur die aktuelle Situation wiedergeben.

Ziele sind immer in der Interaktion des Individuums und in Abhängigkeit von seinem sozialen und ökologischen Umfeld zu sehen (Brunstein & Maier, 1996). Verschiedene Zielebenen werden durch die individuellen und altersbezogenen Erwartungen bestimmt und haben u. a. Einfluss auf das individuelle Verhalten (Freund, 2003).

▶ Lebensziele sind somit ein dynamischer Prozess, der sich wandeln kann, wenn sich die Bedingungen ändern (Emmons, 1986). Entsprechend müssen sie kontinuierlich geklärt und aktualisiert werden. Ein Therapieziel ist dann u. a., dass der Klient später selbst diese Zielerforschung vornimmt, um sein Verhalten danach eigenständig auszurichten (Kanfer et al., 2012).

Durch die Lebensziele und durch die Arbeit zur Annäherung ändert sich die Wahrnehmung des Menschen, auch seine Kognitionen, Emotionen und Handlungen (Klinger, 1987).

Ziele sind handlungssteuernd, was jedoch für ein implizites Motivationssystem und für Werte nicht gelten muss. **Werte** sind nur potenzielle Ziele und somit persönliche Präferenzen; sie müssen nicht unbedingt Handlungen bedingen (Kanfer et al., 2012). Motive und Werte sind meist hoch generalisiert und sprachlich oft nicht repräsentiert.

▶ Lebensziele sind (kognitive) Orientierungspunkte, die wir in der nahen oder fernen Zukunft erreichen wollen. Dazu bedarf es unterschiedlich komplexer Verhaltensweisen, Fähigkeiten und Fertigkeiten, die nur z. T. in einer Psychotherapie erlernt werden können.

Mitunter muss die Relevanz und der Realitätsgehalt der Lebens- und Therapieziele in der Psychotherapie besprochen werden; dieser Aspekt stellt dann ein Therapieziel für sich dar. Entsprechend müssen auf der Basis der neu erworbenen alternativen Betrachtungsweisen Ziele erarbeitet oder geändert werden. (Beispiel: Bei geringer kognitiver Kompetenz wäre das Ziel „Hochschulstudium" unrealistisch, aber, eine stark praktisch orientierte Ausbildung anzustreben, wäre ratsam.)

Nicht zu vergessen ist, dass Ziele auch als pathologische Faktoren wirksam sein können, die zur Entstehung und Aufrechterhaltung psychischer Störungen beitragen können (Schulte, 1996; Schulte & Eifert, 2002).

19.3 Ziele: Aspekte in der Psychotherapie

Zu Beginn einer Psychotherapie sehen Patienten wenig an Entwicklungsperspektiven; sie sind hoffnungslos und fokussieren ihre Aufmerksamkeit stark auf ihre Probleme. Ihnen ist es kaum möglich, sich auch für positive Zukunftsaspekte zu öffnen (Koban & Willutzki, 2001). Teilweise dadurch bedingt haben Klienten zu Therapiebeginn oft unklare oder nur implizite Zielvorstellungen, die mehr oder weniger bewusste Zielkonflikte beinhalten (Michalak et al., 2004) und somit zu ihrer Beunruhigung oder zu Sorgen beitragen können. Therapieziele können nie abstrakt definiert werden; sie sind stets konkret auf den psychotherapeutischen Prozess bezogen und ein Teil allgemeiner Lebensziele (Pöhlmann, 1999). So ist bei der Zielplanung auch zu berücksichtigen, dass sich Gesellschaftswerte und damit auch Ziele zu ihrer Erreichung im Laufe der Zeit stark verändern können (Opaschowski,

2008). Dies impliziert dann zu berücksichtigen, innerhalb welches gerade gültigen Wertesystems sich der Patient befindet – und welches er ggf. ändern müsste. Letztlich sind in der Psychotherapie Ziele und Werte starke motivationale Komponenten (Bohus & Bents, 2018).

19.3.1 Vermeidung und Widerstand

Grundvoraussetzungen einer Therapie bzw. für den Therapieerfolg sind die Therapiemotivation und damit verbunden die Veränderungsmotivation (Berking & Kowalsky, 2012; Schulte, 2015). Durch ihre eingeengte Sichtweise besonders zu Beginn der Psychotherapie reagieren Klienten mehr mit Vermeidungszielen (Kanfer et al., 2012). (Beispiele: „Ich will *nicht* mehr Angst vor Hunden haben." „Ich will *nicht durch die Prüfung fallen*.") Derartige Verneinungen sind in der Therapie mit geringen Erfolgschancen verbunden (Berking et al., 2005). Sie führen zur Gedankenunterdrückung und damit zur paradoxen Reaktion ihrer Zunahme (Wegner & Erber, 1992; Trinder & Salkovskis, 1994). Gerade bei Angstpatienten erfolgt sogar eine hervorgehobene Wahrnehmung solcher Reize (Amir et al., 1998).

Vermeidungsmotivation trägt zur Entstehung und Aufrechterhaltung der Psychopathologie bei (Grawe, 2004; Grosse Holtforth et al., 2005).

▶ Jede therapeutische Veränderung, also auch das Vorgehen zur Zielerreichung, kann nicht isoliert betrachtet werden, denn es verursacht durchaus auch Veränderungen, die sich im sozialen oder materiellen Umfeld des Klienten auswirken – oder von dort gehemmt werden. Entsprechend kann der Klient Widerstände oder Vermeidungsverhalten aufbauen, wenn er diese Faktoren möglicherweise negiert oder antizipiert und überstarke positive oder negative Attributionen damit verbindet (Hofheinz et al., 2017; Kanfer et al., 2012; Sachse et al., 2012).

Psychotherapie zielt dann je nach Patientenproblem darauf ab, mit dem Patienten geeignete Alternativreaktionen (motorisch, emotional, kognitiv etc.) zum bisherigen Verhalten bzw. zum Vermeidungsverhalten zu finden; dies kann auch beinhalten, vollkommen neue Verhaltensweisen oder Einstellungen zu erarbeiten.

Grundsätzlich gilt es hier, **positive Zielkonzepte** aufzubauen.

19.3.2 Zielhierarchien

Wenn angestrebte Ziele zu komplex und unübersichtlich sind, dann sollte eine Aufteilung in Ober-, Zwischen- und Unterziele erfolgen, eventuell müssen sie in Form von Entscheidungsbäumen und Planhierarchien veranschaulicht werden (Caspar, 1998; Caspar & Grawe, 1981). Bei diesem sehr sinnvollen Vorschlag setzen Kanfer und Busemeyer (1982) nicht nur höhere kognitive/intellektuelle Fähigkeiten voraus, sondern auch, dass Klienten bereits Übersichts- und Planungsfähigkeit besitzen, die sie möglicherweise jedoch erst durch eine Therapie erwerben werden.

▶   Aufgabe des Therapeuten ist es auch, den Klienten auf Kognitionen und Verhaltensweisen in Richtung auf die vereinbarten Ziele hinzuführen. Auf dem Weg dorthin muss ergründet werden, welche Fähigkeiten und Fertigkeiten Voraussetzung für die Zielerreichung sind, und welche ggf. als Zwischenziele erworben werden müssen. Hierbei sind auch zahlreiche kognitive Fertigkeiten zu erkennen und aufzubauen wie z. B. effektives Problemlösen, relevante Alternativen zu erkennen und gegeneinander abzuwägen, aber auch (positive wie negative) Konsequenzen zu erkunden und Verhaltensweisen auszuprobieren.

Nach ausführlicher therapeutischer Motivationsklärung kann durchaus als (ein) Therapieziel erarbeitet werden, das Unabänderliche zu akzeptieren, wenn durch unterschiedliche Grenzen gesetzte Veränderungen nicht möglich sind (Schmelzer, 1998).

19.3.3 Realitätsgehalt von Ziel und Zielerreichung

Eine der Künste in der Psychotherapie besteht darin, gemeinsam mit dem Klienten seine relevanten Ziele oder Unterziele zu finden, die von ihm erreichbar und auch im Rahmen der Behandlung möglich sind.

> **Beispiel**
>
> „Ich möchte bei Frauen charmant auftreten!" ist sehr schwer durch klare Verhaltensbeschreibungen zu erfassen und bedarf so komplexer Fertigkeiten, dass sie vielleicht kaum erlernbar sind. Das Ziel „Ich will selbstsicher in der Gegenwart von Frauen sein!" lässt sich operationalisieren, d. h. detailliert in klare Unterziele aufteilen, in konkreten Verhaltensweisen definieren und in therapeutische Übungen umsetzen. ◀

▶   **Bei der Überprüfung des Realitätsgehaltes der Zielperspektiven sollte zunächst eine rationale Zensur weitgehend ausgeschaltet sein. Danach erst sollte eine Überprüfung erfolgen, ob die einzelnen Alternativen auch umsetzbar sind (Kanfer et al., 2012). Dann sollten dem Klienten die Prozesse vermittelt werden, mit denen er mit der Zeit die Fähigkeit erwirbt, den Realitätsgehalt der Ziele selbst zu überprüfen.**

19.4 Lebensziele, Therapieziele und subjektives Wohlbefinden

Unabhängig von ihrer theoretischen Orientierung messen Psychotherapeuten folgenden Therapiezielen besondere Wichtigkeit bei: Verbesserung der Qualität sozialer Beziehungen,

Aufbau und Stärkung des Selbstwert- und Identitätsgefühls und Entwicklung neuer Sichtweisen zu Gefühlen und Verhaltensweisen (Ambühl & Orlinsky, 1999). In der Grundlagenforschung wurde gezeigt, dass Therapieziele für das subjektive Wohlbefinden des Menschen eine hohe Bedeutung für seine psychische Gesundheit und seine persönlichen Ziele haben (z. B. Brunstein & Maier, 1996; Schmuck & Sheldon, 2001; Ryan & Deci, 2000). Der Therapeut kann hier keinesfalls seine persönlichen Werte und Ziele als verbindlich weitergeben. Der Patient muss von ihm auf den Weg seiner persönlichen Autonomie geleitet werden.

Die relevanten Zielmerkmale für subjektives Wohlbefinden (vorw. nach Boelicke, 2004)

1. **Konkretheit:** Konkret formulierte Ziele sind leichter erreichbar und die Klarheit der Zielerreichbarkeit ist gegeben, damit die Sicherheit in der Richtung der Zielerreichung und ihr Erfüllungspunkt (Emmons, 1992).
2. **Persönliche Bedeutsamkeit:** Ist ein Ziel für die Person persönlich von Wichtigkeit, so wird sein Erreichen in hohem Maße zum Wohlbefinden beitragen.
3. **Intrinsische Regulation**: Ist die Zielverfolgung durch sich selbst erfüllend und belohnend, wirkt sie sich positiv aus. Wird das Ziel nur angestrebt, weil allein äußere Belohnung (extrinsische Regulation) oder innerer Druck wie Schuldgefühle vorliegen, sind kaum positive Ergebnisse zu erwarten.
4. **Art des Anreizes** (etwas erreichen statt vermeiden wollen): Bei Vermeidungsverhalten tritt der aversive (kognitive) Stimulus mit all seinen (emotionalen, physiologischen und imaginativen etc.) Komponenten stets dann auf, wenn eigentlich von einer positiven Veränderung gesprochen werden soll. Damit wird das Problemverhalten weiterhin nahezu zwingend durch die Zieldiskussion ausgelöst.
5. Wird das Ziel **positiv** definiert, werden dadurch die gewünschten alternativen Verhaltensweisen definiert. Durch ihre konkrete Formulierung und Operationalisierung beinhalten sie oft klare Handlungsanweisungen.
6. **Realisierbarkeit:** Werden realisierbare Ziele formuliert und angestrebt, können sie mit hoher Wahrscheinlichkeit erreicht werden. Damit verbunden kann sich die Therapie immer mehr einem positiven Abschluss nähern.
7. **Motivkongruenz:** Liegt Motivkongruenz vor, dann bestehen keine Konflikte innerhalb des eigenen (Werte-)Systems oder mit dem anderer Personen. Entsprechend kann der Klient ohne diese Widerstände konstruktiv an der Zielerreichung arbeiten und Wohlbefinden erlangen.
8. **Selbst-Konkordanz:** Wohlbefinden tritt auch auf, wenn Ziele in das Selbstsystem des Klienten gut integriert sind (Sheldon, 2001).

19.5 Therapieziele: Funktionen, Analysen, Möglichkeiten

Da die Ziele so große Bedeutung in der menschlichen Entwicklung haben, muss ihnen in der Psychotherapie ebenfalls ein hoher Stellenwert zugeordnet werden. Mit der Diagnostik und der Therapie werden die Ziele und die Möglichkeiten der Zielerreichung erkundet und erprobt.

19.5.1 Funktionen der Therapieziele

Es lassen sich zahlreiche Funktionen von Therapiezielen in der Psychotherapie unterscheiden (Driessen et al., 2001):

1. **Ziele als Entscheidungsgrundlage für die Therapieplanung:** Hier ist die Zielanalyse die Grundlage für die Indikationsstellung. Dies erfordert ein Minimum an Problemerkenntnis und -strukturierung.
2. **Ziele als Kriterium der Erfolgskontrolle:** Nur durch den Vergleich vorher festgelegter Ziele lässt sich ermitteln, ob die Therapie ihr Ziel erreicht hat (Abschn. 19.5.4).
3. **Ziele bewirken eigene therapeutische Effekte:** Der Patient wird angehalten, seine jetzige Lage und seine gewünschte Lage zu vergleichen; dabei soll er lernen, realistische Zielperspektiven und die dazu gehörenden Zwischenziele zu erkennen und umzusetzen.

4. **Ziele zur Erfüllung ethischer Funktionen:** Vereinbarungen und Dokumentationen von Therapiezielen lassen nach erfolgter Aufklärung des Patienten auch zu, die Möglichkeiten, Folgen, Risiken und Grenzen zu erkennen. Sie sind damit die Basis für die informierte Einwilligung des Patienten (Sack et al., 1999). Dies beinhaltet insgesamt hohe Transparenz und dadurch Abbau therapeutischer Macht (Driessen et al., 2001). Demnach müssen Ziele immer mit dem Patienten abgesprochen und individualisiert sein.

5. **Ziele zur Erprobung von Unterschieden und Gemeinsamkeiten unterschiedlicher Therapierichtungen:** Hier besteht mehr das akademische Interesse, Ziele und Methoden der relevanten Therapierichtungen miteinander zu vergleichen und auf ihre Effektivität hin zu überprüfen.

19.5.2 Klarheit und Orientierung der Zielvorstellungen des Patienten

Patienten verfügen über unterschiedlich klare Zielvorstellungen oder Verarbeitungsformen von Zielen:

1. **Klare und realistische Vorstellungen:** Die von ihnen angegebenen Ziele sind erreichbar, sie schätzen ihre Ressourcen angemessen ein und können aktiv an der Zielerreichung arbeiten.

2. **Keine oder unklare Vorstellungen:** Sie bedürfen zahlreicher Impulse und Methoden, um an mögliche Ziele herangeführt zu werden, bis sie dann in der Lage sind, konkrete eigene Ziele zu entwickeln.

3. **Unrealistische Vorstellungen:** Die Zielvorstellungen sind vorhanden, jedoch unter den Gegebenheiten kaum oder nicht erreichbar. Hier bedarf es entweder zahlreicher Zwischenziele oder einer deutlichen Umorientierung, mit der dann realistische Ziele erkannt und erreicht werden können. Hier ist die Zieldiskussion und Realitätserkennung möglicherweise der Kern der Therapie.

4. **Zielkonflikte:** Mehrere Ziele des Patienten können miteinander konkurrieren oder mit den Zielen anderer Personen (z. B. Partner) kollidieren (Michalak et al., 2004).

5. **Festhalten an alten Zielen und Verhaltensweisen:** Gerade zu Therapiebeginn halten Klienten sehr an alten Zielen fest oder an solchen, die für sie unangemessen sind oder die sie nicht erreichen können (Brunstein, 1999).

6. **Verneinung als Ziel, Vermeidungsverhalten:** Häufig können Patienten nur die Negation ihrer derzeitigen Situation formulieren; sie beschreiben damit ausschließlich ihre Vermeidungsverhalten und möchten dieses eventuell weiterführen (Abschn. 19.3.1).

19.5.3 Ressourcenanalyse

Die Erfassung und differenzierte Abklärung von Therapiezielen erfordert Ressourcenorientierung, die als ein Wirkfaktor von Psychotherapie gilt (Grawe et al., 1994). Entsprechend muss eine Ressourcenanalyse vorgenommen werden, die zur Planung und Durchführung lösungsorientierter Ansätze beiträgt (Willutzki, 1990, 2000; Willutzki et al., 2005).

▶ Ressourcen sind hier „alles, was von einer bestimmten Person in einer bestimmten Situation wertgeschätzt wird oder als hilfreich erlebt wird" (Nestmann, 1996, S. 362). Darunter fallen die internen und externen subjektiven und objektiven Ressourcen, die es zu finden und zu aktivieren gilt. Diese sind z. B. Überzeugungssysteme, eigene Handlungsmöglichkeiten, aber auch soziale und materielle Hilfen in dem Umfeld des Klienten. Wiederholt erfahrene Nichtereignisse beinhalten nicht erfüllte Erwartungen und die Erfahrung bzw. Erkenntnis, dass angestrebte Ziele unerreichbar bleiben. Diese führen zu umfassenden Lebensenttäuschungen. Ihre therapeutische Bearbeitung erfordert neben äußeren Ressourcen (wie soziale Unterstützung) auch innere Ressourcen, die eine Reorganisation des Selbst- und Weltbildes ermöglichen (Brandstädter & Renner, 1990). Wirksame innere Ressourcen sind hier auch praktizierte christliche Glaubensorientierungen (Preiser et al., 2005). Letztlich werden in der neueren Forschung auch die Ressourcen im Alter beachtet (Forstmeier et al., 2005; s. Abschn. 19.6.11).

19.5.4 Erfassung und Analyse von Therapiezielen

Therapieziele können mitunter nur Teile der Lebensziele darstellen. Mit einer detaillierten Zielanalyse sollten mögliche Diskrepanzen zwischen Therapie- und Lebensziel erkannt und geklärt werden.

▶ Ziel jeder Zielanalyse ist es, möglichst klare, konkrete und verhaltensorientierte Aussagen über die erwünschten Verhaltensweisen und Zustände zu erhalten, denn erst dann wird der Klient in der Lage sein, daraus konkrete Veränderungen seines Verhaltens und auch seiner Kognitionen abzuleiten und einzusetzen.

Zur Erfassung von Therapiezielen können unterschiedliche Methoden genutzt werden (detaillierte Darstellung in Michalak et al., 2005). Dabei ist es sicherlich sinnvoll, diesen Suchbereich möglichst wenig einzuengen, jedoch optimal zu begrenzen. Lebensbereiche zur Zielerfassung wären: Familie, Partnerschaft, Beruf, Freizeit, allgemeines und spezielles Sozialverhalten usw.

Methoden zur Zielerfassung
1. Interview und Exploration des Patienten
   Das strukturierte oder frei formulierte Patienteninterview kann durch die Verbalisierungsfähigkeit des Patienten begrenzt sein. Zusätzlich kann damit nicht immer eine (verwertbare) Aussage gefunden werden, da z. B. Vergessen, Verdrängen etc. einwirken.
2. Listen, Fragebögen, Tests
   Nur Teile der realen Lebensziele können durch Listen, Tests etc. dargestellt werden (Kisurek et al., 1994); sie erleichtern oder standardisieren die Sucharbeit, so z. B. die Listen nach Karoly und Ruehlman (1995) oder erwünschte Therapieziele von Michalak und Schulte (2002) und standardisierte Zielfragebögen sind z. B. von Grosse Holtforth und Grawe (2001), um nur eine kleine Auswahl zu nennen.
3. Arbeit mit Imaginationen (s. Absch. 19.6).

Strukturierte Arbeit mit Imaginationen
Der Klient wird dazu angeregt, positive Zukunftsimaginationen (auch unrealistische) zu entwickeln und zu berichten. Danach analysieren Klient und Therapeut getrennt die Ton- oder Videoaufzeichnung der Sitzung, um sie dann gemeinsam durchzusprechen. Daraus werden gemeinsam positive Ziele abgeleitet. („Manual zur Elaboration wohlgestalteter Ziele in der Therapie", EPOS; Willutzki, 2000; Willutzki & Koban, 1996).

Situationsbezogene Arbeit mit Imaginationen
Je nach diagnostischen Erfordernissen werden während der Therapie Imaginationsphasen eingelegt, in denen der Klient konkret seine Situation betrachtet, daraus konkrete Ziele ableitet und gleichzeitig erprobt. Häufig können diese Erprobungen in unterschiedlichen Varianten erfolgen, in denen der Klient seine Ziele in der Imagination u. a. auf ihre Durchführbarkeit und in Bezug auf Schwierigkeit in der Erreichung etc. erprobt. Durch diese breit angelegte Form der Analyse und Diagnostik ist gleichzeitig der nahtlose Übergang zur Therapie (und umgekehrt) gegeben (Kossak, 1989, 2013). Dieser Ansatz ist nachfolgend umrissen. Insgesamt

liegt hier noch ein weites Forschungsfeld vor uns, in dem sich die Grundlagenforschung und die klinisch-psychologische Forschung mit ihren störungsspezifischen Modellen berühren (Michalak et al., 2007).

19.6 Kognitiv-behaviorale Methoden der Imagination und Hypnose

Wie bereits dargestellt (Abschn. 19.2, sind Werte und Motive selten sprachlich klar repräsentiert; auch Lebens- und Therapieziele können anfangs oft nur unklar verbalisiert werden. Meist werden sie erst im psychotherapeutischen Prozess erarbeitet. Hauptschwerpunkt ist dann nicht allein die rationale Information, sondern Ziel ist es auch, imaginative und emotionale Verarbeitungsprozesse zu erreichen, da mit ihnen alle relevanten Sinne (hören, riechen, sehen, schmecken usw.), aber auch unausgesprochene Wünsche und Sehnsüchte verbunden sind. Für diese Such- und Analyseprozesse bieten sich besonders Imaginationsmethoden und Hypnose an. Auf diesem Weg lassen sich leichter positive Ziele erkennen und davon Handlungsweisen ableiten (Klinger, 1987; Willutzki & Koban, 2004) oder sogar erproben (Kossak, 2013, 2007, 2021). In der Literatur der Hypnose sind „Werte" nicht explizit vertreten, eher die Ethik ihrer Anwendung (s. Abschn. 19.1).

Hypnose bietet die Vorteile, dass mit ihr Erlebnisse ganzheitlich reaktiviert werden können, die weitgehend unbewusst und mit emotionalen Bewertungen verbunden sind. Im Vergleich dazu arbeiten vielen andere Therapieformen mehr mit rationalen Systemen, so z. B. mit Grundformen der rein kognitiven Methoden wie der Sokratische Dialog, dysfunktionale Schemata (DeRubeis & Beck, 1988), Selbstinstruktionstrainings (Meichenbaum, 1986). Mit Hypnose sind deshalb wesentlich andere Zugänge zu Problemen möglich. Sie wenden sich je nach Suggestionen mehr an die physiologischen und sogar zentralen Verarbeitungs-, Filter- und Steuermechanismen des Gehirns. In Tab. 19.1 erfolgt eine grobschematische Gegenüberstellung der konventionellen rationalen gegenüber der emotionsbetonten Verarbeitung in Hypnose.

Tab. 19.1 Vergleich des bewussten rationalen Systems mit dem unbewussten Hypnose-System (aus Kossak, 2020, S. 36)

Rationales System (bewusst)	Wirk- und Funktionsweisen	Hypnose-System (unbewusst)
Analytisch Logik	Steuerung, Kognition	Holistisch Emotion
Prozessorientiert	Orientierung, Zielrichtung	Ergebnisorientiert
Bewusste Bewertung, Abwägung von Argumenten	Bewertungen	Emotionale Bewertung, Bauchgefühl, Schwingungen, Anmutungen
Konstruktion Faktencheck Deduktion	Problemlösung Therapie	Imagination Gesamtsituation Inspiration
Rational: Durch abstrakte Symbole, Worte, Kognitionen, Fakten	Beeinflussung der Wahrnehmung	Emotional: Durch gezielte Imaginationen, Bilder, Metaphern, Erzählungen
Bewusste Anstrengung, Bemühung	Anstrengung Aufwand	Automatisch wirksam Ohne Anstrengung
	Zeitabläufe	
langsamer	Informationsverarbeitung	schneller
schneller	Veränderungen	langsamer
Langsam, mehr im Detail – durch Logik und Beweis	Verständnis, Einsicht	schnell, mehr ganzheitlich – durch Erfahren, Erleben

▶ Als effektive Basis wird hier der kognitiv-behaviorale Ansatz vorgestellt, in dem moderne Verhaltenstherapie mit moderner Hypnose kombiniert wird (Kossak, 1983, 2007, 2013). Die therapeutischen Anwendungen von Imaginationen und Hypnose sind aus unterschiedlichen Therapiebereichen bekannt und werden je nach deren theoretischen und methodischen Ansätzen unterschiedlich genutzt (z. B. Petermann & Kusch, 2004; Lazarus, 2000; Kossak, 2007, 2011, 2013, 2021).

Die nachfolgenden Methoden stellen Impulse dar, u. a. mit Blockaden oder Vermeidungsverhalten umzugehen, die das Erkennen, Entwickeln und Erreichen von Zielen verhindern. Weiter werden Methoden vorgestellt, mit denen die zu den Zielen gehörenden Einstellungen und Verhaltensweisen aufgebaut, erprobt und eingeübt werden können. Insgesamt kann hier nur ein kleiner Abriss erfolgen. Die später zitierten Fallbeispiele beziehen sich weitgehend auf Kossak (2013).

Selbstwirksamkeit als zentrales Ziel und Wirkprinzip bei Psychotherapie

Aus den Darstellungen in Abschn. 19.3 geht hervor, dass viele Patienten sich nicht mehr selbst als Ort der Kontrolle ihrer Handlungen („internal locus of control"; Rotter, 1966) erleben, sondern dass das Symptom, die Krankheit und ihre Lebenssituation ihr Denken, Fühlen und Handeln bestimmen und kontrollieren („external locus of control"), was dann zur erlernten Hilflosigkeit (Seligman, 1979) und zum Nichterwerb oder Verlust von Handlungskompetenzen führt. Patienten verharren dann oft verzweifelt in ihrer Krankheit.

▶ Basisziel für nahezu jede Therapie ist demnach immer: den Patienten darin zu unterstützen, sich selbst wieder als Person zu erleben, die Einfluss nimmt auf ihre Krankheit, Symptome etc. und sich dadurch

mit ihren Gedanken, Emotionen und Kompetenzen wieder als Ort der Kontrolle („internal locus of conrol") erlebt.

Selbstwirksamkeit – die wichtigste Bewältigungsressource

Maßnahmen zur eigenen Lebensgestaltung und Selbstbestimmung sind durch die Salutogenese (Antonovsky, 1979, 1997), die Selbstbestimmungstheorie (Decy & Ryan, 1993) und das Empowerment (Ikegwu et al., 2014; Rappaport, 1987) bekannt. Auf der Basis der sozial-kognitiven Lerntheorien entwickelte Bandura (1977, 1997) das Konzept der Selbstwirksamkeit.

Selbstwirksamkeit („self-efficacy") beinhaltet, über situationsbezogene Kompetenzen zu verfügen, verbunden mit der subjektiven Gewissheit, mit diesen Kompetenzen neue oder schwierige Anforderungssituationen bewältigen zu können (Schwarzer, 2004).

Damit verbunden ist die **Selbstwirksamkeitserwartung**, also die Überzeugung, die Fähigkeit zu haben, mit einem bestimmten Verhalten erfolgreich ein situationsbezogenes Ergebnis zu bewirken.

Die zu erwerbenden oder zu stärkenden Kompetenzen können auf verschiedenen Ebenen liegen, wie z. B. Sozialverhalten, Emotionsregulation, Attributionen oder körperliche Fähigkeiten. Je nach Problemstellung des Patienten müssen diese Kompetenzen erst erkannt und ggf. durch Einüben aufgebaut oder durch Erleben (in Hypnose) reaktiviert werden, wie z. B. bei sozialer Unsicherheit, Ertragen von Kritik, Ertragen und Bewältigen schwerer oder chronischer Krankheiten.

Darauf aufbauend erlebt die Person ihre Selbstwirksamkeit, die sie dann auch zukünftig erwarten und auf die sie sich verlassen kann. Dabei wirken Selbstwirksamkeit und Handlungsergebnis meist zirkulär, d. h. eine hohe Selbstwirksamkeitserwartung bedingt höhere Ansprüche an die eigene Person, wodurch sie sich anspruchsvolleren Herausforderungen stellt (Locke & Latham, 2002).

Auswirkungen der Selbstwirksamkeit und Selbstwirksamkeitserwartung

Unter den zahlreichen Falldarstellungen in Abschn. 19.6 sind die nachfolgend zitierten für den Erwerb von Selbstwirksamkeit besonders prägnant.

- Im Alltags-, Berufsleben und in der Pädagogik (des Lehrens und Lernens; Schwarzer & Jerusalem, 2002; Kossak, 2014a, b, 2016):
  - Zunahme des Durchhaltevermögens, der Frustrationstoleranz und der Gründlichkeit in der Arbeitserledigung (Abschn. 19.6.7),
  - Verbesserung der Erfolgschancen,
  - Planung höherer Ziele (Abschn. 19.6.10),
  - Angstabnahme vor schwierigen Situationen (Kossak, 2015, 2021),
  - Verbesserung der Selbstsicherheit, Selbstvertrauen, Zufriedenheit und Zuversicht (Abschn. 19.6.4 und 19.6.10),
  - Zunahme von Autonomie (Aronson et al., 2004; Abschn. 19.6.5).
- Im Bereich der Psychohygiene und Gesundheit Verbesserung bei:
  - der Bewältigung von Stress, Bewältigen von (chronischen) Schmerzen (Abschn. 19.6.1),
  - dem Umgang mit chronischen Erkrankungen (Abschn. 19.6.2),
  - der Entwöhnung von Abhängigkeit,
  - dem Aufbau von Gesundheitsverhaltensweisen (Schwarzer, 2004; Kossak & Zehner, 2011).

Die therapeutischen Interventionen zum (Wieder-)Erwerb von Selbstwirksamkeit zielen auf ihre vier Quellen ab (Bandura, 1997):

Physiologische Zustände Körperliche Empfindungen begleiten stets erlebte Situationen und deren subjektive Bewertungen. Ihre Beobachtung kann Hinweise auf Selbstkontrolle und erreichte Veränderungen geben. Gleichzeitig können sie therapeutisch beeinflusst werden und dadurch wiederum positive Signale geben.

Soziale Überzeugung Durch Zuspruch seiner Sozialpartner oder seines Therapeuten erlangt der Patient Vertrauen in die eigenen Kompetenzen. In Hypnose kann in kleinen Behandlungsschritten vorgegangen und dabei durch die (imaginierten) Sozialpartner bzw. den Therapeuten kontingent verstärkt werden.

Modelllernen Durch die Beobachtung der relevanten Kompetenzen geeigneter Modellpersonen sind eigene Kompetenzen zu erkennen und danach aufzubauen. In Hypnose können diese Modellpersonen spontan abgerufen werden, ihre Kompetenzen in gewünscht dosierten Schritten zeigen und den Patienten zusätzlich zur Nachahmung ermutigen (s. oben: soziale Überzeugung).

Eigene Erfahrungen Bei seinen therapeutischen Veränderungen muss sich der Patient durchaus bemühen. Er lernt dadurch, dass nur durch eine gewisse Anstrengung Lösungen und Lösungsstrategien zu erkennen und auszuführen sind. Gleichzeitig erlebt er dabei seine eigenen Veränderungserfolge. Da diese Schritte nicht immer in der Realsituation wie therapeutisch gewünscht ablaufen, lassen sich derartige Situationen in Hypnose wie real gestalten. Dann kann der Patient (kleinschrittig) erleben, wie er Lösungen erkennt und sie situationsangemessen anwendet. Dabei kann er sogar unterschiedliche Wege ausprobieren und den für ihn geeigneten stabilisieren. Hier lassen sich dann auch Ansätze übertriebener Selbstwirksamkeitserwartungen relativ schnell erkennen und gemeinsam mit dem Patienten durchsprechen und sogar in ihren Auswirkungen erproben.

19.6.1 Ziel: Symptomheilung und Rückgewinnung von Selbstkontrolle

Bei chronischen (körperlichen) Erkrankungen fühlen sich Patienten ihrer Krankheit und deren Folgen ausgeliefert, erleben sich selbst nicht mehr als Lenker ihres Lebens („external locus of control"; Rotter, 1966), sind in ihrem Alltagsleben eingeschränkt, ihre Depressionen und Suizidgefährdung nehmen zu. Sinnvolle Ziele sind bei derartigen Erkrankungen die Heilung der

Krankheit selbst, ihre einzelnen Symptome oder Folgeprobleme zu bewältigen bzw. abzubauen und wieder eine bessere Lebensqualität zurückzugewinnen. Dieser Abschnitt zur Krankheitsbewältigung wird hier dargestellt, da imaginative Verfahren und besonders Hypnose in hohem Maße geeignet sind, diese Ziele zu erreichen. Dazu wird häufig Selbsthypnose erlernt, um darüber Selbstkontrollmechanismen aufzubauen, die es dem Patienten ermöglichen, wieder über sich selbst zu bestimmen („internal locus of control"). Dies beinhaltet auch das Erlernen hypnotischer Entspannung und Autohypnose zur Stressreduktion und zur spezifischen Symptombeeinflussung (s. unten), aber auch die konkrete Veränderung des Lebensstils wie z. B. Arbeitsstrukturierung, Arbeitsreduktion, Pausen, Tagesstrukturierung, Freizeitgestaltung, Sport oder Essverhalten ggf. in Hypnose zu erproben und einzuüben.

Wenn psychische Ursachen, die einer Psychotherapie bedürfen, nicht zu finden sind, werden zur Symptombehandlung Imaginationen und Suggestionen gewählt, die über bekannte Erfahrungen des Patienten dessen spezifische physiologische Systeme ansprechen, die sonst nicht der direkten Kontrolle zugänglich sind.

Colon irritabile (Reizdarm)

Bei dieser komplexen Erkrankung begegnen wir zwei modernen und sehr effektiven Vorgehensweisen, die mit unterschiedlichen therapeutischen Zwischenzielen arbeiten.

Das Manchester-Modell (z. B. Gonsalkorale, 2006, Vasant & Whorwell, 2019) ist daran ausgerichtet, die Patienten in hypnotischen Methoden zu unterweisen, mit denen sie ihre Darmfunktionen wieder normalisieren können, was über Entspannung und Abbau von psychischem Stress hinausgeht. Ein Teil dieser Methoden ist:

Beispiel

Handwärme auf dem Abdomen: Der Patient wird gebeten, eine Hand auf sein Abdomen zu legen, bis drei zu zählen (= späterer Auslösereiz) und sich auf das Gefühl der Wärme oder des Wohlbehagens zu konzentrieren, das die

„Kraft des Geistes in den Verdauungstrakt leitet, ihn dadurch beruhigt und ihm das Gefühl des Wohlbehagens gibt, mit dem er Kontrolle über den Darm bekommt und ihn wieder zum Normalen führt." ◄

In dem Programm des North Carolina Protocol (z. B. Palsson, 2006; Palsson & van Tilburg, 2015) steht mehr im Vordergrund, durch hypnotische Suggestionen die Aufmerksamkeit vom Symptom abzulenken und die Abnahme der Schmerzintensität und Schmerzhäufigkeit zu fördern.

Beispiel

Suggestionen für multisensorische Imagination (Beispiel): Der Patient stellt sich eine warme, gemütliche und stabile Holzhütte in den Bergen vor; er liegt in einem weichen, warmen Bett nahe einem warmen und knisternden Kamin und erlebt die dazu gehörenden Geräusche, Gerüche, Temperaturen, Farben und Tastwahrnehmungen. Diese Imaginationen werden mit den suggerierten Symptomveränderungen (am Darm) verbunden: „Auch wenn es draußen stürmt, können Sie das in der sicheren und bequemen Hütte kaum hören. In der gleichen Weise sind Sie mehr und mehr jeden Tag geschützt vor dem Schmerz und dem Unwohlsein in Ihrem Magen und Darm. Sie nehmen dieses Unwohlsein oder den Schmerz immer weniger und weniger wahr, bis Sie nichts mehr in Ihren Eingeweiden stören und irritieren kann" (Palsson, 2006, S. 53). ◄

Psychologische Behandlungen haben sich hier als effektive Alternativen zur medizinischen Behandlung erwiesen. Empirische Daten belegen, dass allein die kognitiv-behavioralen Methoden und Hypnosebehandlungen in hohem Maße zur Symptomverbesserung beitragen (Palsson, 2006, Palsson & Ballou, 2020).

Adipositas

Von den vielen erfolgreichen Behandlungen mit Hypnose schneidet ebenfalls die Kombination mit Verhaltenstherapie besonders gut ab. Hierbei sind die Methoden erfolgreich, bei denen der Aufbau von Selbstkontrolle im Vordergrund steht wie z. B. Auslöser des Essverhaltens finden (Frustration etc.), Stimuluskontrolle der unangemessenen Kognitionen und Selbstkontrolle in Versuchungssituationen zu erwerben (z. B. Bornstein & Devine, 1980; Bornstein & Pittman, 1989; Coman & Evans, 1996; Heusinger & Krause, 1991; Entwistle et al., 2014; Steyer & Ables, 2009).

> **Beispiel**
>
> In Hypnose beobachten die Patienten Modelle, die als Vorbilder für Bewältigungsstrategien agieren, so z. B. beim Einkaufen, einen kalorienarmen Gemüsehappen essen, sich selbst Kontrollinstruktionen geben. Gleichzeitig werden diese erfolgreichen Modelle in Hypnose gelobt für ihre Gewichtsreduktion (Bornstein & Devine, 1980). ◄

In der **Diabetiker-Schulung** ist besonders der Aufbau von Selbstwirksamkeit zur Verhaltensänderung der Patienten erfolgreich (van de Laar und van der Bijl, 2001; Xu & Cardena, 2008, Perfect & Elkins, 2010).

Chronischer und akuter Schmerz (in unterschiedlichen Systemen)

Bei dieser komplexen Problematik wird mit sehr vielschichtigen Vorgehensweisen gearbeitet. Fast immer beinhalten sie: Selbsthypnose und dadurch Selbstkontrolle, Senkung der Erwartungsangst, Veränderung der Schmerzqualität und damit der Schmerzintensität, dadurch Erhöhung von Aktivität und Funktionsfähigkeit der Patienten (Rückgewinnung von Autonomie) und Reduktion des Medikamentenkonsums (z. B. Jacobs & Bosse-Düker, 2005; Scholz, 2006; Turner et al., 2005; Jensen et al., 2011; Jenssen & Patterson, 2014; Rodrigo et al., 2018).

> **Beispiel**
>
> • **Therapieziel Schmerzwahrnehmung:** Bei einem Patient mit Migräneanfäl-

len ist ein Teil der hypnotherapeutischen Intervention: „Ich möchte Sie einladen, diesen Anfall mit mir als einen Film anzusehen von seinem Beginn bis zu dem Zeitpunkt der schlimmsten Folter … Und wir können den Film uns jetzt rückwärts ansehen, können ihn anhalten, beliebig vor- und zurückspielen" (Scholz, 2006, S. 183).

> • **Therapieziel Schmerzbewältigung:** Bei einem 63 Jahre alten Patienten mit starken Hüftschmerzen, die auch Gehbehinderungen bedingen, wird in Hypnose eine umfangreiche metaphorische Anekdote zu seiner Problematik erzählt. Nachfolgend der Abschnitt zum Bedeutungsreframing: „Also, Sie möchten nicht immer und ausschließlich auf den Rollstuhl und damit auf andere angewiesen sein. Sie möchten sich mehr bewegen und sich bei anderen nützlich machen. – Was bringt Ihnen das ein?" fragt der Arzt. „Nun ich wäre dann weniger auf meine Familien angewiesen. Ich käme unter die Leute. Ich könnte meine allerpersönlichsten Dinge selbst erledigen … Und auf jeden Fall hätte ich weniger Grund launisch und missmutig zu sein" (Scholz, 2006, S. 197). ◄

Senioren und Schmerz: In den letzten Jahren sind zunehmend Berichte zur Behandlung von Senioren zu finden, die sich mit der effektiven Bewältigung durch Selbstwirksamkeitsübungen bei chronischen Schmerzen und damit verbundenen Depressionen befassen (z. B. Turner et al., 2005).

Allergische Rhinitis (Heuschnupfen)

Durch Selbstkontrollmaßnahmen wie Autosuggestionen soll Unempfindlichkeit gegenüber den konkreten Allergenen bewirkt werden (Langewitz et al., 2005; Wyler-Harper, 1993).

> **Beispiel**
>
> Ziele sind hier, das Immunsystem anzusprechen, zu stärken und die Sensibilität gegenüber bestimmten (allergenen) Reizen zu redu-

zieren. Die Heuschnupfenpatienten erhalten während der Hypnoseentspannung die positiven Suggestionen: „Meine Augen sind bequem – Meine Nase ist frei – Ich kann gut atmen – Mein Hals ist ruhig – Ich kann den Frühling genießen." Damit verbunden wird der posthypnotische Auftrag, diese Entspannung mit den Suggestionen wiederholt als Selbsthypnose durchzuführen (Wyler-Harper, 1993). ◄

Raynaud-Erkrankung

Ziel ist hier das Erreichen angemessene Steuerung des Tonus in den peripheren Gefäßen der Extremitäten durch u. a. Imagination von Sommersonnenwärme, wodurch die Hand- und Fußwärme erhalten bleibt und die pathogene Vasokonstriktion bei niedrigen Außentemperaturen verhindert wird (Schreiber et al., 1998).

Beispiel

Suggestionen der Temperaturzunahme in der Haut werden gegeben wie z. B.: „Sie sitzen vor einem offenen Kamin, spüren seine strahlende Wärme … und halten nun Ihre Hände dieser Wärme entgegen. Sie spüren deutlich, wie Ihre Hände wärmer und wärmer werden." Sehr schnell kann ein Temperaturanstieg von bis zu 3,9°C erreicht werden und die Dauer der Raynaud-Attacken wird dadurch deutlich verkürzt (Weber & Haustein, 1995; Shenefeldt, 2003; Rodrigo et al., 2018; Conversa et al., 2019). ◄

Krebserkrankung

Im Vordergrund steht u. a. die Stärkung des Immunsystems durch Autohypnose mit bestimmten Bildern zur Abwehr, zur Schmerzreduktion und zur zunehmenden aktiven Lebensgestaltung (z. B. Simonton et al., 1982; Susen, 1996). Inzwischen befassen sich zahlreiche Krebs-Therapieprojekte mit der Hypnosebehandlung ihrer psychischen und physischen Auswirkungen wie z. B. Schmerz, Hitzewallungen, Ängste, Depressionen, Nebenwirkungen der Chemotherapie (Carlson et al., 2018; Wortzel & Spiegel, 2017; Berliere et al., 2018).

Beispiel

Auszug aus den Suggestionen von Susen (1996, S. 79): „Ich stehe am Ufer und schaue dem Strom zu … spüre die Kraft, die von ihm ausgeht … und genieße das Bewusstsein, dass dies mein Strom ist … der mich durchfließt und alle meine Organe und Zellen mit Energie versorgt … Ich steige in ein Boot, lasse mich vom Strom erfassen … und treibe auf der Strommitte … ruhig … voller Vertrauen … " ◄

Zahnärztliche Behandlung

Für viele Patienten sind zahnärztliche Behandlungen mit Angst, Stress und Schmerz verbunden und sie fühlen sich dann ausgeliefert. Wendet der Zahnarzt Hypnose – meist verbunden mit kognitiv-behavioralen Methoden an – erlebt der Patient, dass er aktiv beteiligt zu seiner Angst- und Schmerzreduktion beitragen kann. Seine so wiedergewonnene Selbstwirksamkeit wird ihn zu weiteren Sitzungen und zur weiteren Prophylaxe ermutigen, so besonders Kinder (Kossak & Zehner, 2011).

19.6.2 Werte und Lebensziele über eine Metapher wiederfinden

Bei gravierenden und chronischen Krankheiten lassen sich im reinen Verbaldialog nur schwer Werte und Ziele finden. Wenn zusätzlich die direkte Ansprache über Imaginationen nicht möglich ist, kann der Patient leichter über Metaphern erreicht werden. Es sind Symbolgeschichten, die bestimmte Erinnerungen oder Erlebnisse auslösen sollen. Hierbei werden mehr oder weniger verschlüsselte Hinweisreize gegeben, die im Sinne eines Primings z. B. affektive oder semantische Erinnerungen auslösen können. Oft werden dazu Sprichwörter oder Märchenszenen verwandt. Gleichzeitig kann der Patient durch die Verfremdung mittels Metaphern eine von ihm gewollte Distanz (Dezentrierung) erlangen oder sich simultan in mehreren Rollen erleben (Feffer & Suchottlif, 1966).

Die 37 Jahre alte Klientin leidet nach einer Wirbelsäulenoperation unter partieller Halbseitenlähmung. Auf dem Weg zu ihr in die Klinik verunglückte ihr Freund tödlich. Sie lebt seitdem sehr zurückgezogen, ist spärlich eingerichtet, leidet unter starken Depressionen, Schuldgefühlen und ist stark suizidgefährdet, kann keine hilfreichen Ressourcen, Nahziele oder sogar Lebensziele nennen.

Potenzielle Ziele müssten für sie relativ attraktiv und sehr einfach zu erreichen sein, damit sie diese akzeptiert; auch ihre Körperbehinderung ist zu berücksichtigen. Da sie nicht in der Lage ist, direkte Änderungen vorzunehmen, soll versucht werden, sie **indirekt über die Metapher** des Wachsens und Entfaltens zu erreichen; erprobt wird das Bild der sich langsam entwickelnden Blütenpflanze. Da die Patientin zur Therapie mit der Bahn anreist, erlebt sie in Hypnose das Schaufenster des Blumenladens in der Bahnhofhalle, darin die Topfpflanzen mit ihren unterschiedlichen Formen und Blütenfarben. An ihrer Mimik stellt sich nach wenigen Minuten erkennbar Interesse und Freude ein. Nun soll sie sich die Pflanze auswählen, die ihr am besten gefällt. In der anschließenden Besprechung der Intervention wird ihr vorsichtig nahegelegt, diese Pflanze zu kaufen, was sie recht widerwillig befolgt. Im Verlauf der nächsten Tage und Wochen hat sie jedoch immer mehr Freude daran. Schließlich kauft sie mehr Topfpflanzen, ist froh, sie so gut versorgen zu können, dass sie sogar blühen. Unterstützt von therapeutischen Gesprächen bekommt die Patientin immer mehr Interesse an ihrer Umgebung, gestaltet ihre Wohnung nett, lädt Freundinnen ein, wird wieder Mitglied im Kirchenchor, nimmt an Ausflügen teil, traut sich trotz ihrer einseitigen Armspastik das Fahrradfahren zu und nimmt eine stundenweise Tätigkeit in einer Bücherei an. An ihren Freund muss sie noch oft denken, zwar mit Trauer, aber ohne Depression. Ihr Lebensziel ist nun, den Tag zu genießen und Freude im Hier und Jetzt zu haben. ◄

Ein Medizinstudent hat Konzentrationsprobleme beim Lernen und Angst vor dem anstehenden Staatsexamen. Mit den empfohlenen Lerntechniken (Kossak, 1992) kann er sein Lernverhalten zwar verbessern, aber seine Zweifel an seiner Leistungsfähigkeit hemmen ihn weiterhin beim effektiveren Lernen. Die von ihm zögerlich beantwortete Anamnese beinhaltet, dass er seine Kindheit in einem Heim verbrachte, weil seine alkoholabhängigen Eltern nicht für ihn und seine Schwester sorgen konnten. Er schämt sich dafür, kann sich und seine Vergangenheit nicht annehmen.

Nun wird ihm spontan in Hypnose eine Szene vorgeschlagen: Er befindet sich in einer einsamen Landschaft auf einem Wanderweg. Dabei begegnet er einer verhüllten Gestalt, die am Wegesrand auf einem Stein sitzt. Ihm wird empfohlen, sich der Gestalt zu nähern und sie zu berühren, was er zögerlich befolgt. Nun macht die Gestalt eine einladende Geste. Er erwidert sie, indem er sich in die Arme nehmen lässt und selbst die Gestalt ebenfalls fest, aber zärtlich umarmt. Deutlich sichtbar ist er davon bewegt, genießt die Umarmung. Nach einiger Zeit kann er sich davon lösen, ist völlig erstaunt und glücklich. Er berichtet nahezu euphorisch, dass er von der Gestalt gemocht wurde – die Gestalt war er selbst und er konnte sich liebevoll akzeptieren. Von nun an ist er beim Lernen hoch motiviert, besteht seine Examina mit großem Erfolg. Inzwischen ist er seit vier Jahrzehnten ein hoch angesehener Facharzt mit einer sehr gut gehenden Praxis. ◄

Eine junge Frau (32 J.) in einem Sozialberuf leidet unter ausgeprägter Psoriasis, die sich auch bis in den Intimbereich erstreckt. Sie hat starke Angst vor Berührungen an diesen Stellen, kann sich selbst dort nicht angstfrei berühren. Sie möchte gern einen Partner haben, hat jedoch große Angst davor. Ihre Mutter, geschieden, hatte häufig wechselnde Sexualpartner; sie hatte als Kind sehr viel davon ungewollt hören und sehen können. Es war ihr zuwider. Sie fühle sich dadurch wie eingekapselt, eingesperrt durch ihre Ängste und die Psoriasis.

Spontan fällt dem Therapeuten dazu das Märchen von Schneewittchen ein, das im Glassarg liegend unerreichbar für das Leben und den Prinzen war. In Hypnose erzählt er ihr die Geschichte; dabei wird sie gebeten, die Szene ggf. selbst mitzugestalten. So nähert sich der Prinz; nach ihren Schilderungen legt er sich auf den Sarg, der aus Eis ist. Durch seine Wärme schmilzt der Sarg weg, es wird warm. Sie erlebt plötzlich strahlenden Sonnenschein und noch nie gekannte Wärme, die sie sichtlich genießt. Nach dieser Szene von ca. 20 min ist sie froh und heiter, fühlt sich frei „wie erlöst". In den nächsten Sitzungen kann sie berichten, dass sie zu ihrem Körper eine positive Einstellung gefunden hat und sich ihre Psoriasis deutlich zurückbildet. Wenige Sitzungen später berichtet sie von einem netten Freund, dessen körperliche Intimitäten sie sehr genießen konnte. ◄

19.6.3 Klarheit durch Distanz (Der geheime Raum)

Befindet sich eine Person (zeitlich, räumlich, emotional, inhaltlich) zu dicht an ihrem Problem, kann sie eventuell nur noch dieses oder seine Verneinung formulieren, nicht jedoch sinnvolle Ziele und die damit verbundenen erfolgreichen Lösungen. Hilfreich sind hier Methoden, die auf Dezentrierung, Distanzierung, Dissoziation basieren: Durch z. B. räumlichen Perspektivenwechsel, Hineinversetzen in eine andere Person, Wechsel der Zeitperspektive etc. kann der Klient Abstand zu sich selbst und seinem Problem gewinnen und dann leichter Ziele und Lösungen erkennen (Gerge, 2018).

Beispiel

Methode: Der geheime Raum

Der Person wird vorgeschlagen, ihren geheimen privaten Raum zu finden, in dem sie sich sicher fühlt und von dort aus einer Distanz heraus Geschehnisse beobachten kann. Das kann das Baumhaus der Kindheit sein, die Hängematte an einem exotischen Strand, die Kuschelecke auf dem Sofa oder der etwas versteckte Sonnenplatz am Springbrunnen im Garten.

Angeleitet durch den Therapeuten erlebt der Klient (distanziert) das relevante Geschehen und kann nun mit diesem Abstand über seine Meinungen und Gefühlen dazu berichten. Bei zu starken Belastungen kann er sich in seinen geheimen Raum weiter zurückziehen, kann nach Bedarf die Distanz zum Geschehen verkleinern oder vergrößern, wodurch ihm Beziehungen und Problemlagen bewusster werden können. Er erkennt leichter, welche Grenzen und Veränderungen er für sich realisieren möchte. Möglicherweise gelingt es ihm auch, aus dem geheimen Raum hervorzutreten und dann selbst zu intervenieren. Er kann dabei in der Interaktion mit den relevanten Personen ihre und seine veränderten Einstellungen und die damit verbundenen Verhaltensweisen auf unterschiedlichen Ebenen erproben. ◄

19.6.4 Ziel: Entscheidungen herbeiführen (Straße der Entscheidung)

Liegen zwei vermeintlich gleich attraktive Ziele vor, kann davon jedoch nur eines realisiert werden, treten starke Entscheidungskonflikte auf. Derartige Konflikte liegen z. B. bei folgenden Alternativen vor: die bestehende Ehe fortsetzen bzw. die Ehe auflösen; den bisherigen Beruf beibehalten bzw. zu einem anderen wechseln. Hier ist es dann sehr hilfreich, über rationale

Argumente hinausgehend Imaginationen und damit emotionale Aspekte anzusprechen, die bislang kaum zum Tragen kamen.

Beispiel

Methode: Straße der Entscheidung (Kossak, 2013, 2014b)

Die Person geht auf der Straße der Entscheidung, bis sie an eine Weggabelung gelangt, die entsprechend den Alternativen in die Straßen A und B führt. Hier muss sie sich entscheiden, welchen der beiden Wege sie nun gehen will. Nachdem sie einige Zeit dort entlanggeschritten ist, sind 10 Jahre vergangen. Die Person erwacht morgens, erblickt sich um 10 Jahre gealtert im Spiegel und erlebt nun einen Tagesablauf in diesem Lebensbereich. Abends schaut sie wieder in den Spiegel und spürt deutlich ihre Gefühle, die mit diesem Tag verbunden sind.

Nun befindet sie sich wieder auf der Straße der Entscheidung, kommt an die Weggabelung, geht den Weg der anderen Alternative und erlebt dort wieder einen Tagesablauf usw. Danach kommt sie nochmals über die Straße der Entscheidung zur Weggabelung und soll nun sehr plastisch ihre Gefühle jeweils zu Lösung A und B wahrnehmen. ◄

Sehr viele Klienten können hier sehr schnell und mit sichtlich hoher emotionaler Beteiligung die Vor- und Nachteile der Alternativen berichten und sich recht sicher entscheiden. Durch diese Methode können sie ihre bislang unterdrückten Gefühle zulassen (z. B. wie sehr wichtig dieser Partner trotz aller Auseinandersetzung noch ist; welche Ängste vor dem Alleinsein bestehen), also ihre Ängste, Wünsche, Sehnsüchte, die für die Erreichung sinnvoller Lebensziele in hohem Maße entscheidend sind.

19.6.5 Ziele aus der Vergangenheit müssen erreicht werden?!

Ein Kindheitstrauma kann oft daran hindern, Lebensziele zu entwickeln oder zu verwirklichen. Nur durch die Aufarbeitung des Traumas kann dann eine Weiterentwicklung erfolgen. Sinnvolle Ziele sind hier meist: Lösung der früheren Problematik.

Beispiel

Die 49 Jahre alte Klientin leidet seit ihrer Kindheit unter generalisierter Sozialangst und Minderwertigkeitsgefühlen und glaubt, sie dürfe deshalb nicht Kontakte mit anderen Menschen aufnehmen. Sie lebt trotz ihrer großen Familie sehr zurückgezogen, weint sehr oft, hat Magenbeschwerden und starke Brechreize. Rein verbal-exploratorische Methoden erbringen wenig brauchbare Informationen. Jedoch bei einer Altersregression in Hypnose erlebt sie im Alter von 7 Jahren sehr plastisch eine Szene, in der ihr durch Falschaussagen ein Unrecht geschieht, für das sie sich auf Geheiß der Mutter entschuldigen muss. Als sie sich widerstrebend bei der Verleumderin entschuldigt, ruft diese sinngemäß: „Aus dir wird nie etwas. Dich wird nie ein Mensch mögen." Deutlich ist bei diesem wiederholten Erleben in Hypnose ihre starke emotionale Beteiligung zu erkennen.

In Hypnose kann sie nun ihr seit 42 Jahren bestehendes Ziel realisieren, sich (nun mit Zustimmung der Mutter) *nicht* entschuldigen zu müssen. Sobald sie diese durch sie selbst bestimmte Handlung (ebenfalls in Hypnose) durchführt, tritt ab sofort keines ihrer Symptome und Probleme mehr auf; der als Fluch empfundene Ausruf der Verleumderin von damals hat keine Wirkung mehr. Sie kann nun ein ganz normales Leben führen; auch in einem Katamnesezeitraum von über 5 Jahren sind keine Rückfälle festzustellen (Kossak, 1989). ◄

Beispiel

Die Medizinstudentin (27 Jahre) wacht seit Beginn ihres Studiums morgens mit nicht zu erklärenden Brechdurchfällen und Depressionen auf, die sie für mehrere Tage lern- und arbeitsunfähig machen. Ihre Ziele sind: das Studium erfolgreich beenden und wieder unbeeinträchtigte Lebensfreude zu erreichen. Nach einer langen Explorationsphase werden erst in der Altersregression in Hypnose die Ursachen deutlich: Ihr Aufenthalt auf einer Isolierstation, dabei ihre Verlassenheit und Hilflosigkeit als Kleinkind und die psychischen Hospitalisierungsschäden (Depression, Retardierung). Als Intervention wird mit ihr „realisiert", als Kind die Klink *eigenständig* zu verlassen. Als ihr dieses selbstbestimmte Verhalten in Hypnose gelingt, ist ihre gesamte Symptomatik abrupt beendet. In einem Katamnesezeitraum von 6 Jahren wird nur noch von weiterem beruflichen und privaten Wohlbefinden berichtet. ◄

Für beide Klientinnen war es besonders bedeutsam und sinnvoll, eine Lösung zu erhalten, mit der sie aktiv und selbstständig ihr unbewusstes Ziel der Autonomie erreichen konnten – auch wenn diese Lösung scheinbar über Jahrzehnte zurücklag.

19.6.6 Langzeitziel blockiert Gegenwart

Zu hoch gesetzte oder unrealistische Langzeitziele können zu überhöhten Erwartungen, zu Stress und sowohl psychischen als auch physischen Erkrankungen führen, die sich auf die gegenwärtigen Entfaltungsmöglichkeiten

auswirken und damit die zukünftige Zielerreichung blockieren können.

Beispiel

Christoph (13 Jahre) leidet seit ungefähr 9 Monaten unter Colitis ulcerosa. Durch Kortison ist sein Gesicht entstellt, seine körperliche Entwicklung ist retardiert; eine Kolonresektion wird diskutiert. Das Langzeitlebensziel ist für ihn, das Abitur zu machen und zu studieren. Seine Schulanforderungen und viele Freizeitbereiche bewirken emotional Stress und dadurch Symptomverschlimmerung. In Absprache mit ihm und den Eltern erfolgt Stressreduktion durch den Wechsel auf die Realschule, von der er ggf. später wieder auf das Gymnasium zurückwechseln kann. Darauf lässt er sich ein, erlernt Selbsthypnose zur Entspannung und Suggestionen zur „Darmregulation"; er übt in Hypnose, sich in konkreten sozialen Stresssituationen ruhiger zu verhalten. Nach einigen Wochen kann die Behandlung erfolgreich beendet werden.

Die Katamnesen über 20 und 30 Jahre zeigen: Seine Krankheit tritt später – wenn überhaupt – in sehr schwacher Form auf; er kann sie dann mit Selbsthypnose und Selbstkontrolle bewältigen. Mit zunehmender Verbesserung kann er sich mehr Leistung zutrauen, das Abitur schaffen, einen höheren Beruf ergreifen und danach zwei Studiengänge abschließen. Er ist froh, dieses für ihn wichtige Lebensziel erreicht zu haben. Dadurch konnte er sich im Beruf selbst verwirklichen und eine harmonische Familie gründen. ◄

19.6.7 Zielerreichung durch Selbstkontrolle ermöglichen

Nicht immer können Klienten Ziele formulieren. Durch ihre gegenwärtige Problematik sind sie meist so beansprucht, dass sie kaum Kapazitäten frei haben, über andere sinnvollere Perspektiven nachzudenken.

In Thorstens (13 Jahre) Problemelternhaus treten häufig Konflikte auf, die vom Vater nur mit Aggressionen „gelöst" werden. Entsprechend reagiert Thorsten bereits auf nichtige Anlässe in der Schule mit verbalen und körperlichen Aggressionen, sodass ihm der dritte Schulverweis droht. Sein Ziel ist, auf der Schule bleiben zu dürfen. Weitere Fernziele sind für ihn zu abstrakt.

In einer intensiven und komplexen Verhaltenstherapie in Hypnose erlernt er Selbstkontrolle und kann sich bereits nach einer Sitzung angemessen verhalten: Er meldet sich, spricht sachbezogen, benutzt keine Schimpfwörter, kann Konflikte ohne Gewalt austragen etc. In einem Katamnesezeitraum von 5 Jahren berichtet er: Mit 16 Jahren leitet er mit Freude eine christliche Jugendlichengruppe, kümmert sich dort besonders um aggressive Kinder, besteht seinen Schulabschluss und seine Lehre mit gutem Erfolg. Er betont immer wieder, dass ihm erst die Verhaltensänderung die Sichtweise für Lebensziele ermöglichte – und auch deren Erreichung. ◄

Aufbau von Selbstkontrolle bei Jugendlichen
Delinquente Jugendliche haben meist geringe Selbstkontrollmechanismen, sind schnell frustriert und reagieren bei nichtigen Anlässen gereizt und ungesteuert aggressiv. Wenn sie aus einem sog. sozial benachteiligten Milieu kommen, haben sie selten Lebensziele oder solche, die für ihre Möglichkeiten unrealistisch sind. Selbst Jugendstrafen nehmen sie dann scheinbar gleichgültig hin. Bei Mellor (1960) erlangen sie mit Imaginationen und Hypnose eine verbesserte Selbstwahrnehmung, mit der sie erkennen, dass die Ursachen für ihre Aggressionen z. B. an den morgendlichen Auseinandersetzungen im Elternhaus liegen. Sie erlernen Selbstkontrolle, Aufbau von Selbstvertrauen und können sich dann wesentlich angemessener verhalten (s. hierzu auch die Vorgehensweise von Signer-Fischer, 2000).

19.6.8 Zwischenziel: Emotionale Blockaden abbauen (Wegwerftechniken)

Sind Zukunftsziele klar, so können dennoch gegenwärtige quälende Gedanken an die Vergangenheit (z. B. Schuldgefühle) oder an die Zukunft (z. B. Sorge, ob man dem neuen Beruf gewachsen sein wird) deren Realisierung beeinträchtigen. Wenn hier keine Lösungen in der Gegenwart möglich sind, können starke psychische Blockaden zu Handlungseinschränkungen führen. In solchen Fällen helfen sog. Wegwerf- oder Abfalltechniken (Kossak, 2013) wie z. B. die sehr effektive folgende von Walch (1976).

Methode: Roter Ballon (Walch, 1976)
Man stelle sich eine Kiste vor, in die man sein Problem (quälender Gedanke, Gegenstand, unangenehmer Mensch) packt, die Kiste sicher verschließt, dann an einen großen roten Ballon bindet und sie mit ihm in die Ferne entschwinden lässt. Gleichzeitig stelle man sich vor, wie mit der Entfernung der Kiste das Problem immer kleiner und unbedeutender wird. Es ist stets zu beobachten, wie schnell und wirkungsvoll diese Imaginationsmethode den „inneren Frieden" wieder ermöglicht und wie die Person nun zuversichtlicher und strebsamer ihre bislang blockierten Ziele verfolgen kann. ◄

19.6.9 Handlungsziele endlich realisieren (Lernbeginn, Arbeitsbeginn)

Mitunter sind uns die Ziele relativ klar, jedoch der Beginn ihrer Realisierung ist so schwer, dass er über lange Zeit vermieden oder verschoben wird, besonders bei unangenehmen Handlungen. Obwohl das kognitive Hauptziel wie z. B. „Examensarbeit bzw. Referat schreiben" klar definiert ist, reagiert man mit Vermeidungsverhalten, weil kein konkreter Plan besteht, den man abarbeiten könnte. Ein Teil der Lern- und Leistungsstörungen und Examensprobleme ist eng damit verbunden (Kossak, 2016).

Beispiel

Methode: Den Handlungsbeginn mental einüben (Kossak, 2014b)

Der Klient sollte sich anfangs räumlich vollkommen vom Arbeitsfeld (Schreibtisch) zurückziehen und für einige Minuten entspannen; dadurch gewinnt er mentalen Abstand zu seinem Ziel (= Distanzierung, s. oben). Nun stellt er sich detailliert vor, wie er das relevante Buch aus dem Regal nimmt, sich an den Schreibtisch setzt, das Buch aufschlägt, das Inhaltsverzeichnis aufmerksam überfliegt. Dann sucht er (weiterhin in der Imagination) das relevante Kapitel heraus und schreibt daraus Stichworte auf. Plastisch vorgestellt nimmt er nun sein Schreibgerät (Kuli oder PC-Tastatur) und macht Notizen. Nun imaginiert er nochmals diesen gesamten Ablauf, öffnet dann seine Augen, steht auf, begibt sich an seinen Arbeitsplatz und realisiert die ihm inzwischen bekannten Arbeitsschritte. ◄

Auch hier ist es immer wieder sehr erstaunlich, wie leicht und sicher die Umsetzung von der Imagination/Hypnose in das reale Handlungsziel ist.

19.6.10 Zielvorstellung: Selbstvertrauen und Selbstsicherheit als Lebensbasis

Angemessenes Selbstvertrauen beinhaltet u. a. die differenzierte Selbstwahrnehmung, ein möglichst stabiles Selbstkonzept, Sicherheit im Umgang mit diesem Konzept und die realistische Bewertung und Erwartung von Erfolg und Misserfolg, damit verbunden die angemessene Einschätzung von Rückmeldungen. Hier kann in Hypnose mit folgenden Methoden gearbeitet werden: Selbstkonfrontation, Altersregression,

Probehandeln, Betrachten imaginierter Videos über das eigene Verhalten, Reframing, kognitive Umstrukturierung etc.

Aufbau des Selbstvertrauens in Hypnose – Genderangebote

In der Hypnose können folgende Aspekte berücksichtigt werden (Signer-Fischer, 2000, S. 51 f.):

- Einüben kritischer Selbstwahrnehmung in Bezug auf positive und negative Qualitäten und in Bezug auf Persönlichkeitseigenschaften
- Umgang mit positiven und negativen Qualitäten und Persönlichkeitseigenschaften, diese akzeptieren und in das Selbstbild einfügen
- Analyse von Erfolgs- und Misserfolgssituationen und Finden von möglichen Gründen für internale und externale Erfolge und Misserfolge
- Erfolgserlebnisse erinnern und sammeln und diese ins Selbstbild einfügen
- Einbeziehung der Bezugspersonen, die angemessene Rückmeldungen über Erfolg und Misserfolg geben sollen

---

Aufbau von Selbstsicherheit

Besonders Frauen übernehmen soziale und kulturelle Regeln überstark für sich wie z. B. anderen zu gefallen, anderen den Vortritt zu geben und dabei eigene Bedürfnisse hintenanzustellen. Hier muss eine Umbewertung erfolgen, gegenüber anderen Grenzen setzen zu können oder Selbstsicherheit zu erlernen. Dazu kann Hypnose hilfreich sein, die angestrebten Ziele einerseits bewusst zu machen und sie andererseits z. B. mit Probehandeln zu erkunden, auszuprobieren und einzuüben.

Methode: Idealisiertes Selbstbild

Die von Susskind (1976) entwickelte Methode des idealisierten Selbstbildes (ISB) ist ein Selbstkontrollverfahren zum Aufbau von Selbstvertrauen, Selbstsicherheit, zur Wahrnehmung eigener Fähigkeiten und zur Selbstverstärkung. Die Methode kann als rein imaginatives Verfahren oder in Hypnose bzw. Selbsthypnose angewandt werden.

Instruktion zum idealisierten Selbstbild (ISB)

1. „Schließen Sie Ihre Augen und sehen Sie sich als Ihr idealisiertes Selbstbild, sehen Sie sich, wie Sie alle Eigenschaften, Merkmale und alle Qualitäten haben, die Sie gerne haben möchten."

a) Der Patient soll nun ein ISB entwerfen, das er in der Realität innerhalb kurzer Zeit erreichen kann. Durch eine allmähliche Annäherung wird das ISB stets den Realisierungen angepasst.

  b) Der Patient lernt, das ISB mit seinen eigenen Worten zu beschreiben und formuliert dadurch seine Verhaltensziele, die ggf. unangemessen oder überhöht sein können und deshalb unter Umständen korrigiert werden müssen.

2. „Streifen Sie das idealisierte Selbstbild über Ihr derzeitiges Selbstbild und beobachten Sie die Unterschiede und Veränderungen."
Dieses ISB soll nun nicht in Tagträumereien, sondern in konkreten Handlungen aktualisiert werden, die auf die vorher definierten Ziele ausgerichtet sind.

3. „Um das idealisierte Selbstbild auch zu verdeutlichen bzw. zu erreichen, rufen Sie sich ein erfolgreich gemeistertes Ereignis etc. in Erinnerung und die damit verbundenen Erfolgsgefühle."

4. „Lassen Sie diese Erfolgsgefühle auf sich wirken und ausdehnen auf gegenwärtige Handlungen und planen Sie diese Handlungen für die nächste Zukunft. Also: konzentrieren Sie sich auf das Erreichte und Ihren Erfolg. Das heißt nicht, dass Sie die Misserfolge und Fehler ignorieren, sondern dass Sie diese als ein ‚Stoppsignal' sehen und

als Möglichkeit, Ihre Lernprozesse zu überprüfen. Sie können sich dann fragen: Was tue ich, damit es falsch wird? Wie kann ich meine Taktiken ändern? Wie mache ich von hier aus weiter?"

5. „Identifizieren Sie sich mit dem idealisierten Selbstbild. Bei allen Tätigkeiten während des Tages im Büro, zu Hause, beim Einkaufen sollen Sie sich so verhalten, so fühlen und so Beziehungen herstellen wie Ihr idealisiertes Selbstbild. So wie Sie sich sehen, werden auch die anderen Sie sehen. Und weiter: So wie Sie sich wahrnehmen, so werden Sie handeln, fühlen und sich gegenüber anderen verhalten."

Diese Methode erfordert einiges an Übung, bis man schließlich in der Lage ist, Pläne und Handlungsziele zu entwerfen und sie in der Imagination zu erproben. Auch hier gelingt dann die Umsetzung in die Realhandlung leichter und erfolgreicher.

19.6.11 Ziele und Werte verändern sich

Unter bestimmten Lebensbedingungen verlieren Werte oder Ziele ihre zentrale Bedeutung oder geraten ins Wanken, so nach Naturkatastrophen oder Einwirkungen krimineller Handlungen – und bewirken Posttraumatische Belastungsstörungen (PTBS). Hier erweist sich die kognitiv-behaviorale Therapie mit Hypnose als sehr effektiv (Bryant et al., 2006; Kossak, 2021; Lynn et al., 2012). Besonders Kriegserlebnisse sind sehr traumatisierend, denn eigene Wertesysteme und Wertorientierungen wie tief verwurzelte moralische Überzeugungen werden infrage gestellt (Hellenthal et al., 2017; Zimmermann et al., 2014, 2019). In den USA bestehen seit dem Vietnamkrieg Erfahrungen mit Hypnose-Behandlungen (z. B. Abramowitz & Lichtenberg, 2010; Gordon et al., 2008; Wood & Hirschberg, 1994). Bei Soldaten der Bundeswehr werden nach einem Einsatz in Afghanistan unter anderem wertebasierte kognitiv-behaviorale Gruppentherapie effektiv angeboten (Alliger-Horn et al., 2018). Als Folge davon wird erforscht, inwiefern in Deutschland eine transgenerationale Weitergabe kriegsbelasteter Kindheiten besteht (Radebold et al., 2009), die ein Familiengedächtnis bedingen kann und Werte wie z. B. den Sinn für die bislang gewohnte Großfamilie infrage stellt (Zinnecker, 2009).

Probleme alter Menschen
Im Alter treten Erkrankungen, Beeinträchtigungen und Mehrfachbehinderungen, Sozialängste vermehrt auf, oft gefolgt von Depressionen und Hilflosigkeit. Die Lebensziele und Werte der Senioren und Seniorinnen werden sich damit verbunden in den Jahrzehnten verändert haben. Entsprechend gibt es für sie altersangemessene Schmerzbehandlungen mit Hypnose (Norelli & Harju, 2008; Ardigo et al., 2016), ebenso bei Behinderungen z. B. bei Parkinson (Wain et al., 1990).

Wie weit sich im Alter Werte verändern, zeigen Abrams et al. (2008). Während in jungen Jahren bei Examensproblemen Entspannungsszenen von Urlaubslandschaften benutzt werden, bevorzugen nun Senioren mit Angst vor einem Mathematiktest in der Seniorenakademie in Hypnose Imaginationen von ihren Enkelkindern und erreichen damit eine signifikante Angstreduktion. Unter den vielen Möglichkeiten an Zielen und Werten, die zum Lebensabschluss geäußert werden, zählt, sich nun reifer, distanzierter oder versöhnter mit anderen Menschen in der Lebensgeschichte zu erleben (Frederick, 1997). Dabei können Fragen und Wünsche eventuell offenbleiben, die man am Ende seines Lebens gern beantwortet hätte.

Beispiel

Eine Frau, ca. 42 Jahre alt, alleinstehend mit einer ca. 12 Jahre alten Tochter, wird aufgrund ihrer Krebserkrankung in wenigen Wochen sterben. Sie möchte vorher noch in Erfahrung bringen, ob ihr Vater sie als Kind missbraucht hat. Die Ungewissheit quält sie

sehr, wie sie ihren Vater am Ende ihres Lebens bewerten soll. Mit diesem Wunsch wird in Hypnose eine Altersregression in den fraglichen Altersbereich ihrer Kindheit vorgenommen. Eine sehr einfühlsame und möglichst objektive und suggestionsfreie Befragung in Hypnose kann jedoch keine Antwort auf diese Frage finden – auch nicht darauf, ob hier eine Amnesie, Verdrängung, nicht wahr haben Wollen oder … vorliegt. Wenige Tage später verstirbt sie. ◄

19.7 Vorteile, methodische Hinweise und Abgrenzungen

Hier kann nur ein kurzer Abriss erfolgen; differenziertere Ausführungen sind z. B. bei Kossak (2013, 2014a, b) zu finden.

19.7.1 Vorteile der Kombination von kognitiv-behavioralen Methoden und Hypnose

Vorteile der Interventionen auf der Vorstellungsebene (Imagination oder Hypnose = Innenbilder) sind z. B.:

- Die Arbeit mit Innenbildern erleichtert den Zugang zu den mit ihnen verbundenen Emotionen und Blockaden, erleichtert aber auch Suchprozesse, Selbstbeobachtung und Probehandlungen (s. Abschn. 19.6, Tab. 19.1).
- Relevante Bedingungen wie Umgebung, Personen, Aufgaben, Schwierigkeitsabstufungen lassen sich leichter den therapeutischen Anforderungen anpassen.
- Übungsschritte sind nahezu beliebig unterteilbar, wiederholbar modifizierbar, zu erproben – so auch Alternativhandlungen und deren Auswirkungen.
- Die bislang rein auf der Vorstellungsebene durchgeführten Handlungen werden wie Realhandlungen mit all ihren Erfolgskomponenten abgespeichert. In der Realsituation können sie dann als bereits erprobte Erfahrungen abgerufen und durchgeführt werden (Kossak, 2013).

19.7.2 Methodische Hinweise

In der Situation der Imagination, besonders in Hypnose, ist eine Person sehr offen für neue Erfahrungen und Gefühle. Deshalb ist sie extrem verletzlich und bedarf eines besonderen Schutzes: Abschirmung von äußeren Störfaktoren, behutsamer Umgang mit ihren Aussagen und Gefühlen, keine Überforderung.

Es wird eine hohe Kompetenz des Therapeuten verlangt, da durch das intensive Erleben plötzliche und starke Emotionen auftreten können. Auch sollte der Therapeut im gleitenden Übergang zwischen den sich ergebenden Diagnose- und Therapieinformationen handeln können. Das heißt Hypothesen ableiten, Therapieziele und Theoriehintergrund beachten, Interventionen ggf. modifizieren, Methoden abwägen und einbringen, in Imaginationen und Suggestionen umsetzen, Sprache beachten usw.

19.7.3 Praxishinweise

In der Praxis sollte beachtet werden:

- Dem Klienten sollte das Vorgehen erklärt werden, so auch welche Szene er gleich imaginieren soll (z. B. genaue Beschreibung der Problemsituation am Arbeitsplatz: Ort, Personen).
- Der Klient sollte darüber informiert werden, dass seine Imaginationserlebnisse und Aussagen dazu nicht als falsch oder richtig bewertet werden können, sondern möglichst spontan sein sollten.
- Die Formulierungen des Therapeuten sollten wenig direktiv sein, sondern mehr Impulse enthalten, mit denen der Klient seine Bilder und Szenen und die damit verbundenen Emotionen, Wünsche und Motive entwickelt.
- Instruktionen, Anregungen, Fragen sollten stets in kurzen Sätzen mit einfacher Grammatik im Indikativ gestellt werden. („Sie befinden sich in X" anstatt: „Sie würden sich nun in X befinden" oder „Was tun Sie jetzt?" anstatt „Was hätten sie dann getan?")

- Es sollten nur positive Formulierungen verwandt werden wie z. B. „Sie sind im Examen entspannt, weil Sie gelernt haben". Negative Formulierungen wie „Sie haben *keine* Angst im Examen" aktivieren die damit verbundenen Assoziationen der Angst und sind für Zielerreichungen schädlich.
- Innenbilder sollten vom Klienten wie naive Erlebnisse behandelt werden, die erst später in der Nachbesprechung der Sitzung reflektiert werden.
- Durch regelmäßige **therapeutische Hausaufgaben** wird der Klient aktiviert, seine vorher erlebten und geplanten Therapieschritte weiter selbst real mit oder ohne Autohypnose anzuwenden.

19.7.4 Grenzen, Kontraindikationen

Da mit den Methoden sehr unterschiedliche Erlebensweisen ansprechbar sind, kann dies dazu verführen, sie losgelöst von einer Basistherapie anzuwenden (Lazarus, 1998). Zu leicht kann dabei eine saubere Diagnostik und eine klare Therapieplanung vernachlässigt werden und mehr ein methodisch unsauberes Konglomerat entstehen. Falls man damit erfolgreich war, ordnet man diese Vorgehensweise dann nachträglich einer bekannten Methode zu.

Die Grenzen des Patienten sind durch seine Kommunikationsfähigkeiten gegeben (z. B. Alter, Mindestintelligenz, Sprachfähigkeit, Kulturkreis), Behandlungen von z. B. Kindern oder geistig Retardierten sind jedoch möglich (Olness & Kohen, 2001; Kossak, 2011).

Bei Ablehnung der Methode oder Passivität des Patienten sollte keine Hypnose erfolgen, bei Kontrollverlustängsten muss Aufklärung stattfinden, um dann ggf. mit Hypnose zu arbeiten.

Kontraindikationen sind meist bei Psychosen und Borderlinepatienten gegeben; hier sollten nur in diesen Bereichen erfahrene und in Imagination oder Hypnose geschulte Therapeuten tätig werden. Bei häufiger Realitätsflucht des Patienten kann diese mit Imagination/Hypnose eventuell gefördert werden.

19.7.5 Effektivität und neurophysiologische Erklärungsversuche

Metaanalysen zeigen, dass die kognitiv-behavioralen bzw. hypnobehavioralen Methoden allen anderen Psychotherapieformen oft überlegen sind, auch der alleinigen Anwendung von Verhaltenstherapie (z. B. Lynn et. al., 2000; Kirsch et al., 1995, Kossak, 2013, 2021). Diese Ergebnisse beruhen auf evidenzbasierten Experimenten. Wie deutlich wurde, ist gerade die Arbeit mit Metaphern (s. Abschn. 19.6.2) ebenfalls effektiv, ist jedoch so individuell, dass sie kaum statistisch auswertbar ist, um sie in den Kreis der evidenzbasierten Berichte aufnehmen zu können. Die meisten der zitierten Methoden sind dann besonders wirkungsvoll, wenn positive Verhaltensziele entwickelt werden sollen, für die dann konkrete Verhaltensweisen erarbeitet werden, die in der Therapie erprobt und im Alltag realisiert werden sollen. Es ist anzunehmen, dass Patienten gerade durch diese Kombinationsform ihre Selbstwirksamkeit (i. S. Bandura, 1994) schnell und direkt erfahren und somit leichter komplexe Umstrukturierungen erleben können.

▶ Es ist immer wieder erstaunlich, wie schnell gerade mit Hypnose grundlegende therapeutische Änderungen möglich sind; einige der vorgenannten Fall-Kurzdarstellungen verdeutlichen dies.

Hierbei ist z. B. bei der Bewältigung chronischer Schmerzen häufig besonders die Kombination von Hypnose und kognitiv-behavioraler Umstrukturierung die effektivste Methode vor vielen anderen (Jensen et al., 2011; s. Abschn. 19.6.1).

Neuropsychologische Forschungsergebnisse lassen trotz der Heterogenität der Untersuchungsmethoden und der Komplexität der Befunde zum Teil Erklärungen zu (Vaitl, 2003).

Die Hypnoseeinleitung bewirkt plastische Veränderungen des menschlichen Gehirns, d. h. neurophysiologische Veränderungen im Kortex (z. B. Halsband, 2004). So steht okzipitale Alphasuppression in Verbindung mit dem Erleben tiefer Hypnose (Konradt et al., 2004).

▶ Anzunehmen ist, dass durch die Suggestionen in Hypnose im Thalamus Regel- und Filterprozesse angesprochen werden (Kossak, 1989, 2013). Dadurch erfolgt eine hypnotische Veränderung der Wahrnehmungsverarbeitung (Spiegel & Kosslyn, 2004; De Pascalis, 2004) und der Frontalhirnfunktionen (Gruzelier, 2004).

Eine verminderte Verbindung zwischen dem dorsolateralen präfrontalen Kortex und dem anterioren Cingulus bedingt wahrscheinlich die reduzierte Konfliktwahrnehmung bzw. geminderte Kritikfähigkeit unter Hypnose, d. h. Widersprüche im Erleben und Verhalten können besser toleriert werden. Gleichzeitig liegt eine Fokussierung der Aufmerksamkeit vor, die in der Therapie für Suchprozesse bedeutsam ist.

Je nach Therapieziel der Hypnose (z. B. Schmerzreduktion) werden nachweisbar unterschiedliche Hirnareale aktiviert oder deaktiviert. Im Gehirn hat Hypnose somit Top-down-Einflüsse. Daraus ist abzuleiten, dass die in Hypnose bewirkten Veränderungen wie z. B. kognitive Umstrukturierungen auch in ihren Einzelelementen (Attribution, Motivation, Emotion, Imagination, Motorik, Physiologie) nicht nur vordergründige Veränderungen erfahren. Mit ihnen sind auch komplexe hirnphysiologische Veränderungen verbunden. Diese neuropsychologische Umstrukturierung erklärt dann die oft rasche, tief greifende und so stabile Therapiewirkung der Hypnose.

Literatur

Abramowitz, C. G., & Lichtenberg, P. (2010). A new hypnotic technique for treating combat related posttraumatic stress disorders. A prospective open study. *International Journal oc Clinical and Experimental Hypnosis, 58*(3), 316–328.

Abrams, R., Badad-Hansen, L., & Svensson, P. (2008). Hypnosis in the management of persistent ideopatic oral pain – Clinical and psychosocial findings. *Pain, 136*(1–2), 44–52.

Alliger-Hom, C., Hessenbruch, I., Fischer, C., Thiel, T., Vam, A., Willmund, G., & Zimmermann, P. (2018). ‚Moral injury‘ bei kriegstraumatisierten deutschen Bundeswehrsoldaten. Wirksamkeit der wertebasierten kognitiv-behavioralen Gruppentherapie. *Psychotherapeut, 63*(4), 322–328.

Ambühl, H., & Orlinsky, D. (1999). Therapieziele aus der Perspektive der PsychotherapeutInnen. In H. Ambühl & B. Strauß (Hrsg.), *Therapieziele* (S. 319–334). Hogrefe.

Amir, N., Foa, E. B., & Coles, M. E. (1998). Automatic activation and strategic avoidance of threat-related information in social phobia. *Journal of Abnormal Psychology, 107,* 285–290.

Antonovsky, A. (1979). *Health, stress and coping.* Jossey Bath.

Antonovsky, A. (1997). *Salutogenese. Zur Entmystifizierung der Gesundheit.* Dgvt.

Ardigo, S., Herrmann, F. R., Moret, V., Derame, L., Giannelli, S., Gold, G., & Pautex, S. (2016). Hypnosis can reduce pain in hospitalized older patients: A randomized controll study. *BMC Geriatrics, 16,* 14.

Aronson, E., Wilson, T. D., & Akert, R. M. (2004). *Sozialpsychologie* (4. Aufl.). Pearson.

Bandura, A. (1977). Self-efficacy: Toward a unifying theory of behavioral change. *Psychological Review, 84*(2), 191–215.

Bandura, A. (1993). Perceived self-efficacy in cognitive development and functioning. *Educational Psychologist, 28*(2), 117–148.

Bandura, A. (1994). Self-efficacy. In V. S. Ramachandran (Hrsg.), *Encyclopedia of human behavior* (Bd. 4, S. 71–81). Academic.

Bandura, A. (1997). *Self-efficacy: The exercise of control.* Freeman.

Berking, M., Grosse Holtforth, M., Jacobi, C., & Kröner-Herwig, B. (2005). Empirical based guidelines for goal-finding procedures in psychotherapy. *Psychotherapy Research, 15*(3), 316–324.

Berking, M., & Kowalsky, J. (2012). Therapiemotivation. In M. Berking & W. Rief (Hrsg.), *Klinische Psychologie für Bachelor. Band II Therapieverfahren* (S. 13–22). Springer.

Berliere, M., Roelants, F., Watremez, C., Docquier, M. A., Piette, N., Lamarant, S., Megevant, V., Van Maanen, A., Piette, P., Gerday, A., & Duhoux, F. P. (2018). The advantages of hypnosis intervention on breast cancer surgery and adjuvant therapy. *Breast, 37,* 114–118.

Boelicke, T. (2004). Kognitive Lebenszielanalyse in Therapie und Beratung. *Verhaltenstherapie & psychosoziale Praxis, 36*(2), 313–324.

Bohus, M., & Bents, H. (2018). Zur Bedeutung von Werten und Zielen als motivationale Komponenten in der Psychotherapie. In M. Bents & A. Kämmerer (Hrsg.), *Psychotherapie und Würde* (S. 47–60). Springer.

Bornstein, P. H., & Devine, D. A. (1980). Covert modelling hypnosis in treatment of obesity. *Psychotherapy: Theory, Research and Practice, 17*(3), 272–276.

Bornstein, R., & Pittman, T. (Hrsg.). (1992). *Perception without awareness.* Guilford Press.

Brandtstädter, J., & Renner, G. (1990). Tenacious goal pursuit and flexible goal adjustment: Explication and age-related analysis of assimilative and accommodative strategies of coping. *Psychology and Aging, 5,* 58–67.

Brunstein, J. C. (1999). Persönliche Ziele und subjektives Wohlbefinden bei älteren Menschen. *Zeitschrift für Differentielle und Diagnostische Psychologie, 20,* 58–71.

Brunstein, J. C., & Maier, G. W. (1996). Persönliche Ziele: Ein Überblick zum Stand der Forschung. *Psychologische Rundschau, 47,* 146–160.

Bryant, R. A., Moulds, M. L., Nixon, R. D., Mastrodomenico, J., Felmingham, K., & Hopwood, S. (2006). Hypnotherapy and cognitive behaviour therapy of acute stress disorder: A 3-year follow-up. *Behavior Research and Therapy, 44*(9), 1331–1335.

Carlson, L. E., Toivonen, K., Flynn, M., Deleemans, J., Piedalue, K.-A., Tolsdorf, E., & Subnis, U. (2018). The role of hypnosis in cancer care. *Current Oncology Reports, 20*(12), 93.

Caspar, F. (1998). *Beziehungen und Probleme verstehen. Eine Einführung in die psychotherapeutische Plananalyse* (2., veränderte Aufl.). Huber.

Caspar, F., & Grawe, K. (1981). Widerstand in der Verhaltenstherapie. In H. Petzold (Hrsg.), *Der Widerstand: Ein strittiges Konzept in der Psychotherapie* (S. 349–384). Junfermann.

Coman, G. J., & Evans, B. J. (1996). Clinical update on eating disorders and obesity: Implications for treatment with hypnosis. *Hypnos, Swedish Journal of Hypnosis in Psychotherapy and Psychosomatic Medicine, 23*(2), 83–92.

Conversa, G., Facco, E., Leoni, M. L., Buonocore, M., Bagnasco, R., Angelini, L., Demartini, L., & Spiegel, D. (2019). Quantitative Sensory Testing (QST) Estimation of regional cutaneous thermal sensitivity during waking state, neutral hypnosis, and temperature specific suggestions. *International Journal of Clinical and Experimental Hypnosis, 67*(3), 364–381.

Decy, D., & Ryan, R. (1993). Selbstbestimmungstheorie der Motivation und ihre Bedeutung für die Pädagogik. *Zeitschrift für Pädagogik, 39*(2), 223–238.

De Pascalis, V. (2004). Blockierende Halluzination, Aufmerksamkeit und Automatismus in der Hypnose. *Hypnose und Kognition, 21,* 157–181.

DeRubeis, R. J., & Beck, A. T. (1988). Cognitive therapy. In K.K. Dobson (Hrsg.), *Handbook of cognitive-behavioral therapies.* Guilford Press.

Driessen, M., Sommer, B., Röstel, C., Malchow, C. P., Rumpf, H.-J., & Adam, B. (2001). Therapieziele in der Psychologischen Medizin – Stand der Forschung und Entwicklung eines standardisierten Instruments. *Zeitschrift für Psychotherapie, Psychosomatik und Medizinische Psychologie, 51,* 239–245.

Emmons, R. A. (1986). Personal strivings: An approach to personality and subjective well-being. *Journal of Personality and Social Psychology, 51*, 1058–1068.

Emmons, R. A. (1992). Abstract versus concrete goals: Personal striving level, physical illness and psychological well-being. *Journal of Personality and Social Psychology, 62*, 292–300.

Entwistle, P. A., Webb, R. J., Abayomi, J. C., Johnson, B., Sparkes, A. C., & Davies, I. G. (2014). Unconscious agendas in the etiology of refractory obesity and the role of hypnosis in their identification and resolution: A new paradigm for weightmanagement programs or a paradigm revisited? *International Journal of Clinical and Experimental Hypnosis, 62*(3), 330–359.

Feffer, M., & Suchotliff, L. (1966). Decentering implications of social interactions. *Journal of Personality and Social Psychology, 4*(4), 415–422. https://doi.org/10.1037/h0023807

Forstmeier, S., Uhlendorff, H., & Maercker, A. (2005). Diagnostik von Ressourcen im Alter. *Zeitschrift für Gerontopsychologie und -psychiatrie, 18*(4), 227–257.

Frederick, C. (1997). Die hypnotische Beziehung zu todkranken Personen. *Experimentelle und Klinische Hypnose, 13*(2), 155–172.

Freund, A. M. (2003). Die Rolle von Zielen für die Entwicklung. *Psychologische Rundschau, 54*(4), 233–242.

Gerge, A. (2018). Revisiting the safe place: Method and regulatory aspects in psychotherapy when easing allostatic overload in traumatized patients. *International Journal of Clinical and Experimental Hypnosis, 66*(2), 147–173.

Gonsalkorale, W. M. (2006). Gut-directed hypnotherapy: The manchester approach for treatment of irritable bowel syndrome. *The International Journal of Clinical and Experimental Hypnosis, 54*(1), 27–50.

Gordon, J. S., Staples, J. K., Blyta, A., Bytyqi, M., & Wilson, A. T. (2008). Treatment of posttraumatic stress disorder in postwar Kosovar adolescents using mind-body skills groups: A randomized controlled trial. *Journal of Clinical Psychiatry, 69*(9), 1469–1476. https://doi.org/10.4088/jcp.v69n0915 Epub 2008 Aug 1.

Grawe, K. (1998). *Psychologische Therapie*. Hogrefe.

Grawe, K. (2004). *Neuropsychotherapie*. Hogrefe.

Grawe, K., Donati, R., & Bernauer, F. (1994). *Psychotherapie im Wandel. Von der Konfession zur Profession*. Hogrefe.

Grosse Holtforth, M., & Grawe, K. (2001). Fragebogen zur Analyse Motivationaler Schemata (FAMOS). *Zeitschrift für Klinische Psychologie und Psychotherapie: Forschung und Preis, 29*, 170–179.

Grosse Holtforth, M., Grawe, K., Egger, O., & Berking, M. (2005). Reducing the dreaded: Change of avoidance motivation in psychotherapy. *Psychotherapy Research, 15*(3), 261–271.

Gruzelier, J. H. (2004). Neurophysiologische Überlegungen zu den unerwünschten Effekten der Hypnose mit speziellem Bezug zur Bühnenhypnose. *Hypnose und Kognition, 21*, 225–259.

Halsband, U. (2004). Mechanismus des Lernens in Trance: Funktionelle Bildgebung und Neuropsychologie. *Hypnose und Kognition, 21*, 11–38.

Hellenthal, A., Zimmermann, P., Willmund, G., Lovinusz, A., Fiebig, R., Bozoyn, C., Maerker, A., & Alliger-Hom, C. (2017). Einsatzerlebnisse, moralische Verletzungen, Werte und psychische Erkrankungen bei Einsatzsoldaten der Bundeswehr. *Verhaltenstherapie, 27*(2), 244–252.

Heusinger, J., & Krause, W. D. (1991). Ambulante Behandlung der Adipositas durch Hypnose. *Die Heilkunst, 104*(7).

Hofheinz, C., Heidenreich, T., & Michalak, J. (2017). *Wertorientierte Verhaltensaktivierung bei depressiven Störungen: Therapiemanual. Mit E-Book inside und Arbeitsmaterial*. Beltz.

Ikegwu, E. M., Ajiboye, Y. O., Aromolaran, A. D., Ayodeji, A. A., & Okorafor, U. (2014). Human empowerment through skills acquisition: Issues, impacts and consequences – A non-parametric view. *Journal of Poverty, Investment and Development – An Open Access International Journal, 5*, 94–101.

Jacobs, S., & Bosse-Düker, I. (2005). *Verhaltenstherapeutische Hypnose bei chronischem Schmerz. Ein Kurzprogramm zur Behandlung chronischer Schmerzen*. Hogrefe.

Jensen, M. P., Ehde, D. M., Gertz, K. J., Stoelb, B. L., Dillworth, T. M., Hirsh, A. T., Molton, I. R., & Kraft, G. H. (2011). Effects of self-hypnosis training and cognitive resructuring on daily intensity and catastrophzing in individuals with multiple sclerosis and chronic pain. *International Journal of Clinical and Experimental Hypnosis, 59*(1), 45–63.

Jensen, M. P., & Patterson, D. R. (2014). Hypnotic approaches for chronic pain management: Clinical implications ofrecent research findings. *American Psychologist, 69*(2), 167–177.

Kanfer, F. H., & Busemeyer, J. R. (1982). The use of problem solving and decision making in behavior therapy. *Clinical Psychology Review, 2*, 239–266.

Kanfer, F. H., Reinecker, H., & Schmelzer, D. (2012). *Selbstmanagement-Therapie* (5. Aufl.). Springer.

Karoly, P., & Ruehlman, L. S. (1995). Goal cognition and its clinical implications: Development and preliminary validation of four motivational assessment instruments. *Assessment, 2*, 113–129.

Kirsch, I., Montgomery, G., & Sapirstein, G. (1995). Hypnosis as an adjunct to cognitive-behavioral psychotherapy: A meta-analysis. *Journal of Consulting and Clinical Psychology, 63*, 214–220.

Kirsch, I., Capafons, A., Cardena-Buelna, E., & Amigó, S. (1999). Clinical hypnosis and self-regulation: An introduction. In I. Kirsch, A. Capafons, E. Cardena-Buelna, & S. Amigó (Hrsg.), *Clinical hypnosis and self-regulation* (S. 3–18). American Psychological Association.

Kisurek, T. J., Smith, A., & Cardillo, J. E. (1994). *Goal attainment scaling: Applications, theory, and measurement*. Erlbaum.

Klinger, E. (1987). Current concerns and disengagement from incentives. In F. Halisch & J. Kuhl (Hrsg.),

Motivation, intention and volition (S. 337–347). Springer.

Koban, C., & Willutzki, U. (2001). Die Entwicklung positiver Perspektiven in der Psychotherapie: Die Interventionsmethode EPOS. *Verhaltenstherapie und psychosoziale Praxis, 33*(2), 225–239.

Konradt, B., Deeb, D., & Scholz, O.-B. (2004). Motorische Imagination in Hypnose. Alpha- und Thetapower während motorischer Imagination in Hypnose. *Hypnose und Kognition, 21,* 183–204.

Kossak, H.-C. (1983). Integration der Hypnose in das Konzept der Verhaltenstherapie: Eine Fallstudie. *Experimentelle und klinische Hypnose, 1*(1), 45–56.

Kossak, H.-C. (1989). *Hypnose – Ein Lehrbuch.* Psychologie Verlags Union.

Kossak, H.-C. (1992). *Studium und Prüfungen besser bewältigen.* Quintessenz.

Kossak, H.-C. (2007). Hypnose in der Kinder- und Jugendlichenpsychotherapie. In M. Borg-Laufs (Hrsg.), *Lehrbuch der Verhaltenstherapie mit Kindern und Jugendlichen, Band 2: Interventionsmethoden* (2. Aufl., S. 829–877). Dgvt.

Kossak, H.-C. (2011). Hypnose. In M. Linden & M. Hautzinger (Hrsg.), *Verhaltenstherapie* (7. Aufl., S. 175–181). Springer.

Kossak, H.-C. (2013). *Hypnose. Lehrbuch für Psychotherapeuten und Ärzte* (5. Aufl.). Beltz.

Kossak, H.-C. (2014a). Hypnose. In D. Vaitl & F. Petermann (Hrsg.), *Handbuch der Entspannungsverfahren* (5. Aufl., S. 113–1292). Beltz.

Kossak, H.-C. (2014b). KVT und Hypnose: Die Rekonstruktion, Konstruktion und Bearbeitung problemrelevanter Kognitionen in Hypnose. In H. Stavemann (Hrsg.), *KVT-Praxis. Strategien und Leitfäden für die Integrative KVT* (3. Aufl., S. 648–673). Beltz.

Kossak, H.-C. (2015). *Prüfungsangst. Beraten aus sieben Perspektiven.* Carl-Auer.

Kossak, H.-C. (2016). *Lernen leicht gemacht* (3. Aufl.). Carl-Auer.

Kossak, H.-C. (2020). *Kognitiv-behaviorale Psychotherapie von Ängsten. Kurztherapie mit Hypnose – Die Praxisanleitung.* Springer.

Kossak, H.-C., & Zehner, G. (2011). *Hypnose beim Kinder-Zahnarzt. Verhaltensführung und Kommunikation.* Springer.

Langewitz, W., Izakovic, J., Schindler, C., Kiss, A., & Bircher, N. (2005). Effect of self-hypnosis on hay fever symptoms – A randomized controlled intervention study. *Psychotherapy and Psychosomatics, 74,* 165–172.

Lazarus, A. A. (1998). The utility and futility of combining treatments in psychotherapy. *Hypnos, Swedish Journal of Hypnosis in Psychotherapy and Psychosomatic Medicine, 25*(4), 204–212.

Lazarus, A. A. (2000). *Innenbilder. Imagination in der Therapie als Selbsthilfe.* Klett-Cotta.

Locke, E. A., & Latham, G. P. (2002). Building a practically useful theory of goal setting and task motivation. *American Psychologist, 57*(9), 705–717.

Lynn, S. J., Kirsch, I., Barabasz, A., Cardena, E., & Patterson, D. (2000). Hypnosis as an empirical supported clinical intervention: The state of evidence and a look to the future. *The International Journal of Clinical and Experimental Hypnosis, 48,* 239–259.

Lynn, S. J., Malakataris, A., Condon, L., Maxwell, R., & Clere, C. (2012). Post-traumatic stress disorder: Cognitive hypnotherapy, mindfulness, and acceptance-based treatment approaches. *American Journal of Clinical Hypnosis, 54*(4), 311–330.

Mellor, N. H. (1960). Hypnosis in juvenile delinquency. *General Psychology, 22,* 83–87.

Meichenbaum, D. (1986). Cognitive-behavioral modification. In F. H. Kanfer & A. P. Goldstein (Hrsg.), *Healing people change* (3. Aufl.). Pergamon Press.

Michalak, J., & Schulte, D. (2002). Zielkonflikte und Therapiemotivation. *Zeitschrift für Klinische Psychologie und Psychotherapie, 31,* 213–219.

Michalak, J., Heidenreich, T., & Hoyer, J. (2004). Goal conflicts – Concepts, findings and consequences for psychotherapy. In W. M. Cox & E. Klinger (Hrsg.), *Handbook of motivational counselling. Motivating people for change* (S. 83–98). Wiley.

Michalak, J., Grosse Holtforth, M., & Veith, A. (2005). Wo soll's denn nun eigentlich hingehen?. Die Zielperspektive in der Psychotherapie. In J. Kosfelder, J. Michalak. S. Vocks, & U. Willutzki (Hrsg.), *Fortschritte der Psychotherapieforschung* (S. 54–88). Hogrefe.

Michalak, J., Grosse Holtforth, M., & Berking, M. (2007). Patientenziele in der Psychotherapie. *Psychotherapeut, 52,* 6–15.

Nestmann, F. (1996). Psychosoziale Beratung – Ein ressourcentheoretischer Entwurf. *Verhaltenstherapie und Psychosoziale Praxis, 28,* 359–376.

Norelli, L. J., & Harju, S. K. (2008). Behavioral approaches to pain management in elderly. *Clinics in Geriatrie Medicine, 24*(2), 335–344.

Olness, K., & Kohen, P. (2001). *Lehrbuch der Kinderhypnose und – Hypnotherapie.* Carl-Auer.

Opaschowski, H. W. (2008). Welche Werte wirklich wichtig sind – Heute und in Zukunft. In E. H. Witte (Hrsg.), *Sozialpsychologie und Werte. Beiträge des 23. Hamburger Symposiums zur Methodologie der Sozialpsychologie* (S. 131–148). Pabst.

Palsson, O. S. (2006). Standardized hypnosis treatment for irritable bowel syndrome: The North Carolina Protocol. *The International Journal of Clinical and Experimental Hypnosis, 54*(1), 85–99.

Palsson, O. S., & Ballou, S. (2020). Hypnosis and cognitive behavioral therapies for the management of gastrointestinal disorders. *Current Gastroenterological Reports, 22*(7), 31.

Palsson, O. S., & van Tilburg, M. (2015). Hypnosis and guided imagery treatment for gastrointestinal disorders: Experience with scripted protocols developed at the University of North Carolina. *American Journal of Clinical Hypnosis, 58*(1), 5–21.

Paqueron, X., Musellec, H., Virot, C., & Boselli, E. (2019). Hypnotic glove anaesthesia induces skin temperatur changes in adult volunteers: A Prospective controlled pilot study. *International Journal of Clinical and Experimental Hypnosis, 67*(4), 408–427.

Perfect, M. M., & Elkins, G. R. (2010). Cognitive-behavioral therapy and hypnotic relaxation to treat sleep problems in an adolescent with diabetes. *Journal of Clinical Psychology, 66*(11), 1205–1215.

Petermann, F., & Kusch, M. (2004). Imagination. In D. Vaitl & F. Petermann (Hrsg.), *Handbuch der Entspannungsverfahren* (3. Aufl., S. 159–176). Beltz-PVU.

Pöhlmann, K. (1999). Persönliche Ziele: Ein neuer Ansatz zur Erfassung von Therapiezielen. *Praxis der Verhaltensmedizin und Rehabilitation, 45,* 14–20.

Preiser, S., Auth, A., & Buttkewitz, S. (2005). Bewältigung von Lebensenttäuschung – Innere und äußere Ressourcen. *Zeitschrift für Psychologie, 213*(1), 34–43.

Radebold, H. (2009). Kriegsbedingte Kindheiten und Jugendzeit. In H. Radebold, W. Bohleber, & J. Zinnecker (Hrsg.), *Transgenerationale Weitergabe kriegsbelasteter Kindheiten* (S. 45–55). Juventa.

Radebold, H., & Bohleber & Zinnecker, J. (Hrsg.). (2009). *Transgenerationale Weitergabe kriegsbelasteter Kindheit. Indertisziplinäre Studien zur Nachhaltigkeit historischer Erfahrungen über vier Generationen.* Juventa.

Rappaport, J. (1987). Terms of empowerment/exemplars of prevention. *American Journal of Community Psychology, 15*(2), 121–148.

Rodrigo R. N., Rizzo, R., Medeiros F. C., Pires, L. G., Pimenta, M., McAuley, J. H., Jensen, M. P., & Costa, L. O. P. (2018). Hypnosis enhances the effects of pain education in patients with chronic nonspecific low back pain: A randomized controlled trial. *Journal of Pain, 19*(10), 1103.el–1103e9

Rotter, J. B. (1966). Generalized expectancies for internal versus external control of reinforcement. *Psychological Monographs, 80,* 1–28.

Ryan, R. M., & Deci, E. L. (2000). Self-determination theory and the facilitation of intrinsic motivation, social development, and well-being. *American Psychologist, 55,* 68–78.

Sachse, R., Langens, T. A., & Sachse, M. (2012). *Klienten motivieren.* Psychiatrie.

Sack, M., Schmidt-Ott, G., Lempa, W., & Lamprecht, F. (1999). Individuell vereinbarte und fortgeschriebene Therapieziele – Ein Instrument zur Verbesserung der Behandlungsqualität in der stationären Psychotherapie. *Zeitschrift für psychosomatische Medizin, 2,* 113–127.

Schmelzer, D. (1998). Erwartungsklärung, Motivationsklärung und Aufbau von Therapiemotivation. In S. K. D. Sulz (Hrsg.), *Das Therapiebuch. Kognitiv-Behaviorale Psychotherapie in Psychiatrie, Psychotherapeutischer Medizin und Klinischer Psychologie* (S. 35–52). CIP-Medien.

Schmuck, P., & Sheldon, K. M. (Hrsg.). (2001). *Life goals and well-being: Towards a positive psychology of human striving.* Hogrefe & Huber.

Scholz, O. B. (2006). *Hypnotherapie bei chronischen Schmerzerkrankungen. Von der Planung zur Durchführung.* Huber.

Schreiber, E. H., Schreiber, K. N., & Weeks, A. S. (1998). A study of hypnosis with Renaud's disease. *Australian Journal of Clinical an Experimental Hypnosis, 26*(2), 165–179.

Schulte, D. (1996). *Therapieplanung.* Hogrefe.

Schulte, D., & Eifert, G. H. (2002). What to do when manuals fail? The dual model of psychotherapy. *Clinical Psychology: Science and Practice, 9,* 312–328.

Schulte, D. (2015). *Therapiemotivation. Widerstände analysieren, Therapieziele klären, Motivation fördern.* Hogrefe.

Schwarzer, R. (2004). *Psychologie des Gesundheitsverhaltens Einführung in die Gesundheitspsychologie* (3. Aufl). Hogrefe.

Schwarzer, R., & Jerusalem, M. (2002). Das Konzept der Selbstwirksamkeit. In M. Jerusalem & D. Hopf (Hrsg.), *Selbstwirksamkeit und Motivationsprozesse in Bildungsinstitutionen* (S. 28–53). Beltz. (Zeitschrift für Pädagogik, Beiheft 44).

Seligman, M. E. P. (1979). *Erlernte Hilflosigkeit.* Urban und Schwarzenberg.

Sheldon, K. (2001). The self-concordance model of healthy goal striving: When personal goals correctly represent the person. In P. Schmuck & K. Sheldon (Hrsg.), *Life goals and well-being: Towards appositive psychology of human striving* (S. 18–36). Hogrefe & Huber.

Shenefeldt, P. D. (2003). Biofeedback, cognitive-behavioral methods, and hypnosis in dermatology: Is it all in your mind? *Dermatology Therapy, 16*(2), 114–122.

Signer-Fischer, S. (2000). Stärkung des Selbstvertrauens in der Hypnotherapie. In K. L. Holtz, S. Mrochen, P. Nemetschek, & B. Trenkle (Hrsg.), *Neugierig aufs Großwerden. Praxis der Hypnotherapie mit Kindern und Jugendlichen* (S. 34–54). Carl-Auer-Systeme.

Simonton, O. C., Matthewes-Simonton, S., & Creighton, J. L. (1982). *Wieder gesund werden.* Rowohlt.

Spiegel, D., & Koslyn, S. (2004). Glauben gleich Sehen: Die Neurophysiologie der Hypnose. *Hypnose und Kognition, 21,* 119–137.

Steyer, T. E., & Ables, A. (2009). Complementary and alternative therapies for weight loss. *Primary Care, 36*(2), 395–406.

Susen, G. R. (1996). *Krebs und Hypnose. Hilfe vom inneren Freund.* Pfeiffer.

Susskind, D. (1976). The idealized self-image and the development of learned resourcefulness. In E. Dengrove (Hrsg.), *Hypnosis and behaviour therapy* (S. 317–329). Charles C. Thomas.

Trinder, H., & Salkovskis, P. (1994). Personally relevant intrusions outside the laboratory: Long-term suppression increases intrusion. *Behaviour Research and Therapy, 32*(8), 833–842.

Turner, J. A., Ersek, M., & Kemp, C. (2005). Self-efficacy for managing pain is associated with disability, depression, and pain coping among retirement community residents with chronic pain. *The Journal of Pain, 6*(7), 471–479.

Vaitl., D. (2003). *Veränderte Bewusstseinszustände.* Franz Stein.

Vasant, D. H., & Whorwell, P. J. (2019). Gut-focused hypnotherapy for Functional Gastrointestinal Disorders: Evidence-base, practical aspects, and the Manchester Protocol. *Neurogastroenterology & Motility, 31*(8), e13573.

Van de Laar, K. E. W., & van der Bijl, J. J. (2001). Strategies Enhancing Self-Efficacy in Diabetes Education: A Review. *Research and Theory for Nursing Practice, 15*(3), 235–248.

Wain, H. J., Amen, D., & Jabbari, R. (1990). The effects of hypnosis on a Parkinsonian tremor: Case report with polygraph/EEG recordings. *American Journal of Clinical Hypnosis, 33*(2), 94–98.

Walch, S. L. (1976). The red balloon technique of hypnotherapy: A clinical note. *International Journal of Clinical and Experimental Hypnosis, 24*(1), 10–12.

Weber, B., & Haustein, U. F. (1995). Zum Einfluss der Hypnose und des Autogenen Trainings auf die akrale Durchblutung und die Krankheitsverarbeitung bei Patienten mit progressiver Sklerodermie. *Hautarzt, 46*(2), 94–101.

Wegner, D. M., & Erber, R. (1992). The hyperaccessibility of suppressed thoughts. *Journal of Personality and Social Psychology, 63*(6), 903–912.

Willutzki, U. (1990). *Zur kognitiven Seite phobischer Ängste.* Lang.

Willutzki, U. (2000). *Positive Perspektiven in der Psychotherapie.* Ruhr-Universität Bochum, Fakultät für Psychologie: Unveröffentlichte Habilitationsschrift.

Willutzki, U., & Koban, C. (1996). *Manual zur Elaboration wohlgestalteter Ziele in der Therapie (EPOS).* Forschungsbericht. Fakultät für Psychologie, Ruhr-Universität Bochum.

Willutzki, U., & Koban, C. (2004). Enhancing motivation for psychotherapy: The elaboration of positive perspectives (epos) to develop client's goal structure. In W. M. Cox & E. Klinger (Hrsg.), *Handbook of motivational counseling* (S. 338–356). Wiley.

Willutzki, U., Koban, C., & Neumann, B. (2005). Zur Diagnostik von Ressourcen. In J. Kosfelder, J. Michalak. S. Vocks, & U. Willutzki (Hrsg.), *Fortschritte der Psychotherapieforschung* (S. 37–53). Hogrefe.

Wood, D. P., & Hirschberg, B. C. (1994). Hypnosis with the surgical patient. *Military Medicine, 159*(4), 353–357.

Wortzel, J., & Spiegel, D. (2017). Hypnosis in cancer care. *American Journal of Clinical Hypnosis, 60*(1), 4–17.

Wyler-Harper, J. (1993). Behandlung des Heuschnupfens mit Hypnose. *Experimentelle und klinische Hypnose, 9*(2), 117–125.

Xu, Y., & Cardena, E. (2008). Hypnosis as an adjunct therapy in the management of diabetes. *International Journal of Clinical and Experimental Hypnosis, 56*(1), 63–72.

Zimmermann, P., Firnkes, S., Kowalski, J., Backus, J., Siegel, S., Willmund, G., & Maercker, A. (2014). Personal values in soldiers after military deployment; associations with mental health and resilience. *European Journal of Psychotraumatology, 5*(1–9). https://doi.org/10.302/ejpt.v5.22939.

Zimmermann, P., Fischer, C., Thiel, T., & Alliger-Hom, C. (2019). *Werte-orientierte Psychotherapie bei Einsatzsoldaten.* Bundeswehrkrankenhaus Berlin.

Zinnecker, J. (2009). Die „transgenerationale Weitergabe" der Erfahrung des Weltkrieges in der Familie. In H. Radebold, W. Bohleber & J. Zinnecker (Hrsg.), *Transgenerationale Weitergabe kriegsbelasteter Kindheit* (S. 141–154). Juventa.

Selbstakzeptanz fördern

20

Friederike Potreck

Inhaltsverzeichnis

▶ Die Interventionen, die in diesem Kapitel zur Förderung der Selbstakzeptanz vorgeschlagen werden, sind darauf gerichtet, den Blick der Patientinnen und Patienten auf sich selbst zu erweitern, die Vielfalt in der eigenen Person wahrzunehmen und über das Anerkennen der Vielfalt und zugleich Einzigartigkeit zu einer positiven Wertschätzung zu gelangen. Es werden vier wesentliche Aspekte der Selbstakzeptanz beleuchtet: 1) die Differenzierung des Selbstwertkonzepts mit dem Ziel, die globale Selbstentwertung zu reduzieren; 2) die Entwicklung von vor allem körperbezogener Achtsamkeit mit dem Ziel, das nicht wertende Annehmen des eigenen Seins zu fördern; 3) die Einübung von einer wohlwollenden Grundhaltung sich selbst gegenüber mit dem Ziel, die Selbstwertschätzung zu erhöhen; 4) die Revision des Wertesystems mit dem Ziel, eine Wertehierarchie zu erarbeiten, die den Möglichkeiten und den Grenzen der eigenen Person angemessen ist.

20.1 Einführung

Sich selbst annehmen, so wie man ist, mit allen Stärken und Schwächen, Stimmungen und Einstellungen, Vorlieben und Widersprüchen, Ja zu sich sagen, zu den Eigenschaften und Gewohnheiten, die man sich selbst nicht so gern eingesteht oder die man gern verstecken würde, Ja zu

F. Potreck (✉)
Psychotherapeutische Praxis, Freiburg, Deutschland
E-Mail: post@drpotreck.de

sich sagen, obwohl man nicht so ist, wie man gerne wäre, das ist ein schwieriger Prozess, eine schwierige Aufgabe. Und widerspricht es nicht dem Ziel der Psychotherapie, sich zu ändern auf einen Zustand hin, der dem nahe kommt, wie man gerne wäre? Ist es nicht ein Widerspruch in sich, Selbstakzeptanz als therapeutisches Ziel zu definieren und gleichzeitig Veränderungsziele anzugeben, die mit der eigenen Person, den persönlichen Eigenschaften und Gewohnheiten, Einstellungen und Verhaltensweisen verbunden sind? Welcher Therapeut kennt nicht das eigene Dilemma und das Ringen des Patienten, der im therapeutischen Prozess aufbegehrt und sagt „So will ich nicht sein, das kann ich an mir nicht akzeptieren!"? Wie ist es nun vereinbar, in der Psychotherapie, Selbstakzeptanz zu fördern und gleichzeitig Änderungsziele zu verfolgen, die genau nicht das So-Sein beinhalten, sondern das Anders-Sein anstreben?

Ein Blick in die Erkenntnisphilosophie hilft, das Konzeptverständnis zur Selbstakzeptanz zu vertiefen: Der französische Philosoph Ricoeur (2006) führt dazu aus, dass Anerkennen im ersten Schritt heißt, etwas oder jemanden zu identifizieren, etwas oder jemanden für **wahr** zu halten und es oder ihn **anzunehmen.** Dieser Prozess kann sich auf die eigene Person beziehen oder – in einem anderen Schritt – auf andere Personen. Anerkennung führt über das Für-wahr-Halten zur Gewissheit der Identität. So betrachtet ist leicht verständlich, dass Akzeptanz der erste Schritt im Prozess der Veränderung ist, dass es sogar gar nicht anders geht, als zunächst anzuerkennen, was ist, um im nächsten Schritt zu ändern, was nicht sein soll.

Wichtig ist hier vor allem die Unterscheidung zwischen dem Anerkennen im Sinne des Für-wahr-Haltens auf der einen Seite und im Sinne des Gutheißens, des positiv Bewertens, auf der anderen Seite. Oftmals löst sich der Widerstand, das Aufbegehren der Patienten komplett auf, wenn in der Therapie die Differenzierung zwischen diesen Bedeutungshorizonten gelungen ist: Sich selbst zu akzeptieren heißt nicht, sich gut zu heißen in allem, was ist, sondern es heißt **(an)erkennen, was ist.** Dies ist zunächst frei von jeder Bewertung und bedeutet auch, im

zweiten Schritt noch frei zu sein, zu einer differenzierten Bewertung zu gelangen und im dritten Schritt auch, etwas an sich ändern zu können. In diese Grundhaltung fließt die Erfahrung ein, dass Patienten es oft nicht als ausreichend positive Perspektive für eine Psychotherapie erleben, „sich selbst anzunehmen", insbesondere dann nicht, wenn sie mit vielen Seiten ihrer Persönlichkeit oder vielen ihrer Verhaltensweisen unzufrieden sind.

Die Interventionen, die in diesem Kapitel zur Förderung der Selbstakzeptanz vorgeschlagen werden, sind in erster Linie darauf gerichtet, den Blick der Patienten auf sich selbst zu erweitern, die Vielfalt in der eigenen Person wahrzunehmen und über das (An-)Erkennen der Vielfalt zu einer positiven Wertschätzung zu gelangen. Damit wird die selektive Wahrnehmung der negativ bewerteten Aspekte der eigenen Person gleichsam unterlaufen und abgeschwächt. Dies wird zum einen über einen theoretischen Zugang erreicht, der im Sinne eines psychoedukativen Elements für die Patienten therapeutisch genutzt werden kann (Abschn. 15.2), über einen achtsamkeitsbasierten Zugang (Abschn. 15.3) sowie über einen erlebnisorientierten übenden Zugang, der die positive Selbstzuwendung unterstützt (Abschn. 15.4), und einen kognitiven Zugang (Abschn. 15.5).

20.2 Theoretische Grundlagen vermitteln

Üblicherweise begegnen wir in Beratungssituationen und in der Psychotherapie globalen und generalisierten Aussagen von Patienten wie „Ich kann mich nicht akzeptieren", „Ich habe einen schlechten Selbstwert" oder auch „Ich bin nichts wert". Diese Sichtweisen und Bewertungen sind in der Regel weit davon entfernt, dem Menschen in seiner Gesamtheit, in seiner Vielfalt und in seinen Entwicklungsmöglichkeiten gerecht zu werden. Um Patienten dabei zu unterstützen, sich eine differenziertere Sichtweise auf die eigene Person zu eröffnen, hilft ein Blick in die empirische Forschung und Konzeptbildung zum Selbstwert.

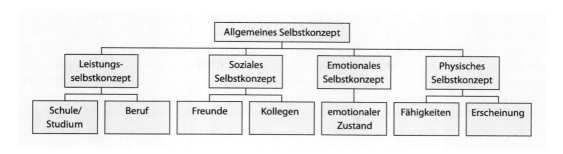

Abb. 20.1 Konkretisierungsebenen des Selbstkonzepts nach Shavelson et al. (1976)

Hier wird zwischen **globalem und bereichs-spezifischem** Selbstwert unterschieden. Der globale Selbstwert kommt von der Konzeption her einem Eigenschaftsbegriff („Trait"-Konzept) am nächsten. Er lässt sich reliabel messen mit einem einzigen Satz, nämlich „Ich habe einen hohen Selbstwert" (Robins et al., 2001), oder mit der Rosenberg-Skala, die den globalen Selbstwert auf einer Dimension mit mehreren Items misst (Rosenberg, 1965; deutsche Übersetzung durch Ferring & Filipp, 1996). Es ist genau dieser globale Selbstwert, mit dem Patienten operieren, wenn sie sich als „Versager", „Dummkopf" oder gar „Idiot" verurteilen. Eine völlig andere Sichtweise eröffnen Ansätze, die den Selbstwert als Summe positiver Selbstbewertungen aus mehreren (Lebens-) Bereichen betrachten. Theoretisch geht diese Konzeptionalisierung auf die Möglichkeit der Differenzierung des Selbstkonzepts auf verschiedenen Konkretisierungsebenen zurück (Shavelson et al., 1976, zur Veranschaulichung Abb. 20.1). Auf diesen theoretischen Grundannahmen basierend misst die „Multidimensionale Selbstwertskala" (MSWS) von Schütz, Rentzsch und Sellin (2016) den Selbstwert als Aggregation aus den Skalenwerten: 1) emotionale Selbstwertschätzung, 2) soziale Selbstwertschätzung, 3) leistungsbezogene Selbstwertschätzung und 4) körperliche Selbstwertschätzung. Sie erlaubt damit eine Abbildung der Variabilität individueller „Selbstwerte".

Crocker und Wolfe (2001) verfolgen einen etwas anderen, noch weiter differenzierten Ansatz: Sie arbeiten mit sieben Bereichen von sog. Selbstwertkontingenzen. Damit sind Faktoren gemeint, deren Veränderung positive oder negative Auswirkungen auf die Selbstwertschätzung hat:Externale Kontingenzen, die man nur z. T. selbst steuern kann:

- Externale Kontingenzen, die man nur z. T. selbst steuern kann:
  1. familiäre Unterstützung,
  2. Anerkennung durch andere,
  3. Wettbewerb,
  4. Aussehen.
- Internale Kontingenzen, die man selbst regulieren kann:
  1. Religiosität,
  2. Kompetenz,
  3. Tugend.

Wie bedeutsam eine Person die Kontingenzen für sich einschätzt, wird mithilfe einer von den Autorinnen konstruierten Skala erfasst (Crocker & Wolfe, 2001). Besonderes Merkmal der Selbstwertkontingenzen ist, dass sie nicht statisch sind, sondern dass sie mit dem wahrgenommenen Erfolg oder Misserfolg im jeweiligen Bereich fluktuieren. Außerdem erweist sich die Bevorzugung internaler Kontingenzen als günstiger, weil sie intraindividuell reguliert werden können und weniger von äußeren Faktoren abhängen als externale Kontingenzen. Schöne und Stiensmeier-Pelster (2016) entwickelten ein Selbsteinschätzungsinventar, das über drei Skalen Selbstwertkontingenzen, Selbstwertstabilität und Selbstwerthöhe erfasst. Leider liegt dies bisher nur für Kinder und Jugendliche vor. Fruchtbar für die klinisch-psychotherapeutische Praxis ist an diesen Konzepten, dass sie die Möglichkeit für Patienten eröffnen, sich selbst und ihren

Selbstwert nicht als globale und statische Größe zu betrachten. Das Erleben von Selbstwert kann dahingehend differenziert werden, dass es von Lebensbereich zu Lebensbereich unterschiedlich sein und mit den Lebenserfahrungen schwanken kann. Damit steht nicht ein global bewerteter Aspekt des Selbst im Mittelpunkt des Erlebens und der Bewertung, sondern es ist eine Vielzahl von unterschiedlich zu bewertenden Aspekten.

Therapeutische Schritte in Kurzform

- Vermittlung der Modelle „globaler Selbstwert" versus „bereichsspezifischer Selbstwert"
- Identifikation der globalen Selbstbewertung
- Erarbeiten von Alternativen: z. B. durch Rückgriff auf das Modell oder Einsatz der „Multidimensionalen Selbstwertskala"

20.3 Inne halten und achtsam werden

Wenn es in der Einleitung hieß, dass ein Wirkprinzip der Interventionen zur Förderung der Akzeptanz darin bestehe, den Fokus der Aufmerksamkeit eines Menschen um bisher nicht oder wenig wahrgenommene Aspekte der Person zu erweitern, dann bezog sich dies in besonderer Weise auf den achtsamkeitsbasierten Zugang zur Person. Die in der allgemeinen und klinischen Psychologie geläufigen Konzepte der Selbstaufmerksamkeit bilden in gewisser Weise eine Vorstufe zur Haltung der Achtsamkeit (dazu auch Kap. 12). In dem hier vorgestellten Ansatz werden diese Konzepte erweitert und durch Aspekte aus dem Bereich der buddhistischen Meditationspraxis (Hanh, 1999) und der Feldenkrais-Pädagogik (Feldenkrais, 1996; Klinkenberg, 2005) modifiziert. Dabei spielt die Fokussierung der nicht wertenden Körpererfahrung eine herausragende Rolle. So eröffnet Achtsam-

keit den Weg zu einer Grundhaltung größtmöglicher, positiv gefärbter Aufmerksamkeit auf sich selbst in Bezug auf alle gegenwärtigen Erfahrungen, Erlebnisse und Körperempfindungen. Damit sind elementares Wohlwollen und Freundlichkeit sich selbst gegenüber gemeint, nicht etwa das ausschließliche Fokussieren positiver Erfahrungen und Erlebnisse (ausführlich dazu Potreck-Rose & Jacob, 2019; Potreck-Rose, 2020).

▶ **Achtsamkeit in der buddhistischen Meditationspraxis**
Achtsamkeit ist das „aufmerksame unvoreingenommene Beobachten aller Phänomene, um sie wahrzunehmen und zu erfahren, wie sie in Wirklichkeit sind, ohne sie emotional oder intellektuell zu verzerren" (Solé-Leris, 1994).

In der speziellen Kombination mit Elementen der Feldenkrais-Pädagogik erlaubt das Einüben von Achtsamkeit den Patienten,

1. sich über die nicht wertende Wahrnehmung des Körpers ihrer selbst gewahr zu werden,
2. dem So-Sein der Person über diese Wahrnehmung Wert einzuräumen und
3. durch Wiederholung dieses Prozesses Schritte zur Akzeptanz dieses (zunächst körperbezogenen) So-Seins der eigenen Person zu tun.

In der jüngsten Zeit haben die Achtsamkeitspraxis nach Kabat-Zinn (2013) sowie verschiedene Modifikationen und Weiterentwicklungen (z. B. Germer, 2015; Gilbert & Choden, 2014) erhebliche Verbreitung gefunden. Es empfiehlt sich deshalb unbedingt, die Patienten nach möglichen Erfahrungen mit (Achtsamkeits-)Meditation zu fragen und ggf. dort anzuknüpfen.

Therapeutisches Vorgehen
Die Patienten werden schrittweise angeleitet, die Grundhaltung der Achtsamkeit so oft wie möglich im Alltag einzunehmen. Der Aufbau der Übungen folgt einem Muster, das in Abhängigkeit vom

gewählten Aspekt individuell variiert wird. Im ersten Schritt geht es darum, einen bestimmten Körperaspekt (sitzen, gehen, atmen etc.) wahrzunehmen und zu beobachten, wie er sich auf das Körperempfinden auswirkt. Anschließend werden Varianten dazu erprobt und deren Auswirkungen wahrgenommen. Dabei kann auch nach einem optimalen Umgang gesucht und die Neigung reflektiert werden, suboptimale Haltungen und Handlungen unbemerkt zu reproduzieren (z. B. mit hochgezogenen Schultern zu sitzen oder ganz vorne auf der Stuhlkante). Durch den spielerischen Umgang mit den verschiedenen Möglichkeiten (zu sitzen, zu gehen, zu atmen etc.) werden neue Erfahrungshorizonte eröffnet und Handlungsspielräume erweitert.

Übungsfeld: Achtsamkeit für den Körper

Mögliche Aspekte: sitzen, stehen, gehen, atmen; alltägliche Bewegungsabläufe (Lasten tragen, Treppen steigen, telefonieren, putzen etc.); Bedürfnisse des Körpers (Durst, Hunger, Feuchtigkeit auf der Haut, Wärme etc.).

Als Einstieg haben sich Übungen zum Sitzen oder Gehen bewährt. An ihnen lässt sich in der Therapiesituation das Prinzip der Achtsamkeit bis ins Detail exemplarisch erläutern.

Beispiel

Übung zum achtsamen Sitzen

Nehmen Sie sich einen Augenblick Zeit nur für sich selbst. Um sich wahrzunehmen, sich zu beobachten. Zum Beispiel beim Sitzen. Bei der Achtsamkeit geht es nur darum, sich seiner selbst, des eigenen Körpers, der eigenen Befindlichkeit und des eigenen Tuns bewusst zu werden und sich genau so sein zu lassen, wie man gerade ist. Halten Sie also inne und vergegenwärtigen Sie sich: Wie sitze ich gerade? Gerade und aufrecht? Oder angelehnt, bequem und entspannt? Wie fühlen sich mein Rücken, mein Po, meine Beine an? Sind meine Schultern entspannt? Locker und gleichmäßig? Vielleicht ändert sich durch die aufmerksame Wahrnehmung etwas? Gibt es vielleicht einen Bewegungsimpuls, Ihre Sitzposition zu verändern? Wollen Sie Füße oder Beine bewegen? Etwas zurechtrutschen? Dann geben Sie diesem Bewegungsimpuls nach und prüfen Sie: Was ist jetzt anders? Wenn Sie keinen Bewegungsimpuls spüren, dann lassen Sie sich genauso sein, wie Sie gerade sind und genießen Sie den Augenblick des Sitzens. ◄

Übungsfeld: Achtsamkeit für die Sinne

Mögliche Aspekte: sehen, hören, riechen, schmecken, tasten.

Es ist ratsam, sich jeweils nur auf einen der Sinne zu konzentrieren. Zur Vertiefung der Übungen lohnt es sich, Patienten anzuregen, besondere Situationen aufzusuchen, beispielsweise Orte in der Natur oder Orte der Stille.

Übungsfeld: Achtsamkeit für Gefühle und Bedürfnisse

Mögliche Aspekte: Freude, Glück; Wut, Zorn, Ärger; Traurigkeit, Enttäuschung; Lust, Unlust; Geborgenheit, Sicherheit, Ruhe.

Es empfiehlt sich unbedingt, im ersten Schritt Gefühle mit positiver Qualität auszuwählen und die Patienten anzuleiten, ihre Aufmerksamkeit im Alltag dafür zu erhöhen, ihre Wahrnehmung zu schärfen und spielerisch den Ausdruck der Gefühle zu variieren.

Die Grundhaltung der Achtsamkeit ist nur in einem Lernprozess zu erlangen, der kontinuierliche Aufmerksamkeit, wiederholte therapeutische Anregung sowie Unterstützung erfordert. Am Anfang steht nicht strenges Üben, sondern spielerisches Erproben, das die Neugier fördert, verschiedene Formen des So-Seins einer Person, zunächst auf der körperlichen Erfahrungsebene, später auf komplexeren Ebenen zu erleben. Auswahl und Reihenfolge der im therapeutischen Kontext vorgeschlagenen Übungen richten sich ausschließlich danach, welcher Zugang und welcher Lebensbereich für den Patienten der günstigste ist.

Therapeutische Schritte in Kurzform

- Prinzip der Achtsamkeit erläutern
- Eine oder mehrere Körperübungen anleiten
- Einen Aspekt auswählen, der sich zum spielerischen Erproben und Einüben der Achtsamkeit eignet, und eine Vereinbarung über das Üben treffen
- Erfahrungen mit der Grundhaltung der Achtsamkeit kontinuierlich auswerten und vertiefen, möglicherweise auch durch wiederholtes Anleiten

---

20.4 Eine wohlwollende Grundhaltung sich selbst gegenüber einnehmen

Ziel der hier vorgestellten Interventionselemente ist, den Fokus der Aufmerksamkeit von den als negativ und damit als inakzeptabel erlebten Aspekten der Person auf positive Aspekte zu verlagern und damit eine angemessenere Grundlage für die Bewertung der eigenen Person zu schaffen. Dieses Vorgehen basiert auf der Annahme, dass die Fokussierung von ausschließlich oder mehrheitlich als negativ erlebten Eigenschaften, Verhaltensweisen oder Erfahrungen der eigenen Person ein wesentlicher Faktor ist, der die Selbstakzeptanz verhindert. Wenn es gelingt, einen Prozess in Gang zu setzen, der zum einen die Aufmerksamkeit von diesen Erfahrungen ablenkt, zum anderen aber auch neue und vor allem vielfältige Erfahrungen ermöglicht, unterstützt dies Patienten dabei, Wohlwollen für sich selbst als Grundlage der Selbstakzeptanz zu entwickeln. Zur Initialisierung dieses Prozesses dienen verschiedene Interventionen: Die Wahl eines liebevollen Begleiters oder einer wohlwollenden Begleiterin, die Identifikation des inneren Kritikers und die Exploration der Rolle des Faulpelzes in der Selbstbewertung.

20.4.1 Einen wohlwollenden Begleiter wählen

Der liebevolle Begleiter repräsentiert in diesem Interventionsmodell die Persönlichkeitsanteile, die der Person wohl gesonnen sind, die mit interessierter, positiv gerichteter Aufmerksamkeit ihr Denken, Fühlen und Handeln begleiten. Es gibt verschiedene Möglichkeiten, Kontakt zu dieser inneren Instanz herzustellen:

1. dialogische Formen,
2. kognitive Strategien,
3. Imaginationsübungen,
4. Repräsentation durch ein Symbol.

Die Wahl der Interventionsstrategie hängt weitestgehend von der Person des Patienten ab: Für den überforderten Filialleiter kann der imaginierte wohlwollende Coach (kognitive Strategie kombiniert mit Imagination) möglicherweise die Rolle des wohlwollenden Begleiters am besten übernehmen, während der überforderte Jura-Student mit extrem leistungsorientiertem Vater wahrscheinlich besser von seinem alten Teddy, der der zuverlässigste Freund seiner Kindertage war, begleitet und unterstützt wird (Repräsentation durch Symbol). Alle Interventionsstrategien dienen dazu, Aufmerksamkeits- und Bewertungsprozesse zu unterstützen, die den Einfluss des liebevollen Begleiters stärken und ihm einen festen Platz im Leben einräumen. So werden liebevolle Begegnungen mit sich selbst, die die Person in ihrer Vielfalt und ihrem So-Sein **anerkennen,** nach und nach verlässlich im Alltag etabliert.

Beispiel

Übung zum wohlwollenden Begleiter
Stellen Sie sich möglichst lebendig vor, Sie hätten einen ständigen Begleiter, der Sie wie ein allerbester Freund in Ihrem Alltag wohlwollend beobachtet. Dieser

Begleiter richtet sein Augenmerk auf die Dinge, die Ihnen in Ihrem Alltag gelingen oder die Sie gut machen. Er ist besonders aufmerksam und registriert auch die vielen kleinen Dinge, die oft so bedeutungslos erscheinen, aber unseren Alltag und unsere Stimmung sehr stark beeinflussen können: der eingehaltene Sporttermin, ein erledigter schwieriger Anruf, ein Lächeln für einen schlecht gelaunten Kunden, eine Kuschelstunde mit den Kindern etc.

Nehmen Sie sich möglichst jeden Tag ein paar Minuten Zeit für ein Rendezvous mit Ihrem wohlwollenden Begleiter und versuchen Sie, sich ganz lebendig vorzustellen, was dieser im Laufe des Tages beobachtet haben könnte. Am besten schreiben Sie immer ein paar Stichworte dazu in ein kleines Tagebuch. So können Sie jeden Tag üben, mit sich selbst so wohlwollend zu sein, wie Sie, ohne zu zögern, mit Ihrem besten Freund umgehen würden. ◄

20.4.2 Den inneren Kritiker identifizieren und mäßigen

Aus tiefenpsychologischer Perspektive würde man den Kritiker dem Über-Ich und seinen rigiden Normen zuordnen. Diese Figur vertritt die Instanz der internalisierten Wertvorstellungen und ist in aller Regel der machtvolle Gegenspieler des wohlwollenden Begleiters. Während die liebevoll-anerkennenden Persönlichkeitsanteile in der Regel bei Menschen mit schwachem Selbstwert und geringer Selbstakzeptanz unterrepräsentiert sind, findet sich gewöhnlich eine Übermacht der kritisch-abwertenden Instanz. Der wichtigste erste Schritt für Patienten ist, dieses Ungleichgewicht und die zerstörerische Funktion dieser Mechanismen zu erkennen. Im konkreten therapeutischen Vorgehen geht es zunächst darum, den Kritiker mit seinen Standards und seinem Vorgehen zu identifizieren. Dafür bieten sich wiederum entweder die Auswahl einer Figur an, die den Kritiker symbolisiert, oder kognitive Strategien, mit denen der Einfluss des Kritikers auf die Einengung der

Wahrnehmung und auf die Selbstbewertung herausgearbeitet wird. Die Interventionen des zweiten Schritts dieser Arbeitsphase zielen darauf ab, die Macht des Kritikers auf ein selbstwertdienliches Maß zu reduzieren. Das kann zum einen durch unterstützte Dialoge zwischen dem, durch die vorangegangenen Interventionen gestärkten, wohlwollenden Begleiter und dem Kritiker erfolgen. Zum anderen können Interventionen eingesetzt werden, die die kritische Auseinandersetzung mit dem der Bewertung zugrunde liegenden Normsystem und dessen Revision gezielt in Gang setzen.

> **Beispiel**
>
> **Übung zum inneren Kritiker**
> Wählen Sie einen Lebensbereich, in dem Sie besonders unzufrieden mit sich sind und nehmen Sie sich die Zeit, aufmerksam auf die Stimme Ihres inneren Kritikers zu hören. Setzt er Ihnen Ziele, die Sie, wenn Sie realistisch sind, nie und nimmer erreichen können? Hängt er die Latte so hoch, dass Sie sie mit Sicherheit reißen werden? Hören Sie sich die Kommentare Ihres inneren Antreibers gut an und notieren Sie ausführlich, was er Ihnen sagt. Und dann trauen Sie sich, Widerstand zu leisten gegen die ewige Nörgelei: Geben Sie Widerworte und setzen Sie sich zur Wehr. Schreiben Sie auf, was Sie dem Kritiker an Widerworten entgegenhalten können. ◄

20.4.3 Den Faulpelz rehabilitieren

Zur Förderung des Verständnisses der Dynamik zwischen den hohen Anforderungen des Über-Ichs und der Hilflosigkeit des Ichs, diese Forderungen in der Wirklichkeit selten erfüllen zu können, ist die Berücksichtigung einer dritten Größe in diesem Kräftespiel unerlässlich: Tatsächlich kommt es oft genug vor, dass in Reaktion auf die Flut der Ansprüche und überzogenen Erwartungen Verweigerung eintritt. Statt Aufgaben zu erledigen, bleiben sie liegen, an die Stelle von Aktivität tritt Passivität, Nichtstun und Faulheit. Hier kommt der Faulpelz ins Spiel. Da gerade Menschen mit geringer Selbstakzeptanz Faulheit als eine sehr negative Eigenschaft bewerten und sie besonders scharf wahrnehmen, wenn sich diese Eigenschaft in ihrem Leben niederschlägt, ist es unbedingt notwendig, diese selbstwertschädigende Dynamik aktiv zu unterbrechen. Zum einen ist dabei im therapeutischen Vorgehen zu berücksichtigen, dass Patienten sich durch Verhaltensweisen wie Aufschieben und Vermeiden tatsächlich Anlass zu berechtigter Selbstkritik geben (die freilich nicht so scharf ausfiele, wenn da nicht die überzogenen Ansprüche wären). Zum anderen muss integriert werden, dass der Faulpelz ja auch die Instanz der Person vertritt, die für die notwendige Regeneration von psychischer und physischer Gesundheit verantwortlich ist. Die Rehabilitation des Faulpelzes erfolgt in zwei eng miteinander verknüpften Schritten: Zum ersten durch die oben erwähnten Interventionen zur Mäßigung des Kritikers, durch die kritische Revision der überzogenen Leistungsansprüche und Erwartungen. Zum zweiten durch Einräumen sicherer Regenerationszeiten im Alltag. In diesem Therapieschritt wird die Unterscheidung zwischen Faulsein im Sinne von wohltuendem Müßiggang und Faulsein im Sinne des Aufschiebens oder Vermeidens von Unangenehmem erarbeitet.

Beispiel

Übung zum Faulpelz
Damit der Faulpelz in Ihnen die Chance hat, ohne schlechtes Gewissen faul zu sein, sind zwei Schritte notwendig:

1. Sie richten „garantierte Faulpelzzeiten" ein, feste Zeiträume pro Tag oder pro Woche, in denen nichts anderes auf dem Programm steht als Müßiggang. Planen Sie diese Zeiträume für eine Woche und achten Sie ganz streng darauf, sich daran zu halten. Dazu gehört unbedingt der zweite Schritt:

2. Achten Sie darauf, wo sich Ihr Faulpelz Zeit ergaunert, wo er Sie dazu verführt, Dinge aufzuschieben oder Arbeit liegenzulassen.

Und dann reduzieren Sie diese „ergaunerten Faulpelzzeiten" in kleinen Schritten, indem Sie sich vor Augen halten, dass Sie die vertrödelten Minuten nicht wirklich genießen und beginnen Sie Ihre Aufgabe ohne Aufschub. Im Gegenzug erhalten Sie die „garantierten Faulpelzzeiten". ◄

Therapeutische Schritte in Kurzform

- Modell der verschiedenen Persönlichkeitsanteile erläutern
- Wohlwollenden Begleiter wählen und stärken
- Inneren Kritiker identifizieren und mäßigen
- Den Faulpelz rehabilitieren
- Das faire Zusammenspiel der drei beteiligten Instanzen unterstützen

---

20.5 Eigene Werte und Normen finden

In diesem Abschnitt geht es um verschiedene Zugangswege, das aktuelle Wert- und Normsystem eines Patienten und seinen Einfluss auf das gegenwärtige Denken, Handeln und Erleben kennenzulernen sowie im zweiten Schritt den Patienten dabei zu unterstützen, dieses System einer kritischen Revision zu unterziehen. Gleichgültig, welchen therapietheoretischen Hintergrund man wählt, es findet sich keine Schule, die nicht die Bedeutung der internalisierten Normen und Werte und deren Entstehungsgeschichte für die aktuelle Selbstbewertung und Selbstakzeptanz einer Person betonen würde. Ein aktuelles und wegen des besonderen Stellenwerts für das Störungsverständnis besonders geeignetes Beispiel ist der schematheoretische Ansatz von Young (Rafaeli et al., 2013).

In dem Maße, in dem es einem Menschen gelingt, die Diskrepanz zu verringern zwischen dem, **was er tun sollte,** und dem, **was er tatsächlich tut,** in dem Maße wächst die Selbstakzeptanz der Person. Fast immer versuchen

Patienten, sich so zu verändern, dass sie endlich tun, was sie tun sollen, statt zu akzeptieren, dass sie Mühe haben und es vielleicht nur sehr selten schaffen werden, so zu sein, wie sie sein sollen oder das zu tun, was sie tun sollen. Die Einübung der Achtsamkeit sowie die wohlwollende Grundhaltung des Wertschätzens, was man tut und wie man es tut, bilden eine gute Grundlage, erfolgreich an der ersten Stellgröße, nämlich an den eigenen Sollens-Anweisungen zu arbeiten, statt erfolglos mit der zweiten Stellgröße, dem Müssen, zu ringen. Das konkrete therapeutische Vorgehen kann zum einen an der Biografie orientiert erfolgen, sich zum anderen an den aktuell beobachtbaren und erfahrbaren Werthaltungen orientieren.

20.5.1 Biografischer Zugang

Der biografische Zugang eröffnet sich über das sorgfältige und ausführliche Erinnern und Sammeln aller Gebote und Leitsätze, ausgesprochener und unausgesprochener, der Lebensabschnitte Kindheit, Jugend, frühes und gegenwärtiges Erwachsenenalter. Damit sind alle impliziten und expliziten (Verhaltens-)Anweisungen („Tanz nicht aus der Reihe"), Aufträge („Aus dir soll mehr werden als aus mir"), Benimm– und Verhaltensregeln („Sei bescheiden") gemeint, die wichtige Bezugspersonen vertreten haben oder die den Normen der wichtigsten sozialen Bezugsgruppe entsprochen haben („Eine Frau gehört an den Herd"). Die Erinnerung und Sammlung wird durch Imaginationsübungen sowie durch die Arbeit mit biografischem Material wie Fotos, Schulheften und, Briefen etc. gefördert. Die Gebote und Anweisungen werden im ersten Schritt sorgfältig notiert. Ein günstiger Nebeneffekt dieser Arbeit besteht darin, dass durch die Fokussierung automatische Prozesse der Bewertung durch implizite Anwendung der internalisierten Normen gestört werden und allein dadurch lange eingeübte Steuerungsmechanismen abgeschwächt werden. Auch ist es in dieser Therapiephase fast immer möglich, den großen emotionalen Einfluss der Werte und Normen der wichtigsten Bezugspersonen und ihre

Bedeutung für das Gefühl des Geliebt- und Anerkanntseins herauszuarbeiten.

Im zweiten Schritt werden alle Gebote oder Maximen identifiziert, die heute noch Bedeutung haben (gleichgültig, ob der Patient damit zufrieden und einverstanden ist oder nicht). Darüber hinaus wird genau herausgearbeitet, wie sich diese Maximen auf das Handeln zum einen und auf die Selbstbewertung zum anderen auswirken. So kann der Patient Schritt für Schritt erarbeiten, welche der alten Gebote sich für das Leben als Erwachsener als schädlich oder hinderlich erweisen und welche unterstützend und sinnvoll sind. So werden Patienten ermutigt, sich eine Wertehierarchie zu erarbeiten, die ihrer Person, ihren Grenzen und Möglichkeiten sowie ihrer aktuellen Lebenssituation angemessen ist.

20.5.2 Aktueller Zugang

Der aktuelle Zugang beschränkt sich auf die Exploration der gegenwärtig gültigen Maximen und deren Überprüfung. Die Patienten werden angeleitet, eine Zeitlang ihr Handeln und Bewerten aufmerksam in Hinblick auf unausgesprochene „Du-musst-Sätze" zu beobachten („Du musst Rücksicht nehmen", „Du musst fleißig sein") und diese auf einer Liste zusammen mit den entsprechenden Situationen zu notieren. Wenn Patienten das eine Weile machen, entsteht nahezu automatisch eine Übersicht über die wichtigsten Werthaltungen, die ihr Alltagshandeln, -erleben und -denken bestimmen. In der therapeutischen Arbeit geht es dann um die Auseinandersetzung mit diesem „Müssen": Wer fordert das, welche Instanz hat das Definitionsrecht für die Erwartungen, kann man mit der Instanz verhandeln? Sind die Anforderungen realistisch, können sie erfüllt werden? In welchen Bereichen, für welche Aspekte ist das „Müssen" zugleich ein „Wollen"? Womit ist der Patient einverstanden? In welchen Bereichen möchte er selbst neu definieren, ein „Ich will" formulieren, statt widerstrebend ein „Ich muss" anzunehmen („Für meine berufliche Weiterbildung will ich fleißig sein, bei der Gartenarbeit nicht").

So kommt er Schritt für Schritt zu einer Revision seiner aktuellen Wertehierarchie.

Beispiel

Übung

Sammeln Sie eine Woche lang „Ich-muss-Sätze": Halten Sie immer wieder im Alltag inne und horchen Sie in sich hinein. Welche „Ich-muss-Sätze" hören Sie? Notieren Sie möglichst viele davon. Kennzeichnen Sie in einem zweiten Schritt, mit welchen Sätzen Sie einverstanden sind und mit welchen nicht. ◄

Therapeutische Schritte in Kurzform

- Bedeutung elterlicher Erziehungsnormen für die Selbstwertschätzung erläutern
- Liste der biografisch bedeutsamen Maximen und Gebote der wichtigsten Bezugspersonen und -gruppen erstellen
- Liste der aktuell bedeutsamen Maximen und Gebote erstellen
- Differenzierung zwischen den hilfreichen und den schädlichen Maximen fördern: „Ich-muss-Sätze" streichen oder in „Ich-will-Sätze" umwandeln

---

20.6   Gedanken zum Schluss

Die hier vorgestellten Interventionen sind dazu konzipiert, die Kompetenz einer Person zu erhöhen, sich selbst möglichst unvoreingenommen, d. h. frei von generalisierenden Bewertungen und mit Blick auf bisher nicht Wahrgenommenes, in ihrer Vielfalt zu erkennen und anzunehmen. Sie wirken damit wie ein Korrektiv der selektiven Wahrnehmung von Schwächen und Kompetenzdefiziten und lenken den Blick auf die meist verborgenen und missachteten Ressourcen einer Person. Sowohl in der therapeutischen Praxis als auch in der theoretischen Diskussion regt dieses Vorgehen gelegentlich zu kritischen Einwänden an.

Da gibt es zum einen die Einwände von Patienten selbst, die den Blick auf die positiven, bisher nicht wahrgenommenen Seiten ihrer Person wie eine unzulässige Ablenkung vom Negativen empfinden oder sogar als Selbstbetrug ablehnen. Sie können in der konkreten Arbeit dann tatsächlich großen Widerstand mobilisieren und ihrerseits erhebliche Ablenkungsmanöver inszenieren. Dieser Widerstand hängt oft eng mit der Scham zusammen, die aktualisiert wird, wenn es um Lob und Anerkennung geht, die sich diese Patienten ja so besonders intensiv wünschen und gleichzeitig so wenig annehmen können. In solchen Situationen kann es sehr hilfreich sein, sich in der Therapie zunächst mit dem Kritiker zu befassen, ihm Raum für seine Unzufriedenheit und seine hohen Ansprüche zu lassen, ihm gleichsam eine Bühne zu schaffen, auf der er sich austoben kann, bis er müde ist. Mit großer Sicherheit stellen sich im Anschluss an einen solchen Auftritt Erschöpfung und Traurigkeit ein. Diese Gefühle bieten für den Patienten eine gute Möglichkeit, den wohlwollenden, positiv korrigierenden, manchmal auch tröstenden Blick auf sich selbst zu entdecken und zu intensivieren.

Zum anderen ist der Einwand zu berücksichtigen, dass in der therapeutischen Förderung der Selbstakzeptanz doch auch die Gefahr des unkritischen und sogar noch extern legitimierten Bejahens von inakzeptablen Persönlichkeitsmerkmalen oder Verhaltensweisen verborgen liegt. Das ist prinzipiell richtig, nur geraten Psychotherapiepatienten, für die es ein angemessenes und wichtiges Therapieziel ist, die Selbstakzeptanz zu erhöhen, in der Regel nicht in die Gefahr von narzisstischer Selbstüberschätzung oder Schönfärberei. Oft ist ihre negative Selbstbewertung seit Langem auf niedrigstem Niveau stabilisiert, verfestigt zu der Überzeugung, „ganz und gar inakzeptabel zu sein" und „für sich selbst und für andere einen geringen Wert" zu haben. Sie sind Meister im Entdecken und Enttarnen eigener Schwächen und neigen eher zur Überhöhung anderer, als sich selbst mit rosaroter Brille zu betrachten. Deshalb ist die größte Gefahr bei der therapeutischen Arbeit mit diesen Patienten eher darin zu sehen, dass sie hartnäckigen Widerstand entwickeln, sich mit den „akzeptablen" Seiten ihrer Person zu beschäftigen und den Blick von Schwächen und Unzulänglichkeiten abzuwenden. Gleichwohl ist die Arbeit nur glaubwürdig und ethisch vertretbar, wenn sie dort den Blick nicht abwendet, wo bei Patienten die Entwicklung von größerer Selbstakzeptanz mit rücksichtslosem Egozentrismus einhergeht oder sie missverstanden wird als Einladung zur Entwertung anderer.

Literatur

Crocker, J., & Wolfe, C. T. (2001). Contingencies of self-worth. *Psychological Review; 108* (3), 593–623.

Feldenkrais, M. (1996). *Bewusstheit durch Bewegung.* Suhrkamp

Ferring, D., & Filipp, S. H. (1996). Messung des Selbstwertgefühls: Befund zur Reliabilität, Validität und Stabilität der Rosenberg-Skala. *Diagnostica, 42,* 284–292.

Germer, Ch. (2015). *Der achtsame Weg zum Selbstmitgefühl: Wie man sich von destruktiven Gedanken und Gefühlen befreit.* Arbor.

Gilbert, P., & Choden (2014). *Achtsames Mitgefühl. Ein kraftvoller Weg, das Leben zu verwandeln.* Arbor.

Hanh, T. N. (1999). *Das Wunder der Achtsamkeit. Einführung in die Meditation* (9. Aufl.). Theseus.

Kabat, J. (2013). *Gesund durch Meditation. Das große Buch der Selbstheilung mit MBSR.* Knaur.

Klinkenberg, N. (2005). *Feldenkrais-Pädagogik und Körperverhaltenstherapie.* von Loeper Literaturverlag.

Potreck, F., & Jacob, G. (2019). *Selbstzuwendung, Selbstakzeptanz, Selbstvertrauen. Psychotherapeutische Interventionen zum Aufbau von Selbstwertgefühl* (12. Aufl.). Klett-Cotta.

Potreck-Rose, F. (2020). *Von der Freude, den Selbstwert zu stärken* (14. Aufl.). Klett-Cotta.

Rafaeli, E., Bernstein, D. P., & Young, J. E. (2013). *Schematherapie.* Junfermann.

Ricoeur, P. (2006). *Wege der Anerkennung.* Suhrkamp.

Robins, R. W., Hendon, H. M., & Trzesniewski, K. H. (2001). Measuring global self-esteem: Construct validation of a single-item measure and the Rosenberg Self-Esteem Scale. *Personality and Social Psychology Bulletin, 27,* 151–161.

Rosenberg, M. (1965). *Society and the adolescent self-image.* Princeton University Press.

Schöne, C., & Stiensmeier-Pelster, J. (2016). *SEKJ. Selbstwertinventar für Kinder und Jugendliche.* Hogrefe.

Schütz, A., Rentzsch, K., & Sellin, I. (2016). *Die Multidimensionale Selbstwertskala (MSWS).* 2. vollständig überarbeitete und neu normierte Auflage. Hogrefe.

Shavelson, R. J., Hubner, J. J., & Stanton, D. C. (1976). Self-concept: Validation of construct interpretations. *Review of Educational Research, 46,* 407–441.

Solé-Leris, A. (1994). *Die Meditation, die der Buddha selber lehrte: wie man Ruhe und Klarblick gewinnen kann.* Herder.

Suche nach Geborgenheit: Bindungswünsche realisieren

Hans-Peter Hartmann

Inhaltsverzeichnis

> Zunächst werden die Grundannahmen der Bindungstheorie unter Berücksichtigung ihrer biologischen und ethologischen Basis, die entwicklungspsychologischen Grundlagen des Erwerbs von Bindungsmustern und die affektregulative Dimension von Bindung bis hin zur repräsentationalen Ebene der Mentalisierung beschrieben. Anschließend werden die Merkmale organisierter und desorganisierter Bindungsmuster ausführlich und differenziert dargestellt. Dabei finden auch neurobiologische Aspekte und deren Auswirkungen von der frühen Kindheit bis ins Erwachsenenalter Beachtung. Schließlich werden Möglichkeiten therapeutischer Intervention in Abhängigkeit vom jeweiligen Bindungsmuster erläutert und die Grundprinzipien einer bindungstheoretisch informierten Psychotherapie veranschaulicht.

H.-P. Hartmann (✉)
Langgöns, Deutschland
E-Mail: hphartmann@aol.com

21.1   Einleitung

Die Suche nach Geborgenheit ist überlebenswichtig und hat als evolutionäre Grundlage die Suche nach Sicherheit und damit Schutz vor Gefahr. Diese Sicherheits- und Geborgenheitssuche entspringt einem beim Baby aktivierten **Bindungsverhaltenssystem** und bei der Mutter aktivierten **Pflegeverhaltenssystem**, die ein wesentliches Motivationssystem in zwischenmenschlichen Beziehungen bis zum Erwachsenenalter darstellen. Das Pendant zur Geborgenheitssuche beim Säugling stellt das über Generationen weitergegebene Fürsorgeverhalten dar. Prototypisch für dieses Fürsorgeverhalten ist die

Mutterliebe. Aus ihr haben sich nach Eibl-Eibesfeld (1970) alle anderen Formen der Bindung zwischen Menschen entwickelt, z. B. Mitgefühl, Mitleid, romantische Liebe bei Erwachsenen und sonstige Geselligkeitsformen.

▶ **Bindungs- und Pflegeverhaltenssystem:** Nach Bowlby (1989) stellt die Grundlage für die Bindung zwischen Mutter und Kind aufseiten der Mutter deren angeborenes artspezifisches Pflegeverhaltenssystem dar, aufseiten des Kindes dessen angeborenes Bindungsverhaltenssystem. Diese bei Menschen und allen Säugetieren vorhandenen komplementären Systeme regulieren sich gegenseitig über eine Rückkopplungsschleife.

Der Ausdruck von Kummer und Verlassenheitsangst (Schreien, Rufen) des Säuglings führt zu automatischen Schutzreaktionen der Mutter (Suchen, Zurückholen und Wiedervereinigen) und bei Gefahr sucht der Säugling Trost, Zuwendung und Schutz bei ihr (Bindungsverhalten). Bereits ab dem 4. Monat kann man über die Messung von selbstbezogener und interaktiver Kontingenz im Kommunikationsprozess zwischen Mutter und Kind differenzielle Vorhersagen über das Auftreten der vier unterschiedlichen Bindungsmuster gemessen im FST („Fremde-Situation-Test") machen (Beebe et al., 2010). Dieser Prozess der Bindungsentwicklung hat bis zum Ende des 1. Lebensjahres bereits eine gewisse Stabilität erreicht, ohne dass hierdurch eine völlige Determination späteren Verhaltens zustande käme. Im Kontext der Bedürfnisse des Kindes und seiner Wünsche nach Aufmerksamkeit und Sicherheit hat sich ein bestimmtes Interaktionsmuster zwischen Kind und primärer Bezugsperson, meist der Mutter, entwickelt. Das Bindungssystem entfaltet seine Wirkung nicht nur auf psychologischer, sondern auch auf biologischer Ebene und kann deshalb auch auf beiden

Ebenen – psychologisch über Verhalten und Repräsentation, physiologisch über z. B. Stresshormone und Immunreaktionen – untersucht werden.

Zugleich steht das Bindungssystem mit dem Explorationssystem in enger Verbindung. Voraussetzung eines umfassenden Explorationsverhaltens ist ein eindeutiges Sicherheitsgefühl durch Geborgenheit in einer Beziehung zu einer wesentlichen Bezugsperson.

▶ Das Bindungssystem ist zwar nur ein Verhaltenssystem unter anderen, ist es aber aktiviert, sind alle anderen Systeme deaktiviert, denn es dient der Überlebenssicherung.

Diese kurze Charakterisierung dessen, was in der Bindungstheorie als Bindung verstanden wird (Überblick bei Dornes, 1998; Grossmann et al., 2003), weist auf eine anthropologische Grundannahme hin, die die verschiedenen Psychotherapietheorien berücksichtigen müssen, wenn sie die Ergebnisse der Bindungsforschung integrieren wollen. Denn in der Bindungsforschung wird eine präadaptierte gegenseitige Regulation zwischen Säugling und Umwelt (meist der Mutter) angenommen. Dabei ist diese Gegenseitigkeit dem Alter des Säuglings bzw. Kleinkindes entsprechend durchaus asymmetrisch und stellt eine der wesentlichen Grundlagen von Intersubjektivität im Lebensverlauf dar. Bindungsbedürfnisse sind daher auch im Erwachsenenalter bedeutsam und ihr Auftreten ist kein Zeichen von Schwäche oder Regression. Es geht also nicht darum, auf sie im Zuge der Entwicklung zur reifen Persönlichkeit zu verzichten. Autonomie ist geradezu die Folge sicherer Bindung, die es ermöglicht, kreativ und spielerisch zwischen Exploration und Sicherheitssuche hin und her zu wechseln.

▶ Eine sichere Bindung ermöglicht autonomes Handeln.

21.2 Biologische Grundlagen der Suche nach Geborgenheit

Bowlby (1973, S. 187 ff.) trifft die Unterscheidung zwischen einem äußeren und inneren Ring lebenserhaltender Systeme. Der äußere Ring wird durch das Bindungsverhaltenssystem (und später durch die repräsentationale Ebene des inneren Arbeitsmodells) gebildet, während der innere Ring basale physiologische Prozesse umfasst, denen wir uns jetzt zunächst zuwenden wollen. Dieser innere Ring wird jedoch dann umso mehr beansprucht, je dysfunktionaler der äußere Ring ist.

Wenn wir vom Pflege-/Fürsorgeverhalten ausgehen, so wird dieses physiologisch u. a. durch die Oxytocin-Ausschüttung während der Geburt, beim Stillen, beim Körperkontakt, aber auch beim Sexualverkehr unterstützt (Uvnäs-Moberg & Petersson, 2005). Oxytocin kann daher auch als „Bindungshormon" bezeichnet werden, dessen Freisetzung ein wesentlicher Grund dafür ist, warum Menschen auch in der unfruchtbaren Zeit miteinander Sexualverkehr haben. Paare sollen dadurch aneinander gebunden werden, um gemeinsam für den Nachwuchs zu sorgen. Langfristige Auswirkungen früh fehlenden Körperkontakts durch mehrjährigen Heimaufenthalt zeigen sich in fehlendem Oxytocin-Anstieg bei späterem Körperkontakt mit den Adoptiveltern im Vergleich zu den bei ihren Eltern aufgewachsenen Kindern (Wismer Fries et al., 2005).

Bei der Wiedervereinigung von Mutter und Kinder findet man – zumindest in Tierversuchen mit Affen – einen erheblichen Anstieg der Endorphin-Ausschüttung bei Mutter und Kind. Dies kann als Verstärker der Bindung angesehen werden, wir entwickeln sozusagen eine Sucht nach Bindung. Diese Endorphinausschüttung findet bereits beim gegenseitigen Anblicken statt (Schore, 2003a).

▶ Oxytocin ist die biologische Basis für eine Zunahme des prosozialen Annäherungsverhaltens und Vertrauens, während Endorphine Wiedervereinigungsverhalten verstärken.

Beide unterstützen auf diese Weise das Bindungs- und das Pflegeverhalten.

Weitere physiologische Prozesse variieren mit der Erfahrung von Fürsorgeverhalten und damit einhergehender Feinfühligkeit der Bezugsperson im Umgang mit dem Kind, denn die bei der Fürsorge entstehende Bindungsorganisation beim Kind hat bedeutsame regulatorische Auswirkungen auf die Arousal-Reaktion. Eine sichere Bindung kann erheblich die Stressreaktivität beeinflussen und regulieren. Dieser Bindung voraus bzw. parallel zu ihr verlaufen die von Hofer (2003) bei Nagetieren und Primaten identifizierten verdeckten Regulationsprozesse, bei denen mütterliche Bezugspersonen über die verschiedenen Sinnessysteme die autonomen neuronalen Funktionen ihrer Nachkommen regulieren. Werden diese regulativen Einflüsse der primären Bezugspersonen, z. B. Berührung, unterbunden, dann führt dies beim Jungtier zu lebensbedrohlichen körperlichen Zuständen. Diese stellen für Hofer (2014) Trennungsreaktionen des Jungtieres auf die Unterbrechung der emotionalen Verbindung zur Mutter dar, bedingt durch eine ganze Reihe nun ausbleibender Interaktionen – sowohl auf biologischer als auch auf der Verhaltensebene. Nach Hofer dient die Mutter-Kind-Beziehung als Matrix und Schablone für die Entwicklung und Ausformung von Entwicklungsmustern bei den Nachkommen. Dementsprechend werden Veränderungen in der biologischen Ausstattung der Mutter aufgrund ihrer Stresserfahrungen durch das veränderte mütterliche Verhalten in die nächste Generation transportiert und regulieren dort physiologische Abläufe auf der Grundlage früher vorsprachlicher prozeduraler intersubjektiver Austauschprozesse. Dies sind nach Stern (1992) die Vorläufer späterer innerer Repräsentanzen beim heranwachsenden Kind. Ham und Tronick (2009) sprechen von einer relationalen Psychophysiologie, in der Mutter und Säugling auf ihren gegenseitigen Stresszustand regulierend reagieren. Nach Johnson et al. (2018) und Young et al. (2020) sind relevante soziale Beziehungen (Eltern oder Ersatzbindungspersonen) als mächtige

Puffer für Stresserfahrungen, auch traumatischer Natur, bis zur Mitte der Pubertät wirksam. Bei Kindern, insbesondere Kleinkindern wird deren HPA-Achse hierdurch reguliert und in der Folge der Cortisolspiegel gesenkt. Oxytocin kann zusätzlich diese soziale Pufferung von Stress unterstützen.

▶ Solche physiologischen Regulationserfahrungen sind die Grundlage, auf der spätere affektspiegelnde und mental organisierte Regulationserfahrungen gemacht werden, und sie bestehen parallel neben Letzteren als physiologische Reaktionen weiter.

Aber nicht nur endokrinologische Folgen frühkindlicher Trennungen von den Eltern oder von fehlendem elterlichen Fürsorgeverhalten sind zu beobachten. Es zeigen sich auch lang anhaltende Veränderungen in den synaptischen Verschaltungen vor allem im limbischen System, die dessen funktionelle Reifung entscheidend beeinflussen (Braun & Helmeke, 2004). Dies kann ein Hinweis dafür sein, warum manche Menschen ihren Partnern oder Kindern kein Geborgenheitsgefühl vermitteln können und bei ihnen die Mechanismen der Liebe versagen. Die Annahme liegt daher nahe, dass fehlende frühe eigene positive Bindungserfahrung sich nachhaltig und negativ auf die spätere Liebesfähigkeit des Erwachsenen auswirkt. Neurobiologisch gibt es außerdem deutliche Hinweise dafür, dass die Entwicklung der rechten Hemisphäre des Gehirns, die in den ersten drei Lebensjahren dominant und spezialisiert auf Affekte und soziale Kognition ist (Schore, 2003b, 2005), durch eine sichere Bindung optimal gefördert wird. Nach Roth und Strüber (2014) gehört das Bindungssystem zu den neurobiologischen Grundsystemen, das postnatal entsteht und auf der mittleren und oberen limbischen Ebene lokalisiert ist. Das Stresssystem wird durch sichere Bindung kontrolliert. Schließlich haben frühe Bindungserfahrungen auch epigenetische Konsequenzen (Weaver et al., 2004).

21.3 Von der Biologie zur Psychologie – Bindung, Geborgenheit und emotionale Regulation

Die Entwicklung und der Aufbau einer Bindungsbeziehung zu den primären Bezugspersonen ist eng verzahnt mit dem Aufbau der Fähigkeit des Säuglings zur Emotionsregulierung bzw. zur Selbstregulation von inneren Zuständen (Fonagy et al., 2002; Fonagy & Target, 2003). Der Bindungsperson kommt somit eine herausragende Funktion in der Regulierung der kindlichen Emotionen zu. Mithilfe der Interaktion zwischen Säugling und primärer Bezugsperson erfährt das Kind zunächst eine interpsychische Regulierung seiner somatopsychischen Zustände und verinnerlicht diese im Laufe der Entwicklung zu der Fähigkeit zur intrapsychischen Regulation. Ausgangspunkt dieses komplexen Prozesses ist die Affektspiegelung (Gergely & Watson, 1996). [Eine genaue Darstellung dieses Prozesses findet sich bei Dornes (2006, S. 166–209), auf den aus Platzgründen hier verwiesen wird.] Mittels dieses Modells der Affektspiegelung ist auch Affektregulation auf einer elementaren Stufe möglich. In einem weiteren Schritt werden nach Gergely und Watson über die Affektreaktionen (Gesichtsausdruck) der Bezugspersonen des Säuglings dessen Gefühlszustände repräsentierbar. Nach Dornes (2000) wird so der Gesichtsausdruck der Eltern zu einer Repräsentanz der eigenen Gefühlszustände des Säuglings. Im weiteren Verlauf der Entwicklung wird nun jedes Mal, wenn das primäre Gefühl entsteht, auf das die Eltern mit Spiegelung reagierten, die (sekundäre) Repräsentanz des Gefühls mit aktiviert. Die sekundäre Repräsentanz übernimmt damit die Affektregulierungsfunktion des primären Gefühlsfeedbacks. Über diese Externalisierung eigener innerer emotionaler Zustände im Gesichtsausdruck des anderen und der allmählichen Repräsentation dieser Interaktion lernt das Kleinkind seine affektiven Impulse zu regulieren. Im Zuge der weiteren kognitiven Entwicklung des Säuglings vom teleologischen zum mentalen Akteur bzw. zur Metakognition findet der Erwerb selbstreflexiver Funktionen statt, die sog. Mentalisierung, welche Affektregulation auf repräsentationaler Ebene erlaubt. Nach Fonagy und Target (2002) ist die Entwicklung der Fähigkeit zur Mentalisierung intrinsisch mit der Entwicklung der Selbstregulation verbunden. Denn Selbstregulation benötigt die Repräsentation mentaler Zustände von sich selbst und dem anderen, um sich selbst – ohne die konkrete Anwesenheit eines regulierenden anderen – regulieren zu können und gelingt optimal bei sicherer Bindung. Über Affektspiegelung und Mentalisierung entwickelt sich ein inneres Arbeitsmodell über eine Bindungsfigur, ein Bindungsmuster, das die weiteren Beziehungen bzw. die intersubjektiven Abwehrstrategien bestimmt.

21.4 Suche nach Geborgenheit – mit und ohne Erfolg

21.4.1 Sicheres Bindungsmuster

Eine wesentliche Ursache einer sicheren Bindung (Überblick über die verschiedenen Bindungsmuster bei Hartmann, 2003) wird in der mütterlichen (väterlichen) Feinfühligkeit gegenüber dem Kind gesehen. Diese Feinfühligkeit wird anhand einer mehrstufigen Skala eingeschätzt. Zunächst einmal muss die Mutter die Signale des Babies bemerken und für sie zugänglich sein. Dann muss sie diese Signale richtig interpretieren, sich auf die Signale hin angemessen verhalten und schließlich prompt darauf reagieren. Trotz gut ausgeprägter mütterlicher Feinfühligkeit kann allerdings auch das Unvermögen des Kindes, seine Bedürfnisse klar auszudrücken, der Entwicklung einer sicheren Bindung entgegenstehen. Insofern spielt neben der mütterlichen Feinfühligkeit auch die Orientierungsfähigkeit des Säuglings eine wesentliche Rolle beim Aufbau der Bindungsorganisation.

Nach Sroufe (1995) ist die Bindungsbeziehung wesentlich gekennzeichnet durch die dyadische Regulation der Erregungszustände, d. h. der emotionalen Regulation des Säuglings.

Säuglinge sind noch nicht in der Lage, ihre Emotionen alleine zu regulieren. Sie benötigen hierzu die Unterstützung ihrer primären Bezugsperson. Emotionen sind ein wesentliches Merkmal frühkindlicher Aktivität und die Erfahrung ihrer Regulation durch die wesentliche Bindungsfigur, meist die Mutter, ist Voraussetzung für die spätere Selbstregulationskapazität des Kleinkindes (s. oben).

Sicher gebundene Säuglinge haben Vertrauen in die Verfügbarkeit ihrer Mutter als Quelle von Sicherheit und Beruhigung, wenn sie Kummer haben, und darauf, dass sie selbst in der Lage sind, diese Verfügbarkeit, wenn nötig, zu erreichen. Schon mit 12 Monaten haben sie feinere und komplexere Kommunikationsmöglichkeiten zur Verfügung als unsicher gebundene Säuglinge. Im Kindergartenalter haben sicher gebundene gegenüber unsicher gebundenen Kindern kompetentere Konfliktbewältigungsstrategien und ein angemesseneres Selbstbild (realistische Vorstellungen ihrer Fähigkeiten und Möglichkeiten) und verfügen über einen unbeeinträchtigten Zugang zum gesamten Spektrum positiver und negativer Affekte. Sie spielen ausgeglichener und konzentrierter und sind weniger feindselig. Ebenso haben sie eine positivere Wahrnehmung (weniger Projektion) sozialer Konfliktsituationen. Ihre Betreuer urteilen, dass sie ein besseres Selbstwertgefühl, mehr Selbstvertrauen haben und empathischer mit anderen Kindern umgehen. Sie zeigen mehr Fantasie und nutzen, nach einer Probierphase mit dem Versuch einer eigenständigen Lösung, die Hilfe der Bezugsperson. Die Balance zwischen Bindung und Exploration ist also ausgewogener.

Ebenso wie im Kindergartenalter zeigen sicher gebundene Kinder auch im Schulalter höhere soziale Kompetenz, sind beziehungsorientierter und haben mehr und bessere Beziehungen zu Gleichaltrigen. Gleichermaßen verfügen sie über eine positive soziale Wahrnehmung. Zehnjährige suchen bei Kummer, Angst oder Ärger eher Unterstützung bei den Eltern und haben insgesamt einen besseren und flüssigeren Zugang zu ihren Gefühlen. Sicher gebundene Jugendliche sind in der Lage, ihre

Freundschaftsbeziehungen ebenso als sichere Basis zu erleben wie früher die Beziehung zu ihrer Mutter. Sie sind gut eingebunden in die Peer-Gruppe und akzeptiert, benutzen häufiger aktive Bewältigungsstrategien und zeigen eine größere Ich-Flexibilität. Im jungen Erwachsenenalter schließlich kann eine sichere Repräsentation der Partnerschaft (große Wertschätzung, offener Ausdruck von Zuneigung, gegenseitige Unterstützung, verlässlich) aus der mütterlichen Feinfühligkeit und der Sicherheit mit 6 Jahren abgeleitet werden. Über alle Altersgruppen hinweg zeichnet sich eine sichere Bindungsorganisation durch eine effektive Regulierung von Verhalten und Affekten und damit deren angemessene Bewältigung aus. Auf diese Weise entstehen Eigenschaften, die protektiv wirksam sind. Sichere Bindung stellt somit einen Schutzfaktor dar.

Der Erwerb einer sicheren Bindung ermöglicht im Erwachsenenalter eine angemessene Abwehr frustraner Bindungsbeziehungen – Abwehr wird dabei als interpersonelles und nicht als intrapsychisches Konzept verstanden – und eine ausgewogene Balance zwischen Bindung und Exploration verbunden mit dem Gefühl von Kompetenz und der Möglichkeit von Intimität in Beziehungen.

21.4.2 Unsicheres und desorganisiertes Bindungsmuster

Unsicher-vermeidend gebundene Säuglinge zeigen einen eingeschränkten emotionalen Ausdruck, während unsicher-ambivalent gebundene Säuglinge übertriebene affektive Reaktionen zeigen, häufig passiv erscheinen und wenig explorieren. Im FST („Fremde-Situation-Test") zeigen unsichere und desorganisierte Kinder einen deutlichen Cortisolanstieg, bindungssichere Kinder nicht, d. h., physiologische Stressreaktionen werden durch sichere Bindungen (kompetente Strategien) nicht notwendig. Im Kindergarten fallen unsicher-vermeidend gebundene Kinder (überwiegend Jungen) häufig durch aggressives Verhalten auf und lösen auch bei ihren Erziehern häufiger strafendes Verhalten aus. Auf

diese Weise reproduzieren sich die Erfahrungen der Ablehnung von Gefühlen aus der Ursprungsfamilie. In Spielsituationen geben sie bei unlösbaren Aufgaben schnell auf ohne länger auszuprobieren oder gar die Hilfe der Bezugsperson zu suchen. Unsicher-ambivalent gebundene Kinder sind eher verhaltensgehemmt, werden nicht selten Opfer aggressiver Angriffe und ernten bei ihren Erziehern eher Nachsicht und Behütung. Diese Unterschiede setzen sich im Schulalter fort. Zehnjährige Kinder mit unsicher-vermeidender Bindung vermeiden in emotionalen Belastungssituationen die Nähe ihrer Eltern bzw. können keine klare Strategie für den Umgang mit solchen belastenden Situationen entwickeln. Sie bringen grundsätzlich ihr Leid kaum zum Ausdruck, weil sie offenbar gelernt haben, dass eine vertraute, sie unterstützende Bezugsperson nicht zur Verfügung steht. Unsicher-ambivalent gebundene 10-Jährige haben die wenigsten Freunde und am meisten mit ihnen Schwierigkeiten. Jugendliche, die unsicher gebunden sind, zeigen weniger Ich-Flexibilität und häufig ein negatives Selbstkonzept, vermehrt Hilflosigkeit, Ängstlichkeit und Feindseligkeit. In diesem Verhalten kommt die mangelhafte emotionale Regulationsmöglichkeit bei unsicher gebundenen Kindern und Jugendlichen zum Ausdruck. Sie handeln bei komplexen Problemlösungsaufgaben eher planlos und ineffektiv (unsicher-ambivalent) bzw. können trotz guter Motivation und Exploration die zur Verfügung stehende Information nicht optimal nutzen (unsicher-vermeidend).

Alles in allem ist festzuhalten, dass die Wahrscheinlichkeit von Verhaltensstörungen und emotionalen Problemen ausgehend vom Säuglingsalter bis zur Adoleszenz bei unsicherer Bindung deutlich zunimmt und somit ein Risikofaktor vorliegt.

Die pathogenetisch bedeutsamsten Auswirkungen auf die Entwicklung von Kindern bis ins Erwachsenenalter hat jene – unsichere – Bindungsqualität, die zusätzlich zu den drei bisher erwähnten Bindungsmustern klassifiziert wird, nämlich die desorganisierte/desorientierte Bindung. Typisches desorganisiertes Verhalten ist z. B. ängstliches Verhalten gegenüber der

Bezugsperson (Mutter/Vater). Kinder schreien bei Wiederkehr der Mutter nach der Trennung im FST, werfen sich auf den Boden oder halten die Hand vor den Mund, ziehen die Schultern hoch. Auffällig sind auch konfligierende Verhaltensweisen (Annäherung an die Bezugsperson und sich dabei im Kreis drehen, anstatt direkt darauf zuzugehen oder auf die Bezugsperson zugehen und kurz vorher abdrehen) oder dissoziative Reaktionen (einfrieren aller Bewegungen, Versinken in einen Trancezustand).

Im Kindergartenalter zeigen Kinder mit desorganisierter Bindungsqualität mit sehr viel größerer Wahrscheinlichkeit als andere Kinder deutliche Aggressivität, Rückzug und Isolation oder auch merkwürdige, nicht zusammenhängende oder belästigende Umgangsweisen mit Gleichaltrigen. Im Schulalter fallen solche Kinder häufig durch dissoziative Symptome auf und Jugendliche berichten selbst davon, wie sie oft tagträumen, sich wie im Nebel fühlen oder die Zeit aus den Augen verlieren.

Für dieses auffällige Bindungsverhalten sind mittlerweile mehrere empirisch überprüfte Ursachenkomplexe gefunden worden. Mit hoher Wahrscheinlichkeit auslösend sind (nach Jacobvitz et al., 2001)

- körperlicher und sexueller Missbrauch des Kindes,
- unverarbeiteter Verlust/Trauma in der frühen Kindheit,
- Trennung/Scheidung der Eltern und Gewalt in der Ehe,
- psychische Erkrankung der Mutter (z. B. chronische und schwere Depression),
- Suchterkrankungen der Eltern (v. a. Alkohol, wegen des häufig damit einhergehenden Missbrauchs von Kindern).

Diese Ursachen führen allerdings nicht direkt zu dem desorganisierten Bindungsverhalten der Kleinkinder, sondern dieses wird wahrscheinlich durch ein geängstigtes und/oder ängstigendes Verhalten der Eltern ausgelöst (Lyons-Ruth et al., 1999). Da Kinder in ängstigenden Situationen gewöhnlich Trost und Sicherheit bei der Bindungsperson und deshalb ihre Nähe suchen,

ist diese Nähe jedoch zugleich angstauslösend. Die Bindungsperson ist jetzt also gleichzeitig Quelle der Angst des Kindes und Mittel zu deren Auflösung. Es entwickeln sich widersprüchliche Verhaltensstrategien beim Kind, die letztendlich in einem unabgeschlossenen Bindungsverhalten enden.

Unsichere und desorganisierte Bindungsmuster führen zum Suchen von Nähe bei unzuverlässigen und abweisenden Bindungsfiguren, bei denen dementsprechend die Suche nach Geborgenheit erfolglos bleibt. Im einzelnen ist das vermeidende Muster gekennzeichnet durch die Annahme, dass zum Erreichen von Sicherheit zwar die Nähe zur Bindungsperson notwendig ist, diese aber die eigenen Annäherungen aufgrund der damit einhergehenden belastenden Affekte zurückweisen könnte, weshalb Bedürfnisse und Gefühle bezogen auf sich selbst als auch auf die Bindungsperson unterdrückt werden und eine rein kognitive Situationsbewertung vorgenommen wird. Beim ambivalenten Muster lautet die Annahme, dass man sich in der Nähe der Bindungsperson aufhalten muss, da diese sonst nicht reagieren oder zu nahe kommen könnte. Durch Anklammern an die Bindungsperson wird dann versucht zu erreichen, dass sie reagiert und sich kümmert mit dem gleichzeitig vorhandenen Gefühl geringer Selbstwirksamkeit hinsichtlich der eigenen Ziele als auch in Beziehungen. Im Falle von Vermeidung wird Ärger und Wut häufig unterdrückt, im Falle von Ambivalenz Exploration. Bei desorganisierter Bindung ist die Beziehung zur Bindungsperson von Unberechenbarkeit geprägt, sodass hier keine Geborgenheitsgefühle aufkommen können. Intimität entsteht bei keinem dieser Bindungsmuster. Mittlerweile gibt es sogar Belege dafür (Lyons-Ruth et al., 2016), dass insbesondere unzuverlässiges Verhalten der relevanten Bezugsperson in den ersten zwei Lebensjahren und daraus resultierende Bindungsdesorganisation Langzeiteffekte auf die spätere Hirnentwicklung in Form einer Größenzunahme der linken Amygdala zeigt. Mangelnde Erfahrung früher Geborgenheit in den ersten zwei Lebensjahren zeigt also direkte Auswirkungen auf die Hirnentwicklung. Um so wichtiger ist es, den Fokus therapeutischer Interventionen (s. unten) bereits auf die Präpartalzeit und die frühe Kindheit zu legen, damit eine durch Unzuverlässigkeit und Unberechenbarkeit der Bezugsperson ausgelöste Hypervigilanz und nachfolgende Hyperaktivierung der Amygdala vermieden oder zumindest reduziert werden kann.

21.5 Wie kann die Suche nach Geborgenheit Erfolg haben? Therapeutische Ansätze aus bindungstheoretischer Sicht

Beziehungen zwischen Patienten und Therapeuten können aus guten Gründen als Bindungsbeziehungen verstanden werden, denn Patienten suchen Therapeuten gewöhnlich in Belastungssituationen auf,d. h., ihr Bindungssystem ist aktiviert. Sie suchen eine Person, die stärker und klüger als sie selbst ist, und entwickeln dabei Erwartungen an den Therapeuten, die aus ihren Beziehungen zu ihren primären Bindungspersonen herrühren (Dozier & Bates, 2004). Zuerst geht es darum, ob der Therapeut – und dies hängt mit Therapeutenvariablen, aber natürlich auch mit dem Bindungsmuster des Patienten zusammen – als sicher und verlässlich wahrgenommen wird. Angesprochen sind hier weniger kognitive Einschätzungen, sondern emotionale Erfahrungen aus dem Umgang miteinander, die erlebte Affektregulation, Unterstützung und Einfühlung.

Wenn der Therapeut als sichere Basis erfahren werden kann, erleichtert dies die Exploration und damit auch die Erkundung der eigenen Lebensgeschichte. Dies fördert wiederum die reflexive Funktion des Nachdenkens über sich selbst und die Integration biografisch bedeutsamer positiver und negativer Erfahrungen im Sinne der Fähigkeit zur Mentalisierung. Da das innere Arbeitsmodell für emotional bedeutsame Beziehungen jedoch häufig unbewusst und kognitiv nicht zugänglich ist, gelingt dessen Veränderung eher über die in therapeutischen Beziehungen erfahrene emotionale Regulation, die als Selbstregulation verinnerlicht wird.

▶ Wesentlich sind dabei neue Beziehungserfahrungen, denn nur diese können die bisherigen Vorstellungen über wichtige Beziehungen verändern. In therapeutischen Beziehungen geht es dabei um das Erleben von Vertrauen, Zuverlässigkeit, einfühlendem Verständnis, Unterstützung, Akzeptanz und liebevollem Zugewandtsein.

Solche Erfahrungen können dann in psychischen Belastungssituationen helfen, angstvolle Affekte zu regulieren, und eine Fragmentierung des Selbst verhindern. Sogar wenn Angstgefühle als fremd und bedrohlich wahrgenommen werden, kann die Erinnerung an die Erfahrung von Geborgenheit in Beziehungen zumindest dazu verhelfen, die Angst zu relativieren und nicht davon überwältigt zu werden. Unter diesen Voraussetzungen kann man durchaus bei dem therapeutischen Angebot einer sicheren Basis von einem allgemeinen Wirkfaktor in Psychotherapien sprechen.

Therapeuten können jedoch ebenso wie alle anderen Menschen auch ein Hindernis für die Erfahrung von Geborgenheit werden. Dies geschieht dann, wenn sie aufgrund ihres eigenen Bindungsmusters gar nicht in der Lage sind, eine sichere Basis und einen sicheren Hafen für ihre Patienten darzustellen. Nach Nord et al. (2000) mittels einer Fragebogenuntersuchung und nach Schauenburg et al. (2006) mittels Anwendung des Erwachsenenbindungsinterviews zeigte sich bei Gesprächspsychotherapeuten sowie psychodynamisch-psychoanalytischen Psychotherapeuten, dass sie überwiegend über ein unsicheres Bindungsmodell verfügen. Möglicherweise gelingt es diesen Therapeuten, ihre Bindungsbedürfnisse durch die Berufswahl zu kompensieren. Sie sind dabei in einer Position, in der sie eigene Bedürfnisse nach Bindung durch Übernahme der Helferrolle deaktivieren können. Nach Schauenburg und Strauß (2002) kann mit Vorsicht davon ausgegangen werden, dass zwischen ängstlich-vermeidenden Therapeuten und der therapeutischen

Arbeitsbeziehung ein negativer und bei sicheren Therapeuten ein positiver Zusammenhang besteht.

Nur auf die Bindungsmuster der Patienten bezogen gilt, dass der Behandlungserfolg am besten durch das Ausmaß der Bindungssicherheit vorhergesagt werden kann (Strauß, 2006). Wie gelangt man jedoch bei unsicherer Bindung zum Behandlungserfolg? Bei einem unsicher-vermeidenden Bindungsmodell kommt es darauf an, die Äußerung von Bindungsbedürfnissen zu fördern und zu ermutigen, auch wenn diese Patienten sich und ihre Bedürfnisse gewöhnlich hinter großer Selbstständigkeit und Klaglosigkeit verstecken. Sie haben ein inneres Arbeitsmodell, welches auf Erwartungen fußt, beim Zeigen von Bindungsbedürfnissen auf Ablehnung und Zurückweisung zu stoßen, d. h. nicht liebenswert zu sein. Dementsprechend zeigen Therapeuten bei diesen Patienten häufig zurückweisende Reaktionen (Strauß, 2006). Gerade wegen der Vermeidung von Intimität durch diese Patienten ist jedoch die Etablierung eines emotionalen Kontakts besonders wichtig. Des Weiteren ist die Integration negativer, häufig aggressiver Gefühle bedeutungsvoll, da sie oft mit der Erfahrung von Bindungsabweisung verknüpft sind. Die Bindungstheorie erlaubt durch ihr Verständnis der Entwicklungsbedingungen des jeweiligen Bindungsmodells eine Erweiterung des empathischen Verständnisses für solche Patienten, die bei Zurückhaltung des Therapeuten häufig die Behandlung abbrechen, da sie diese als Wiederholung ihrer frühen Abweisungserfahrung verstehen.

Beispiel

Eine Krankenschwester, 39 Jahre, sucht mich auf, als sie nach 12-jähriger Ehe Suizidideen angesichts der Trennung von ihrem Ehemann entwickelt. Sie könne eigentlich keine Hilfe annehmen, mache alles mit sich ab. Ich sage: „Sie scheinen Bedenken zu haben, mich mit ihren Gefühlen zu belasten." Die Patientin nickt und beginnt zu weinen. Sie teilt mit, dass sie ohne ihre Suizidideen nie therapeutische Hilfe gesucht hätte, obwohl ihr dies

schon öfter nahegelegt worden sei. Meine Aufgabe ist es, ihr nur zuzuhören, in Resonanz mit ihrer Stimmung zu gehen und ihre berechtigten Bedürfnisse nach Wahrgenommenwerden anzuerkennen, sie in ihrem häufigen Weinen zu begleiten. Die Patientin hat ein unsicher-distanziertes Bindungsmuster, welches sich auch in der therapeutischen Beziehung wiederholt und seine Grundlagen in einer in der Beziehung zu ihren bedürftigen Eltern aufgebauten zwanghaften Fürsorglichkeit hat. Die Eltern, besonders die Mutter, waren vermutlich wegen traumatischer Erinnerungen nicht in der Lage, auf die Bindungsbedürfnisse ihrer Tochter angemessen zu reagieren. Öfter kam es auch zu abrupten und unangekündigten Trennungen mit kurzfristiger Fremdunterbringung des Mädchens. Für ihre Einsamkeit und Verzweiflung hat die Patientin keine Begleitung gehabt, die geholfen hätte, ihre Affekte zu regulieren, kompensatorisch wählte sie einen helfenden Beruf. Auch in der Psychotherapie beschäftigt sie sich anfangs mehr damit, dass es mir gut geht (z. B. dass ich genügend Honorar erhalte), als mit ihren eigenen Nöten. Mein aktives Eingehen auf die hinter dem unsicher-distanzierten Bindungsmodell liegenden Bedürfnisse nach Sicherheit und Geborgenheit führt nach längerer Zeit zu einer Veränderung der Bindungsstrategie in Richtung sekundärer Sicherheit. ◄

Patienten mit einem unsicher-ambivalenten (verstrickten) Bindungsmuster haben eine unzuverlässige Beziehungserfahrung verinnerlicht und sind deshalb kaum in der Lage, sich angemessen selbst zu beruhigen bzw. zu regulieren. Dementsprechend fällt es ihnen schwer, Hilfe anzunehmen und an die Verlässlichkeit des Therapeuten zu glauben (vgl. Köhler, 1998). Dieser ist nicht selten darüber enttäuscht und wütend und zeigt sich so gerade nicht als sichere Bindungsfigur, sondern genauso hilflos wie der Patient. Wegen des großen Misstrauens dieser Patienten ist ein Behandlungserfolg schwerer zu erzielen als bei solchen mit unsicher-vermeidendem Bindungsmuster.

▶ Der therapeutische Umgang mit Patienten mit verstrickten Bindungsmodellen sollte strukturierend und vorhersagbar gestaltet werden, damit diese Patienten sich wieder orientieren können und nicht erneut von Gefühlen überschwemmt werden. Explorationsbedürfnisse sollen gestärkt werden.

Auch bei diesem Bindungsmuster ist die Integration ärgerlicher Gefühle des Patienten bedeutsam, damit er erfahren kann, dass die Beziehung zum Therapeuten nicht abbricht, wenn er dessen Erwartungen nicht entspricht. Hohe Kränkbarkeit kann jedoch besonders bei erst kurz andauernder Psychotherapie schnell zu Behandlungsabbrüchen führen.

Besonders schwierig ist es, Patienten mit einem desorganisierten Bindungsmuster bei der Realisierung ihrer Bindungswünsche zu unterstützen. Häufig liegen diesem Muster unverarbeitete Traumata zugrunde (Verlust, Missbrauch, Misshandlung) mit der Folge extremer Formen von Vermeidung und Ambivalenz ohne jede sichere Basis, mit neurophysiologischer Entsprechung in Veränderungen der Amygdala (Lemche et al., 2006). Wesentliches therapeutisches Ziel ist die Entwicklung von Vertrauen zum Therapeuten, was vorrangig durch dessen Beständigkeit, Zuverlässigkeit und Einstimmung geschieht. Selbstschädigende Verhaltensweisen können als Suche nach einer sicheren Basis positiv konnotiert werden. Dennoch besteht eine permanente Gefahr von sich unbewusst in der Beziehung wiederholenden traumatischen Erfahrungen. Der Therapeut benötigt genügend Bewegungsfreiheit, damit auch der Patient erleben kann, dass Sicherheit nur aus der Gewissheit des Fehlens absoluter Sicherheit entstehen kann. Um dieser schwierigen therapeutischen Aufgabe gewachsen zu sein, ist eine psychotherapeutische Haltung von Bedeutung, die die erschwerte Fähigkeit des Patienten zur Perspektivenübernahme und Empathie berücksichtigt und vermehrt die eigene Wahrnehmung und die eigenen Absichten des Psychotherapeuten deutlich

macht. Denn erst die Fähigkeit zur Mentalisierung erlaubt die Integration und Steuerung unerträglicher Affekte, denen die Patienten sich sonst ausgeliefert fühlen. Im therapeutischen Prozess spielen für die Regulation der Affekte drei Hauptprinzipien eine Rolle: andauernde Regulation, gesteigerte affektive Momente sowie Unterbrechung und Wiederherstellung der Beziehung (Beebe & Lachmann, 1994).

Eine bindungstheoretisch informierte Psychotherapie – z. B. „brief attachment-based intervention" (BABI; vgl. Holmes, 2001) kann der Realisierung von Bindungswünschen durch Bearbeitung von fünf Schlüsselthemen zum Erfolg verhelfen (Holmes, 2006):

1. eine sichere therapeutische Basis vermitteln (durch affektive Einstimmung, Affektregulation, Förderung autobiografischer Kohärenz),
2. dem echten Trauma mehr Raum geben, ohne die Wirkung der Fantasie zu vernachlässigen,
3. die affektive Verarbeitung insbesondere von Verlust und Trennung fördern,
4. bindungsbezogene Kognitionen in der Therapie aufgreifen (das innere Arbeitsmodell von Bindung ist das Verbindungsglied zwischen affektiver Beziehung und mentaler Repräsentation),
5. eine partnerschaftliche Interaktion zwischen Therapeut und Patient anstreben.

Mit Wallin (2016) hinzuzufügen wäre noch:

1. die von Therapeut und Patient gemeinsam kreierten Enactments als Zugang zu nonverbalen psychischen Bereichen nutzen (dazu muss der Therapeut sich dieser Form des Kontakts gewahr sein),
2. die körperlichen Empfindungen, Gestik und Mimik des Patienten als Teil seiner Bemühungen nach Regulierung seiner Gefühle beachten, um schließlich
3. durch Mentalisierung und Achtsamkeit dem Patienten zu einem besseren Verstehen, einer größeren Präsenz und Akzeptanz und einem Gewahrsein dessen, was in ihm vorgeht, zu verhelfen; das gilt auch für den Therapeuten.

Literatur

Beebe, B., & Lachmann, F. M. (1994). Representation and internalization in infancy: Three principles of salience. *Psychoanalytic Psychology, 11,* 127–165.

Beebe, B., Jaffe, J., Markese, S., Buck, K., Chen, H., Cohen, P., Bahrick, L., Andrews, H., & Feldstein, S. (2010). The origins of 12-month attachment: A microanalysis of 4-month mother-infant interaction. *Attachment and Human Development, 12,* 3–141.

Bowlby, J. (1973). *Attachment and loss. Vol. 2: Separation: Anxiety and anger.* Basic Books. (Deutsche Fassung 1979. Trennung. München: Kindler).

Bowlby, J. (1989). Attachment and personality development. In S. I. Greenspan & G. H. Pollock (Hrsg.), *The course of life* (Bd. 1, S. 229–270). International University Press.

Braun, K., & Helmeke, C. (2004): Neurobiologie des Bindungsverhaltens: Befunde aus der tierexperimentellen Forschung. In L. Ahnert (Hrsg.), *Frühe Bindung. Entstehung und Entwicklung* (S. 281–296). Reinhardt.

Dornes, M. (1998). Bindungstheorie und Psychoanalyse. *Psyche, 52,* 299–348.

Dornes, M. (2000). *Die emotionale Welt des Kindes.* Fischer.

Dornes, M. (2006). *Die Seele des Kindes.* Fischer.

Dozier, M., & Bates, B. (2004). Attachment State of Mind and the Treatment Relationship. In L. Atkinson & S. Goldberg (Hrsg.), *Attachment Issues in Psychopathology and Intervention* (S. 167–180). Erlbaum.

Eibl-Eibesfeldt, I. (1970). *Liebe und Hass.* Piper.

Fonagy, P., Gergely, G., Jurist, E. L., & Target, M. (2002). *Affektregulierung, Mentalisierung und die Entwicklung des Selbst.* Klett-Cotta.

Fonagy, P., & Target, M. (2002). Early Intervention and the Development of Self-Regulation. *Psychoanalytic Inquiry, 22,* 307–335.

Fonagy, P., & Target, M. (2003). *Frühe Bindung und psychische Entwicklung. Beiträge aus Psychoanalyse und Bindungsforschung.* Psychosozial.

Gergely, G., & Watson, J. S. (1996). The social biofeedback theory of parental affect-mirroring: The development of emotional self-awareness and self-control in infancy. *International. Journal of Psycho-Analysis, 77,* 1181–1212.

Grossmann, K. E., Grossmann, K., Kindler, H., Scheuerer-Englisch, H., Spangler, G., Stöcker, K., Suess, G. J., & Zimmermann, P. (2003). Die Bindungstheorie: Modell, entwicklungspsychologische Forschung und Ergebnisse. In H. Keller (Hrsg.), *Handbuch der Kleinkindforschung* (S. 223–283). Huber.

Ham, J., & Tronick, E. (2009). Relational psychophysiology: Lessons from mother-infant physiology research on dyadically expanded states of consciousness. *Psychotherapy Research, 19,* 619–632.

Hartmann, H.-P. (2003). Der Beitrag der Erkenntnisse der Bindungsforschung für die Psychotherapie der Zukunft. *Psychotherapie, 8,* 280–293.

Hofer, M. A. (2003). The emerging neurobiology of attachment and separation: how parents shape their infant's brain and behaviour. In S. W. Coates, J. L. Rosenthal, & D. S. Schechter (Hrsg.), *September 11. Trauma and Human Bonds* (S. 191–209). Analytic Press.

Hofer, M. A. (2014). The emerging synthesis of development and evolution: A new biology for psychoanalysis. *Neuropsychoanalysis, 16,* 3–22.

Holmes, J. (2001). *The Search for the Secure Base.* Brunner-Routledge.

Holmes, J. (2006). *John Bowlby und die Bindungstheorie.* Reinhardt (engl. Fassung 1993).

Jacobvitz, D., Hazen, N., & Thalhuber, K. (2001). Die Anfänge von Bindungs-Desorganisation in der Kleinkindzeit: Verbindungen zu traumatischen Erfahrungen der Mutter und gegenwärtiger seelisch-geistiger Gesundheit. In G. J. Suess, H. Scheuerer-Englisch, & W.-K. P. Pfeifer (Hrsg.), *Bindungstheorie und Familiendynamik* (S. 125–156). Psychosozial.

Johnson, A. B., Mliner, S. B., Depasquale, C. E., Troy, M., & Gunnar, M. R. (2018). Attachment security buffers the HPA axis of toddlers growing up in poverty or near poverty: Assessment during pediatric well-child exams with inoculations. *Psychoneuroendocrinology, 95,* 120–127.

Köhler, L. (1998). Anwendung der Bindungstheorie in der psychoanalytischen Praxis. Einschränkende Vorbehalte, Nutzen. *Fallbeispiele. Psyche, 52,* 369–397.

Lemche, E., Giampietro, V. P., Surguladze, S. A., Amaro, E. J., Andrew, C. M., Williams, S. C., Brammer, M. J., Lawrence, N., Maier, M. A., Russell, T. A., Simmons, A., Ecker, C., Joraschky, P., & Phillips, M. L. (2006). Human attachment security is mediated by the amygdala: Evidence from combined fMRI and psychophysiological measures. *Human Brain Mapping, 27,* 623–635.

Lyons-Ruth, K., Bronfman, E., & Atwood, G. (1999). A relational diathesis model of hostile-helpless states of mind: Expressions in mother-infant interaction. In J. Solomon & C. George (Hrsg.), *Attachment disorganization* (S. 33–70). Guilford.

Lyons-Ruth, K., Pechtel, P., Yoon, S. A., Anderson, C. M., & Teicher, M. H. (2016). Disorganized attachment in infancy predicts greater amygdala volume in adulthood. *Behavioural Brain Research, 308,* 83–93.

Nord, C., Höger, D., & Eckert, J. (2000). *Bindungsmuster von Psychotherapeuten. Persönlichkeitsstörungen, 4,* 76–86.

Roth, G., & Strüber, N. (2014). *Wie das Gehirn die Seele macht.* Klett-Cotta.

Schauenburg, H., & Strauß, B. (2002). Bindung und Psychotherapie. In B. Strauß, A. Buchheim & H. Kächele (Hrsg.), *Klinische Bindungsforschung* (S. 281–292). Schattauer.

Schauenburg, H., Dinger, U., & Buchheim, A. (2006). Bindungsmuster von Psychotherapeuten. *Zeitschrift für Psychosomatische Medizin und Psychotherapie, 52,* 358–372.

Schore, A. N. (2003a). *Affect Regulation and the Repair of the Self*. Norton.

Schore, A. N. (2003b). Zur Neurobiologie der Bindung zwischen Mutter und Kind. In Keller H. (Hrsg.), *Handbuch der Kleinkindforschung* (S. 49–80). Huber.

Schore, A. N. (2005). Erkenntnisfortschritte in Neuropsychoanalyse, Bindungstheorie und Traumaforschung: Implikationen für die Selbstpsychologie. *Selbstpsychologie, 6,* 395–446.

Sroufe, L. A. (1995). *Emotional Development. The organization of emotional life in the early years*. Cambridge University Press.

Stern, D. N. (1992). *Die Lebenserfahrung des Säuglings*. Klett-Cotta.

Strauß, B. (2006). Bindungsforschung und therapeutische Beziehung. *Psychotherapeut, 51,* 5–14.

Uvnäs-Moberg, K., & Petersson, M. (2005). Oxytocin: Komplexe psychische und somatische Einflüsse. *Zeitschrift für Psychosomatische Medizin und Psychotherapie., 51,* 57–80.

Wallin, D. J. (2016). *Bindung und Veränderung in der psychotherapeutischen Beziehung*. Probst-Verlag.

Weaver, I. C., Cervoni, N., Champagne, F. A., & D'Alessio. (2004). Epigenetic programming by maternal behavior. *Nature Neuroscience, 7,* 847–854.

Wismer, A. B., Ziegler, T. E., Kurian, J. R., Jacoris, S., & Pollak, S. (2005). Early experience in humans is associated with changes in neuropeptides critical for regulating social behavior. *Proceedings of the National Academy of Sciences, 102,* 17237–17240.

Young, E. S., Doom, J. R., Farrell, A. K., Carlson, E. A., Englund, M. M., Miller, G. E., Gunnar, M. R., Roisman, G. I., & Simpson, J. A. (2020). Life stress and cortisol reactivity: An exploratory analysis of the effects of stress exposure across life on HPA-axis functioning. *Development and Psychopathology, 32,* 1–12.

Partnerschaftspflege

Guy Bodenmann

Inhaltsverzeichnis

▶ Es werden Gründe für die Partnerschaftspflege, Hintergründe und Ziele sowie verschiedene Möglichkeiten der Partnerschaftspflege und Prävention von Beziehungsstörungen vorgestellt. Von sehr niederschwelligen Angeboten wie Ratgebern, über DVDs für Paare bis hin zu Kursen zur Pflege der Partnerschaft werden verschiedene Ansätze vorgestellt und bezüglich ihrer Indikation diskutiert. Auf zwei Programme für Paare, welche im deutschen Sprachraum besonders bekannt sind (EPL und „Paarlife"), wird etwas vertiefter eingegangen. Studien zur Wirksamkeit der Beziehungspflege werden ebenso dargestellt wie Aussichten auf neuere Entwicklungen und Methoden diskutiert. Es wird dem Leser aufgezeigt, dass sich die Pflege der Partnerschaft für das psychische und physische Befinden, die

G. Bodenmann (✉)
Lehrstuhl für Klinische Psychologie mit
Schwerpunkt Kinder/Jugendliche und Paare/
Familien, Universität Zürich, Psychologisches
Institut, Zürich, Schweiz
E-Mail: guy.bodenmann@psychologie.uzh.ch

© Der/die Autor(en), exklusiv lizenziert durch Springer-Verlag GmbH, DE, ein Teil von Springer Nature 2022   329
R. Frank und C. Flückiger (Hrsg.), *Therapieziel Wohlbefinden*, Psychotherapie: Praxis,
https://doi.org/10.1007/978-3-662-63821-7_22

Lebenszufriedenheit und Leistungsfähigkeit beider Partner lohnt, dass aber der Nutzen insbesondere auch im Falle von Kindern groß ist. Partnerschaftsstörungen gehören zu den wichtigsten Risikofaktoren für kindliche Auffälligkeiten. Entsprechend ist eine gut funktionierende Partnerschaft der Eltern ein wichtiger Protektivfaktor für Kinder.

22.1 Einleitung

Das Thema der Wohlbefindenspflege ist in den letzten Jahren zusehends in den Blickpunkt der Forschung und Praxis gerückt. Diese Abkehr von einer primär defizitorientierten Sicht von Störungen und deren Behandlung geht mit dem Gedanken einher, dass Wohlbefindenspflege und Prävention wichtige Alternativen zu reparativem Handeln sind. Im Rahmen der Paartherapie hat dieses Bewusstsein seit den 80-er Jahren in den USA und seit den 90-er Jahren im deutschen Sprachraum in Europa zunehmend Akzeptanz gefunden und sich in der Entwicklung von Programmen zur Förderung der Paarbeziehung niedergeschlagen. Dies aus mehreren Gründen:

1. Paartherapien sind zwar erwiesenermaßen effektiv, doch liegt die Netto-Wirksamkeitsrate bei lediglich 50 %, da die Paare häufig zu spät in Therapie kommen. Es könnte wesentlich mehr Paaren geholfen werden, wenn diese rechtzeitig an ihren Problemen zu arbeiten beginnen würden und für die Pflege der Partnerschaft bereits frühzeitig sensibilisiert würden.
2. Es liegt heute gut fundiertes Forschungswissen bezüglich der Prädiktoren von Partnerschaftserfolg vor, womit gezielt an diesen Schlüsselfaktoren im Rahmen von Gesundheitsförderungs- und Präventionsprogrammen angesetzt werden kann.
3. Studien zeigen, dass Paare, welche bereits an einem Kurs zur Pflege ihrer Partnerschaft teilgenommen haben, bei sich abzeichnenden Problemen schneller an diesen zu arbeiten bereit sind und damit rascher professionelle Hilfe in Anspruch nehmen.

4. Es ist effektiver, Paaren Kompetenzen zu vermitteln, wenn diese dazu besonders motiviert und in der Lage sind und nicht bereits in einer tiefen Krise stecken.

Die Gesundheitsförderung und Pflege der Partnerschaft oder Prävention von Beziehungsstörungen ist ein Bereich der Klinischen Psychologie, der in den letzten Jahren in hohem Maße ein stärkeres Forschungsinteresse erfahren hat, was sich in der signifikanten Zunahme der Publikationshäufigkeit zu diesem Thema widerspiegelt.

22.2 Warum ist Partnerschaftspflege nötig?

Partnerschaftspflege ist aus verschiedenen Gründen wichtig, auf welche nachfolgend kurz eingegangen wird.

a) Suche nach einer glücklichen und stabilen Zweierbeziehung
Wie Studien zeigen, wünschen sich die meisten Menschen in fast allen Kulturen ein Leben in einer intimen stabilen Partnerschaft (Buss, 1995). Dies schlägt sich zum einen in der hohen Zahl an Personen (rund 80 %) in den westlichen Industrieländern nieder, die mindestens einmal in ihrem Leben verheiratet sind, sowie zum anderen in der hohen Wiederverheiratungsrate Geschiedener. Aufgrund des elementaren Bindungsbedürfnisses suchen Menschen auch heute unvermindert Kontinuität und Stabilität in der Partnerschaft.

b) Partnerschaftsqualität als zentraler Prädiktor für das allgemeine Befinden
Lebenszufriedenheit und Partnerschaftsqualität sind hoch korreliert (Ruvolo, 1998; Be et al., 2013) und eine erfüllende Partnerschaft wird häufig als wichtigster Faktor für das Wohlbefinden genannt (Köcher, 1993). Eine glückliche Partnerschaft zählt zu den wichtigsten Prädiktoren für Lebensfreude und psychisches Wohlbefinden (Carr & Springer, 2010; Hawkins & Booth, 2005; Proulx et al., 2007; Schönberger, 2020) und wird in sämtlichen Studien als einer

der wichtigsten Werte für das allgemeine Lebensglück genannt, entweder im gleichen Zuge wie Gesundheit oder gar an erster Stelle (vgl. Bodenmann, 2005). Diese wichtige Ressource gilt es zu erhalten und zu stärken, will man die psychische und physische Gesundheit der Bevölkerung fördern (Job et al., 2014).

c) Abnahme der Beziehungsqualität mit zunehmender Partnerschaftsdauer

Wie eine Reihe von Studien zeigt, sind zum Zeitpunkt der Eheschließung rund 70 % der Paare sehr zufrieden und 23 % der Paare zufrieden, rund 93 % der Paare bezeichnen sich zum Zeitpunkt der Eheschließung als zufrieden und glücklich mit ihrer Partnerwahl (Bodenmann, 2005; Bodenmann et al., 2006). Dieser positive Zustand hält nach der Eheschließung an, wonach auch in den ersten Ehejahren ähnlich hohe Zufriedenheitswerte (80–85 %) berichtet werden (vgl. Gallup, 1990). Diese zu Beginn sehr hohe Zufriedenheit mit der Partnerschaft und dem Partner findet sich selbst bei später geschiedenen Paaren. So gaben über 90 % geschiedener Personen retrospektiv an, dass sie zum Zeitpunkt der Eheschließung eine starke bis sehr starke Liebe zum Partner empfunden hätten (Bodenmann, 2005). Dies bedeutet, dass es ein Bestreben der Gesundheitsförderung sein sollte, die ursprünglich hohe Liebe und Positivität in der Zweierbeziehung zu erhalten und zu fördern.

d) Vorhandenes Wissen zur wirksamen Partnerschaftspflege

Es ist heute gut dokumentiert, dass nicht Faktoren wie Liebe, Attraktivität, Status, Intelligenz oder Sex-Appeal für längerfristiges Beziehungsglück prädiktiv sind (vgl. Hahlweg, 1986), sondern, dass dafür Kompetenzen und Commitment notwendig sind. Aufgrund dieses Wissens kann die Gesundheitsförderung und Prävention bei Paaren gezielt an diesen Variablen ansetzen und diese zu stärken versuchen. Innerhalb der Kompetenzen gilt es vor allem die dyadische Kommunikation, die partnerschaftliche Problemlösung und das dyadische Coping zu fördern. Zusätzlich gilt es das Commitment des Paares zu festigen (Bodenmann, 2016a, 2021). Je besser die Kompetenzen der beiden Partner und je

stärker ihr Commitment, desto günstiger ist der Partnerschaftsverlauf und die längerfristige Prognose des Paares.

e) Späte Inanspruchnahme professioneller Hilfe

Ein weiterer Grund für Partnerschaftspflege ist die Tatsache, dass die Partner eigentlich selber die besten Experten für ihre Beziehung sind und eigentlich sehr genau wissen, was sie tun können, um ihre Partnerschaft vital und gesund zu erhalten. Wird diese regelmäßige und konsequente Pflege der Beziehung jedoch versäumt, schleichen sich Unzufriedenheit und Probleme ein, die sich zu größeren Krisen auswachsen können. Es gilt daher Paare rechtzeitig für die Beziehungspflege zu sensibilisieren und sie in ihrer Expertenrolle zu stärken, bevor sie in die Negativspirale geraten. Leider nehmen lediglich 10 % der Paare eine Eheberatung oder Therapie in Anspruch, wenn sie in einer Krise sind (vgl. Halford, 1999). Eine Gesellschaft, die zufriedenstellende und längerfristig stabile Partnerschaften als Kernzellen einer gesunden Bevölkerung und florierenden Volkswirtschaft versteht, sollte entsprechend ein hohes Interesse an einer breiten Dissemination von Partnerschaftspflege und deren Akzeptanz in der Bevölkerung haben. Partnerschaftspflege ermöglicht es, vielen Paaren frühzeitig Möglichkeiten an die Hand zu geben, um ihre Partnerschaft zu verbessern und deren Substanz nachhaltig zu erhalten.

f) Eingeschränkte Wirksamkeit der Paartherapie bei zu später Inanspruchnahme

Je länger Konflikte und negative Interaktionsmuster des Paares chronifizieren und zu eingeschliffenen dysfunktionalen Verhaltensmustern werden, desto schwieriger wird eine positive Veränderung mittels Paartherapie. Entsprechend liegt der längerfristige Erfolg zwei Jahre nach Therapieende bei einer Nettoerfolgsrate von rund 50 %, wobei bei rund 30–60 % der Paare in diesem Zeitraum wieder eine Verschlechterung auftritt (Christensen et al., 2010; Snyder et al., 2006). In der täglichen Praxis der Eheberatung im deutschsprachigen Raum sind die Erfolgsquoten mit ca. 25 % noch niedriger (vgl. Klann & Hahlweg, 1994). Eine bewusste Partnerschaftspflege oder gezielte universelle Prävention von

Partnerschaftsstörungen sollte vor diesem Hintergrund ein ernstzunehmendes Postulat sein (Job et al., 2014).

22.3 Unterschied zwischen Partnerschaftspflege und Prävention von Beziehungsstörungen

Die Beziehungspflege unterscheidet sich von der Prävention von Beziehungsstörungen in dreifacher Hinsicht:

1. Es handelt sich bei der Partnerschaftspflege um ein Phänomen, das ausnahmslos alle Paare betrifft und das zum glücklichen Verlauf und Erhalt einer Partnerschaft dazugehört, unabhängig von Dysfunktionen und Störungen, die in der Prävention zu verhindern versucht werden.
2. Partnerschaftspflege ist deutlich niederschwelliger als Prävention, da sie vom Paar selber ausgeübt werden kann, im Alltag stattfindet und nicht zwingend Besuche von Seminaren, Kursen oder das Aufsuchen von Beratungsstellen erfordert. Allerdings kann auch Partnerschaftspflege in Kursen oder Seminaren vermittelt werden.
3. Partnerschaftspflege betont salutogenetische Aspekte, während Prävention auf die Senkung der Inzidenzrate von Partnerschaftsstörungen abzielt und damit von einem normativen Störungsverständnis ausgeht.

Auf der anderen Seite kann jedoch auch zu Recht argumentiert werden, dass Partnerschaftspflege und Prävention von Beziehungsstörungen zwei Seiten derselben Münze sind, da eine erfolgreiche Partnerschaftspflege mit einer gesunden Partnerschaft einhergehen sollte, womit Beziehungsstörungen die Grundlage weitgehend entzogen wird, was erklärtes Ziel der Prävention ist. Entsprechend liegen die beiden Ansätze in der Praxis sehr nahe beieinander und viele Bestrebungen der Partnerschaftspflege werden unter Präventionsprogramme subsumiert.

Terminologisch ist in Anlehnung an die Definition von präventiven Ansätzen von Mrazek und Haggerty (1994) allerdings nur die **universelle Prävention** mit der Partnerschaftspflege im weitesten Sinne gleichzusetzen, während die indizierte oder selektive Prävention eindeutig dem Präventionsbereich zuzuordnen sind, da diese Ansätze explizit die Reduktion oder Verhinderung von Partnerschaftsstörungen bei entweder bereits vorliegenden oder sich anbahnenden Störungen (indizierte Prävention) oder bei spezifischen Risikogruppen (selektive Prävention) anstreben.

Neben kirchlichen Programmen (z. B. „Sanctus marriage enrichment"; vgl. Sager & Sager, 2005) wird heute eine Reihe von überkonfessionellen, wissenschaftlich fundierten Programmen angeboten wie in den USA beispielsweise das PREP (Markman et al., 1984) oder PAIRS (vgl. DeMaria & Hannah, 2003), welches eine breite Akzeptanz in der Bevölkerung hat oder im deutschen Sprachraum EPL (Hahlweg et al., 1998) oder *Paarlife* (Bodenmann, 2000b). Leider ist nach wie vor nur ein Bruchteil der Angebote auf dem Markt wissenschaftlich fundiert oder empirisch überprüft (vgl. Jakubowski et al., 2004). Begrifflich wird Partnerschaftspflege im Englischen häufig mit „Marriage Enrichment", „Relationship Education" und im Deutschen mit Partnerschaftsbegleitung, Ehevorbereitung, Paaredukation oder Präventionsprogramme für Paare in Zusammenhang gebracht (Berger & Hannah, 1999; Heinrichs et al., 2008; Halford et al., 2003).

22.4 Empirisch fundierte Präventionsprogramme für Paare im deutschen Sprachraum

Im deutschen Sprachraum sind vor allem zwei wissenschaftlich fundierte Programme zur Partnerschaftspflege verfügbar: 1) Ein Partnerschaftliches Lernprogramm (EPL) und 2) Paarlife. Beide Programme sind kognitiv-verhaltenstherapeutisch ausgerichtet und zielen auf eine Förderung dyadischer Kompetenzen ab (s. Tab. 22.1).

Tab. 22.1 EPL und Paarlife im Überblick

Programm/Autoren	Theoretischer Hintergrund	Themen	Setting/Anzahl Paare	Dauer
Ein Partnerschaftliches Lernprogramm (EPL) Hahlweg et al. (1998)	operante, soziale und kognitive Lerntheorien	Verbesserung der Kommunikation, Verbesserung der Problemlösung; Erwartungen an die Partnerschaft; Sexualität und Partnerschaft	strukturierter Aufbau; 5 Module; 4–6 Paare mit einem Verhältnis von 2:1 (Paare:Trainer)	16 h
Paarlife Bodenmann (2000a, 2016b)	operante, soziale und kognitive Lerntheorien; systemisch-transaktionales Stressmodell und dyadisches Coping, Austausch- und Equitytheorie	Verbesserung des dyadischen Copings; Verbesserung der Kommunikation und Problemlösung; Sensibilisierung für Fairness, Gerechtigkeit, Distanz-Nähe in der Partnerschaft	strukturierter Aufbau; 5 Module; 4–8 Paare mit einem Verhältnis von 2:1 (Paare:Trainer)	12 h

22.4.1 Ein Partnerschaftliches Lernprogramm (EPL)

Das EPL (Hahlweg et al., 1998) wurde in Anlehnung an das „Premarital Relationship Enhancement Program" (PREP) von Markman und Kollegen (1984) und Markman, Renick, Floyd, Stanley und Clements (1993) entwickelt und für Deutschland adaptiert. Es wird aktuell vor allem im Rahmen der kirchlichen Ehevorbereitung angeboten (stärker im Rahmen der katholischen Kirche, jedoch auch in der reformierten Kirche). Seit seiner Einführung hat das EPL eine große Verbreitung in Deutschland erfahren, wo regelmäßig EPL-Kurse für interessierte Paare angeboten werden. Das Programm ist manualisiert und strukturiert und umfasst sechs Module:

1. Kommunikationsregeln
2. Äußern negativer Gefühle
3. Problemlöseschema
4. Erwartungen an die Partnerschaft
5. Partnerschaft und Sexualität
6. freie Themenwahl.

Ziel von EPL ist es, bei heiratswilligen oder frisch verheirateten Paaren mittels einer konsequenten Förderung von Kommunikations- und Problemlösekompetenzen bei den Partnern und dem Aufbau angemessener Erwartungen an die Paarbeziehung, die Häufigkeit negativer Austauschprozesse zu reduzieren und das Ausmaß positiver Interaktionen im Alltag zu erhöhen, sodass sich das Verhältnis von positivem zu negativem Interaktionsverhalten insgesamt günstiger gestaltet, was als Zeichen für eine gut funktionierende Partnerschaft gilt (vgl. Gottman, 1994). EPL hat seine Wirksamkeit in mehreren Untersuchungen nachweisen können (vgl. Hahlweg & Bodenmann, 2003) und zeigte positive Effekte bis 11 Jahre nach Trainingsteilnahme (Hahlweg & Richter, 2010). Die Autoren zeigten, dass die Scheidungsrate bei Paaren, welche an einem EPL-Kurs teilgenommen hatten 11 Jahre später halb so hoch war wie bei den Kontrollpaaren (27,5 % im Vergleich zu 52,6 %). 80 % der Paare, welche einen EPL-Kurs besucht hatten, gaben sich immer noch als zufrieden an und zwischen 55–70 % erinnerten sich noch an mindestens eine Sprecher- oder Zuhörer-Regel. Job, Baucom und Hahlweg (2016) dokumentieren dabei eine besonders starke Wirksamkeit von EPL bei Paaren mit initial niedriger Beziehungszufriedenheit.

22.4.2 Paarlife

Paarlife wurde von Bodenmann auf der Grundlage der Stress- und Copingforschung bei Paaren und insbesondere seiner systemisch-transaktionalen Theorie (STM) des dyadischen Coping (Bodenmann, 1997, 2000a) entwickelt (Bodenmann, 2000b, 2016b). Wie EPL basiert *Paarlife* auf einem kognitiv verhaltenstherapeutischen Hintergrund, wobei der bewältigungsorientierte Ansatz im Vordergrund steht (Bodenmann, 2012; Bodenmann & Shantinath, 2004). *Paarlife* ist modular aufgebaut, manualisiert und standardisiert und umfasst 12 h, in denen fünf Module angeboten werden:

1. Einführung in das Thema Stress
2. Verbesserung des dyadischen Copings
3. Fairness und Gerechtigkeit in Partnerschaften
4. Kommunikationstraining
5. Problemlösetraining

Zu jedem Thema erfolgt jeweils: a) eine theoretische Einführung mit Bezugnahme auf den aktuellen Forschungsstand, b) eine Sensibilisierung für relevante Aspekte anhand von Videobeispielen, c) eigene diagnostische Abklärungen, d) das konkrete Einüben der angestrebten Kompetenzen (Kommunikation, Problemlösung, dyadisches Coping) in von einem Trainer begleiteten Übungen und e) Diskussionsrunden im Plenum. Zentral sind jedoch die begleiteten Übungen der Basiskompetenzen, welche jedes Paar in einem separaten Raum durchführt und dabei von einem Trainer gepromptet wird.

Paarlife wird im Rahmen der Partnerschaftspflege (im Sinne der universellen Prävention) ebenso wie mit Paaren in längerer Partnerschaft (im Sinne der indizierten Prävention) oder mit Paaren mit bestimmten Belastungsprofilen (Ärztepaare, Managerpaare, werdende Eltern, etc.) im Sinne der selektiven Prävention angewendet. Ziel von *Paarlife* ist es, zentrale Kompetenzen der Partner (Kommunikation, Problemlösung, Stressbewältigung) zu fördern, um die Beziehungsqualität nachhaltig verbessern und erhalten zu können. In den Übungen erfolgt eine enge Betreuung der Paare im Verhältnis von 2:1 (2 Paare pro Trainer).

Die Wirksamkeit von *Paarlife* ist in mehreren randomisiert-kontrollierten Längsschnittstudien erfolgreich bis zwei Jahre nach dem Training nachgewiesen worden (Bodenmann, 2016b). *Paarlife* führt dabei nicht nur zu einer Verbesserung der genannten Kompetenzen und der allgemeinen Beziehungszufriedenheit, sondern auch zu einer Verbesserung der Libido und einem besseren Befinden der Kinder, welche nach der Kursteilnahme der Eltern signifikant weniger Verhaltensauffälligkeiten zeigten (Bodenmann et al., 2008). Wie Zemp et al. (2017) in einer RCT-Studie nachweisen konnten, sind dabei verschiedene Formate von *Paarlife* mit unterschiedlicher Dauer effektiv.

22.5 Wissenschaftlich fundierte Ratgeber für Paare

In den letzten Jahren sind vermehrt wissenschaftlich fundierte Ratgeber auf den Markt gekommen, die Paaren konkrete Hilfestellungen geben, um ihre Partnerschaft zu pflegen und zu fördern. Während die Schriften von Gottman (1995) *Glücklich verheiratet?*, Gottman (1999) *Die sieben Geheimnisse der glücklichen Ehe* oder Notarius und Markman (1995) *Wir können uns doch verstehen. Paare lernen mit Differenzen leben* aus dem amerikanischen Sprachraum stammen, haben Bodenmann (2005) *Beziehungskrisen: Erkennen, verstehen und bewältigen*, Bodenmann und Fux (2021) *Was Paare stark macht. Das Geheimnis glücklicher Beziehungen*, Bodenmann (2016). *Bevor der Stress uns scheidet*, Resilienz in der Partnerschaft, oder Bodenmann (2021). *Mit ganzem Herzen lieben*, Engl und Thurmaier (1996) *Wie redest Du mit mir? Fehler und Möglichkeiten in der Paarkommunikation* oder Schindler, Hahlweg und Revenstorf (2020) *Partnerschaftsprobleme: So gelingt Ihre Beziehung* wissenschaftlich fundierte Ratgeber auf Deutsch publiziert. Diese Bücher eignen sich zur Partnerschaftspflege in einem frühen Stadium, wenn das Paar noch keine allzu gravierenden Probleme hat. Sie sensibilisieren für wichtige Partnerschaftsbelange und zeigen Möglichkeiten auf, den Beziehungsalltag zufriedenstellend und positiv zu gestalten. Aus verhaltenstherapeutischer Sicht kann jedoch selbst in einem frühen Stadium von sich anbahnenden Beziehungsstörungen nicht auf das konkrete, angeleitete und supervidierte Üben von Fertigkeiten verzichtet werden, was mittels eines Buchs nicht effizient genug gelingen kann, da das Paar kein kompetentes Feedback erhält. Insofern ist die Indikation solcher Bücher beschränkt und mehr als Anstoß, Inspirationsquelle und Instrument für eine gezielte Sensibilisierung für wichtige Partnerschaftsaspekte sowie eine vertiefte, reflexive Auseinandersetzung mit der eigenen Partnerschaft gedacht. Zur Bewältigung von akuten Krisen sind diese Bücher allerdings zu wenig geeignet. In diesen Fällen sind entweder Kurse zur Partnerschaftspflege, Präventionskurse (indizierte Prävention), Eheberatung oder Paartherapie angezeigt.

22.6 Interaktive Möglichkeiten der Partnerschaftspflege

Neben dem herkömmlichen Kursangebot und der wissenschaftlich fundierten Ratgeberliteratur sind in jüngster Zeit vermehrt Bemühungen zu finden, die die Partnerschaftspflege des Paares autodidaktisch zu unterstützen versuchen, so mittels Internet-Angeboten (vgl. Online-Paarberatung www.theratalk.de) oder durch DVDs. Gerade letzterer Zugang scheint aus mehreren Gründen vielversprechend: Erstens erreichen solch niederschwellige Angebote mehr Paare als das klassische Kursformat, da diverse Schwellen und Hindernisse von Kursen entfallen (z. B. Kinderbetreuung, zeitliche Disponibilität beider Partner, relativ hohe Kurskosten, Exposition in der Gruppe und mangelnde Anonymität, hoher Zeitaufwand), zweitens sind sie durch die interaktive Form ansprechender als Ratgeberbücher und erreichen auch die Männer besser und drittens stellen sie eine nützliche und ökonomische Möglichkeit dar, um den Paaren bei der längerfristigen Aufrechterhaltung ihrer in Trainings gelernten Kompetenzen zu helfen. Im deutschen Sprachraum sind zwei DVDs für Paare entwickelt worden, die im Rahmen der Gesundheitsförderung und Prävention von Beziehungsstörungen eingesetzt werden können. Die DVD

„Gelungene Kommunikation – damit die Liebe bleibt" von Joachim Engl und Franz Thurmaier (www. institutkom.de) sowie das Online-Programm „Paarlife – Glücklich zu zweit trotz Alltagsstress" von Guy Bodenmann (www.paarlife.ch). Das Online-Format von Bodenmann wurde in einer randomisiert-kontrollierten 6-Monate-Längsschnittstudie bei 330 Paaren auf ihre Wirksamkeit überprüft. Die Ergebnisse zeigen, dass die Frauen signifikante Verbesserungen bezüglich ihrer dyadischen Kompetenzen (Kommunikation, dyadisches Coping) und der Partnerschaftszufriedenheit erfuhren. Bei den Männern nahm die positive Konfliktkommunikation zu und aggressives Kommunikationsverhalten ab. Paare mit geringen Kompetenzen zum Erstmessungszeitpunkt berichteten die stärksten Verbesserungen (Bodenmann et al., 2014). Damit stellen evidenzbasierte Online-Angebote (DVD oder Internetprogramme) eine probate Möglichkeit dar, um Paare bei der Beziehungspflege wirksam, niederschwellig und relativ kostengünstig zu unterstützen. Auch das Online-Programm OurRelationship erweist sich empirisch breit abgestützt als wirksam (Salivar et al., 2020). Das Online-Programm PaarBalance von Schindler, Gastner & Metz (2016) stellt im deutschen Sprachraum ein weiteres wissenschaftlich fundiertes Tool zur Pflege der Partnerschaft dar. Einen Überblick über evidenz-basierte Online-Programme zur Stärkung von Paarbeziehungen geben Pilsl und Heitkötter (2020).

22.7 Allgemeine Inhalte einer gezielten Partnerschaftspflege

Unabhängig von einzelnen Programmen und ihrer theoretischen Positionierung sind bestimmte Inhalte bedeutsam, die im Rahmen einer gezielten Beziehungspflege zu berücksichtigen sind. Diese können wie folgt zusammengefasst werden:

- Sensibilisierung für die Wichtigkeit, die Partnerschaft lebendig zu erhalten
- angemessene Erwartungen an die Partnerschaft

- Kompetenzen bezüglich der dyadischen Kommunikation
- Kompetenzen bezüglich Problemlösung
- Kompetenzen bezüglich des dyadischen Copings
- Commitment(Verbindlichkeit) für die Partnerschaft
- Pflege einer befriedigenden Sexualität

22.7.1 Sensibilisierung für die Wichtigkeit der Partnerschaft

Eine angemessene Partnerschaftspflege erfordert das Bewusstsein für die Wichtigkeit der Partnerschaft und ihrer Pflege. Wie oben gezeigt wurde, belegt eine Reihe von Studien, dass eine stabile und glückliche Partnerschaft zu den zentralsten Bedürfnissen des Menschen gehört, dementsprechend gilt es, sie zu pflegen und gesund zu erhalten. Gottman (1999), Bodenmann (2021) oder Bodenmann und Fux (2021) sowie Schindler et al. (2020) geben in ihren Büchern wertvolle Hinweise, wie dieses Bewusstsein für die Partnerschaft gestärkt werden kann.

Förderung des Bewusstseins für die Partnerschaft

- Der Partnerschaft muss mindestens derselbe Stellenwert zugedacht werden wie wichtigen anderen Bereichen im Leben (z. B. Beruf).
- Für die Partnerschaft müssen sich beide Partner Zeit nehmen, da nur ausreichende, den Bedürfnissen beider Partner Rechnung tragende gemeinsame Zeit das „Wir-Gefühl" des Paares schaffen und erhalten kann. Emotionale Selbstöffnung, ebenso wie Intimität und Sexualität bedürfen gemeinsamer Zeit, Muße und Begegnung.
- Eine Partnerschaft bedeutet konstante Investition und Engagement beider Partner, damit sie emotional tragfähig wird und bleibt.

- Paare sollten Partnerschaftsrituale pflegen (z. B. Hochzeitstag, Verlobungstag, Tag des Kennenlernens, wichtige Tage für einen oder beide Partner wie Geburtstage, Feste etc.).
- Paare sollten alte Erinnerungen immer wieder aufwärmen und im Bewusstsein behalten. Sie sollten ihre Beziehung immer wieder Revue passieren lassen, um sich ihrer Bedeutung bewusst zu sein und das gemeinsam Erlebte zu schätzen und zu würdigen.
- Die Stimulierung von schönen Erfahrungen und Erlebnissen im Alltag gehört zu den wichtigen Dingen einer gut funktionierenden Partnerschaft. Beide Partner sollten sich darum bemühen, im Alltag immer wieder Überraschungen einzubauen, die dem Partner Freude bereiten und die Beziehung lebendig erhalten. In diesem Zusammenhang sollte auch das gegenseitige Verwöhnen stehen.
- Um den Partner in seiner Entwicklung und seinen damit verbundenen Veränderungen wahrzunehmen und zu kennen, braucht es eine ständige Erneuerung des Wissens bezüglich des Partners („emotionales Updating"). Wünsche, Ziele, Erwartungen, Einstellungen verändern sich im Verlauf der Beziehung und sollten immer wieder gegenseitig erfragt werden. Je besser beide Partner die Entwicklung des anderen wahrnehmen und ihr folgen können, desto zufriedenstellender ist die Beziehung. Bedürfnisse nach Nähe und Distanz müssen immer wieder neu bestimmt und berücksichtigt werden.
- Beide Partner sollten wachsam auf Veränderungen in der Beziehung achten. Frühe Anzeichen einer abnehmenden Beziehungsqualität ernst nehmen, mit dem Partner darüber besprechen und frühzeitig nach Möglichkeiten suchen, um eine sich anbahnende Unzufriedenheit oder Krise abzuwenden

22.7.2 Angemessene Erwartungen an die Partnerschaft

Studien zeigen, dass funktionale, realistische Erwartungen an die Partnerschaft für deren Qualität und Bestand von großer Wichtigkeit sind. So zeigt eine Untersuchung von Kurdek (1993), dass dysfunktionale Erwartungen und Vorstellungen von der Ehe bzw. dem Partner unter anderen kognitiven Faktoren (z. B. geringer Glaube an die Partnerschaft, niedrige intrinsische Motivation bezüglich der Paarbeziehung) wichtige Scheidungsprädiktoren sind (vgl. auch Epstein & Eidelson, 1981). Es ist daher für eine harmonische Partnerschaft wichtig, dass beide Partner realistische Erwartungen an die Beziehung haben. Je höher die Erwartungen sind und je weniger der Partner diese erfüllen kann, desto geringer die Zufriedenheit mit der Partnerschaft, die Enttäuschung und der Wunsch nach einer besseren Alternative. Partnerschaftspflege beginnt daher auch bei der Frage, welche Erwartungen, Vorstellungen und Ziele jeder Partner von der Partnerschaft hat und welche dieser Aspekte insgesamt überhaupt erfüllt werden können, respektive welche der Partner in der Lage ist zu erfüllen. Partnerschaftspflege bedeutet, sich seiner Erwartungen bewusst zu werden, diese auf den Prüfstand zu stellen und allenfalls zu adaptieren. Man sollte in keinem Fall mehr vom anderen erwarten, als man selber zu bieten in der Lage ist.

22.7.3 Dyadische Kompetenzen

Neben diesen kognitiven Aspekten, gehört heute zweifellos die Förderung von **Kompetenzen** zu den wichtigsten Eckpfeilern einer angemessenen Partnerschaftspflege. Das allgemeine Wissen, dass nicht allein das Reden über Dinge, sondern das praktische Üben und Anwenden von zentraler Bedeutung ist, unterstreicht die Notwendigkeit, für das Beziehungsglück relevante Kompetenzen zu fördern. Wie bereits erwähnt, zählen heute insbesondere drei Kompetenzen zu den wichtigsten Fertigkeiten eines Paares, die einen günstigen Partnerschaftsverlauf und eine hohe

Stabilität der Partnerschaft vorhersagen (vgl. Bodenmann, 2012; Gottman, 1994; Karney & Bradbury, 1995):

- Kommunikationsfertigkeiten
- Problemlösekompetenzen
- dyadische Stressbewältigungsressourcen.

Kommunikationskompetenz Der Kommunikationskompetenz kommt bei der Beziehungspflege und Prävention von Beziehungsstörungen seit längerem eine große Bedeutung zu (vgl. Weiss & Heyman, 1997). Eine angemessene Kommunikation zählt zu den wichtigsten Prädiktoren für den Partnerschaftserfolg (Hahlweg, 1986), weshalb die Förderung einer guten Kommunikation (in der Regel durch Vermittlung von Sprecher- und Zuhörerregeln) integraler Bestandteil vieler Kurse zur Partnerschaftspflege oder Präventionstrainings für Paare ist (vgl. Berger & Hannah, 1999). Einige relevante Aspekte einer angemessenen Kommunikation sind in der folgenden Übersicht aufgeführt.

> **Zentrale Aspekte einer hohen Kommunikationskompetenz**
> - offenes, interessiertes Zuhören (sich in den Partner hineinversetzen, offene Fragen stellen etc.)
> - dem Partner persönlich Relevantes erzählen (Selbstöffnung) und auch in Konflikten bei sich und seinen Gefühlen und Bedürfnissen bleiben
> - auf Übereinstimmung von verbalen (inhaltlichen) Botschaften und non- und paraverbalen Botschaften (Körperhaltung, Gestik, Mimik, Tonfall etc.) achten
> - im Alltag häufig Positivität zeigen (Loben, Zuhören, Komplimente machen, Zärtlichkeiten austauschen; Wertschätzung und Achtung zeigen, Faszination mitteilen, Interesse für Belange des Partners zeigen, aufmerksam gegenüber dem Partner sein)
> - auf Fairness, Wechselseitigkeit und Ausgewogenheit zwischen beiden Partnern achten (beide Partner kommen in

gleichem Maße zum Zuge. Zwischen Geben und Nehmen besteht ein Gleichgewicht).
- nach Konflikten bemühen sich beide Partner um Versöhnung (durch Humor, Akzeptanz oder Kompromisse, Verständnis, Entschuldigung für dysfunktionales Kommunikationsverhalten)

22.7.3.1 Problemlösekompetenz

Da in vielen Fällen inkompetent bewältigte Alltagsprobleme (z. B. wer bringt die Kinder zur Krippe, wer macht welche Aufgaben im Haushalt und in anderen Bereichen) unnötigen Zündstoff für dyadische Konflikte bieten, sollten Paare bereits frühzeitig lernen, wie sie Alltagsanforderungen ohne zu großen Reibungsverlust zielführend lösen können. Ein erster Schritt hierzu ist, Probleme überhaupt zu erkennen (d. h. beide Partner müssen sie wahrhaben wollen), womit erneut die Kommunikationskompetenz eine zentrale Grundlage einer effektiven Problemlösung darstellt. Die Frage, warum eine Situation oder ein Zustand für den einen oder den anderen Partner (oder beide) ein Problem darstellt und gelöst werden sollte, muss zuerst erörtert und gemeinsam konstruktiv diskutiert werden. Wichtig für eine effektive Problemlösung sind aber auch die Kreativität bei der Lösungssuche (an der sich beide Partner beteiligen sollen), sowie das Bemühen beider Partner um faire, für beide Partner stimmige Lösungen, was häufig Kompromisse und wechselseitiges Engagement erfordert. Paare sollten innerhalb der Partnerschaftspflege lernen, dass sie Probleme nicht unter den Teppich kehren (da sich die meisten Probleme nicht von selbst lösen, sondern sich anhäufen), sondern aktiv gemeinsam lösen sollten. Neben der Kommunikationsfähigkeit, der Motivation beider Partner sowie ihrer Kreativität bei der Lösungssuche spielt insbesondere die Kompromissbereitschaft beider Partner eine wichtige Rolle für eine funktionale Problemlösung.

22.7.3.2 Dyadisches Coping

Die Qualität der dyadischen Stressbewältigung ist von großer Wichtigkeit für die Partnerschaftsqualität, deren Verlauf und das Scheidungsrisiko, wie eine Reihe von Studien nahelegt (Bodenmann, 2000a; Falconier et al., 2015). Dies hat mehrere Gründe:

a. In den meisten Fällen hat Stress seinen Ursprung außerhalb der Partnerschaft (rein aufgrund der Tatsache, dass beide Partner quantitativ mehr Zeit außerhalb als innerhalb der Partnerschaft verbringen). Dieser Stress wird bei inadäquater individueller Bewältigung oder wenn er einen persönlichen wunden Punkt (Aktivierung eines Schemas) des Partners trifft, nach Hause gebracht („spillover"). Durch dieses Nachhausetragen wird die Partnerschaft kontaminiert und das Risiko für Konflikte innerhalb des Paares steigt, da Stress gereizt, aggressiv oder verschlossen macht.

b. Stress, der nach Hause gebracht wird, wirkt sich sowohl negativ auf die Kommunikation des Paares wie auch auf die Problemlösung aus. Selbst bei Paaren, die in Normalsituationen durchaus angemessen miteinander kommunizieren oder Probleme lösen können, können diese Kompetenzen unter Stress einbrechen.

c. Wird Stress, der die individuellen Bewältigungsressourcen eines Partners übersteigt, dyadisch bewältigt (vgl. supportives dyadisches Coping oder gemeinsames dyadisches Coping) steigt damit die Wahrscheinlichkeit, dass der Stress wirksam abgebaut werden kann, wodurch der primär vom Stress betroffene Partner ebenso wie die Dyade insgesamt entlastet werden und das System schneller seine Homöostase wiederfindet. Gesundheitliche, soziale und partnerschaftsbezogene negative Folgen von Stress werden dadurch minimiert.

d. Die dyadische Bewältigung von Stress fördert das „Wir-Gefühl" und die Intimität des Paares, schafft wechselseitiges Vertrauen ineinander und das Bewusstsein, dass der Partner einem hilfreich zur Seite steht, wenn man ihn braucht. Diese Erfahrungen sind zentrale Elemente im Aufbau und dem Erhalt der Beziehungsqualität und der längerfristigen Stabilität von Partnerschaften.

Entsprechend sollte die Partnerschaftspflege die Förderung dieser dyadischen Kompetenzen zentral zum Inhalt haben. Je günstiger die dyadische Kommunikation und Problemlösung sowie das dyadische Coping, desto höher die Partnerschaftszufriedenheit und desto geringer das Scheidungsrisiko (Bodenmann, 2014).

22.8 Wann ist Partnerschaftspflege nötig?

Obgleich die Pflege der Partnerschaften Thema eines jeden Paares während der gesamten Dauer seines gemeinsamen Weges ist, gibt es Phasen, in denen eine konsequentere Pflege der Beziehung wichtiger ist als in anderen. Textor (1998) betont in diesem Zusammenhang vor allem die Notwendigkeit einer solchen Pflege im Zusammenhang mit spezifischen Übergängen (Erstelternschaft, Auszug der Kinder, Übertritt in den Ruhestand etc.), da im Zuge solcher Transitionen (normative kritische Lebensereignisse) besondere Adaptationsleistungen des Paares erforderlich werden, auf die das Paar präventiv vorbereitet werden kann. Insbesondere im Rahmen der Erstelternschaft sind daher einige Programme entwickelt worden, welche Paaren helfen, ihre Partnerschaft unter den veränderten Bedingungen, die die Geburt eines Kindes mit sich bringt, zu stärken und mit damit verbundenen Schwierigkeiten umgehen zu lernen (vgl. Bodenmann, 2016a; Cowan & Cowan, 2000; Reichle, 1999). Wünschenswert wäre es, wenn eine breite Palette unterschiedlicher wissenschaftlich fundierter Programme zur Partnerschaftspflege für verschiedene Paartypen (heterosexuelle, homosexuelle, kinderlose Paare, Paare mit Kindern, Fortsetzungspartnerschaften), in Entsprechung zu bestimmten Partnerschaftsphasen (z. B. neu verheiratete Paare, Übergang zur Elternschaft, Auszug der Kinder,

Pensionierung), unterschiedlichen Zielen (z. B. Aufbau einer Paaridentität, Erhalt der Partnerschaftsqualität, Neudefinition der Partnerschaft, konstruktive Trennung vom Partner) und in Abhängigkeit der benötigten Unterstützung (z. B. universelle, selektive oder indizierte Prävention) angeboten würden. Von einem solchen Angebot sind wir heute zwar noch weit entfernt, doch immerhin ist die Wichtigkeit der Beziehungspflege in der Bevölkerung präsenter als noch vor Jahren und bestehende Programme (EPL, *Paarlife*) decken bereits einen Teil dieser Gruppen gut ab.

22.9 Einwände gegen Partnerschaftspflege

Vereinzelt wurden in der Vergangenheit auch Stimmen laut, die den Nutzen der Partnerschaftspflege und die Legitimation von Enrichmentkursen oder Präventionsprogrammen für Paare infrage stellen (z. B. Riehl-Emde, 1994). Begründet wird diese Skepsis häufig mit dem Argument, dass man erst dann in der Lage sei, eine Krise zu bewältigen, wenn man sie erfahren habe. Diese Position, die von psychodynamischen Konzepten inspiriert ist, wird von verhaltenstherapeutisch-orientierten Theoretikern und Praktikern nicht geteilt. Vielmehr wird von einer lerntheoretischen Warte aus angenommen, dass es zu jedem Zeitpunkt möglich und sinnvoll ist, Kompetenzen zu erwerben, damit diese Kompetenzen dann zur Verfügung stehen, wenn sie benötigt werden. Es ist daher in den meisten Fällen erstrebenswert, die Kompetenzen vorgängig bereits aufzubauen, um ihre Verfügbarkeit in den Situationen, in denen Bedarf besteht, zu sichern. Hinzu kommt, dass die erwähnten Kompetenzen besser gelernt werden können, wenn das Paar in einer positiven Dynamik steht und nicht bereits stark eingeschliffene, negative Verhaltensmuster verändert werden müssen (vgl. Raush et al., 1974; Ridley et al., 1982). Frühere Untersuchungen legten den Schluss nahe, dass die Effekte der Partnerschaftspflege oder die Wirksamkeit von Präventionsprogrammen für Paare dann am stärksten sind, wenn die Paare noch relativ gut funktionieren und nicht bereits in einer schweren Krise sind (vgl. Sullivan et al., 1998). Dass Präventionsprogramme am wirksamsten bei Paaren sind, welche eine niedrige Beziehungszufriedenheit aufweisen (Halford et al., 2015), widerspricht dieser Sicht nicht, zeigt jedoch, dass statistisch gesehen mehr Veränderungspotenzial Richtung Verbesserung bei diesen Paaren vorliegt.

22.10 Wie wirksam ist Partnerschaftspflege?

Die Wirksamkeit der Partnerschaftspflege oder der Prävention von Beziehungsstörungen ist gut dokumentiert. Kaiser (1998) hat in einer Metaanalyse die Wirksamkeit von Enrichment-Programmen untersucht und gezeigt, dass unmittelbar nach dem Kurs (d. h. zum Zeitpunkt des Post-Tests) über alle Studien gemittelt eine Effektstärke von $d = .20$ vorlag. Eine ausschließliche Analyse solcher Studien, in welchen die Paare aktiv Kommunikationsfertigkeiten erlernten, ergab eine mittlere Effektstärke von $d = .62$. Combs, Bufford, Campbell und Halter (2000) berichten Effektstärken eines kognitiv-verhaltenstherapeutischen Enrichmentprogramms für die Partnerschaftsqualität von $d = .95$ zum Zeitpunkt des Post-Tests und von $d = .78$ zum Zeitpunkt des Follow-up. Damit zeigt sich, dass diese Programme dann besonders wirksam sind, wenn sie übungs- und kompetenzorientiert sind. Die Zufriedenheit mit Enrichmentprogrammen ist zudem in aller Regel sehr hoch (Hawley & Olson, 1995). In den Meta-Analysen von Giblin (1986) wird eine mittlere Effektstärke von $d = .53$ und in derjenigen von Hahlweg und Markman (1988) für kognitiv-verhaltenstherapeutisch orientierte Programme von $d = .79$ berichtet. Auch die Meta-Analysen von Carroll und Doherty (2003) mit einer Effektstärke von $d = .80$, oder von Fawcett, Hawkins, Blanchard & Carroll (2010) von $d = .58$ (für Partnerschaftszufriedenheit) und $d = .99$ (für Kommunikationsqualität) sprechen konsistent für die Wirksamkeit der Partnerschaftspflege. Die Wirksamkeit von Beziehungspflege kann damit als gegeben betrachtet werden.

22.11 Zusammenfassung

In diesem Beitrag wurde versucht, die Wichtigkeit einer kontinuierlichen Beziehungspflege im Sinne einer allgemeinen Förderung der Partnerschaftsqualität und einer universellen Prävention von Partnerschaftsstörungen zu verdeutlichen. Dabei gilt es, sowohl bei der Wahrnehmung der Notwendigkeit eines solchen Bemühens um die Partnerschaft anzusetzen wie auch bei den, im Rahmen dieser Anstrengungen vermittelten Inhalten. Hier wurde, aufbauend auf einem lerntheoretischen Verständnis, vorgeschlagen, dass die in der Scheidungsursachenforschung gefundenen relevanten Prädiktoren für Beziehungsstörungen und Scheidung, d. h. Kompetenzen der Partner, fokussiert werden sollten. Das Herzstück einer angemessenen Partnerschaftspflege ist dementsprechend die Förderung von Kommunikationskompetenzen, Problemlösefertigkeiten und individuellen und dyadischen Copingkompetenzen, da sich diese drei Aspekte als die besten Prädiktoren für den längerfristigen Erfolg von engen Beziehungen erwiesen haben. Eine umfassende Partnerschaftspflege sollte zudem an die spezifischen Bedürfnisse des jeweiligen Paares und der Phase, in welcher sie sich befinden, angepasst sein. Gerade in diesem Bereich gibt es noch viel zu tun und neue Programme und Angebote für Paare sind zu entwickeln.

Insgesamt kann festgestellt werden, dass sich in den letzten zehn Jahren zwar einiges im Hinblick auf die Partnerschaftspflege getan hat, dass aber immer noch ein großer Bedarf an wissenschaftlich fundierten und empirisch überprüften Angeboten besteht. Wie Metaanalysen und Überblicksartikel zeigen, ist das Wissen über die Wirksamkeit niederschwelliger Beziehungsförderungsangebote („enrichment") konsistent. Als gesichert gilt insbesondere die Wirksamkeit von einschlägigen, wissenschaftlich fundierten Präventionsprogrammen (z. B. EPL, *Paarlife*), welche auf die Förderung von Kompetenzen abzielen und damit einen wichtigen Beitrag zur Partnerschaftspflege leisten. Dabei wird nicht nur die Partnerschaft als solche gestärkt und damit die Lebenszufriedenheit beider Partner, sondern auch deren psychischen und somatisches

Befinden und in einer weiteren Ausstrahlung auch eine gesunde Entwicklung der Kinder, womit ein Nutzen für das Paar, die Familie und die gesamte Gesellschaft gegeben sind (Job et al., 2014). Immer grösser wird die Bedeutung von Online-Programmen für Paare, da sie dem Zeitgeist entsprechen, anonym und niederschwellig in Anspruch genommen werden können und meistens kostengünstiger als die Kursformate sind (Pilsl & Heitkötter, 2020).

Literatur

BE, D., Wishman, M. A. & Ueberlacker, L. A. . (2013). Prospective associations between marital adjustment and life satisfaction. *Personal Relationships, 20,* 728–739.

Berger, R., & Hannah, M. T. (Hrsg.). (1999). *Preventive approaches in couples's therapy.* Brunner/Mazel.

Bodenmann, G. (1997). Dyadic coping: A systemic-transactional view of stress and coping among couples: Theory and empirical findings. *European Review of Applied Psychology / Revue Européenne de Psychologie Appliquée, 47*(2), 137–141.

Bodenmann, G. (2021). *Mit ganzem Herzen lieben. Commitment - wie Ihre Beziehung langfristig glücklich bleibt.* Patmos.

Bodenmann, G. (2000a). *Stress und Coping bei Paaren.* Hogrefe.

Bodenmann, G. (2000b). *Kompetenzen für die Partnerschaft.* Juventa.

Bodenmann, G. (2005). *Beziehungskrisen: Erkennen, verstehen, bewältigen* (2. Aufl.). Huber.

Bodenmann, G. (2012). *Verhaltenstherapie mit Paaren. Ein bewältigungsorientierter Ansatz.* Huber.

Bodenmann, G. (2016). *Bevor der Stress und scheidet. Resilienz in der Partnerschaft* (2. Aufl.). Hogrefe.

Bodenmann, G. (2016a). *Klinische Paar- und Familienpsychologie* (2. Auflage). Hogrefe.

Bodenmann, G. (2016b). Couples Coping Enhancement Training (CCET). In J. Ponzetti (Hrsg.), *Evidence-based approaches to relationship and marriage education.* Routledge.

Bodenmann, G., Cina, A., Ledermann, T., & Sanders, M. R. (2008). The efficacy of the Triple P-Positive Parenting Program in improving parenting and child behavior: A comparison with two other treatment conditions. *Behaviour Research and Therapy, 46*(4), 411–427.

Bodenmann, G., & Fux, C. (2021). *Was Paare stark macht. Das Geheimnis glücklicher Beziehungen* (7. Aufl.). Beobachter Edition.

Bodenmann, G., Hilpert, P., Nussbeck, F. W., & Bradbury, T. N. (2014). Enhancement of couples' communication and dyadic coping by a self-directed approach: A randomized controlled trial. *Journal of Consulting and Clinical Psychology, 82*(4), 580–591.

Bodenmann, G., Meyer, J., Ledermann, T., Binz, G., & Brunner, L. (2006). Partnerschaftszufriedenheit in Abhängigkeit der Ehedauer. *Schweizerische Zeitschrift für Soziologie, 31,* 343–362.

Bodenmann, G., & Shantinath, S. D. (2004). The Couples Coping Enhancement Training (CCET): A new approach to prevention of marital distress based upon stress and coping. *Family Relations, 53*(5), 477–484.

Buss, D. H. (1995). Psychological sex differences: Origins through sexual selection. *American Psychologist, 50,* 164–168.

Carr, D., & Springer, K. W. (2010). Advances in families and health research in the 21st century. *Journal of Marriage and Family, 72*(3), 743–761.

Carroll, J. S., & Doherty, W. J. (2003). Evaluating the effectiveness of premarital prevention programs: A meta-analytic review of outcome research. *Family Relations, 52*(2), 105–118.

Christensen, A., Atkins, D. C., Baucom, B., et al. (2010). Marital status and satisfaction five years following a randomized clinical trial comparing traditional versus integrative behavioral couple therapy. *Journal of Consulting and Clinical Psychology, 78,* 225–235.

Combs, C. W., Bufford, R. K., Campbell, C. D., & Halter, L. L. (2000). Effects of cognitive-behavioral marriage enrichment: A controlled study. *Marriage and Family: A Christian Journal, 3,* 99–111.

Cowan, C. P., & Cowan, P. A. (2000). *When partners become parents: The big life change for couples.* Erlbaum.

DeMaria, R., & Hannah, M. T. (2003). *Building intimate relationships: Bridging treatment, education, and enrichment through the PAIRS program.* Brunner-Routledge.

Engl, J., & Thurmaier, F. (1996). *Wie redest Du mit mir? Fehler und Möglichkeiten in der Paarkommunikation.* Herder.

Epstein, N., & Eidelson, R. J. (1981). Unrealistic beliefs of clinical couples. *The American Journal of Family Therapy, 9,* 13–22.

Falconier, M. K., Jackson, J. B., Hilpert, P., & Bodenmann, G. (2015). Dyadic coping and relationship satisfaction: A meta-analysis. *Clinical Psychology Review, 42,* 28–46.

Fawcett, E. B., Hawkins, A. J., Blanchard, V. L., & Carroll, J. S. (2010). Do premarital education programs really work? *A meta-analytic study. Family Relations, 59*(3), 232–239.

Gallup, G. Jr. (1990). *The Gallup poll: Public opinion 1990.* Scholarly Resources.

Giblin, P. (1986). Research and assessment in marriage and family enrichment: A meta-analysis study. *Journal of Psychotherapy and the Family, 2,* 79–96.

Gottman, J. M. (1994). *What predicts divorce?* Erlbaum.

Gottman, J. M. (1995). *Glücklich verheiratet?* Heyne.

Gottman, J. M. (1999). *Die sieben Geheimnisse der glücklichen Ehe.* Marion von Schröder.

Hahlweg, K. (1986). *Partnerschaftliche Interaktion. Empirische Untersuchungen zur Analyse und Modifikation von Beziehungsstörungen.* Röttger.

Hahlweg, K., & Bodenmann, G. (2003). Universelle und indizierte Prävention von Beziehungsstörungen. In I. Grau & H. W. Bierhoff (Hrsg.), *Sozialpsychologie der Partnerschaft* (S. 191–220). Springer.

Hahlweg, K., & Markman, H. J. (1988). Effectiveness of behavioral marital therapy. Empirical status of behavioral techniques in preventing and alleviating marital distress. *Journal of Consulting and Clinical Psychology, 56,* 440–447.

Hahlweg, K., Markman, H. J., Thurmaier, F., Engl, J., & Eckert, V. (1998). Prevention of marital distress: Results of a German prospective-longitudinal study. *Journal of Family Psychology, 12,* 543–556.

Hahlweg, K., & Richter, D. (2010). Prevention of marital instability and distress. Results of an 11-year longitudinal follow-up study. *Behaviour Research and Therapy, 48*(5), 377–383.

Halford, W. K. (1999). *Australian couples in millenium three. A research and development agenda for marriage and relationship education.* Academic Press.

Halford, W. K., Markman, H. J., Kline, G. H., & Stanley, S. M. (2003). Best practice in couple relationship education. *Journal of Marital and Family Therapy, 29*(3), 385–406.

Halford, W. K., Pepping, C. A., Hilpert, P., Bodenmann, G., Wilson, K. L., Busby, D., & Holman, T. (2015). Immediate effect of couple relationship education on low-satisfaction couples: A randomized clinical trial plus an uncontrolled trial replication. *Behavior Therapy, 46*(3), 409–421.

Hawley, D. R. & Olson, D. H. (1995). Enriching newlyweds: An evaluation of three enrichment programs. *American Journal of Family Therapy, 23,* 129–147.

Hawkins, D. N., & Booth, A. (2005). Unhappily ever after: Effects of long-term, low-quality marriages on well-being. *Social Forces, 84*(1), 451–471.

Heinrichs, N., Bodenmann, G., & Hahlweg, K. (2008). *Prävention bei Paaren und Familien.* Hogrefe.

Jakubowski, S. F., Milne, E. P., Brunner, H., & Miller, R. B. (2004). A review of empirically supported marital enrichment programs. *Family Relations, 53(5),* 528–536.

Job, A.K., Baucom, D., & Hahlweg, K. (2016). Who benefits from Couple Relationship Education? Findings from the largest German CRE study. *Journal of Couple and Relationship Therapy, 0,* 1–223.

Job, A. K., Bodenmann, G., Baucom, D., & Hahlweg, K. (2014). Neuere Entwicklungen in der Prävention und Behandlung von Beziehungsproblemen bei Paaren: Aktueller Forschungsstand und zukünftige Herausforderungen. *Psychologische Rundschau, 65*(1), 11–23.

Kaiser, A. (1998). *Indizierte Prävention von Beziehungsstörungen. Effektivität eines Gruppenprogramms für (Ehe)Paare mit längerer Beziehungsdauer zur Verbesserung der partnerschaftlichen Kommunikation und Beziehungsqualität.* Unveröffentlichte Dissertation, TU Braunschweig.

Karney, B. R., & Bradbury, T. N. (1995). The longitudinal course of marital quality and stability: A review of theory, method, and research. *Psychological Bulletin, 118,* 3–34.

Klann, N., & K. Hahlweg (1994). *Beratungsbegleitende Forschung. Evaluation von Vorgehensweisen in der Ehe-, Familien- und Lebensberatung und ihre spezifischen Auswirkungen.* Kohlhammer.

Köcher, R. (1993). Lebenszentrum Familie. In Bundesministerium für Familie und Senioren (Hrsg.), *40 Jahre Familienpolitik in der Bundesrepublik Deutschland* (S. 37–51). Luchterhand.

Kurdek, L. A. (1993). Predicting marital dissolution: A 5-year prospective longitudinal study of newlywed couples. *Journal of Personality and Social Psychology, 64,* 221–242.

Markman, H. J., Floyd, F., Stanley, S., & Jamieson, K. (1984). A cognitive-behavioural program for the prevention of marital and family distress: Issues in program development and delivery. In K. Hahlweg & N. S. Jacobson (Hrsg.), *Marital Interaction: Analysis and modification.* Guilford Press.

Markman, H. J., Renick, M. J., Floyd, F. J., Stanley, S. M., & Clements, M. (1993). Preventing marital distress through communication and conflict management trainings: A 4- and 5-year follow-up. *Journal of Consulting and Clinical Psychology, 61,* 70–77.

Mrazek, P. J., & Haggerty, R. J. (Hrsg.). (1994). *Reducing risk for mental disorders: Frontiers for preventive intervention research.* National Academic Press.

Notarius, C., & Markman, H. J. (1995). *Wir können uns doch verstehen. Paare lernen mit Differenzen leben.* Rowohlt.

Pilsl, A., & Heitkötter, M. (2020). *Bestandesaufnahme Online-Paarberatung. Bericht des Deutschen Jugendinstituts.* DJI.

Proulx, C. M., Helms, H. M., & Buehler, C. (2007). Marital quality and personal well-being: A meta-analysis. *Journal of Marriage and Family, 69*(3), 576–593.

Raush, H. L., Barry, W. A., Hertel, R. K., & Swain, M. A. (1974). *Communication, conflict, and marriage.* Jossey. Bass.

Reichle, B. (1999). *Wir werden Eltern. Ein Kurs zur Vorbereitung auf die erste Elternschaft.* Juventa.

Ridley, C. A., Jorgensen, S. R., Morgan, A. G., & Avery, A. W. (1982). Relationship enhancement with premarital couples: An assessment of effects on relationship quality. *The American Journal of Family Therapy, 10,* 41–48.

Riehl-Emde, A. (1994). Auf dass die Ehe blühe, wenn der Hochzeitsstrauss längst verwelkt ist: Weshalb stehen Paartherapeuten der Prävention von Ehekonflikten ambivalent gegenüber? In P. Hahn, W. A. Bergmann, G. Drinkmann, A. Eich, W. Haysen, & M. Herzog (Hrsg.), *Modell und Methode in der Psychosomatik. Eine Bestandesaufnahme gegenwärtiger psychosomatischer*

Forschungs- und Arbeitsansätze (S. 229–234). Deutscher Studien Verlag.

Ruvolo, A. P. (1998). Marital well-being and general happiness of newlywed couples: Relationships across time. *Journal of Social and Personal Relationships, 15,* 470–489.

Sager, D. E., & Sager, W. G. (2005). Sanctus marriage enrichment. *Family Journal: Counseling and Therapy for Couples and Families, 13,* 212–218.

Salivar, E. G., Knopp, K., Roddy, M. K., Morland, L. A., & Doss, B. D. (2020). Effectiveness of online OurRelationship and ePREP programs for low-income military couples. *Journal of Consulting and Clinical Psychology, 88*(10), 899–906.

Schindler, L., Hahlweg, K., & Revenstorf, D. (2020). *Partnerschaftsprobleme: So gelingt Ihre Beziehung. Handbuch für Paare.* Springer.

Schindler, L. Gastner, J., & Metz, N. (2016). *PaarBalance – Online-Coaching.* Online-Programm.

Schönberger, C. (2020). Gesundheit und Familie. In J. Ecarius & A. Schierbaum (Hrsg.), *Handbuch Familie* (S. 1–21). Springer.

Snyder, D. K., Castellani, A. M., & Whisman, M. A. (2006). Current status and future directions in couple therapy. *Annual Review of Psychology, 57,* 317–344.

Sullivan, K. T., Pasch, L. A., Eldridge, K. A., & Bradbury, T. N. (1998). Social support in marriage: Translating research into practical applications for clinicians. *The Family Journal: Counseling and Therapy for Couples and Families, 6,* 263–271.

Textor, M. (1998). Enrichment und Paarberatung – Hilfen auf dem Weg durch den Ehezyklus. *Familiendynamik, 23,* 156–170.

Weiss, R. L., & Heyman, R. E. (1997). A clinical overview of couples interactions. In W. K. Halford & H. J. Markman (Hrsg.), *Clinical handbook of marriage and couples interventions* (S. 13–41). Wiley & Sons.

Zemp, M., Merz, C. A., Nussbeck, F. W., Halford, W. K., Schaer Gmelch, M., & Bodenmann, G. (2017). Couplerelationship education: A randomized controlled trial of professional contact and self-directed tools. *Journal ofFamily Psychology, 31(3),* 347–357.

Verzeihen und subjektives Wohlbefinden

Mathias Allemand, Sibill A. Schilter und Patrick L. Hill

Inhaltsverzeichnis

M. Allemand (✉) · S. A. Schilter
Universität Zürich, Psychologisches Institut &
Universitärer Forschungsschwerpunkt „Dynamik
Gesunden Alterns", Zürich, Schweiz
E-Mail: mathias.allemand@uzh.ch

S. A. Schilter
E-Mail: sibill.schilter@uzh.ch

P. L. Hill
Department of Psychological and Brain Sciences,
Washington University in St. Louis, St. Louis, USA
E-Mail: patrick.hill@wustl.edu

Dieser Beitrag stellt eine überarbeitete und erweiterte deutsche Fassung des folgenden Kapitels dar: Hill, P. L., Heffernan, M. E. & Allemand, M. (2015). Forgiveness and subjective well-being: Discussing mechanisms, contexts and rationales. In L. L. Toussaint, E. L. Jr. Worthington, & D. R. Williams (eds.), *Forgiveness and health: Scientific evidence and theories relating forgiveness to better health* (S. 155–169). New York: Springer.

▶ Verzeihen dient der Bewältigung von interpersonalen Kränkungen und Verletzungen. In diesem Beitrag geht es um die Frage, ob und wie Verzeihen mit Wohlbefinden zusammenhängt. Erstens werden interpersonale Kränkungen und Verletzungen als Voraussetzung für das Verzeihen eingeführt. Zweitens werden Begriffsbestimmungen und Operationalisierungen vorgestellt. Dabei wird zwischen Verzeihen als Bewältigungsprozess und als Bewältigungsmerkmal sowie zwischen Verzeihen und Selbstverzeihen unterschieden. Drittens zeigt ein konzeptuelles Modell das Potenzial von Verzeihen in Bezug auf Lebenszufriedenheit und Wohlbefinden auf. Viertens erörtert eine Literaturübersicht Befunde aus Studien, welche Zusammenhänge zwischen Verzeihen und verschiedenen Aspekten des Wohlbefindens und der Lebenszufriedenheit untersuchten. Abschließende Gedanken zum Modell und dessen Implikationen schließen den Beitrag ab.[1]

23.1 Interpersonale Kränkungen und Verletzungen

Menschen sind gelegentlich mit Verletzungen in zwischenmenschlichen Beziehungen konfrontiert, die Bewältigungsreaktionen erfordern, um mit den Folgen der Verletzungen umzugehen. Interpersonale Verletzungen werden als eine Subgruppe von interpersonalen Stressoren definiert. Dabei geht es um die subjektive Wahrnehmung, dass man durch eine andere Person auf eine Weise gekränkt oder verletzt wurde, die man als schmerzhaft und moralisch falsch ansieht (McCullough, Root & Cohen, 2006). Verschiedene Studien haben sich mit der Häufigkeit von interpersonalen Verletzungen befasst. Personen wurden beispielsweise gefragt, wie häufig und wie intensiv sie verschiedene Arten

---

[1] Es sind stets Personen männlichen und weiblichen Geschlechts gleichermaßen gemeint; aus Gründen der Lesbarkeit wird im Folgenden nur die männliche Form verwendet.

von interpersonalen Verletzungen in den letzten zwölf Monaten erlebt haben (Steiner, Allemand & McCullough, 2011). Dabei fanden sich große Unterschiede in der Häufigkeit und Intensität des Belastungserlebens. Die befragten Personen fühlten sich mehr ausgenutzt oder nicht wertgeschätzt als dass sie Opfer von Gewalt und physischen Verletzungen wurden. Die retrospektive Erfassung von Verletzungen ist jedoch mit verschiedenen Herausforderungen wie beispielsweise Erinnerungsverzerrungen verbunden. Deshalb wurden zur alltagsnahen Erfassung von Stressoren ambulante Assessments durchgeführt (Serido, Almeida & Wethington, 2004). Zum Beispiel gaben Personen über zehn Tage hinweg täglich an, ob sie mit einer interpersonalen Kränkung oder Verletzung konfrontiert wurden (Stieger, Hill & Allemand, 2020). Dabei konnten sie verschiedene Arten von Verletzungen angeben wie z. B. beleidigt, bloßgestellt oder belästigt werden, belogen oder betrogen werden, physisch verletzt werden, oder eine Auseinandersetzung haben. Die Befunde zeigen, dass in ca. 12 % der möglichen Beobachtungen über alle Personen eine Kränkung im Alltag erlebt wurde. In erster Linie ging es um Auseinandersetzungen mit anderen Menschen und weniger um erlebte physische Verletzungen. Auch Paare wurden täglich über zehn Tage danach befragt, ob sie in den letzten 24 h durch den Partner verletzt wurden (Martin, Hill & Allemand, 2019). Durchschnittlich wurden 1.3 Verletzungen über zwei Wochen hinweg berichtet. Es gab jedoch auch Personen, die über diese kurze Zeitspanne häufigere Kränkungen erlebt haben.

▶ Interpersonale Verletzungen und ihre Folgen schränken das subjektive Wohlbefinden ein.

Das Erleben von interpersonalen Verletzungen löst verschiedene „normale" Stressreaktionen aus, die das subjektive Wohlbefinden bedeutsam einschränken können. Infolge von Verletzungen sind Gefühle wie Ärger, Wut, Zorn, Angst, Furcht, Enttäuschung oder Niedergeschlagenheit sowie Rachegedanken und Grübeln über das Erlebte üblich (Worthington & Wade, 1999). Langfristig können die emotionalen Reaktionen auf erlebtes Unrecht in anhaltenden Groll, Hass, Feindseligkeit und Verbitterung übergehen und damit die psychische Funktionsfähigkeit und das physische Wohlbefinden stark beeinflussen (Linden, 2017; Linden & Maercker, 2012). Zudem zeigen Befunde, dass nichtbewältigte Verletzungen zu depressiven Symptomen im späteren Leben beitragen können (Ermer & Proulx, 2016). Verbreitete Stressreaktionen auf eine Verletzung sind Vergeltung zu üben bzw. ebenfalls verletzend zu reagieren („Kampf-Reaktion") oder den Verletzer zu meiden oder gar die Beziehung zu beenden („Flucht-Reaktion") (Allemand & Olaru, 2021; McCullough, Fincham & Tsang, 2003).

Verzeihen kann als eine alternative Bewältigungsreaktion auf Kränkungen und deren negativen Folgen verstanden werden. Es beinhaltet das bewusste Loslassen oder Umwandeln von negativen Gefühlen, Gedanken und Handlungsimpulsen in Neutrales oder Positives (Worthington & Wade, 2020). Verzeihen hilft, geschehenes Unrecht zu verarbeiten, loszulassen und allenfalls in die eigene Lebensgeschichte zu integrieren. Außerdem kann sich Verzeihen auch durch positive Tendenzen wie Wohlwollen gegenüber dem Verletzer manifestieren (Allemand & Olaru, 2021; McCullough et al., 2003). Im Folgenden wird Verzeihen sowohl als Bewältigungsprozess als auch als Bewältigungsmerkmal konzeptualisiert. Dabei wird zwischen Verzeihen und Selbstverzeihen unterschieden.

23.2   Verzeihen als Bewältigungsprozess und Bewältigungsmerkmal

Das Thema Verzeihen hat in den letzten Jahren erhebliche Aufmerksamkeit in der Psychologie im angelsächsischen Sprachraum erhalten (McCullough, Pargament & Thoresen, 2001; Woodyatt, Worthington, Wenzel & Griffin, 2017; Worthington, 2005; Worthington & Wade, 2020). Die aktuelle Literatur zeichnet sich durch eine Definitionsvielfalt und zahlreiche, konzeptuelle Modelle zum Verzeihen aus. Für den vorliegenden Beitrag halten wir uns an McCullough

und Witvliet (2002), die Verzeihen als einen intra- und interindividuellen Bewältigungsprozess auffassen, der sich in einer prosozialen Veränderung von Gedanken, Emotionen und/oder Verhaltensweisen gegenüber dem Verursacher der Verletzung äußert. Aus motivationaler Perspektive beinhaltet Verzeihen Veränderungen, die sich durch Überwindung von Rache- und Vergeltungswünschen sowie Vermeidungsverhalten gegenüber dem Verursacher der Verletzung äußern. Mit der Zeit kann eine Zunahme einer prosozialen Orientierung und Wohlwollen gegenüber dem Verletzer erfolgen (McCullough et al., 2003). In Arbeiten wurde versucht, die mathematische Funktion zu identifizieren, die dem zeitlichen Verlauf des Verzeihens zugrunde liegt (McCullough et al., 2010). Die Befunde deuten darauf hin, dass Verzeihen als eine logarithmische Funktion der Zeit seit der Verletzung aufgefasst werden kann. Das heißt, dass die Änderungsrate mit fortschreitender Zeit kleiner wird.

▶   Verzeihen als Bewältigungsprozess äußert sich in einer prosozialen Veränderung von Gedanken, Emotionen und/oder Verhaltensweisen gegenüber dem Verursacher einer Verletzung.

Drei Punkte sollen in Bezug zur Definition des Verzeihens als Bewältigungsprozess besonders hervorgehoben werden.

1. Erstens erfordert Verzeihen keine Versöhnung oder Wiederherstellung der Beziehung zwischen dem Verletzer und dem Gekränkten, außer beide Parteien wollen zusätzlich zur Verzeihung unbelastet von der Verletzung die Beziehung fortsetzen.
2. Zweitens betont die Definition den prosozialen, interpersonalen Nutzen des Verzeihens. Dabei ist jedoch unklar, inwiefern Verzeihen auch für das intrapersonale Wohlbefinden des Gekränkten relevant ist. Dieser Punkt wird in diesem Beitrag explizit aufgegriffen.
3. Drittens bezieht sich Verzeihen auf eine konkrete Verletzungserfahrung und richtet sich auf den Verursacher dieser spezifischen Ver-

letzung. Mit anderen Worten, ein Individuum „nutzt" Verzeihen als Bewältigungsreaktion auf eine bestimmte Verletzung. Das bedeutet jedoch nicht zwingend, dass die Person in anderen zukünftigen Verletzungserfahrungen Verzeihen als Option der Bewältigung auswählen wird.

Im Gegensatz zum Bewältigungsprozess geht es beim Bewältigungsmerkmal um die generelle Bereitschaft, über verschiedene, interpersonale Verletzungen und Verursachern hinweg zu verzeihen (Roberts, 1995). In Anlehnung an Definitionen zu Persönlichkeitsmerkmalen wird Verzeihen als dispositionales Bewältigungsmerkmal definiert, das transsituativ und zeitlich konsistent zwischen Personen variiert (Allemand, Job, Christen & Keller, 2008; Allemand, Sassin-Meng, Huber & Schmitt, 2008; Brown, 2003). Demzufolge kann die Bereitschaft zu verzeihen als initialer Schritt in der individuellen Entscheidung, anderen zu verzeihen, verstanden werden. In anderen Worten: Eine hohe Ausprägung im Bewältigungsmerkmal kann den Bewältigungsprozess eher in Gang setzen und begünstigen (Roberts, 1995). Übersichtsarbeiten bestätigen, dass das Bewältigungsmerkmal ein signifikanter Prädiktor des Bewältigungsprozesses darstellt (Fehr, Gelfand & Nag, 2010). Die Effektstärken sind jedoch eher moderat. Dies entspricht der Annahme, dass ein Persönlichkeitsmerkmal eine relativ stabile, aber nicht perfekte Tendenz widerspiegelt, auf eine bestimmte Weise zu handeln (Roberts, 2009).

▶ Verzeihen als Bewältigungsmerkmal wird als relativ stabile Bereitschaft verstanden, anderen über verschiedene Verletzungen hinweg zu verzeihen.

Eine weitere Form des Verzeihens ist das Selbstverzeihen. Es unterscheidet sich vom Verzeihen vor allem dadurch, dass der Fokus des Verzeihens auf die eigene Person als Verursacher der Verletzung gerichtet ist (Woodyatt et al., 2017). Dabei kann eine Person sich verzeihen, was sie einer anderen Person angetan hat oder was sie sich selbst angetan hat. Hall und Fincham

(2005) weisen darauf hin, dass es notwendiger ist, mit sich selbst ins Reine zu kommen als anderen zu verzeihen, denn die Konsequenzen des Nichtverzeihens beim Ersteren sind für das Selbst gravierender als beim Letzteren (für eine ausführliche Gegenüberstellung der beiden Konstrukte: Hall & Fincham, 2005). Selbstverzeihen wird als intraindividueller Bewältigungsprozess verstanden, der sich in einer prosozialen Veränderung von Gedanken, Emotionen und/oder Verhaltensweisen gegenüber sich selbst äußert (Tangney, Boone & Dearing, 2005). Dies beinhaltet die Überwindung von Ablehnung, Ärger und Groll gegenüber sich selbst infolge eines Fehlverhaltens oder einer verschuldeten Missetat sowie die Neutralisierung von Reuegefühlen und Selbstvorwürfen. Hall und Fincham (2008) haben Selbstverzeihen analog zur motivationalen Sichtweise des Verzeihens konzipiert: Dabei werden Rache- und Vergeltungswünsche (z. B. sich selbst bestrafen) sowie die Vermeidung von Stimuli, die an das persönliche Vergehen erinnern, überwunden. Darüber hinaus nimmt die Akzeptanz mit der Zeit zu und entwickelt sich in eine mitfühlende und liebevolle Haltung gegenüber sich selbst als fehlbare Person.

▶ Selbstverzeihen als Bewältigungsprozess äußert sich in einer prosozialen Veränderung von Gedanken, Emotionen und/oder Verhaltensweisen gegenüber sich selber als Verursacher einer Verletzung.

Analog zum Verzeihen als Bewältigungsmerkmal kann Selbstverzeihen als dispositionales Persönlichkeitsmerkmal definiert werden, das transsituativ und zeitlich konsistent zwischen Personen variiert (Thompson et al., 2005). Es ist davon auszugehen, dass eine hohe Ausprägung in der Bereitschaft zum Selbstverzeihen das Selbstverzeihen als Bewältigungsprozess begünstigen kann.

▶ Selbstverzeihen als Bewältigungsmerkmal wird als relativ stabile Bereitschaft verstanden, sich selber über verschiedene Verletzungen hinweg zu verzeihen.

Die Definitionsvielfalt in der aktuellen Literatur erschwert eine einheitliche Beschreibung der Forschungsliteratur zu Verzeihen und subjektivem Wohlbefinden. Um unnötige Komplexität zu vermeiden, wird im Folgenden der allgemeine Begriff Verzeihen verwendet, da sich einige Punkte auf alle Formen des Verzeihens beziehen werden. Wenn jedoch spezifische Befunde beschrieben werden, die sich je nach Form unterscheiden, werden die Begriffe Verzeihen oder Selbstverzeihen als Bewältigungsprozess oder Bewältigungsmerkmal verwendet, um die oben diskutierten Typen zu unterscheiden.

23.3 Ein konzeptuelles Modell zum Verzeihen und subjektiven Wohlbefinden

Verzeihen hilft in erster Linie, negative Gefühle, Gedanken und Handlungsimpulse gegenüber dem Verletzer zu reduzieren und loszulassen bzw. „das Negative zu verringern" (Allemand, Job et al., 2008; Worthington, 2013; Worthington & Scherer, 2004). Dabei wird der Gekränkte vom Grübeln, der Rachsucht oder anderen schlechten Gedanken befreit. Gleich-

zeitig kann das Verzeihen auch das Hochregulieren von positiven Gefühlen, Gedanken und Handlungsimpulsen beinhalten (Worthington & Wade, 2020), was sich zum Beispiel durch eine Zunahme im Wohlwollen gegenüber dem Verletzer manifestiert (McCullough et al., 2003). In der Tat weisen Befunde darauf hin, dass Laien in erster Linie „das Positive" als Kern des Verzeihens sehen (Kearns & Fincham, 2004). Eine konzeptionelle Entsprechung findet sich in der Literatur zur Emotionsregulierung, die zwischen der Herunterregulierung von negativen Emotionen wie Wut oder Ärger und der Hochregulierung von positiven Emotionen wie Freude oder Dankbarkeit unterscheidet (Gross, 2015; McRae & Gross, 2020). Obwohl beide Arten der Emotionsregulation zusammenhängen, können sie differenziell unterschiedlich zu subjektivem Wohlbefinden im Alltag beitragen (Katana, Röcke, Spain & Allemand, 2019). Dementsprechend ist auch zu berücksichtigen, dass Verzeihen subjektives Wohlbefinden fördern und nicht nur Kränkungserleben und Unwohlsein reduzieren kann. Diese Unterscheidung ist für den vorliegenden Beitrag von Bedeutung, da es hier um die Frage geht, ob und wie Verzeihen mit Wohlbefinden zusammenhängt. Abb. 23.1 zeigt das konzeptuelle „Scaffolding Self and Social Systems" (4 S) Modell (Hill, Heffernan & Allemand, 2015). Dieses schlägt vier potenzielle, soziale und per-

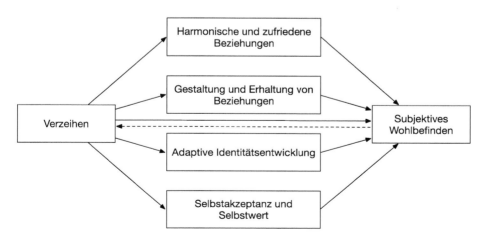

Abb. 23.1 Das „Scaffolding Self and Social Systems" (4S) Modell mit den vier vorgeschlagenen Mechanismen wie sich Verzeihen auf das subjektive Wohlbefinden auswirkt. Das Modell beinhaltet auch eine Rückkopplungsschleife, die davon ausgeht, dass das Wohlbefinden auch das Verzeihen beeinflussen kann

sonenbezogene Mediatoren bzw. Mechanismen für den Zusammenhang zwischen Verzeihen und Wohlbefinden vor. Obwohl das Modell in erster Linie davon ausgeht, dass das Verzeihen das Wohlbefinden fördert, kann auch davon ausgegangen werden, dass eine hohe Lebenszufriedenheit und Wohlbefinden sich günstig auf die Verzeihensbereitschaft sowie auf den Bewältigungsprozess auswirken können. Im Folgenden wird das konzeptuelle Modell vereinfachend ohne Rückkopplungsschleife diskutiert. Dabei werden die vier vorgeschlagenen Mechanismen eingeführt.

▶ Das konzeptuelle Modell schlägt vier Mechanismen vor, wie Verzeihen das subjektive Wohlbefinden fördert.

23.3.1 Verzeihen fördert harmonische und zufriedene Beziehungen

Verzeihen fördert in unterschiedlichen Beziehungsformen das subjektive Wohlbefinden, indem es harmonische und zufriedene Beziehungen begünstigt. Offensichtlich stellen Konflikte und Unstimmigkeiten große Hindernisse für befriedigende Beziehungen dar. Ungelöste Verletzungen und Kränkungen vermindern die Beziehungszufriedenheit. Ob Paare Konflikte haben, wie sie diese lösen und ob sie die Beziehung wiederherstellen, stellen starke Prädiktoren für deren Beziehungszufriedenheit dar (Fincham, Beach & Davila, 2007; Schneewind & Gerhard, 2005). In dieser Hinsicht könnte ein Mechanismus des Verzeihens darin bestehen, dass Verzeihen Konfliktlösungsstrategien begünstigt, die das Wohlbefinden fördern. Ob in Bezug auf Beziehungen am Arbeitsplatz oder mit Freunden, romantischen oder familiären Beziehungen, kann man vorhersagen, dass Verzeihen die Wahrscheinlichkeit für Streit und Konflikte in der jeweiligen Beziehung verringert. Zusätzlich kann das Selbstverzeihen zu besseren Beziehungen führen, weil dadurch Schritte zur Wiedergutmachung in Gang gesetzt werden und der soziale Schaden repariert wird (Woodyatt et al.,

2017; Worthington, 2013). Insgesamt sollte der vorgeschlagene soziale Mechanismus die positiven Auswirkungen von Verzeihen auf das Wohlbefinden jedoch besser widerspiegeln als das Selbstverzeihens.

▶ Verzeihen fördert Wohlbefinden durch harmonische und zufriedene Beziehungen.

23.3.2 Verzeihen begünstigt die Gestaltung und Erhaltung von Beziehungen

Verzeihen fördert das subjektive Wohlbefinden, indem es Beziehungen gestaltet und erhält. Auch hier geht es um einen sozialen Mechanismus. Zusätzlich zur Reduzierung von Beziehungsstreit, kann Verzeihen helfen, enge Beziehungen aufrechtzuerhalten und versöhnlicher zu gestalten. Eine Person mit einem gering ausgeprägten Bewältigungsmerkmal wird wahrscheinlich eine größere Veränderung in ihren täglichen Beziehungen erleben und somit weniger Kontrolle über die soziale Situation wahrnehmen können als eine wenig nachtragende und verzeihensbereite Person. Es ist nicht überraschend, dass Verzeihen als „zentrales, soziales Konstrukt" (Fincham, 2000) und gar als ein evolutionärer Anpassungsprozess zur Förderung des sozialen Zusammenhalts und Erfolgs beschrieben wurde (McCullough, 2008). Ob und wie sich Prozesse zur Beziehungsgestaltung und -aufrechterhaltung wie das Verzeihen im Alltag auf das Wohlbefinden einwirken, hängt jedoch auch vom jeweiligen, sozialen Kontext ab. Beziehungserhaltende Verhaltensweisen wirken sich unter hoher Beziehungszufriedenheit günstig auf das Wohlbefinden aus, während sie bei einer geringen Beziehungszufriedenheit sogar negativ für das Wohlbefinden sind (Baker, McNulty, Overall, Lambert & Fincham, 2013).

▶ Verzeihen fördert Wohlbefinden durch Gestaltung und Erhaltung von Beziehungen.

23.3.3 Verzeihen begünstigt eine adaptive Identitätsentwicklung

Verzeihen fördert das subjektive Wohlbefinden, indem die Entwicklung der Identität positiv beeinflusst wird. Die Identitätsentwicklung ist ein lebenslanger Prozess, der durch Wechselwirkungen mit anderen Menschen im Kontext der eigenen Kultur gebildet wird (Erikson, 1968). Sie umfasst Bereiche der Selbstwahrnehmung wie die Wahrnehmung von Persönlichkeitsmerkmalen, Fähigkeiten oder Kompetenzen. Verzeihen als Bewältigungsmerkmal könnte eine wichtige Rolle spielen, wie Menschen ihre Identität erforschen, Explorationsverhalten zeigen und dabei eine Verpflichtung gegenüber bestehenden Wertvorstellungen zeigen (Hill, Allemand & Burrow, 2010). Die Identitätsentwicklung hat sich besonders im Jugendalter und frühen Erwachsenenalter als wichtiger Einflussfaktor auf das Wohlbefinden erwiesen (Berzonsky, 2003; Meeus, Iedema, Helsen & Vollebergh, 1999). Das Selbstverzeihen eines Fehlverhaltens oder einer verschuldeten Missetat könnte eine Person vom Grübeln über das Selbstversagen „befreien" und den Weg frei machen, für eine passendere Selbstwahrnehmung. Verzeihen könnte aber auch die Identitätsentwicklung insofern erleichtern, da das Bewältigungsmerkmal die sozialen Interaktionen mit anderen Menschen begünstigen kann. Verzeihenden Menschen gelingt es besser, Beziehungen mit anderen Menschen versöhnlich zu gestalten und Streit und Konflikte zu meistern. Menschen mit einer geringen Verzeihensbereitschaft verfügen möglicherweise über weniger soziale Ressourcen, aus denen sie Erkenntnisse über die eigene Identität gewinnen können.

▶ Verzeihen fördert Wohlbefinden durch eine adaptive Identitätsentwicklung.

23.3.4 Verzeihen fördert die Selbstakzeptanz und erhöht den Selbstwert

Verzeihen fördert das subjektive Wohlbefinden, indem es die Selbstakzeptanz begünstigt und den Selbstwert erhöht. Wie oben erwähnt, könnte das Verzeihen als Bewältigungsmerkmal die eigene Selbstwahrnehmung stärken. Es besteht jedoch auch das Potenzial für die Gegenrichtung: Interpersonale Kränkungen und Verletzungen können als Affront gegen das Selbstbild empfunden werden (Scobie & Scobie, 1998) und im Gegenzug verringert sich die Wahrscheinlichkeit, dass man dem Verursacher der Verletzung verzeiht (Eaton, Ward Struthers & Santelli, 2006). Daher können sich Vorhersagen darüber, wie Verzeihen als Bewältigungsprozess und Bewältigungsmerkmal den Selbstwert beeinflussen, als schwierig erweisen. Eine klarere Vorhersage kann jedoch für das Selbstverzeihen gemacht werden. Per Definition bedeutet Selbstverzeihen, dass man sich mit seinen Fehlern aus der Vergangenheit versöhnt, was eine größere Selbstakzeptanz zur Folge hat (Worthington, 2013). In ähnlicher Weise sollte die Befreiung von Schuldgefühlen über das, was man einer anderen Person oder sich selbst angetan hat, ebenso günstig auf den Selbstwert auswirken, was wiederum das subjektive Wohlbefinden steigern könnte (Hall & Fincham, 2005).

▶ Verzeihen fördert Wohlbefinden durch Selbstakzeptanz und Selbstwert.

23.4 Zusätzliche Hinweise zum konzeptuellen Modell

Zusätzlich zu den vier diskutierten Mechanismen sollen im Folgenden drei Punkte hervorgehoben werden.

1. Erstens stellt das konzeptuelle Modell vereinfacht dar, wie Verzeihen Lebenszufriedenheit und Wohlbefinden im Allgemeinen sowie auch in bestimmten Beziehungsformen und Lebenskontexten fördern kann. Zum Beispiel können die vorgeschlagenen Mechanismen Erklärungen dafür liefern, warum Menschen mit einer hohen Ausprägung im Verzeihen als Bewältigungsmerkmal eine bessere Lebenszufriedenheit berichten und warum das Ver-

zeihen des Ehepartners als Bewältigungsprozess zu einer besseren Zufriedenheit in einer romantischen Beziehung führen kann. Zukünftige Forschung sollte deshalb untersuchen, ob die Mechanismen in verschiedenen Beziehungsformen gleichermaßen relevant sind.

2. Zweitens können sich die Mechanismen auch im Hinblick auf das Alter unterscheiden. Zum Beispiel sind die Vorteile, die mit der Identitätsentwicklung verbunden sind, wahrscheinlich im Jugendalter und im frühen Erwachsenenalter stärker ausgeprägt. Die Aufrechterhaltung von engen und zufriedenstellenden Beziehungen sowie die Erhaltung von Wohlbefinden und Lebensqualität stellen dagegen wichtige Ziele im späteren Leben dar (Lang & Carstensen, 2002), und als solches könnte der Effekt des Verzeihens über diesen Mechanismus mit dem Alter wichtiger werden.

3. Drittens ist das Modell absichtlich breit gefasst, um verschiedene Formen des Verzeihens und des Wohlbefindens zu berücksichtigen. Das Ziel des Modells ist es beispielsweise nicht, nur auf Lebenszufriedenheit und Beziehungszufriedenheit als Formen des Wohlbefindens zu fokussieren. Stattdessen überlassen wir es den Forschenden und den Lesenden dieses Beitrages zu überlegen und zu überprüfen, wie verschiedene Formen, Indikatoren und Operationalisierungen von Verzeihen und Wohlbefinden die Ergebnisse beeinflussen können. Aus diesem Grund ist die folgende Literaturübersicht relativ breit gehalten.

23.5 Eine Literaturübersicht zum Verzeihen und subjektiven Wohlbefinden

In der vorliegenden Übersicht werden Studien diskutiert, die zum einen Verzeihen im Zusammenhang mit subjektivem Wohlbefinden untersucht haben und zum anderen Verzeihen mit den vorgeschlagenen Mechanismen verbinden, die zu größerem Wohlbefinden führen können. Im Folgenden wird auf eine ausführliche Be-

schreibung des Zusammenhangs zwischen den Mechanismen und dem subjektiven Wohlbefinden verzichtet. Es wird dem Lesenden überlassen, sich mit der relevanten Literatur in jedem spezifischen Bereich (z. B. soziale Beziehungen, Identitätsentwicklung) zu befassen, um mehr über die Zusammenhänge zwischen den vorgeschlagenen Mechanismen und dem Wohlbefinden zu erfahren. Wie die Übersicht zeigen wird, ist noch viel Forschung erforderlich, die alle Variablen im 4S Modell (Prädiktor, Mediator(en) und Kriterium) gleichzeitig untersuchen.

Vorerst ist es jedoch wichtig, in der Übersicht darzulegen, wie die verschiedenen Formen des Verzeihens mit allgemeinem und bereichsspezifischem Wohlbefinden zusammenhängen. Zum Beispiel hat das Verzeihen einer Kränkung das Potenzial, das Wohlbefinden innerhalb dieser spezifischen Beziehung zu beeinflussen. Es hat aber nur dann einen Einfluss auf die allgemeine Lebenszufriedenheit, wenn dieser Lebensbereich besonders wichtig für die Person ist. Hingegen beeinflusst das Verzeihen als Bewältigungsmerkmal, das eine Tendenz zum Verzeihen über verschiedene Beziehungsbereiche hinweg widerspiegelt, die allgemeine Lebenszufriedenheit eher. Ähnliche Annahmen können auch für die beiden Formen des Selbstverzeihens gemacht werden. Dementsprechend wird der Zusammenhang zwischen Verzeihen als Bewältigungsprozess und Wohlbefinden häufiger innerhalb eines spezifischen Bereichs untersucht, während breitere bzw. allgemeinere Masse des Wohlbefindens häufiger mit Verzeihen und Selbstverzeihen als Bewältigungsmerkmale betrachtet werden. In der Diskussion des Modells wird dieser Punkt wieder aufgegriffen.

23.6 Verzeihen und subjektives Wohlbefinden

Wie hängt das Verzeihen mit der Lebenszufriedenheit zusammen? Eine Reihe von Studien hat gezeigt, dass Verzeihen positiv mit der allgemeinen Lebenszufriedenheit zusammenhängt. Am häufigsten wurde dieser Zusammenhang in Bezug auf Verzeihen als Bewältigungsmerkmal untersucht. In der Tat wurde nachgewiesen, dass verzeihende Menschen eine höhere Lebenszufriedenheit aufweisen und zwar über verschiedene Masse des Verzeihens hinweg (Brown & Phillips, 2005; Gismero-González et al., 2020; Kaleta & Mróz, 2018; Lawler-Row & Piferi, 2006; Thompson et al., 2005). Einige Studien legen nahe, dass der Effekt bei älteren Personen stärker ist oder sogar nur bei ihnen auftritt (Sastre, Vinsonneau, Neto, Girard & Mullet, 2003; Toussaint, Williams, Musick & Everson, 2001), während andere Studien keine signifikanten Interaktionseffekte mit Alter, Geschlecht oder Familienstand gefunden haben (Hill & Allemand, 2011). Eine mögliche Erklärung für altersdifferenzielle Effekte ist, dass sich der effektive und wahrgenommene Nutzen des Verzeihens mit der Zeit aufbaut, was bei älteren Personen zu einem stärkeren Effekt auf die allgemeine Lebenszufriedenheit führt als bei jüngeren. Alternativ könnte Verzeihen über die Lebensspanne hinweg unterschiedliche Funktionen erfüllen, da soziale Ziele im Erwachsenenalter sich tendenziell verändern können (Lang, Staudinger & Carstensen, 1998). Dies wird weiter unten diskutiert.

Die Untersuchung des Verzeihens als Bewältigungsprozess im Zusammenhang mit Lebenszufriedenheit gestaltet sich schwieriger, da dies die Betrachtung einzelner Veränderungen erfordert. Trotzdem deuten einige Arbeiten darauf hin, dass adaptive Veränderungen bezüglich der Verzeihensmotivation im Alltag, erhöhtes späteres Wohlbefinden und Lebenszufriedenheit vorhersagen (Bono, McCullough & Root, 2008). Zum Beispiel ging eine Zunahme des Wohlwollens gegenüber dem Verletzer mit einer Zunahme des Wohlbefindens einher.

▶   Verzeihen hängt positiv mit positivem Affekt, Lebenszufriedenheit und Glücksempfinden zusammen.

Vor dem Hintergrund, dass Selbstverzeihen günstig ist für die psychische Gesundheit (Mauger et al., 1992), ist es nicht überraschend, dass die Forschung einen Zusammenhang zwischen Selbstverzeihen und der Lebenszufriedenheit

nachgewiesen hat. Tatsächlich deuten einige Untersuchungen sogar darauf hin, dass diese Beziehung stärker sein könnte als jene, die für Verzeihen als Bewältigungsmerkmal nachgewiesen wurde (Macaskill, 2012a; Thompson et al., 2005), obwohl sie wahrscheinlich auf völlig unterschiedlichen Emotionen und Motivationen beruhen. Während sich unsere Untersuchung auf Selbstverzeihen als Bewältigungsmerkmal konzentriert, ist es erwähnenswert, dass einige Studien zum situationsbezogenen Selbstverzeihen keine Beziehung zur Lebenszufriedenheit gefunden haben (Wohl, DeShea & Wahkinney, 2008). Dementsprechend könnten sich auch hier, wenn es um die allgemeine Zufriedenheit über mehrere Lebensbereiche hinweg geht, dispositionale Merkmale als bessere Prädiktoren erweisen als Verzeihen von konkret erlebten Verletzungen als Bewältigungsprozess.

Wie hängt das Verzeihen mit dem Glücksempfinden zusammen? Einige Studien haben sich mit der Rolle des Verzeihens für das überdauernde Glücksempfinden befasst. Zum Beispiel fand eine Studie, dass sowohl negative als auch positive Aspekte des situationsbezogenen Verzeihens das Glücksempfinden über mehrere Messungen hinweg vorhersagen (negativ bzw. positiv) (Maltby, Day & Barber, 2005). Darüber hinaus deuten einige Arbeiten auf einen Zusammenhang zwischen Verzeihen als Bewältigungsmerkmal und dem Glücksempfinden (Toussaint & Friedman, 2009) und dem allgemeinen und täglichen positiven Affekt hin (Allemand, Hill, Ghaemmaghami & Martin, 2012; Hill & Allemand, 2011; Hill, Katana & Allemand,2018). Schließlich fand eine Studie heraus, dass Selbstverzeihen mit weniger Depression und mehr Glücksempfinden zusammenhing, was bedeutet, dass die Personen entweder glücklicher waren, weniger anfällig für Depressionen waren oder beides zutraf (Macaskill, 2012b).

Einige wenige Studien haben untersucht, welche Mechanismen den Zusammenhang zwischen Verzeihen und dem allgemeinen Wohlbefinden erklären können. Zum Beispiel hat eine Studie das Gesundheitsverhalten, die soziale Unterstützung, das religiöse und existenzielle Wohlbefinden als Mechanismen für den Zusammenhang zwischen Verzeihen und Lebenszufriedenheit untersucht (Lawler-Row & Piferi, 2006). Alle untersuchten Mediatoren spielten eine erklärende Rolle. Darüber hinaus fand eine Arbeit mit ambulanten Psychotherapie-Patienten heraus, dass der Nutzen des Verzeihens und Selbstverzeihens für das Wohlbefinden davon abhängt, ob Individuen mehr positiven als negativen Affekt berichteten und mehr positive Selbstüberzeugungen hatten (Toussaint & Friedman, 2009). Obwohl vorläufig und mit einer eingeschränkten Stichprobe, deuten diese Ergebnisse darauf hin, dass Verzeihen das Wohlbefinden durch die Erhöhung des Selbstwertes und des Selbstwertgefühls fördern kann.

23.7 Verzeihen und Wohlbefinden in romantischen Beziehungen

Angesichts der prosozialen Natur des Verzeihens ist es nicht überraschend, dass es durchgängig mit grösserem Beziehungserfolg in verschiedenen Beziehungsformen korreliert oder diesen vorhersagt. In der Tat korreliert die Fähigkeit, dem Partner verzeihen zu können, mit einer höheren Zufriedenheit in einer romantischen Beziehung (Gordon, Hughes, Tomcik, Dixon & Litzinger, 2009; Pansera & La Guardia, 2012; Schumann, 2012; Wieselquist, 2009). Im Hinblick auf die Bedeutung des Verzeihens für den Beziehungserfolg in romantischen Beziehungen wurde eine Skala entwickelt, die sich explizit auf das Verzeihen als Bewältigungsprozess von Verletzungen in Partnerschaften konzentriert (Paleari, Regalia & Fincham, 2009). Diese weist auf die Bedeutung von erhöhter Zuwendung und verringertem Groll beider Partner für die Beziehungsqualität und Lebenszufriedenheit hin. Interessant ist, dass sich die Ergebnisse bei der Betrachtung von Längsschnitt-Effekten nach Geschlecht zu unterscheiden scheinen. Zum Beispiel fand eine Studie heraus, dass Verzeihen im Längsschnitt eine höhere spätere Ehequalität vorhersagt, aber nur, wenn man das Verzeihen der Ehefrauen betrachtet (Fincham & Beach, 2007). Eine mögliche Erklärung für diesen Ge-

schlechtsunterschied könnte sein, dass die Verzeihensmotive der Ehefrauen die spätere Konfliktbewältigung ihrer Ehemänner vorhersagen, dieser Effekt aber nicht zu gelten scheint, wenn man den umgekehrten Fall untersucht (Fincham et al., 2007). Mit anderen Worten, die Verzeihensbereitschaft der Ehefrauen und ihre Verzeihensmotive können mehr für die spätere Lösung der Verletzung und letztlich die Partnerschaftszufriedenheit beitragen.

▶ Verzeihen wirkt sich positiv auf die Beziehungszufriedenheit aus.

Während die meisten Studien das Verzeihen als Bewältigungsprozess untersucht haben, könnten auch andere Formen des Verzeihens eine Rolle spielen. In der Tat hat sich gezeigt, dass das Bewältigungsmerkmal positiv mit Beziehungszufriedenheit assoziiert ist, sowohl in Querschnittstudien (Allemand, Amberg, Zimprich & Fincham, 2007; Kachadourian, Fincham & Davila, 2004) als auch in Längsschnittstudien (Braithwaite, Selby & Fincham, 2011). Obwohl diese Effekte oft bescheiden sind, können solche Grössenordnungen erwartet werden. Denn diese Erkenntnisse spiegeln die Evidenz wider, dass Verzeihen als breite Disposition verstanden, situationsspezifische Ergebnisse beeinflussen kann. Schließlich wurde das Potenzial von Selbstverzeihen diskutiert und herausgefunden, dass Beziehungen negativ beeinflusst werden, wenn ein Partner sich selbst gegenüber unversöhnlich und nachtragend ist (Fincham, Hall & Beach, 2006; Hall & Fincham, 2005). Aus einer weiteren Studie geht hervor, dass der Mangel an Selbstfürsorge bei einem Partner mit geringerer Beziehungszufriedenheit bei beiden Partnern einhergeht (Pelucchi, Regalia, Paleari & Fincham, 2017).

Verschiedene Studien haben mögliche Mechanismen für den Zusammenhang zwischen Verzeihen und Beziehungszufriedenheit untersucht. So scheint Verzeihen die Beziehungszufriedenheit zu beeinflussen, weil verzeihende Personen sich mehr um eine Beziehung bemühen und weniger negative Konfliktstrategien anwenden (Braithwaite et al., 2011). Darüber hinaus kann Verzeihen dyadisches Vertrauen fördern, was wiederum eine höhere Zufriedenheit vorhersagt (Gordon et al., 2009). Somit gibt diese Studie erste Hinweise dafür, dass Verzeihen den Beziehungsstreit verringert und die Beziehungsharmonie erhöht, indem sie positive Lösungsstrategien sowie die Aufrechterhaltung und den Erfolg der Beziehung fördert, was mit dyadischem Vertrauen einhergeht. Die Bindungssicherheit zum Partner könnte dabei eine wichtige Rolle für die Beziehungszufriedenheit spielen. Eine Studie hat beispielsweise gezeigt, dass eine hohe Bereitschaft, dem Partner zu verzeihen, weniger Bindungsängstlichkeit zwei Jahre später vorhersagt (Dewitte, Martin, Allemand & Hill, 2021). Zudem war die Zunahme im Bewältigungsmerkmal mit einer Abnahme in der Bindungsvermeidung assoziiert. Verzeihen zwischen Partnern kann auch Ansatzpunkt für Interventionen zur Behandlung von emotionalen Verletzungen sein, welche darauf abzielen, die Beziehungszufriedenheit zu erhöhen (Wu et al., 2020). Aufgrund der Tatsache, dass Verzeihensbereitschaft mit dem Verzeihen in einer Beziehung zusammenhängt (Allemand et al., 2007), ist es wahrscheinlich, dass das Bewältigungsmerkmal die Beziehungszufriedenheit vorhersagt, indem sie den Bewältigungsprozess in Bezug zu einem bestimmten Vorfall in Gang setzt. Auf diesen Punkt wird weiter unten näher eingegangen.

23.8 Verzeihen und familiäres Wohlbefinden

Eine interessante Frage ist, ob und wie Verzeihen das Wohlbefinden in der Familie fördern kann. Obwohl nur wenige Studien die Rolle des Verzeihens im familiären Kontext untersucht haben, sind die bisherigen Ergebnisse vielversprechend. Zum Beispiel scheint die Bereitschaft von Jugendlichen, ihren Eltern zu verzeihen, mit einer besseren Qualität der Eltern-Kind-Beziehung einherzugehen (Paleari et al., 2009). Darüber hinaus sagt eine größere Bereitschaft der Eltern, ihren Kindern zu verzeihen, im Längs

schnitt eine höhere Beziehungsqualität voraus (Maio, Thomas, Fincham, & Carnelley, 2008). Eine andere Studie zeigt, dass das Funktionieren der Familie signifikant mit Verzeihen verbunden ist, aber nur bei jungen Erwachsenen mit geschiedenen Eltern. Hingegen zeigen sich bei jungen Erwachsenen aus verheirateten Familien keine signifikanten Ergebnisse (Zagrean, Russo, Fabio, Danioni & Barni, 2020). Obwohl Beziehungsqualität nicht gleichbedeutend mit subjektiver Zufriedenheit ist, weisen diese Befunde auf die wichtige Rolle des Verzeihens zur Förderung des familienspezifischen Wohlbefindens hin. Jedoch ist zusätzliche Forschung in diesem Bereich besonders notwendig, da es an Studien fehlt, die sowohl erste Verbindungen zum familiären Wohlbefinden herstellen als auch an solchen, die mögliche Erklärungsmechanismen beschreiben und testen. Von besonderem Interesse könnte die Wirkungsweise über die Identitätsentwicklung sein, weil Familien die adaptive oder maladaptive Persönlichkeitsentwicklung mitbeeinflussen (Allison & Sabatelli, 1988; Rice, Cole & Lapsley, 1990). Auch um die Auswirkungen von Selbstverzeihen auf Geschwisterbeziehungen, Eltern-Kind-Beziehungen und ganze Familiensysteme in verschiedenen Kontexten zu verstehen, ist weitere Forschung notwendig (Gueta, 2013).

▶ Verzeihen ist relevant für das familiäre Wohlbefinden.

23.9 Abschließende Gedanken zum konzeptuellen Modell und Ausblick

Die vorliegende Literaturübersicht erhebt keineswegs den Anspruch auf Vollständigkeit, sondern soll das Potenzial des 4S Modells illustrieren. Darüber hinaus ermöglicht das Modell Vorhersagen darüber, welche Mechanismen sich als wichtiger für das interessierende Wohlbefinden erweisen könnten. Wenn man beispielsweise das Wohlbefinden in einer romantischen Beziehung oder in der Familie durch Formen des Verzei hens vorhersagen will, ist es naheliegender sich auf die beiden sozialen Mechanismen zu fokussieren. Betrachtet man hingegen das allgemeine Wohlbefinden oder mögliche Erklärungen für den Nutzen des Selbstverzeihens, sind die personenbezogenen Mechanismen möglicherweise wichtiger. Im Folgenden sollen drei weitere Annahmen des Modells kurz diskutiert werden.

23.9.1 Eine Rückkopplungsschleife

Ein allgemeiner querschnittlicher Befund ist, dass Verzeihen vor allem als Bewältigungsmerkmal mit dem Alter tendenziell zunimmt (Allemand, 2008; Allemand & Olaru, 2021; Bono & McCullough, 2004; Girard & Mullet, 1997; Steiner et al., 2011; siehe Allemand & Steiner, 2010, 2012 für Übersichtsarbeiten). Die Alterstrends für das Selbstverzeihen sind weniger klar (Toussaint et al., 2001) und auch zu altersbezogenen Unterschieden im Bewältigungsprozess gibt es noch wenig Evidenz. Eine mögliche Erklärung für Altersunterschiede in der Bereitschaft zu verzeihen ist, dass ältere Personen mehr Erfahrung im Umgang mit interpersonalen Verletzungen und Verletzern haben und somit auf ein größeres Repertoire an Techniken und Fähigkeiten zurückgreifen können, um mit solchen Szenarien umzugehen (Allemand & Steiner, 2012). In ähnlicher Weise könnte man annehmen, dass diese Personen mehr Erfahrung mit Verzeihen haben und wissen, dass es das Potenzial hat, das Wohlbefinden zu steigern. Dies würde zu einer Verstärkung von Verzeihen als Bewältigungsmerkmal führen. Das heißt, subjektives Wohlbefinden kann die Entwicklung von Verzeihen und Selbstverzeihen als Bewältigungsmerkmale im Sinne eines Rückkopplungsprozesses begünstigen.

Eine solche Vorhersage hat in den letzten Jahren Unterstützung in der Literatur zur Persönlichkeitsentwicklung erhalten. Zum Beispiel zeigen Erwachsene, deren soziales Wohlbefinden mit der Zeit zunimmt, auch tendenziell korrelierte Zunahmen bei positiven Persönlichkeitsmerkmalen (Hill, Turiano, Mroczek & Roberts, 2012). Dazu gehören auch solche, die mit Verzeihen als Bewältigungsmerkmal assoziiert sind, wie beispielsweise emotionale Stabilität bzw. geringer Neurotizismus, Verträglichkeit und Gewissenhaftigkeit (Allemand, Job et al., 2008; Hill & Allemand, 2012; Steiner et al., 2012). Darüber hinaus neigen Erwachsene mit einer höheren anfänglichen Lebenszufriedenheit eher dazu, sich im Laufe der Zeit in diesen Merkmalen weiterzuentwickeln (Specht, Egloff & Schmukle, 2011). Dementsprechend könnte eine ähnliche Vorhersage bezüglich des Potenzials von subjektivem Wohlbefinden für das Verzeihen gemacht werden. Das 4 S Modell bietet somit eine potenziell nützliche Erklärung für die Alterseffekte im Verzeihen.

▶   Das Wohlbefinden kann sich durch einen positiven Rückkopplungsprozess auf Verzeihen und Selbstverzeihen auswirken.

Dieser Prozess spricht auch für die Notwendigkeit, Verzeihen sowohl als Bewältigungsmerkmal als auch als Bewältigungsprozess längsschnittlich zu messen. Hiermit könnte untersucht werden, ob Verzeihenserfahrungen, die das Wohlbefinden fördern, auch zu Veränderungen des Merkmals führen und ob das Merkmal den Prozess mitgestaltet. Fortschritte im Prozess des Verzeihens können das momentane Wohlbefinden fördern, was das Verzeihen einer zukünftigen Kränkung begünstigen könnte. Man könnte annehmen, dass sich diese Effekte mit der Zeit akkumulieren und sie das Verzeihen als Bewältigungsmerkmal „aufbauen". Das Zusammenspiel zwischen Verzeihen als Prozess und Merkmal könnte auch im Hinblick auf die Persönlichkeitsentwicklung interessant werden und möglicherweise allgemeinere Veränderungsprozesse in Gang setzen. In dem Sinne erscheint es wichtig, zwischen verschiedenen Formen des Verzeihens zu unterscheiden.

23.9.2 Das Fehlen von zusätzlichen Rückkopplungsschleifen

Eine vielleicht noch interessantere Frage ist, ob und wie sich die diskutierten Mechanismen im

Sinne von Rückkopplungsschleifen auf das Verzeihen auswirken können. Zum Beispiel könnte die Identifikation mit und Verpflichtung gegenüber bestehenden Wertvorstellungen das Verzeihen begünstigen. Dabei wird das Identitätsgefühl verstärkt, was zu einer geringeren Wahrscheinlichkeit führt, dass man jede einzelne Kränkung als Angriff auf die eigene Person interpretiert. Solche alternativen Wechselwirkungen wären sicherlich möglich. In der Tat wäre es wichtig zu untersuchen, ob und wie das subjektive Wohlbefinden das Verzeihen begünstigen kann. Zum Beispiel könnte die bereichsspezifische Lebenszufriedenheit Hinweise darüber geben, ob und wie sehr man seinen sozialen Rollen im Leben entspricht, sich dafür engagiert und wie viel man dafür investiert. Das Investieren in soziale Rollen wird als ein Veränderungsmechanismus in der Persönlichkeitsentwicklung betrachtet (Roberts, Wood & Caspi, 2008). In ähnlicher Weise wäre interessant zu untersuchen, ob das subjektive Wohlbefinden die Entwicklung des Verzeihens antreiben kann.

▶   Die vorgeschlagenen Mechanismen können sich durch positive Rückkopplungsprozesse auf Verzeihen und Selbstverzeihen auswirken.

23.9.3 Das Positive akzentuieren?

Wie bei der Emotionsregulierung könnte es auch beim Verzeihen wichtig sein, zwischen den beiden Arten des Verzeihens, nämlich „das Positive zu fördern" und „das Negative zu verringern", explizit zu unterscheiden. Die beiden Arten können differenziell unterschiedlich zu subjektivem Wohlbefinden beitragen. Die in diesem Beitrag diskutierten Befunde weisen darauf hin, dass Verzeihen einerseits positiv mit Indikatoren des subjektiven Wohlbefindens wie positivem Affekt, Lebenszufriedenheit oder Beziehungszufriedenheit zusammenhängen. Gleichzeitig finden sich negative Zusammenhänge mit Indikatoren am anderen Spektrum des Wohlbefindens wie beispielsweise negativer Affekt oder Unzufriedenheit mit dem Leben oder mit Beziehun

gen. Negativer Affekt gilt als umgekehrter Indikator für das subjektive Wohlbefinden (Diener, 2000). Aufgrund der Zusammenhänge zu Variablen wie Glück und Lebenszufriedenheit wurde in diesem Beitrag jedoch davon abgesehen, die Zusammenhänge mit den umgekehrten Indikatoren des Wohlbefindens zu diskutieren. Stattdessen wurde darüber diskutiert, wie Verzeihen das Wohlbefinden fördern kann. Ein wichtiges Ziel für zukünftige Forschung ist es, mögliche differenzielle Effekte des Verzeihens zur Förderung des subjektiven Wohlbefindens sowie zur Reduktion des Kränkungserlebens und des Unwohlseins zu untersuchen.

▶   Verzeihen bedeutet nicht nur „das Negative zu verringern", sondern im Sinne der Ressourcenaktivierung auch „das Positive zu fördern".

Der Fokus auf die Akzentuierung des Positiven könnte zudem relevant für die therapeutische Praxis sein. Verschiede Interventionsansätze wurden bisher entwickelt, um Menschen darin zu unterstützen, mit nichtbewältigten Verletzungen umzugehen. Das Ziel von Verzeihensinterventionen besteht nicht darin, Verzeihen als einzige Bewältigungsreaktion zu betrachten und als Ressource zu fördern, sondern es geht vorrangig darum, sich mit den erlebten Kränkungen und deren negativen Folgen auseinanderzusetzen und Wege zur Bewältigung zu erarbeiten und neue Perspektiven zu finden (Allemand & Flückiger, 2020; Allemand, Steiner & Hill, 2013; Wade & Tittler, 2020). Interventionsansätze wurden auch fürs Selbstverzeihen entwickelt und evaluiert (Cornish, Griffin, & Morris, 2020). Mehrere Übersichtsarbeiten zur Wirksamkeit von psychologischen Interventionen haben gezeigt, dass Verzeihensinterventionen das Potenzial haben, Menschen darin zu unterstützen, die erlebten Verletzungen zu bewältigen (Wade, Cornish, Tucker, Worthington, Sandage & Rye, 2018; Wade, Hoyt, Kidwell & Worthington, 2014). In erster Linie zeigen die Befunde, dass negative Zustände wie Depression, Angst, Ärger und Wut verringert werden, also „das Negative abgeschwächt" wird. Es gibt jedoch auch Hin weise darauf, dass positive Zustände wie Hoffnung, Zuversicht und subjektives Wohlbefinden gesteigert werden können. Trotz Wirksamkeitsbelege ist jedoch wenig darüber bekannt, ob und wie über die Reduktion des Kränkungserlebens und des Unwohlseins auch insbesondere „das Positive gefördert" werden kann. Die in diesem Kapitel vorgeschlagenen Mechanismen des Verzeihens stellen potenzielle Ansatzpunkte dar, um das subjektive Wohlbefinden zu fördern.

23.10 Resümee

Interpersonalen Kränkungen und Verletzungen und deren Folgen können das subjektive Wohlbefinden bedeutsam einschränken. Verzeihen kann als Bewältigungsprozess und Bewältigungsmerkmal verstanden werden, um einerseits das Kränkungserleben zu reduzieren und andererseits das Wohlbefinden zu fördern. Im vorliegenden Beitrag wurde ein konzeptuelles Modell zum besseren Verständnis der Rolle des Verzeihens für das subjektive Wohlbefinden vorgestellt und empirische Befunde dazu erläutert. Das Modell schlägt vier Mechanismen vor: Erstens fördert Verzeihen harmonische und zufriedene Beziehungen. Zweitens begünstigt Verzeihen die Gestaltung und Erhaltung von Beziehungen. Drittens begünstigt Verzeihen eine adaptive Identitätsentwicklung. Viertens fördert Verzeihen die Selbstakzeptanz und erhöht den Selbstwert. Das konzeptuelle Modell bietet vielfältige Ansatzpunkte vor allem für weitere Forschung, versteht sich aber auch als theoriegeleitete Orientierung für die Förderung von subjektivem Wohlbefinden in der Praxis.

Literatur

Allemand, M. (2008). Age differences in forgivingness: The role of future time perspective. *Journal of Research in Personality, 42,*1137–1147.

Allemand, M. & Flückiger, C. (2020). Different routes, same effects: Managing unresolved interpersonal transgressions in old age. *Journal of Gerontopsychology and Geriatric Psychiatry, 33,* 223–234.

Allemand, M. & Olaru, G. (2021). Responses to interpersonal transgressions from early adulthood to old age. *Psychology and Aging, 36,*718–729.

Allemand, M. & Steiner, M. (2010). Verzeihen und Selbstverzeihen über die Lebensspanne. *Zeitschrift für Entwicklungspsychologie und Pädagogische Psychologie, 42,*63–78.

Allemand, M. & Steiner, M. (2012). Situation-specific forgiveness and dispositional forgiveness: A lifespan development perspective. In E. Kals & J. Maes (Hrsg.), *Justice and conflicts: Theoretical and empirical contributions* (S. 361–375). Springer.

Allemand, M., Amberg, I., Zimprich, D. & Fincham, F. D. (2007). The role of trait forgiveness and relationship satisfaction in episodic forgiveness. *Journal of Social and Clinical Psychology, 26,*199–217.

Allemand, M., Hill, P. L., Ghaemmaghami, P. & Martin, M. (2012). Forgivingness and subjective well-being in adulthood: The moderating role of future time perspective. *Journal of Research in Personality, 46,*32–39.

Allemand, M., Job, V., Christen, S. & Keller, M. (2008). Forgivingness and action orientation. *Personality and Individual Differences, 45,*762–766.

Allemand, M., Sassin-Meng, A., Huber, S. & Schmitt, M. (2008). Entwicklung und Validierung einer Skala der Bereitschaft zu verzeihen (SBV). *Diagnostica, 54,*71–84.

Allemand, M., Steiner, M. & Hill, P. L. (2013). Effects of a forgiveness intervention for older adults. *Journal of Counseling Psychology, 60,*279–286.

Allison, M. D. & Sabatelli, R. M. (1988). Differentiation and individuation as mediators of identity and intimacy in adolescence. *Journal of Adolescent Research, 3,*1–16.

Baker, L. R., McNulty, J. K., Overall, N. C., Lambert, N. M. & Fincham, F. D. (2013). How do relationship maintenance behaviors affect individual well-being? A contextual perspective. *Social Psychological and Personality Science, 4,*282–289.

Berzonsky, M. D. (2003). Identity style and well-being: Does commitment matter? *Identity, 3,*131–142.

Bono, G. & McCullough, M. E. (2004). Religion, forgiveness, and adjustment in older adulthood. In K. W. Schaie, N. Krause, & A. Booth (Hrsg.), *Religious influences on health and well-being in the elderly* (S. 163–186). Springer.

Bono, G., McCullough, M. E. & Root, L. M. (2008). Forgiveness, feeling connected to others, and well-being: Two longitudinal studies. *Personality and Social Psychology Bulletin, 34,*182–195.

Braithwaite, S. R., Selby, E. A. & Fincham, F. D. (2011). Forgiveness and relationship satisfaction: Mediating mechanisms. *Journal of Family Psychology, 25,*551–559.

Brown, R. P. (2003). Measuring individual differences in the tendency to forgive: Construct validity and links with depression. *Personality and Social Psychology Bulletin, 29,*759–771.

Brown, R. P. & Phillips, A. (2005). Letting bygones be bygones: Further evidence for the validity of the Tendency to Forgive scale. *Personality and Individual Differences, 38,*627–638.

Cornish, M. A., Griffin, B. J. & Morris, G. W. (2020). Promotion of self-forgiveness. In E. L. Worthington & N. G. Wade (Hrsg.), *Handbook of forgiveness* (2. Aufl., S. 288–298). Routledge.

Dewitte, L., Martin, A., Allemand, M. & Hill, P. L. (2021). Longitudinal associations between attachment and forgivingness within romantic relationships. *International Journal of Behavioral Development.*

Diener, E. (2000). Subjective well-being: The science of happiness and a proposal for a national index. *American Psychologist, 55,*34–43.

Eaton, J., Ward Struthers, C. & Santelli, A. G. (2006). Dispositional and state forgiveness: The role of self-esteem, need for structure, and narcissism. *Personality and Individual Differences, 41,*371–380.

Erikson, E. H. (1968). *Identity Youth and crisis.* Norton.

Ermer, A. E. & Proulx, C. M. (2016). Unforgiveness, depression, and health in later life: The protective factor of forgivingness. *Aging & Mental Health, 20,*1021–1034.

Fehr, R., Gelfand, M. J. & Nag, M. (2010). The road to forgiveness: A meta-analytic synthesis of its situational and dispositional correlates. *Psychological Bulletin, 136,*894–914.

Fincham, F. D. (2000). The kiss of the porcupines: From attributing responsibility to forgiving. *Personal Relationships, 7,*1–23.

Fincham, F. D. & Beach, S. R. H. (2007). Forgiveness and marital quality: Precursor or consequence in well-established relationships? *The Journal of Positive Psychology, 2,*260–268.

Fincham, F. D., Beach, S. R. H. & Davila, J. (2007). Longitudinal relations between forgiveness and conflict resolution in marriage. *Journal of Family Psychology, 21,*542–545.

Fincham, F. D., Hall, J. & Beach, S. R. H. (2006). Forgiveness in marriage: Current status and future directions. *Family Relations, 55,*415–427.

Girard, M. & Mullet, E. (1997). Forgiveness in adolescents, young, middle-aged, and older adults. *Journal of Adult Development, 4,*209–220.

Gismero-González, E., Jódar, R., Martínez, M. P., Carrasco, M. J., Cagigal, V. & Prieto-Ursúa, M. (2020). Interpersonal offenses and psychological well-being: The mediating role of forgiveness. *Journal of Happiness Studies, 21,*75–94.

Gordon, K. C., Hughes, F. M., Tomcik, N. D., Dixon, L. J. & Litzinger, S. C. (2009). Widening spheres of impact: The role of forgiveness in marital and family functioning. *Journal of Family Psychology, 23,*1–13.

Gross, J. J. (2015). Emotion regulation: Current status and future prospects. *Psychological Inquiry, 26,*1–26.

Gueta, K. (2013). Self-forgiveness in the recovery of Israeli drug-addicted mothers: A qualitative exploration. *Journal of Drug Issues, 43,*450–467.

Hall, J. H. & Fincham, F. D. (2005). Self–forgiveness: The stepchild of forgiveness research. *Journal of Social and Clinical Psychology, 24,*621–637.

Hall, J. H. & Fincham, F. D. (2008). The temporal course of self–forgiveness. *Journal of Social and Clinical Psychology, 27,*174–202.

Hill, P. L., Katana, M. & Allemand, M. (2018). Investigating the affective signature of forgivingness across theadult years. Research in Human Development, 15 , 21-32.

Hill, P. L. & Allemand, M. (2011). Gratitude, forgivingness, and well-being in adulthood: Tests of moderation and incremental prediction. *Journal of Positive Psychology, 6,*397–407.

Hill, P. L. & Allemand, M. (2012). Explaining the link between conscientiousness and forgivingness. *Journal of Research in Personality, 46,*497–503.

Hill, P. L., Allemand, M. & Burrow, A. L. (2010). Identity development and forgivingness: Tests of basic relations and mediational pathways. *Personality and Individual Differences, 49,*497–501.

Hill, P. L., Turiano, N. A., Mroczek, D. K. & Roberts, B. W. (2012). Examining concurrent and longitudinal relations between personality traits and social well-being in adulthood. *Social Psychological and Personality Science, 3,*698–705.

Hill, P. L., Heffernan, M. E. & Allemand, M. (2015). Forgiveness and subjective well-being: Discussing mechanisms, contexts, and rationales. In L. Toussaint, E. Worthington & D. R. Williams (Hrsg.), *Forgiveness and health: Scientific evidence and theories relating forgiveness to better health* (S. 155–169). Springer.

Kachadourian, L. K., Fincham, F. D. & Davila, J. (2004). The tendency to forgive in dating and married couples: The role of attachment and relationship satisfaction. *Personal Relationships, 11,*373–393.

Kaleta, K. & Mróz, J. (2018). Forgiveness and life satisfaction across different age groups in adults. *Personality and Individual Differences, 120,*17–23.

Katana, M., Röcke, C., Spain, S. M. & Allemand, M. (2019). Emotion regulation, subjective well-being, and perceived stress in daily life of geriatric nurses. *Frontiers in Psychology, 10.*

Kearns, J. N. & Fincham, F. D. (2004). A prototype analysis of forgiveness. *Personality and Social Psychology Bulletin, 30,*838–855.

Lang, F. R. & Carstensen, L. L. (2002). Time counts: Future time perspective, goals, and social relationships. *Psychology and Aging, 17,*125–139.

Lang, F. R., Staudinger, U. M. & Carstensen, L. L. (1998). Perspectives on Socioemotional Selectivity in late life: How personality and social context do (and do not) make a difference. *The Journals of Gerontology: Series B, 53B,*P21–P30.

Lawler-Row, K. A. & Piferi, R. L. (2006). The forgiving personality: Describing a life well lived? *Personality and Individual Differences, 41,*1009–1020.

Linden, M. (2017). *Verbitterung und posttraumatische Verbitterungsstörung* (Bd. 65). Hogrefe.

Linden, M. & Maercker, A. (2012). *Embitterment: Societal, psychological, and clinical perspectives.* Springer.

Macaskill, A. (2012a). Differentiating dispositional self-forgiveness from other-forgiveness: Associations with mental health and life satisfaction. *Journal of Social and Clinical Psychology, 31,*28–50.

Macaskill, A. (2012b). A feasibility study of psychological strengths and well-being assessment in individuals living with recurrent depression. *Journal of Positive Psychology, 7,*372–386.

Maio, G. R., Thomas, G., Fincham, F. D. & Carnelley, K. B. (2008). Unraveling the role of forgiveness in family relationships. *Journal of Personality and Social Psychology, 94,*307–319.

Maltby, J., Day, L. & Barber, L. (2005). Forgiveness and happiness. The differing contexts of forgiveness using the distinction between hedonic and eudaimonic happiness. *Journal of Happiness Studies, 6,*1–13.

Martin, A. A., Hill, P. L. & Allemand, M. (2019). Attachment predicts transgression frequency and reactions in romantic couples' daily life. *Journal of Social and Personal Relationships, 36,*2247–2267.

Mauger, P. A., Perry, J. E., Freeman, T., Grove, D. C., McBridge, A. G. & McKiney, K. E.(1992). The measurement of forgiveness: Preliminary research. *Journal of Psychology and Christianity, 11,*170–180.

McCullough, M. E. (2008). *Beyond revenge The evolution of the forgiveness instinct.* John Wiley & Sons.

McCullough, M. E. & Witvliet, C. V. (2002). The psychology of forgiveness. In C. R. Snyder & S. J. Lopez (Hrsg.), *Handbook of positive psychology* (S. 446–458). Oxford University Press.

McCullough, M. E., Pargament, K. I. & Thoresen, C. E. (2001). *Forgiveness: Theory, research, and practice.* Guilford Press.

McCullough, M. E., Fincham, F. D. & Tsang, J.-A. (2003). Forgiveness, forbearance, and time: The temporal unfolding of transgression-related interpersonal motivations. *Journal of Personality and Social Psychology, 84,*540–557.

McCullough, M. E., Root, L. M. & Cohen, A. D. (2006). Writing about the benefits of an interpersonal transgression facilitates forgiveness. *Journal of Consulting and Clinical Psychology, 74,*887–897.

McCullough, M. E., Luna, L. R., Berry, J. W., Tabak, B. A. & Bono, G. (2010). On the form and function of forgiving: Modeling the time-forgiveness relationship and testing the valuable relationships hypothesis. *Emotion, 10,* 358–376.

McRae, K. & Gross, J. J. (2020). Emotion regulation. *Emotion, 20,*1–9.

Meeus, W., Iedema, J., Helsen, M. & Vollebergh, W. (1999). Patterns of adolescent identity development: Review of literature and longitudinal analysis. *Developmental Review, 19,*419–461.

Paleari, F. G., Regalia, C. & Fincham, F. D. (2009). Measuring offence-specific forgiveness in marriage: The Marital Offence-Specific Forgiveness Scale (MOFS). *Psychological Assessment, 21,*194–209.

Pansera, C. & La Guardia, J. L. (2012). The role of sincere amends and perceived partner responsiveness in forgiveness. *Personal Relationships, 19,* 696–711.

Pelucchi, S., Regalia, C., Paleari, F. G. & Fincham, F. D. (2017). Self-forgiveness within couple transgressions. In L. Woodyatt, E. L. Worthington, M. Wenzel, & B. J. Griffin (Hrsg.), *Handbook of the psychology of self-forgiveness* (S. 115–130). Springer.

Rice, K. G., Cole, D. A. & Lapsley, D. K. (1990). Separation-individuation, family cohesion, and adjustment to college: Measurement validation and test of a theoretical model. *Journal of Counseling Psychology, 37,*195–202.

Roberts, B. W. (2009). Back to the future: Personality and assessment and personality development. *Journal of Research in Personality, 43,*137–145.

Roberts, B. W., Wood, D. & Caspi, A. (2008). The development of personality traits in adulthood. In O. P. John, R. W. Robins, & L. A. Pervin (Hrsg.), *Handbook of personality theory and research* (S. 375–398). Guilford.

Roberts, R. C. (1995). Forgivingness. *American Philosophical Quarterly, 32,*289–306.

Sastre, M. T. M., Vinsonneau, G., Neto, F., Girard, M. & Mullet, E. (2003). Forgivingness and Satisfaction with Life. *Journal of Happiness Studies, 4,*323–335.

Schneewind, K. A. & Gerhard, A.-K. (2005). Relationship personality, conflict resolution, and marital satisfaction in the first 5 years of marriage. *Family Relations, 51,*63–71.

Schumann, K. (2012). Does love mean never having to say you're sorry? Associations between relationship satisfaction, perceived apology sincerity, and forgiveness. *Journal of Social and Personal Relationships, 29,*997–1010.

Scobie, E. D. & Scobie, G. E. W. (1998). Damaging events: The perceived need for forgiveness. *Journal for the Theory of Social Behaviour, 28,*373–402.

Serido, J., Almeida, D. M. & Wethington, E. (2004). Chronic stressors and daily hassles: Unique and interactive relationships with psychological distress. *Journal of Health and Social Behavior, 45,*17–33.

Specht, J., Egloff, B. & Schmukle, S. C. (2011). Stability and change of personality across the life course: The impact of age and major life events on mean-level and rank-order stability of the Big Five. *Journal of Personality and Social Psychology, 101,*862–882.

Steiner, M., Allemand, M. & McCullough, M. E. (2011). Age differences in forgivingness: The role of transgression frequency and intensity. *Journal of Research in Personality, 45,*670–678.

Steiner, M., Allemand, M. & McCullough, M. E. (2012). Do agreeableness and neuroticism explain age differences in the tendency to forgive others? *Personality and Social Psychology Bulletin, 38*,441–453.

Stieger, M., Hill, P. L. & Allemand, M. (2020). Looking on the bright side of life: Gratitude and experiences of interpersonal transgressions in adulthood and daily life. *Journal of personality, 88*,430–446.

Tangney, J. P., Boone, A. L. & Dearing, R. (2005). Forgiving the self: Conceptual issues and empirical findings. In E. L. Worthington (Hrsg.), *Handbook of forgiveness* (S. 143–158). Routledge.

Thompson, L. Y., Snyder, C. R., Hoffman, L., Michael, S. T., Rasmussen, H. N., Billings, L. S. & Roberts, D. E. (2005). Dispositional forgiveness of self, others, and situations. *Journal of Personality, 73*,313–360.

Toussaint, L. & Friedman, P. (2009). Forgiveness, gratitude, and well-being: The mediating role of affect and beliefs. *Journal of Happiness Studies, 10*, 635–654.

Toussaint, L., Williams, D. R., Musick, M. A. & Everson, S. A. (2001). Forgiveness and health: Age differences in a U.S. probability sample. *Journal of Adult Development, 8*,249–257.

Wade, N. G., Cornish, M. A., Tucker, J. R., Worthington, E. L., Jr., Sandage, S. J. & Rye, M. S. (2018). Promoting forgiveness: Characteristics of the treatment, the clients, and their interaction. *Journal of Counseling Psychology, 65*,358–371.

Wade, N. G. & Tittler, M. V. (2020). Psychological interventions to promote forgiveness of others Review of empirical evidence. In E. L. Worthington & N. G. Wade (Hrsg.), *Handbook of forgiveness* (2. Aufl., S. 255–265). Routledge.

Wade, N. G., Hoyt, W. T., Kidwell, J. M. & Worthington, E. J. (2014). Efficacy of psychotherapeutic interventions to promote forgiveness: A meta-analysis. *Journal of Consulting and Clinical Psychology, 82*,154–170.

Wieselquist, J. (2009). Interpersonal forgiveness, trust, and the investment model of commitment. *Journal of Social and Personal Relationships, 26*, 531–548.

Wohl, M. J. A., DeShea, L. & Wahkinney, R. L. (2008). Looking within: Measuring state self-forgiveness and its relationship to psychological well-being. *Canadian Journal of Behavioural Science / Revue canadienne des sciences du comportement, 40*,1–10.

Woodyatt, L., Worthington, E. L., Wenzel, M. & Griffin, B. J. (2017). Orientation to the psychology of self-forgiveness. In L. Woodyatt, E. L. Worthington, M. Wenzel, & B. J. Griffin (Hrsg.), *Handbook of the psychology of self-forgiveness* (S. 3–16). Springer.

Worthington, E. L. (2005). *Handbook of Forgiveness.* Routledge.

Worthington, E. L. (2013). *Moving forward: Six steps to forgiving yourself and breaking free from the past.* Waterbrook Press.

Worthington, E. L. & Wade, N. G. (1999). The psychology of unforgiveness and forgiveness and implications for clinical practice. *Journal of Social and Clinical Psychology, 18*, 385–418.

Worthington, E. L. & Wade, N. G. (Hrsg.). (2020). *Handbook of forgiveness* (2. Aufl.). Routledge.

Wu, Q., Chi, P., Lin, X., Du, H., Zhou, N., Cao, H. & Liang, Y. (2020). Gratitude and satisfaction in romantic relationships: Roles of decisional forgiveness and emotional forgiveness. *Current Psychology.*

Zagrean, I., Russo, C., Fabio, M. D., Danioni, F. & Barni, D. (2020). Forgiveness and family functioning among young adults from divorced and married families. *Journal of Divorce & Remarriage, 61*,543–555.

Dankbarkeit fördern

24

Dirk Lehr und Henning Freund

Inhaltsverzeichnis

▶ Übungen und Programme zur Förderung von Dankbarkeit finden in Forschung und Praxis zunehmend Beachtung. Sie werden meistens als positiv und angenehm wahrgenommen, sind vergleichsweise einfach zu verstehen und durchzuführen, dabei auf zwischenmenschliche Beziehungen ausgerichtet und sie lassen sich gut mit anderen therapeutischen Maßnahmen kombinieren. Im ersten Teil des Kapitels werden aktuelle Fragen zur Definition von Dankbarkeit skizziert. Die Positive Psychologie, die Psychologie der Wertschätzung, neuere beziehungsorientierte Therapieansätze sowie die ressourcenorientierte Psychotherapie bieten Möglichkeiten der Verortung von Dankbarkeit. Im zweiten Teil wird mit Blick auf Indikationen ein Fallbeispiel gegeben und es werden transdiagnostische Therapien, Depression und Angststörungen, Traumfolgestörung, psychische Gesundheit bei chronischen körperlichen Erkrankungen, Alterspsychotherapie und das Ende des Lebens als mögliche Einsatzfelder vorgestellt. Es folgt eine Einführung zum Dankbarkeitstagebuch, Dankbarkeitsbrief

D. Lehr (✉)
Abteilung für Gesundheitspsychologie und Angewandte Biologische Psychologie, Leuphana Universität, Lüneburg, Deutschland
E-Mail: lehr@leuphana.de

H. Freund
Marburger Institut für Religion und Psychotherapie, Evangelische Hochschule TABOR, Marburg, Deutschland
E-Mail: henning.freund@eh-tabor.de

© Der/die Autor(en), exklusiv lizenziert durch Springer-Verlag GmbH, DE, ein Teil von Springer Nature 2022
R. Frank und C. Flückiger (Hrsg.), *Therapieziel Wohlbefinden*, Psychotherapie: Praxis,
https://doi.org/10.1007/978-3-662-63821-7_24

und -besuch als den bekanntesten Übungen. Ausführlicher wird das GET.ON Dankbarkeitstraining vorgestellt, ein umfassendes Programm insbesondere für Menschen, die zum Sorgen und Grübeln neigen. Abschließend wird auf therapeutische Herausforderungen bei der Förderung von Dankbarkeit eingegangen.

24.1 Einführung

24.1.1 Dankbarkeit in der Psychotherapie

In der Psychotherapie spielte das Thema Dankbarkeit lange Zeit kaum eine Rolle. Das kann daran liegen, dass Dankbarkeit oft in einem religiösen oder moralischen Zusammenhang geradezu eingefordert wurde und damit weltanschaulich gebunden schien. Zudem lief Dankbarkeit unterhalb des Radars der psychotherapeutischen Aufmerksamkeit, weil direkte Bezüge zu Störungsbildern oder Diagnosen nicht offensichtlich waren. In diesem Sinne zählte Dankbarkeit zu den „emotionalen Stiefkindern therapeutischen Handelns" (Kämmerer & Kapp, 2002). In den letzten 20 Jahren sind aber vor allem im anglo-amerikanischen Raum eine Fülle von Forschungsarbeiten entstanden, die einen robusten positiven Zusammenhang zwischen Dankbarkeit und Wohlbefinden nahelegen (Portocarrero et al., 2020). Mehrere Studien deuten positive Auswirkungen von relativ einfachen Dankbarkeitsübungen auf psychopathologische Symptome an. Diese Befundlage hat dazu geführt, dass Dankbarkeit zunehmend als Konzept und Interventionsmöglichkeit für die Psychotherapie entdeckt wird (Emmons & Stern, 2013; Freund & Lehr, 2020a).

24.1.2 Definitionen

Im Alltagsverständnis scheint für viele Menschen intuitiv klar zu sein, was Dankbarkeit ist.

Dagegen erweist sich Dankbarkeit aus wissenschaftlicher Perspektive überraschend komplex.

In der Psychologie wird Dankbarkeit meistens als Emotion in einer konkreten Situation (State) oder als Persönlichkeitseigenschaft (Trait) betrachtet. Emmons (2004) versteht Dankbarkeit beispielsweise als das momentane positive Gefühl beim Empfang einer unverdienten Wohltat von einem intentionalen Geber. Im Sinne einer überdauernden Persönlichkeitsdisposition definieren Wood et al., (2010, S. 891) dagegen Dankbarkeit als „Teil einer umfassenderen Lebensorientierung das Gute in der Welt wahrzunehmen und wertzuschätzen." Die Wertschätzung von einfachen Freuden und anderen Personen sowie ein Gefühl von Fülle im Leben zeichnen eine dankbare Persönlichkeit aus (Watkins, 2014).

In der Gegenüberstellung beider Definitionen kristallisieren sich die wesentlichen Fragen heraus, die bislang an das Konzept Dankbarkeit gestellt worden sind (Gulliford et al., 2013):

1. Ist Dankbarkeit ein dreiteiliges Konzept, das notwendigerweise aus Empfänger, Geber und Gabe besteht (A ist B dankbar für x)? Oder ist auch vorstellbar, dass Dankbarkeit gar keinen Adressaten des Danks braucht (A ist dankbar, dass x)?
2. Gibt es Unterschiede zwischen einer Dankbarkeit gegenüber Menschen, einer religiösen Dankbarkeit gegenüber einem personalen Gott und einer universellen Dankbarkeit gegenüber einem größeren Ganzen?
3. Ist Dankbarkeit ausschließlich ein positives Gefühl oder können sich unter Umständen auch negative Gefühlsqualitäten beim Empfänger einstellen?

Für die konkrete Anwendung in der Psychotherapie ist es günstig, ein möglichst breites Verständnis von Dankbarkeit zu entwickeln. So kann das gesamte Spektrum an dankbarkeitsrelevanten Situationen und persönlichen Perspektiven der Klienten für die Förderung von Wohlbefinden genutzt werden.

24.1.3 Verortung

Die Veröffentlichung des grundlegenden Werks der Positiven Psychologie „Character Strengths and Virtues: A Handbook and Classification" durch Peterson und Seligman (2004) dürfte wesentlich dazu beigetragen haben, dass Dankbarkeit zum Thema anwendungsorientierter Forschung zur psychischen Gesundheit geworden ist. Dankbarkeit wurde darin als eine von insgesamt 24 Charakterstärken identifiziert, die für das Wohlbefinden bedeutsam sind und gehörte zu denen, die hohe Zusammenhänge zur Lebenszufriedenheit aufwiesen (Park et al., 2004). Vor diesem Hintergrund wird Dankbarkeit oft der Positiven Psychologie zugeordnet (vgl. Kap. 13).

Einen eigenen Zugang wählte Philip Watkins in seinem Buch „Gratitude and the Good Life" (2014), der Dankbarkeit einer „Psychology of Appreciation" zuordnete und damit die Anerkennung und Wertschätzung des Guten im Leben betont. Wood und Tarrier (2010) sehen Dankbarkeit als ein Beispiel für ihren Ansatz der „Positive Clinical Psychology", bei der die Integration von sogenannten positiven Merkmalen in der Psychotherapie im Zentrum steht.

Bei Dankbarkeit spielen bedeutsame zwischenmenschliche Beziehungen eine zentrale Rolle. Diese thematische Fokussierung auf soziale Beziehungen hat Dankbarkeit mit anderen neuen psychotherapeutischen Ansätzen, wie Therapien zum Mitgefühl oder zu Vergebung bzw. Verzeihen (vgl. Kap. 23), gemeinsam.

Mit Blick auf die deutschsprachige Landschaft, kann Dankbarkeit stimmig in eine ressourcenorientierte und ressourcenaktivierende Psychotherapie eingeordnet werden (vgl. Kap. 5).

24.1.4 Modelle zur Dankbarkeit

In diesem Anschnitt werden drei Modelle und Theorien zur Dankbarkeit vorgestellt, die dabei helfen, das Verständnis von Dankbarkeit zu schärfen.

24.1.4.1 Find-Remind-Bind Theorie der Dankbarkeit

Auf der Grundlage der Broaden-and-Build Theory of Positive Emotions von Fredrickson (2004), in der Dankbarkeit primär als ein positives Gefühl betrachtet wird, das in zwischenmenschlichen Beziehungen entsteht, entwickelte Algoe (2012) die Find-Remind-Bind Theorie. Dabei stehen zwischenmenschliche Beziehungen im Zentrum, in denen Partner aufeinander eingehen, sich wertschätzen, ein Gespür für die Bedürfnisse des Gegenübers haben und darauf feinfühlig und angemessen reagieren. Dankbarkeit ist nach Algoe ein Gefühl, das sich immer dann einstellt, wenn erlebt wird, dass eine andere Person auf die eigenen Bedürfnisse eingeht und sich so verhält, dass das eigene Wohlbefinden steigt. In diesem Sinne ist das Erleben von Dankbarkeit ein Detektor von wertvollen Beziehungen (Find). Ebenso ermöglicht Dankbarkeit die Erinnerung an wertvolle Beziehungen (Remind). Solche wertvollen Beziehungen sind besonders wichtig, da sie Sicherheit in Krisenzeiten bieten und in guten Zeiten Weiterentwicklung und Aufblühen ermöglichen. Darüber hinaus motiviert Dankbarkeit, sich in einer ähnlichen Weise zu verhalten, die Bedürfnisse des anderen wahrzunehmen und Verantwortung für dessen Wohlbefinden zu übernehmen. Daher trägt Dankbarkeit nach Algoe zu der Festigung und Vertiefung von wertvollen Beziehungen bei (Bind).

24.1.4.2 Amplifying the Good Theorie der Dankbarkeit

Watkins (2014) entwarf einen Ansatz zu Dankbarkeit, bei dem kognitive Prozesse eine zentrale Rolle spielen. Er hat für die Wirkung von Dankbarkeit die Analogie eines Musikverstärkers und eines Vergrößerungsglases gewählt. Dankbarkeit verstärkt das Gute im Leben in ähnlicher Weise, wie ein elektrischer Verstärker die Stimme eines Sängers vom Mikrofon zu den Lautsprechern verstärkt. In einem anderen Bild wird Dankbarkeit mit einer Lupe verglichen, die all das vergrößert, was durch sie hindurch angeschaut wird. In seiner Amplifying the Good Theorie macht Watkins fünf Kernaussagen:

- Dankbarkeit verstärkt die Intensität, mit der Gutes in der Gegenwart erlebt wird.
- Dankbarkeit verstärkt das Gute in der Vergangenheit. Dankbarkeit regt dazu an, sich häufiger gute Erfahrungen in der Vergangenheit bewusst zu machen und diese mit einem stärkeren positiven Gefühl zu erinnern.
- Dankbarkeit verstärkt das Gute in zwischenmenschlichen Beziehungen. Sie trägt zu einer positiven Sicht auf Mitmenschen bei und motiviert andere sowie sich selbst in einer wohlwollenden Art und Weise gegenüber Mitmenschen zu verhalten.
- Dankbarkeit verstärkt das Gute in der eigenen Person in dem Sinne, dass Selbst-Akzeptanz und Selbst-Mitgefühl gestärkt werden.
- Dankbarkeit verstärkt die guten Aspekte, die selbst im Schlechten vorhanden sein können.

Dankbaren Personen fällt es leichter, schwierige Erlebnisse in einer Art und Weise zu bewerten, die Raum für positive Aspekte eröffnet.

24.1.4.3 A4Gratitude and Personality │Culture Modell von Dankbarkeit

Freund und Lehr (2020b) entwickelten ein Modell von Dankbarkeit als Emotion, bei der Aufmerksamkeits- (Attention) und Bewertungsprozesse (Appraisal), Gefühlsanteile (Affect) sowie Handlungsimpulse (Action) eine Rolle spielen (Abb. 24.1). Die Art und Weise, wie Dankbarkeit empfunden wird, hängen mit der kognitiven Bewertung der Gabe, des Gebers und der Beziehung zum Geber zusammen. In den meisten Fällen ist Dankbarkeit mit positiven Gefühlen, wie Freude oder Glück, verbunden. Dennoch können je nach Bewertung auch negative Gefühle, wie Schuld oder Scham, entstehen. Typische Handlungsimpulse sind, Dankbarkeit di-

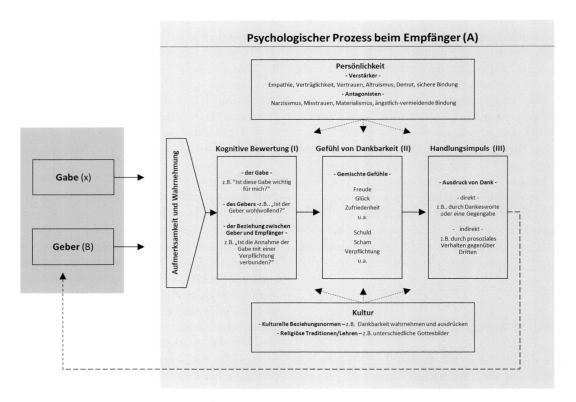

Abb. 24.1 A4Gratitude and Personality │Culture Modell von Dankbarkeit als Emotion (modifiziert nach Freund & Lehr, 2020b)

rekt gegenüber dem Wohltäter oder indirekt durch prosoziales Handeln gegenüber anderen auszudrücken.

Bestimmte Persönlichkeitsdispositionen *(Personality),* wie Vertrauen oder ein sicherer Bindungsstil, können es für den Empfänger wahrscheinlicher machen, Dankbarkeit positiv zu erleben. Andere Persönlichkeitszüge, wie Narzissmus oder Misstrauen, können das Empfinden von Dankbarkeit beeinträchtigen. Die Erfahrung von Dankbarkeit wird auch von kulturellen Normen und religiösen Traditionen beeinflusst *(Culture).* Das Modell macht die komplexen psychologischen Prozesse verständlich, die ein positives Empfinden von Dankbarkeit und damit Wohlbefinden bewirken.

24.2 Interventionen zur Dankbarkeit

24.2.1 Indikationen

24.2.1.1 Transdiagnostische Einsatzfelder

Interventionen zur Förderung von Dankbarkeit lassen sich gut in verschiedene Psychotherapieverfahren integrieren. In besonderem Maße bieten sich dafür die kognitive Verhaltenstherapie, die Existenzielle Psychotherapie und die Interpersonelle Psychotherapie an. Prinzipiell sind Dankbarkeitsinterventionen nach sorgfältiger Prüfung bei sehr vielen Störungsbildern und psychologischen Problemstellungen einsetzbar. Beispielsweise konnte das Führen eines Dankbarkeitstagebuches erfolgreich in ein Therapieprogramm zur Behandlung der Insomnie integriert werden, das mit Bettzeitrestriktion, Stimuluskontrolle und Schlafhygiene die etablierten Bausteine der kognitiven-Verhaltenstherapie der Insomnie (KVT-I) enthält (Thiart et al., 2015). Im Rahmen der KVT-I stellt das Dankbarkeitstagebuch eine Möglichkeit dar, Grübeln und das damit einhergehende Hyperarousal in den Abendstunden zu reduzieren und kann andere Therapiebausteine stimmig ergänzen.

Über transdiagnostischen Einsatzfelder hinaus, konzentriert sich die Forschung besonders auf depressive Erkrankungen, Traumafolgestörungen und chronische körperliche Erkrankungen. Dies mag auf den ersten Blick erstaunen. Es sind doch gerade diese Störungsbilder, die einen wohlwollenden und wertschätzenden Blick auf das Gute in der Welt auf eine nachvollziehbare Belastungsprobe stellen. Andererseits gewinnt das Thema Dankbarkeit gerade durch diese Herausforderung eine besondere Bedeutung.

24.2.1.2 Depression und Angst

Dankbarkeitsinterventionen können perseveratives Denken, wie Sorgen und Grübeln, reduzieren und tragen somit zum Rückgang von Angst und depressiven Symptomen bei (Heckendorf et al., 2019). Deshalb empfiehlt sich ihr Einsatz bei Generalisierten Angststörungen und bei Depressionen. Darüber hinaus kann Dankbarkeit die Aufmerksamkeit für angenehme Ereignisse erhöhen und positive Neubewertungen anregen. Diese psychologischen Mechanismen erklären die antidepressive Wirkung von Dankbarkeit (Watkins, 2014). Bei mittelschweren bis schweren depressiven Störungsbildern ist jedoch der Einsatz wahrscheinlich kontraindiziert. Durch die starke Verstimmung und die kognitiven Verzerrungen könnten Dankbarkeitsübungen zur Belastung werden und das Gefühl des Versagens noch verstärken.

24.2.1.3 Traumafolgestörung

Für Menschen mit Traumaerfahrung sollten Interventionen zur Förderung von Dankbarkeit zunächst unterbleiben, um die Bedrohungserfahrung und den Zerbruch des Vertrauens in andere Menschen und eine berechenbare Welt ausreichend zu würdigen. Im längeren Verlauf einer Therapie könnten aber von den Klienten Signale ausgehen, die die Bereitschaft zur wertschätzenden Neubewertung von Leben und Menschen anzeigen. Diese „therapeutischen Fenster" können behutsam genutzt werden, um einen dankbaren Blick auf Gutes zu richten, ohne die Erschütterung durch das Trauma zu negieren. In der Forschung wurde Dankbarkeit neben Vergebung als wichtiges Element des Konzeptes

„Posttraumatic Growth" thematisiert (Tedeschi & Calhoun, 2004). Dankbare Menschen erhalten mehr soziale Unterstützung, die wiederum für „Postraumatic Growth" elementar ist.

24.2.1.4 Chronische körperliche Erkrankungen

Langandauernde körperliche Krankheiten führen oft zu deutlichen Einbußen der Lebensqualität und Lebenserwartung. Deshalb gehen sie häufig mit psychischen Störungen einher. Eine mögliche Perspektive könnte in der Aussöhnung mit den bisherigen Ansprüchen an das Leben und einer reduzierten Lebenserwartung bestehen. Die Akzeptanz der eigenen Krankheit ist eine wichtige Voraussetzung für das Erleben von Dankbarkeit. Diese Betrachtungsweise ermöglicht dann vielleicht auch einen Perspektivwechsel – weg von der Defizit- und Einschränkungsfokussierung – hin zu einer aktiveren und bewussteren Auseinandersetzung mit den verbleibenden Gestaltungsspielräumen im Leben. Diese Sichtweise sollte aber keinesfalls zu früh in der Behandlung erkundet werden und es verbietet sich auch einen objektiven Sinn der Erkrankung herauszuarbeiten, für den man dankbar sein könnte.

24.2.1.5 Alterspsychotherapie und das Ende des Lebens

Dankbarkeit hat eine besondere Bedeutung für die sozio-emotionale Situation von älteren Menschen. Die Wahrnehmung eines begrenzten Lebenszeithorizonts im Alter führt zu einer Priorisierung von Beziehungen, die als nah und emotional wohltuend erlebt werden. Der Ausdruck von Dankbarkeit trägt wesentlich dazu bei, engere Beziehungsbande auf Dauer zu festigen. Allemand und Hill (2016) konnten zeigen, dass nicht das chronologische Alter maßgebend für das Ausmaß an Dankbarkeit ist, sondern viel mehr die subjektive Wahrnehmung der noch verbleibenden Zeit und Möglichkeiten im Leben. Es gibt durchaus Hinweise dafür, dass die Auseinandersetzung mit Tod und Sterben Dankbarkeit fördern kann. Das Bewusstsein für die eigene Sterblichkeit kann zu einer größeren Wertschätzung und Dankbarkeit für das bisherige

Leben beitragen. Dankbarkeit scheint also ein Konzept zu sein, das in der Psychotherapie mit Älteren einen zentralen Platz einnehmen könnte (Freund, 2021). Die Beschäftigung mit Dankbarkeit sollte allerdings genügend Raum für das Äußern von Trauergefühlen und Verzweiflung aufgrund von Verlusterfahrungen und existenzieller Angst lassen.

Fallbeispiel

Eine 61 jährige Lehrerin hat vor kurzem die Diagnose einer Parkinson-Erkrankung erhalten. Die Verzweiflung darüber und auch die sich abzeichnenden körperlichen Einschränkungen haben zu einer depressiven Anpassungsstörung geführt. Sie beginnt deshalb eine ambulante Verhaltenstherapie, in der sie aber zunächst gar nicht über die Erkrankung sprechen will. Behutsam gelingt es der Therapeutin immer wieder die emotionale Verarbeitung der Erkrankung zur Sprache zu bringen. In den kommenden Monaten kann die Klientin immer mehr ihre Trauer und Wut über die sich verändernde Lebensqualität zum Ausdruck bringen. Eines Tages kommt sie etwas gelöster zur Therapie. Sie hat zu Hause aufgeräumt und alte Fotos von ihren Reisen gefunden. Gemeinsam schauen sie sich die Fotos an und die Klientin äußert von sich aus Dankbarkeit für diese schönen Erfahrungen. Die Therapeutin ermutigt die Klientin anhand der Übung *„Meilensteine der Dankbarkeit"* (s. 24.2.4) weitere positive Ereignisse aus ihrer Biografie zu sammeln. So gestärkt gelingt auch in den kommenden Sitzungen ein Blick nach vorn. Das Thema der eigenen Endlichkeit, aber auch Ideen, wie sie die nächsten Jahre gut nutzen möchte, kommen dabei zur Sprache. Die Klientin beschließt, mehr Zeit mit ihren Kindern und Enkelkindern zu verbringen, die weiter weg wohnen. Die vorzeitige Pensionierung verschafft ihr auch die zeitlichen Ressourcen diese wohltuenden Beziehungen weiter zu intensivieren. Sie ist dankbar für diesen emotionalen Halt, gerade auch angesichts ihrer fortschreitenden Erkrankung. ◄

24.2.2 Übungen zur Dankbarkeit

Für die Beliebtheit von Übungen zur Dankbarkeit führen Davis und Kollegen (2016) eine Reihe von Gründen an:

▶ Übungen zur Dankbarkeit sind vergleichsweise einfach zu verstehen und durchzuführen, werden meistens als positiv und angenehm wahrgenommen, sind auf bedeutsame zwischenmenschliche Beziehungen ausgerichtet, lassen sich gut mit anderen therapeutischen Maßnahmen kombinieren und scheinen längerfristig das Erleben von Glück zu begünstigen.

Diese Übungen können damit einen Weg aus der hedonistischen Tretmühle anbieten, welche die Beobachtung beschreibt, dass Menschen nach einem positiven Erlebnis nur kurzzeitig Glück erleben und schnell wieder auf das Ausgangsniveau des Befindens zurückkehren.

▶ Übungen zur Dankbarkeit lassen sich danach unterscheiden, ob das Wahrnehmen von Gutem (z. B. Dankbarkeitstagebuch) oder der Ausdruck von Dank (z. B. Dankbarkeitsbrief oder -besuch) im Fokus steht.

Das Dankbarkeitstagebuch und seine Effekte auf die psychische Gesundheit wurden in der vielzitierten Publikation von Emmons und McCullough in 2003 erstmals in einer Studienreihe untersucht. In der Folge wurde das Tagebuch bislang am intensivsten erforscht (Davis et al., 2016). Auch wenn frühe Studien aktuellen Standards an ein Studiendesign nicht mehr vollständig gerecht werden, zeigten sich Hinweise auf die positiven Effekte für ein regelmäßiges Führen eines Dankbarkeitstagebuches in unterschiedlichen Zielgruppen, z. B. bei Patienten mit chronischer körperlicher Grunderkrankung.

Zum Führen eines Dankbarkeitstagebuchs schlug Watkins (2014, S. 227) die folgende Instruktion vor:

> „Gehe noch einmal die letzten 48 h im Geiste durch und erinnere Dich an drei Dinge, die in diesem Zeitraum gut gelaufen sind … Nimm Dir Zeit, um aufzuschreiben, wie Dich die einzelne Erfahrung oder das Ereignis dankbar gemacht hat." (Übersetzung H. Freund).

Dabei ist es wichtig zu betonen, dass sowohl kleine als auch große Anlässe zur Dankbarkeit gemeint sind. Während erste Studien als Ziel die Auflistung von fünf Dankmomenten als Ziel für das Tagebuch nennen, gehen jüngere Studien entweder auf eine geringere Anzahl herunter, wie z. B. drei, oder verzichten ganz auf eine Zielmarke, um Leistungsdruck zu vermeiden. Unter Berücksichtigung der jeweiligen Lebenssituation, Motivation und Selbstmanagementkompetenzen sollte individuell vereinbart werden, an wie vielen Tagen in der Woche das Dankbarkeitstagebuch geführt wird. Vor dem Hintergrund erster Befunde zu Dankbarkeit und Schlafqualität bietet sich das Führen des Dankbarkeitstagebuches in den Abendstunden an, sodass der zurückliegende Tag mit all seinen Facetten noch einmal mit einer Dankbarkeitsperspektive in den Blick genommen werden kann. In diesem Sinne kann das Dankbarkeitstagebuch zu einem Abend- oder Zubettgeh-Ritual werden.

Im GET.ON Dankbarkeitstraining (s. u.) ist das Dankbarkeitstagebuch ein zentraler Baustein im Trainingskonzept. In Ergänzung zu einem schriftlichen Tagebuch wird jedoch die emotionale Bedeutung von Bildern betont. Entsprechend wurde eine App entwickelt, die das Sammeln von Dankmomenten sowohl mittels Notizen als auch Fotos erlaubt. Bilder können auf andere Art und Weise gute Erinnerungen festigen und positive Gefühle verstärken. In einem angeleiteten meditativen Tagesrückblick können Notizen und Bilder dazu dienen, das Gefühl von Dankbarkeit zu erleben und die entsprechenden Erlebnisse auf sich wirken zu lassen. In einer Galerie werden alle Rückblicke gesammelt. Tagebucheinträge oder Fotos können an andere verschickt werden, um sich für etwas zu bedanken und seine Freude mit anderen zu teilen.

Die Effekte des Ausdrucks von Dankbarkeit auf die psychische Gesundheit wurden in der ebenfalls sehr breit rezipierten Studie von Seligman und Kollegen (2005) untersucht. Dabei wurden Personen gebeten innerhalb von einer Woche einen Brief an eine Person zu schreiben, die einem etwas Gutes getan hat und bei der man sich noch nicht ausreichend bedankt hat. Dieser Brief sollte persönlich übergeben werden. Es zeigten sich günstige Effekte in Bezug auf die Steigerung des Wohlbefindens und die Reduktion depressiver Beschwerden. In nachfolgenden Studien fanden sich auch positive Effekte für das Schreiben eines Dankbarkeitsbriefes mit und ohne einen Dankbarkeitsbesuch. Für die praktische Durchführung von Brief und Besuch empfiehlt Watkins (2014, S. 229 f.) die folgende Instruktion:

„Die meisten von uns genießen ein Dankeschön für eine gute Arbeit oder für einen Gefallen, den man einem Freund getan hat. Die meisten von uns denken ebenfalls daran, anderen „Danke" zu sagen. Aber manchmal ist unser „Dankeschön" so beiläufig oder schnell gesagt, dass es kaum bemerkt wird und daher wenig Bedeutung hat. In dieser Übung hast Du die Möglichkeit, Deine Dankbarkeit auf sehr bedachte und besondere Art und Weise zum Ausdruck zu bringen. Denke an die Menschen – Eltern, Freunde, Lehrer, Kollegen und so weiter -, die besonders freundlich und wohlwollend zu dir waren und bei denen Du Dich nie richtig bedanken konntest. Wähle eine Person, die Du für ein persönliches Gespräch in der nächsten Woche treffen könntest. Deine Aufgabe ist es, einen Dankesbrief an diese Person zu schreiben und diesen Brief persönlich zu übergeben. Der Brief sollte ganz konkret zum Ausdruck bringen, was sie oder er getan hat, das Dein Leben zum Guten beeinflusst hat. Mach etwas Schönes daraus! Es ist wichtig, dass Du ihn oder sie persönlich triffst. Erzähle dieser Person jedoch nichts über den Zweck dieses Treffens. Diese Übung macht viel mehr Spaß, wenn es eine Überraschung für

die Person ist, der du dankst." (Übersetzung H. Freund).

24.2.3 Programme zur Dankbarkeit

In den ersten Jahren der Forschung zu Dankbarkeit und psychischer Gesundheit wurden einzelne Übungen zur Dankbarkeit untersucht. Inzwischen sind auch strukturierte Trainingsprogramme zur Förderung von Dankbarkeit zu finden.

Mit dem GET.ON Dankbarkeitstraining wurde ein Programm entwickelt, das für den Bereich indizierte Prävention bis Psychotherapie gedacht ist. Es wurde in mehreren Studien auf seine Wirksamkeit überprüft (Heckendorf et al., 2019; Lehr & Freund, 2020). Es umfasst bewährte Übungen zur Dankbarkeit, bekannte therapeutische Interventionen, die im Hinblick auf Dankbarkeit adaptiert wurden sowie neu entwickelte Übungen. Einzelne Übungen fokussieren jeweils die kognitiven, emotionalen oder verhaltensorientierten sowie die sozialen Aspekte von Dankbarkeit. Auf diese Weise wird dem Facettenreichtum von Dankbarkeit Rechnung getragen. Die Integration von 16 Übungen zu einem Trainingsprogramm ist ein zentraler Unterschied zu bisherigen Ansätzen, die sich auf jeweils eine einzelne Übung, wie z. B. das Dankbarkeitstagebuch, konzentrierten.

Das Dankbarkeitstraining wurde zuerst als ein internetbasiertes Training mit begleitender App konzipiert und liegt inzwischen auch als therapeutisches Manual mit Arbeitsmaterialien vor. Es richtet sich primär an Menschen, die zum Grübeln und Sorgen neigen. Während die digitale Variante sowohl mit therapeutischer Unterstützung als auch in einer Selbsthilfe-Version angeboten werden kann, richtet sich das therapeutische Manual an einzel- oder gruppentherapeutische Formate.

Mit der Aufwärtsspirale von Dankbarkeit und Wohlbefinden (Abb. 24.2) wurde ein allgemeinverständliches Modell der Dankbarkeit entwickelt, dem der inhaltliche Aufbau des Trainings bzw. das Ineinandergreifen seiner einzelnen Übungen folgen. Das Training umfasst fünf Einheiten, die im Folgenden näher beschrieben werden.

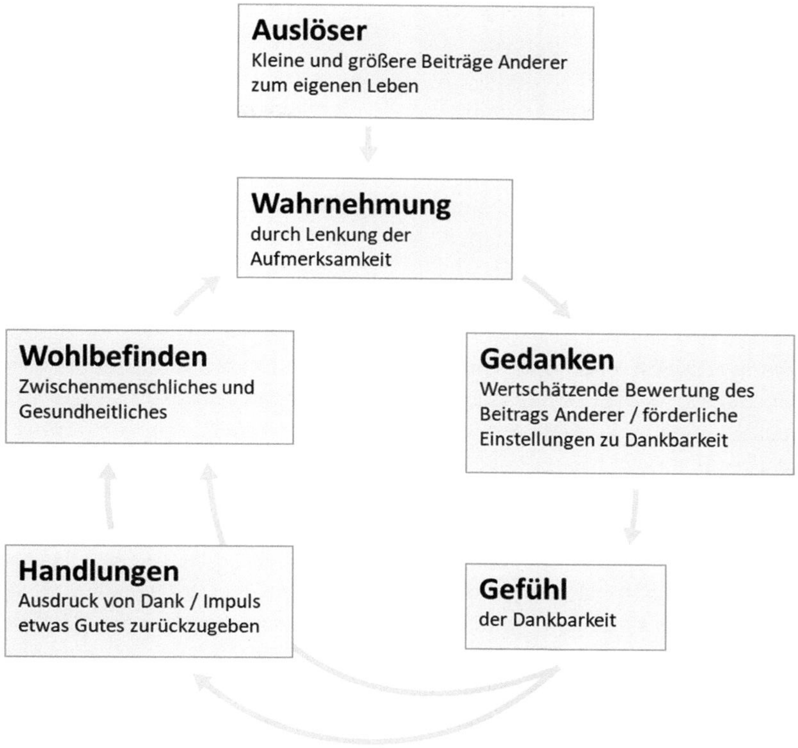

Auslöser
Kleine und größere Beiträge Anderer
zum eigenen Leben

Wahrnehmung
durch Lenkung der
Aufmerksamkeit

Wohlbefinden
Zwischenmenschliches und
Gesundheitliches

Gedanken
Wertschätzende Bewertung des
Beitrags Anderer / förderliche
Einstellungen zu Dankbarkeit

Handlungen
Ausdruck von Dank / Impuls
etwas Gutes zurückzugeben

Gefühl
der Dankbarkeit

Abb. 24.2 *Aufwärtsspirale von Dankbarkeit und Wohlbefinden (modifiziert nach Lehr & Freund, 2020)*

- **Gutes wahrnehmen – die erste Trainingseinheit**

In der ersten Trainingseinheit geht es darum, ein Verständnis von Dankbarkeit zu vermitteln. Dabei wird betont, dass das positive Gefühl von Dankbarkeit dazu anregt, den eigenen Gedankenhorizont zu erweitern, neue Verhaltensweisen auszuprobieren und sich auf diese Art und Weise persönlich weiterzuentwickeln. Ebenso wird hervorgehen, dass Dankbarkeit ein Gefühl ist, welches primär in sozialen Beziehungen entsteht, diese aufrecht erhält und vertieft. Schließlich wird die Selektivität menschlicher Aufmerksamkeit und Wahrnehmung herausgearbeitet und die aktive Rolle des Einzelnen betont, auf positive Ereignisse willentlich zu achten. Dabei wird die Aufwärtsspirale von Dankbarkeit und Wohlbefinden eingeführt. In einer ersten Übung werden verschiedene Lebensbereiche betrachtet und Aspekte benannt, für die Dankbarkeit erlebt wird. Unter der Überschrift der Nebenwirkungen von Dankbarkeit wird auf nicht hilfreiche Intentionen eingegangen, mit denen ein Dankbarkeitstraining genutzt werden könnte, z. B. zur Vermeidung von berechtigter Trauer und Enttäuschung. Schließlich wird das Dankbarkeitstagebuch mit meditativen Tagesrückblicken eingeführt, um die Aufmerksamkeit auf alltägliche Dankbarkeitsmomente zu richten und ihre Wahrnehmung zu fördern.

- **Dankbarkeit erleben – die zweite Trainingseinheit**

In der zweiten Einheit werden die emotionalen Aspekte von Dankbarkeit thematisiert. Zunächst wird die emotionale Vielfältigkeit des Dankbarkeitsgefühls angesprochen. Anhand von beispielhaften Dankmomenten wird herausgearbeitet, ob und in welcher Intensität neben den angenehmen Gefühlsqualitäten, wie z. B. Freunde, Verbundenheit oder Wertschätzung, auch unangenehme Gefühlsqualitäten vorhanden sind, wie z. B. Scham, in der Schuld stehen oder Misstrauen. Im Zentrum der Einheit steht das Erleben von Dankbarkeit mit allen Sinnen. Durch eine Imaginationsübung zu biografisch bedeutsamen Dankbarkeitserlebnissen werden insbesondere visuelle Eindrücke genutzt, um das Gefühl von Dankbarkeit zu intensivieren. Es werden weitere Übungen eingeführt, wie das Dankbarkeitsgefühl durch die Nutzung innerer Bilder, Körpergefühl und Körperausdruck, das Hören oder Musizieren verstärkt werden kann. Die Einheit endet mit einem edukativen Teil zum Zusammenhang von Dankbarkeit, Sorgen und Grübeln.

- **Gutes empfangen und annehmen – die dritte Trainingseinheit**

In der dritten Einheit stehen zunächst die kognitiven Aspekte von Dankbarkeit im Mittelpunkt. Es geht darum, Einstellungen zu identifizieren, die das Erleben von Dankbarkeit reduzieren oder ganz verhindern. Dazu gehört z. B. die Einstellung, man solle nur dann dankbar sein, wenn andere etwas ganz besonders für mich getan haben oder hinter dem Guten von anderen stecke im Zweifel eine manipulative Absicht. Ziel ist es, alternative Einstellungen zu formulieren, die das Erleben von Dankbarkeit erleichtern und diese durch Übungen im Alltag zu festigen. Dazu werden Standardmethoden der kognitiven

Therapie und Verhaltensexperimente eingesetzt. Den biografischen Aspekt der vorherigen Einheit fortführend, werden die „Meilensteine der Dankbarkeit" erarbeitet. Dabei werden Erlebnisse, Begegnungen oder Lebensphasen markiert, in denen Dankbarkeit entweder zum damaligen Zeitpunkt oder aus einer rückblickenden Perspektive erlebt wurde bzw. wird.

- **Dankbarkeit zum Ausdruck bringen – die vierte Trainingseinheit**

Während in den bisherigen Einheiten das Wahrnehmen von positiven Momenten im Zentrum stand, kommt nun der Ausdruck von Dankbarkeit hinzu. Grundlage des Ausdrucks von Dankbarkeit ist es, den Gebenden oder die Quelle des Guten zu bestimmen und genauer zu beschreiben, wofür man dankbar ist. Ziel von Übungen ist es, die mit dem Gefühl der Dankbarkeit verbundene Verhaltenstendenz wahrzunehmen und entsprechend zu handeln, d. h. den Dank zum Ausdruck bringen. Dabei wird hervorgehoben, dass Dankbarkeit auf sehr verschiedene und kreative Art und Weise zum Ausdruck gebracht werden kann. Entsprechend bietet der Ausdruck von Dankbarkeit die Möglichkeit, neue und ungewohnte Wege zu wählen, um das eigene Repertoire zum Ausdruck von Dankbarkeit zu erweitern und sich weiterzuentwickeln. In diesem Kontext werden der Dankbarkeitsbrief und der Dankbarkeitsbesuch eingeführt.

- **Dankbarkeit im Alltag festigen – die fünfte Trainingseinheit**

Diese Einheit fokussiert die im Verlauf des Trainings gesammelten positiven Erfahrungen, die in jeder Einheit in Form einer Postkarte an sich selbst festgehalten wurden. In einer letzten neuen, aus der Paartherapie adaptierten Übung, geht es darum, andere Personen, z. B. Freunde, Partner, Kinder oder Eltern, zu einem ausgewählten Zeitpunkt zu beobachten und dabei zu

„erwischen" wie diese einen guten Beitrag zum eigenen Leben leisten. Im Zentrum der Einheit steht die Frage, wie Dankbarkeit dauerhaft Teil des Alltags werden kann und welche der Übungen des Trainings die Teilnehmenden längerfristig beibehalten möchten.

24.2.4 Evidenz zur Förderung von Dankbarkeit

Seit den ersten Untersuchungen zur Wirksamkeit des Dankbarkeitstagebuchs und -besuchs in den frühen 2000er Jahren, sind zahlreiche Studien publiziert worden, die inzwischen auch umfangreichere Dankbarkeits-Programme umfassen. Die untersuchten Interventionen, Anwendungsbereiche, Zielgruppen und Erfolgskriterien sind auffallend vielfältig. Manche Studien untersuchen Selbsthilfeansätze, andere beziehen therapeutischen Kontakt zur Durchführung ein. Während sich die ersten Studien auf junge und gesunde Menschen, insbesondere Studierende beschränkten, liegen inzwischen Studien zu Dankbarkeitsinterventionen bei Berufstätigen in belastenden Arbeitssituationen, Patienten mit chronischen neuromuskulären Erkrankungen, Frauen mit Körperunzufriedenheit, Menschen mit erhöhter Sorgenneigung, Personen mit ausgeprägtem perseverativem Denken, Menschen mit gestörtem Schlaf, Personen auf der Warteliste für Psychotherapie, Patientinnen mit Brustkrebs, Patientinnen mit Gebärmutterhalskrebs oder bei Strafgefangenen vor. Dies verweist einerseits auf die vielfältigen Einsatzmöglichkeiten von Übungen bzw. Programmen zur Dankbarkeit. Andererseits verdeutlicht dies, dass es derzeit nicht „das" Programm zur Förderung von Dankbarkeit gibt.

Trotz der erheblichen Heterogenität der untersuchten Interventionen, wurden die entsprechenden Studienergebnisse mittels metaanalytischer Methoden statistisch zusammengefasst (Davis et al., 2016; Dickens, 2017). Der sprichwörtliche Vergleich von Äpfeln und Bir-

nen stellt jedoch ein Problem dar und limitiert die Interpretierbarkeit derzeitiger Metaanalysen erheblich. Vor dem Hintergrund des aktuellen Forschungsstandes empfiehlt es sich, Studien jeweils einzeln zu betrachten und die Übertragbarkeit des Vorgehens sowie der Ergebnisse auf den eigenen Kontext zu bewerten. Eine Grundlage dafür bietet die narrative Übersicht zu Interventionsstudien von Lehr (2020). Erfreulicherweise ist in den letzten Jahren ein Trend zu methodisch hochwertigeren Studien zu beobachten, die verlässlichere Aussagen zur Wirksamkeit erlauben.

▶ Nach dem aktuellen Forschungsstand besteht insgesamt Grund zu zurückhaltendem Optimismus, dass Übungen und Trainings zur Dankbarkeit die psychische Gesundheit fördern können.

Auf welche Art und Weise die Interventionen ihre Wirkung entfalten, ist noch weitgehend unbekannt. Die Ergebnisse einer Studie von Heckendorf und Kollegen (2019) weisen entsprechend dem Dual-Pathway Modell darauf hin, dass sich der Effekt auf depressive Beschwerden und Ängste über einen ressourcenstärkenden (Aufbau von Resilienz) und einen risikoreduzierenden (Reduktion von perseverativem Denken) Pfad vermittelt.

24.2.5 Herausforderungen bei der Förderung von Dankbarkeit

Bei der Förderung von Dankbarkeit durch Therapie sind Schwierigkeiten und Risiken nicht ausgeschlossen. Deshalb sollten Nutzen und potenzielle Nebenwirkungen dankbarkeitsbezogener Interventionen sorgsam abgewogen werden.

Eine potenzielle Nebenwirkung ist das Übergehen von berechtigten und situationsangemessenen negativen Emotionen wie Traurigkeit, Enttäuschung oder Ärger. Diese eher unangenehmen Emotionen haben wichtige Funktionen in der Bewältigung von Krisen und Herausforderung. Sie besitzen eine transformative Kraft, wenn man sich nicht dauernd in ihnen einrichtet.

▶ Die Würdigung von Erschütterung, Verletzung und Leid ist konzeptionell und zeitlich vor der Wahrnehmung und Wertschätzung des Guten in der Welt einzuordnen.

Unter Umständen kann die Förderung von Dankbarkeit auch zu einer Verstärkung von negativen Gefühlen wie Schuld-, Scham oder Verpflichtungsgefühlen führen. Das „*A4Gratitude and Personality | Culture Modell*" von Dankbarkeit als Emotion (Freund & Lehr, 2020b) legt nahe, dass bestimmte kognitive Bewertungen oder mit der Persönlichkeit bzw. Kultur verbundene Grundüberzeugungen auch mit negativen Gefühlen einhergehen können. Beispiele für solche Kognitionen könnten sein: „*Ich habe es nicht verdient, etwas Gutes zu empfangen*", „*Ich muss alles Gute auch in gleichem Maße zurückerstatten*" oder „*Wenn ich die Gabe annehme, gerate ich in ein Abhängigkeitsverhältnis zum Geber*". In diesen Fällen ist es ratsam, diese Grundüberzeugungen oder kulturelle Normen zunächst zu orten und dann mit dem Klienten in ihrer Funktionalität zu diskutieren.

Die Ausrichtung der Aufmerksamkeit auf das Gute sollte die aktive Auseinandersetzung mit veränderbaren Problemen im Leben nicht behindern. Es ist manchmal ein schmaler Grat, der zwischen dankbarer Zufriedenheit und zufriedener Tatenlosigkeit verläuft. Der Diktator Stalin fürchtete das antirevolutionäre Potenzial von Dankbarkeit so sehr, dass von ihm der Satz „*Dankbarkeit ist eine Krankheit an der Hunde leiden*" überliefert ist. Aus der Sicht der Positiven Psychologie kann es allerdings ratsam sein, positive Gefühle wie Dankbarkeit zu stärken. Wohlbefinden und eine positive Grundstimmung können Kraftquelle für das Angehen und Lösen von Problemen sein.

Der positive Zusammenhang von Dankbarkeit und Wohlbefinden wirft unweigerlich die Frage nach den zugrundeliegenden Motiven für die Dankbarkeit auf. Zu unterscheiden

ist hier eine extrinsisch motivierte Dankbarkeit (z. B. Ich führe eine Dankbarkeitstagebuch, damit es mir bald besser geht) von einer intrinsischen Dankbarkeit (z. B. Ich führe ein Dankbarkeitstagebuch, weil ich überzeugt bin, dass mein Leben voll von unentdeckten guten Dingen ist). Der Dankbarkeitsforscher Phillip Watkins drückt diesen Unterschied so aus: „im Kern ist Dankbarkeit eine auf den Anderen fokussierte Emotion und intrinsische Dankbarkeit ist immer auf den Geber ausgerichtet. Dankbarkeitsinterventionen, die die Beschäftigung mit dem eigenen Selbst fördern, müssen zwangsläufig nach hinten losgehen" (Watkins, 2014, S. 238). Diese „Stolpersteine" treten in der Praxis auf, wenn Klienten nur für Dinge dankbar sind, die sie selbst geschafft haben. Problematisch kann auch die instrumentelle Erwartung sein, dass Dankbarkeit wie ein antidepressives Medikament genutzt werden könnte. In diesen Fällen ist es sinnvoll, sich vor Augen zu führen: Dankbarkeit bedeutet nicht nur die Wahrnehmung und Wertschätzung des Guten in der Welt (s. Definitionen 24.1.2), sondern auch die Anerkennung der Tatsache, dass wir Empfänger von Gutem sind, das wir selbst nicht schaffen können.

24.3   Resümee

Inzwischen liegen genügend Befunde vor, die zu einer stärkeren Berücksichtigung von Dankbarkeit in der Therapie ermutigen. Dazu bedarf es einer gut reflektierten Annäherung an das Thema Dankbarkeit, das sich auf den zweiten Blick als überraschend vielschichtig und theoretisch anspruchsvoll präsentiert. Gerade in der therapeutischen Arbeit ist die Kunst des richtigen Zeitpunkts entscheidend: Wann gilt alle Aufmerksamkeit auf Leid und Verlust zu richten und wann geht es darum einzuüben, das Gute in der Welt wahrzunehmen und wertzuschätzen. Unter den vielfältigen Möglichkeiten, Dankbarkeit zu fördern, ist das Dankbarkeitstagebuch am bekanntesten.

▶ Im Sinne der Selbsterfahrung bietet das Dankbarkeitstagebuch eine gute Möglichkeit, Erfahrungen zu sammeln und einen eigenen Zugang zum Thema zu finden.

Gleichzeitig bietet es sich als einen ersten Schritt an, um das therapeutische Repertoire um Interventionen zu erweitern, die auf eine Förderung von Dankbarkeit abzielen. Inwieweit im deutschsprachigen Raum die Berücksichtigung von Dankbarkeit in der Therapie den Kinderschuhen entwächst, werden die kommenden Jahre zeigen. Eine Rolle wird dabei spielen, ob neben dem Einsatz von einzelnen Übungen zur Dankbarkeit auch umfassendere, strukturierte Programme zur Förderung von Dankbarkeit angeboten und angenommen werden, z. B. im Rahmen von gruppentherapeutischen Settings. Auf der Grundlage der vorgestellten Übungen und Programme wollen die Autoren dazu ermutigen, diese kreativ für die eigenen Settings weiterzuentwickeln und auszuprobieren.

Literatur

Algoe, S. B. (2012). Find, remind, and bind: The functions of gratitude in everyday relationships. *Social and personality psychology compass, 6*(6), 455–469.

Allemand, M., & Hill, P. L. (2016). Gratitude from early adulthood to old age. *Journal of personality, 84*(1), 21–35.

Davis, D. E., Choe, E., Meyers, J., Wade, N., Varjas, K., Gifford, A., et al. (2016). Thankful for the little things: A meta-analysis of gratitude interventions. *Journal of counseling psychology, 63*(1), 20–31.

Dickens, L. R. (2017). Using gratitude to promote positive change: A series of meta-analyses investigating the effectiveness of gratitude interventions. *Basic & applied social psychology, 39*(4), 193–208.

Emmons, R. A. (2004). The psychology of gratitude an introduction. In R. A. Emmons & M. McCullough (Hrsg.), *The psychology of gratitude* (S. 3–16). Oxford Univ. Press.

Emmons, R. A., & McCullough, M. E. (2003). Counting blessings versus burdens: An experimental investigation of gratitude and subjective well-being in daily life. *Journal of personality and social psychology, 84*(2), 377–389.

Emmons, R. A., & Stern, R. (2013). Gratitude as a psychotherapeutic intervention. *Journal of clinical psychology, 69*(8), 846–855.

Fredrickson, B. L. (2004). Gratitude, like other positive emotions, broadens and builds. In R. A. Emmons &

M. McCullough (Hrsg.), *The psychology of gratitude* (S. 145–166). Oxford Univ. Press.

Freund, H., & Lehr, D. (2020a). *Dankbarkeit in der Psychotherapie: Ressource und Herausforderung.* Hogrefe.

Freund, H., & Lehr, D. (2020b). Psychologische Erklärungsansätze von Dankbarkeit. In H. Freund & D. Lehr (Hrsg.), *Dankbarkeit in der Psychotherapie: Ressource und Herausforderung* (S. 31–47). Hogrefe.

Freund, H. (2021 in press). Dankbarkeit in der Psychotherapie Älterer. *Psychotherapie im Alter,* 70(2).

Gulliford, L., Morgan, B., & Kristjánsson, K. (2013). Recent work on the concept of gratitude in philosophy and psychology. *Journal of value inquiry, 47*(3), 285–377.

Heckendorf, H., Lehr, D., Ebert, D. D., & Freund, H. (2019). Efficacy of an internet and app-based gratitude intervention in reducing repetitive negative thinking and mechanisms of change in the intervention's effect on anxiety and depression: Results from a randomized controlled trial. *Behaviour Research and Therapy, 119,* (S. 103–415). doi: https://doi.org/10.1016/j.brat.2019.103415.

Kämmerer, A., & Kapp, F. (2002). Emotionale Stiefkinder therapeutischen Handelns: Zum Beispiel Vergebung. *Psychotherapie im Dialog, 3*(2), 184–187.

Lehr, D. (2020). Dankbarkeit und Gesundheit. In H. Freund, H. & D. Lehr (Hrsg.), *Dankbarkeit in der Psychotherapie Ressource und Herausforderung* (S. 48–84). Hogrefe.

Lehr, D., & Freund, H. (2020). Dankbarkeit trainieren. In H. Freund & D. Lehr (Hrsg.), *Dankbarkeit in der Psychotherapie: Ressource und Herausforderung* (S. 113–178). Hogrefe.

Park, N., Peterson, C., & Seligman, M. E. P. (2004). Strengths of character and well-being. *Journal of social and clinical psychology, 23*(5), 603–619.

Peterson, C., & Seligman, M. E. P. (2004). *Character strengths and virtues. A handbook and classification.* Oxford University Press; American Psychological Association.

Portocarrero, F. F., Gonzalez, K., & Ekema-Agbaw, M. (2020). A meta-analytic review of the relationship between dispositional gratitude and well-being. *Personality and individual differences, 164,* 110 101. https://doi.org/10.1016/j.paid.2020.110101.

Seligman, M. E. P., Steen, T. A., Park, N., & Peterson, C. (2005). Positive psychology progress: Empirical validation of interventions. *The american psychologist, 60*(5), 410–421.

Tedeschi, R. G., & Calhoun, L. G. (2004). Posttraumatic growth: Conceptual foundations and empirical evidence. *Psychological inquiry, 15*(1), 1–18.

Thiart, H., Lehr, D., Ebert, D. D., Berking, M., & Riper, H. (2015). Log in and breathe out: Internet-based recovery training for sleepless employees with work-related strain – results of a randomized controlled trial. *Scandinavian journal of work, environment & health, 41*(2), 164–174.

Watkins, P. C. (2014). Gratitude and the good life. *Toward a psychology of appreciation. Dordrecht: Springer.* https://doi.org/10.1007/978-94-007-7253-3

Wood, A. M., & Tarrier, N. (2010). Positive clinical psychology: A new vision and strategy for integrated research and practice. *Clinical psychology review, 30*(7), 819–829.

Wood, A. M., Froh, J. J., & Geraghty, A. W. A. (2010). Gratitude and well-being: A review and theoretical integration. *Clinical psychology review, 30*(7), 890–905.

Teil V
Wohlbefinden in der Lebensspanne

Das Wohlbefinden Jugendlicher auf dem Weg in die digitalisierte Zukunft

25

Günther Opp

Inhaltsverzeichnis

▶ Der Begriff Jugend ist ein soziales Konstrukt, dem biologische Veränderungsprozesse unterliegen. Die Vorstellungen von Jugend werden von zeitbedingten sozialen und kulturellen Rahmenbedingungen bestimmt. Die Chancen und Risiken jugendlicher Entwicklung sollen in diesem Beitrag unter den Stichworten: Jugend als Konstrukt, Wohlbefinden im Jugendalter, digitale Jugend und in einer zusammenfassenden Reflexion über resilienzbasierte Interventionskriterien diskutiert werden.

25.1 Jugendliches Wohlbefinden in der COVID-19-Krise

Epidemien schüren kollektive Ängste. Der Andere wird zu einem potenziellen Ansteckungsherd. Menschen, die in Krisenzeiten die schüt-

zende Nähe suchen, gehen jetzt auf Distanz zueinander. Für Jugendliche, mit ihren engen Beziehungen zur Gleichaltrigengruppe, waren die Erfahrungen des Lock Downs besonders herausfordern. Mit der Schließung der Schulen vermissten die Jugendlichen ihre Freunde, einen strukturierten Tagesablauf, aber auch den Kontakt zu ihren Lehrkräften und sie machten sich mehr Sorgen um die Zukunft (Stifterverband, 2020; Folien 29, 18). Die Ergebnisse der COPSY-Studie (Ravens-Sieberer, 2020) zeigen, dass die Kontakteinschränkungen deutlich negative Auswirkungen auf die psychische Gesundheit, die Lebensqualität und das körperliche Wohlbefinden von Jugendlichen haben. Jugendliche aus niedrigeren sozialen Einkommensschichten sind stärker betroffen. Das Ausmaß psychischer Belastungen könnte mit der Dauer des Lock Downs zusammenhängen (Langmeier et al., 2020). Es ist noch nicht klar, wie die Erfahrungen der Pandemie unser Leben langfristig verändern werden. Sicher ist, dass sich der **Trend zur Digitalisierung** aller Lebensbereiche

G. Opp (✉)
München, Deutschland
E-Mail: guenther.opp@paedagogik.uni-halle.de

beschleunigt. Das gilt vor allem auch für die digitale Alltagspraxis Jugendlicher.

25.2 Das Konstrukt Jugend

Mit der Phase der frühen Pubertät stellen sich tief greifende Veränderungen des Hormonhaushalts ein. Durch die erhöhte Ausschüttung von Geschlechtshormonen (Östrogen, Testosteron) bilden sich die primären und sekundären Geschlechtsmerkmale aus. Erhöhte Hormonausschüttungen führen zu veränderten neuronalen Aktivitäten in einzelnen Arealen des jugendlichen Gehirns. Studien zeigen eine umfassende **strukturelle Reorganisation des Gehirns in der Pubertät**, die sich bis zu einem Lebensalter von 30 Jahre erstrecken können (Giedd, 2008). In einzelnen Hirnarealen kommt es zu einer verstärkten Myelinisierung, einem Abbau der grauen zugunsten der weißen Hirnsubstanz und zu einer erfahrungsabhängigen Reduktion oder Verdichtung der synaptischen Konnektivität (*„use it or lose it"*). Die Reifungsprozesse in einzelnen Hirnarealen verändern das emotional-affektive Erleben *(limbisches System)*. Umstrukturierungen der neuronalen Zellarchitektur im *präfronalen Cortex* münden in verbesserter Handlungssteuerung und Selbstregulation, in Veränderungen des neuronalen Belohnungssystems und einer Ausdifferenzierung der exekutiven Fähigkeiten. Das dynamische Wechselspiel zwischen Erfahrung und neuronalen Ausdifferenzierungsprozessen kann durch Drogenkonsum, Traumatisierungen, Armutserfahrungen, soziale Vernachlässigung, den exzessiven Konsum digitaler Medien und andere Risikoeinflüsse stark überlagert werden kann.

Die Jugendphase wird von der UN (2013) als Lebensabschnitt zwischen 10 und 24 Jahren angesetzt. Der Altersabschnitt zwischen 10 und 19 Jahren wird als Adoleszenz, das Alter zwischen 10 und 15 Jahren als frühe Adoleszenz und das Alter zwischen 15 und 19 späte Adoleszenz beschrieben. Junge Erwachsene sind zwischen 19 und 24 Jahren alt. Die Grenzen sind unscharf. Anfang und Ende der Jugendzeit sind unbestimmt. Im Sinne einer ökonomischen Verselbständigung, dem Ausbildungsende und der

eigenen Familiengründung haben sich traditionelle Kriterien des Erwachsenseins weit in das dritte Lebensjahrzehnt verschoben. Jugend wird nicht mehr nur als Entwicklungszeit zwischen Kindheit und Erwachsensein sondern als eigenständige Lebensphase verstanden.

Unter der Perspektive des Jugendalters als *„sozialem Integrationsmodus"* fasst der 15. Kinder- und Jugendbericht (2017, 9, S. 6 ff.) die Kernherausforderungen des Jugendalters unter drei Aspekten zusammen.

(1) *Qualifizierung* umfasst die Entwicklung gesellschaftlich erwarteter allgemeinbildender, sozialer und beruflicher Handlungsfähigkeiten.

(2) Mit *Verselbständigung* wird die sukzessive Entfaltung einer sozialen, ökonomischen und politischen Teilhabe am gesellschaftlichen Leben beschrieben.

(3) *Selbstpositionierung* umschreibt die schrittweise Entwicklung einer Balance der Verantwortung zwischen individueller Freiheit und sozialer Zugehörigkeit.

Die drei Entwicklungsdimensionen sind zentrale Handlungsdispositionen, in denen sich Jugendliche aktiv ins Verhältnis zu ihren Individuations- und Zugehörigkeitsbedürfnisse setzen, diese miteinander in Abgleich bringen und dabei ihre Biografien und die Formen ihrer sozialen Teilhabe eigenverantwortlich gestalten.

25.3 Wohlbefinden im Jugendalter

Den programmatischen Begriffen der Qualifizierung, Verselbständigung und Selbstpositionierung unterliegt eine paradoxale Ausgangslage. Von den Jugendlichen *„wird etwas verlangt, wofür die persönlichen Voraussetzungen – eben die Selbstfindung – noch gar nicht gegeben sind; in dieser Spannung muss sich jene Selbstfindung vollziehen, kann es zur Ich-Bildung kommen"* (Brater, 1997, S. 152). Im dynamischen Spannungsbogen struktureller Überforderung vollzieht sich Ich-Bildung, konstituiert sich das Selbst. Dabei ist dieses Selbst *„… im Verständnis sozial dissoziierter Subjekte nicht mehr als kulturell konsistente, moralisch stabilisierte Einheit"*, zu verstehen, sondern vor allem als Resultat „… *selbstreferentieller Konstruktionspro-zesse*" (Popp, 2002, S. 912).

Wohlbefinden ist das Ergebnis eines dynamischen Zusammenspiels von Anlagen, biografischen Erfahrungen und Entwicklungsaufgaben, von Ressourcen und Risiken in den jugendlichen Lebenswelten. Im Denkhorizont der *Salutogenese* (Antonovosky, 1997) müssen Menschen auf einem Kontinuum von Krankheit und Gesundheit ein generelles Vertrauen *(Kohärenzgefühl)* in ihre eigenen Fähigkeiten und die ihnen verfügbaren Ressourcen entwickeln, um alltäglichen Stress und belastende Lebensbedingungen zu meistern.

> „… ein Mangel an stabilen Rollenmodellen, hoher familiärer Stress, geringes elterliches Engagement, schwache emotionale Bindungen der Erwachsenen zu den Kindern, eingeschränktes soziales Kapital und soziale Kontrolle, unzulängliche elterliche Fähigkeiten, Lebenswelten zu schaffen, die kognitive und psychosoziale Entwicklung stimulieren, und ein Mangel an Zukunftshoffnung …" (Shanahan, 2000, S. 681).

Dies alles erschwert jugendliche Anpassungsprozesse und den Übergang Jugendlicher ins Erwachsenenleben. Entwicklungschancen und -risiken kumulieren sich über die Lebensspanne (Sroufe et al., 2005). Das Alter zwischen 12 und 15 Jahren ist dabei, sowohl im Sinne von Chancen als auch von Vulnerabilität eine besonders sensible Phase. Einbindungen in soziale Netzwerke, verfügbare Ressourcen in der Gemeinde, stützende Beziehungen zu den Peers, Lehrern und anderen möglichen Mentoren stärken Jugendliche in ihrer Entwicklung. Die subjektiven Einschätzungen von Jugendlichen deuten auf einen starken Wunsch nach Sicherheit.

▶ Entwicklungschancen und -risiken kumulieren sich über die Lebensspanne.

Relevante Studien sind diesbezüglich: Children's World + (Andresen, 2019), die 18. Shell Jugendstudie (Albert et al., 2019) und die Sinus Jugendstudie (Calmbach et al., 2020). Letztere zeigt, dass Jugendliche eine sehr heterogene Population sind, die die Vielfältigkeit der Gesellschaft widerspiegelt. In einer Matrix zwischen sozialen Schichten, traditionellen, individualisierten und neuen Wertorientierungen lassen sich Teenager (13–17 Jahre) zehn unterschiedlichen Milieus zuordnen, in denen Jugendliche ähnliche Lebensstile, Lebensziele, Befindlichkeiten und soziale Hintergründe miteinander teilen. Die Zugehörigkeit zu diesen Gruppen wird durch gemeinsame Mentalitäten (Wertorientierungen; Lebensstile) in den verschiedenen soziokulturellen Milieus bestimmt. Die Grenzen zwischen den Milieus sind fließend. Die Grundeinstellungen dieser Milieus reichen von traditionell bürgerlich, adaptiv-pragmatisch bis zu expeditiv (künstlerische Avantgarde). Einem prekären Milieu werden etwa 9 % der Jugendlichen zugeordnet, die sich um Anschluss bemühen, aber unter einer Kumulation von Erfahrungen sozialer Benachteiligung und Ausgrenzung leiden. In der Zusammenfassung zeigen diese Studien, dass Jugendliche

- der eigenen Familie hohe Bedeutung zumessen und die eigenen Eltern als Erziehungsvorbilder sehen;
- Freundschaften, soziale Beziehungen und Partnerschaften für sehr wichtig halten;
- unter Berücksichtigung einer hohen Varianz in ihren Grundeinstellungen nach Möglichkeiten der Selbstverwirklichung und nach pragmatischen Lösungen bei der Vereinbarkeit von Arbeit und Lebensqualität suchen (*„sowohl als auch"*);
- mehrheitlich eine ausgeprägte Toleranz gegenüber Minderheiten, anderen Lebensformen, Kulturen und sexuellen Identitäten („neue Normalität") zeigen;
- in ihrer Mehrzahl sichere Lebensverhältnisse höher bewerten als Status und Erfolg („Wunsch nach bürgerlicher Normalbiographie");
- eine gesundheitsbewusste Lebensführung mit beruflichem Ehrgeiz und Zielorientierung mit Umweltbewusstsein verbinden;
- aus bildungsfernen Schichten sich benachteiligt fühlen und weniger positive Zukunftserwartungen haben.

Die grundlegenden Erwartungen mit denen Jugendliche ihr subjektives Wohlbefinden umreißen, zeigen sich in der Zusammenfassung als eher bescheiden und durchaus verantwortungsbewusst. Sie zielen „…*auf immaterielle Möglichkeiten wie Zugehörigkeit oder Vertrauen*" auf solidarisches Miteinander, Toleranz, Möglichkeiten einer pragmatischen Selbstverwirklichung und „… *eine ‚durchschnittliche' Teilhabe an der Gesellschaft*" (Andresen et al., 2019, S. 59).

25.4 Digitale Jugend: Chancen und Gefahren für das Wohlbefinden

Unter dem Schirmbegriff der Digitalisierung werden technische Medien wie Smartphones, Laptops, Tablettes, Personal Computer und Spielekonsolen einschließlich ihrer Nutzung zusammengefasst. Dazu zählen digitale Informationskanäle, soziale Netzwerke und Plattformen wie Facebook, Twitter, Instagram, WhatsApp, YouTube, Twitter, TikTok und andere, sowie auch digitale Spiel- und Unterhaltungsangebote. WhatsApp ist das wichtigste Kommunikationsnetzwerk. Im Durchschnitt verfügen Jugendliche über 30 bis 50 Kontakte. Mit fünf bis 20 Personen chattet man regelmäßig. WhatsApp hat wesentliche Bedeutung für die Beziehungsgestaltung mit Freunden, Partnern und der Familie. Gruppenchats, Empfehlungsmechanismen, Suchoptimierungen, Trending-Listen, Freundschaftsvorschläge sind wirtschaftlich kalkulierte Strategien, um die Nutzer im Netz zu halten, um Daten zu sammeln und Werbung zu platzieren. Die Vielfalt der medialen Kanäle, die suggerierte Nähe und Intimität, der Druck der Selbstdarstellung im Verein mit digitaler Dauerpräsenz erzeugen Stress. Das wirkliche Leben verblasst gegenüber der digitalen Realität.

▶ Das wirkliche Leben verblasst.

Das Smartphone ist das wichtigste Gerät. Vor dem Einschlafen und nach dem Aufwachen werden die letzten Nachrichten aus dem sozialen Nahbereich gecheckt. Ob einzeln oder in Gruppen, zu Hause oder in der Schule das Handy ist

immer dabei. Ein leerer Akku ist eine Katastrophe. Das Smartphone sichert den Kontakt mit den anderen. Jede Textnachricht zeigt, dass man noch dazu gehört. Jedes Like ist eine positive Resonanz aus der Gruppe. Likes verändern das Soziale durch digitale Quantifizierbarkeit. Sie ermöglichen der Netzgemeinde, die *Uncoolen* von der *digitalen Elite* zu unterscheiden (Paßmann, 2018). Im Netz erfährt man, was gerade angesagt ist. Das Netz ist eine Bühne auf der Suche nach Anerkennung und Beliebtheit. Digitale Netzwerke unterstützen die Bildung von Gemeinschaften Gleichaltriger und schaffen Räume reziproker Anerkennung. Das Netz wird zur Informationssuche, zur Kommunikation mit anderen, zur Unterhaltung und zur Bekämpfung von Langeweile genützt. Man ist nicht mehr *online* oder *offline,* sondern **onlife.** Die Grenzen zwischen Realität und virtuellen Welten verschieben sich.

▶ Man ist nicht mehr online oder offline, sondern onlife.

Die rasanten technischen und inhaltlichen Weiterentwicklungen der digitalen Medien, sozialen Netzwerke und Computerspiele führten zu einer medialen Durchdringung jugendlicher Alltags- und Erfahrungswelten auf allen Ebenen und zu veränderten raumzeitlichen Strukturen des Erlebens. Von den Jugendlichen wird der digitale Raum vor allem als Möglichkeits- und Ermöglichungsraum verstanden. Die heutigen Jugendlichen sind in dieser digital erweiterten Umwelt aufgewachsen (*„digital natives"*) und integrieren deren technische Möglichkeiten ganz selbstverständlich in ihren Alltag. Mediales Handeln dient auch der Abgrenzung von den Eltern.

▶ Von den Jugendlichen wird der digitale Raum vor allem als Möglichkeits- und Ermöglichungsraum verstanden.

Unbestreitbar profitieren Jugendliche von den Möglichkeiten des Internets und der sozialen Medien. Intensiver Internetkonsum kann sich aber auch mit negativen Effekten verbinden. Eine aktuelle Studie unter 7000 Jugendlichen der

BZgA zeigt eine Ausweitung der Onlinesucht (Orth & Merkel, 2020, S. 21 ff.). Die nicht schulische oder ausbildungsbezogene Zeit, in der Jugendliche das Internet nützen oder am Computer spielen, beträgt bei den 12–25 jährigen durchschnittlich bis zu 23,6 h pro Woche. Der Anteil der problematischen Internetnutzung ist zwischen 2015 und 2019 bei den Jugendlichen von 21,7 auf 30,4 % und bei den jungen Erwachsenen von 15,2 auf 23 % angestiegen. Internetbezogene Störungen haben in diesem Zeitraum bei den Jugendlichen von 5,7 auf 7,6 % und bei den jungen Erwachsenen von 2,6 auf 4,1 % zugenommen. Junge Frauen sind davon stärker betroffen als junge Männer. Beachtenswert ist an diesen Zahlen, dass der Erhebungszeitraum der Studie vor der Corona-Krise lag. Der Internetkonsum Jugendlicher ist in dieser Zeit deutlich angestiegen.

Die Annahme einer dynamischen Relation zwischen Einsamkeit und Onlinekonsum hat hohe Plausibilität (Nowland et al., 2018). Das Internet zu nutzen, um vorhandene soziale Beziehung zu intensivieren und neue Kontakte zu knüpfen, gehört zu den positiven Möglichkeiten, die die digitalen Medien eröffnen. Wenn sich Jugendliche aber in Folge von Gefühlen chronischer Einsamkeit und sozialer Angst in digitale Welten und Omnipotenzgefühle vermittelnde digitale Spielwelten flüchten, werden seelischen Notlagen durch intensiven Onlinekonsum noch verstärkt. Die im Internet verbrachte Zeit könnte ein Hinweis auf diesbezügliche Probleme sein. Eine Studie der DAK verweist unter 10–17 Jährigen auf ein um 4,6-fach erhöhtes Risiko von Depressionen im Zusammenhang mit Onlinesucht (DAK, 2017). Dabei handelt es sich um eine bidirektionale Relation: Depressive Kinder ziehen sich auch verstärkt in Online-Aktivitäten zurück. 13 % der Jugendlichen geben in dieser Studie an, dass sie unglücklich sind, wenn sie soziale Medien nicht nützen können. Ein Zusammenhang zwischen Aufmerksamkeitsstörungen und der Häufigkeit des Gebrauchs digitaler Medien wird vermutet (Ra et al., 2018).

▶   Wenn sich Jugendliche in Folge von
     Gefühlen chronischer Einsamkeit

und sozialer Angst in digitale Welten und Omnipotenzgefühle vermittelnde digitale Spielwelten flüchten, werden seelischen Notlagen durch intensiven Onlinekonsum noch verstärkt.

Wiederhold (2016) überblickt in einem Editorial Studien zu den Effekten der Nutzung von Facebook. Dabei kommt sie zu dem Ergebnis, dass Facebook die Menschen *nicht* glücklicher macht. Die Häufigkeit eigener negativer Gefühle wird unter- und die Häufigkeit positiver Gefühle bei anderen wird überschätzt. Amerikanische Forscher sprechen von einer *„Facebook-Depression"* (O'Keefe & Clarke-Pearson, 2011). Ein aktueller Forschungsüberblick von Abi-Jaoude et al. (2020) bestätigt einen Zusammenhang von psychischen Stresssymptomen, selbstverletzendem Verhalten bis hin zur Suizidalität bei intensivem Konsum von sozialen Medien. Den Gründern von Facebook war immer klar, dass die Psyche von Menschen manipuliert wird. Jede Nachricht, jedes Foto das im Netz geteilt und positiv bewertet oder kommentiert wird, löst bei der betreffenden Person einen Dopaminkick aus, sagt Sean Parker, der Mitbegründer von Napster und ein langjähriger Berater von Facebook. Auf diese Weise, geraten Menschen in *„Soziale Wertschätzungs-Schleifen …"*, wird *„… eine psychologische Verletzlichkeit der Menschen ausgenutzt"* und niemand weiß, *„… was es mit den Gehirnen unserer Kinder macht"* (FAZ, 2017).

Der digitale Raum ist ein durchkommerzialisierter Raum. Technische Dienstleistungen werden mit Daten bezahlt, die nicht mehr gelöscht werden können (*„digital footprint"*). Sie dienen einer Beobachtung von außen, zum Zwecke der Werbung, der gezielten Beeinflussung durch Influencer, Blogger, Videoblogger, Livestreamer sowie auch zur Selbstbeobachtung und zum Selbsttracking für Selbstoptimierungsstrategien (Fitnessarmband). Mediale Räume ermöglichen nicht nur neue Erfahrungen von Vergemeinschaftung und Zugehörigkeit, sondern auch neue Bedrohungsszenarien. Die Jugendlichen bewegen sich medial auf offener Bühne, sind in ih-

rer digitalen Selbstdarstellung von anderen beobachtbar und kritischen Reaktionen ausgesetzt,
die elektronisch verbreitet bis zum Cybermob-
bing reichen. Etwa ein Drittel der Jugendlichen im Adoleszenzalter könnten Erfahrungen
von Cyber-Mobbing mit der Folge von erhöh-
tem psychischen Stress einschließlich suizidaler
Gedanken ausgesetzt sein (Stecher et al., 2018).
Fehler im Netz werden sofort und weitreichend
bestraft. Die Sensibilität für Ausgrenzungserfah-
rungen im Netz führte zu einer Veränderung der
jugendlichen Online-Praktiken und zur Bildung

> „… kleinerer, leichter zu kontrollierender Com-
> munities gegenüber der großen ,Öffentlichkeit'
> auf Plattformen, die lieber Influencern und In-
> fluencerinnen oder Bloggern und Bloggerinnen
> überlassen wird. Die eigene Selbstrepräsentation
> nimmt infolgedessen in der Bedeutung ab. Man
> verlegt sich auf die Beobachtung der Selbstreprä-
> sentation anderer, auch, um an deren Alltag teilzu-
> nehmen" (16.KJB 2020; S. 299).

Im Netz wird das Selbst öffentlich. Es wird in
seiner Außendarstellung (künstlich) optimiert.
Selfies, Instagram, Snapchat pushen sich gegenseitig. Sie befeuern soziale Vergleiche und
Konkurrenzdruck. Die sozialen Medien sind
Vergleichsmaschinen. Die *American Academy
of Facial, Plastic and Reconstructive Surgery*
(AAFPRS, 2018) berichtet, dass 2017 mehr als
56 % aller Kosmetischen Eingriffe bei Patienten unter 30 Jahren vorgenommen wurden. Die
AAFPRS spricht von einem *„Selfie-Bewusst-
sein"*, das einen starken Einfluss darauf hat, wie
wir uns vor der Kamera wahrnehmen oder sehen
wollen.

In ihrem Buch *„Alone together"* weist Sherry
Turkle (2011) darauf hin, dass die neuen Technologien die Art und Weise verändern wie sich
Menschen sozial begegnen, aber auch ihr eigenes Innenleben organisieren. Auf der Grundlage
von hunderten von Interviewauswertungen vermutet sie, dass das Netz Jugendlichen nicht nur
neue und vielfältigere Formen oberflächlicherer
Kommunikation ermöglicht, sondern gleichzeitig Ängste generiert und den Anpassungsdruck
durch Peers verstärkt. Jean Twenge (2017) sub-
stantiierte diese Überlegungen im Begriff der
iPhone-Generation (iGen), die mit dem Smartphone etwa ab 1995 aufgewachsen sind *(iPhone-Generation; iGen)*.

▶ Die neuen Technologien verändern
die Art und Weise, wie sich Menschen sozial begegnen, aber auch,
wie sie ihr eigenes Innenleben organisieren.

Dies ist die erste Generation, in der soziale
Medien andere Aktivitäten, insbesondere Fa-
ce-to-Face-Interaktionen mit Freunden zu großen Teilen ersetzen (Twenge et al., 2018). Die
Chancen und Gefahren digitaler Medien gehen mit Verunsicherungen und Ängsten Hand
in Hand. Diese Jugendlichen sind im Vergleich
mit vorherigen Generationen sehr viel besser ab-
gesichert und zugleich fragiler, fasst Twenge
(2017 2 %) und bei jungen Erwachsenen (18–
25 Jahre) eine Steigerung um 63 % (8,1–13,2 %)
im Zeitraum von 2009 bis 2017. Schwerwie-
gende psychische Belastungen stiegen in dieser
Altersgruppe zwischen 2008 und 2017 um 71 %
(Twenge et al. 2019a). Dies wird begleitet von
einem kontinuierlichen Anstieg an Stimmungs-
und Angststörungen, suizidalen Gedanken und
Handlungen, und verringerter körperlicher Aktivitäten in diesen Alterskohorten. Der Gebrauch
von elektronischen Geräten führte zu einer ver-
kürzten Schlafphase bei Kindern und Jugendlichen (Twenge et al. 2019b; Hale et al., 2018).
Ausreichender Schlaf hat erhebliche Auswirkungen auf das kognitive, psychische und körperliche Wohlbefinden. Die Relevanz dieser Daten
liegt vor allem darin, dass etwa 50 % aller psychischen Störungen mit Lebenszeitprävalenz in
der Adoleszenz einsetzen (Kessler et al., 2005).

▶ Durch die ausgiebige Nutzung digitaler Medien kommt es zu einem
kontinuierlichen Anstieg an Stim-
mungs- und Angststörungen, suizidalen Gedanken und Handlungen,
und verringerter körperlicher Aktivitäten bei Jugendlichen und jungen
Erwachsenen.

Die Studien Twenges und anderer zu den Folgen des wachsenden Gebrauchs digitaler Medien beruhen im Wesentlichen auf Korrelationsdaten, die Trends und Wechselwirkungen beschreiben, aber keine Ursachen aufklären (Cavanagh, 2017). Die ursächliche Verknüpfung von Gesundheitsdaten und digitalen Medien ist plausibel, aber empirisch ungesichert. Orben et al. (2019) kommen in ihrer Analyse englischer Paneldaten zu einer vorsichtigeren Einschätzung. Sie gehen davon aus, dass die Nutzung sozialer Medien kein starker Prädiktor für die jugendliche Lebenszufriedenheit ist. Steigende Prävalenzzahlen psychischer Störungen unter Jugendlichen könnten Effekte beschreiben, die in größeren gesellschaftlichen Entwicklungszusammenhängen, in ökonomischen Trends, verbesserter Diagnostik und einer gewachsenen Bereitschaft über psychische Probleme zu sprechen begründet sind. Twenge et al. (2019b) verweisen diesbezüglich darauf, dass der Anstieg von Gefühlsstörungen unter Jugendlichen in Zeiten eines ökonomischen Aufschwungs in den USA dokumentiert wurde. Zur Kritik an subjektiven Verzerrungen selbstberichteter psychischer Störungen verweisen die Autoren auf einen zeitgleichen signifikanten Anstieg der Ambulanzaufnahmen vornehmlich weiblicher Jugendlicher in Kliniken nach nicht suizidal-selbstverletzendem Verhalten (vgl. Mercado et al. 2017) und die gestiegenen Selbstmordraten unter amerikanischen Jugendlichen im Zeitraum 2000–2017 (Miron et al., 2019).

In einer Überblicksstudie zur Prävalenzentwicklung von psychischen Störungen finden Bor et al. (2014) stabile Prävalenzen bei männlichen Jugendlichen, aber einen signifikanten Anstieg internalisierender Störungen bei Mädchen im Adoleszenzalter. Eine Studie der WHO (Auerbach et al., 2018) ermittelte weltweit erhöhte Raten von Lifetime Diagnosen (35 %) und der 12 Monats Prävalenz von psychischen Störungen (31 %) unter Studienanfängern, also einer eher sozial privilegierten Population. Die Ergebnisse dieser Studie könnten auch ein Hinweis sein auf eine gewachsene Bereitschaft Jugendlicher, über psychische Probleme zu sprechen und Hilfe zu suchen. Einen Trend zur Vereinsamung unter den amerikanischen Millennials beschrieb zuletzt eine Umfrage von YouGov (Ballard, 2019). Dort geben 22 % der über 18 jährigen Millennials an, sie hätten keinen Freund, 25 % haben keinerlei Bekannte, drei von zehn Millennials fühlen sich häufig einsam.

Für Deutschland wurden Hinweise auf psychische Auffälligkeiten in der BELLA-Studie (Ravens-Sieberer et al., 2007) bei etwa einem Fünftel der erfassten Kinder und Jugendlichen (7–17 Jahre) gefunden, von denen etwa ein Drittel dauerhaft waren. Ängste wurden bei 10 %, Depressionen bei 5,4 % der Kinder und Jugendlichen festgestellt. Kinder und Jugendliche aus niedrigeren sozialen Einkommensschichten zeigten ein dreifach erhöhtes Risiko für psychische Auffälligkeiten. In der Kinder- und Jugendgesundheitsstudie "Health Behaviour in School-aged Children" (HBSC-Studie 2017/2018; Kaman et al., 2020) berichteten 26,9 % der Befragten 11-15 jährigen von multiplen psychosomatischen Beschwerden. Mädchen waren mit 34,2 deutlich häufiger betroffen als Jungen (19,7 %).

Die Hoffnungen auf das Netz als egalisierender Einflussfaktor und auf gesteigerte Teilhabe-Chancen benachteiligter Gruppen haben sich kaum erfüllt. Es ist eher so, dass auch im Netz die *„feinen Unterschiede"* (Bourdieu, 1982) eine neue digital-habituelle Kapitalsorte markiert, die über Platzierungen im sozialen Raum entscheiden und zur Reproduktion sozialer Benachteiligung im virtuellen Raum führt (Zillien, 2009).

25.5 Interventionsperspektiven: Resilienz fördern

Daten zu Fragen der psychischen Gesundheit sind in ihrer Aussagekraft tendenziell unsicher und sollten vorsichtig interpretiert werden (Ritchie & Roser, 2018). Aber angesichts hoher und tendenziell steigender Inzidenzzahlen können die Herausforderungen psychischer Belastungen nicht nur durch individuelle psychotherapeutische Interventionen beantwortet werden (Kazdin & Blase, 2011). Erfolg versprechend ist eine multidisziplinäre Zusammenarbeit in Interventionsprogrammen, die auf individuelle Förderung in Kombination mit Breitbandprogrammen zielen, von denen alle Jugendlichen profitieren können, in denen Jugendliche voneinander lernen und sich reziproke Hilfen bieten. Letzteres ist ein selbststärkender Prozess und eine resilienzfördernde Erfahrung. Resilienz ist keine Eigenschaft von Individuen, weder Stärke noch Widerstandskraft. **Resilienz im Jugendalter** kann als Potenzial gelingender Anpassung im Sinne der oben beschriebenen Qualifikations-, Verselbständigungs- und Selbstbestimmungsprozesse angesichts signifikant belastender Alltagserfahrungen unter Nutzung verfügbarer Ressourcen verstanden werden (vgl. Kap. 14).

Resilienz ist

> „… die Fähigkeit von Individuen … Wege zu den psychologischen, sozialen, kulturellen und physischen Ressourcen zu navigieren, die sie dabei unterstützen ihr Wohlbefinden und ihr Vermögen individuell und kollektiv so auszuhandeln, dass diese Ressourcen auf kulturell sinnvolle Weise bereitgestellt und genützt werden können" (Ungar, 2008, S. 225).

Resilienz speist sich vor allem aus sozialen Beziehungen. Erfolgreiche Interventionen sollten deshalb auf die Entwicklung gelingender sozialer Beziehungen ausgerichtet sein. Hauser et al. (2006) berichten aus ihrer Arbeit, dass sich resiliente Jugendliche durch ein entwickeltes Bewusstsein ihrer Gefühle, ihrer Gedanken und den Fähigkeiten einer reflexiven Auswertung von Erfahrungen auszeichnen.

> „…die Bewältigung emotionaler und sozialer Interaktion könnte der entscheidende Kulminationspunkt unter allen anderen Aspekten von Resilienz sein. … Wir existieren in einer materiellen Welt aber wir leben in einer Beziehungswelt" (Hauser et al., 2006, S. 280).

▶   Resilienz speist sich vor allem aus sozialen Beziehungen.

Resilienz impliziert die Veränderung der sozialen Lebenswelten im Sinne einer **Ausweitung verfügbarer Ressourcen** und einer **Minimierung toxischer Einflüsse**. Ein Schwerpunkt jeder Intervention sollte auf den laufenden sozialen Beziehungen und den Gewinnen liegen, die

Jugendliche daraus ziehen können. Zugleich sollten die Dimensionen psychischer Fähigkeiten (z. B. Selbstregulation) berücksichtigt werden, die die Voraussetzung gelingender Sozialbeziehungen sind.

Wie können wir jugendliches Wohlbefinden in Zeiten der Digitalisierung fördern? Es wird darum gehen, zwischen dem wirklichen Leben und der digitalen Realität Brücken zu bauen, und vor allem zu verhindern, dass Jugendliche den Zugriff auf das *wirkliche* Leben verlieren. *Onlife* ist ein wichtiger und gewinnbringender Bestandteil des jugendlichen Alltags. Es braucht wenig Phantasie, um vorherzusagen, dass die Bedeutung sozialer Medien für Jugendliche noch zunehmen wird. Mit einem zunehmenden Konsum digitaler Medien war in der Corona-Krise aber gleichzeitig die laute Klage der Jugendlichen zu hören, dass der direkte physische Kontakt zu Freunden schwer vermisst wurde. Es ist vor allem auch der Austausch mit Gleichaltrigen, mit denen zusammen sie agieren und Spass haben, mit denen sie sich vergleichen, messen, die sie imitieren und von denen sie lernen können, der die Entwicklung Jugendlicher befeuert.

▶   Für die Entwicklung der Jugendlichen ist der Austausch mit Gleichaltrigen, der gemeinsame Spass, die Möglichkeit sich zu vergleichen, andere zu imitieren und von ihnen zu lernen unverzichtbar.

Im Sinne eines Resilienzkonzeptes könnten Interventionsformen unterschiedlichste Arten von Gesprächskreisen und des sozialen Austausches sein, in denen

(1) die Jugendlichen ihre alltäglichen Lebenserfahrungen und -herausforderungen thematisieren, reflektiert und miteinander nach Lösungen und Möglichkeiten reziproker Hilfe suchen. Dabei übernehmen die Jugendlichen Verantwortung für sich und für andere *(Resilienzpraxis)*.

(2) Für diese Form partizipativen Austauschen müssen mit und von den Jugendlichen Rahmenbedingungen, Regeln und Rituale entwickelt werden, die sie als ausreichend sicher, hilfreich und selbstbestimmt wahrnehmen *(Resilien-*

zökologie). Eine Moderation durch Erwachsene ist sinnvoll.

(3) Über die Zeit kann in solchen Gesprächskreisen eine fürsorgliche Kultur des alltäglichen Zusammenlebens entstehen, die von den Jugendlichen als hilfreich und verlässlich erlebt wird *(Resilienzkultur)*.

25.6 Conlusio

Eine wertschätzende Alltagspraxis in diesem Sinne würde einlösen, was die National Academies of Sciences (2019) *„The Promise of Adolescence"* nannten. Jugendliche sind im Stress. Es ist bedrohlich, die Sicherheiten der Kindheit aufzugeben und sich auf eine größer werdende Welt einzulassen. Jugendliche fühlen sich verletzlich und sie sind verletzlich. Die Adoleszenz ist aufgrund ihrer umfassenden Wandlungs- und Veränderungsprozesse aber auch eine *„zweite Chance"*, biografische Erfahrungen der Zurückweisung und Entfremdung aufzuarbeiten. Investitionen in Jugendliche, stellt die *Lancet Commission on Adolescent Health and Wellbeing* fest, haben eine *dreifache „Dividende"*: nämlich Gewinne während der Adoleszenz, Gewinne über die individuelle Lebensspanne der Jugendlichen hinaus und Gewinne für die nachfolgende Generation (Patton et al., 2016, S. 69/93). Die Jugendlichen von heute sind die Eltern von morgen.

Literatur

AAFPRS. (2018). Annual survey reveals key trends in facial plastic surgery. www.prnewswire.com/news-releases/aafprs-2018-annual-survey-reveals-key-trends-in-facial-plastic-surgery-300782534.html.

Abi-Jaoude, E.; Naylor, K.T., Pignatiello, A. (2020). Smartphones, social media use and youth mental health. In: CMAJ. (192), S. 136–141. doi.org/https://doi.org/10.1503/cmaj.190434.

Albert, M., Hurrelmann, K., Quenzel, G., Schneekloth, U., Leven, I., Utzmann, H., Wolfert, S. (2019). Jugend 2019 – 18. Shell Jugendstudie. Eine Generation meldet sich zu Wort. Beltz.

Andresen, S., Wilmes, J., Möller, R. (2019). Children's world +. Eine Studie zu Bedarfen von Kindern und Jugendlichen in Deutschland. Bertelsmann Stiftung.

Antonovsky, A. (1997). Salutogenese. Zur Entmystifizierung der Gesundheit. dgvt.

Auerbach, R. P., Mortier, P., Bruffaerts, R., Alonso, J., et al. (2018). WHO world mental health survey international college student project: Prevalence and distribution of mental disorders. *Journal of Abnormal Psychology, 127*, 623–638. https://doi.org/10.1037/abn0000362.

Ballard, J. (2019). Millenials are the loneliest generation. YouGov. https://today.yougov.com/topics/lifestyle/articles-reports/2019/07/30/loneliness-friendship-new-friends-poll-survey.

Bourdieu, P. (1982). *Die feinen Unterschiede. Kritik der gesellschaftlichen.* Frankfurt/M.: Suhrkamp.

Bor, W., Dean, A.J., Najman, J., Hayatbakhshs, R. (2014). Are child and adolescent mental health problems increasing in the 21st century? A systematic review. In: Australian & New Zealand Journal of Psychiatry. (48), S. 606–616. doi.org/https://doi.org/10.1177/0004867414533834.

Brater, M. (1997). Schule und Ausbildung im Zeichen der Individualisierung. In U. Beck (Hrsg.), *Kinder der Freiheit* (S. 149–174). Frankfurt/M.: Suhrkamp.

Calmbach, M., Flaig, B., Edwards, J., Möller-Slawinski, H., Borchard, I., Schleer, C. (2020). *Sinus-Jugendstudien 2020 – Wie ticken Jugendliche?.* BPB.

Cavanagh, S.R. (2017). Once more, with a feeling. Psychology Today. www.psychologytoday.com/us/blog/once-more-feeling/201708/no-smartphones-are-not-destroying-generation.

DAK. (2017). *DAK-Studie Befragung von Kindern und Jugendlichen zwischen 12 und 17 Jahren.* forsa.

FAZ. (2017). „Gott weiß, was Facebook mit den Gehirnen unserer Kinder macht." 10.11.2017.

Giedd J.N. (2008). The teen brain: insights from neuroimaging. *Journal of Adolescence Health* (42), S. 335–43. doi: https://doi.org/10.1016/j.jadohealth.200801007.

Hale, L., Kirschen, G.W., LeBourgeois, M.K., et al. (2018). Youth screen media habits and sleep: sleep-friendly screen behavior recommendations for clinicians, educators and parents. *Child and Adolescent Psychiatric Clinics of North America* (27), S. 229–245. https://doi.org/10.1016/j.chc.201711014.

Hauser, S. T., Allen, J. P., & Golden, E. (2006). *Out of the woods.* Harvard University Press.

Kaman, A., Ottová-Jordan, V., Bilz, L., Sudeck, G., Moor, I., Ravens-Sieberer, U. (2020). Subjektive Gesundheit und Wohlbefinden von Kindern und Jugendlichen in Deutschland – Querschnittergebnisse der HSBC-Studie 2017/18. *Journal of Health Monitoring* (5), 7–20. doi.https://doi.org/10.25646/6891.

Kazdin, A.E., Blase, S.L. (2011). Rebooting psychotherapy research and practice to reduce the burden of mental illness. *Perspectives on Psychological Sciences* (6), 21–37. doi. https://doi.org/10.1177/1745691610393527.

Kessler, R. C., Berglund, P., Demler, O., Jin, R., Merikangas, K. R., & Walters, E. E. (2005). Lifetime prevalence and age-of-onset distributions of DSM-IV disorders in the national comorbidity survey replication. *Archives of general psychiatry, 62*(6), 593–602.

Kinder und Jugendbericht. (2017). Bericht über die Lebenssituation junger Menschen und die Leistungen der Kinder- und Jugendhilfe. Deutscher Bundestag. Drucksache 18/11050 18. Wahlperiode.

Kinder- und Jugendbericht. (2020). Förderung demokratischer Bildung im Jugendalter. Deutscher Bundestag. Drucksache 19/24200 19. Wahlperiode.

Langmeyer, A., Guglhör-Rudan, A., Naab, T., Urlen, M., & Winklhofer, U. (2020). *Kindsein in Zeiten von Corona. Erste Ergebnisse zum veränderten Alltag und zum Wohlbefinden von Kindern.* Deutsches Jugendinstitut.

Mercado, M. C., Holland, K., Leemis, R. W., Stone, D. M., & Wang, J. (2017). Trends in emergency department visits for nonfatal self-inflicted injuries among youth aged 10 to 24 years in the United States, 2001–2015. *JAMA, 318* (19), 1931–1933.

Miron, O., Kun-Hsing, Y., Wilf-Miron, R. (2019). Suicide rates among adolescents and young adults in the United States, 2000–2017. JAMA. 2019. (321), S. 2362–2364. doi.https://doi.org/10.1001/jama.2019.5054.

National Academies of Sciences, Engineering, and Medicine. (2019). *The promise of adolescence: Realizing opportunities for all youth.* Washington, D.C.L. The National Academies Press. doi.org/https://doi.org/1017226/25388.

Nowland, R., Necka, E.A., Cacioppo, J.T. (2018). Loneliness and social internet use: pathways to reconnection in a digital world. *Perspectives on Psychological Science* (13), 70–80. doi.org/https://doi.org/10.1177/1745691617713052.

O'Keefe, G.S., Clarke-Pearson, K. (2011). The impact of social media on children, adolescents, and families. *Pediatrics* (127), S. 800–804. doi.org/https://doi.org/10.1542/peds.2011-0054.

Orben, A., Dienlin, T., Przybylski, A.K. (2019). Social media's enduring effect on adolescent life satisfaction. PNAS May 21, 2019. S. 10226–10228. https://doi.org/10.1073/pnas.1902058116.

Orth, B., & Merkel, C. (2020). Die Drogenaffinität Jugendlicher in der Bundesrepublik Deutschland 2019. Teilband Computerspiele und Internet. Köln: Bundeszentrale fürgesundheitliche Aufklärung. doi.https://doi.org/10.17623/bzga:225-das19-int-de-1.0.

Paßmann, J. (2018). *Die soziale Logik des Likes.* Frankfurt/M.: Campus.

Patton, G.C., Sawyer, S.M., Santelli, J.S., Ross, D.A. et al. (2016). Our future: A Lancet Commission on adolescent health and wellbeing. Lancet (387), 2423–2478. doi.https://doi.org/10.1016/S0140-65736(16)00579-1.

Popp, U. (2002). „Sozialisation" – substanzieller Begriff oder anarchistische Metapher? *Zeitschrift für Pädagogik, 48*, 898–917.

Ra, C.K., Cho, M.P.H., Stone, M.D. et al. (2018). Association of digital media use with subsequent symptoms of attention-deficit/hyperactivity disorder among adolescents. JAMA (320), 255–263. doi.https://doi.org/10.1001/jama.2018.8931.

Ravens-Sieberer, U., Wille, N., Bettge, S., Erhart, M. (2007). Psychische Gesundheit von Kindern und Jugendlichen in Deutschland. Ergebnisse aus der BELLA-Studie im Kinder- und Jugendgesundheitssurvey (KiGGS). *Bundesgesundheitsblatt – Gesundheitsforschung – Gesundheitsschutz 2007* (50), 871–878. doi.https://doi.org/10.1007/s00103-007-0250-6.

Ravens-Sieberer, U., Kaman, A., Otto, A., Adedeji, A. et al. (2020). Psychische Gesundheit und Lebensqualität von Kindern und Jugendlichen während der COVID-19-Pandemie – Ergebnisse der COPSY-Studie. Deutsches Ärzteblatt (117), 828–829. doi: https://doi.org/10.3238/arztebl.2020.0828.

Ritchie, H., Roser, M. (2018). "Mental Health". *Journal of Child Psychology and Psychiatry Journal of Child Psychology and Psychiatry* (54), 474–487. www.ourworldindata.org/mental-health.

Shanahan, M. J. (2000). Pathways to adulthood in changing societies Variability and mechanisms in life course perspective. *Annual Review of Sociology, 26*, 667–692.

Sroufe, L. A., Egeland, B., Carlson, E. A., & Collins, W. A. (2005). *The development of the person.* Guilford Press.

Stecher, N., Bock, A., Fleischmann, S., Fuchs, M., Bliem, H.R., Juen, B., Sevecke, K. (2018). Prävalenz und Charakteristika von Mobbingerfahrungen in einer klinischen Stichprobe von Jugendlichen. *Zeitschrift für Kinder- und Jugendpsychiatrie und Psychotherapie* (46),S. 1–11. doi: https://doi.org/10.1024/1422-4917/a000611.

Stifterverband. (2020). „Deine Stimme zur Corona-Stimmung".www.tag-der-bildung.de.

Turkle, S. (2011). *Alone together. Why we expect more from technologiy and less from each other.* Basic Books.

Twenge, J.M. (2017). iGen. Why today super-connected kids are growing up less rebellious, mor tolerant, less happy and completely unprepared for adulthood – and what that means for the rest of the US. Atria Books.

Twenge, J.M., Cooper, A.B., Joiner, T.E., Duffy, M.E., Binau, S.G. (2019a). Age, period, and cohort trends in mood disorder indicators and suicide related outcomes in a nationally representative dataset, 2005–2017. *Journal of Abnormal Psychology* (128), 185–199. https://doi.org/10.1037/abn0000410.

Twenge, J.M., Hisler, G.C., Krizan, Z. (2019 b). Associations between screen time and sleep duration are primarily driven by portable electronic devices: evidence from a population-based study of U.S. children ages 0–17. *Sleep Medicine* (56), 211–218. doi.org/https://doi.org/10.1016/j.sleep.2018.11.009.

Twenge, J. M., Spitzberg, B., & Campbell, W. K. (2018). Less in-person social interaction with peers among

U.S. adolescents in the 21st century and links to lone-liness. *Journal of social and personal relationships., 360*, 765–780. https://doi.org/10.1037/emo0000403.

UN. (2013). Definition of Youth. www.un.org/esa/soc-dev/documents/youth/fact/-sheets/youth-definition.pdf.

Ungar M. (2008), Resilience across cultures. *British Journal of Social Work 38* (2), S. 218–235. https://doi.org/10.1093/bjsw/bcl343.

Wiederhold, B. K. (2016). Three years later, are other facebook users still "happier and having better lives than i am"?. *Cyberpsychology, Behavior, and Social Networking 19*(1), S. 1. doi.org/https://doi.org/10.1089/cyber.2015.29020.bkw.

Zillien, N. (2009). Digitale Ungleichheiten. VS (2. Auflage).

Ressourcen aktivieren: Förderung von Wohlbefinden bei älteren Menschen

26

Bernd Röhrle

Inhaltsverzeichnis

▶ In einer alternden Gesellschaft stellt sich die Frage, ob verschiedene Formen des Wohlbefindens erhalten und stabil bleiben, abnehmen oder gar wachsen. Ist das Wohlbefinden älterer Menschen zugleich auch ein Garant für deren Gesundheit? Und wenn ja, von welchen kontextuellen Faktoren wie sozioökonomischer Position, sozialen Bindungen oder Handlungsmöglichkeiten hängt dies ab? Oder ist das Wohlbefinden älterer Menschen eher das Produkt von individuellen Voraussetzungen einer „glücklichen", widerstandsfähigen und anpassungsfähigen Person? Können älteren Menschen Erfahrungen zuteilwerden, die ihr Wohlbefinden und ihre Gesundheit auch im Rahmen präventiver und therapeutischer Bemühungen stabilisieren, indem sie das Leben retrospektiv als wertvoll gestalten und kritischen Lebensereignissen etwas entgegensetzen zu können?

26.1 Einleitung

Sich bei älteren Menschen nicht mit Defiziten, sondern mit Kompetenzen, Ressourcen und Wohlbefinden zu beschäftigen, ist schon in den 30er Jahren und somit lange vor dem Aufkommen der Positiven Psychologie erkannt worden. Die dabei tragenden Theorien des erfolgreichen Alterns sind von theoretischen, aber auch subjektiven Vorstellungen geprägt, wonach der ältere Mensch fähig ist, auch in Hinsicht auf verschiedene Formen des Wohlbefindens Kontinuität zu wahren, altersbedingte Veränderungen hinzunehmen, kompensierend auszugleichen oder gar Wachstumsprozesse einzuleiten (Reich et al., 2020).

Nun sind verschiedene Arten des Wohlbefindens und auch ihrer möglichen Bedingungen kein in sich ruhender Wert. Vielmehr handelt

B. Röhrle (✉)
Ursprünglich Universität Marburg (berentet),
Reutlingen, Deutschland
E-Mail: roehrle.bernd@t-online.de

sich um eine altersübergreifende, umfassende philosophische, wirtschaftliche und sozialpolitische Kategorie. Schon bei Aristoteles und Kant ist das Streben nach Glück das höchste erstrebenswerte Gut der Rationalität (vgl. Kap. 1; Fletcher, 2016). Auch die wirtschaftliche Seite des Wohlbefindens ist als Indikator des Wohlstandes schon längst zur relevanten Messgröße geworden (Angner, 2017, OECD, 2013). Als sozialpolitische Dimension ist sie die Antwort auf die Frage, zu welchen Folgen fehlendes oder angemessenes Wohlbefinden nicht nur für ältere Menschen gesundheitlich führt.

Mit dem Alter spezifiziert sich die Bedeutung der verschiedenen Arten des Wohlbefindens. Offensichtlich spielen im Alter eudaimonische Formen des Wohlbefindens als Wert und sinnstiftende Kategorie des Vernünftigen besonders bei Männern eine zunehmend bedeutsame Rolle, und dies bei einer gleichzeitigen Abnahme hedonischer Formen des Wohlbefindens (Lefebre & Huta, 2020). Die besonderen Kosten der Gesundheitsversorgung gerade für ältere Menschen sind bekannt. Welche ökonomische Bedeutung Wohlbefinden in diesem Alter spielen könnte, wird am Beispiel der im Alter besonders häufig vorkommenden Schlafstörungen ausgewiesen (Dragioti et al., 2018).

Beschäftigt man sich auf diesem Hintergrund mit dem Wohlbefinden älterer Menschen und den dafür notwendigen Bedingungen, so unterstützt man eine positiv orientierte und zugleich emanzipatorische Bewegung dieser Altersgruppe. Diese setzt sich perspektivisch in einer immer älter werdenden Gesellschaft mit der zu befürchtenden sozialen Kluft zwischen jungen und alten Menschen auseinander (Ozawa, 1999). Allerdings läuft dieser optimistisch angelegte Emanzipationsversuch auch Gefahr, spezifische individuelle und kontextuelle defizitäre Bedingungen des Alters und auch der vorausgehenden Lebensabschnitte zu unterschätzen, wie uns die epidemiologischen Daten noch zeigen werden.

▶ Es geht letztlich um die Frage, wie viel und welche Arten des Wohlbefindens im Alter möglich sind, welche Bedeutung sie haben, wo die

Grenzen gesetzt werden und wie man diese überwinden kann.

Individuelle, aber auch kontextuelle Bedeutungsvarianten des Wohlbefindens sind sehr vielfältig (Veenhoven et al., 2011). Die folgenden Ausführungen beschränken sich im Wesentlichen auf die im Alter am häufigsten untersuchten Aspekte des Wohlbefindens, wie sie in den Dimensionen des **psychologischen Wohlbefindens** operationalisiert sind (vgl. Ryff & Keyes, 1995), oder auf die der **Lebensqualität,** der **Lebenszufriedenheit,** der **Handlungsmöglichkeiten** („capability") oder auf das **subjektive Wohlbefinden,** d. h. positiv und negativ getönte affektive Zustände, sowie des **Glücks** (vgl. Lara et al., 2020; Makai et al., 2014; Kap. 1; Röhrle, 2018).

Die Beschäftigung mit diesen Arten des Wohlbefindens stellt keinen ultimativen Zweck dar. Vielmehr interessiert man sich auch für wesentliche Folgeeffekte des Wohlgefühls. Es gilt das Wohlbefinden im Alter als Voraussetzung für lebenserhaltende, kulturell-bildende, intellektuelle und soziale Leistungen zu werten. Diese Leistungen bilden sich in Erfahrungswissen ab und sind Bestandteil gesellschaftlicher Teilhabe. Als solche wirken diese über Generationen hinweg und werden auch in intergenerationellen Zusammenhängen zunehmend wirtschaftlich genutzt, etwa beim Einsatz von Rentnern bei technischen und wirtschaftlichen Beratungen von Diensten und Produktionsstätten (Röhrle, 2014).

▶ Nicht zuletzt geht es auch darum, die durch die Leiden des Alters, also durch mangelndes Wohlbefinden bedingten wirtschaftlichen, gesundheitlichen und sozialen Folgen zu begrenzen.

26.2 Epidemiologie und Folgen des Wohlbefindens

Verschiedene **epidemiologische Studien** beantworten die Frage, ob es in der lebenslangen Bilanz überhaupt den goldenen Lebensabschnitt gibt. In diesem Zusammenhang stellt sich die Frage, ob die verschiedenen Formen des Wohlbefindens, also positive Affekte, Glücksgefühle, Lebenszufriedenheit und Lebensqualität, sich in die gleiche vorteilhafte Richtung entwickeln oder ob man sich nicht vielmehr mit den Nachteilen des Alters vertraut machen sollte. Falls es eine positive Phase des Alters geben sollte, muss gesichert sein, dass es sich um keinen selektiv gestalteten Lebensabschnitt handelt, der durch frühere epidemiologische bedeutsame Umstände wie erhöhte Mortalitätsrisiken geprägt wurde.

Empirische fundierte Antworten lassen in Hinsicht auf diese Fragen zunächst ein sehr heterogenes Bild aufkommen. In einer Meta-Analyse von Pinquart (1997) ließen sich zwischen Alter und **Lebenszufriedenheit** keinerlei Effekte und bezüglich **positiver Affekte** (in der Regel erfasst mit der „Affect Balance Scale") nur zu vernachlässigende Zusammenhänge nachweisen. In späteren Studien aber wurde deutlich, dass Ältere eher positive und weniger negative Emotionen erinnern können, was als Ausdruck sozial-emotionaler Selektivität gewertet wird (z. B. Charles & Carstensen, 2010). Bei speziellen affektiven Zuständen, wie z. B. Humor, konnten allerdings rückgängige Tendenzen mit zunehmendem Alter festgestellt werden (Proyer et al., 2010). Martin und Kliegel (2014) schlussfolgern aus der allgemeinen Datenlage, dass sich im höheren Alter letztlich doch negative Gefühlszustände mehren, positive Emotionen unterschiedliche Verläufe einnehmen und dabei in der Regel die Intensität der Gefühle (nicht bei Trauer) abnimmt. Über die Altersspanne hinweg ließen sich dagegen stabile Verhältnisse nachweisen, wenn verschiede Aspekte von **Wohlbefinden** erfasst wurden (z. B. Bowling, 2011). Wurde nach **Glücksgefühlen** gefragt, so bildete sich ein U-förmiger Verlauf ab; Personen im Alter von 50 Jahren bezeichneten sich als die glücklichsten (López Ulloa et al., 2013). Andere Studien berichten dagegen von einem Zuwachs an Glücksgefühlen (Mroczek & Kolarz, 1998). Wurde **Lebenszufriedenheit** erhoben, so zeigte sich ein Tiefpunkt im mittleren Alter (Crivelli et al., 2016). Bezogen auf sechs europäische Länder reduzierte sich die Lebenszufriedenheit mit dem Alter (Ferring et al., 2004). In Deutschland aber nahm die Lebenszufriedenheit mit steigendem Alter zu (Ehlert & Knopf, 1999); in der Berliner Altersstudie stellte sie sich als stabil dar (Boeckenhoff et al., 2013).

Neuere Studien berichten von einer steigenden Lebenszufriedenheit, während zugleich die Lebensqualität durch die Älteren über fünfzehn, vorwiegend europäische Länder als stabil mittelmäßig eingeschätzt wurde (Conde-Sala et al., 2017). Bezogen auf die **Lebensqualität** älterer Menschen wurden von Grassi et al. (2020) über sechs Länder hinweg festgestellt, dass sie überwiegend als positiv erlebt wurde (56,3 %). Im Europäischen Vergleich schneiden Dänemark und die Schweiz für diese Altersgruppe am besten ab (Lestari et al., 2021). Der Stellenwert der Lebensqualität, aber auch der Lebenszufriedenheit stellt sich in anderen Erdteilen jedoch für diese Altersgruppe sehr unterschiedlich dar, etwa zu Gunsten Südafrikas und zu Ungunsten von Russlands (Huang et al., 2020). Über das Wohlbefinden als **Glückserleben** wurde im World Happiness Report 2015 berichtet, dass Personen unter 30 und solche über 60 zu den vergleichsweise glücklichen Menschen zählen (Helliwell et al., 2015).

Die Bedeutung bestimmter Arten des Wohlbefindens verändert sich mit dem Alter. Offensichtlich spielen in späteren Lebensabschnitten eudaimonische Formen als sinnstiftende Kategorie des Vernünftigen, insbesondere bei Männern, eine zunehmend bedeutsame Rolle. Dabei nimmt allerdings die Bedeutung hedonischer Formen des Wohlbefindens gleichzeitig ab (Lefebre & Huta, 2020).

Ersichtlich wird, dass die Vorhersagekapazität des Wohlbefindens für die Gesundheit und Langlebigkeit eine besondere Rolle spielt. Zum Beispiel konnten Kim et al. (2021) in einer groß angelegten Untersuchung die gesundheitliche Lage älterer Menschen über Jahre durch die **Lebenszufriedenheit** vorhersagen. In anderen Untersuchungen war die Langlebigkeit älterer Menschen in Abhängigkeit von ihren **Glücksgefühlen** zu bestimmen (z. B. Phyo et al., 2021). Chida und Steptoe (2008) wiesen in einer Metaanalyse nach, dass sich insbesondere **positiv getönte affektive** Stimmungen günstig auf die Mortalitätsrisiken von überwiegend älteren Menschen auswirkten (sowohl bei krankheitsunbelasteten als auch belasteten Personen). Auch in Hinsicht auf Erkrankungen wie Depressionen ließen sich längsschnittliche Aussage mithilfe der Lebenszufriedenheit machen (Lue et al., 2010). Es gibt aber auch den umgekehrten Zusammenhang (Hajek & König, 2016). Zu vermuten ist, dass *beeinträchtigtes* Wohlbefinden auch zu einer verminderten Langlebigkeit, und dies gerade bei psychischen Erkrankungen, führen kann (Maercker, 2015). Röhrle (2009) hält auf der Grundlage einer umfassenden Datenlage fest, dass die Lebenserwartung psychisch gestörter Menschen im Voraltersruhestand zu einer deutlichen Minderung der Lebenserwartung von 10–12 Jahren in Industrienationen führt.

Diesen Aspekt lässt auch die Berliner Altersstudie II, trotz ihrer Versuche die Selektivität ihrer Probanden durch Gewichtungen zu minimieren, außer Acht (Saßenroth et al., 2013). Ebenso spricht die Übersicht von Diener und Chan (2011) für diese Feststellung. Sie zeigen in Langzeitstudien, die schon im Vorruhestandsalter durchgeführt wurden, dass glückliche, lebenszufriedene, mit positiven Affekten ausgestattete Menschen eine geringere Mortalitätsrate besitzen (vgl. Tamosiunas et al., 2019).

▶ Erfolgreiches Altern setzt ein gesundes Leben und entsprechende Kontexte in früheren Lebensabschnitten voraus.

26.3 Theorien und Bedingungen des Wohlbefindens

Das Wohlbefinden älterer Menschen wird nicht nur durch langfristige Entwicklungsprozesse mitbestimmt. Es sind zahlreiche andere Faktoren daran beteiligt (Moreno et al., 2014). Um diese zu fassen, wurden, sowohl unabhängig als auch abhängig vom Alter, verschiedene theoretische Ansätze formuliert, die mit unterschiedlichen

Schwerpunkten Aussagen zur Frage machen, welche Umstände, Dispositionen und aktualisierte Prozesse das Wohlbefinden mitgestalten (Martin & Kliegel, 2014). Dabei betont einer dieser theoretischen Schwerpunkte mehr die individuellen und zugleich altersspezifischen Aspekte des Wohlbefindens. Der andere Schwerpunkt stellt mehr die die Bedeutung kontextueller Einflüsse in den Vordergrund (Röhrle, 2018).

Zu den mehr **individuenzentrierten Modellen** gehören solche, bei denen es insgesamt um Anpassungsleistungen und um die Herstellung von Gleichgewichten zwischen Ressourcen und Defiziten geht. Solche **Ressourcen- bzw. Defizitmodelle** des Alterns gehen davon aus, dass durch die Optimierung von Ressourcen, durch den Ausgleich von Defiziten und durch die Neugestaltung von Person-Umwelt-Passungen sowohl Kontinuität als auch Wachstum des Wohlbefindens möglich sind. Nach der **Theorie des Disengagements** wirken sich Bescheidenheit und Werteverschiebungen im Alter stabilisierend auf das Wohlbefinden aus (Cumming & Henry, 1961). Aktivitätstheorien nehmen an, dass auch im Alter möglichst viele Potenziale genutzt werden sollten (z. B. Havighurst et al., 1968). Mit dem **Modell der sozial-emotionalen Selektivität** erklärte Carstensen (1992), wie sich mit zunehmendem Alter die sozialen Interessenschwerpunkte immer mehr auf intime Sektoren des sozialen Netzwerks, aber auch auf emotional positive Aspekte des Erlebens verlegen. Das Modell der **selektiven Optimierung und Kompensation** gibt Antworten auf die Frage, welche Anpassungsprozesse durch die altersbedingten äußeren und inneren Veränderungen notwendig sind (Baltes & Baltes, 1989). Das **integrative Modell der Stärken und Vulnerabilität** von Charles (2010) hat diese Ideen aufgegriffen und mit zahlreichen Hinweisen auf neuere empirische Ergebnisse ausgestattet. Danach zeigt sich im Verlaufe von Altersprozessen die Fähigkeit, mit Aufmerksamkeits- und Emotionsregulationsprozessen bzw. entsprechendem Verhalten zu einer möglichst positiven Bilanz der handlungsbezogenen und affektiven Ergebnisse zu kommen; auch, um den unausweichlichen biologischen Abbauprozessen und den gravierenden Lebensereignissen etwas entgegensetzen zu können.

Eher **kontextuell orientierte Modelle** heben hervor, welche äußeren Lebensbedingungen des Wohlbefindens bei der Entstehung und Verwirklichung von Wohlbefinden neben solchen Anpassungsleistungen eine Rolle spielen. In diesen Modellen bestimmen Umweltbestände im Zusammenspiel mit Dispositionen, in welchem Ausmaß sich Wohlbefinden entwickeln kann oder auch begrenzt wird (Röhrle, 2018).

Im Kontext beider theoretischer Orientierungen wurden bei genauer Betrachtung sehr unterschiedliche **Bedingungen des Wohlbefindens** älterer Menschen benannt. Dazu zählen insbesondere folgende:

- ökonomische Lebensbedingungen,
- kulturelle Hintergründe,
- religiöse Bindungen,
- Rollenbezüge,
- Lebensereignisse,
- soziale Beziehungen,
- Freiheit und Zugang zu Handlungsmöglichkeiten,
- diverse, auch physikalische Umweltqualitäten,

Im Mittelpunkt der Untersuchung der an Personen gebundenen Entstehungsfaktoren des Wohlbefindens standen (vgl. Dzuka & Dalbert, 2000; Gobbens & Assen, 2018):

- Soziodemografische und Persönlichkeitsmerkmale,
- Emotionsregulations- und Copingprozesse
- Motive und Ziele
- Aktivitäten,
- Gesundheitliche Verfassung.

Überprüft man die Annahme, dass die **ökonomischen Lebensbedingungen** für das Wohlbefinden Älterer bedeutsam sind, so findet man sehr viele Studien, aber mit uneinheitlichen Ergebnissen (Bowling et al., 1991). Eine Metaanalyse von Pinquart und Sorensen (2001) berichtet, dass sich die Zusammenhänge

zwischen sozioökonomischer Position und **Glück** bzw. **Lebenszufriedenheit** eher als mäßig auswiesen. Ähnliches zeigt sich auch in Bezug auf die **Lebensqualität** (Blane et al., 2007). Es zeigte sich aber deutlich, dass sich diese Ergebnisse relativieren, wenn man nach den jeweiligen Einkommenshöhen fragt. Bei den unteren Einkommen sind diese Zusammenhänge prägnanter als in den höheren (vgl. Howell & Howell, 2008). Unter dem Stichwort „Altersarmut" warnen verschiedene Quellen sehr deutlich vor diesem Zusammenhang. Dabei ist an die Dynamik einer wachsenden gesellschaftlichen Ungleichheit nicht nur bei älteren Menschen zu erinnern. Sie stieg im Jahre 2009 von 16,5 auf 18,8 % im Jahre 2021 (Destatis, 2021). In neueren Studien scheint der Zusammenhang nicht auf Deutschland beschränkt zu sein.

So weist eine umfassende Übersicht zur ökonomischen Situation ältere Menschen in den Europäischen Ländern einen solchen Zusammenhang in über 71 Studien nach (Read et al., 2016). Zu ähnlichen Ergebnissen kamen auch Borg et al. (2008). Sie konnten aufzeigen, dass in sechs europäischen Ländern die finanziellen Ressourcen die drittwichtigste Position bei der Wahrnehmung der eigenen Gesundheit, des Selbstwertes und bei der Vorhersage der Lebenszufriedenheit einnahm.

Neben solchen ökonomischen Einflüssen spielt auch der **kulturelle Hintergrund** in Bezug auf das Wohlbefinden bei älteren Menschen eine Rolle. So zeigte sich, dass interpersonelles Wohlbefinden bei Älteren im allozentrisch organisierten Japan höher als in den USA rangierte (Karasawa et al., 2011). Je allozentrischer ältere Personen in Taiwan eingestellt waren, umso höher war auch das Wohlbefinden (Chen, 2021). Auch in entsprechenden Ländern mit kinderreichen Familien war der Zusammenhang zur subjektiven Lebensqualität älterer Menschen am deutlichsten (Tesch-Römer et al., 2002). Interessanterweise spielt die in kulturellen Zusammenhängen normalerweise bedeutsame **Religiosität** bei älteren Menschen zumindest in Europa für das Wohlbefinden kaum noch eine Rolle (Bodogai et al., 2020).

Während globale Lebenszusammenhänge für das Wohlbefinden älterer Menschen von Bedeutung sein können, sind die Einflüsse in der eigenen Lebenswelt eines Menschen wohl noch gewichtiger. So ist die Annahme, dass **kritische Lebensereignisse** für das Wohlbefinden ganz allgemein bedeutsam sind, in Metaanalysen gut untersucht (Luhman et al., 2012). Allerdings sind spezielle Studien zum Wohlbefinden älterer Personen im Zusammenhang mit entsprechenden Belastungen vergleichsweise selten geblieben. Dabei mag man das Alter selbst als normatives Lebensereignis begreifen, das eng verbunden ist mit Verlusterlebnissen und gesundheitlichen Beeinträchtigungen. Zum Beispiel weisen Richardson et al. (2020) in einer repräsentativen Längsschnittstudie (2003–2015) in England an älteren Menschen nach, dass es beachtliche Zusammenhänge zwischen kritischen Lebensereignissen und der Lebenszufriedenheit gab. In anderen großen Studien konnte aufgezeigt werden, dass ältere Frauen insbesondere durch Gewalt und Männer durch lebensbedrohliche Erkrankungen in ihrem Wohlbefinden beeinträchtigt wurden (Lamoureux-Lamarche & Vasiliadis, 2017).

Übergreifend zeigt sich jedoch, dass manche Lebensereignisse im Alter nicht immer zu solchen Ergebnissen führen. So werden die Folgen von Verwitwungen immer wieder infrage gestellt (Topa et al., 2009). **Verwitwungen** führten nur bei einem kleinen Teil älterer Personen zu einem geringen Wohlbefinden (Bonanno et al., 2008). Dies sind in der Regel Personen, die zu pathologischen Trauerreaktionen neigen oder die sich auf das erwartbare Ereignis nicht hinreichend vorbereitet haben. Einen schnellen Erholungseffekt nach der Verwitwung konnten Luhmann et al. (2012) in einer Metaanalyse nachweisen. Auch das normative Ereignis der **Berentung** erwies sich nur für einen kleinen Teil der Rentner als problematisch, und zwar etwa 5 Monate nach dem Verlust und im höheren Lebensalter. Meist ließen sich schnelle Anpassungsprozesse beobachten (Pinquart & Schindler, 2007). Bei **körperlichen Beeinträchtigungen** waren auf den ersten Blick nur bedingt

negative Zusammenhänge zum Wohlbefinden auffällig (etwa über subjektive Gesundheitseinschätzungen; Smith et al., 2010). Wurde jedoch die Schwere der Beeinträchtigung und die Komorbidität kontrolliert, verschoben sich die Verhältnisse aber eindeutig in die erwartete Richtung (Beekman et al., 2002). Die Ergebnisse könnten damit zu tun haben, dass moderierende Faktoren die Wirkung kritischer Lebensereignisse dämpfen. Dies gilt insbesondere für die Wirkung sozialer Netzwerke sozialer Unterstützung bei der Verarbeitung kritischer Lebensereignisse (Röhrle, 1994). Zum Beispiel konnte Van Ingen et al. (2017) bei Älteren nachweisen, dass bei funktionalen Einbrüchen des Alltagshandelns die dabei erlebte Belastung durch **soziale Unterstützung** gemindert werden konnte. Aber auch mit direkten Effekten durch Merkmale sozialer Netzwerke ist zu rechnen. Studien belegen auch, dass sich der Zusammenhang zwischen sozialen Merkmalen und dem Wohlbefinden mit zunehmenden Alter verstärkt (Wagner et al., 2010). So war zum Beispiel bei Älteren der Zusammenhang zwischen der Lebenszufriedenheit und der Qualität der Beziehung zur Familie bzw. Freunden bedeutsamer als die Größe des sozialen Netzwerks (Borg et al., 2006). In der Metaanalyse von Pinquart und Sorensen (2009) ergaben sich aber insgesamt nur geringe Zusammenhänge zwischen Glück bzw. Lebenszufriedenheit und Merkmalen sozialer Netzwerke.

In mehreren Studien ließen sich auch Zusammenhänge zwischen dem **sozialen Kapital** (Vertrauen, Partizipation und Zugänglichkeit zu Diensten) und dem mentalen Wohlbefinden nachweisen (Nyqvist et al., 2013). Mehrebenenanalysen konnten aufzeigen, dass das soziale Kapital sowohl auf der individuellen als auch auf der Ebene von Nachbarschaften das Wohlbefinden älterer Menschen vorhersagen konnte (Cramm & Niboer, 2015). Intergenerative Beziehungen, als spezifische Form des sozialen Kapitals, sind mit Wohlbefinden, Lebenszufriedenheit, Langlebigkeit, Gesundheit und mit kognitiven und sprachlichen Fertigkeiten in Zusammenhang gebracht worden (vgl. insgesamt

Röhrle, 2014). In der Metaanalyse von Pinquart und Sorensen (2009) ließen sich trotz dieser Hinweise insgesamt aber nur geringe Zusammenhänge zwischen Glück bzw. Lebenszufriedenheit und Merkmalen sozialer Netzwerke nachweisen.

Unstrittiger sind die Ergebnisse zur sozialen Isolation oder Einsamkeit im Alter. Verschiedene Studien zeigen eine enge Verbindung zwischen unterschiedlich operationalisierten Formen der **Einsamkeit** und diversen Merkmalen des Wohlbefindens. Bei älteren Menschen führte der mit Einsamkeit einhergehende Verlust an sozialen Verstärkern und Möglichkeiten, die eigene Identität zu pflegen, zu einer geringen Lebenszufriedenheit bzw. Lebensqualität. Dies galt insbesondere dann, wenn über viele Sorgen und über finanzielle Engpässe berichtet wurde (Beridze et al., 2020; Steptoe et al., 2013). Auch Pandemien, neuerdings auch Covid-19, beeinträchtigen das eudaimonische Wohlbefinden und die Lebensqualität älterer Menschen erheblich, wenngleich nicht immer deutlicher als die von jüngeren Personen. Das Ausmaß dieser Belastungen hängt offenbar von der **Lebensbeweglichkeit** und **Partizipationsbereitschaft** der Betroffenen ab (López et al., 2020; Rantanen et al., 2021).

Erweitert man die Bedeutung des sozialen Rückhalts auf das **Konzept des sozialen Kapitals** (in der Regel definiert als Vertrauen, Kohäsion, Partizipation und Zugänglichkeit zu Diensten), so lassen sich auch für ältere Menschen entsprechende Zusammenhänge zum mentalen Wohlbefinden bzw. Lebensqualität nachweisen (Ward et al., 2020). Dabei zeigt sich in Mehrebenenanalysen, dass das soziale Kapital sowohl auf der individuellen als auch auf der Ebene von Nachbarschaften das Wohlbefinden älterer Menschen vorhersagen konnte (Cramm & Niboer, 2015). Der Einfluss der ökonomischen Lage konnte sich in Längsschnittstudien ebenfalls über Merkmale des sozialen Kapitals oder auch sozialer Ungleichheit mehr oder weniger günstig auf die Lebenszufriedenheit von Älteren auswirken (Vitman & Khalaila, 2018). Speziell **intergenerative Beziehungen,** als spezifische Form des sozialen Kapitals, sind mit Wohlbefinden, Lebenszufriedenheit, Langlebigkeit, Gesundheit und mit kognitiven und sprachlichen Fertigkeiten in Zusammenhang gebracht worden (vgl. insgesamt Röhrle, 2014).

Sind gesellschaftlich bereitgestellte Güter und Strukturen für Ältere gegeben und werden diese im Rahmen der eigenen Fertigkeiten hinreichend genutzt, so erklärt sich ein höheres Wohlbefinden auch vor dem Hintergrund des **Capability-Ansatzes**. Dieser Ansatz versteht die Inanspruchnahme eigener Fertigkeiten als Ausdruck kollektiv gegebener, möglichst gerecht verteilter Handlungsmöglichkeiten (Sen, 1993). Coast et al., (2008) konnten deutliche Zusammenhänge zwischen der in diesem Sinne erlebten Handlungsfreiheit zur Herstellung von Bindung, Rollensicherheit, Freude und Sicherheit bzw. Kontrolle und dem **allgemeinen Wohlbefinden** bei älteren Personen nachweisen.

Teilaspekte des sozialen Kapitals kann man in den Kontext kommunaler und physikalischer Lebensbedingungen bringen. Die soziale Atmosphäre einer Kommune, etwa als Akzeptanz älterer Menschen gedeutet, aber auch die Qualität der Nachbarschaft sowie physikalische Phänomene wie Gestank und Lärm können dazu gezählt werden (Trecartin & Cummings, 2018). Beispielsweise konnte in einer umfassenden Studie nachgewiesen werden, dass die **Wohnqualität,** die Lebenszufriedenheit älterer Menschen stärker vorhersagte als soziale Inklusion und lokale Annehmlichkeiten (Xie, 2018).

Individuelle Charakteristika wie z. B. soziodemografische Merkmale, aber auch Dispositionen wie Persönlichkeitsmerkmale oder Kompetenzen erweisen sich ebenfalls als relevante Bedingungen des Wohlbefindens. So konnte aufgezeigt werden, dass bei älteren Männern im Vergleich zu Frauen deutlichere Zusammenhänge zum Wohlbefinden erkennbar wurden, wenn sie über einen hohen Selbstwert, Autonomie und sinnhaftes Lebensformen verfügten (Matud et al., 2020). Klassische Persönlichkeitsmerkmale als Korrelate des Wohlbefindens wurden bei Älteren jedoch vergleichsweise selten untersucht. Die wenigen Studien wiederholen die Ergebnismuster aber stabil: Extraversion, emotionale Stabilität bzw. Neurotizismus, Gewissenhaftigkeit korrelierten mit Wohlbefinden (Butkovic et al., 2012; Meléndez et al., 2019). In einer metaanalytischen Studie von DeNeve und Cooper (1998) an älteren Menschen waren die Zusammenhänge der „Big Five" zum allgemeinen Wohlbefinden, zur Lebenszufriedenheit und zur Valenz der Affekte aber eher gering. Relativ schwache Befunde ließen sich auch für den Selbstwert, den Kohärenzsinn, Optimismus oder auch religiöse oder spirituelle Neigungen aufzeigen (Boswell et al., 2006; Dezutter et al., 2013; Ferguson & Goodwin, 2010; Ruch et al., 2010).

Bei der Untersuchung von mehr mit individuellen Kompetenzen verknüpften Dispositionen als mögliche Bedingungen des Wohlbefindens spielen sowohl aktualisierte Wahrnehmungs- und Verarbeitungsprozesse als auch überdauernde Dispositionen eine besondere Rolle. *Ziele* vermitteln Wohlbefinden, indem sie Bedürfnisse befriedigen helfen, aber auch als Anreize und Orientierungshilfen dienen. Befunde konnten zeigen, dass hierfür im Alter **Zielanpassungen** notwendig sind: Neue müssen entwickelt und bestehende in bescheidene, realistische Kategorien gebracht, oder auch gänzlich aufgegeben und durch Alternativen flexibel ersetzt werden (Hofer et al., 2014). So konnten Halisch und Geppert (2000) bei älteren Personen, und dies insbesondere im Alter von 69–72 Jahren, verdeutlichen, dass die Zielanpassung im Vergleich zu jüngeren oder älteren Personen ein besonderes Gewicht hatte. Allerdings stand die Realisierbarkeit und Erfolgswahrscheinlichkeit von Zielen nur in einem mäßigen Zusammenhang zur Lebenszufriedenheit. Die Lebenszufriedenheit älterer Männer war deutlich durch flexible Zielgestaltungen vorhersagbar und dies insbesondere bei wenig negativen Altersstereotypen (Zhang, 2020). In einer anderen Studie spielten für das Wohlbefinden Autonomieziele, Selbstständigkeit und generative Ziele eine besondere Rolle (vgl. insgesamt Brunstein et al., 2007).

Ziele der genannten Art gestalten die Art der **Aktivität** und des daraus entstehenden Wohlbefindens älterer Menschen. So war das Wohlbefinden u. a. vom Ausmaß an Unternehmungsgeist und der Vielfältigkeit der Rollenpflege abhängig (Morrow-Howell et al., 2003). Bei Menec (2003) korrelierte das Aktivitätsausmaß älterer Menschen mit Glücksgefühlen. Deutliche Effekte ließen sich auch bei freiwilligem Engagement in Hinsicht auf die Entwicklung der positiv getönten emotionalen Lage und auch des Lebenssinns bei Älteren im Längsschnitt nachweisen (Kim et al., 2020). Aber auch die Fähigkeit älterer Menschen, sich mit neuen medialen Welten auseinanderzusetzen, deutet auf ein zunehmend wichtiges Korrelat des Wohlbefindens hin (vgl. hierzu Aggarwal et al., 2020).

In einer Metaanalyse von Kuykendall et al. (2015), die überwiegend bei Rentnern das Freizeitverhalten erhob, zeigte sich ein mäßiger Zusammenhang zwischen der Aktivitätsrate und dem Wohlbefinden. Offensichtlich sind in dieser Kategorie mehr oder weniger sinnstiftende Aktivitäten gefasst. Deswegen war es in der Berliner Altersstudie nachzuweisen, dass **Freiwilligenarbeit** zu positiven und weniger negativen Affekten führte, allerdings nicht lebenszufriedener machte (Müller et al., 2014). Der überwiegende Teil der Älteren in Deutschland, die sich in Freiwilligenarbeit einbringen, tun dies des Wohlbefindens wegen (fast die Hälfte der meist gebildeten Personen zwischen 60 und 75 Jahren ist engagiert; Vogel et al., 2016; Müller et al., 2016). Neben einer prosozialen Fremdorientierung spielt aber auch die *Selbstfürsorge* eine nicht unerhebliche Rolle für das Wohlbefinden bei Älteren (Allen et al., 2012; Homan, 2016).

Zur **Kompetenz von Älteren** gehört die Art und Weise, wie sie sich mit der negativen Seite des Lebens, also mit Stressoren auseinandersetzen, dies spielt für das Wohlbefinden eine zentrale Rolle. Es wurde festgestellt, dass zudem insbesondere emotiv-regulative (insbesondere auch auf Akzeptanz angelegte) Strategien bei der Pflege des eigenen Wohlbefindens ein besonderes Gewicht erlangten (Tomás et al., 2012). Zur Bewältigung alter Erinnerungen sind **reminiszente Strategien** hervorzuheben, also solche, die helfen, im Rückblick das gut Gemeisterte wertzuschätzen, Unerledigtes noch in Angriff zu nehmen oder einiges auch akzeptierend aufzugeben

(Maercker, 2015). Zudem haben sich spezifische aufmerksamkeitssteuernde Prozesse bei Älteren als hilfreich erwiesen: Sie neigen dazu, sich mehr auf das Positive und zugleich auf das Gegenwärtige zu konzentrieren.

Die **überdauernde Fähigkeit,** sich auch im Alter angemessen mit Stressoren auseinanderzusetzen, ist im Begriff der **Resilienz** gefasst (s. a. Kap. 14). Leppert et al. (2005) verstehen darunter eine Art von Handlungszuversicht und Akzeptanz. Sie wiesen entsprechende Zusammenhänge zu körperlichem Wohlbefinden älterer Menschen nach. Für Lamond et al. (2009) beinhaltet Resilienz eine selbst zugeschriebenen Kompetenz, Veränderungstoleranz, Kontrolle und eine spirituelle Zukunftsorientierung. Diese Art der Resilienz korrelierte mit subjektiv empfundenem emotionalem Wohlbefinden älterer Menschen mittelhoch. Weiterhin erwiesen sich insbesondere problemorientierte, umbewertende und aktive Formen des Copings für verschiedene Formen des Wohlbefindens als besonders vorhersagesicher (Birditt et al., 2019; Tomás et al., 2012).

Pinquart und Sorensen (2001) rückten andere Vorstellungen der Kompetenz von Älteren in den Mittelpunkt. Sie untersuchten in einer Meta-Analyse Alltagskompetenzen, Selbstwirksamkeit, sowie Fähigkeiten zu Gestaltung eigener Interessen als Prädiktoren für Lebenszufriedenheit und Glück, wobei allerdings nur geringe Zusammenhänge zu Lebenszufriedenheit und Glück deutlich wurden.

Stärker mit **Bedingungen gelingenden Alterns** verbundene Aspekte wurden von Kim und Park (2017) in einer Metaanalyse untersucht. Es ging hier darum, welche Bedeutung gesundes Leben, kognitive und physische Ertüchtigung, die Fähigkeit, sich aktiv im Leben zu engagieren und die Bereitschaft, sich auf das Alter einzulassen, einnimmt. Die zuletzt genannte Kategorie erreichte mittelhohe Effektstärken. In dieser Kategorie waren gefasst: Lebenszufriedenheit, Wahrnehmung des Altersprozesses und der eigenen Eigenschaften, Lebenssinn, wahrgenommenen soziale Unterstützung und spirituelle Auseinandersetzung. Sie spielte insbesondere für die **gesundheitsbezogene Lebensqualität**

eine bedeutsame Rolle. Sie nahm deutlich ab, wenn Mobilitätsprobleme, geringe Selbstversorgungsmöglichkeiten, eingeschränkte Aktivität, Schmerzen und psychischen Erkrankungen angegeben wurden (Luthy et al., 2015). Negative Zusammenhänge ließen sich auch bei älteren Männern mit geringem sozioökonomischen Status, zunehmenden Alter und Mangel an Bindungen nachweisen (Grassi et al., 2020).

Mit der **gesundheitlichen Lage** ist ein zentrales individuelles Merkmal angesprochen. Wie wir gesehen haben, spielt das Wohlbefinden für die spätere gesundheitliche Verfassung und die Mortalität im Alter eine zentrale Rolle. Umgekehrt ist natürlich auch die gesundheitliche Lage ein bedeutsamer Prädiktor für verschiedene Arten des Wohlbefindens. In einer umfassenden Teiluntersuchung von Potter et al. (2020) im Rahmen der Berliner Studie konnte festgestellt werden, dass neben Persönlichkeitsmerkmalen vor allem die gesundheitliche Lage das Wohlbefinden (Lebenszufriedenheit, Moral und positiver Affekt) vorhersagen konnte. Auch Beekman et al. (2002) berichten, dass sich die Depressionen alter Menschen auch auf das Wohlbefinden, deren Handlungsfähigkeit und zudem auf die in der Folge entstehenden Kosten auswirkten. Van der Weele et al. (2009) konnten zeigen, dass Depressionen sehr alter Menschen mit einer Beeinträchtigung der Funktionstüchtigkeit des Alltagshandelns und der Lebensqualität einhergingen.

Will man die verschiedenen Einflussfaktoren und die Arten des Wohlbefindens älterer Menschen in einem **übergreifenden Zusammenhang** sehen, so lohnt es sich nach Studien zu suchen, die in komplexen Strukturmodellen mögliche Zusammenhänge von person- oder umweltgebundenen Merkmalen untersucht haben. Folgende Ergebnismuster in Bezug auf das Wohlbefinden sind dabei erkennbar:

- Einfluss von soziodemografischen Merkmalen und von Persönlichkeitseigenschaften: die **Bildung** und die Lebenserfahrung machen sich bei sehr alten Menschen über die subjektive Wahrnehmung des **ökonomischen Status,** die Funktionsfähigkeit und soziale Ressourcen auf das Ausmaß an Lebenszufriedenheit und positiven Affekten bemerkbar (Cho et al., 2015).

- Gesundheitliche Verfassung: Viele Modelle rücken den Gesundheitszustand der befragten Älteren in den Mittelpunkt und verbinden ihn mit anderen interagierenden Bedingungen des Wohlbefindens. Dabei zeigte sich beispielsweise, dass sich der objektive und der subjektive **soziale Status** über den Gesundheitszustand auf die Lebenszufriedenheit älterer Menschen auswirkten (Moreno-Agostino et al., 2021). Die **religiöse Haltung** vermittelte sich über die soziale Zugehörigkeit auf verschiedene Formen des Wohlbefindens (Lestari et al., 2021). Auch der Zugang zu Ressourcen vermittelte sich über die **soziale Einbettung** und lokale Bindungen. Diese wiederum korrelierten mit der Lebensqualität älterer Menschen. Diese Beziehung wurde aber zudem durch die eigene Funktionstüchtigkeit und und partnerschaftliche Einflüsse moderiert (Vitman & Khalaila, 2018).

- Vergleich nicht-interaktiver und interaktiver Zusammenhänge der Bedingungen des Wohlbefindens: Im Rahmen additiver Modelle wurden der Einfluss von Gesundheitsbedingungen und belastungsmindernden Faktoren, wie soziale Unterstützung und Coping, Dispositionen wie Optimismus oder soziales Engagement auf die psychische Gesundheit, als jeweils unabhängige Vorbedingungen der Lebenszufriedenheit älterer Menschen verdeutlicht (Dumitrache et al., 2015; Li & Loo, 2017). Gesundheitliche Belastungen beeinflussten zusammen mit negativ getönten affektiven Zuständen das subjektive Gesundheitsverständnis. Dieses wiederum prägte die **Lebenszufriedenheit** älterer Menschen (Brief et al., 1993).

- Andererseits wurde auch nachgewiesen, dass der Optimismus älterer Menschen indirekt über soziale Netzwerkmerkmale auf die Lebenszufriedenheit Einfluss hatte. Lowis et al. (2009) berichten darüber, dass sich Spiritualität über religiöses Coping auf die Kontrollüberzeugung und diese wiederum auf die Lebenszufriedenheit älterer Personen auswirkte. Solche sequentiellen Zusammenhänge

wurden auch deutlich, wenn z. B. die soziale Unterstützung die Selbstkontrolle stärkte und diese wiederum einen günstigen Einfluss auf die Valenz der affektiven Zustände hatte (Tu & Yang, 2016).

▶ Die Entstehung- und die aufrechterhaltenden kontextuellen und an Personen gebundenen Bedingungen für das Wohlbefinden im Alter sind höchst vielfältig. Sie vernetzen sich in komplexen Zusammenhangsstrukturen. Die Zusammenhänge implizieren viele nicht ausgesprochene Annahmen zu möglichen Wirkmechanismen, deren Altersspezifität nicht immer unmittelbar zu erkennen ist. Zweifellos handelt es sich um Modelle, die verschiedene Kontexte und Dispositionen vorsehen, die in der Regel als Vorbedingung des Wohlbefindens angesehen werden können.

26.4 Förderung des Wohlbefindens

Lässt sich das beschriebene Wissen über die Bedingungen des Wohlbefindens älterer Menschen in präventiven oder kurativen Interventionen wiederfinden? Gibt es Interventionsstudien, die nicht nur die Vielfalt der konzeptuellen Breite des Wohlbefindens nutzen, sondern auch viele der genannten Vorbedingungen berücksichtigen?

Unter dem Aspekt eines erfolgreichen Alterns finden sich zahlreiche Bedingungen des Wohlbefindens, die zur zielorientierten Grundlage verschiedener **präventiver und kurativer Interventionsansätze** geworden sind (z. B. Kruse, 2007). Einige der Vorgehensweisen sind dabei stärker störungsorientiert (z. B. Lee et al., 2012). Andere wiederum sind mehr salutogen verankert und stark mit Inhalten der Positiven Psychologie verbunden (Chiu et al., 2020; Proyer et al., 2018; Sutipan et al., 2017).

Zentrale Ziele der Förderung des Wohlbefindens auf diesem Hintergrund sind:

- die Stärkung von Ressourcen,
- der Erhalt von Selbstständigkeit,
- die Festigung der Autonomie,
- die Festigung von Kontinuität und flexibler Anpassung,
- der Ausbau der sozialen Teilhabe und die Pflege lebenslanger Beziehungsformen
- die Herstellung von Sinn,
- die Pflege der körperlichen Beweglichkeit,
- die Lernfähigkeit im Alter,
- der Einsatz von Erfahrenem als Beitrag zur Weisheit,
- der Austausch von Hilfen,
- die Fähigkeit, sich selbst zu verzeihen,
- die Stärkung einer Attitude der Dankbarkeit
- die Stärkung des eudaimonischen und hedonischen Wohlbefindens,
- die Bewältigung kritischer Lebensereignisse, Belastungen und subpathologischer Zustände.

Maßnahmen zur **ressourcen-, anlass- bzw. störungsspezifischen Prävention** psychischer Störungen sind insgesamt selten geblieben (Röhrle, 2009).

In Hinsicht auf die genannten Ziele haben sich zur **Prävention** als mehr oder weniger vorteilhaft erwiesen:

- Interventionen zur **Stärkung der physischen Fähigkeiten** etwa durch Bewegungstraining oder Yoga. Metaanalysen zeigen schwache bis mittlere Effektstärken für das Wohlbefinden auf (z. B. Hu et al., 2020; Raafs et al.,2020).
- Zur **Wirkung meditativer Übungen** liegen erste positive, metaanalytisch abgesicherte Hinweise in Bezug auf die Lebensqualität alter Menschen vor (Weber et al., 2020). **Achtsamkeitstraining** (s. a. Kap. 12) konnte in einer kleinen Studie die Lebensqualität verbessern und depressive Neigungen von Altenheimbewohnern reduzieren (Ernst et al., 2008). Bei subliminal depressiven älteren Personen wurden ihre Depressionswerte deutlich vermindert, in geringerem Ausmaß, war auch eine positive Affektlage feststellbar (Gallegos et al., 2013). Zudem konnten

Sorgen oder Stress älterer Menschen minimiert werden (Young & Baime, 2010).

- **Reminiszenzorientierte Interventionen,** bei denen die Fragen nach dem gelungenen Leben, nach unerledigten Aufgaben und noch zu erledigenden Lebenszielen gestellt wurden, führten nach Metaanalysen zu vergleichsweise besseren Ergebnissen. Doch bei über 80 Jahre alten Menschen konnten nur geringe Effekte nachgewiesen werden (zuletzt Tam et al., 2021).
- Intervention zur **Stärkung der eigenen Aktivität, Verantwortlichkeit und Partizipation** etwa durch Besucher-, Gruppen- und Freundschaftsprogramme hatten deutige Effekte auf das Wohlbefinden (Okun et al., 1990; Owen et al., 2021). Zudem wies eine Metaanalyse nach, dass auch das **Training kognitiver Fertigkeiten** die Lebensqualität älterer Menschen im mittleren Ausmaß stärken konnte (Noble et al., 2021).
  Durch den Erwerb von Fertigkeiten, u. a. im Umgang mit Zeit, Transport, Bewegung, sozialer Interaktion und von persönlichen Zielen, konnten die Vitalität, die soziale Funktionsfähigkeit, die psychische Gesundheit und die Lebenszufriedenheit gestärkt werden, was auch unter Kosten-Nutzen-Aspekten als günstiger Effekt zu werten ist (Clark et al., 2012).
- Positiv-psychologische Interventionen konnten bei älteren Menschen durch **Übungen zur Dankbarkeit** (s. a. Kap. 24)**, zum Vergeben** (s. a. Kap. 23) und **zur Suche nach Lebenssinn** Wohlbefinden stärken (Sutipan et al., 2017). Es wurden signifikante Effekte in verschiedenen Skalen des Wohlbefindens aufgezeigt, insbesondere Verbesserungen der Lebenszufriedenheit, des Flourishing und des subjektiven Wohlbefindens. Zudem wurden positive Erfahrungen und Bewältigungsgefühle berichtet. Ramírez et al. (2014) erzielten bei Älteren durch die Unterstützung des autobiografischen Gedächtnisses, die Bereitschaft zu Verzeihen und durch Dankbarkeitsübungen mehr Lebenszufriedenheit und Glückserleben. In ähnliche Studien wurden,

mittels meditativer Techniken, Optimismus, Altruismus, Lebenssinn, Lebenszufriedenheit, Dankbarkeit und Glücksempfinden verbessert und zudem auch depressive Symptome gemindert (z. B. Proyer et al., 2014).

- Zu den **belastungsspezifischen Präventionsformen** gehört bei Älteren die Unterstützung beim Rollenwechsel, bei Einsamkeit und bei Verwitwung. Heaven et al. (2013) haben in einer Übersichtsarbeit dargestellt, wie das Training zur Rollenübernahme (z. B. als Großvater oder Engagement in einer Freiwilligenarbeit) die Lebenszufriedenheit älterer Menschen deutlich steigern konnte. Dies wird in einer aktuelleren großen Studie über die Europäischen Länder sowohl für die Lebenszufriedenheit als auch für Glücksgefühle bestätigt (Ramia & Voiicu, 2020). In seiner Metaanalyse zur Bedeutung **trauertherapeutischer Maßnahmen** berichtet (Neimeyer, 2000) allerdings über eine sehr geringe Effektstärke bei normaler, und allenfalls mittleren bei abnormer Trauer. Je älter die unterstützten Personen waren, umso geringer waren die Effekte. Auch achtsamkeitstherapeutische Maßnahmen wurden bei älteren Verwitweten mit antidepressiver Wirkung eingesetzt (O'Connor et al., 2014). Nach einer Metaanalyse von Forsman et al. (2011) sind sie in Hinsicht auf die Lebensqualität von Älteren aber allenfalls in einem mittleren Ausmaß wirksam.

- **Einsamkeit** wird durch das Training sozialer Fertigkeiten, den Aufbau sozial unterstützender Hilfesysteme, aber auch durch kognitive Verfahren bekämpft (Hagan et al., 2014). Metaanalytisch fundiert berichten Masi et al. (2011) bei älteren Menschen diesbezüglich über mäßige bis mittelstarke Effekte. In einer bemerkenswerten Studie zum *Aufbau intergenerationeller Beziehungen* zeigte sich, dass gemeinsame Reminiszenzübungen von jungen und alten Menschen halfen, Einsamkeit und zugleich Vorurteile abzubauen und die Lebensqualität zu verbessern (Gagglioli et al., 2014).

Zur **altersgerechten Gestaltung von Psychotherapien** betont Brandstädter (2015) die Notwendigkeit, Verluste begrenzen zu helfen und sie ausgleichend zu optimieren. Vorgeschlagen werden vor allem motivational bedeutsame Einstellungsveränderungen, die Förderung neuer Formen der Regulation des Wohlbefindens und die systematische Vermittlung von Bewältigungswissen (vgl. Kessler, 2021; Maercker, 2015; Peters & Kessler, 2020).

Die umfassenden Leitlinien der American Psychological Association (2014) für ältere Menschen fordern ein umfassendes kompetenzorientiertes Vorgehen, u. a. mit therapeutisch selbstreflexivem, altersangepasstem theoretischem Denken zum biologischen, kognitiven, emotionalen und sozialen Erleben und Handeln der älteren Patienten. Dies sollte auf dem Hintergrund eines sich wandelnden Selbstverständnisses der Psychotherapie mit Älteren geschehen, das weg von einem Defizitmodell hin zu einer konstruktiven Lebensschau führt und sich hinbewegt auf ein störungsangepasstes, funktionsspezifisches und an verschiedenen Behandlungssettings bzw. soziale Kontexte angepasstes psychotherapeutisches Vorgehen. Die zeitliche Perspektive wird dabei zunehmend zu einer abschließend akzeptierenden und sich im zeitlichen Nahraum bewegenden.

Die verschiedenen therapeutischen Schulen nehmen eine sehr unterschiedliche Perspektive ein. Ältere psychodynamisch begründete Vorgehensweisen fokussieren die Auseinandersetzung mit biografisch bedeutsamen inneren Konflikten. Diese werden mit Verlusterlebnissen, ökonomischen Einschränkungen, kommunikativen Restriktionen und auch durch Krankheiten eingeengte Handlungsmöglichkeiten in Verbindung gebracht. Verhaltenstherapeutische Bemühungen halten bei der Ausgestaltung altersgemäßer Vorgehensweisen zwar an ihren Handlungsprinzipien fest, rücken aber in den Vordergrund, die Akzeptanz des Alters zu fördern oder Verluste kompensativ auszugleichen. Nicht zuletzt geht es bei allen Interventionen auch um die Unterstützung bei alltäglichen Problemen mit Hilfe von Problemlösetherapien, internetgestützten oder auch bibliotherapeutischen Maßnahmen (Cremers et al., 2019; Kessler, 2021; Kirkham et al., 2016).

Über verschiedene Therapieschulen hinweg, spielt die besondere Art der **Therapeut-Klient-Beziehung** eine wichtige Rolle. Diese wird durch alters- und zum Teil auch zeitgeschichtliche Erfahrungsunterschiede geprägt gesehen und in Hinsicht auf unterschiedliche kulturell definierte Altersbilder wahrgenommen (Hauke 2017). Bei der Gestaltung der Therapeut-Klient- Beziehung können Übertragungsprozesse eine Rolle spielen (z. B. Umgang mit unbewältigten Konflikten mit nahestehenden jüngeren oder älteren Personen). Auf das Alter hin spezialisierte Psychotherapeuten wollen mehr stützende Strukturen in einem angepassten Behandlungstempo bieten und weniger Konflikte in den Mittelpunkt stellen. Zu beachten sei, dass ältere Menschen thematisch anders orientiert seien und auch sozial-emotional selektiv organisiert wären. Es wird daran erinnert, dass körperliche Erkrankungen und auch andere Lebensereignisse wie Verlusterlebnisse zunehmende Bedeutung gewinnen und zum ständigen Begleiter werden (Kessler, 2021; Zank, 2008). Als wichtig wird erachtet, nicht alle Besonderheiten von älteren Patienten nur auf deren Alter zurückzuführen.

Zu beachten bleibt, dass bezüglich **Prävention und Psychotherapie** bei älteren Menschen noch wenig Wissen vorliegt, wie effektiv sich die jeweiligen Bemühungen auf die unterschiedlichen Aspekte des Wohlbefindens auswirken und welche Bedeutung sie als Prädiktor oder Prozessmerkmal besitzen. Lediglich in der Studie von LaRocca und Scogin (2015) konnte bisher nachgewiesen werden, wie sich soziale Unterstützung positiv auf die Lebensqualität kognitiv-verhaltenstherapeutisch behandelter älterer Menschen auswirkte. Eine zweite Studie wies nach, dass die psychotherapeutischen Erfolge auch teilweise die Lebensqualität von Patienten stärken konnten (z. B. Kolovos et al., 2016).

Insgesamt deuten die altersspezifischen psychotherapeutischen Bemühungen auf Erfolge hin (Cremers et al., 2019). Wie Metaanalysen zeigen, ist die Wirksamkeit der Behandlung von Depressionen, Angststörungen, posttraumatischen Belastungsstörungen und die Reduktion des Suizidrisikos von bei älteren Menschen hinreichend belegt. Diese Studien haben gezeigt, dass mittlere, aber im Forschungsprozess auch zunehmend wachsende Effektstärken über die Jahre hinweg nachzuweisen waren (Cuijpers et al. 2020; Dinnen et al.,2015; Holm et al., 2021; Wuthrich et al., 2020).

Auch im kurativen Bereich erweist sich der Einsatz von **Bewegungstraining** oder **Yoga** als vorteilhaft (Pinquart et al., 2007). Zudem waren **reminiszenztherapeutische Bemühungen** bei psychisch gestörten älteren Personen sehr erfolgreich (Pinquart et al., 2007). Durch das Training des **Erinnerungsvermögens** konnten auch demenzielle Vorgänge verlangsamt werden. Metaanalysen berichten über bemerkenswerte Effekte von r = 0,41 (Woods et al., 2012). Zu präventiven Bemühungen gehört auch die Teilnahme an **Humorgruppen.** Sie machte depressive ältere Menschen lebenszufriedener und resilienter (Hirsch et al., 2010). Einige wenige Studien zum **Achtsamkeitstraining** bei älteren Menschen, überwiegend freiwillige Teilnehmer ohne explizite Diagnose, untersuchten die Wirkung dieser regulativ-akzeptierenden oder auch sinnstiftenden Technik (Martins, 2014). Splevins et al. (2009) konnten die Depressions- und Angstwerte von überwiegend depressiven Älteren durch ein Achtsamkeitstraining in einem mittleren Ausmaß mindern.

▶ Präventive und therapeutische Bemühungen, die im engeren Sinne das Wohlbefinden von älteren Menschen im Auge haben, sind vergleichsweise selten. Zudem erkennt man vielfach das je Altersspezifische der Maßnahmen nicht hinreichend genau. Auch werden sie der Komplexität der Modelle des Wohlbefindens nur zum Teil gerecht. Die Interventionen müssten wesentlich umfassender angelegt sein und dürften sich nicht nur auf ausgesuchte Aspekte konzentrieren.

26.5 Ausblick

Die Beschäftigung mit dem Wohlbefinden älterer Menschen ist kein überflüssiges Luxusgut. Dies haben uns die Studien zur prognostischen Bedeutung des Wohlbefindens für Gesundheit, Krankheit und Mortalität gezeigt. Das Wohlbefinden älterer Menschen zu untersuchen, hilft die Entwicklungsmöglichkeiten gelingenden Lebens spürbar zu machen und baut zugleich Vorurteilen eines defizitären Verfalls vor. Andererseits wird auch die andere Seite schwieriger Transformationen im Alter erkennbar. Vor allem aber haben die Betrachtungen insgesamt deutlich gemacht, dass die für das Wohlbefinden förderlichen Bedingungen letztlich in früheren Lebensabschnitten durch ein mehr oder weniger durch Wohlbefinden bestimmtes Leben ohne psychische Beeinträchtigungen, einhergehend mit einer geringeren Mortalitätsgefahr vorbereitet werden. Die vielfach überbetont positive Darstellung des Alters muss dabei auch als Ergebnis eines oft übersehenen Selektionsprozesses betrachtet werden. Erst die Berücksichtigung dieses gravierenden Effektes wird uns in Zukunft ein realistischeres Bild vom Altern, seinen Möglichkeiten und seinen Grenzen bieten.

Untersucht man verschiedene Arten und Bedingungen des Wohlbefindens im Alter, so sollte man sich in der Zukunft mit folgenden Punkten auseinandersetzen:

- Die Vielfalt der hier ausgesuchten Arten des Wohlbefindens älterer Menschen ist keineswegs erschöpft. Manche verdienen noch mehr Beachtung, wie z. B. der Capability-Ansatz, der in geeigneter Weise die Sicht auf gesellschaftlich bedeutsame Person-Umwelt-Relationen eröffnet. Auch andere Arten des Wohlbefindens, wie die Idee des sozialen oder gemeindebezogenen Wohlbefindens, sollten vergleichbar beachtet werden (McCrea et al., 2015).
- Untersuchungspläne mit indirekten Wirkzusammenhängen klären insgesamt mehr Varianz auf und sollten mehr an Bedeutung gewinnen. Dabei sollten auch die Erkenntnisse

zu bedeutsamen Komponenten der Interventionsstudien aufgenommen werden.

- Trotz der Hinweise, dass ein gelingendes Alter möglich sein kann, sind noch viele Forschungsfragen unbeantwortet geblieben. Bei der Beschäftigung mit Themen aus dem Bereich der Positiven Psychologie wurde die Bedeutung von aktivierenden Maßnahmen zwar offensichtlich, jedoch blieben die vielbeschworenen entwicklungspsychologischen Betrachtungsweisen (etwa zur Bedeutung der Kompensation) nicht hinreichend berücksichtigt. Erst mit explizitem Bezug auf die Vielzahl der Entwicklungstheorien für das höhere Alter lassen sich in der Zukunft angemessene Interventionen planen.

Eines aber wurde bei der Analyse der Interventionsbemühungen im Alter klar: Die defizitäre Orientierung kurativer Hilfen muss dringend durch eine differenzierte Sicht auf das Wohlbefinden und seine Bedingungen ergänzt werden. Das gilt insbesondere auch für Interventionsstudien.

Literatur

Aggarwal, B., Xiong, Q., & Schroeder-Butterfill, E. (2020). Impact of the use of the internet on quality of life in older adults: Review of literature. *Primary Health Care Research & Development, 21,* E55. https://doi.org/10.1017/S1463423620000584.

Allen, A. B., Goldwasser, E. R., & Leary, M. R. (2012). Self-compassion and well-being among older adults. *Self Identity, 11*(4), 428–453. https://doi.org/10.1080/15298868.2011.595082. Epub 2011 Aug 31. PMID: 23525647; PMCID: PMC3604984.

American Psychological Association. (2014). Guidelines for psychological practice with older adults. *American Psychologist, 69*(1), 34–65. https://doi.org/10.1037/a0035063. PMID: 24446841.

Angner, E. (2017). Well-being and economics. In G. Fletcher (Hrsg.), *The philosophy of well-being* (S. 492–503). Routledge.

Baltes, P. B., & Baltes, M. M. (1989). Optimierung durch Selektion und Kompensation. Ein psychologisches Modell erfolgreichen Alterns. *Zeitschrift für Pädagogik, 35,* 85–105.

Beekman, A. T. F., Penninx, B. W. J. H., Deeg, D. J. H., de Beurs, E., Geerlings, S. W., & van Tilburg, W. (2002). The impact of depression on the wellbeing, disability and use of services in older adults: A longitudinal perspective. *Acta Psychiatrica Scandinavica, 105,* 20–27.

Beridze, G., Ayala, A., Ribeiro, O., Fernández-Mayoralas, G., et al. (2020). Are loneliness and social isolation associated with quality of life in older adults? Insights from northern and southern Europe. *International journal of environmental research and public health, 17*(22), 8637. https://doi.org/10.3390/ijerph17228637.

Birditt, K. S., Polenick, C. A., Luong, G., Charles, S. T., & Fingerman, K. L. (2019). Daily interpersonal tensions and well-being among older adults: The role of emotion regulation strategies. *Psychology and Aging, 35*(4), 578–590. https://doi.org/10.1037/pag0000416. Epub 2019 Oct 31. PMID: 31670541; PMCID: PMC7996125.

Blane, D., Netuveli, G., & Bartley, M. (2007). Does quality of life at older ages vary with socio-economic position? *Sociology, 41*(4), 717–726.

Boeckenhoff, A., Sassenroth, D., Kroh, M., Siedler T., Eibich, P., & Wagner, G. G. (2013). *The socio-economic module of the Berlin Aging Study II (SOEP-BASE): Description, structure, and questionnaire.* SOEPpapers on Multidisciplinary Panel Data Research 568. Berlin. http://www.diw.de/documents/publikationen/73/diw_01.c.424996.de/diw_sp0568.pdf

Bodogai, S. I., Olah, Ş., & Roşeanu, G. (2020). Religiosity and Subjective well-being of the central and eastern European's elderly population. *Journal of Religion and Health, 59*(2), 784–795. https://doi.org/10.1007/s10943-018-0659-2.

Bonanno, G. A., Boerner, K., & Wortman, C. B. (2008) Trajectories of grieving. In M. S. Stroebe, R. O. Hansson, H. Schut, H., & W. Stroebe (Hrsg.), *Handbook of bereavement research and practice: Advances in theory and intervention* (S. 287–307). American Psychological Association.

Borg, C., Hallberg, I. R., & Blomquist, K. (2006). Life satisfaction among older people (65) with reduced self-care capacity: The relationship to social, health and financial aspects. *Journal of Clinical Nursing, 15,* 607–618.

Borg, C., Fagerström, C., Balducci, C., Burholt, V., Ferring, D., Weber, G., Wenger, C., Holst, G., & Hallberg, I. R. (2008). Life satisfaction in 6 European countries: The relationship to health, self-esteem, and social and financial resources among people (Aged 65–89) with reduced functional capacity. *Geriatric Nursing, 29*(1), 48–57. https://doi.org/10.1016/j.gerinurse.2007.05.002. PMID: 18267177.

Boswell, G. H., Kahana, E., & Dilworth-Anderson, P. D. (2006). Spirituality and healthy lifestyle behaviors: Stress counter-balancing effects on the well-being of older adults. *Journal of Religion and Health, 45*(4), 587–601.

Bowling, A. (2011). Do older and younger people differ in their reported well-being? A national survey of adults in Britain. *Family Practice, 28,* 145–155.

Bowling, A., Farguhar, M., & Browne, P. (1991). Life satisfaction and associations with social network and support variables in three samples of elderly. *International Journal of Psychiatry, 6,* 549–566.

Brandtstädter, J. (2015). *Positive Entwicklung. Zur Psychologie gelingender Lebensführung.* Springer.

Brief, A. P., Butcher, A. H., George, J. M., & Link, K. E. (1993). Integrating bottom-up and top-down theories of subjective well-being: The case of health. *Journal of Personality and Social Psychology, 64*(4), 646–653.

Brunstein, J. C., Maier. G. W., & Dargel, A. (2007). Persönliche Ziele und Lebenspläne: Subjektives Wohlbefinden und proaktive Entwicklung im Lebenslauf. In J. Brandstätter & U. Lindenberger (Hrsg.), *Entwicklungspsychologie der Lebensspanne. Ein Lehrbuch* (S. 270–304). Kohlhammer.

Butkovic, A., Brkovic, I., & Bratko, D. (2012). Predicting well-being from personality in adolescents and older adults. *Journal of Happiness Studies, 13,* 455–467. https://doi.org/10.1007/s10902-011-9273-7.

Carstensen, L. L. (1992). Motivation for social contact across the life span: A theory of socioemotional selectivity. *Nebraska Symposium on Motivation, 40,* 209–254.

Charles, S. T. (2010). Strength and vulnerability integration: A model of emotional well-being across adulthood. *Psychological Bulletin, 136*(6), 1068–1091.

Charles, S. T., & Carstensen, L. L. (2010). Social and emotional aging. *Annual Review of Psychology, 61,* 383–409. https://doi.org/10.1146/annurev.psych.093008.100448.PMID:19575618;PMCID:PMC3950961.

Chen, W.-C. (2021). How cultural values affect subjective well-being among older adults: The role of proximity of clothing to self. *Journal of Happiness Studies, 22*(1), 95–111.

Chida, Y., & Steptoe, A. (2008). Positive psychological well-being and mortality: A quantitative review of prospective observational studies. *Psychosomatic Medicine, 70,* 741–756. https://doi.org/10.1097/PSY.0b013e31818105ba.

Chiu, C. J., Hu, J. C., Lo, Y. H., & Chang, E. Y. (2020). Health promotion and disease prevention interventions for the elderly: A scoping review from 2015–2019. *International Journal of Environmental Research and Public Health, 17*(15), 5335. https://doi.org/10.3390/ijerph17155335.

Cho, J., Martzin, P., & Poon, L. W. (2015). Successful aging and subjective well-being among oldest-old adults. *The Gerontologist, 55*(1), 132–143.

Clark, F., Jackson, J., Carlson, M., Chou, C.-P., Cherry, B. J., Jordan-Marsh, M., Knight, B. G., Mandel, D., Blanchard, J., Granger, D. A., Wilcox, R. R., Lai, M. Y., White, B., Hay, J., Lam, C., Marterella, A., & Azen, S. P. (2012). Effectiveness of a lifestyle intervention in promoting the well-being of independently living older people: Results of the Well Elderly 2 Randomised Controlled Trial. *Journal of Epidemiology and Community Health, 66,* 782–790.

Coast, J., Peters, T. J., Natarajan, L., Sproston, K., & Flynn, T. (2008). An assessment of the construct validity of the descriptive system for the ICECAP capability measure for older people. *Quality of Life Research, 17,* 967–976.

Conde-Sala, J. L., Portellano-Ortiz, C., Calvó-Perxas, L., & Garre-Olmo, J. (2017). Quality of life in people aged 65+ in Europe: Associated factors and models of social welfare-analysis of data from the SHARE project (Wave 5). *Quality of Life Research, 26*(4), 1059–1070. https://doi.org/10.1007/s11136-016-1436-x. Epub 2016 Oct 20 PMID: 27766517.

Cramm, J. M., & Nieboer, A. P. (2015). Social cohesion and belonging predict the well-being of community-dwelling older people. *BMC Geriatrics, 15*(30), 1–10.

Cremers, G., Taylor, E, Hodge, L., & Quigley, A. (2019). Effectiveness and acceptability of low-intensity psychological interventions on the well-being of older adults: A systematic review. *Clinical Gerontology, 11,* 1–21.https://doi.org/10.1080/07317115.2019.1662867. Epub ahead of print. PMID: 31507251.

Crivelli, L., Bella, S. D., & Lucchini, M. (2016). Multidimensional well-being in contemporary Europe: An analysis of the use of a self-organizing map applied to share data. In J. Helliwell, R. Layard, & J. Sachs (Hrsg.), *World happiness report 2016.* (Vol. I). Sustainable Development Solutions Network. http://worldhappiness.report/wp-content/uploads/sites/2/2016/03/HR-V2Ch5_web.pdf.

Cuijpers, P., Karyotaki, E., Eckshtain, D., Ng, M.Y., Corteselli, K.A., Noma, H., Quero, S., & Weisz, J.R. (2020). Psychotherapy for depression across different age groups: A systematic review and meta-analysis. *JAMA Psychiatry, 77*(7), 694–702.

Cumming, E., & Henry, W. E. (1961). *Growing old: The process of disengagement.* Basic Books.

DeNeve, K. M., & Cooper, H. (1998). The happy personality: A meta-analysis of 137 personality traits and subjective well-being. *Psychological Bulletin, 124,* 197–229.

Destatis (2019). Krankheitskosten, Krankheitsklassen und Alter in Euro je Einwohner der jeweiligen Altersgruppe. Stand 18. März 2019. https://www.destatis.de/DE/Themen/Gesellschaft-Umwelt/Gesundheit/Krankheitskosten/Tabellen/krankheitsklassen-alter.html.

Destatis (2021). Armutsgefährdungsschwelle und Armutsgefährdung(monetäre Armut) in Deutschland.https://www.destatis.de/DE/Themen/Gesellschaft-Umwelt/Einkommen-Konsum-Lebensbedingungen/Lebensbedingungen-Armutsgefaehrdung/Tabellen/armutsschwelle-gefaehrdung-silc.html;jsessionid=↖94FA697EDD6BA43E50F4371348830958.live742. Zugegriffen: 2. Apr. 21.

Dezutter, J., Wiesmann, U., Apers, S., & Luyk, K. (2013). Sense of coherence, depressive feelings and life satisfaction in older persons: A closer look at the role of integrity and despair. *Aging and Mental Health, 17*(7), 839–843.

Diener, E., & Chan, M. Y. (2011). Happy people live longer: Subjective well-being contributes to health and longevity. *Applied Psychology: Health and Well-Being, 3,* 1–43.

Dinnen, S., Simiola, V., & Cook, J. M. (2015). Post-traumatic stress disorder in older adults: A systematic review of the psychotherapy treatment literature. *Aging & Mental Health, 19*(2), 144–150. https://doi.org/10.1080/13607863.2014.920299; doi:10.1080/13607863.2014.920299.

Dragioti, E., Bernfort, L., Larsson, B., Gerdle, B., & Levin, L. Å. (2018). Association of insomnia severity with well-being, quality of life and health care costs: A cross-sectional study in older adults with chronic pain (PainS65+). *European Journal of Pain, 22*(2), 414–425. https://doi.org/10.1002/ejp.1130. Epub 2017 Oct 16 PMID: 29034538.

Dumitrache, C. G., Windle, G., & Herrera, R. R. (2015). Do social resources explain the relationship between optimism and life satisfaction in community-dwelling older people? Testing a multiple mediation model. *Journal of Happiness Studies, 16,* 633–654.

Dzuka, J., & Dalbert, C. (2000). Well-being as a psychological indicator of health in old age: A research agenda. *Studia Psychologica, 42,* 61–70.

Ehlert, & Knopf, H. (1999). Zufriedenheit mit Lebensumständen und Gesundheit. *Das Gesundheitswesen, 61* (Sonderheft 2), 145–150.

Ernst, S., Welke, J., Heintze, C., Gabriel, R., Zollner, A., Kiehne, S., Schwantes, U., & Esch, T. (2008). Effects of mindfulness-based stress reduction on quality of life in nursing home residents: A feasibility study. *Forschende Komplementärmedizin, 15,* 74–81.

Ferguson, S. J., & Goodwin, A. D. (2010). Optimism and well-being in older adults: The mediating role of social support and perceived control. *International Journal of Aging and Human Development, 71*(1), 43–68.

Ferring, D., Balducci, C., Burholt, V., Wenger, C., Thissen, E. F., Weber, E. G., & Hallberg, I. (2004). Life satisfaction of older people in six European countries: Fi I. (2 from the European Study on Adult Well-Being. *European Journal of Ageing, 1,* 15–25.

Fletcher, G. (2016). *The philosophy of well-being.* Routledge.

Forsman, A. K., Schierenbeck, I., & Wahlbeck, K. (2011). Psychosocial interventions for the prevention of depression in olderadults: Systematic review and meta-analysis. *Journal of Aging and Health, 23,* 387–416.

Gaggioli, A., Morganti, L., Bonfiglio, S., Scaratti, C., Cipresso, P., Serino, S., & Riva, G. (2014). Intergenerational group reminiscence: A potentially effective intervention to enhance elderly psychosocial well-being and to improve children's perception of aging. *Educational Gerontology, 40,* 486–498.

Gallegos, A. M., Hoerger, M., Talbot, N. L., Moynihan, J. A., & Duberstein, P. R. (2013). Emotional benefits of mindfulness based stress reduction in older adults: The moderating role of age and depressive symptom severity. *Aging and Mental Health, 17,* 823–829.

Gobbens, R. J. J., & van Assen, M. A. L. M. (2018). Associations of environmental factors with quality of life in older adults. *The Gerontologist, 58*(1), 101–110. https://doi.org/10.1093/geront/gnx051. PMID: 28510656.

Grassi, L., Caruso, R., Da Ronch, C., Härter, M., et al. (2020). Quality of life, level of functioning, and its relationship with mental and physical disorders in the elderly: Results from the MentDis_ICF65+ study. *Health Quality of Life Outcomes, 18*(1), 61. https://doi.org/10.1186/s12955-020-01310-6. PMID:32143635;PMCID:PMC7060594.

Hagan, R., Manktelow, R., Taylor, B. J., & Mallett, J. (2014). Reducing loneliness amongst older people: A systematic search and narrative review. *Aging and Mental Health, 18*(6), 683–693.

Hajek, A., & König, H. H. (2016). Negative Health Comparisons Decrease Affective and Cognitive Well-Being in Older Adults. Evidence from a Population-Based Longitudinal Study in Germany. *Frontiers in psychology, 7,* 999. https://doi.org/10.3389/fpsyg.2016.00999.

Halisch, F., & Geppert, U. (2000). Wohlbefinden im Alter: Der Einfluss von Selbstwirksamkeit, Kontrollüberzeugungen, Bewältigungsstrategien und persönlichen Zielen. Ergebnisse aus der Münchner Gold-Studie. In F. Försterlin, J. Stiensmeier-Pelster, & L. M. Silney (Hrsg.), *Kognitive und emotionale Aspekte der Motivation* (S. 121–152). Hogrefe.

Hauke, C. (2017). Einleitung. In: T. Supprian & C. Hauke (Hrsg.), *Störungsspezifische Psychotherapie im Alter* (S.1–13). Schattauer.

Havighurst, R. J., Neugarten, B. L., & Tobin, S. S. (1968). Disengagement and patterns of aging. In B. L. Neugarten (Hrsg.), *Middle age and aging* (S. 161–172). University of Chicago Press.

Heaven, B., Brown, L. J. E., White, M., Errington, L., Mathers, J. C., & Moffatti, S. (2013). Supporting well-being in retirement through meaningful social roles: Systematic review of intervention studies. *The Milbank Quarterly, 91*(2), 222–287.

Helliwell, J. F., Richard Layard, R. & Sachs, J. (2015). *World Happiness Report 2015.* New York: Sustainable Development Solutions Network. https://s3.amazonaws.com/happiness-report/2015/WHR15_Sep15.pdf.

Hirsch, R. D., Junglas, K., Konradt, B., & Jonitz, M. F. (2010). Humortherapie bei alten Menschen mit einer Depression. Ergebnisse einer empirischen Untersuchung. *Zeitschrift für Gerontologie und Geriatrie, 43,* 42–52.

Hofer, J., Busch, H., Au, A., Šolcová, I. P., Tavel, P., & Wong, T. T. (2014). For the benefit of others: Generativity and meaning in life in the elderly in four cultures. *Psychology and Aging, 29*(4), 764–775.

Holm, A. L., Salemonsen, E., Severinsson, E. (2021). Suicide prevention strategies for older persons-An integrative review of empirical and theoretical papers. Nursing Open, doi: https://doi.org/10.1002/nop2.789. Epub ahead of print. PMID: 33619899.

Homan, K. J. (2016). Self-compassion and psychological well-being in older adults. *Journal of Adult Development, 23*(2), 111–119. https://doi.org/10.1007/s10804-016-9227-8.Howell,R.T.,&Howell,C.J.(2008).Therelationofeconomicstatustosubjectivewell-beingindevelopingcountries:Ameta-analysis.PsychologicalBulletin,134(4),536-560.

Howell, R. T., & Howell, C. J. (2008). The relation of economic status to subjective well-being in developingcountries: A metaanalysis. *Psychological Bulletin, 134*(4), 536–560.

Hu, M. X., Turner, D., Generaal, E., Bos, D., Ikram, M. K., Ikram, M. A., Cuijpers, P., & Penninx, B. W. J. H. (2020). Exercise interventions for the prevention of depression: A systematic review of meta-analyses. *BMC Public Health, 20*(1), 1255. https://doi.org/10.1186/s12889-020-09323-y.

Huang, R., Ghose, B., & Tang, S. (2020). Effect of financial stress on self-rereported health and quality of life among older adults in five developing countries: A cross sectional analysis of WHO-SAGE survey. *BMC Geriatrics, 20*(1), 288. https://doi.org/10.1186/s12877-020-01687-5.PMID:32787806;PMCID:PMC7425413.

Karasawa, M., Curhan, K. B., Markus, H. R., Kitayama, S. S., Love, G. D., Radler, B. T., & Ryff, C. D. (2011). Cultural perspectives on aging and well-being: A comparison of Japan and the U.S. *International Journal of Aging and Human Development, 73*(1), 73–98.

Kessler. E. M. (2021). *Psychotherapeutisches Arbeiten mit alten und sehr alten Menschen.* Kohlhammer.

Kim, E. S., Delaney, S. W., Tay, L., Chen, Y., Diener, E. D., & VanderWeele, T.J. (2021). Life satisfaction and subsequent physical, behavioral, and psychosocial health in older adults. *Milbank Quarterly, 99*(1), 209–239. https://doi.org/10.1111/1468-0009.12497. Epub 2021 Feb 2. PMID: 33528047; PMCID: PMC7984669.

Kim, E. S., Whillans, A. V., Lee, M. T., Chen, Y., & VanderWeele, T. J. (2020). Volunteering and subsequent health and well-being in older adults: An outcome-wide longitudinal approach. *American Journal of Preventive Medicine, 59*(2), 176–186.

Kim, S. H., & Park, S. (2017). A meta-analysis of the correlates of successful aging in older adults. *Research in Aging, 39*(5), 657–677. https://doi.org/10.1177/0164027516656040. Epub 2016 Jun 22 PMID: 27334287.

Kirkham, J. G., Choi, N., & Seitz, D. P. (2016). Meta-analysis of problem solving therapy for the treatment of major depressive disorder in older adults. *International Journal of Geriatric Psychiatry, 31*(5), 526–535. https://doi.org/10.1002/gps.4358. Epub 2015 Oct 5 PMID: 26437368.

Kolovos, S., Kleiboer, A., & Cuijpers, P. (2016). Effect of psychotherapy for depression on quality of life: Meta-analysis. *British Journal of Psychiatry, 209*(6), 460–468. https://doi.org/10.1192/bjp.bp.115.175059. Epub 2016 Aug 18 PMID: 27539296.

Kruse, A. (2007). Prävention und Trainingsansätze im Höheren Alter. In J. Brandstätter, & U. Lindenberger (Hrsg.), *Entwicklungspsychologie der Lebenspanne. Ein Lehrbuch* (S 624–655). Kohlhammer.

Kuykendall, L., Tay, L., & Ng, V. (2015). Leisure engagement and subjective well-being: A meta-analysis. *Psychological Bulletin, 141*(2), 364–403. https://doi.org/10.1037/a0038508. Epub 2015 Jan 19 PMID: 25602273.

Lamond, A. J., Depp, C. A., Allison, M., Langer, R., Reichstadt, J., Moore, D. J., Golshan, S., Ganiats, T. G., & Jeste, D. V. (2009). Measurement and predictors of resilience among community-dwelling older women. *Journal of Psychiatric Research, 43,* 148–154.

Lamoureux-Lamarche, C., & Vasiliadis, H. M. (2017). Lifetime traumatic events, health-related quality of life, and satisfaction with life in older adults. *Quality of Life Research, 26*(10), 2683–2692. https://doi.org/10.1007/s11136-017-1593-6. Epub 2017 May 22 PMID: 28534094.

Lara, R., Vázquez, M. L., Ogallar, A., & Godoy-Izquierdo, D. (2020). Psychosocial Resources for Hedonic Balance, Life Satisfaction and Happiness in the Elderly: A Path Analysis. *International Journal of Environmental Research and Public Health, 17*(16), 5684. https://doi.org/10.3390/ijerph17165684.

LaRocca, M. A., & Scogin, F. R. (2015). The effect of social support on quality of life in older adults receiving cognitive behavioral therapy. *Clinical Gerontologist, 38*(2), 131–148. https://doi.org/10.1080/07317115.2014.990598.

Lee, S. Y., Franchetti, M. K., Imanbayev, A., Gallo, J. J., Spira, A. P., & Lee, H. B. (2012). Non-pharmacological prevention of major depression among community-dwelling older adults: A systematic review of the efficacy of psychotherapy interventions. *Archives of Gerontology and Geriatrics, 55*(3), 522–529. https://doi.org/10.1016/j.archger.2012.03.003. Epub 2012 Apr 5 PMID: 22483200.

LeFebre, A., & Huta, V. (2020). Age and gender differences in eudaimonic, hedonic, and extrinsic motivations. *Journal of Happiness Studies.* https://doi.org/10.1007/s10902-020-00319-4.

Leppert; K., Gunzelmann, K., Schumacher, J., Strauß, B., & Brähler, E. (2005). Resilienz als protektives Persönlichkeitsmerkmal im Alter. *Psychotherapie und Psychosomatische Medizin, 55,* 365–369.

Lestari, S., & K., de Luna, X, Eriksson, M. Malmberg, G., & Nga, N. (2021). A longitudinal study on social support, social participation, and older Europeans' quality of life. *SSM - Population Health, 13.* https://doi.org/10.1016/j.ssmph.2021.100747.

Li, L. & Loo, B. P. (2017). Mobility impairment, social engagement, and life satisfaction among the older population in China: a structural equation modeling analysis. *Quality of Life Research, 26*(5), 1273–1282. https://doi.org/10.1007/s11136-016-1444-x. Epub 2016 Oct 31. PMID: 27796773.

López, J., Perez-Rojo, G., Noriega, C., Carretero, I., Velasco, C., Martinez-Huertas, J. A., López-Frutos, P., & Galarraga, L. (2020). Psychological well-being among older adults during the COVID-19 outbreak: A comparative study of the young-old and the old-old adults. *International Psychogeriatrics, 32*(11), 1365–1370. https://doi.org/10.1017/S1041610220000964

López Ulloa, B. F., Möller, V., & Sousa, A. (2013). *How does subjective well - being evolve with age? A literature review.* Discussion Paper 72–20. https://fzid.uni-hohenheim.de/71978.html.

Lowis, M. J., Edwards, A. C., & Burton, M. (2009). Coping with retirement: Well-being, health, and religion. *The Journal of Psychology, 143*(4), 427–448.

Lue, B. H., Chen, L. J., & Wu, S. C. (2010). Health, financial stresses, and life satisfaction affecting late-life depression among older adults: A nationwide, longitudinal survey in Taiwan. *Archives of Gerontologic Geriatry, 50*(Suppl 1), 34–38. https://doi.org/10.1016/S0167-4943(10)70010-8. PMID: 20171454.

Luhmann, M., Hofmann, W., Eid, M., & Lucas, R. E. (2012). Subjective well-being and adaptation to life events: A meta-analysis. *Journal of Personality and Social Psychology, 102*(3), 592–615.

Luthy, C., Cedraschi, C., Allaz, A.-F., Herrmann, F. R., & Ludwig, C. (2015). Health status and quality of life: Results from a national survey in a community-dwelling sample of elderly people. *Quality of Life Research, 24,* 1687–1696.

Maercker, A. (2015). Psychologie des höheren Lebensalters. In A. Maercker (Hrsg.), *Alterspsychotherapie und klinische Gerontopsychologie* (S. 3–42). Springer.

Makai, P., Brouer, W. B. F., Stolk, E. A., & Nieboer, A. P. (2014). Quality of life instruments for economic evaluations in health and social care for older people: A systematic review. *Social Science and Medicine, 102,* 83–93.

Martin, M., & Kliegel, M. (2014). *Psychologische Grundlagen der Gerontologie.* Kohlhammer.

Martins, C. (2014). *Mindfulness-based interventions for older adults: Evidence for practice.* Kingsley.

Masi, C. M., Chen, H.-Y., Hawkley, L. C., & Cacioppo, J. T. (2011). A meta-analysis of interventions to reduce loneliness. *Personality and Social Psychology Review, 15*(3), 219–266.

Matud, M., Bethencourth, J., Ibáñez, I., & Fortes, D. (2020). Gender and psychological well-being in older adults. *International Psychogeriatrics, 32*(11), 1293–1302. https://doi.org/10.1017/S1041610220000824

McCrea, R., Walton, A., & Leonard, R. (2015). Developing a model of community wellbeing and resilience in response to change. *Social Indicator Research.* https://doi.org/10.1007/s11205-015-1099-y

Meléndez, J. C., Satorres, E., Cujiño, M. A., & Reyes, M. F. (2019). Big Five and psychological and subjective well-being in Colombian older adults. *Archives of Gerontologic Geriatry, 82,* 88–93. https://doi.

org/10.1016/j.archger.2019.01.016. Epub 2019 Jan 29 PMID: 30716683.

Menec, V. H. (2003). The relation between everyday activities and successful aging: A 6-year longitudinal study. *Journal of Gerontology: Social Sciences, 58B,* 74–82.

Moreno, R. L., Godoy-Izquierdo, D., Vázquez Pérez, M. L., García, A. P., Serrano, F. A., & Godoy García, J. F. (2014). Multidimensional psychosocial profiles in the elderly and happiness: A cluster-based identification. *Aging and Mental Health, 18*(4), 489–503.

Moreno-Agostino, D., de la Fuente, J., Leonardi, M., Koskinen, S., Tobiasz-Adamczyk, B., Sánchez-Niubò, A., Chatterji, S., Maria Haro, J., Ayuso-Mateos, L. L., & Miret, M. (2021). Mediators of the socioeconomic status and life satisfaction relationship in older adults: A multi-country structural equation modeling approach. *Aging & Mental Health, 25*(3), 585–592. https://doi.org/10.1080/13607863.2019.1698513

Morrow-Howell, N., Hinterlong, J., Rozario, Ph. A., & Tang, F. (2003). Effects of volunteering on the well-being of older adults. *Journal of Gerontology: Social Sciences, 58B,* 137–145.

Mroczek, D. K., & Kolarz, Ch. M. (1998). The effect of age on positive and negative affect: A developmental perspective on happiness. *Journal of Personality and Social Psychology, 75,* 1333–1349.

Müller, D., Hameister, N., & Lux, K. (2016). Anstoß und Motive für das freiwillige Engagement. In J. Simonson, C. Vogel, & C. Tesch-Römer (Hrsg.), *Freiwilliges Engagement in Deutschland. Der Deutsche Freiwilligensurvey 2014* (S. 426–437). Deutsches Zentrum für Altersfragen (DZA).

Müller, D., Ziegelmann, J. P., Simonson, T.-R., & S., & Huxhold, O. (2014). Volunteering and subjective well-being in later adulthood: Is self-efficacy the key? *International Journal of Developmental Science, 8,* 125–135.

Noble, C., Medin, D., Quail, Z, Young, C, & Carter, M. (2021). How does participation in formal education or learning for older people affect wellbeing and cognition? A systematic literature review and meta-analysis. *Gerontology and Geriatric Medicine, 2021* Jan 7; 7:2333721420986027. https://doi.org/10.1177/2333721420986027. PMID: 33457462; PMCID: PMC7797596.

Neimeyer, R. A. (2000). Searching for the meaning of meaning: Grief therapy and the process of reconstruction. *Death Studies, 24,* 541–558.

Nyqvist, F., Forsman, A. K., Giuntoli, G., Cattan M. (2013). Social capital as a resource for mental well-being in older people: A systematic review. *Aging and Mental Health, 17,* 394–410.

O'Connor, M., Piet, J., & Hougaard, E. (2014). The effects of mindfulness-based cognitive therapy on depressive symptoms in elderly bereaved people with loss-related distress: A controlled pilot study. *Mindfulness, 5,* 400–409.

OECD. (2013). *OECD Framework for statistics on the distribution of household income, consumption and wealth.* OECD Publishing, Paris. https://doi.org/10.1787/9789264194830-en

Okun, M. A., Olding, R. W., & Cohn, M. G. (1990). A meta-analysis of subjective well-being interventions among elders. *Psychological Bulletin, 108*(2), 257–266.

Owen, R., Berry, K., & Brown, L. J. E, (2021). Enhancing older adults' well-being and quality of life through purposeful activity: A systematic review of iIntervention studies. *The Gerontologist.* https://doi.org/10.1093/geront/gnab017. https://doi.org/10.1093/geront/gnab017.

Ozawa, M. N. (1999). The economic well-being of elderly people and children in a changing society. *Social Work, 44*(1), 9–19.

Peters, M. & Kessler, E.-M. (2020, 6. Aufl.). Psychotherapie bei älteren Menschen. In W. Senf, M. Broda, D. Voos, & M. Neher (Hrsg.), *Praxis der Psychotherapie. Ein integratives Lehrbuch.* Thieme.

Phyo, A. Z. Z., Ryan, J., Gonzalez-Chica, D. A., Woods, R. L., Reid, C. M., Nelson, M. R., Murray, A. M., Gasevic, D., Stocks, N. P., Freak-Poli, R.; ASPREE Investigator Group. (2021). Health-related quality of life and all-cause mortality among older healthy individuals in Australia and the United States: A prospective cohort study. *Quality of Life Research, 30*(4), 1037–1048. https://doi.org/10.1007/s11136-020-02723-y. Epub 2021 Jan 3 PMID: 33389487.

Pinquart, M. (1997). Selbstkonzept- und Befindensunterschiede im Erwachsenenalter: Ergebnisse von Meta-Analysen. *Zeitschrift für Gerontopsychologie und –psychiatrie, 10,* 17–26.

Pinquart, M., & Schindler, I. (2007). Changes of life satisfaction in the transition to retirement: A latent-class approach. *Psychology and Aging, 22,* 442–455.

Pinquart, M., & Sörensen, S. (2001). How effective are psychotherapeutic and other psychosocial interventions with older adults. A meta-analysis. *Journal of Mental Health and Aging, 7*(2), 207–243.

Pinquart, M., & Sörensen, S. (2009). Influences of socioeconomic status, social network, and competence on subjective well-being in later life: A meta-analysis. *Psychology and Aging, 15*(2), 187–224.

Pinquart, M., Duberstein, P. R., & Lyness, J. M. (2007). Effects of psychotherapy and other behavioral interventions on clinically depressed older adults: A meta-analysis. *Aging and Mental Health, 11*(6), 645–657.

Potter, S., Drewelies, J., Wagner, J., Duezel, S., Brose, A., Demuth, I., Steinhagen-Thiessen, E., Lindenberger, U., Wagner, G. G., & Gerstorf, D. (2020). Trajectories of multiple subjective well-being facets across old age: The role of health and personality. *Psychology and Aging., 35*(6), 94–909. https://doi.org/10.1037/pag0000459. Epub 2020 Apr 20 PMID: 32309979.

Proyer, R. T., Gander, F., Tschirpke, V. & Brauer, K. (2018). Prävention psychischer Störungen im Kontext der Positiven Psychologie. In H. Christiansen, D, Ebert, & B. Röhrle (Hrsg.), *Prävention und Gesundheitsförderung Band VI: Entwicklungen und Perspektiven* (S. 75–101). DGVT

Proyer, R. T., Gander, F., Wellenzohn, S., & Ruch, W. (2014). Positive psychology interventions in people aged 50–79 years: Long-term effects of placebo controlled online interventions on well-being and depression. *Aging and Mental Health, 18*(8), 997–1005.

Proyer, R. T., Ruch, W., & Müller, L. (2010). Sense of humor among the elderly. Findings using the German version of the SHS. *Zeitschrift für Gerontologische Geriatrie, 43*, 19–24.

Raafs, B. M., Karssemeijer, E. G. A., Van der Horst, L., Aaronson, J. A., Olde Rikkert, M. G. M., & Kessels, R. P. C. (2020). Physical exercise training improves quality of life in healthy older adults: A meta-analysis. *Journal of Aging and Physical Activity, 28*(1), 81–93. https://doi.org/10.1123/japa.2018-0436 PMID: 31629357.

Rantanen, T., Eronen, J., Kauppinen, M., Kokko, K., Sanaslahti, S., Kajan, N., & Portegijs, E. (2021). Life-space, obility and active aging as factors underlying quality of life among older people before and during COVID-19 lockdown in Finland.-A longitudinal study. *The Journals of Gerontology. Series A, Biological Sciences and Medical Sciences, 76*(3), e60–e67. https://doi.org/10.1093/gerona/glaa274. PMID: 33125043; PMCID: PMC7665359.

Ramia, I., & Voicu, M. (2020). Life satisfaction and happiness among older Europeans: The role of active ageing. *Social Indicator Resesearch.* https://doi.org/10.1007/s11205-020-02424-6.

Ramírez, E., Ortega, A. R., Chamorro, A., & Colmenero, J. M. (2014). A program of positive intervention in the elderly: Memories, gratitude and forgiveness. *Aging and Mental Health, 18*(4), 463–470.

Read, S., Grundy, E., & Foverskov, E. (2016). Socio-economic position and subjective health and well-being among older people in Europe: A systematic narrative review. *Aging & Mental Health, 20*(5), 529–542. https://doi.org/10.1080/13607863.2015.1023766; doi:10.1080/13607863.2015.1023766.

Reich, A. J., Claunch, K. D., Verdeja, M. A., Dungan, M. T., Anderson, S., Clayton, C. K., Goates, M. C., & Thacker, E. L. (2020). What does ‚successful aging' mean to you? — systematic review and cross-cultural comparison of lay perspectives of older adults in 13 countries, 2010–2020. *Journal of Cross-Cultural Gerontology.* https://doi.org/10.1007/s10823-020-09416-6.

Richardson, S., Carr, E., Netuveli, G., & Sacker, A. (2020). Adverse events over the life course and later-life wellbeing and depressive symptoms in older people. *International Psychogeriatry, 14*, 1–15. https://doi.org/10.1017/S1041610220003373. Epub ahead of print. PMID: 33050971.

Ryff, C. D., & Keyes, C. L. M. (1995). The Structure of Psychological Well-Being Revisited. *Journal of Personality & Social Psychology, 69*, 719–727.

Röhrle, B. (1994). *Soziale Netzwerke und soziale Unterstützung.* Beltz.

Röhrle, B. (2009). Prävention psychischer Störungen bei älteren Menschen. Überblick zum Stand der Forschung. *Verhaltenstherapie und psychosoziale Praxis, 41*(3), 569–578.

Röhrle, B. (2014). Partnerschaft, Kooperation und Solidarität als Voraussetzung für eine gelingende Vernetzung eines intergenerativen sozialen Settings. In H. Binne, J. Dummann, A. Gerzer-Sass, A. Lange, & I. Teske (Hrsg.), *Handbuch intergenerativen Arbeitens – Perspektiven zum Aktionsprogramm Mehrgenerationenhäuser.* (S. 217–233). Budrich.

Röhrle, B. (2018). Wohlbefinden/Well-Being. In BZGA *Leitbegriff der Gesundheitsförderung (letzte Aktualisierung am 22.03.2018;* https://www.leitbegriffe.bzga.de/alphabetisches-verzeichnis/wohlbefinden-well-being/). *https://doi.org/10.17623/BZGA:224-i134-1.0*

Ruch, W., Proyer, R. T., & Weber, M. (2010). Humor as a character strength among the elderly. Empirical findings on age-related changes and its contribution to satisfaction with life. *Zeitschrift für Gerontologie und Geriatrie, 43*, 13–18.

Saßenroth, D., Kroh, M., & Wagner, G. G. (2013). *Selectivity processes in and weights for the Berlin Aging Study II (BASE-II).* SOEPpapers on Multidisciplinary Panel Data Research 608. Berlin. http://www.diw.de/documents/publikationen/73/diw_01.c.432989.de/diw_sp0608.pdf.

Sen, A. (1993). Capability and well-being. In A. Sen & M. Nussbaum (Hrsg.), *The quality of life* (S. 30–53). Clarendon.

Smith, J., Fleeson, W., Geiselmann, B., Settersten, R., & Kunzmann, U. (2010). Wohlbefinden im hohen Alter: Vorhersagen aufgrund objektiver Lebensbedingungen und subjektiver Bewertung. In U. Lindenberger, J. Smith, K. U. Mayer, & P. B. Baltes (Hrsg.), *Die Berliner Altersstudie* (3. Aufl., S. 521–547). Akademie.

Splevins, K., Smith, A., & Simpson, J. (2009). Do improvements in emotional distress correlate with becoming more mindful? A stud of older adults. *Aging and Mental Health, 13*, 328–335.

Steptoe, A., Shankar, A., Demakakos, P., & Wardle, J. (2013). Social isolation, loneliness, and all-cause mortality in older men and women. *Proceedings of the National Academy of Sciences of the United States of America, 110*, 5797–5801.

Sutipan, P., Intarakamhang, U., & Macaskill, A. (2017). The impact of positive psychological interventions on well-being in healthy elderly people. *Journal of Happiness Studies, 18*, 269–291. https://doi.org/10.1007/s10902-015-9711-z

Tam, W., Poon, S. N., Mahendran, R., Kua, E. H., & Wu, X. V. (2021). The effectiveness of reminiscence-based intervention on improving psychological well-being in cognitively intact older adults: A systematic review and meta-analysis. *International Journal of Nursing Studies, 114*: 103847. https://doi.org/10.1016/j.ijnurstu.2020.103847. Epub 2020 Dec 6 PMID: 33352435.

Tamosiunas, A., Sapranaviciute-Zabazlajeva, L., Luksiene, D., Virviciute, D., & Peasey, A. (2019). Psychological well-being and mortality: Longitudinal findings from Lithuanian middle-aged and older adults study. *Social Psychiatry and Psychiatric Epidemiology, 54*(7), 803–811. https://doi.org/10.1007/s00127-019-01657-2

Tesch-Römer, C., Motel-Klingebiel, A., & von Kondratowitz, H. J. (2002). Die Bedeutung der Familie für die Lebensqualität alter Menschen im Gesellschafts- und Kulturvergleich. *Zeitschrift für Gerontologie und Geriatrie, 35*, 335–342.

Tomás, J. M., Sancho, P., Melendez, J. C., & Mayordomo, T. (2012). Resilience and coping as predictors of general well-being in the elderly: A structural equation modeling approach. *Agingand Mental Health, 16*(3), 317–326. https://doi.org/10.1080/13607863.2011.615737.

Topa, G., Moriano, J. A., Depolo, M., Alcover, C.-M., & Morales, J. F. (2009). And decision making: A meta-analysis and model. *Journal of Vocational Behavior, 75*, 38–55.

Trecartin, S. M., & Cummings, S. M. (2018). Systematic review of the physical home environment and the relationship to psychological well-being among community-dwelling older adults. *Journal of Gerontology and Social Work, 61*(5), 567–582. https://doi.org/10.1080/01634372.2018.1463339. Epub 2018.

Tu, Y., & Yang, Z. (2016). Self-Control as mediator and moderator of the relationship between social support and subjective well-being among the Chinese elderly. *Social Indicator Research, 126*, 813–828.

Van der Weele, G. M., Gussekloo, J., De Waal, M. W. M., De Craen, A. J. M., & Van der Mast, R. C. (2009). Co-occurrence of depression and anxiety in elderly subjects aged 90 years and its relationship with functional status, quality of life and mortality. *International Journal of Geriatric Psychiatry, 24*, 595–601.

Van Ingen, E., Rains, S. A., & Wright, K. B. (2017). Does social network site use buffer against well-being loss when older adults face reduced functional ability? *Computers in Human Behavior, 70*, 168–177.

Veenhoven, R. (2011). Glück als subjektives Wohlbefinden: Lehren aus der empirischen Forschung. In D. Thomä, C. Henning, & O. Mitscherlich-Schönherr (Hrsg.), *Glück: Ein interdisziplinäres Handbuch* (S. 396–404). Metzler.

Vitman Schorr, A., & Khalaila, R. (2018). Aging in place and quality of life among the elderly in Europe: A moderated mediation model. *Archives of Gerontology and Geriatry, 77*, 196–204. https://doi.org/10.1016/j.archger.2018.04.009. Epub 2018 Apr 20 PMID: 29728274.

Vogel, C., Hagen, C., Simonson, J., & Tesch-Römer, C. (2016). Freiwilliges Engagement und öffentliche gemeinschaftliche Aktivität. In J. Simonson, C. Vogel, & C. Tesch-Römer (Hrsg.), *Freiwilliges Engagement in Deutschland. Der Deutsche Freiwilligensurvey 2014* (S. 85–148). Deutsches Zentrum für Altersfragen (DZA).

Wagner, G., Schutze, Y., & Lang, F. R. (2010). Soziale Beziehungen alter Menschen. In U. Lindenberger, J. Smith, K. U. Mayer, & P. B. Baltes (Hrsg.), *Die Berliner Altersstudie* (3. Aufl., S. 325–344). Akademie.

Ward, M., McGarrigle, C. A., Carey, D. et al. (2020). Social capital and quality of life among urban and rural older adults. Quantitative findings from the Irish Longitudinal Study on Ageing. *Applied Research Quality Life, 16* (3), 1399–1415. https://doi.org/10.1007/s11482-020-09820-7.

Weber, M., Schnorr, T., Morat, M., Morat, T., & Donath, L. (2020). Effects of mind-body interventions involving meditative movements on quality of life, depressive symptoms, fear of falling and sleep quality in older adults: A systematic review with meta-analysis. *International Journal of Environmental Research and Public Health, 17*(18), 6556. https://doi.org/10.3390/ijerph17186556. PMCID: PMC7559727

Woods, B., Aguirre, E., Spector, A. E., & Orrell, M. (2012). Cognitive stimulation to improve cognitive functioning in people with dementia. *Cochrane Database of Systematic Reviews,* (2). Art. No.: CD005562. https://doi.org/10.1002/14651858.CD0055.62.62.pub2.

Wuthrich, V.M., Meuldijk, D., Jagiello, T., Robles, A.G., Jones, M.P., & Cuijpers, P. (2020). Efficacy and effectiveness of psychological interventions on co-occurring mood and anxiety disorders in older adults: A systematic review and meta-analysis. *International Journal of Geriatric Psychiatry,* Dec 23. https://doi.org/10.1002/gps.5486. Epub ahead of print. PMID: 33368598.

Xie, L. (2018). Age-friendly communities and life satisfaction among the elderly in urban China. *Research in Aging, 40*(9), 883–905. https://doi.org/10.1177/0164027518757760. Epub 2018 Mar 22 PMID: 29566592.

Young, L. A., & Baime, M. J. (2010). Mindfulness-based stress reduction: Effect on emotional distress in older adults. *Complementary Health Practice Review, 15*, 59–64.

Zank, S. (2008). Beziehungsgestaltung mit alten Menschen. In M. Hermer & B. Röhrle (Hrsg.), *Handbuch der therapeutischen Beziehung* (Bd. 2, S. 1591–1601). DGVT.

Zhang, J. (2020). Tenacious goal pursuit, flexible goal adjustment, and life satisfaction among chinese older adult couples. *Research on Aging, 42*(1), 13–22. https://doi.org/10.1177/0164027519876125. Epub 2019 Sep 23 PMID: 31547780.

Stichwortverzeichnis

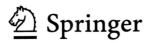

springer.com

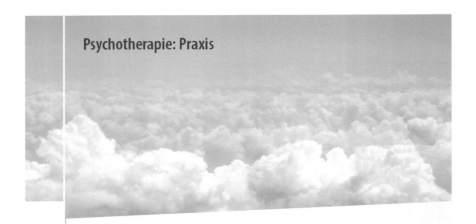

Psychotherapie: Praxis

Susanna Hartmann-Strauss

Entspannungs-therapie

Praxishandbuch für Kursleitung
und Psychotherapie

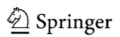

Jetzt im Springer-Shop bestellen:
springer.com/978-3-662-60310-9

Printed by Printforce, the Netherlands